U0947685

名誉总主编　钟世镇
总　主　编　丁自海　王增涛

钟世镇现代临床解剖学全集（第2版）

妇产科临床解剖学

（第2版）

Clinical Anatomy of Obstetrics and Gynecology

(2nd Edition)

主　编　郎景和　张晓东

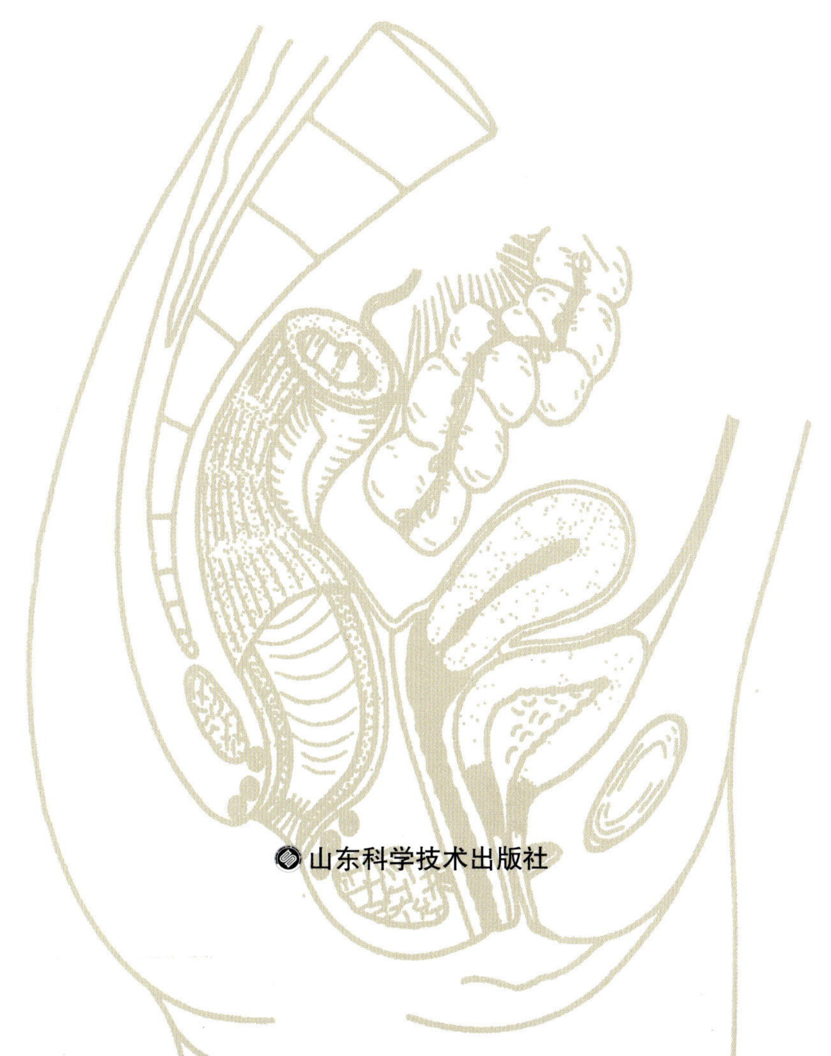

山东科学技术出版社

图书在版编目（CIP）数据

妇产科临床解剖学/郎景和，张晓东主编. —2版. —济南：山东科学技术出版社，2020.1
ISBN 978-7-5331-9950-0

Ⅰ. ①妇… Ⅱ. ①郎… ②张… Ⅲ. ①妇产科－人体解剖学 Ⅳ. ① R322.6

中国版本图书馆 CIP 数据核字（2019）第 218713 号

妇产科临床解剖学（第 2 版）

FUCHANKE LINCHUANG JIEPOUXUE（DI 2 BAN）

责任编辑：马　祥
装帧设计：魏　然

主管单位：山东出版传媒股份有限公司
出 版 者：山东科学技术出版社
地址：济南市市中区英雄山路 189 号
邮编：250002　电话：（0531）82098088
网址：www.lkj.com.cn
电子邮件：sdkj@sdcbcm.com
发 行 者：山东科学技术出版社
地址：济南市市中区英雄山路 189 号
邮编：250002　电话：（0531）82098071
印 刷 者：山东临沂新华印刷物流集团有限责任公司
地址：山东省临沂市高新技术产业开发区新华路东段
邮编：276017　电话：（0539）2925659

规格： 16 开（210mm × 285mm）
印张： 43　**字数：** 860 千　**印数：** 1 ~ 3000
版次： 2020 年 1 月第 2 版　2020 年 1 月第 1 次印刷
定价： 380.00 元

总主编简介

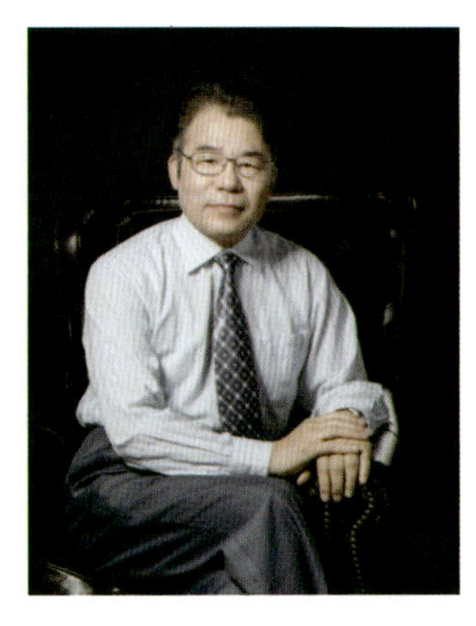

丁自海，1952年生，河南南阳人。南方医科大学教授、博士生导师，微创外科解剖学研究所所长、临床解剖学家。在临床解剖学研究领域中，特别在皮瓣外科解剖学、脊柱微创外科解剖学、腔镜外科解剖学、颅底锁孔入路解剖学及实验形态学等领域取得了一系列成果。在引进、消化和吸收国外先进临床解剖学方面做出了贡献。发表论文150余篇，其中SCI论文30余篇。培养硕士研究生、博士研究生及博士后和访问学者60余名。享受国务院政府特殊津贴。现任中国解剖学会理事、中国解剖学会护理解剖学分会主任委员、国家自然科学基金项目评审专家。任《解剖学杂志》《中国临床解剖学杂志》《中华显微外科杂志》《解剖学研究》等杂志编委。曾获军队科技先进个人称号，军队、省部级科技进步奖6项。主持国家自然科学基金和军队、省部级重大科技计划项目6项。总主编《钟世镇现代临床解剖学全集》《临床解剖学丛书》，主编《手外科解剖与临床》《显微外科临床解剖学》等专著10部，主编国家规划教材3部，主译专著8部。

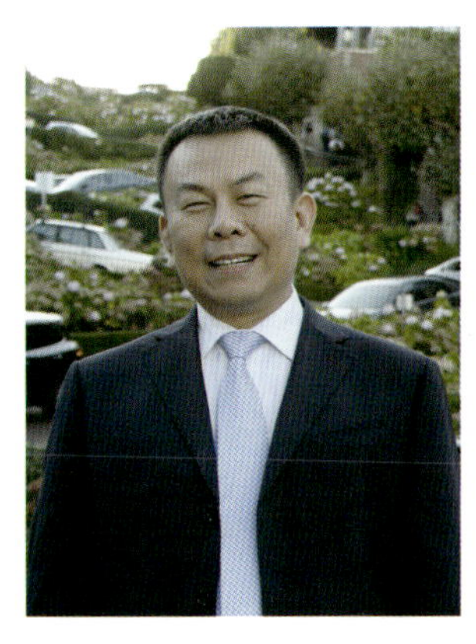

王增涛，山东大学附属山东省立医院手足外科主任，山东大学教授。2002年成功完成深低温保存断指再植手术；2007年提出“手指全形再造”的理念，并陆续报道了手指全形再造系列新技术；在手外科与显微外科领域有多项创新与发现。2002年在南方医科大学丁自海教授的帮助与指导下于山东省立医院建立临床解剖学研究室，十几年来在钟世镇院士的进一步指导下，做了大量的显微外科、手外科与足踝外科的临床解剖工作，累积拍摄超过200万张解剖照片和2 000多小时的解剖学视频。自2006年开始，根据国内外同行的需求，连续14年举办“显微外科解剖与临床高级研修班”，培训了大量显微外科医师。

主编简介

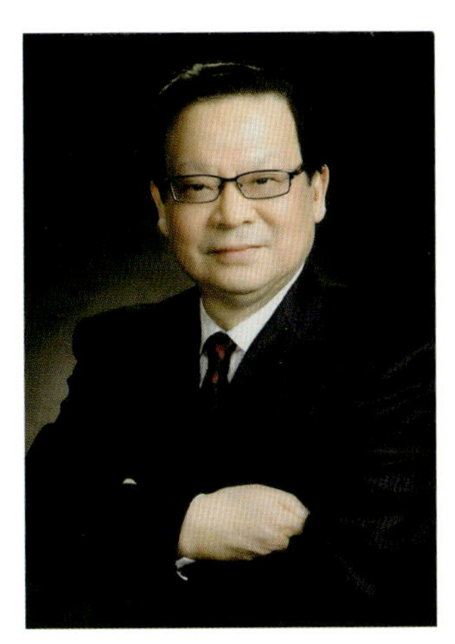

郎景和，吉林人，1964年毕业于白求恩医科大学，毕业后即在北京协和医院工作至今。现为中国工程院院士，北京协和医院妇产科名誉主任、教授、博士生导师。郎院士于1984、1986年分别赴挪威、加拿大研修妇科肿瘤及妇科显微外科，1986~1993年任北京协和医院副院长，1993~2015年任妇产科主任，曾任中华医学会妇产科分会主任委员，现任《中华妇产科杂志》总编辑、中国医师协会妇产科分会会长，系国际欧亚科学院（CSCIEAS）院士、美国妇产科学院（ACOG）荣誉院士、英国皇家妇产科学院（RCOG）荣誉院士，亚太妇科内镜协会（APAGE）主席、美国妇科腹腔镜医师协会（AAGL）及欧洲妇科内镜协会（ESGE）常务理事，世界华人医师协会副会长、世界华人妇产科协会会长。从事妇产科医疗、教学、科研50余年，对子宫内膜异位症发病机制进行研究，提出“在位内膜决定论”和“源头治疗说”；关于卵巢癌淋巴转移的研究及对妇科内镜手术、子宫颈癌防治、女性盆底障碍性疾病的诊治与基础研究均有突出贡献。获国家科技进步奖等15项，并荣获2004年何梁何利科技进步奖、2005年北京市劳动模范、全国五一劳动奖章、全国科技先进工作者、全国高校教学名师、杰出华人榜奖及杰出世界华人医师奖等。发表学术论文600余篇，主编（译）著作30部，个人专著20部。郎院士重视与推广人文医学，著书立说，出版“一个医生的”系列丛书10部。

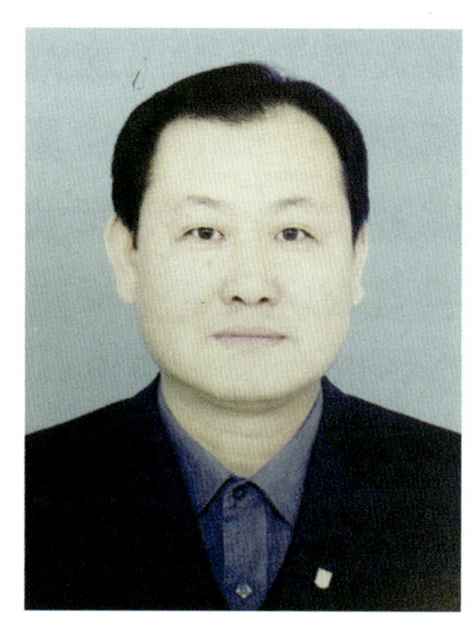

张晓东，吉林人，1958年6月出生，医学博士。现任清华大学医学院教授、博士生导师，《中国临床解剖学》编委、《解剖与临床》编委。1993~2006年，在中国协和医科大学基础医学院（中国医学科学院基础医学研究所）从事教学和科研工作，任教授、博士生导师，并任解剖与组胚学系副主任、形态学实验中心主任。长期从事心血管实验形态学、心血管生物学及临床应用解剖学研究。曾获得国家自然科学基金3项、省部级科研基金6项，在国内核心期刊及国际SCI期刊发表学术论文20余篇，培养博士、硕士研究生共14名。参加了多部人体解剖学教材的编写工作。

PREFACE

《钟世镇现代临床解剖学全集》（第2版）

序

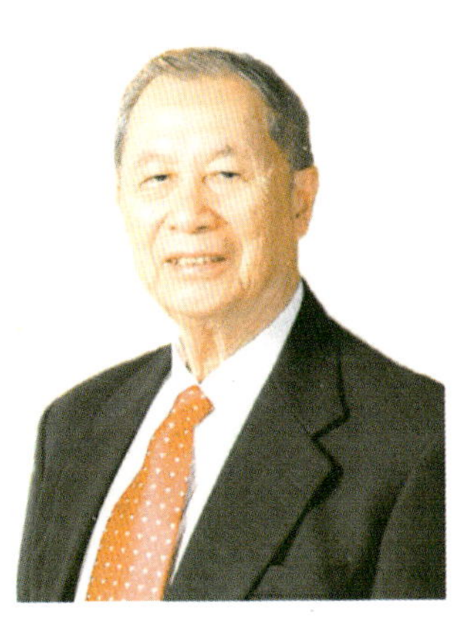

2008年，首版《钟世镇现代临床解剖学全集》出版时，我曾写过一个总序，着重在践行“认识新时代，把握新特点，明确新任务，落实新要求”中，对时任主编和编者们，寄予期望，希望他们能够发现本身存在的不足，努力寻找改进的措施。“光阴似箭，白驹过隙”，经过10年艰苦奋斗的创新，今天迎来了收获丰硕的《钟世镇现代临床解剖学全集》（第2版）。

“近水楼台先得月”，我欣喜地收到新版书稿的定稿，经过对新版书稿“跑马观花”式地浏览后，我最突出的感受是：新版本继往开来，标新立异，革故鼎新，独树一帜，别具匠心。例如：在临床前沿的微创外科解剖学领域，增添了腹膜后间隙形态结构有关规律性内容；在骨科临床方面增加了脊柱椎间孔镜应用解剖学；在临床五官科部分增加了耳、鼻、咽、喉腔镜解剖学相结合的资料；特别是在精密仪器密集、诊疗康复精准度高超的临床影像学领域，增补了许多贴近临床的应用解剖学资料。

“涓涓细流，归为江海。纤纤白云，终成蓝图。”老一辈专家不务虚名、讲求质量的清风高节，淋漓尽致地体现在人才辈出、后生可敬的新版本编者身上。吴阶平院士“结合手术要求探讨解剖学重点，通过解剖学进展提高手术水平”的嘱托，已由新版本的编著者们，通过“天道酬勤”的努力，实现了“万点落花舟一叶，载将春色到江南”。

在新版本即将付梓，嘱我写序之际，谨录三个诗句为贺：“活水源流随处满，东风花柳逐时新”“不是一番寒彻骨，怎得梅花扑鼻香”“江山代有才人出，各领风骚数百年”。

中国工程院资深院士 钟世镇

2019年夏于广州

FOREWORD

《钟世镇现代临床解剖学全集》（第2版）

前　言

首版《钟世镇现代临床解剖学全集》（以下简称“全集”）出版已经10年，由于“全集”各卷紧跟学科的发展趋势，针对性和实用性强，深受广大读者的欢迎。在这10年中，“全集”各相关学科的临床解剖学又有了新进展。在整形外科（包括创伤外科、显微外科、手外科等），对皮瓣小型化的要求越来越高，因此，皮支链皮瓣的解剖学研究特别是采用改进的血管铸型技术和造影技术后，又涌现出一批新成果。涉及胃肠外科、肝胆外科、泌尿外科、妇科的腹膜后筋膜和筋膜间隙的解剖操作更加规范，总结出更加实用的经验。运用骨科数字医学、智能骨科的理念，从临床解剖学研究入手，产生了一大批临床解剖学成果。南方医科大学微创外科解剖学研究所对椎管镜、椎间孔镜相关的解剖学研究，发表了一批高质量的论文。胸心外科中腔镜解剖学和手术解剖学也取得新的进展。颅脑外科新改良的颅底手术入路解剖学又有更清晰的描述。耳鼻咽喉头颈外科融入内镜检查和显微外科信息技术，对鼻颅底外科入路解剖学的研究推动了内镜鼻颅底外科的发展，对内镜入路解剖学的描述更加具体、细腻和实用。血管外科在我国起步较晚，但涉及重要血管手术操作的解剖学要点的描述有了长足进步。眼科近几年出现了眼内镜检查睫状体结构等最新成果。上述各学科的最新进展被纳入新版中，影像技术的进步也为“全集”第2版增加了许多新的影像解剖学资料，更换和增加了一大批手绘图，使新版的质量进一步提高。

钟世镇院士是我国现代临床解剖学的奠基人和开拓者，他创立的以解决临床学科发展需要为目的的现代临床解剖学研究体系及所取得的辉煌成就已载入史册。如今，已步入耄耋之年的他，仍十分关心临床解剖学的发展，对第2版修订提出了新的希望，我们一定会认真落实。

首版分卷的几位主编退休或其他原因，不再担任第2版的主编。他们的宝贵知识已通过著书立说传诸后世，总主编向他们致以崇高的敬意。

在第2版撰稿中，我们仍然坚持站在临床医师的角度，用临床思维方法审视解剖学内容；坚持以应用解剖学为主线，以临床为依托，阐明器官的位置、形态、结构和毗邻；提供手术操作的解剖学要点，正常与异常结构的辨认及重要结构的保护和挽救，对手术中的难点从解剖学角度给予解释和提供对策；为开展新技术、新术式提供解剖学依据和量化标准。

希望《钟世镇现代临床解剖学全集》（第2版）能为我国临床相关学科的发展有所促进，为青年医师专业能力的提升和新业务的开展有所帮助。

总主编　丁自海　王增涛

2019年夏

前　言

时光匆倏，《妇产科临床解剖学》迎来了她的出版10周年！

像看待我们自己的孩子，她亭亭玉立，惹人喜爱。因其未臻完美，所以又有了今天的第2版。10年来妇产科学的发展、任务和前景，也是本书的发展、任务和前景。

首先，这些年，我们重视和推广了妇产科疾病或妇产科问题诊治与处理的“四化”，即规范化、个体化、微创化和人性化。这是临床解剖学的阐述原则、理念和关键。所谓“外科手术要量体裁衣”（邦尼语），就是在“四化”基础上，实施解剖，并以解剖完成“四化”。在这一前提下，我们强调，一个成功的手术，决策占75%，技巧占25%，突出决策之重要性。而无论决策或者技巧都是以解剖学为基础的。

其次，这些年，外科技术发展最快的是妇科内镜手术，达到妇科手术途径的60%~70%，业已成为妇产科医生的必备技能。内镜手术改变了医生的思维观念、改变了实施的技术路线、改变了疾病的认识图景，但唯一没有改变的是人体的解剖和疾病的机制和表象。重要的是临床解剖学也要与时俱进，适应这些手术方式的改变。内镜手术除了使用腹腔镜、宫腔镜的传统途径和方法之外，又有了单孔腹腔镜手术（LESS）、经天然腔道的手术（NOTES）或者经阴道的手术（TV-NOTES），也有了达芬奇机器人手术。临床解剖学如何阐明或促进这些手术方式的实施，是颇为有意义和有意思的话题。

阴道手术虽然是传统的手术途径，但由于其空间狭小，前后壁及顶部之器官重要，以及照明与操作困难，被妇产科医生视为“畏途”，在较长时间里发展缓慢，甚至现在要“重提阴道手术”。阴道手术包括阴道本身的手术以及经阴道施行的手术，后者更符合自然腔道，经此不仅可以实施妇产科手术，还可以完成泌尿系统等手术。对此发展的临床解剖学亦应运而生。

再次，这些年，妇产科的手术呈“纵横”“广泛”发展的趋势，如盆底手术、生殖道畸形或缺陷及损伤的手术、癌瘤的根治性手术、盆腔自主神经保留的手术、高位淋巴结清除手术等，都有了新的观念和举措。这里涉及手术的目的、目标和方式、方法。总体而论，手术治疗的目的是切除病变、恢复解剖、保留功能和减少损伤。对于盆底功能障碍性疾病，主要是盆腔器官脱垂（POP）和压力性尿失禁（SUI），治疗的目的是完成从2RF，即从解剖恢复（restoration of form）到功能恢复（restoration of function）。解剖显然是关键，当然还有功能训练。为此，我们要经过3R，即修复（repair）、重建（reconstruction）和代替（replacement），从而达到2RF。而“深”与“广”以及各种变化的“新”与“特”的手术，都要求术者有明晰的解剖概念以及操作的和谐默契。我们可能“心中有解剖”（阅读图谱、观摩手术）但“手中无解剖”（实践不够、经验不足），或者我们可能“手中有解剖”而“心中无解剖”，即操作并非规范、准确。必须做到心手灵动，准确一致，解剖手术完全协调。

其实，解剖就是寻路！无论什么疾病、损伤，无论什么手术、途径，第一个问题就是“敢问路在何方？”——解剖就是行车路线！

其四，这些年，大家对手术有着浓厚的兴趣，这当然是无可厚非、理所应当的。但我们可能忽略了“基本建设”，包括哲学理念、人文修养，也包括解剖基础、生理病理。妇产科的疾病和问题多达几千种，归纳起来，不外乎畸形、创伤、炎症、肿瘤和功能障碍，或者它们的相互作用或合并存在，手术是重要治疗或处理手段。手术可以是破坏性的、保护性的、保守性的和修复性的。这让我们记起印度湿婆（Shiva）大佛的宗旨：创造、破坏、修复。我们外科手术的目的与此完全一致，真可谓“术近仙，心近佛”矣！

但追求大、追求难及至过度手术、过度治疗是当前值得注意的一种倾向。我们更应提倡人性化的保护性手术，即将保护组织、保护器官、保护功能、保护心理的手术选择，贯彻在全生命周期和手术全过程的观念和实施之中。外科手术的最高境界是不做手术或少做手术或做小手术（微创），显然保护解剖、保护自然是其美好背景。

另外，“扩大化”的外科手术、“奇异化”的技术操作，会设下新的“陷阱”，促使并发症和各种损伤的发生。因此，才有了“成也微创，败也微创”“好也能量，坏也能量”的当代警言。

诚然，我们在评价一种手术方法或技术时，有时可能只囿于方法与技术本身，而忽略了施术者。

最后，作为外科范畴内的妇产科医生，我们当然热爱外科手术、热爱临床解剖学，这种“热爱”实际是“敬畏”！

日前热播的大型文献纪录片《手术两百年》，让我们震撼、惊叹外科学的发展。从公元2世纪古罗马医学家盖伦，到16世纪的解剖学鼻祖维萨里，外科的真正建立和发展是解剖、麻醉、消毒和输血。解剖，居其首也。有了解剖，才有了靠手（艺）吃饭的人（外科医生的希腊文原意）。从古代的友爱互助到文明社会职责，我们会为此感到自豪与自重——外科是神圣的！外科医生有特权进入人体，只有敬畏和关爱，不可有任何技术和器械的炫耀。手术室里最重要的是手术台上的患者！保留子宫的子宫颈根治术的发起者D.Dargent说：外科医生的责任并不是创造吉尼斯世界纪录，而是让他们的患者信任他们，并为患者提供最适合的治疗手段。

这里，我们强调了外科医生的全面修养，包括美学观念和训练，以至绘图技能。解剖书或图谱—身体检查和影像检查—手术发现及手术操作—绘图及语言文字表达，这是外科医生的基本“舞步”。这才是完整的技术过程，是形象思维和逻辑思维相互转化、相互结合的完美塑造。

让我们以伟大的文学家、思想家鲁迅先生的一句话作为这部医学著作前言的结尾吧！“解剖别人”也“解剖自己”。如果说“解剖别人”是实施外科手术，那么“解剖自己”则是完善自我修养。

郎景和　张晓东

2019年10月

CONTRIBUTORS

《妇产科临床解剖学》（第2版）

作　者

主　　编　郎景和　张晓东

编　　者（以姓氏笔画为序）

丁西来　北京协和医院
王　波　北京协和医院
王　姝　北京协和医院
王　巍　北京协和医院
韦德英　北京协和医院
龙　燕　北京协和医院
田秦杰　北京协和医院
付霞霏　南方医科大学珠江医院
边旭明　北京协和医院
朱　兰　北京协和医院
刘　伟　北京协和医科大学
刘欣燕　北京协和医院
刘俊涛　北京协和医院
汤春生　山东省立医院
孙正怡　北京协和医院
李宏军　北京协和医院
李明江　山东省立医院
李继俊　山东省立医院
吴　鸣　北京协和医院
何援利　南方医科大学珠江医院
冷金花　北京协和医院
沈　铿　北京协和医院
沈丹华　北京协和医院
宋　磊　解放军总医院
张　萍　北京协和医院
张　颖　北京妇产医院

张庆霞　北京中日友好医院
张晓东　清华大学医学院
陆菁菁　北京协和医院
陈　飞　北京协和医院
陈春林　南方医科大学南方医院
郁　琦　北京协和医院
金征宇　北京协和医院
单家治　北京妇产医院
郎景和　北京协和医院
孟　华　北京协和医院
赵兴波　北京协和医院
段　华　北京妇产医院
贾双征　北京协和医院
栾铭箴　山东大学医学院
黄翠萍　北京协和医院
梁志清　第三军医大学附属西南医院
梁淑美　北京协和医院
谭　莉　北京协和医院
樊庆泊　北京协和医院
潘凌亚　北京协和医院
戴　毅　北京协和医院
魏丽惠　北京协和医院

学术秘书　王　巍
绘　　图　朱丽萍

CONTENTS

目 录

腹壁解剖及妇产科手术切口

腹前外侧壁解剖

■ 境界、分区和表面解剖

境界与分区

腹壁上界为剑突、肋弓、第11肋前端、第12肋下缘和第12胸椎棘突的连线，下界为耻骨联合上缘、耻骨嵴、耻骨结节、腹股沟韧带、髂嵴至第5腰椎棘突的连线。

腹壁以两侧腋后线的延长线为界，分为前方的腹前外侧壁和后方的腹后壁。为了便于描述和确定腹腔脏器的位置，常用两条水平线和两条垂直线将腹部划分为三部、九区，即九分法。上水平线为通过两侧肋弓最低点（相当于第10肋）的连线，下水平线是通过两侧髂嵴最高点（髂结节）的连线。两条水平线将腹部分为上腹、中腹和下腹三部；两条垂直线分别通过两侧腹股沟韧带的中点，将上腹、中腹和下腹三部分为九个区，即上腹分成左、右季肋区（hypochondriac region）和中间的腹上区（epigastric region），中腹分成左、右外侧区（腰区）（lumbar region）和中间的脐区（腹中区）（umbilical region），下腹分成左、右髂区（腹股沟区）（inguinal region）和腹下区（hypogastric region）（图1-1）。此外，临床上尚有“四分法”，即通过脐的纵横两线将腹部分为左、右上腹部和左、右下腹部四个区域。

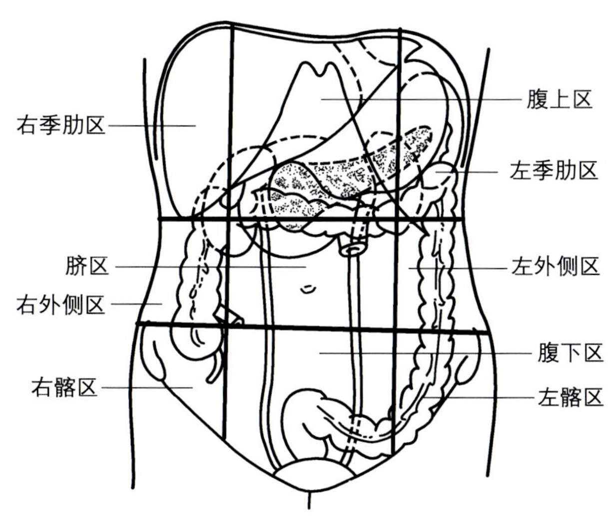

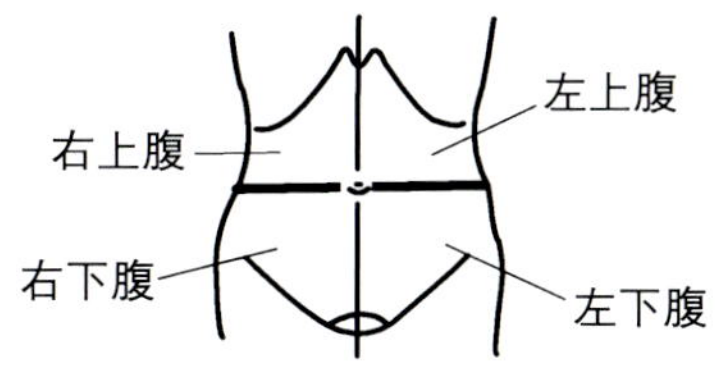

图1-1　腹部的分区

表面解剖

1. 骨性标志

（1）剑突（xiphoid process）：扁薄而细长，形状变化较大，在胸骨下角处可触及。其下端游离，上端借剑胸关节与胸骨体下端相连，剑胸结合平第9胸椎。

（2）肋弓（costal arch）：由第8~10对肋前端借肋软骨与上位肋软骨连接而成。肋弓是肝、胆囊和脾的触诊标志。两侧肋弓和剑胸结合共同围成胸骨下角（infrasternal angle），70°～110°。剑突与肋弓的交角称剑肋角（xiphocostal angle），左侧剑肋角常作为心包穿刺的进针部位。

（3）髂嵴（iliac crest）：为髂骨翼的上缘，位于皮下，全长均可触及。其前端为髂前上棘（anterior superior iliac spine），有腹股沟韧带附着，是重要的骨性标志。其后端为髂后上棘（posterior superior iliac spine）。在髂前上棘后方约6 cm处可触到髂结节（tubercle of iliac crest）。髂嵴骨质肥厚，临床上常于此处进行骨髓穿刺。两侧髂嵴最高点的连线平对第4腰椎棘突，此位置是计数椎骨及腰穿的重要标志。

（4）耻骨联合（pubic symphysis）：耻骨上、下支相互移行处内侧的椭圆形粗糙面，称耻骨联合面（symphysial surface），两侧联合面借纤维软骨形成的耻骨间盘相连接，构成耻骨联合。耻骨间盘中常出现一矢状位的裂隙，女性的耻骨间盘较男性厚，裂隙也较大，孕妇和经产妇裂隙更显著。耻骨联合是腹前壁前下界的最低点，其上缘是小骨盆上口的标志之一。成人的膀胱在空虚状态下位于耻骨联合上缘平面以下。

（5）耻骨结节（pubic tubercle）：为重要的体表标志，位于耻骨联合外侧2~3 cm处，是腹股沟韧带内侧端的附着点。耻骨结节外上方1~2 cm处是腹股沟管皮下环的位置。此结节一般在皮下均可直接摸到。

2. 软组织标志

（1）脐（umbilicus）：位于腹前正中线的中点稍下方，为脐动脉、脐静脉以及闭锁的卵黄囊和脐尿管等结构所通过。胎儿娩出脐带脱落后，脐的局部封以致密的结缔组织板称脐筋膜。脐筋膜向深部直接与腹膜壁层相连，形成了腹壁最薄弱的部位之一，也是疝的好发部位。脐平面通过第3~4腰椎，平面上方2~3 cm平对肠系膜下动脉发起处。脐的位置可因年龄、性别、胖瘦程度和腹肌张力等情况而有所变化。

（2）半月线（linea semilunaris）：又称腹直肌线或Spiegel线，为腹直肌外侧缘的弧形线。右侧半月线与肋弓相交处为胆囊底的体表投影点，又称Murphys点。左、右半月线与左、右肋弓的夹角为前肾点，是肾盂的前方投影处。

（3）白线（linea alba）：位于腹前正中线的深面，由两侧腹壁的阔肌腱膜在中线附近相互交织愈合而成，附着于剑突与耻骨联合之间，在体表为一条上宽下窄的浅沟。白线两侧为腹直肌，收缩时腹肌发达者可见数条凹陷的横纹，相当于腹直肌腱划。腹直肌的外侧缘为半月线。

（4）腹股沟（inguinal groove）：位于腹部与股部的交界处，是两者的分界线。其外侧端至髂前上棘，内侧端止于耻骨结节。腹股沟深面有腹股沟韧带（inguinal ligament），此韧带内侧半的上方有腹股沟管。

（5）幽门平面（transpyloric plane）：又称Addison平面，为通过脐至剑胸结合连线中点的平面，约在剑胸结合下一横掌处。此平面向后平第1腰椎体下缘，向前平第9肋软骨前端。平卧时此平面通过幽门，而在直立时幽门则低于此平面2~8 cm。幽门平面附近的结构还有胆囊底（前正中线右侧4 cm）、肾门（前正中线旁6 cm，右肾门略低，左肾门略高）、腹腔动脉起点（平面上方2.5 cm）、肠系膜上动脉和肾上腺中动脉起点（平面上方1.5~2.0 cm）、肾动脉起点（平面上方

0.3~1.0 cm）、十二指肠空肠曲、胰颈、脾静脉、结肠左曲和脊髓下端等。

3. 体表投影　腹腔器官在腹前壁的体表投影，随年龄、体形、体位、器官的充盈程度及腹壁肌肉紧张度等因素而存在个体差异。通常情况下，成年人腹腔主要脏器在腹前壁的投影如表1–1所示。

年龄、体形等对腹腔器官体表投影的影响：成年人腹肌较发达，内脏位置相对固定；老年人因肌肉、韧带松弛，常有内脏下垂。矮胖型的膈肌、肝、盲肠和阑尾等器官位置较高，胃趋于横位；瘦长型则相反。体位的改变对腹腔脏器位置的影响：卧位时器官上移，膈肌升高；直立时则相反。故心肺疾病的患者常因呼吸困难而不能平卧，被迫取半卧位。此外，发育异常（如内脏反位等）也会引起腹腔脏器位置的较大变化。所以，对于腹腔脏器的位置和体表投影，除应掌握一般的规律外，还需了解个体差异，以便正确地诊断和处理。

表1–1　成年人腹腔主要器官在腹前壁的投影

右季肋区	腹上区	左季肋区
1.右半肝大部分 2.部分胆囊 3.结肠右曲 4.部分右肾	1.右半肝小部分和左半肝大部分 2.胆囊 3.幽门部和部分胃体 4.胆总管、肝动脉和肝门静脉 5.十二指肠大部分 6.胰的大部分 7.两肾的一部分和肾上腺	1.左半肝的小部分 2.胃贲门、胃底和部分胃体 3.脾 4.胰尾 5.结肠左曲 6.部分左肾
右外侧区	**脐区**	**左外侧区**
1.升结肠 2.部分回肠 3.右肾下部	1.充盈时的胃大弯 2.横结肠 3.大网膜 4.左、右输尿管 5.十二指肠小部分 6.部分空、回肠 7.腹主动脉和下腔静脉	1.降结肠 2.部分空肠 3.左肾下部
右髂区	**腹下区**	**左髂区**
1.盲肠 2.阑尾 3.回肠末端	1.回肠 2.充盈时的膀胱 3.大网膜 4.部分乙状结肠 5.左、右输尿管	1.大部分乙状结肠 2.回肠 3.左肾下部

浅层结构

皮　肤

腹前外侧壁的皮肤薄而富有弹性，除脐部外，一般均与皮下组织连接疏松。腹股沟区皮肤移动性较小，其余部位皮肤的伸展性和移动性均相当大，可适应腹、盆腔脏器容积和腹腔内压力的变化，如妊娠和腹水等。

皮肤由表皮和真皮构成。表皮为数层上皮，真皮由致密结缔组织构成，内含丰富的血管、淋巴管和神经。真皮层内的胶原纤维束按张力方向平行排列，形成了皮肤纹理或张力线，即Langer纹理。腹前壁上部皮肤的张力线趋于横向走行，而腹前壁下部皮肤的张力线则斜向前下方排列（图1-2）。腹部手术切口若与张力线一致，则切口不呈裂开状，便于对合，且愈合后瘢痕较细小。若手术切口与张力线垂直，则因切断了真皮层的胶原纤维束，切口常呈裂开状，皮肤边缘卷曲，缝合时不易对齐，愈合后形成的瘢痕也较明显，甚至可因瘢痕挛缩而影响局部的功能。

腹壁的皮肤在妊娠时常出现妊娠纹（striae gravidarum）和色素沉着。在妊娠的后几个月，约50%的孕妇会在腹部甚至乳房和大腿处出现明显的妊娠纹。经产妇的腹部常见亮白色的纹线，即以前妊娠纹的瘢痕化。许多孕妇的腹部中线常有棕黑色的色素沉着，形成黑线（linea nigra）。偶尔在面部和颈部可见大小不等、形状不规则的黄褐斑（chloasma），分娩后这些色素沉着会逐渐淡化甚至消失。

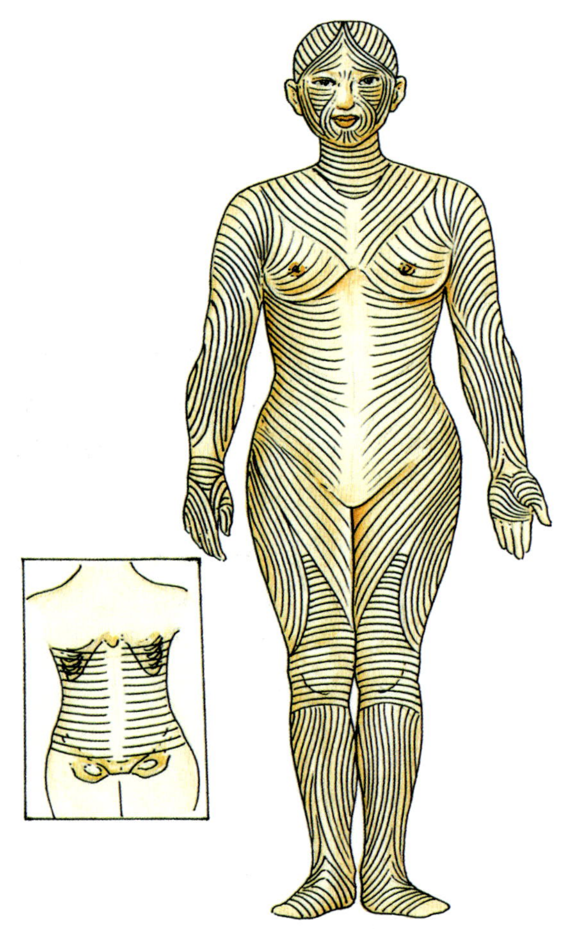

图1-2 皮纹

皮下组织

1. 浅筋膜　浅筋膜主要由脂肪和疏松结缔组织构成，与相邻部位的浅筋膜相延续。腹部的浅筋膜较厚，其厚度因人的胖瘦而有较大差异。腹壁下部（约在脐平面以下）浅筋膜可分为两层：浅层为富含脂肪的脂肪层，称Camper筋膜，向下与股部的浅筋膜相延续；深层为富含弹性纤维的膜样层，称Scarpa筋膜，在中线处仅仅附着于腹白线，其两侧向下在腹股沟韧带下方约一横指处附着于股部的深筋膜（阔筋膜），但在耻骨结节之间的Scarpa筋膜并不附着，越过耻骨联合向下至阴囊，与会阴浅筋膜（Colles筋膜）相延续。因此，Scarpa筋膜深面的间隙与会阴浅间隙相交通。当尿道损伤（尿道膜部与尿道球交界处较易损伤）尿液外渗时，可渗入会阴浅间隙，亦可沿Colles筋膜及Scarpa筋膜的深面向上蔓延到同侧的腹前外侧壁，但不能越过中线至对侧及向下进入股部。

浅筋膜内含有丰富的浅血管、浅淋巴管和皮神经。

2. 浅动脉　腹前壁上半部的浅动脉细小，主要为肋间动脉的分支。腹前壁下半部有两条较大的浅动脉，即腹壁浅动脉和旋髂浅动脉（图1-3）。

（1）腹壁浅动脉（superficial epigastric artery）：在腹股沟韧带下方，起自股动脉，其外径约1 mm，常在腹股沟韧带中点下方2.5 cm附近穿卵圆窝的筛筋膜浅出，向上越过腹股沟韧带浅面，上行于浅筋膜的浅、深两层之间，分布于腹前壁下部的皮肤及浅筋膜。腹壁浅动脉多数分为内、外侧两支，其体表投影：自腹股沟韧带中点（股动脉起点）下方2.5 cm处向上做一垂线，线的内侧为动脉的内侧支，线的外侧为动脉的外侧支。腹壁浅动脉的分支可达脐平面以上，并与腹壁上动脉和对侧的同名动脉等相吻合。

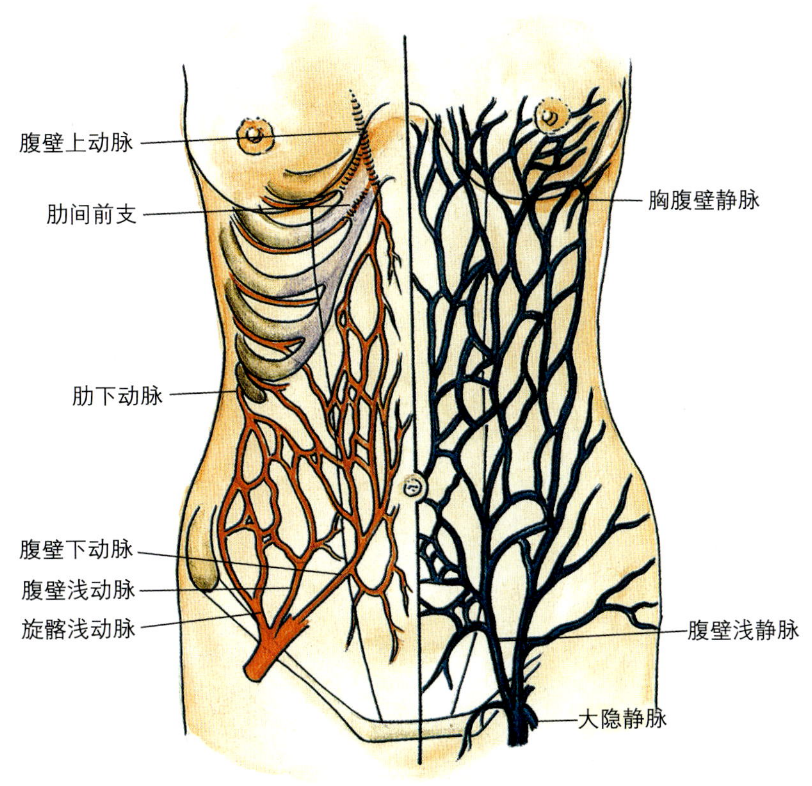

图1-3　腹前外侧壁的浅血管

（2）旋髂浅动脉（superficial iliac circumflex artery）：在腹股沟韧带中点下方1.5 cm附近，起自股动脉的外侧壁，或与腹壁浅动脉共干发出（国人约占1/3），其外径约为1.2 mm，沿腹股沟韧带下缘向外上斜升，行于浅筋膜的浅、深两层之间，至髂前上棘附近，分布于腹前壁的下外侧部。其体表投影：自腹股沟韧带中点（股动脉起点）下方1.5 cm处向髂前上棘做一连线，此线下1 cm范围内即为该动脉的体表投影区。

此外，腹前外侧壁的血液供应还有来自肋间动脉、肋下动脉、腰动脉等的细小分支。

3. 浅静脉　浅筋膜内的浅静脉多行于浅筋膜的浅层内，与同名浅动脉伴行。浅静脉较多，且相互吻合成网，尤以脐区最丰富，形成了脐周静脉网（见图1-3）。脐以上的浅静脉汇成胸腹壁静脉，并经胸外侧静脉向上注入腋静脉，或经深部的腹壁上静脉和胸廓内静脉注入头臂静脉；脐以下的浅静脉经腹壁浅静脉和旋髂浅静脉向下注入大隐静脉，回流至股静脉，或经深部的腹壁下静脉汇入髂外静脉，从而构成了上、下腔静脉系统之间的交通联系。脐区的浅静脉不仅与深部的腹壁上、下静脉之间有吻合，还与门静脉的属支附脐静脉相吻合。所以当门脉高压症时，门静脉血液可经脐周静脉网回流，致使脐周静脉怒张、弯曲，貌似希腊海蛇女神的卷发，故称“海蛇头”。

4. 浅淋巴管　浅筋膜中的浅淋巴管较丰富，脐平面以上的浅淋巴管注入腋淋巴结，脐平面以下的注入腹股沟浅淋巴结（图1-4）；浅淋巴管还可通过肝圆韧带内的淋巴管与肝门处的淋巴管交通。

5. 皮神经

（1）第7~11肋间神经（intercostal nerves）及肋下神经（subcostal nerve）：发出外侧皮支和前皮支。外侧皮支自腋中线向下沿一斜线分别穿肋间肌、腹外斜肌筋膜浅出，前皮支在前正中

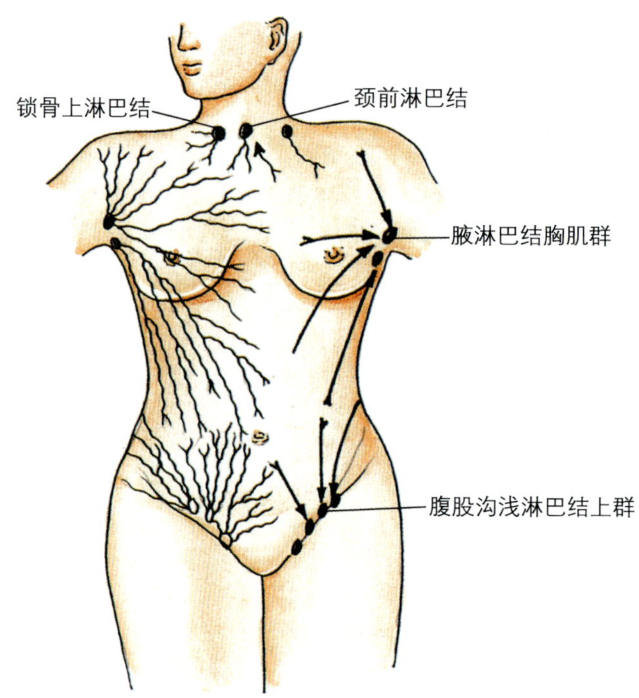

图1-4　腹前壁浅淋巴管

线旁开2~3 cm处穿腹直肌鞘前层（相当于白线外侧附近）浅出。这些皮支除分布于胸腹部的皮肤外，还分布至胸、腹膜的壁层。

（2）髂腹下神经（iliohypogastric nerve）：皮支约于腹股沟管浅环上方3 cm处穿腹外斜肌腱膜达皮下组织，分布于臀外侧区、下腹部及腹股沟区的皮肤。

（3）髂腹股沟神经（ilioinguinal verve）：皮支自腹股沟管浅环穿出，分布于腹股沟部、大阴唇皮肤（或阴囊）等。

浅筋膜的皮神经呈明显的节段性分布：由上向下依次排列，如T_2分布区相当于胸骨角平面，T_4相当于乳头平面，T_6相当于剑突平面，T_8相当于肋弓平面，T_{10}相当于脐平面，T_{12}相当于脐与耻骨联合连线中点的平面，L_1相当于腹股沟韧带和耻骨联合上方的平面（图1-5）。临床常借皮肤感觉的缺失平面来判断脊髓或脊神经根的病变部位及外科手术所需的麻醉平面。

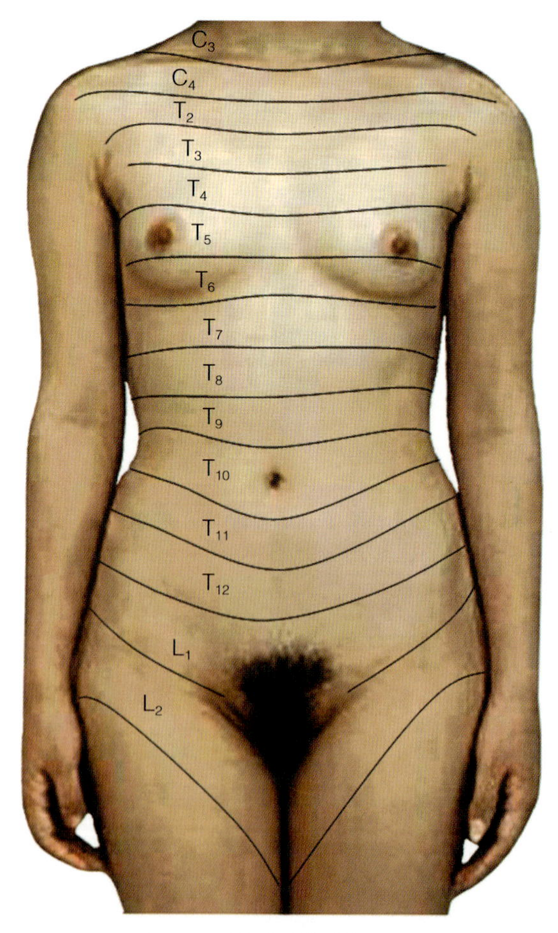

图1-5　腹前壁的神经

皮神经对皮肤的支配除具有节段性的特点外，尚有重叠、交叉的特性，即每一神经分布区域的皮肤同时还接受上、下邻近皮神经的支配。如脐平面主要由第10肋间神经支配，但也有第9和第11肋间神经皮支的分布。因此，单一的神经损伤，不会出现浅感觉消失，只有当某一节段的支配神经及其上、下神经同时损伤，才会出现这个节段皮肤的感觉障碍。

深层结构

深筋膜

深筋膜（deep fascia）又称固有筋膜，由致密结缔组织构成，位于浅筋膜深面，包被体壁、四肢的肌和血管、神经等。深筋膜与肌的位置关系非常密切，随肌的分层而分层。腹前外侧壁的深筋膜是包被于腹前外侧肌群各肌表面和深面的致密结缔组织薄膜，内有血管和神经走行。此筋膜可分为若干层，分别与相应部位的阔肌分层相对应，其最深层为腹横筋膜。

腹壁的深筋膜与其所包被的三层阔肌的肌外膜融合在一起，很难分开，因此，常不单独描述。

腹前外侧肌

腹前外侧肌包括前正中线两侧纵行排列的腹直肌、锥状肌和其外侧的3层阔肌（表1-2，图1-6），阔肌由浅向深为腹外斜肌、腹内斜肌和腹横肌。

1. 腹直肌和腹直肌鞘

（1）腹直肌（rectus abdominis）：位于腹前壁正中线的两侧，居腹直肌鞘内，为上宽下窄的带状多腹肌。腹直肌起于耻骨上缘（耻骨联合和耻骨结节之间）及耻骨联合前面，肌束直向上方，止于胸骨剑突和第5~7肋软骨的前面，肌的全长被3~4条横行的腱划分成几个肌腹。

腱划（tendinous intersection）是发生过程中肌节愈合的遗痕，宽约1 cm，由结缔组织构成，内有血管。经腹直肌切口分开腹直肌纤维时，在腱划处应注意止血。腱划与腹直肌鞘的前层结合紧密，在腹直肌后面，腱划不明显，未与腹直肌鞘的后层愈合，所以腹直肌的后面是完全游离的，可以自由移动。手术时，切开腹直肌前层后可向外侧牵拉腹直肌，暴露腹直肌后层，尽量不要向内侧牵拉，以免损伤胸神经前支。

腹直肌的功能主要是紧张腹前壁、使脊柱前屈、增加腹压及协助呼吸。腹直肌受胸神经前支支配。

锥状肌（pyramidalis）为腹直肌下端前面的三角形小扁肌，位于腹直肌鞘内，白线的两侧，以腱性纤维起于耻骨结节与耻骨联合之间，肌纤维斜向内上方止于白线，达脐与耻骨联合连线的

表1-2 腹前外侧肌

肌肉	起点	止点	作用	神经支配
腹直肌	耻骨联合与耻骨嵴之间	第5~7肋软骨和剑突前面	前屈脊柱，降胸廓，增加腹压	胸神经前支（T_5~T_{12}）
腹外斜肌	下8肋骨外面	借腱膜止于白线、腹股沟韧带和髂嵴前部	增加腹压，前屈、侧屈及回旋脊柱，提睾、封闭腹股沟管	胸神经前支、髂腹下神经和髂腹股沟神经（T_5~L_1）
腹内斜肌	胸腰筋膜、髂嵴、腹股沟韧带外侧1/2	借腱膜止于白线、下3肋及耻骨梳韧带	同上	同上
腹横肌	胸腰筋膜、髂嵴、腹股沟韧带外侧1/3	白线、耻骨梳韧带	同上	同上

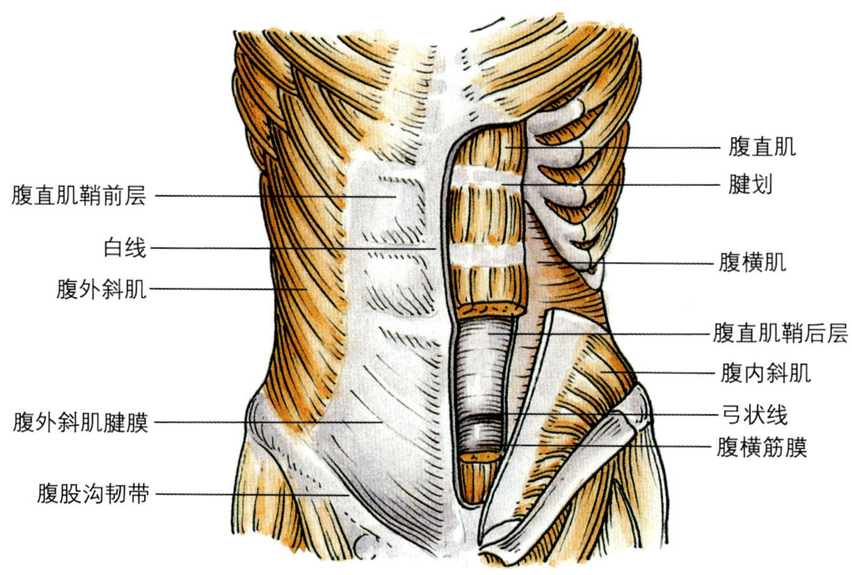

图1-6　腹前外侧肌

中点以下。此肌有紧张白线的作用，由肋下神经支配。该肌在有袋类动物比较发达，起自袋骨止于胸骨，支持其孵育幼仔的袋。在人类此肌已经退化甚至阙如（国人阙如率为6%），其功能不甚重要。

（2）腹直肌鞘（rectus sheath）：由腹壁的三层扁肌腱膜包绕腹直肌构成。鞘分前、后两层，前层由腹外斜肌腱膜与腹内斜肌腱膜的前层相互融合构成；后层由腹内斜肌腱膜的后层与腹横肌腱膜相互融合构成。但鞘的后层不完整，在脐下4~5 cm以下，鞘后层的腱膜全部移至前层，参与前层的构成，因此鞘后层下部阙如，形成一弓状游离下缘，称弓状线（arcuate line），又称半环线。弓状线以下，腹直肌后面直接与腹横筋膜相贴，腹直肌的后面由浅入深仅有腹横筋膜、腹膜外筋膜和壁腹膜。孕妇在妊娠的后几个月，由于腹盆腔压力不断增加，可使弓状线以下的腹直肌从中线向两侧分离，严重者子宫前壁仅覆以腹膜、筋膜和皮肤。

腹直肌鞘的前、后两层在腹直肌外侧缘相互融合，形成凸向外侧的半月弧形，称半月线（semilunar line）；鞘的前、后两层在腹直肌内侧缘相互交织，构成白线（图1-6，7）。腹直肌鞘内含有腹直肌、锥状肌，下5对肋间神经、肋下神经，肋间后动静脉、肋下动静脉，以及腹壁上、下动静脉等。

（3）白线（linea alba）：位于腹前壁正中线、两侧腹直肌之间，由3层腹壁阔肌的腱膜（形成腹直肌鞘）在两侧腹直肌内侧缘之间彼此交织构成，上起自胸骨剑突，下至耻骨联合。脐以上的白线较明显，薄而宽（1~2 cm），坚韧而血管少，无肌肉加强；脐以下因两侧腹直肌相互靠近而变窄呈线状。因此，上腹部手术经白线做正中切口时，出血少，进入腹腔快，但因局部供血不良影响切口愈合；下腹部正中切口时，因有肌肉加强，血供较充分，较少发生切口疝或创口裂开。此外，白线还是临床腹腔穿刺的常用部位。

白线的腱膜纤维环绕脐，形成了腱膜局部的环形缺损，即脐环（umbilical ring），胎儿期有脐血管通过，是腹壁的一个薄弱点。若腹腔脏器由此膨出，即为脐疝，常见于25~40岁，女性多于男性，反复妊娠和肥胖是脐疝的重要诱因。白线发育不良时，常在交织的结缔组织纤维间出现一些裂隙，若腹内压过度增高，可导致腹膜外脂肪组织等由此突出至皮下组织，形成白线疝。

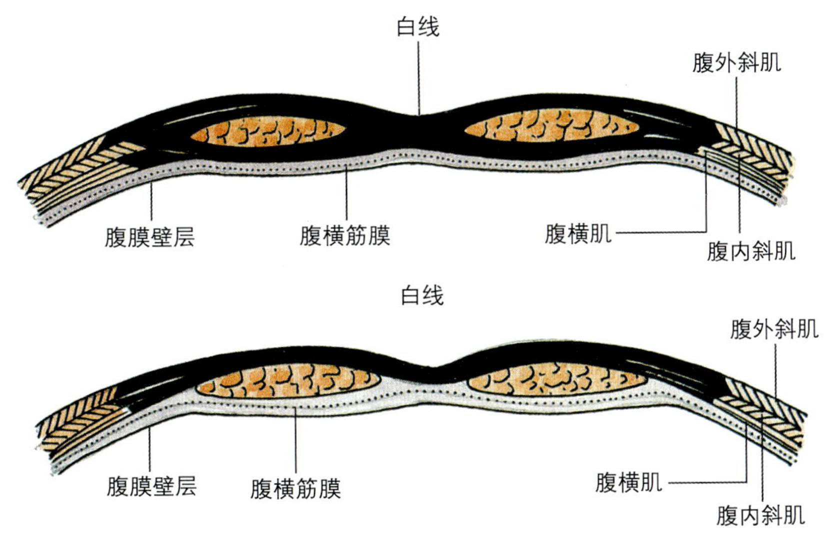

图1-7 腹直肌鞘

2. 腹外斜肌（obliquus externus abdominis） 腹外斜肌为宽阔扁肌，位于腹前外侧部的浅层，起始部呈锯齿状，起自下位8个肋骨的外面，与前锯肌、背阔肌的肌齿交错，肌纤维由外上斜向前下方，其后部肌束向下止于髂嵴前部，其余肌束向内移行为腱膜，经腹直肌前面，参与构成腹直肌鞘的前层，至腹正中线终于白线。腱膜纤维与肌纤维的走向一致，其下缘附着于髂前上棘与耻骨结节之间，向后卷曲反折并增厚形成腹股沟韧带（inguinal ligament）。腹股沟韧带内侧端的部分纤维向下后方反转附着于耻骨梳的内侧份，形成腔隙韧带（陷窝韧带）（lacunar ligament），腔隙韧带向外延伸附着于耻骨梳的部分称耻骨梳韧带（pectineal ligament），即Cooper韧带。这些韧带对腹股沟疝、股疝的修补以及股疝的形成与嵌顿均具有重要的临床意义（图1-8）。

在耻骨结节的外上方，腹外斜肌腱膜内下份形成了三角形裂隙，称腹股沟浅（皮下）环（superficial /subcutaneous inguinal ring），为腹外斜肌腱膜和腹前壁的薄弱区。浅环内上方的纤维束止于耻骨联合的前面，称内侧脚（medial crus），外下方的纤维束止于耻骨结节，称外侧脚（lateral crus）。浅环的底为耻骨嵴，浅环的外上方为连接两脚之间的弓状交织纤维，称脚间纤维（intercrural fiber），有防止两脚分离、加强浅环的作用。外侧脚的部分纤维经子宫圆韧带的深面和内侧脚的后方向内上反转，附着于白线，形成反转韧带（reflected ligament）。正常成人的浅环可容纳一个食指尖，内有子宫圆韧带（女）或精索（男）通过。腹股沟斜疝时，浅环明显增大，临床检查时可伸入手指探测其大小（图1-9）。

腹外斜肌受胸神经前支、髂腹下神经和髂腹股沟神经支配。

3. 腹内斜肌（obliquus internus abdominis） 腹外斜肌位于腹外斜肌的深面，除腰三角处以外均被腹外斜肌遮盖，起自胸腰筋膜、髂嵴和腹股沟韧带的外侧1/2。肌束呈扇形，肌纤维方向与腹外斜肌方向交叉。其后部肌束几乎垂直向上止于下位3个肋骨；大部分肌纤维（中部肌纤维）自外下斜向内上，至腹直肌外缘附近移行为腱膜，并分为两层参与构成腹直肌鞘的前、后层，包裹腹直肌，然后向内交织于白线；腹内斜肌下部的肌纤维束呈弓状斜向内下方，越过子宫圆韧带的前面移行于腱膜，与腹横肌的腱膜汇合形成联合腱（conjoined tendon），或称腹股沟镰（inguinal

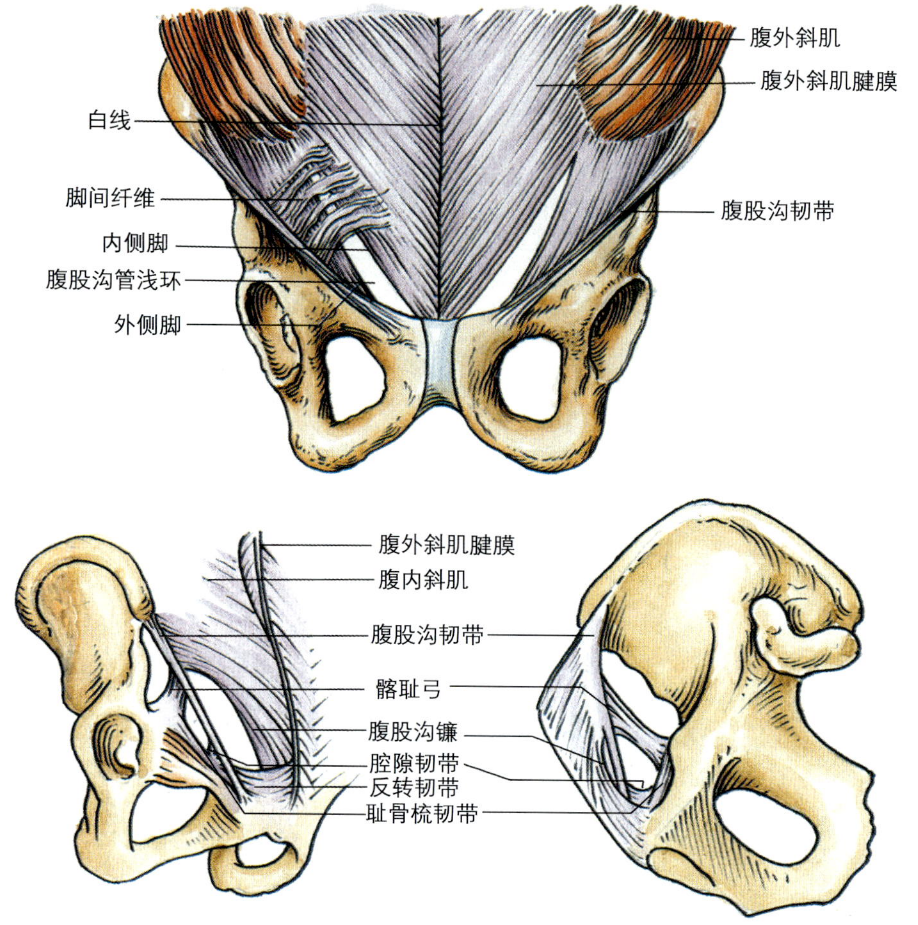

图1-8　腹外斜肌腱膜及其形成的韧带

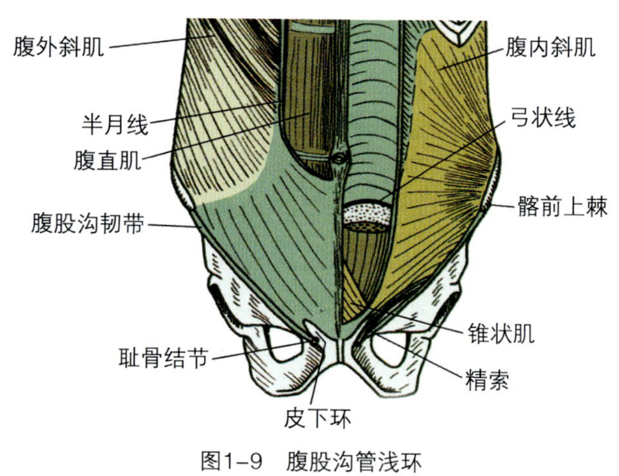

图1-9　腹股沟管浅环

falx），联合腱向内侧参与腹直肌鞘下部前壁的构成，向下止于耻骨梳内侧端及耻骨结节附近，联合腱一般为腱性组织（部分人为肌组织，未成腱膜结构）；腹内斜肌最下部的肌纤维呈细散状，随精索进入阴囊，包绕精索和睾丸，称提睾肌（cremaster），收缩时可上提睾丸。此肌虽属骨骼肌，但不受意志支配。在女性，该肌非常薄弱，仅少许纤维沿子宫圆韧带表面下降，相当于男性提睾肌外侧部的纤维（见图1-8，9）。

腹内斜肌受胸神经前支、髂腹下神经和髂腹股沟神经支配。

4. 腹横肌（transversus abdominis）　位于腹内斜肌的深面，肌纤维较薄弱，起自下位6个肋软骨的内面、胸腰筋膜、髂嵴和腹股沟韧带的外侧1/3，肌纤维横行向前延为腱膜，并越过腹直肌后面，参与构成腹直肌鞘后层（在弓状线以下参与构成腹直肌鞘前层），在中线处交织于白线。腹横肌最下部的肌纤维参与构成腹股沟镰，部分肌纤维随子宫圆韧带进入大阴唇（图1-10）。

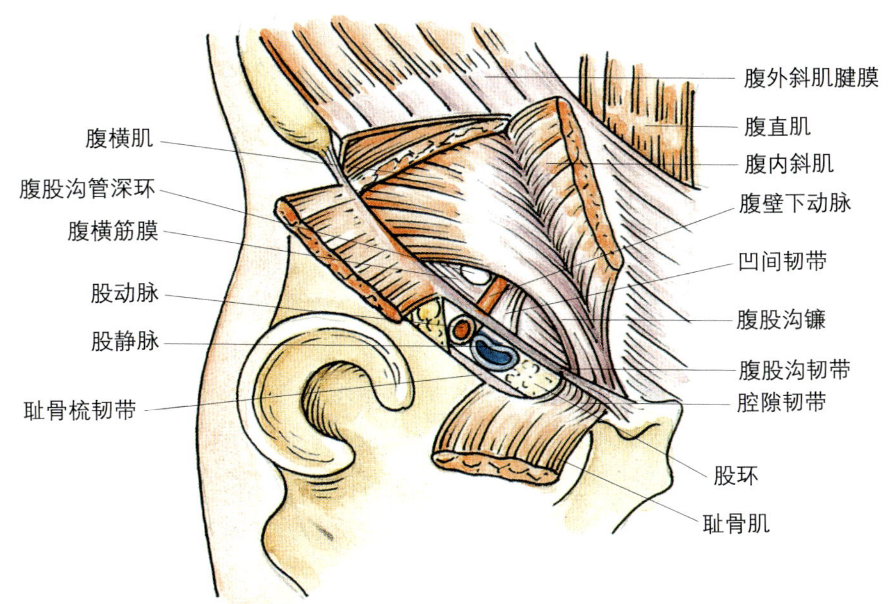

图1-10 腹内斜肌、腹横肌及腹股沟镰

腹横肌受胸神经前支、髂腹下神经和髂腹股沟神经支配。

5. 腹前外侧肌的主要功能

（1）腹前外侧肌是背肌的拮抗肌，可使躯干前屈。

（2）腹内斜肌和腹外斜肌，两侧同时收缩可使脊柱前屈，一侧收缩可使脊柱侧屈或旋转。单侧腹外斜肌收缩使躯干转向对侧，而单侧腹内斜肌收缩则使躯干转向同侧。

（3）向下牵拉肋骨，使胸廓纵横径变小，胸廓容积缩小，助呼气。

（4）三层阔肌的肌纤维相互交叉排列，恰如三合板，薄而坚韧，与腹直肌共同形成牢固而有弹性的腹壁，有保护腹腔脏器、维持和增加腹内压的作用。腹内压对维持腹腔脏器的位置有重要意义。若腹肌张力减弱，可使腹腔脏器下垂，位置改变，以致影响其功能。神经损伤（如小儿麻痹后遗症）可导致腹肌瘫痪，患儿在哭泣或深吸气时，瘫痪侧的腹壁向外膨出。

（5）腹肌收缩可增加腹内压力，挤压腹腔脏器促使其内容物排空，以完成多种生理功能，如排便、咳嗽、呼气、腹腔静脉回流及分娩等。

腹内筋膜与腹横筋膜

1. 腹内筋膜（fascia endoabdominalis） 为腹部深筋膜的最内层，衬覆于腹腔各壁的内面，随其所覆盖的肌肉而命名。例如覆盖腰方肌的部分，称为腰方筋膜（fascia quadrata）或腰筋膜；覆盖髂腰肌的部分，称髂筋膜（fascia iliaca）或腰大肌筋膜（或合称髂腰筋膜）；遮盖膈肌下面的部分，称为膈筋膜（fascia diaphragmatica）或膈下筋膜；衬于小骨盆内面的部分，称为盆内筋膜（fascia endopelvina）或盆筋膜；遮盖腹前壁内面的部分，即腹横筋膜（fascia transversalis）。

2. 腹横筋膜（transverse fascia） 是腹内筋膜的一部分，位于腹横肌、腹直肌鞘和腹直肌（半环线以下）的深面与腹膜外脂肪之间。向上连于膈下筋膜，向后续于髂腰筋膜，向下移行于髂筋膜和盆筋膜，止于髂嵴内缘及腹股沟韧带的外侧半，并在腹环（亦称深环，腹股沟韧带中点上方1.5 cm）处突出呈漏斗形，包绕子宫圆韧带。腹横筋膜与前面腹横肌的结合较疏松，但与腹直肌鞘后层的结合紧密，手术时常作为一层切开。

腹横筋膜在腹股沟管腹环内侧、腹横肌下缘和耻骨上支之间的部分增厚，形成一纵行韧带，称窝间韧带或凹间韧带（interfoveolar ligament）。此韧带位于腹壁下动脉前面，附着于腹股沟韧带，构成腹股沟管后壁的外侧2/3（后壁内侧1/3由腹股沟镰形成）。脐附近的腹横筋膜也较厚，纤维多为横行，称脐筋膜（fascia umbilicalis）。腹横筋膜与壁腹膜之间隔以腹膜外脂肪，但某些区域在发生发育过程中脂肪组织缺乏，甚至完全阙如，因此这些区域的腹内筋膜与壁腹膜彼此结合紧密，不易分离，如上述的脐周围、膈下面及腹股沟管腹环周围等处。腹横筋膜尚贴附于腹股沟韧带内侧半，并沿股血管前方伸入股部，形成股鞘的前壁。

腹膜外筋膜

腹膜外筋膜（extraperitoneal fascia）又称腹膜外脂肪、腹膜外组织或腹膜下筋膜，为腹横筋膜与壁腹膜之间的疏松结缔组织。上腹部较薄，瘦弱者此层更薄，仅含少量结缔组织，使腹横筋膜、腹膜外筋膜和壁腹膜三层相贴如一层；下腹部和腹股沟区较厚，脂肪较多，将腹横筋膜与壁腹膜分隔，形成了一潜在性的腹膜外间隙。该间隙向后与腹膜后间隙的疏松结缔组织相连续，向下与盆部的腹膜外间隙（盆筋膜间隙）相延续。感染时，炎症和脓液常相互蔓延，脓液流向下方，可形成髂窝脓肿。输精管、输尿管和腹壁下动脉等均位于此层内，睾丸也在此层中下降至阴囊。

下腹部腹膜外脂肪较多，腹横筋膜与壁腹膜容易分离，临床可经此间隙进行腹膜外手术，如膀胱穿刺、剖宫产等，经腹膜外入路即可施行。腹膜外组织无固定作用，体质瘦弱者此层呈膜状，易同腹横筋膜混淆，疝修补术时应注意分辨。

壁腹膜

壁腹膜（parietal peritoneum）或腹膜壁层，位于腹膜外筋膜深面，为腹前外侧壁的最内层，向上移行于膈下腹膜，向下在腹股沟韧带下方延续为盆腔腹膜，向后与腹后壁腹膜相连续。

脐以下腹前壁内面有5条纵形腹膜皱襞。正中为脐正中襞（median umbilical fold），位于脐与膀胱尖之间，内含脐尿管闭锁后形成的脐正中韧带。一对脐内侧襞（medial umbilical fold）位于脐正中襞的两侧，内含脐动脉闭锁后形成的脐内侧韧带。一对脐外侧襞（lateral umbilical fold）分别位于脐内侧襞的外侧，内含腹壁下血管，故又称腹壁动脉襞。此襞是鉴别腹股沟直疝（在腹壁下动脉内侧）和腹股沟斜疝（在腹壁下动脉外侧）的重要标志。

在腹股沟韧带上方，上述5条皱襞之间形成3对浅凹，由中线向外依次为膀胱上窝（supravesical fossa）、腹股沟内侧窝（medial inguinal fossa）和腹股沟外侧窝（lateral inguinal fossa）。腹股沟内侧窝正对腹股沟三角（海氏三角）和腹股沟管浅（皮下）环的位置，腹股沟外侧窝正对腹股沟管深（腹）环的位置。与腹股沟内侧窝相对应的腹股沟韧带下方，有一浅凹称股凹（femoral fossa），是腹膜覆盖股环的部位，为股疝突出处，女性多于男性。腹股沟内、外侧窝是腹前壁的薄弱区，腹腔内容物由此突出，可分别形成腹股沟直疝和腹股沟斜疝（图1-11）。

深层的血管、淋巴管和神经

1.动脉　腹前外侧壁深层的血液供应，主要来源于第6~11肋间后动脉及肋下动脉、腰动脉、腹壁上动脉、腹壁下动脉和旋髂深动脉（见图1-11）。

（1）肋间后动脉（posterior intercostal arteries）：起自胸主动脉，沿肋沟行于肋间内肌和

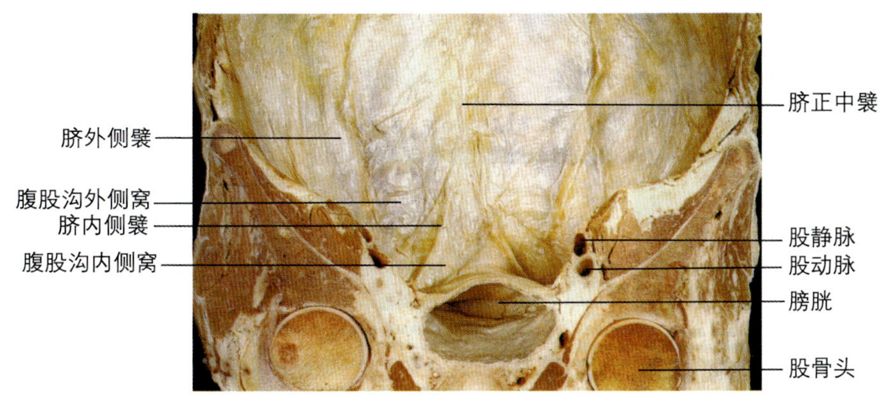

图1–11　腹前外侧壁内面的皱襞和凹窝

肋间最内肌之间，同肋间神经和肋间后静脉伴行，在腋中线附近发外侧皮支至皮下，分布于浅层结构。主干于肋间隙前端进入腹前壁，向下内斜行于腹内斜肌和腹横肌之间，至腹直肌外侧缘处进入腹直肌与腹直肌鞘后层之间，在白线附近发出前皮支分布到浅层结构。沿途发肌支至邻近诸肌。

（2）肋下动脉（subcostal artery）：起自胸主动脉，沿第12肋下方走行，故此命名。起始后行于肾和外侧弓状韧带后方，经腰方肌的前面，穿腹横肌腱膜进入腹内斜肌和腹横肌之间，至腹直肌外侧缘处进入腹直肌鞘。

（3）腰动脉（lumbal artery）：自腹主动脉的背侧壁发出，向外横过腰椎体的前面和侧面，至横突间分出背侧支后继续外行，从腰大肌的后方至腰方肌的内侧缘，再经此肌的背侧达其外侧缘，呈节段性穿行于腹横肌和腹内斜肌之间，继而穿出腹内斜肌，行于腹内、外斜肌之间，最后进入腹直肌。沿途发肌支至腹横肌、腹内斜肌、腹外斜肌、腹直肌及腰大肌和腰方肌，并有分支与下位的肋间后动脉、髂深动脉和髂腰动脉吻合。

（4）腹壁上动脉（superior epigastric artery）：为胸廓内动脉（起自锁骨下动脉）的直接延续，即胸廓内动脉终支穿膈肌的胸肋三角进入腹部后，更名为腹壁上动脉。于胸骨剑突外侧经第7肋软骨的深面进入腹直肌鞘，行于腹直肌和腹直肌鞘后层之间，继而穿入肌的实质内与腹壁下动脉吻合。沿途发分支至膈肌、腹膜、腹直肌等，尚有一分支随肝圆韧带至肝，与肝动脉分支吻合。腹壁上动脉皮支穿出腹直肌鞘前层至附近皮肤。约3%的人腹壁上动脉阙如。

（5）腹壁下动脉（inferior epigastric artery）：在腹股沟韧带稍上方起自髂外动脉的末端前壁，于腹环的内侧向内上斜行于腹膜壁层与腹横筋膜之间，然后穿腹横筋膜，自弓状线（半环线）附近进入腹直肌鞘，沿腹直肌深面上升至脐部以上，沿途分支分布于该肌，并与腹壁上动脉、下位肋间后动脉及肋下动脉的终末支相吻合。腹壁下动脉常有两条同名静脉伴行，下腹部手术经腹直肌切口分离腹直肌时，应避免损伤此血管（图1–12）。腹壁下动脉的主要分支如下。

1）耻骨支（pubic branch）：自腹壁下动脉的起始部发出，沿耻骨上支的后上方内行，常与对侧的耻骨支在耻骨联合后上方形成吻合。耻骨支尚发出一条闭孔支，经股环的外侧或腔隙韧带后面下降，与同侧闭孔动脉的耻骨支形成吻合。此吻合支有时异常粗大（占16%~20%），称异常闭孔动脉（abnormal obturator artery）。异常闭孔动脉可与腹壁下动脉共干起自髂外动脉，取代了正常的闭孔动脉。异常的闭孔动脉常位于股环的深面附近，股疝手术时如不注意，容易伤及此血管。

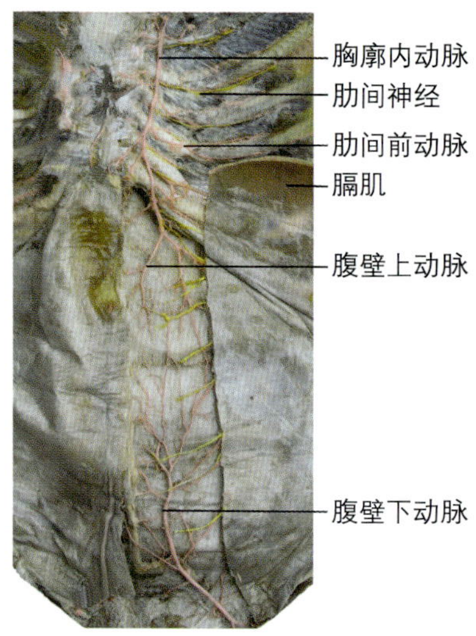

图1-12 胸、腹壁的血管（腹壁上、下动静脉）后面观

2）子宫圆韧带动脉（artery of round ligament of uterus）：相当于男性的精索外动脉，在女性此动脉细小，随子宫圆韧带进入腹股沟管，分布于大阴唇，与阴部外动脉等相吻合。

3）皮支（cutaneous branches）：为一些小支，穿腹外斜肌腱膜至腹部皮下组织，与腹壁浅动脉有吻合。

腹壁下动脉的体表投影：腹股沟韧带中、内1/3交点至脐的连线。临床进行腹腔穿刺时，应在此线的外上方，以免损伤此动脉。

（6）旋髂深动脉（deep iliac circumflex artery）：起自髂外动脉或股动脉，在腹股沟韧带外侧半的深面、腹膜外筋膜内行向外上方，于髂筋膜和髂肌之间行向髂嵴内侧，在髂嵴的上方或髂前上棘附近，穿行于腹横肌和腹内斜肌之间，其终末支与髂腰动脉及第3、4腰动脉有吻合。沿途除发肌支至腹部阔肌、髂肌、腰大肌等附近肌肉外，尚于髂前上棘内侧约2.5 cm处发出一较粗大的肌支，上行于腹前壁的腹内斜肌和腹横肌之间，并与腹壁下动脉和腰动脉吻合，特称为腹壁外侧动脉（lateral epigastric artery）或升支，手术时可作为辨认腹内斜肌与腹横肌分界的标志。阑尾手术时，如需向外侧延伸切口，注意勿伤及旋髂深动脉。

2. 静脉　腹前外侧壁的深静脉与同名动脉伴行。

（1）肋间后静脉（posterior intercostal veins）：位于肋间隙中，与同名动脉和神经伴行。在肋角内侧，肋间后血管和肋间神经排列顺序不恒定；自肋角向前，在肋间内肌与肋间最内肌之间靠近上位肋骨下缘的肋沟走行，自上而下排列为静脉、动脉和神经。在腋中线以前，另有肋间后动脉的侧副支及伴行静脉沿下位肋的上缘前行。肋间后静脉沿途收集肋间肌及相应部位的血液，向前汇入胸廓内静脉，向后汇入奇静脉（右侧）和半奇静脉（左侧），且前、后汇入处均有静脉瓣。

（2）肋下静脉（subcostal vein）：位于第12肋下方，静脉回流基本同肋间后静脉。

（3）腰静脉（lumbar veins）：每侧4~5支，与相应的腰动脉伴行，位于腰动脉的上方。腰静脉有腹侧和背侧两支，腹侧支回流腹壁的静脉血，背侧支收集腰肌和腰部皮肤的静脉血。腰静脉干可与椎前静脉丛吻合，借此吻合间接收纳椎间静脉、椎内外静脉丛和脊髓静脉丛的部分血液。上、下位腰静脉之间有交通支，连接各腰静脉之间的纵行交通支称腰升静脉（ascending lumbar vein），位于腰大肌与腰椎横突之间。两侧腰升静脉向下与髂腰静脉、髂总静脉及髂内静脉相连，向上与肾静脉、肋下静脉等相通。两侧腰升静脉分别向上穿左、右侧膈脚入后纵隔，左侧移行为半奇静脉，右侧移行为奇静脉，最后汇入上腔静脉。因此，腰升静脉是沟通上、下腔静脉系统间的侧支循环途径之一。

第1、2腰静脉汇入腰升静脉，第3、4腰静脉汇入下腔静脉，第5腰静脉常汇入髂腰静脉。腰静脉内的静脉瓣不发达。

（4）腹壁上静脉（superior epigastric vein）：位于腹直肌鞘内，与同名动脉伴行，向上穿膈肌的胸肋三角移行为胸廓内静脉。

（5）腹壁下静脉（inferior epigastric vein）：

有两条，与同名动脉伴行，行于动脉两侧。向上与腹壁上静脉相吻合，向下于腹股沟韧带上方约1 cm处注入髂外静脉。

（6）旋髂深静脉（deep iliac circumflex vein）：与同名动脉伴行，初始常为2条，至髂前上棘附近合为1条。在腹股沟韧带上方约2 cm处，越过髂外动脉注入髂外静脉或腹壁下静脉末端。与髂腰静脉、臀上静脉和旋髂浅静脉有吻合。旋髂深静脉内有静脉瓣。

3. 淋巴管

（1）腹壁深淋巴管：腹前外侧壁的深淋巴管伴随深层血管走行，主要引流腹肌的淋巴。腹后壁的深淋巴管与腰动脉伴行，直接汇入腰淋巴结和主动脉后淋巴结。脐平面以上的腹壁上部深淋巴管，沿腹壁上动脉上行，注入胸骨旁淋巴结或肋间淋巴结；脐平面以下的腹壁下部深淋巴管注入旋髂淋巴结、腹壁下淋巴结和髂外淋巴结，此3组淋巴结均位于同名动脉的起始处附近，其输出淋巴管向上注入髂总淋巴结及腰淋巴结。盆壁的淋巴管，伴随髂内动脉及其壁支，注入髂淋巴结或腰淋巴结。

（2）腹膜的淋巴管：腹膜的淋巴管常有4个流向。伴随腹壁上动脉及胸廓内动脉注入胸骨旁淋巴结，伴随下腔静脉和膈神经注入纵隔淋巴结，部分淋巴管向后注入乳糜池或上部腰淋巴结，有的淋巴管还可至肝淋巴结或胃淋巴结。

4. 神经　分布于腹前外侧壁深层结构的神经为第7~12胸神经前支以及来自腰丛的髂腹下神经、髂腹股沟神经（图1-13）。

（1）7~12胸神经前支：第7~11胸神经前支称肋间神经（intercostal nerve），第12胸神经前支称肋下神经（subcostal nerve）。第7~11肋间神经及肋下神经在相应的肋间隙内和第12 肋下方，伴随肋间后动、静脉向前下方走行，出肋间隙后进入腹壁，向内下方斜行于腹内斜肌和腹横肌之间，至腹直肌外侧缘附近，穿腹直肌鞘进入腹直

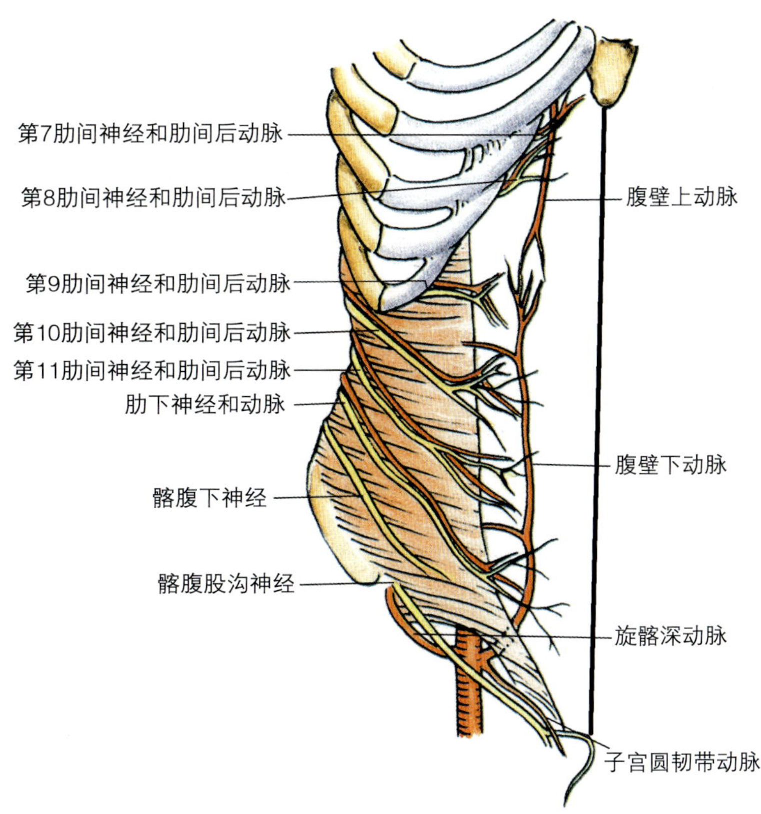

图1-13　腹前壁深层的动脉和神经

肌。沿途发肌支支配肋间肌和腹前外侧壁肌群。此外，尚发出外侧皮支和前皮支至浅层结构（前已述及）。

（2）髂腹下神经（iliohypogastric nerve）：起于腰丛，常与髂腹股沟神经共干起于第12胸神经和第1腰神经前支。自腰大肌外侧缘穿出，经肾的后面和腰方肌前面行向外下方，在髂嵴后部上方进入腹横肌与腹内斜肌之间斜向前下方走行，并由深面穿腹横肌浅至腹内斜肌与腹外斜肌之间行向内下，最后在腹股沟管浅环上方约2 cm处穿腹外斜肌腱膜达皮下。该神经沿途发肌支支配腹壁诸肌，亦有皮支分布于下腹部及腹股沟区。

（3）髂腹股沟神经（ilioinguinal nerve）：起于腰丛，位于髂腹下神经下方约一横指处，并与其走向平行。自腰大肌外侧缘穿出，斜行跨过腰方肌前面和髂肌上部，在髂嵴前端附近穿腹横肌，于腹横肌和腹内斜肌之间行向前下方，又在髂前上棘前下方穿过腹内斜肌进入腹股沟管，与子宫圆韧带（或精索）伴行，居子宫圆韧带（或精索）的前外侧，经腹股沟管皮下（浅）环浅出。其肌支沿途支配附近的腹壁肌，皮支（前已述及）则分布于腹股沟部、大阴唇（或阴囊）的皮肤。

髂腹下神经与髂腹股沟神经是行走于腹股沟区的重要神经，进行腹股沟疝和股疝等手术时，应避免损伤，以免造成其分布区的功能障碍。

女性腹股沟区

腹股沟区为腹壁下部两侧的三角形区域，其内侧界为腹直肌外侧缘，上界为髂前上棘至腹直肌外侧缘的水平线，下界为腹股沟韧带。此区是腹壁的薄弱区，是疝的好发部位，其原因是：①腹外斜肌在此处移行为较薄的腱膜，且下方还形成一裂孔（浅环）；②腹内斜肌与腹横肌下缘的内侧部游离，均未附着于腹股沟韧带；③子宫圆韧带（或精索）通过腹股沟管，形成了解剖结构上的潜在性裂隙；④人体上部直立时，腹股沟区所承受的腹内压力比平卧时约高3倍，特别是当各种原因引起的腹内压增加时，腹股沟区所承受的压力将会更大。因此，腹股沟区的解剖结构及机体的生理功能，决定了此区域的重要临床意义。

体表标志

1. 骨性标志　腹股沟区可触摸到髂前上棘、耻骨嵴、耻骨结节和耻骨联合。

2. 肌性标志　在髂前上棘和耻骨结节之间可触摸到腹股沟韧带；在耻骨结节的外上方可触摸到腹股沟管浅环（皮下环），并可触摸到子宫圆韧带（或精索）；在耻骨结节和耻骨嵴的上方可触摸到纵向走行的腹直肌外侧缘。

层次结构

皮肤和浅筋膜已在前面叙述。

1. 腹外斜肌腱膜（aponeurosis of obliquus externus abdominis）　走行方向与腹外斜肌纤维的走向相同，从外上方斜向内下方。在耻骨结节的外上方，腱膜形成一个三角形裂隙，即腹股沟管皮下环（annulus inguinalis subcutaneus），或称浅环，其内上部的纤维称内侧脚（medial crus），附着于耻骨联合，其外下部的纤维称外侧脚（lateral crus），附着于耻骨结节。两脚之间有斜行的弓状纤维，横跨浅环的外上方，称脚间纤维（intercrural fibers），有防止两脚分离、加强浅环的作用。外侧脚处有部分纤维向内上反转，经子宫圆韧带和内侧脚后方附着于腹白线，称反转韧带（reflected ligament）。外侧脚、内侧脚、脚间纤维和反转韧带共同围成了腹股沟管浅环。正常女性的浅环一般可容纳一食指尖，内有子宫圆韧带和髂腹股沟神经通过（男性则为精索和髂腹股沟神经）。腹股沟斜疝时，脚间纤维常被破坏，皮下环明显增大，可伸入食指探测（图1-14）。

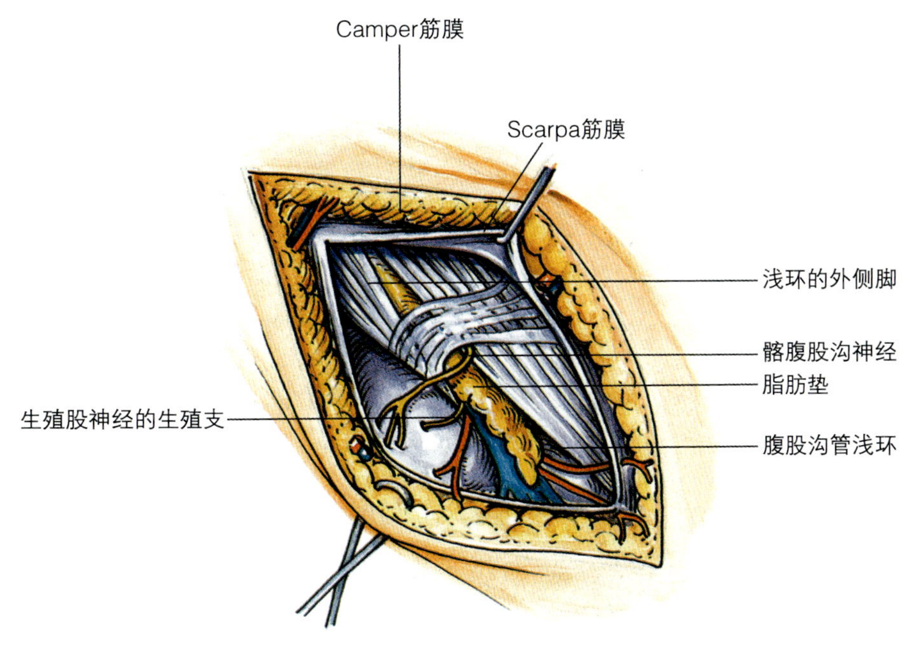

图1-14　腹股沟管浅环（皮下环）

腹外斜肌腱膜在髂前上棘至耻骨结节间向后上方反折形成腹股沟韧带（inguinal ligament），又称Poupart韧带。其内侧端的一小部分纤维继续向下后方反转，并向外附着于耻骨梳，形成陷窝（腔隙）韧带（lacunar ligament）。陷窝韧带向外侧延续附着于耻骨梳，称耻骨梳韧带（pectineal ligament），即Cooper氏韧带。这些韧带对腹股沟疝的修补术，具有重要的临床意义。

2. 腹内斜肌和腹横肌　腹内斜肌起自腹股沟韧带外侧1/2，腹横肌起自腹股沟韧带外侧1/3处。两者下缘的肌纤维均呈弓状，越过子宫圆韧带的上方行向内侧，至腹直肌外缘处呈腱性融合，形成腹股沟镰（inguinal falx），或称联合腱（conjoined tendon）。部分人的两肌未形成腱性结合，两肌的下缘仍为肌性结合，称为结合肌。联合腱向下经子宫圆韧带的后方，止于耻骨梳的内侧端。当腹壁肌肉收缩时，两肌的弓状下缘下降并趋向伸直，接近腹股沟韧带，有封闭腹股沟管的作用。

腹股沟区有髂腹下神经、髂腹股沟神经和生殖股神经，前两者已述及。生殖股神经（genitofemoral nerve）自腰大肌前面穿出，沿该肌前面下行，斜过输尿管后方前行，在腹股沟韧带上方分为生殖支和股支。生殖支在髂外动脉的外侧下行，经深环入腹股沟管，在子宫圆韧带（或精索）内侧与之伴行，出浅环分布于大阴唇的皮肤。股支又名腰腹股沟神经，伴髂外动脉下降，穿股血管鞘前壁和卵圆窝分布于股三角区的皮肤（图1-15）。

在腹股沟疝修补术或盲肠后位的阑尾手术时，常易伤及髂腹下神经、髂腹股沟神经和生殖股神经，操作时应特别注意。

3. 腹横筋膜　位于腹横肌的深面，腹壁下动脉的前面。在腹内斜肌和腹横肌下缘以下增厚，其内下方附着于耻骨梳韧带，后方连于髂筋膜。在腹股沟韧带中点上方一横指处，腹横筋膜形成一漏斗形裂孔，即腹环（深环）。子宫圆韧带从腹环进入腹股沟管，并被腹横筋膜包绕。腹横筋膜在腹环的内侧增厚，形成凹间韧带（interfoveolar ligament），连于腹横肌下缘与耻骨上支之间，并附着于腹股沟韧带。此韧带与其内侧的腹股沟镰共同形成腹股沟管后壁。腹横筋膜与髂肌表面的髂筋膜一起向下延续至股前区，包绕股血管和股管形成股鞘。

4. 腹膜外筋膜和壁腹膜　腹膜外筋膜（腹膜外脂肪）位于腹横筋膜与壁腹膜之间，壁腹膜为腹壁的最内层。腹股沟区的腹膜外脂肪较丰富，腹横筋膜和壁腹膜间的结合疏松，较易分离。在腹股沟区进行腹膜外入路手术时，可在腹膜外脂肪层内将壁腹膜向上推开进行。体质瘦弱者腹膜外筋膜的脂肪较少，常呈膜状，易与腹横筋膜混淆，疝修补术时应注意分辨。腹膜外筋膜内有腹壁下血管和旋髂深血管通行（图1-16）。

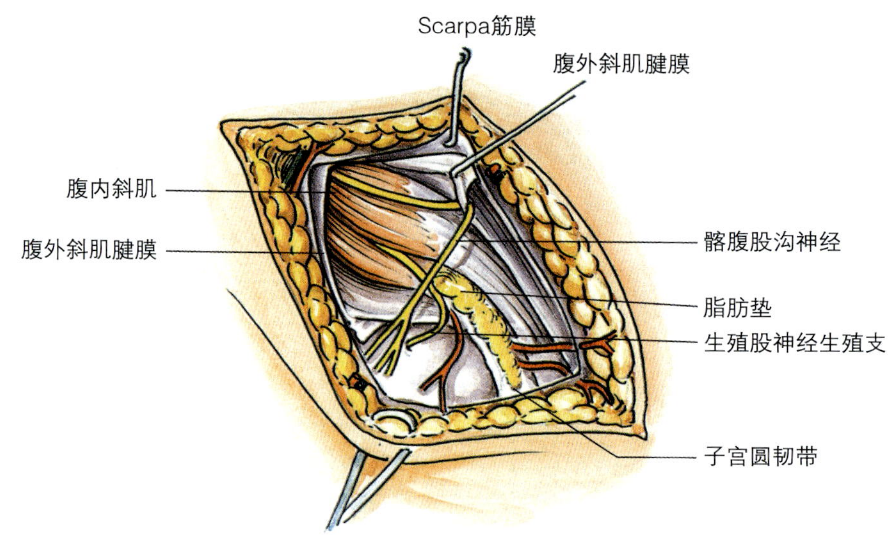

图1-15　髂腹股沟神经

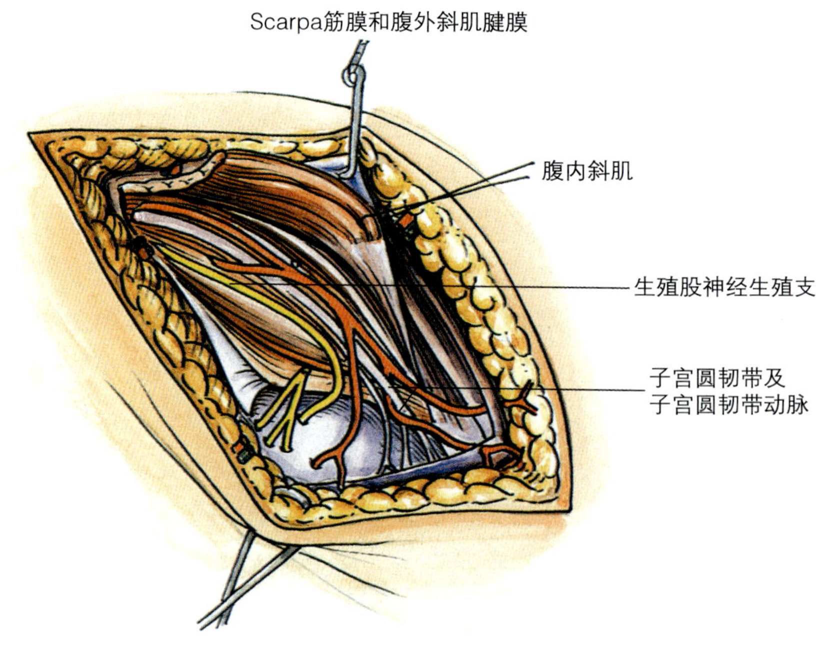

图1-16　腹膜外筋膜内的血管

腹股沟管

腹股沟管（inguinal canal）位于腹股沟韧带内侧半的上方，是由外上斜向内下的肌肉与筋膜间的潜在性裂隙，长4~5 cm。女性的腹股沟管内有子宫圆韧带通过，男性的则为精索通过。

1. 腹股沟管的构成　腹股沟管可以理解为具有典型的前、后、上、下四壁和内、外两口的管形结构。其前壁由腹外斜肌腱膜和腹内斜肌构成，其中腹内斜肌最下部的纤维仅构成腹股沟管前壁的外侧1/3；后壁由腹横筋膜和腹股沟镰构成，腹股沟镰仅构成其后壁的内侧1/3；上壁为腹内斜肌和腹横肌的弓状下缘；下壁为腹股沟韧带的内侧半。

腹股沟管内口，即深环或腹环，为腹横筋膜包绕子宫圆韧带、血管和神经（男性为精索）等斜穿腹壁时，在腹壁的内面所形成的漏斗状陷窝。深环的上方是腹横肌的弓状下缘，下方为腹股沟韧带，内侧仅邻脐外侧襞（内含腹壁下血管），外侧为腹横肌的起始部纤维，前方是腹内斜肌起始部纤维，后方为腹膜外脂肪和壁腹膜。壁腹膜在深环处常形成一小窝，偶尔为一憩室样结构，深入腹股沟管内，形成腹膜鞘突的上段，在女性称为Nuck管。新生儿腹股沟管很短，深环几乎位于浅环的后方。随年龄的增长，深环逐渐外移，腹股沟管逐渐加长，成年后深环位于腹股沟韧带中点上方1.5 cm处。

腹股沟管外口，即浅环或皮下环，为腹外斜肌腱膜在耻骨结节外上方一横指处的一个三角形裂隙。浅环的内侧缘是内侧脚，外侧缘为外侧脚，上缘有脚间纤维，下缘为反转韧带，其后方是腹股沟镰、腹横筋膜，并与腹股沟内侧窝相对。浅环的前方为覆盖子宫圆韧带的三层被膜，即深、浅筋膜和皮肤等。

2. 腹股沟管的内容　女性的腹股沟管内有子宫圆韧带、髂腹股沟神经、生殖股神经的生殖支以及血管和淋巴管等。子宫圆韧带出浅环后形成分散的纤维束，止于耻骨结节和大阴唇。此外，腹股沟管内还有脂肪组织和闭合的腹膜鞘突，此鞘突可达大阴唇的上部。腹膜鞘突一般在胚胎6个月左右闭合，若未闭合则可发生先天性腹股沟斜疝或大阴唇囊肿。女性的卵巢悬韧带邻近腹股沟管深环，因此，卵巢和输卵管的远侧段也可成为疝的内容物。男性的腹股沟管内有精索通过，精索由输精管、睾丸动脉、蔓状静脉丛、淋巴管以及残余的腹膜鞘突等构成。

3. 腹股沟斜疝　腹股沟区的内下部虽然缺乏肌性结构，但仍有一定的生理保护作用。腹股沟管是一斜行的肌、筋膜裂隙，当腹压增加时，扁肌同时收缩，不仅管的前后壁紧紧靠近，而且腹内斜肌和腹横肌的弓状下缘拉直下降，与腹股沟韧带靠近，使弓状下缘下方的半月形缺口近乎消失；腹横肌收缩，腹股沟管深环移向外上方，使环口缩小。这些肌肉的关闭机制可有效地防止腹股沟疝的发生。当腹股沟区腹肌薄弱、肌肉发育不良、腹膜形成的鞘突未闭合、腹内斜肌和腹横肌弓状下缘过高或长期的腹内压增加时，腹腔内容物（如肠襻、大网膜等）从腹股沟外侧窝处连同腹膜突入腹股沟管深环，经腹股沟管从浅环突出，形成腹股沟斜疝（oblique inguinal hernia）。

腹股沟三角

腹股沟三角（inguinal triangle），又称海氏三角（Hesselbach's triangle）或直疝三角，是由腹壁下动脉、腹直肌外侧缘和腹股沟韧带的内侧1/3围成的三角形区域。腹股沟三角的浅面与腹股沟管浅环的位置相对，深面与腹股沟内侧窝和部分膀胱上窝的位置相对。

腹股沟三角是腹前壁下部的薄弱区，肌肉发育薄弱或长期的腹内压增加时，腹腔内容物从腹股沟内侧窝处连同腹膜经腹股沟三角突出，形成腹股沟直疝（direct inguinal hernia）。直疝一般不经腹股沟管浅环，但直疝和斜疝的临床鉴别有时很困难。腹壁下动脉是腹股沟管深环和腹股沟三角的分界标志，也是腹股沟斜疝与直疝在手术中的鉴别标志之一。

（张晓东）

妇产科手术切口

■ 概论

妇产科手术切口选择取决于疾病的病理生理特点和与邻近器官的关系。由于妇产科疾病均发生于盆腔内，因此多采用下腹壁切口，包括纵切口、横切口和斜切口。外阴、阴道和宫颈手术采用会阴切口。盆腔器官广泛性手术采用腹部和会阴联合切口。

为做好手术，每位医生应把每次手术当作第一次手术对待。每次手术前均应认真复习解剖学和妇产科手术学，重温所施手术的局部解剖、手术步骤和手术难点，结合疾病的病理生理特点制定出切实可行、安全周密的手术方案。手术切口的选择是做好手术的第一步，为此应熟练地掌握腹壁解剖、切口类型、选择原则、操作步骤、局部解剖、缝合方法和并发症防治原则。

手术切口选择原则

妇产科手术切口位置和方式的选择应根据盆、腹腔内病变的部位、范围、性质和拟定手术类型确定。手术切口的选择应遵循以下4项原则。

1. 易于接近并暴露病变部位，展开手术野（进路）。

2. 切口应具有可伸展性，即可根据手术需要延长切口。

3. 切口组织损伤和张力小，便于缝合关闭。

4. 美观并便于整形。手术成功与否最重要的是充分暴露手术野，因此手术切口的类型、部位、大小和可伸展性均应服从于手术野的暴露和便于手术操作。另外切口选择也应考虑到术后缝合、愈合、美观和整形等因素。

切口的种类

1. 下腹壁纵切口（vertical incisions）

（1）下腹壁正中切口（midline incision）

（2）下腹壁正中旁切口（paramidline incision）

2. 下腹壁横切口（transverse incisions）

（1）Pfannenstial切口

（2）Kustner切口

（3）Cherney切口

（4）低位Maylard切口

3. 腹壁斜切口（oblique incisions）

（1）右斜切口（Mcburney切口）

（2）左斜切口（Rockey-Davis切口）

4. 会阴切口

（1）侧斜切口（Schuchardt切口）

（2）正中切口

手术切口临床解剖分级

根据手术切口局部解剖特点、手术野清洁度、发生感染概率，临床将手术切口分为Ⅰ~Ⅳ级。

Ⅰ级（清洁切口）：手术不进入泌尿生殖道内，严格无菌操作，切口Ⅰ期愈合，占切口总数75%，切口感染率<5%。

Ⅱ级（清洁—污染切口）：手术进入泌尿生殖道和胃肠道内，无内容物溢入手术野，严格无菌操作，切口Ⅰ期愈合，占切口总数15%，切口感染率为2%~10%。

Ⅲ级（污染切口）：手术进入泌尿生殖道和胃肠道内，或伴有炎症的切口。无菌操作不严格，切口Ⅰ期或延期愈合，占切口总数5%，切口感染率为15%~20%。

Ⅳ级（感染切口）：有明显泌尿生殖道和胃肠道感染，异物残留或组织坏死的切口，占切口总数1%，切口感染率>30%。

下腹壁纵切口及相关解剖

解剖特点

腹壁纵切口最常用，包括下腹壁正中切口、正中旁切口、远正中旁切口等（图1-17）。正中切口的优点是切开快捷，神经、肌肉和血管损伤少，组织张力小，易于暴露和便于缝合，但向上延伸幅度有限；正中旁切口虽易于向上延长，但较难暴露对侧手术野；远正中旁切口较少使用。

脐下正中切口解剖

脐下正中切口是下腹部和盆腔内手术最佳进路，切口范围上至脐部、下至耻骨联合上缘，其长度取决于患者腹壁厚度和脐耻间距离。该切口适用于简单和广泛性子宫切除、附件切除、盆腔淋巴结切除、腹主动脉旁淋巴结探查或活检、宫颈癌和宫体癌手术、卵巢癌细胞减灭术、大网膜切除术和与妇科相关的胃肠道和泌尿道手术。

1. 皮肤和皮下组织　切口长度依肿瘤大小、手术类型和范围而定。皮肤切开沿腹中线进行。腹中线下起始于耻骨联合，经脐上达剑突下皮肤纹理。下腹壁皮肤和皮下组织血供来源于腹壁浅血管，切口边缘出血可钳夹或缝扎止血。下腹壁正中或正中旁原有手术瘢痕，再次手术应沿原切口进行，并切除原手术瘢痕。大量腹水或巨大肿瘤（体积>6个月妊娠子宫）应先作小探查切口，以明确肿瘤大小、部位和扩散范围，然后酌情扩大切口。腹壁肥厚者，切开时着力重，而腹壁菲薄者，则应轻轻用力，以免着力过重，切开过深，伤及腹膜，甚至肠管、膀胱、胎儿等。

2. 腹白线　甲状腺拉钩将切口上下两端拉开，即暴露基底部的解剖标志腹白线（linea alba），其由双侧腹直肌鞘前后层于腹壁中线相互融合而成。在上腹壁，双侧腹直肌内侧缘被腹白线分开1~2 cm。在下腹壁双侧腹直肌内侧缘，除围绕脐部外，其余则于腹中线相融合或重叠。

3. 腹直肌鞘前层　腹直肌鞘前层由腹外斜肌腱膜和腹内斜肌前板层组成，或由腹外斜肌、腹内斜肌腱膜和腹横肌腱膜的脐部板层组成，其包绕并覆盖于腹直肌前面。于腹白线或腹白线一侧将腹直肌鞘前层切开2~3 cm，用鼠齿钳将两侧

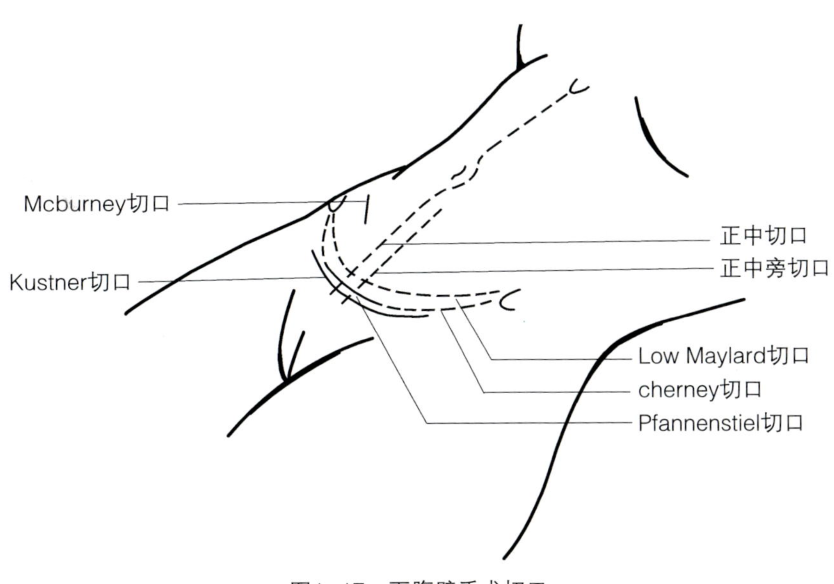

图1-17　下腹壁手术切口

缘提起，分别向下、向上方分离剪开腹直肌鞘前层，其下端以达耻骨联合上缘为度，但不应越过耻骨联合或深入耻骨后筋膜内，以免引起日后局部疼痛。脐部周围腹直肌鞘前层与脐周腱膜融合在一起，较为坚韧应分次剪开。腹直肌鞘前层内下方，有成对的三角形锥状肌（pyramidalis）附着于耻骨联合上方，其肌束相互交叉，具有维持下腹壁腹白线张力的作用（图1-18）。

4. 腹直肌　剪开腹直肌鞘前层即暴露出腹直肌。腹直肌是左右对称、垂直走向的一对肌肉，纵行排列于腹白线两侧，其腱膜内包裹腹壁前外侧肌肉。起源于下肋骨和剑突部的腹直肌束下行，并借肌腱附着于耻骨。腹直肌藉3~4个腱划或腱板（inscriptiona or tendinous bands）附着于腹直肌鞘前层。脐部的腹直肌腱划位置变异很大，其中2条位于脐部和剑突之间，其余位于脐部和耻骨联合之间。

下腹壁腹直肌的营养血管来源于腹壁下动脉，为髂外动脉分支。腹壁下动脉从外侧、腹直肌后方进入肌层后再分为若干细小分支。因此，分离腹直肌应从切口中间部开始，即从内侧向外侧分离，推开腹直肌。然后，向上、下两方扩展，直至腹直肌与腹膜分开。因腹壁下血管仅距腹直肌内侧缘2~3 cm，为避免损伤腹壁下动脉，向外侧分离腹直肌不应过远和过深，也不宜于腹直肌束中间分离腹直肌。因手术需要必须切断腹直肌或肌腱者，缝合伤口时应予以缝合修复，已切断的肌腱也应重新缝合固定于原有的位置以防肌肉挛缩。以前施行过手术者，腹直肌与腹白线间，或腹直肌与腹膜外脂肪和筋膜间多有瘢痕形成，应仔细地沿腹白线锐性分离外腹直肌。切口上端，腹直肌与脐周腱膜相融合应行锐性分离。而耻骨联合上缘，腹直肌与锥状肌相融合，应钝性分离腹直肌深面的腹横筋膜，暴露锥状肌腱膜交叉处，剪开以利暴露手术野（图1-19）。

5. 腹直肌鞘后层　脐下正中切口上部有腹直肌鞘后层（图1-20），其从上腹壁延伸至脐下5 cm处。腹直肌鞘后层由腹内斜肌腱膜后叶和腹横肌腱膜组成。腹直肌鞘后层下缘呈弓形，称为弓状线（arcuate line）或半环线（linea semicircularis）。弓状线以下覆盖有腹膜外脂肪及其筋膜。

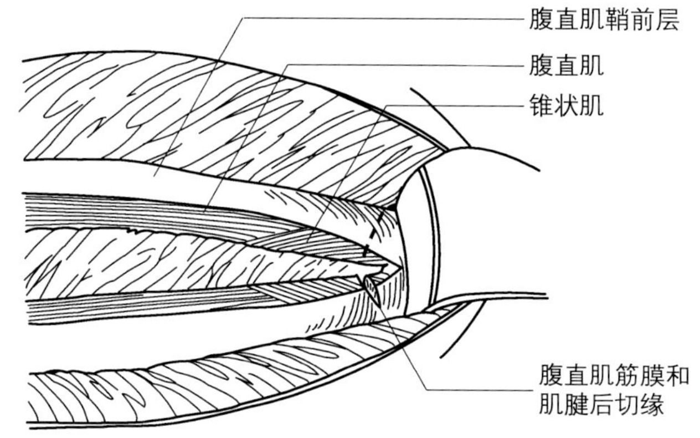

图1-19　下腹部正中纵切口，将切口向耻骨嵴处延长

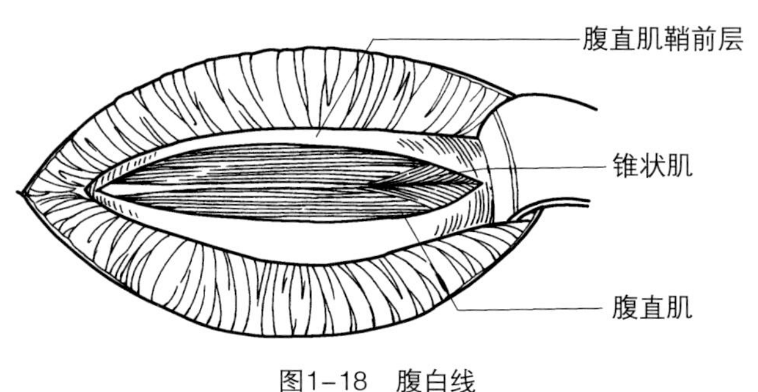

图1-18　腹白线

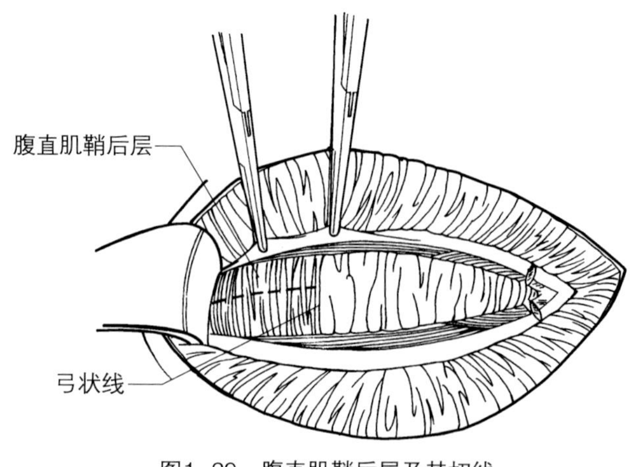

图1-20　腹直肌鞘后层及其切线

6. 腹膜 剪开腹直肌鞘后层，或分离腹膜外脂肪即暴露出粉白色腹膜。腹膜切开时应注意鉴别腹膜外脂肪和大网膜。鉴别要点是，腹膜外脂肪血管为横向或斜向走行，而大网膜血管呈纵行分布。腹膜外脂肪下方可见腹膜上闭锁的脐动脉韧带（脐内侧襞，脐动脉索）。脐动脉韧带位于膀胱顶部上方，如影响腹膜切开可切断结扎。膀胱顶部较高者，腹膜切口可向膀胱顶部两侧切开。以前施行过手术者，腹膜瘢痕常与大网膜或肠管粘连，故应向上方分离切开腹膜，而避免损伤肠管和膀胱。为充分暴露盆腔手术野，推腹膜外脂肪和膀胱后，可将腹膜下端切缘缝合固定于皮下组织或皮肤上（图1–21）。

下腹至上腹部正中切口解剖

下腹正中切口适用于盆腔和腹腔联合手术，包括盆腔器官切除、广泛性子宫切除、盆腔淋巴结切除、卵巢癌细胞减灭术、大网膜切除、腹主动脉淋巴结探查，膈、胃结肠韧带和横结肠转移癌灶切除、妇科相关的胃肠道和泌尿道手术等。

耻骨上至上腹部的正中纵切口，应先于下腹部做小探查切口。然后，根据手术需要向上延长切口，其长度以略大于肿瘤最大径线为度。切口向上延长时，可穿过或绕过脐部，终止于上腹部中间或贯穿腹部全长。如脐窝表浅可直接经脐轮向上延长切口。脐窝较深者，则应绕过脐轮向上延长切口，因经脐切口极易感染和形成肉芽。如绕脐延长时，多选择左脐旁切口，因镰状韧带位于腹中线右侧。如计划采用腹直肌瓣行阴道成形术或尿流改道手术，也应采取左旁纵切口。此时切口应采取皮瓣侧绕过脐部，而于对侧行尿流改道腹壁造瘘。

切口缝合

切口缝合原则是采用张力适当、组织反应小、利于愈合的缝线，按照腹壁层次，缝合恢复正常解剖层次和功能。随着现代医用合成材料的进步，缝线种类和缝合技术也有很大的改进，越来越多的应用合成可吸收缝线缝合切口。腹壁切口缝合方法包括：①全层缝合（mass suture）和Smead–Jones缝合，即将切口处腹膜、腹直肌及其肌鞘前后层一起缝合；②分层连续缝合（图1–22~24），操作快捷，缝线间组织张力分布均匀，组织缺血和裂开概率较低，切口并发症发生率相似于间断缝合法；③可吸收缝线较少引起切口针眼脓肿，窦道和皮下疼痛结节；④可吸收缝线缝合张力维持时间一般为4周，低于永久性缝线（丝线）；⑤切口张力过大，有感染可能和过度肥胖的切口应酌情加用张力缝合并放置皮下引流。

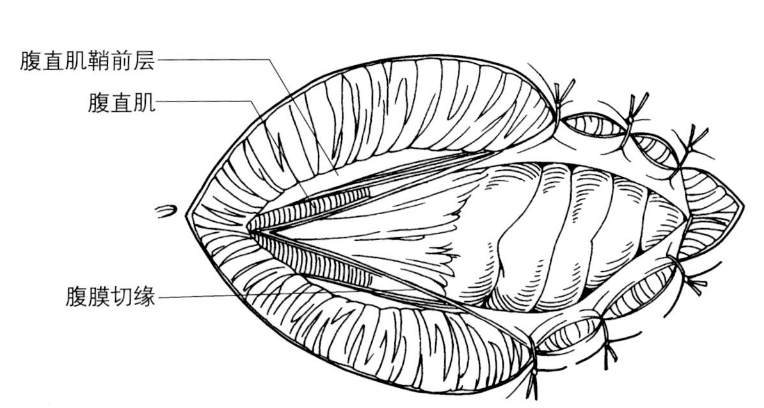

图1–21 剪开腹膜，显露手术野

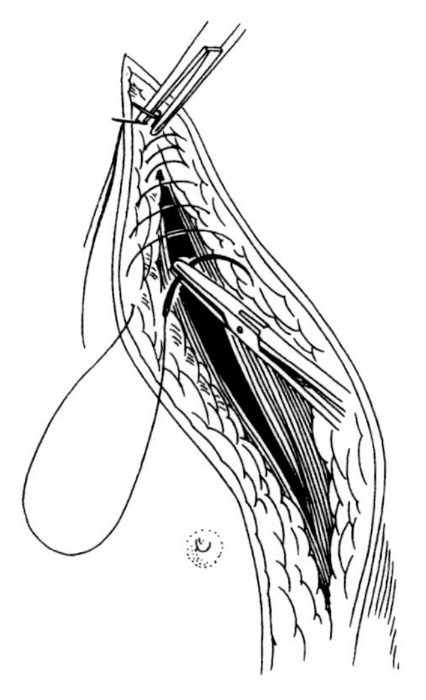

图1–22 纵切口缝合：连续缝合

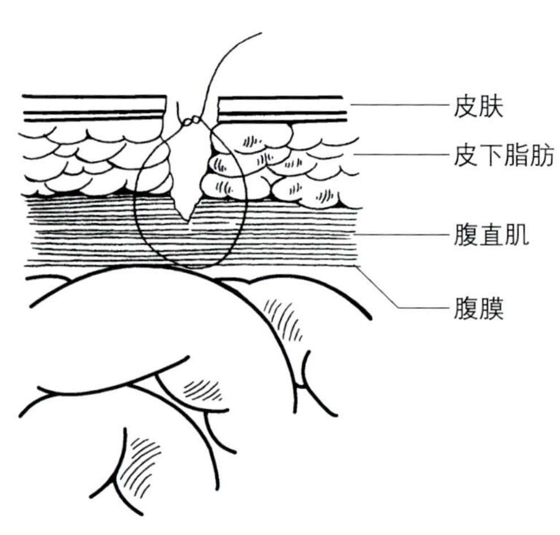

图1-23　纵切口缝合：全层缝合

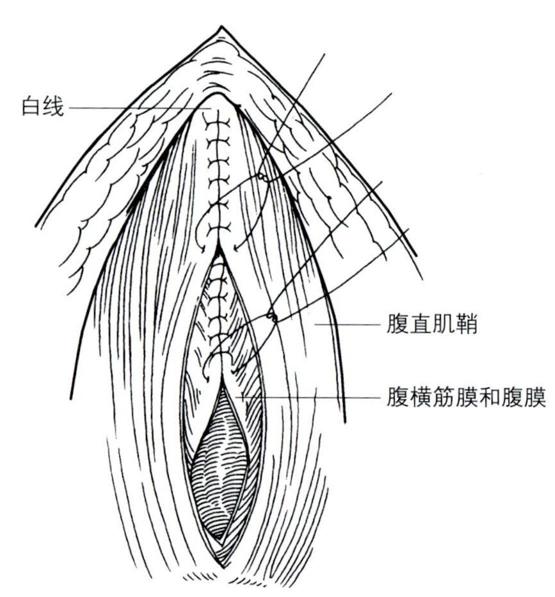

图1-24　纵切口缝合：分层间断缝合

下腹壁横切口及相关解剖

解剖特点

1. 临床解剖　腹壁横切口适用于盆腔良性病变、范围较小、解剖层次较表浅的手术。其解剖学特点包括：①切口组织张力大于纵切口；②疼痛轻，对呼吸和行走的影响小；③切口易于愈合；④相对美观，易于遮蔽；⑤适用于体格矮小，耻脐距离短，而髂嵴间距离相对宽大的妇女；⑥切口与下腹壁皮纹线（langer lines）平行，愈合瘢痕轻微；⑦横切口长度和高度与手术野的暴露相关，即横切口离耻骨联合越远，则腹部暴露越广阔，而盆腔暴露越受限，反之亦然。

横切口的缺点包括：①操作相对困难；②组织损伤大；③出血多，易形成血肿；④切口感染率高；⑤不易于施行中上腹部、广泛性和粘连性盆腔手术，如卵巢癌、广泛性子宫切除、盆腔淋巴结切除等。

2. 种类

（1）Pfannenstiel切口

（2）Kustner切口

（3）低位Maylard切口

（4）Cherney切口

（5）脐上弧形切口（supra umbilical or sunrise incision）

Pfannenstiel切口

1. 临床解剖　Pfannenstiel切口即下腹壁横切口（图1-25），由Pfannenstiel（1900）倡导而得名。该切口因受腹直肌收缩的影响而不利于手术野的暴露和向两侧延伸，故适用于盆腔内小型手术，包括简单卵巢肿瘤切除、小型子宫肌瘤、剖宫产、输卵管结扎、宫外孕和简单子宫切除术。不适用于施行卵巢癌细胞减灭术、腹主动脉淋巴结切除和大网膜切除术。

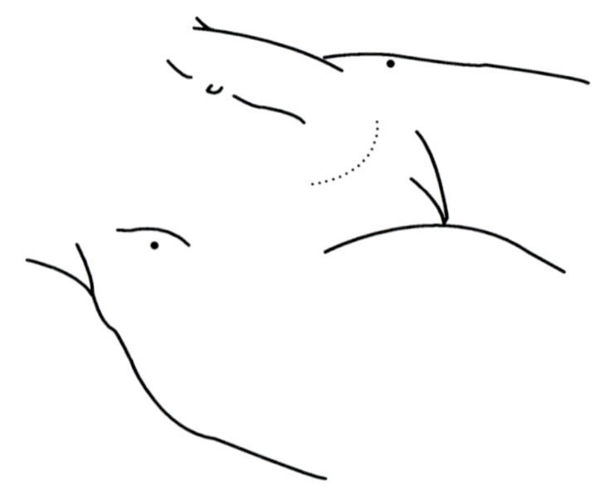
图1-25　Pfannenstiel切口

2. 切口解剖

（1）切口位置：切口位于耻骨嵴上2~3横指，即耻骨阴毛上缘处，或耻骨上自然弯曲的弧形皮肤皱褶处。皮肤切开时可将皮肤向上方推移于耻骨上做直横切口，而当切开后将手松开切口即呈弧形。切口长度一般为8~12 cm。切口宽度和伸展性受腹直肌收缩的影响。

（2）腹壁浅筋膜深层：即Scarpa筋膜，位于皮下组织深面。分离浅筋膜即暴露腹直肌鞘前层（图1-26）。

（3）腹直肌鞘前层：弧形剪开腹白线两侧的腹直肌鞘前层（图1-27），向两侧延长即暴露出腹外斜肌腱膜、腹内斜肌、腹横肌腱膜和腹壁下血管，其位于腹直肌外侧2~3 cm处。

（4）腹直肌：提起腹直肌鞘两侧切缘，从中间部向上（图1-28）和向下（图1-29）将腹直肌从腹直肌鞘前层上分离下来，即充分暴露双侧腹直肌。

（5）腹膜：分离腹直肌即暴露出腹膜（图1-30）。横切口腹膜外脂肪和膀胱前筋膜相延续，故切开腹膜前应仔细判断腹膜，确认其间无膀胱壁嵌入后，将腹膜纵行剪开，并根据切口大小和手术范围扩大腹膜切口。

3.下腹壁横切口综合征　下腹壁横切口综合征（Pfannenstiel syndrome）为横切口损伤髂腹下神经和髂腹股沟神经引起的症候群。以上两神经走行于腹内、外斜肌之间，于髂前上棘内侧、腹外斜肌腱膜中穿出后，与腹股沟韧带平行下达阴阜部。下腹壁横切口分离、缝合双侧腹内、外斜肌腱膜时损伤以上神经纤维，或伤口愈合时瘢痕组织将神经纤维卷入均可引起该症。该症可发生于术后数月或几年内，表现为伤口局部剧痛、灼痛或隐痛。疼痛发作时可向腹股沟区、外阴部、大腿内侧放射，行走或活动时加重，卧床或屈髋时疼痛缓解。如于髂前上棘内上方1 cm处，平行腹股沟韧带局麻封闭疼痛可缓解多提示为该症。局部封闭治疗无效或复发者，则需手术治疗。

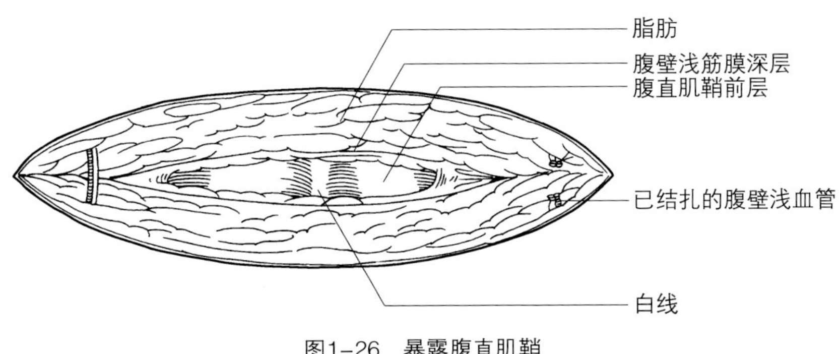

图1-26　暴露腹直肌鞘

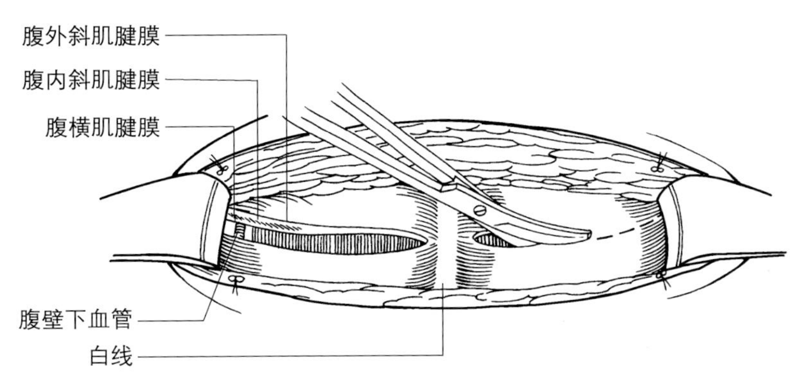

图1-27　弧形剪开腹直肌鞘前层

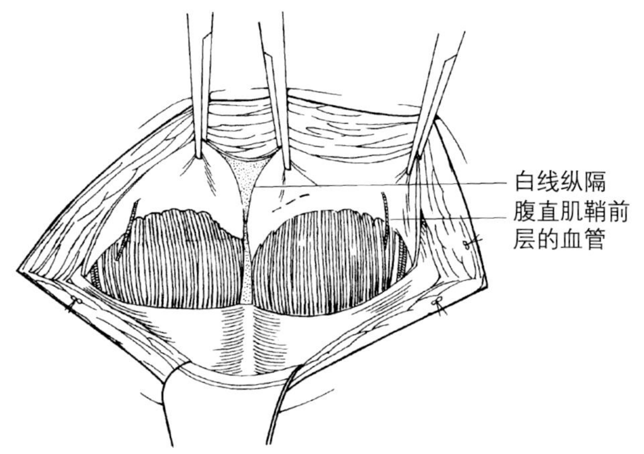

图1-28　剪开上部白线纵隔

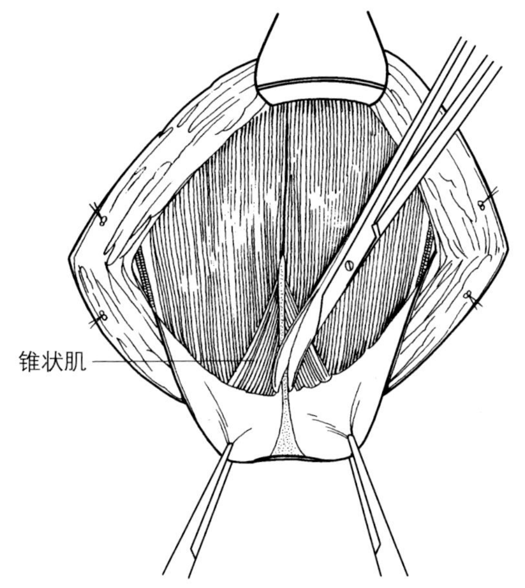

图1-29　剪开下部白线纵隔

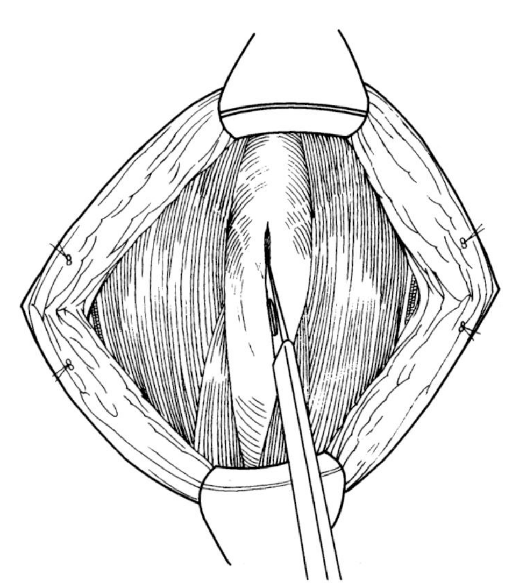

图1-30　打开壁腹膜

Kustner切口

Kustner切口为下腹壁横切口，但其最低点可达阴阜阴毛缘以下（图1-31）。横行切开皮肤和皮下脂肪层后直达腹外斜肌筋膜和腹直肌鞘前层（图1-32）。切口外侧缘皮下脂肪层内有腹壁下动脉分支，遇时可予以结扎。沿切口上下切缘，分别向脐部和耻骨上方分离前筋膜间隙，暴露腹白线和展开手术野。纵行分离腹直肌，暴露腹膜并纵行切开。相比较而言，该切口比Pfannenstiel切口省时，但手术野的暴露和延伸程度有限，且术后切口必须放置引流。

Maylard切口

Maylard切口位置较高，即位于髂前上棘之

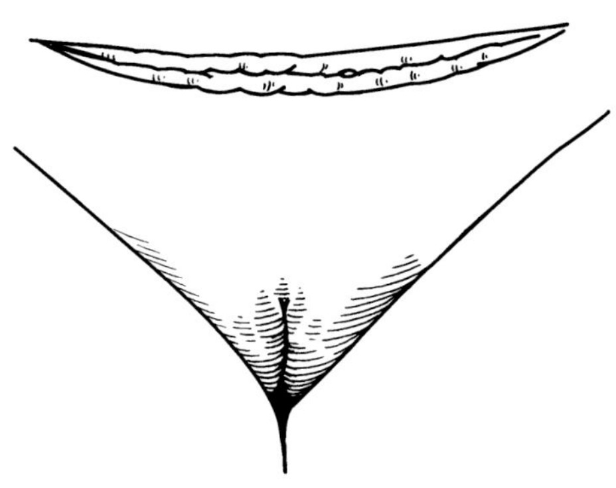

图1-31　切口位于阴阜阴毛缘稍上方

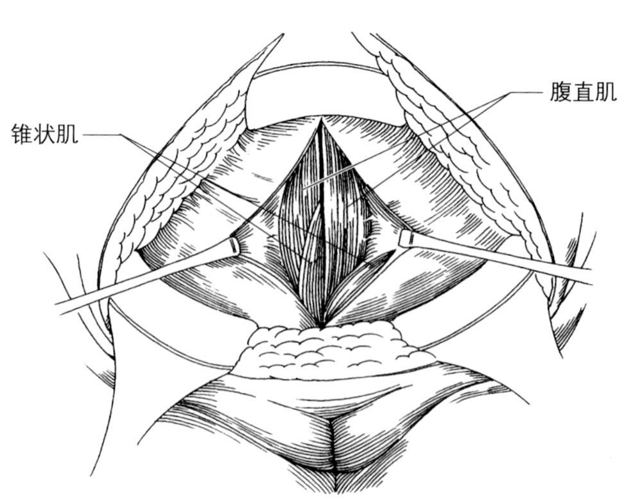

图1-32　纵行切开腹直肌鞘前层，暴露腹直肌鞘和锥状肌

间的横切口，其与Pfannenstiel 切口的区别在于横断腹直肌（图1-33）和横行剪开腹横筋膜和腹膜（图1-34）。Maylard切口适用于切除较大的子宫肌瘤、卵巢肿瘤、宫颈癌手术，也可满意地暴露左右两侧腹主动脉淋巴结，且切口位于盆腔放射野之外。该切口不适用于上腹部手术，如大网膜切除、高位的腹主动脉淋巴结切除等。

Cherney切口

1. 临床解剖 Cherney切口即耻骨上横切口。该切口伸展性较小，并须于耻骨联合上方将腹直肌肌腱切断，以便充分地展开和暴露膀胱前间隙、侧盆壁。常用于施行腹壁下动脉插管化疗和张力性尿失禁矫治术。

2. 切口解剖

（1）切口位置：低于Pfannenstiel切口，即切口弧形下缘应低于阴毛上缘，相当于耻骨上1~2横指水平，故极易于暴露附着于耻骨联合处的腹直肌肌腱。皮肤、皮下脂肪和腹直肌鞘切开同Pfannenstiel切口。

（2）膀胱前间隙和腹直肌：提起腹直肌鞘前层切缘，分离腹直肌和锥状肌，剪开腹白线腱板至耻骨联合处。然后，指法钝性分离膀胱前间隙，并从腹直肌肌腱和腹横筋膜之间穿过，游离腹直肌肌腱，于耻骨上方切断肌腱（图1-35）。

（3）切口缝合：缝合腹膜后，将腹直肌肌腱与腹直肌鞘前层缝合在一起（图1-36），而不能缝合于耻骨上，以免引起耻骨炎（osteitis pubis）。缝合时应将腹直肌鞘前层与锥状肌分开，然后将腹直肌肌腱与腹直肌鞘前层间断缝合在一起（图1-37）。其他缝合步骤与Maylard切口相同。

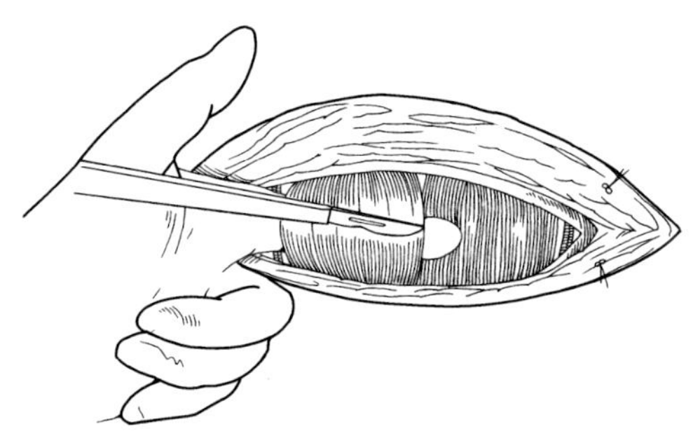
图1-33 切开皮肤，筋膜和横断腹直肌

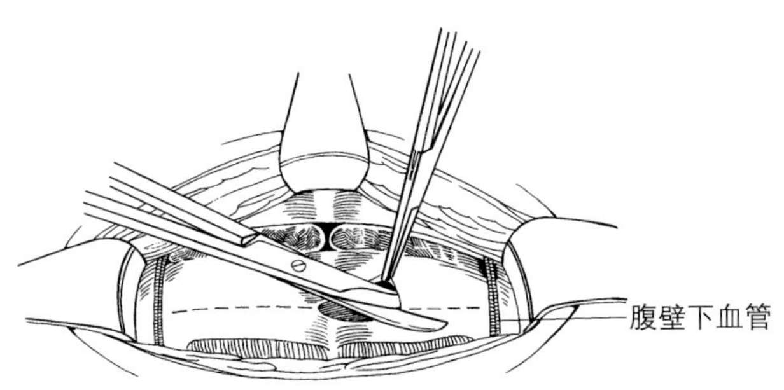

图1-34 切开腹横筋膜

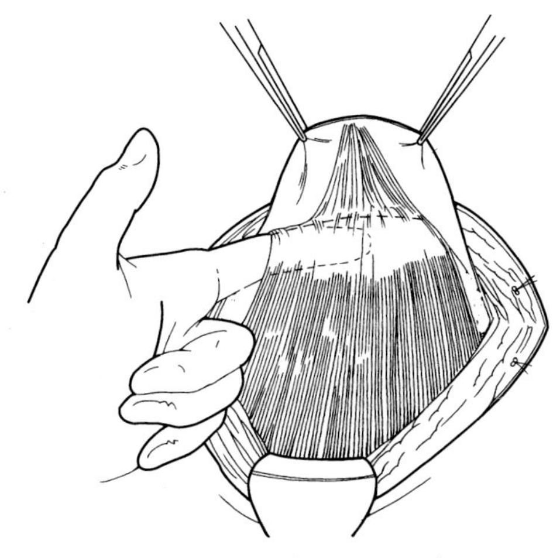
图1-35 横断腹直肌肌腱

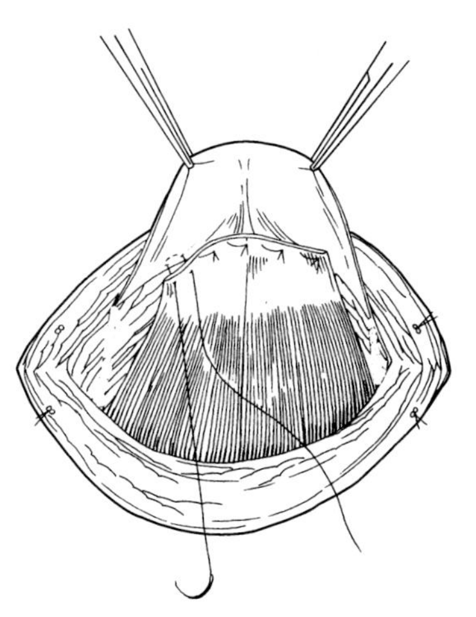
图1-36 腹直肌肌腱缝合

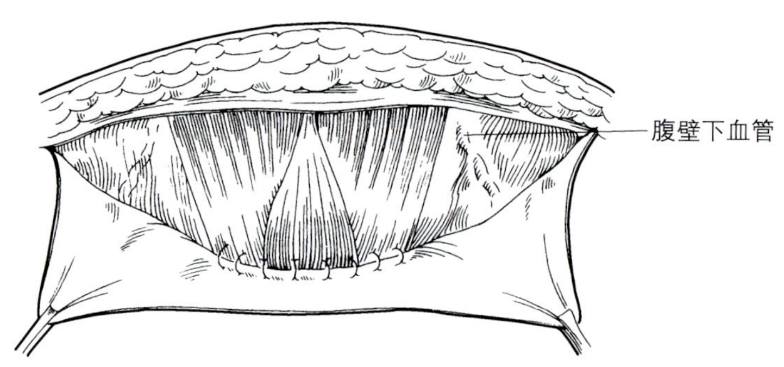

图1-37　腹直肌远端的缝合

下腹壁斜切口

腹壁斜切口包括：①右下腹斜切口，即McBurney切口；②左下腹斜切口，即Rockey-Davis切口。

McBurney切口为右下腹壁斜切口，位于髂前上棘和脐连线的中、外1/3交界处，与连线垂直或平行于腹股沟韧带。妇科范围内，该切口主要用于盆腔脓肿侧盆壁负压引流和后腹膜探查。切口位置可根据手术需要调整，如妊娠期阑尾炎时切口位置应适当上移，盆腔脓肿引流切口则应适当下移。

切开皮肤和皮下组织即为腹外斜肌腱膜。平行于腹股沟韧带，斜行切开腹外斜肌腱膜。钝性分离腹外斜肌和腹内斜肌肌束。然后，钝性分离腹横肌并暴露腹膜。术后，分别缝合腹膜、腹内斜肌和腹外斜肌腱膜。下腹左斜切口（Rockey-Davis切口）解剖与右下腹斜切口相同。

■ 会阴切口及相关解剖

会阴切口主要用于产科手术（胎头吸引、产钳、臀位助产和牵引及毁胎术等）、妇科经阴道手术（经阴道子宫切除、生殖管道瘘管修补）和经阴经腹联合手术（广泛性子宫切除、盆腔器官切除等）。

临床解剖

会阴切口分为侧斜切口（Schuchardt切口）、正中切口、中侧切口和侧切口（图1-38）。侧斜切口使用率高，操作安全，手术野的暴露充分，不易伤及直肠。但盆底组织损伤多，创面深大，出血较多。伤口愈合后局部硬结和瘢痕较明显。正中切口损伤小，操作简单，但手术野的暴露有限，且不适于会阴体发育不良者。如切开过深，或手术操作和保护不当可引起会阴Ⅲ度裂伤。会阴中侧和侧切口现已很少使用。

会阴侧斜切口解剖

会阴侧斜切口即Schuchardt切口。该切口有助于充分暴露阴道，宫颈和直肠旁间隙（其可与经阴广泛性子宫切除术相连接）。左侧会阴切口位于阴道口5点处，与会阴体中线呈45° 夹角。切口将通过阴道前庭黏膜至会阴体皮肤，弧形绕过肛晕和肛门外括约肌，止于肛门外侧（图1-39）。切口上端达阴道壁的中1/3处。耻骨直肠肌位于阴道内切口的深部，手术必要时可将其切断以暴露坐骨直肠窝。但深至坐骨直肠窝时极易出血，而需要缝扎止血。

会阴正中切口解剖

会阴正中切口于会阴体中央作垂直切口，以会阴体发育状况和手术需要确定切口长度。正常会阴体高度或长度为4~6 cm，故切口长度一般为3~4 cm，即切口下端应止于肛门外括约肌上缘（图1-40）。正中切口将切开处女膜，皮下组织和会阴体联合肌腱。

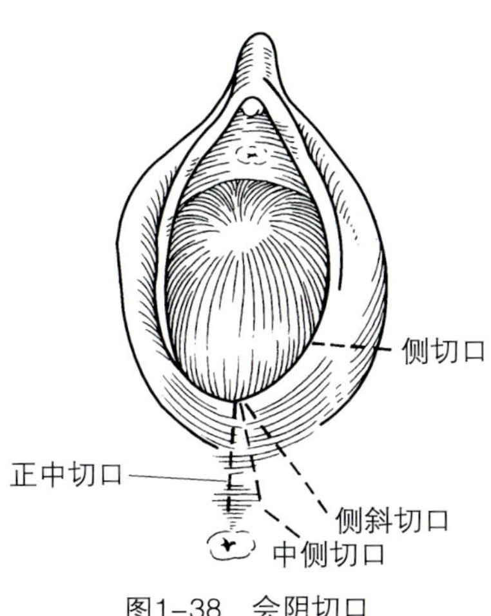

图1-38 会阴切口

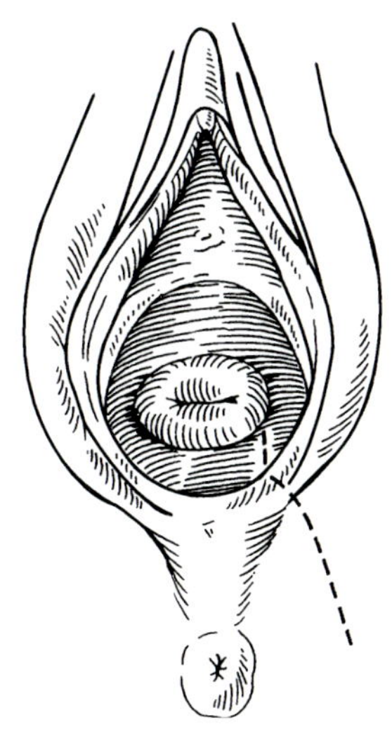

图1-39 会阴侧斜切口

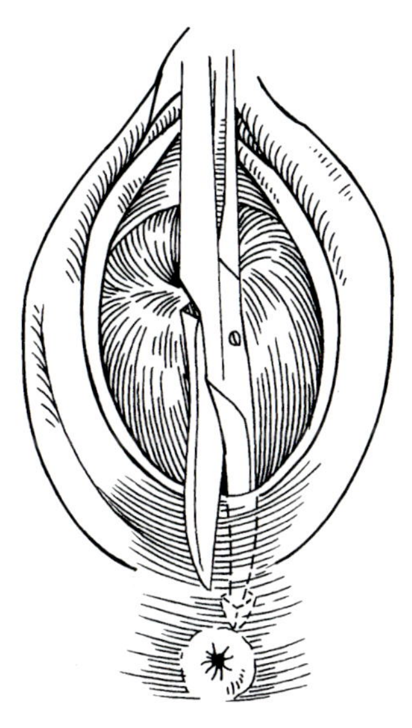

图1-40 会阴正中切口

■ 切口疝

临床解剖

切口疝是手术切口的远期并发症。妇科手术切口疝发生率高于普外科手术，其与女性腹壁肌肉薄弱、妊娠和感染有关，尤多见于某些切口疝高危患者（糖尿病、肥胖、营养不良和局部感染者）。据统计，妇科肿瘤手术后2年切口疝发生率为5%（Hoffman，1991），相似于普外科和一般妇科手术切口疝发生率（3.5%，Sahlin，1993；Trimbos，1992）。纵切口疝发生率为0.5%~1%，高于横切口疝发生率。切口感染时，切口疝发生率高达10%，而伴有内脏膨出时发生率高达25%。切口疝发生的早期仅有部分腹膜和腹直肌鞘前层裂开。此后，受腹内压的影响小肠可沿裂口膨出，并逐渐使裂口扩大而导致腹直肌鞘前层和皮下脂肪全部裂开，此多发生于术后1年到几年。小型切口疝仅有小肠膨出，而大型切口疝则伴有小肠和大网膜同时膨出，甚至发生肠襻嵌顿或肠梗阻。

手术解剖

切口疝手术解剖原则是：①充分游离疝囊，即将疝囊从皮下脂肪、腹直肌鞘前层和腹膜切缘上完全游离下来；②切除过多的腹膜疝囊；③修补疝环和切口组织缺损，即层层加固缝合腹壁诸层，折叠缝合腹直肌鞘前层［图1-41A、B，或腹壁全层张力缝合（图1-41C、D、E）］；④较大的组织缺损应用合成材料（Prolene或Gore-Tex）敷垫修补缝合。

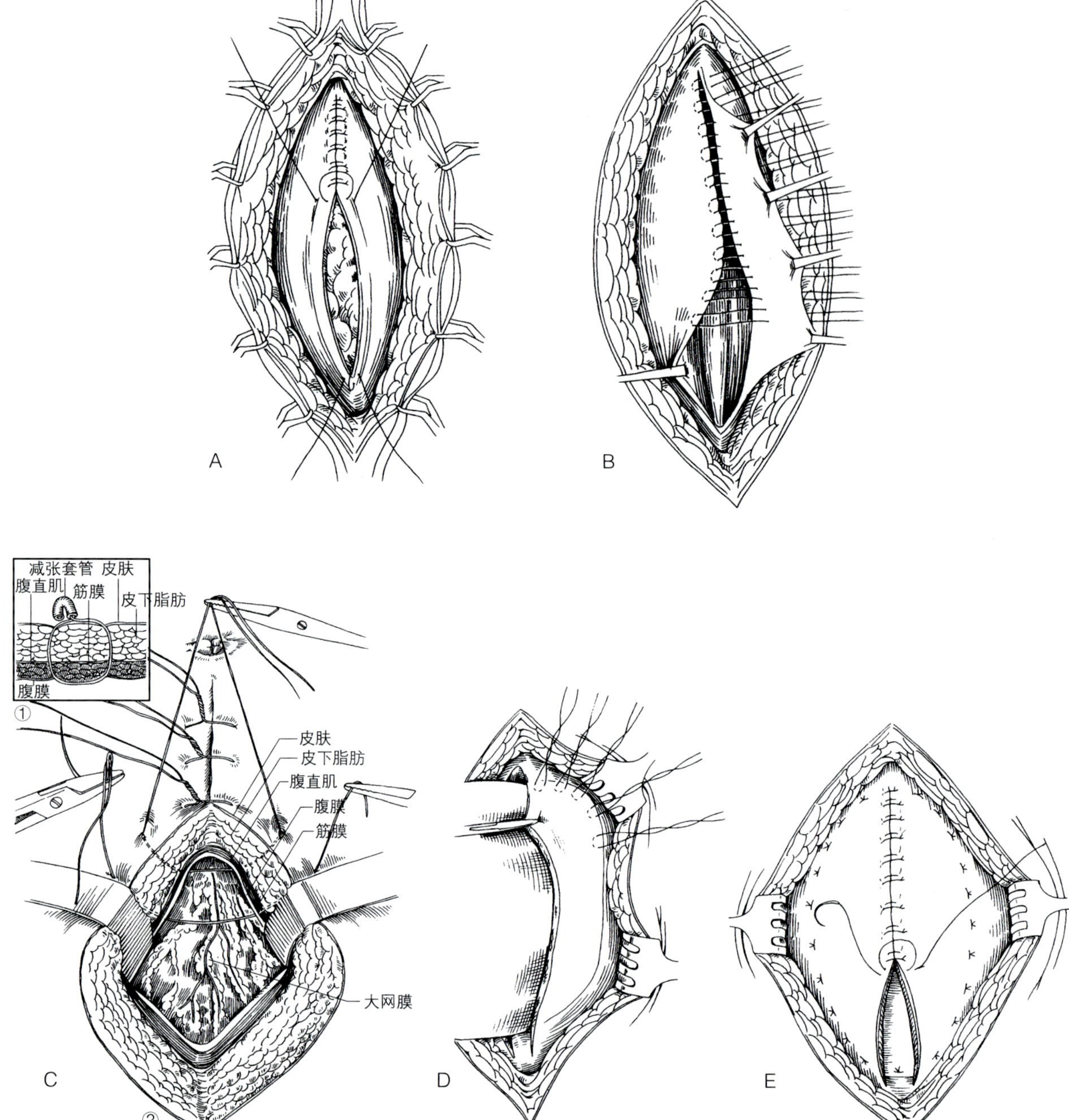

图1-41　切口疝手术

A.双环状缝合腹膜；B.双重折叠缝合腹膜；C.①腹壁切口全层张力缝合，②腹壁切口全层张力缝合示意图；D.用合成绸织垫修补腹壁缺损，网织垫放于腹膜和腹膜和腹直肌之间，四周缝合固定；E.双重环状缝合腹直肌及其筋膜

（李继俊）

参考文献

1. 河北新医大学《人体解剖学》编写组. 人体解剖学. 北京: 人民卫生出版社, 1980.
2. 苏应宽, 栾铭箴, 汤春生, 等. 妇产科临床解剖学. 济南: 山东科学技术出版社, 2001.
3. 韩永坚, 刘牧之. 临床解剖学丛书. 北京: 人民卫生出版社, 1992.
4. 中国解剖学会体质调查组. 中国人体质调查. 上海: 上海科学技术出版社, 1986.
5. 王根本, 刘里侯. 医用局部解剖学. 3版. 北京: 人民卫生出版社, 1996.

6. 彭裕文. 局部解剖学. 6版. 北京: 人民卫生出版社, 2004.
7. 柏树令. 系统解剖学. 北京: 人民卫生出版社, 2005.
8. Morrow CP, Curtin JP. Gynecologic Cancer Surgery. Churchill Livingstone Inc, New York: 1996, 4, 67−77; 5, 114−180.
9. Ferner H, Staubesand J.Sobotta Atlas of Human Anatomy. 10th ed. Baltimore−Munich.Urban & Schwarzenberg, 1983: 107−114, 269−274.
10. Lipscomb GH, Ling FW. Wound healing, Suture material, and Surgical Instrumentation. In Rock JA and Thompson JD ed. The Linde's Operative Gynecology. 8th ed. Philadelphia: Lippincott−Raven Publishers. 1997: 263−319.
11. Aronson MP, Chelmow D, Pearson JW. Intraoperative and postoperative complications of Gynecologic surgery. In DeCherney AH, Pernoll ML. Current Obstetrics & Gynecology, diagnosis and treatment. 8th ed. East Norwalk, Connecticut. Appleton & Lange Book, Prentice−Hall International Inc. 1994: 867−883.
12. Scheidel P, Hohl MK. Abdominal incisions and sutures in gynecologic oncological surgery. In Coppleson M, Monaghan JM, Morrow CP, et al. Gynecologic Oncology. 2nd ed. New York: Churchill Livingstone Inc, 1992: 1 157−1 170.
13. Moore KL, Dalley AF. Clinically Oriented Anatomy. 5th. ed. Lippincott Williams & Wilkins, 2006.
14. Kent M, Van De Graaff.Human Anatomy. 5th. ed The McGraw−Hill Companies, 1998.
15. Roger C. Crafts. A Textbook of Human Anatomy. 2th. ed. John Wiley & Sons, 1979.

2

盆腹腔、腹膜及腹膜后间隙

腹腔与腹膜腔

腹腔的定义是指腹、盆部的骨、关节、肌及其筋膜围成的腔隙。上方为膈，下达盆膈，此腔以骨盆上（入）口为界，划分为固有腹腔和小骨盆腔；二腔互相延伸，其轴线彼此接近垂直的位置，故有“腹盆腔”之称。主要内容包括腹主动脉的分支与下腔静脉的属支，供血于消化管、消化腺和泌尿生殖系统位于腹、盆腔内的器官及脾，以及腹膜后间隙的结构等。这些器官从腹后壁与盆底，从腹膜外向前向上呈不规则的凸入腹膜腔，彼此贴在一起，并完全充满了腹盆腔中。此外，腹盆腔器官及其腹膜共同围成的浆膜囊，称之为腹膜腔。临床上，所指的腹腔或大腹腔，实则是解剖学上所指腹膜腔的简称。

腹膜（peritoneum）是衬覆于腹、盆腔壁内面及各器官、结构表面，彼此移行而成的人体内最大的浆膜。

腹膜由一层扁平上皮（间皮）细胞及其下面的结缔组织构成。其整体面积约与人体的体表面积相当，约为22 000 cm^2。其组织结构分为6层：由间皮、界膜、浅胶质纤维层、浅弹力网、深纵和深筛状胶质纤维层构成。腹膜的功能意义：包括分泌、吸收、保护、固定、修复、再生及应激等作用。此外，靠结缔组织基质的弹力与管壁肌层共同参与该器官形状的维持与容积的改变。腹膜又是血管、淋巴管与腹膜（腔）液间进行旺盛代谢过程的场所，故有吸收作用，因而可以作为腹膜腔药物注入的治疗途径；腹膜又是一个半渗透膜，晶体可以通过，也是透析疗法的途径之一。

腹膜根据其被覆部位的不同，可分为：①壁腹膜（parietal peritoneum）也叫腹膜壁层，衬覆于腹盆腔壁的内面；②脏腹膜（visceral peritoneum）又称腹膜脏层，由于两者的胚胎起源不一，血管、淋巴管及神经的供应与支配也不相同。壁腹膜起源于体壁中胚层，其动脉由体壁动脉供应；其静脉与淋巴回流进入体壁的静脉、淋巴管及淋巴结；神经则由躯体神经的分支分布。脏腹膜起源于脏壁中胚层，其动脉来源、静脉、淋巴回流以及神经分布与其被覆的器官相一致。所以，壁腹膜对腹膜的炎症，切割、烧灼或化学刺激等，常产生痛觉；而对脏腹膜则不引起痛觉，但膨胀、牵拉以及器官的缺血、平滑肌痉挛等刺激均引起痛觉。另外，壁腹膜较厚并与腹盆壁之间具有富于脂肪的疏松结缔组织层，名为浆膜下组织（subserosa）或腹膜外组织。该层组织疏密程度、脂肪多少随部位而异。在膈下和脐与白线处较为致密，故连接较紧、附着牢固且不易剥离；其余部分借疏松结缔组织相连，故易于分离，特别是腹后壁、腹前壁下部及盆腔腹膜下组织，因含有大量脂肪可随器官容积和形状的胀缩和盈虚状态而改变其位置。如腹前壁下部及盆腔前壁的腹膜可随膀胱的充盈膨胀而上移，故利用这些特点可行腹膜外入路对膀胱等进行手术。脏腹膜较薄，与脏器间借少量纤维组织相连，不易剥离，一般视为该脏器的外膜。

腹膜腔（peritoneum cavity）是壁腹膜与脏腹膜借腹膜所形成的结构，如网膜、系膜、韧带与皱襞等互相延续，形成一个完整的浆膜囊，其内腔即为腹膜腔，是一个不规则的潜在的腹膜间隙。由于胚胎期，腹盆腔器官的发育、分化以及器官的转位，将腹膜腔分为大、小相通的两部分。大腹膜腔即临床上称其为“大腹腔”，小腹腔即网膜囊，两者借网膜孔彼此交通（图2–1 A）。

在男性，此腔是一个完全密闭的腔，与体外是隔绝的。在女性：①可经过输卵管的腹腔口、输卵管、子宫腔、子宫颈管及阴道与体外相通，一般此通道在子宫颈管处被黏液栓所封闭，但在感染时，可上行扩散至腹膜腔内，女性可借此特点，做输卵管通液与造影等；②卵巢由立方上皮细胞覆盖，特称为生殖上皮，与卵巢系膜之间界限分明，故卵巢是存在于腹膜腔内唯一的脏器，所以成熟的卵直接排入腹膜腔内；③输卵管腹腔口（喇叭口）伸出的伞，则由纤毛柱状上皮细胞所被覆（图2–1 B）。

正常人腹膜腔内含少量浆液，名为腹膜（腔）液，起润滑腹膜、减少摩擦的作用，有利于胃肠及子宫、膀胱等蠕动、充盈及胀缩的作用。腹膜液一般由脏腹膜分泌，由壁腹膜吸收，维持腹膜液的动态平衡与不断更新。腹膜液一般由毛细血管吸收，但某些颗粒性物质，是由巨噬细胞的吞噬作用而吸收的。通常腹膜腔上部（膈下隐窝处）与盆腔部的吸收能力强，且与温度有关。因此，膈下脓肿常比盆腔脓肿的毒血症更为严重。这可能与胸腔负压和膈在呼吸运动中促进了上腹部腹膜的吸收，此部位腹膜外组织少，膈下隐窝的面积广阔，利于吸收有关。因此，腹膜炎症和腹盆腔手术后患者，多取半卧位，以减少对腹膜炎性渗出物的吸收。

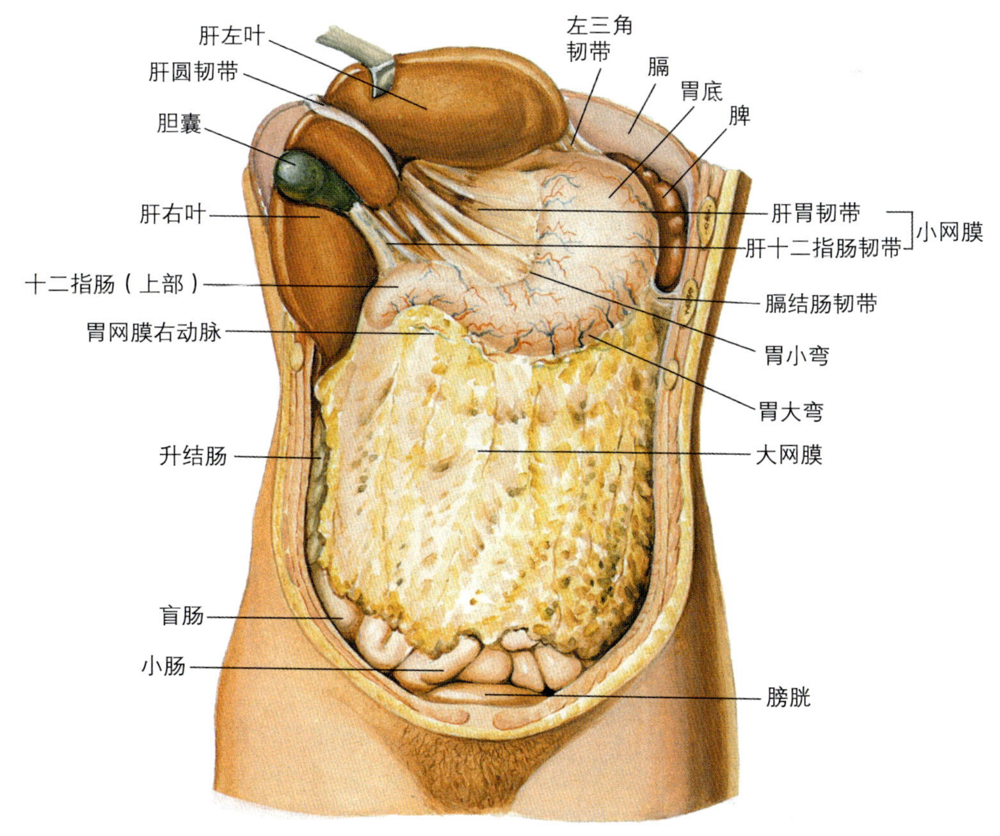

图2–1A　腹部脏器及网膜

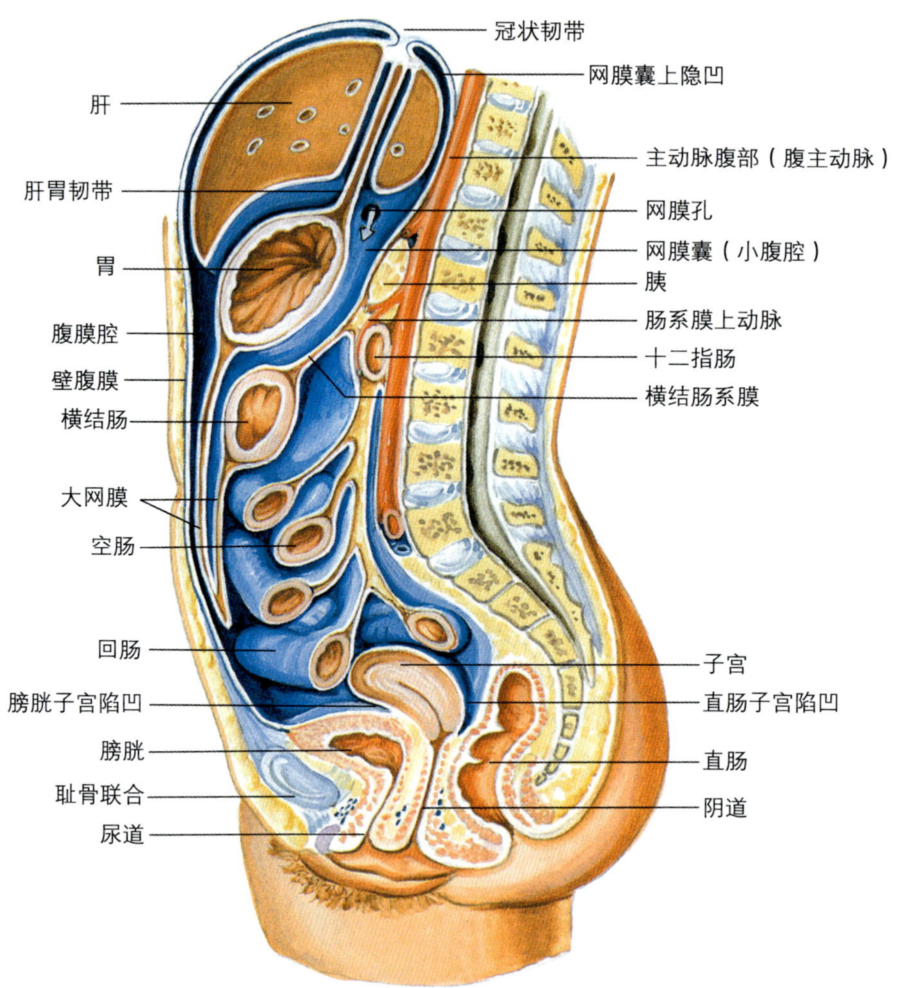

图2-1B　女性腹腔正中矢状断面（示腹膜垂直配布）

盆、腹腔器官与腹膜的关系

盆、腹腔器官按脏腹膜被覆的多少，一般可分为3类，包括腹膜内位器官、腹膜间位器官和腹膜外位器官。

腹膜内位器官

器官周围几乎全被腹膜包被者称为腹膜内位器官，如胃、十二指肠上部、空肠与回肠、盲肠与阑尾、横结肠与乙状结肠、直肠上段、脾、卵巢及输卵管等。

腹膜间位器官

器官三面或绝大部分被腹膜包被者称为腹膜间位器官，如升结肠、降结肠、直肠中部、肝与胆囊、膀胱及子宫等。

腹膜外位器官

器官仅一面被腹膜所覆盖者称为腹膜外位器官，因这些器官多位于腹后壁且在腹膜之后，故又称腹膜后位器官。如肾上腺、肾及输尿管等。

熟悉上述3种类型的区分，对采取何种手术入路、步骤及注意事项等非常重要。在妇产科，对卵巢肿瘤的手术，必须打开腹膜腔；而对子宫的剖宫产术、宫颈癌手术及其有关的淋巴清扫术等，亦有实际应用价值。对间位特别是外位器官、结构，如腹主动脉等，最好先考虑腹膜外入路，尽量在腹膜外操作，可避免腹膜内感染和脏器粘连。

■ 腹膜形成的结构

腹膜壁层与脏层、脏层彼此之间，形成各种不同的腹膜结构，有韧带、网膜、系膜、皱襞、隐窝和陷凹等（图2–2）。

韧 带

腹膜韧带主要将腹盆腔器官彼此连接，或将器官、结构连于体壁、膈与盆膈。韧带可分为双层与单层。双层者，分布于肝、胃、脾等的周围，彼此相连，内有血管、淋巴管与神经等。盆腔内有卵巢悬韧带（骨盆漏斗韧带）及子宫阔韧带等。

网 膜

网膜是指胃与其邻近器官相连所成的腹膜结构，分别连于胃的大、小二弯处，呈网状，内含脂肪、血管、淋巴管及神经等，包括大网膜和小网膜。

1. 小网膜（lesser omentum） 是连于肝门与食管腹段、胃小弯及十二指肠起始段2 cm之间的双层腹膜结构。由肝胃韧带与肝十二指肠韧带组成，两者无明显分界，内有血管、淋巴管与神经等。小网膜游离缘内有门静脉、肝固有动脉、胆总管、淋巴管与结，以及肝的神经丛等。

2. 大网膜（greater omentum） 是从胃大弯

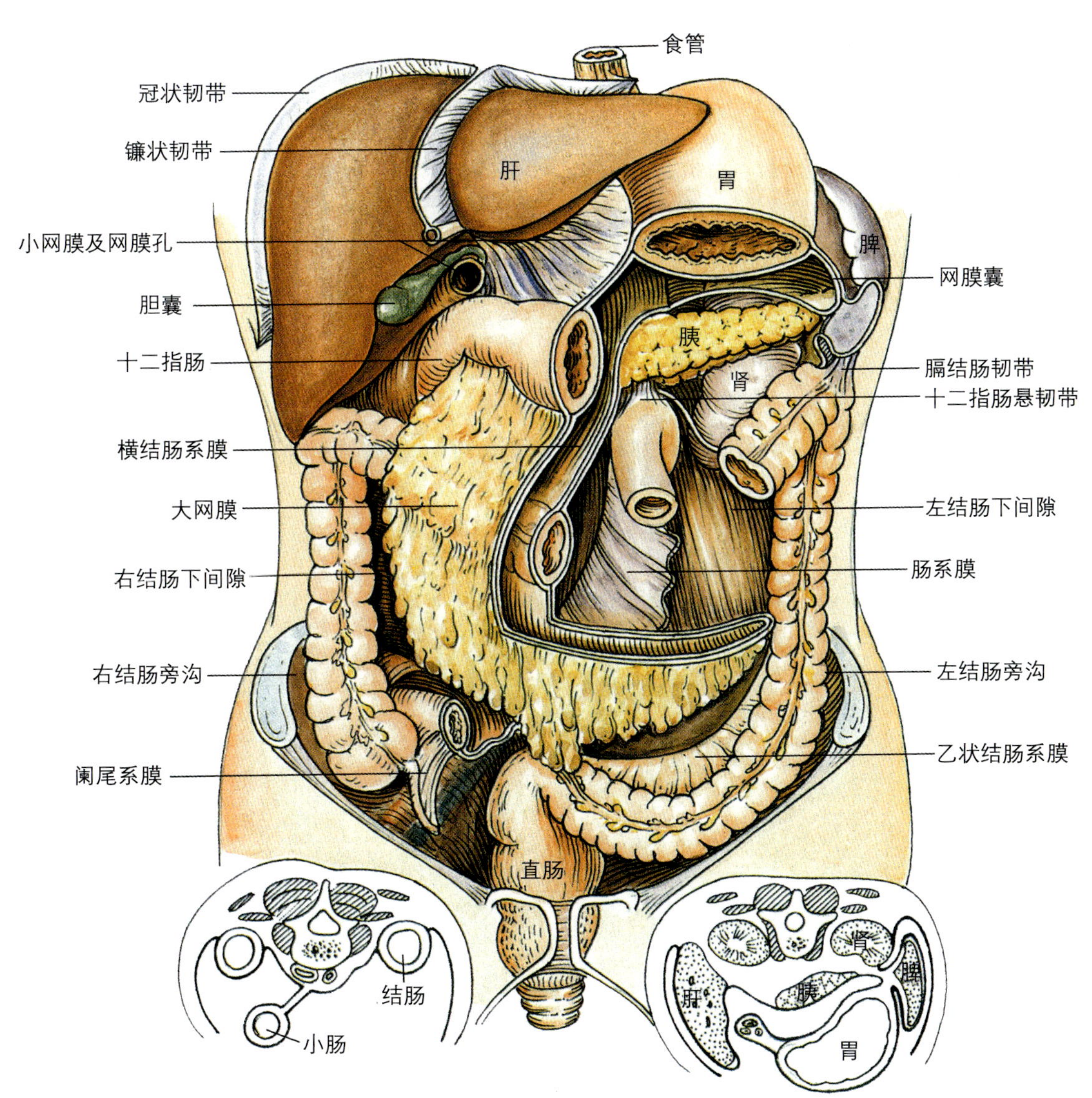

图2–2 腹腔器官与腹膜的关系及腹膜隐窝

起始向下越过横结肠、空、回肠襻前方的双层腹膜韧带，呈围裙状。上连于胃大弯及十二指肠起始部之下，降至腹下部一定高度，返折向后上连于横结肠。新生儿大网膜下部愈合，上部多存有间隙即网膜囊下隐窝。在成人，按大网膜下垂的高度分为3型：①上腹（高位）型，在脐平面之上，不到10%；②中腹（中位）型，居脐与棘间平面之间；③下腹（低位）型，低于棘间平面以下。后两者共占90%以上。但有人报道中腹（中位）型最多见。大网膜内含固有的血管、淋巴管、淋巴细胞、组织细胞、脂肪组织及神经等。大网膜较薄，呈筛网状，含有脂肪，是人体的“脂肪库”之一。成人按脂肪含量的多少也分为3型：①薄型，透亮，占近半数；②厚型，约占15%；③中间型，占1/3。大网膜的厚薄，在人类有年龄和性别差异。胎儿与初生儿的大网膜无脂肪而透亮，但是儿童厚型者多于成人，女性厚型者多于男性，肥胖者脂肪尤为显著。大网膜多数居正中位，少数偏左或偏右侧。

大网膜上下径约23 cm，横径30~32 cm，其面积女性（779.26 cm^2）大于男性（726.49 cm^2）。大网膜游离形状可呈“U”形、“V”形、不规则形及“W”形，其中以“U”形者居多，占43.33%。

大网膜具有分泌、吸收、保护、防御和再生等功能，防御功能最突出。其表面有游走的白细胞，具有很强的吞噬能力。这些细胞常聚集成圆形或卵圆形致密“乳斑”（milky spots），手术中可作为找寻炎性病灶部位的参考。大网膜的血管由胃网膜左、右动脉及其分支供应，此二动脉通过吻合弓及大网膜边缘动脉形成“大网膜动脉环”。静脉与动脉伴行，其壁菲薄，吻合时应慎重进行。

系　膜

系膜是双层腹膜所成，是将器官连于壁腹膜的结构，内有出入脏器的血管、淋巴管与淋巴结、神经丛等。凡动度较大的肠管都有系膜，包被空肠、回肠的肠系膜及阑尾系膜、横结肠、乙状结肠系膜。后者，附着线呈“∧”形，其接近左髂总动脉分叉处，尖后方常有左输尿管入盆。女性盆腔内，尚有卵巢系膜、输卵管系膜及子宫系膜等。这些结构多与妇产科手术有关。

皱襞、隐窝与陷凹

腹膜在脏器与脏器之间、脏器与腹盆壁之间，形成各种皱襞；其中多数腹膜下（外）有血管、器官及其附件等组成。皱襞之间，或皱襞与腹膜之间，形成腹膜腔大小不等的潜在间隙，小者称隐窝，大的称为陷凹。隐窝在儿童比成人多见，是腹膜发生过程中产生的，随着年龄的增长逐渐消失。其中，十二指肠空肠区的隐窝、盲肠后隐窝及乙状结肠间隐窝等，则终生存在。在临床上这些隐窝有一定应用意义，系膜小肠等突入隐窝内，有形成腹内疝的可能。

1. 网膜囊（omental bursa）的形成　胚胎时期，随着胃不均衡的增长、扭转与转位，其背系膜向左下方伸展并突出，形成了腹膜小囊，临床又名“小腹腔”，即网膜囊。该囊位于腹膜腔的后部，与腹膜大囊（大腹腔）借网膜孔相交通（图2-3）。网膜囊前壁，自上而下依次为肝、小网膜、胃及十二指肠起始段2 cm后方的腹膜及胃结肠韧带等；其后壁，由上而下依次为左肾上腺、左肾、横结肠系膜、横结肠、大网膜后两层的腹膜；上壁为肝的尾状叶和膈下面的腹膜；下壁为大网膜前两层移行于后两层返折处或前、后（第2、3层）层愈着处，左侧为脾、胃脾韧带及脾肾韧带等（图2-3）。

2. 网膜孔（epiploic foramen；Winslow孔）　位于十二指肠上部的上方，开口向右侧，前后缘彼此接近，上下径约3 cm，可容1~2指。

3.乙状结肠间隐窝（intersigmoid recess）　常见于胎儿、婴儿，儿童出现率高于成年人，大小

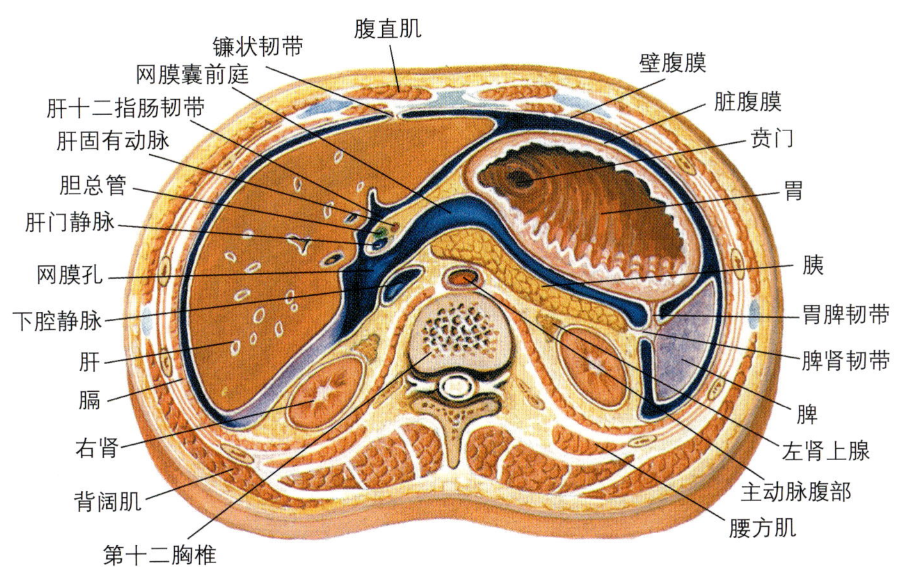

图2-3 腹腔横断面（平网膜孔，下面观）

极不恒定。该隐窝呈漏斗形，尖向上延伸，开口向左下方，位于左髂总动脉分叉处的前方，并有左输尿管于窝的后方越过盆缘，在成人中该窝宽度为17.7（4~40）mm，深度为14.2（3~30）mm。

4. 腹前壁的皱襞与凹窝　脐上有肝镰状韧带，其游离缘内有肝圆韧带，由脐静脉闭锁而成。在女性脐下共有7条皱襞：①脐正中襞（median umbilical fold）位于腹前壁后方中线上，在脐与膀胱顶之间，内有脐尿管索，又名脐正中韧带（middle umbilical ligament），是胎胚期脐尿管的遗迹。②脐内侧襞（medial umbilical fold）左右各一，沿盆侧壁向前，经膀胱两侧达腹前壁至脐。内有纤维索，名为脐内侧韧带（medial umbilical ligament），又名脐动脉索，是胚胎时脐动脉闭锁而成，是女性盆腔中的重要标志性结构。③脐外侧襞（lateral umbilical fold）位于上者的外侧，左右成对，由腹壁下血管经过所成，又名腹壁动脉襞，是鉴别腹股沟直疝与斜疝的重要标志，经其内侧疝出者为直疝，经其外侧疝出者为斜疝。④子宫圆韧带襞内含子宫圆韧带，自腹壁下动脉襞下端外侧，向盆腔延续，经子宫阔韧带前叶至子宫角前下方；是女性盆腔侧壁的重要腹膜标志之一（图2-4）。

5. 腹膜凹窝共3对　膀胱上窝（supravesical fossa）位于脐正中襞与脐内侧襞；腹股沟内侧窝（medial inguinal fossa），位于脐内、外侧襞之间的下部，腹股沟韧带内侧部的上方，腹腔内容物从此窝突出者为直疝；腹股沟外侧窝（lateral inguinal fossa），位于脐外侧襞的外侧，腹股沟韧带中部的上方，相当于腹股沟管腹环处，从此突出的疝，经腹股沟管至大阴唇皮下，则为斜疝。

6. 股窝（femoral fossa）　位于腹股沟韧带内侧端的下外方，相当于股管内口（股环）处，由此突出经股管膨出于隐静脉裂孔者，名为股疝，女性多见。

■ 腹膜隐窝

腹膜隐窝（peritoneal recess/peritoneal fossae），位于腹盆腔脏器与腹壁、盆壁之间，由腹膜脏层与壁层移行返折形成；位于腹膜腔的上部与下部，两部分以横结肠及其系膜为界，位于膈下与横结肠及其系膜之间的部分，名为结肠上隐窝；位于横结肠及其系膜下方的部分，称结肠下隐窝。以往分别称为结肠上区与结肠下区。

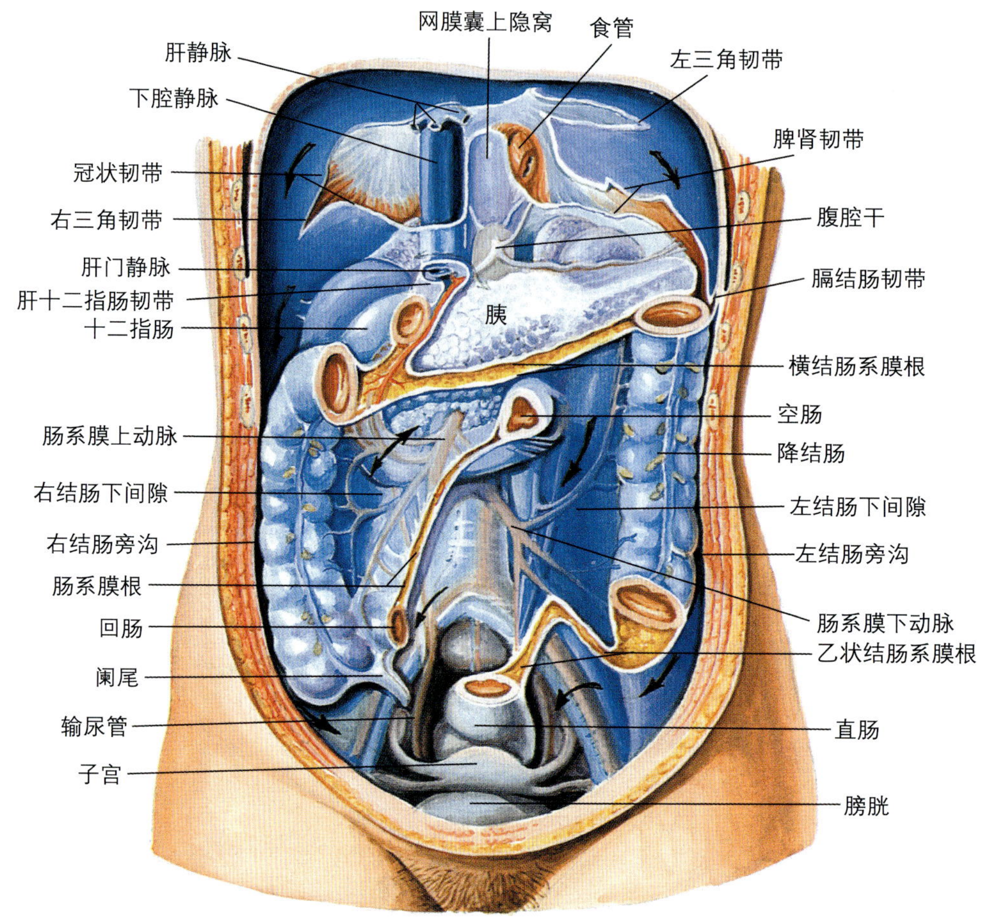

图2-4　腹后壁腹膜的配布及腹膜隐窝（箭头示引流方向）

结肠上隐窝

结肠上隐窝（supracolic recess）又名膈下隐窝（subphrenic recess），此隐窝以肝为中心，区分为肝上及肝下隐窝。肝上隐窝又以肝镰状韧带分为左、右肝上隐窝；肝下隐窝被肝圆韧带与静脉韧带分为左、右肝下隐窝。

1. 左膈下隐窝（left subphrenic recess）　也叫左肝上隐窝（left suprahepatic recess），位于膈与肝左叶、胃及脾之间，高贤华等依左三角韧带将此隐窝又分为前、后两个隐窝。

2. 右膈下隐窝（right subphrenic recess）　又名右肝上隐窝（right suprahepatic recess），位于膈与肝右叶之间。此窝被肝冠状韧带又分为右肝上前隐窝和右肝上后隐窝，但后者较小。

3. 左肝下隐窝（left subhepatic recess）　以小网膜与胃为界，分为左肝下前隐窝及左肝下后隐窝（即网膜囊前庭）。

4. 右肝下隐窝（right subhepatic recess）　亦称肝肾隐窝（hepatorenal recess）、Morison窝及右肾窝等，其向下与右结肠旁沟相延续，可下达盆腔。

另外，在膈的下方，尚有两个腹膜外间隙。右腹膜外间隙位于肝裸区与膈之间；左腹膜外间隙，居食管腹部之后，左肾上腺周围的腹膜外组织中。

临床上及传统解剖学，将结肠上隐窝称为结肠上区，即腹膜腔的前上部，此区分为7个间隙，统称为膈下间隙（腹膜间隙）。熟悉上述隐窝或间隙的划分，对腹膜腔的探查及积液的流注具有临床应用价值。

结肠下隐窝（subcolic recess）

位于横结肠及其系膜之下，是大网膜下方的区域，故又称为结肠下区。包括肠系膜及升、降结肠内、外侧的沟及间隙（图2-5），向下与盆部腹膜腔相通。

1. 结肠旁沟（paracolic sulci） 该沟分别位于升、降结肠两侧，故先分为左、右结肠旁沟，此沟又分为内、外侧结肠旁沟。左、右内侧结肠旁沟，合并入同侧的结肠下间隙。左、右外侧结肠旁沟，分别位于升、降结肠外侧与腹壁之间，两者向上通左、右膈下隐窝（间隙）；在女性，向下越过盆缘通向骨盆腔的直肠子宫陷凹；在男性则为直肠膀胱陷凹。由于结肠左曲处的左膈结肠韧带发育良好，承托着脾，临床上有托脾韧带之称。故腹膜腔积液、积脓时，多沿右结肠外侧沟向上流至右侧肝上、下隐窝，因而右侧膈下脓肿的机会多于左侧。而胃、十二指肠后壁穿孔时，流出物经网膜孔可至肝肾隐窝，又沿右结肠外侧沟流至右髂窝和盆腔，累及有关盆腔器官，产生相应的症状与体征，腹部触诊时，应注意具体分析与鉴别。

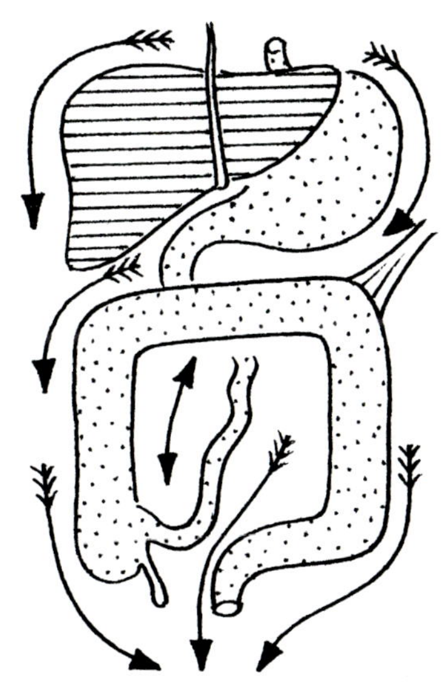
图2-5 腹膜隐窝流注（示意图）

2. 结肠下间隙 是指横结肠及其系膜以下，升、降结肠之间的区域，被从第2腰椎左侧、向右下骶髂关节处的肠系膜根，划分为两个间隙（或系膜窦）。

（1）右结肠下间隙（right infracolic space）：又名右系膜窦，呈三角形间隙；位于横结肠及其系膜与肠系膜、升结肠之间，前面为空、回肠襻及大网膜，后为壁腹膜，下为回盲连接区。阑尾多位于此间隙下部。

（2）左结肠下间隙（left infracolic space）：位于肠系膜根和降结肠之间，呈上窄下宽的斜方形。上界为横结肠及其系膜；左下界为乙状结肠及其系膜根；后为壁腹膜；向下可达盆部腹膜间隙，直至右直肠旁窝。

左、右结肠下间隙向上经十二指肠空肠曲与横结肠系膜间的窄隙彼此相交通。右结肠下间隙，呈尖朝左上方的三角形间隙，开口位置高而狭窄，基本上是封闭的，该间隙产生炎性病变时，脓液及渗出物易局限于该间隙之内，引起局限性腹膜炎。左结肠下间隙，朝下开放通向盆腔，积脓积液时，易于流入盆腔。

（栾铭箴）

女性盆腔器官与腹膜配布

女性盆腔脏器与男性不尽相同，除有直肠、膀胱及输尿管外，尚有子宫、阴道介于直肠与膀胱之间，左、右输卵管从子宫角伸向盆腔侧壁，卵巢位于卵巢窝处，与输卵管等合称子宫附件。回肠襻及乙状结肠均可伸入盆腔，阑尾偶尔也可伸入骨盆腔内。

■ 女性盆腔腹膜配布

腹膜经盆缘下行入骨盆腔，被覆盆腔各壁者为壁腹膜，包裹盆腔脏器的部分为脏腹膜。子宫及其附件与盆腔前壁之间有膀胱，与盆腔后壁之间隔有直肠（图2-6，7）。

腹膜越过骶岬，约于左骶髂关节处，包绕乙状结肠形成乙状结肠系膜，其根部呈“∧”形窝，浅深不一，名为乙状结肠间隐窝；其后

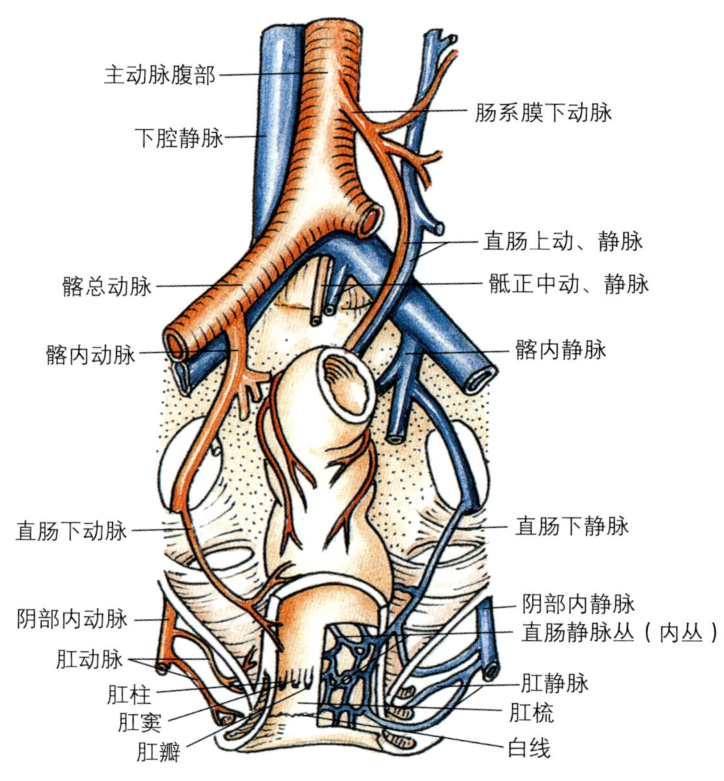

图2-6　女性盆腔正中矢状切面

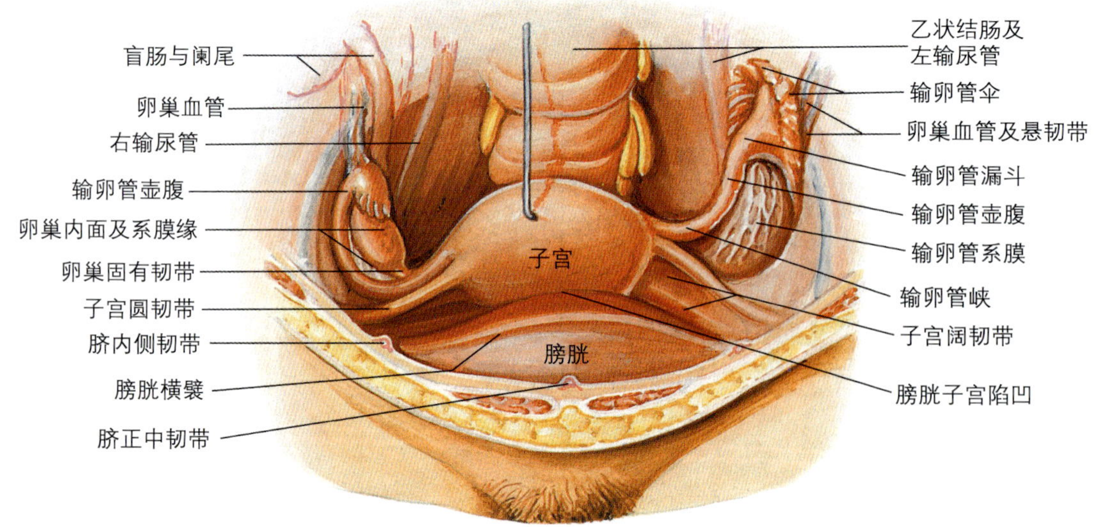

图2-7　女性内生殖器官（前上观）

方位于髂总动脉分叉处之前，左输尿管界居其间。乙状结肠系膜入盆腔后，下行于第3骶椎水平系膜消失；其下之腹膜被覆直肠上部两侧及前面，继则覆被直肠中部的前面，直肠末段完全位于盆底腹膜的下方。腹膜在盆膈上方2~3 cm处，从直肠前面返折到阴道后面。此处的腹膜返折所成的凹陷，是腹膜腔最低部位，称为直肠子宫陷凹（rectouterine pouch），或直肠阴道陷凹（rectovaginal pouch），即Douglas腔。凹的两侧界为直肠子宫襞（rectouterine fold）或骶生殖襞（sacrogenital fold），襞内有输尿管通过。此襞自骶骨经直肠两侧至子宫颈两侧壁，内含结缔组织、平滑肌及同名韧带，该韧带从骶骨前面至子宫颈或阴道穹隆侧壁。从此，腹膜由阴道后面，经子宫后面、子宫底上面，继则沿子宫体前面，达体颈交界处移行于膀胱的上壁及其两侧面，至耻骨联合上缘之上移为腹前壁的壁腹膜。在子宫的两侧，腹膜包被输卵管及卵巢形成子宫阔韧带，其呈额状位连于盆腔的侧壁，是一双层腹膜皱襞构成的韧带，将女性盆腔分隔成前、后两部分。

女性盆腔内的腹膜皱襞与陷凹

女性盆腔以膀胱为中心的腹膜皱襞，一般称为假韧带；襞内的结缔组织、平滑肌及筋膜所形成的结构，称为真韧带。

皱　襞

1. 耻骨膀胱襞（pubovesical fold）　连于耻骨后面与膀胱顶之间，呈矢状位，居中线两侧，左右成对，膀胱空虚时特别明显。

2. 膀胱横襞（transverse vesical fold）　呈横位，由膀胱向两侧达盆侧壁，也是假韧带，膀胱空虚时较为明显。

3. 子宫阔韧带（broad ligament of uterus）　是子宫侧缘至盆腔侧壁的双层腹膜皱襞，呈额状位，由子宫系膜（mesometrium）、输卵管系膜（mesosalpinx）及卵巢系膜（mesovarium）组成。

4. 膀胱子宫襞（vesicouterine fold）　居膀胱后面与子宫前面之间，左右各一，内含平滑肌纤维。

5. 直肠子宫襞（rectouterine fold）　自骶骨前面向前经直肠两侧，至子宫颈两侧的腹膜皱襞，左右成对，近于矢状位，呈弧形弯曲，构成直肠子宫陷凹的两侧界，内含同名韧带，由肌性纤维束构成；内有血管、淋巴管及神经等，术中应加注意。

隐窝与陷凹

1. 膀胱旁窝（paravesical fossa）　位于膀胱两侧，左右各一，后界为子宫阔韧带。当膀胱空虚时，可出现膀胱横襞。膀胱横襞将此窝分为前、后两部分。腹膜与盆底之间，在膀胱与耻骨之间成为耻骨后间隙（retropubic space），又名膀胱前间隙（prevesical space），或称Retzius间隙（详见盆筋膜及其间隙）。

2. 生殖旁窝（paragenital fossa）　位于子宫阔韧带与直肠子宫襞之间，左右各一。

3. 直肠旁窝（pararectal fossa）　位于直肠的两侧，经直肠子宫陷凹，方可使两侧的直肠旁窝彼此交通，其腹膜下为骨盆直肠间隙。

4. 膀胱子宫陷凹（vesicouterine pouch）　位于膀胱与子宫之间，其侧界为膀胱子宫襞。

5. 直肠子宫陷凹（rectouterine pouch）　亦称道格拉斯（陶氏）腔（Cavum Douglasi），是盆内腹膜腔位置最低处，位于直肠与子宫及阴道穹隆后部之间，凹底达阴道后壁附近，与阴道穹后部相毗邻；故积血、积液多聚积于此腔内，使阴道穹后壁向阴道内隆起、充盈而饱满；临床上，可经阴道后壁进行切开引流，也是十分理想的手术途径。

■ 盆腔脏器及其应用解剖

盆腔即小骨盆腔，是固有腹腔向下后的延续部分。跨越盆缘的器官与结构，皆列于壁腹膜外，主要有消化、泌尿及生殖系统的管道，及其神经、血管，以及体壁的结构等。现将越过女性小骨盆缘的重要器官的毗邻关系及应用解剖概述如下（图2–8）。

越过盆缘的结构及其毗邻关系

1. 越过骨盆入口后缘的结构　①左、右髂总动脉在第5腰椎与骶岬交界处的外侧入盆，并在骶髂关节之前分为髂内、外动脉；髂外动脉沿盆缘外侧与腰大肌之间，行向下外，经腹股沟韧带深面入股，而髂外静脉伴行于动脉的后内侧上行；髂内动脉向下越过盆缘入骨盆腔，其同名静脉伴行于后内侧。②神经，腰骶干紧贴骶骨翼之前入盆，其内侧有腰交感干越过盆腔入口的后缘入盆；闭孔神经行经腰骶干的外侧入盆，经髂外静脉下外方，沿盆侧壁向前下入闭膜管。这些神经是盆腔的重要结构，它们都在髂总血管的后外方。③后正中线稍左侧紧贴骨面之前，有骶正中血管经过，其前方有上腹下丛，又名骶前神经，再向左侧有乙状结肠及其系膜，系膜内有直肠上血管，随直肠位置的改变而移向中线；在乙状结肠系膜前外侧，行于壁腹膜后方的左输尿管越髂总血管之前入盆；而右输尿管则越过髂外血管上端之前入盆。④卵巢血管及卵巢悬（骨盆漏斗）韧带，在输尿管前外侧，越过髂外动脉降入小骨盆内。

2. 越过骨盆入口前缘的结构　有脐正中韧带、脐内侧韧带，分别是脐尿管与脐动脉闭锁的遗迹，越过骨盆前缘；经过脐外侧襞外侧，从腹股沟管腹环处，有子宫圆韧带绕过腹壁下血管后外侧转向内下，越过盆缘入骨盆腔。

3. 越过盆腔侧壁的结构及其毗邻关系　由盆缘起，从上内向下外，依次为髂外动、静脉，闭孔神经、动脉与静脉；输尿管盆部，沿这些结构

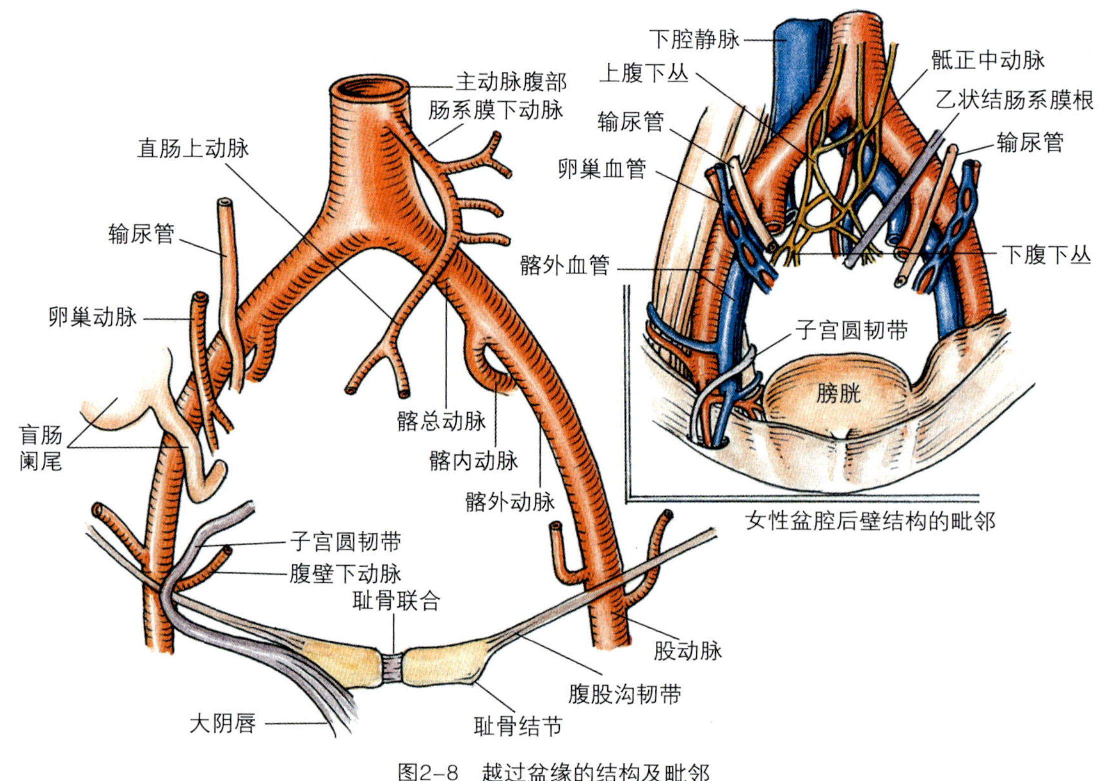

图2–8　越过盆缘的结构及毗邻

的内侧下行并与之交叉；子宫圆韧带从腹股沟管腹环起，依次经髂外动、静脉，闭孔神经血管的内侧，行向内下方，最后经输尿管末端的上内方达子宫角。

由于没有肌肉越过盆缘，腹盆部的筋膜均附着于盆缘的骨上，因此，有利于胎儿入盆。回肠襻、横结肠、充盈的膀胱及扩展的子宫，老年人的盲肠及阑尾等，可越过骨盆腔入口平面。因此妇产科的手术，使用助产器械时，均应注意跨越盆缘的结构及其毗邻关系。

子宫附件

卵巢与输卵管以及卵巢固有韧带、子宫圆韧带。

1. 卵巢（ovary） 是女性生殖腺，又是重要的内分泌器官（图2-9）。位于盆腔内，为成对的扁卵圆形实质器官，分内外面、前后缘与上、下端。外侧面贴于盆腔侧壁的髂总动脉分叉处，前接脐动脉索，后为髂内动脉与输尿管，隔壁腹膜与闭孔内肌、闭孔神经血管相邻；内侧面朝向盆腔；上端与输卵管外端接近；下端借卵巢固有韧带连于子宫角稍下方；后缘游离，前缘较直借卵巢系膜连于阔韧带后层，其中部有卵巢血管、神经等出入，称为卵巢门。卵巢表面没有腹膜，由单层立方上皮覆盖，称表面上皮，是上皮性肿瘤的来源。卵巢及其韧带的血液供应来自卵巢动脉与子宫动脉的卵巢支；卵巢静脉与同名动脉伴行，行经卵巢悬韧带（骨盆漏斗韧带）中，卵巢动脉及其伴行静脉经由阔韧带和卵巢系膜进出卵巢门，两者在卵巢系膜内互相吻合。卵巢的淋巴管经卵巢悬韧带入腰淋巴结或髂总淋巴结。卵巢的神经来自卵巢丛，含交感与副交感神经两种纤维，随卵巢动脉支出入卵巢。

2. 输卵管（uterine tube） 为成对的漏斗形弯曲的肌性管。长8~14 cm，外径0.5 cm。输卵管位于子宫两侧，子宫阔韧带上缘内，属于腹膜内位器官。内侧端连于子宫角，借输卵管子宫口与子宫腔相通；外端游离于腹腔内，开口于腹膜腔故称腹腔口。所以女性腹膜腔可经输卵管腹腔口、子宫、阴道与体外相通；输卵管常因经阴道、子宫的上行感染或腹膜腔的炎症而受累及，易致不孕，可借输卵管通液、造影给以诊断与治疗（图2-10）。

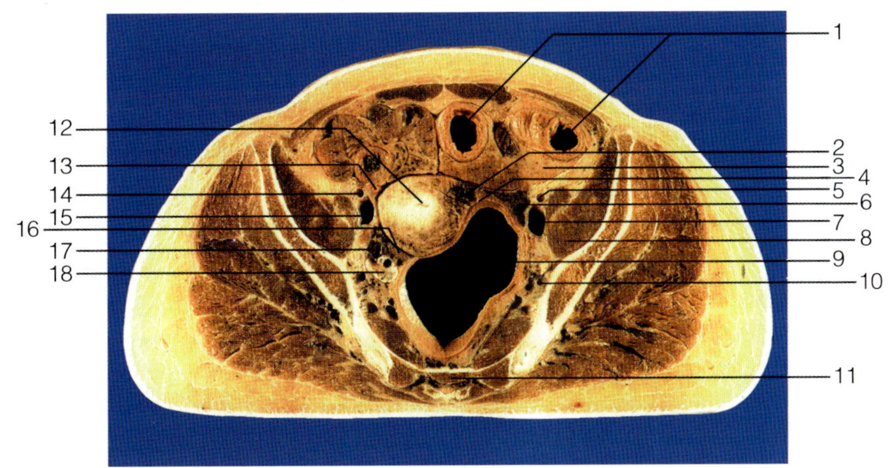

1.乙状结肠；2.左子宫阔韧带；3.乙状结肠系膜；4.左输卵管；5.左髂外动脉；6.左卵巢动静脉；7.左髂外静脉；8.髂肌；9.直肠；10.左髂内动静脉；11.第4骶椎；12.子宫体；13.阑尾；14.右髂外动脉；15.右髂外静脉；16.右输卵管；17.右卵巢动静脉；18.右卵巢。

图2-9 卵巢的位置（经第4骶椎的横断面）

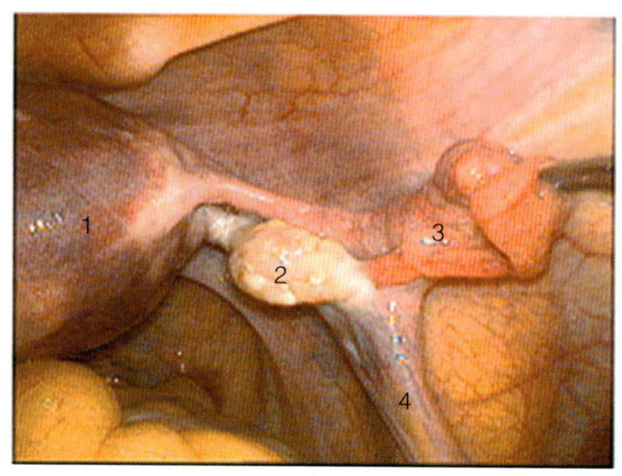

1.子宫；2.卵巢；3.输卵管；4.子宫圆韧带。

图2-10　输卵管的形态和位置

（1）输卵管的形态与分部：输卵管由子宫底和体交界处两侧起始，先平伸向外，达卵巢下端附近，沿前缘向上，环抱卵巢上端，再弯向后内，终于输卵管伞。输卵管从内向外，可分为子宫部（子宫壁间部）、峡、壶腹和漏斗4部分：①输卵管子宫部（uterine part of uterine tube）又称子宫壁间部（uterine interstitial part）或间质部，是贯穿子宫壁的一段，长约1 cm，其内端以细漏斗状开口于子宫腔，叫输卵管子宫口（uterine orifice of uterine tube），此口直径约0.1 cm，比腹腔口较小；②输卵管峡（isthmus of uterine tube）从子宫角向外伸展，达卵巢下端附近的一段，内接输卵管子宫部，外连输卵管壶腹，此部较短、细直、壁厚、腔窄，输卵管炎易致峡部堵塞，而导致不孕或宫外孕，该部是输卵管结扎术和硅胶黏堵术的首选部位；③输卵管壶腹（ampulla of uterine tube）连于峡的外端，是输卵管最长、管径最粗的一段，长度为5~8 cm，占输卵管全长的1/2以上，外径0.37~0.47 cm，全长呈S形弯曲，自卵巢下端起于峡部，先行向外，然后弯转向上，沿卵巢前缘上行，达卵巢上端，再弯向后内，移行于漏斗部，壶腹部是卵子受精处，若受精卵植入此部，则形成输卵管妊娠；④输卵管漏斗（infundibulum of uterine tube）是输卵管的外端，膨大呈漏斗状，漏斗中央有输卵管腹腔口（abdominal orifice of uterine tube），当此部肌层松弛时，其直径为0.24~0.36 cm。漏斗的周缘有多数放射状不规则的突起，称输卵管伞（fimbriae of uterine tube），一般长1~1.5 cm。伞的内面盖有黏膜，其中最长一个突起叫卵巢伞（ovarian fimbria），连于卵巢表面。卵巢伞内面黏膜上的沟，较其他输卵管伞上的沟要深，因此，有人认为卵巢伞可能是引导卵子进入输卵管腹腔口的通路。

（2）输卵管的位置与毗邻：输卵管位于小骨盆腔内，子宫角的两侧，包被于子宫阔韧带上缘内，属于腹膜内位器官。输卵管环绕卵巢内面上部、后缘、上端，沿其前缘下行，至卵巢下端。在卵巢系膜、卵巢固有韧带与输卵管之间的部分，称为输卵管系膜，其内含有至输卵管的血管、淋巴管及神经等。输卵管移动性较大，其位置常受子宫大小及位置变化的影响。但输卵管各部的活动度并不相同，输卵管峡活动度较小，壶腹部因系膜较长而松弛，所以活动度较大。输卵管与周围器官的关系左右各异，左输卵管与小肠襻及乙状结肠相邻，右侧者与回肠和阑尾相邻接。因此，临床上，右侧输卵管炎与阑尾炎的鉴别诊断较为困难，主要是两者的位置非常接近。另外，新生儿的输卵管有明显的弯曲，输卵管较粗而短。随年龄的增长，输卵管峡逐渐变直，输卵管也逐渐加长而显著。老年人的输卵管全部变直，松弛而下垂，输卵管漏斗和伞均萎缩、退化，输卵管壁变厚，黏膜皱襞消失，管腔多闭塞不通。

（3）输卵管的组织结构：输卵管由黏膜、肌层与浆膜3层构成。①黏膜：沿输卵管长轴形成许多纵行黏膜皱襞，适于卵的停留、吸收营养和受精。但皱襞多少各部不一，以壶腹部最发达，皱襞高大且反复分支，以致管腔高低、弯曲不平。近子宫端，皱襞变低而减少。黏膜由上皮和固有膜构成。上皮为单层柱状，分纤毛细胞及分泌细胞2种。纤毛细胞以漏斗及壶腹部多而高大，向子宫侧则逐渐变低且数目减少。纤毛朝向子宫端，做节律性摆动，有助于卵输送至宫腔。分泌细胞数目多，胞体细长，其表面中部有密集的微绒毛，周边微绒毛稀疏而短，可清晰显示出细胞呈多边形的轮廓。胞质内含糖蛋白分泌粒，其分泌物可供给卵的营养。当今，从输卵管中提取出一种Zp-O，相对分子质量为200~240 kD的糖蛋白，制备成单克隆抗体，经免疫组化测定，发现定位在壶腹、峡及子宫部的分泌细胞内。Zp-O糖蛋白分泌后渗入输卵管液内，可附着在透明带周围。现认为Zp-O可促进卵细胞进一步成熟、加速放射冠细胞分离和增强受精能力。Yang（1989）实验发现，Zp-O可促进顶体反应。免疫组化电镜观察，Zp-O定位在高尔基复合体，而rER缺少，可能从rER合成的蛋白质经高尔基体处附加多糖残基并将蛋白质包绕形成分泌粒，致使rER呈阴性反应。输卵管上皮受卵巢激素的影响，也出现周期性变化。在增殖期至排卵，卵泡激素浓度高，纤毛细胞增多、体积加大，高达30 μm。分泌细胞充满分泌粒，并向细胞表面突出。排卵后，纤毛细胞减少10%~15%。至分泌期两种细胞高度均下降，妊娠时上皮最低，纤毛细胞稀少。固有膜由细密纤维性结缔组织构成，但壶腹部组织疏松，伸入皱襞构成支柱。在漏斗部固有膜内含有大量静脉和平滑肌。排卵期，黏膜肥厚而充血，伞部平滑肌收缩，漏斗开口处则与卵巢表面接触。纤毛运动和肌层收缩，有助于将卵向宫腔推进。②肌层：由内环、外纵两层组成，层间无明显界线。输卵管内段肌层较厚，外段略薄。伞部的外纵肌消失，仅含分散的肌细胞。③外膜：除子宫部外，其他各部均覆以浆膜，内多有血管。临床上，施行双侧输卵管结扎术或黏堵术，可阻断精子与卵子结合的通路，以达到绝育的目的。

3. 血管、淋巴管及神经　①动脉：主要由子宫动脉的输卵管支和峡支供血，漏斗部有卵巢动脉支分布。两者间相互吻合，并发出20~30条小支分布于管壁，并彼此吻合成网。②静脉：一部分汇入子宫阴道静脉丛，另一部分则向上汇入卵巢静脉丛。③淋巴管：与子宫上部和卵巢的淋巴管共同注入腰淋巴结。④神经：主要来自卵巢丛及子宫阴道丛的交感神经与副交感神经纤维支配。

输尿管

1. 输尿管的行径、分部及毗邻关系　输尿管（ureter）是左右成对细长中空的肌性管道，长25~30 cm，左侧长于右侧约1 cm，管径为0.5~1 cm。上续肾盂末端，约平第2腰椎上缘平面，止于膀胱。其全长分为腹部、盆部和壁内部。有三个峡（isthmus）：①上峡口径0.2 cm，位于肾盂与输尿管移行处，约平第1、2腰椎之间；在X线下相当于第2腰椎横突，即输尿管的上端距棘突约4 cm；②中峡口径0.4 cm，即输尿管跨过髂血管处，正对骶髂关节前方；也是腹部移行于盆部处；③壁内下峡0.1~0.3 cm，即输尿管穿膀胱壁部，是最狭窄的部位。有人认为，最窄处实则位于壁内部的稍上方，叫膀胱旁部（paravesical part）。上、中峡（第1、2峡）间是输尿管腹部膨大部，名为壶腹，口径1~1.5 cm。中、下峡（第2、3峡）间的扩张部称盆部膨大部，口径0.4~0.6 cm。

输尿管并非垂直下行。两侧输尿管上端相距较远约10 cm；下端相距较近，穿膀胱外壁，即膀胱底处相距约5 cm。全长有3个弯曲：①肾曲，即上端与肾盂移行处，即第1曲；②界曲，越骨盆入口处，呈S形，从向下的方向，斜转向内，过盆缘后又转向下行，即第2曲；③骨盆曲，即第3曲，在骨盆腔内，是盆部与壁内部移行处，先斜向前下，呈凸向后下方的弯曲。

（1）左、右输尿管腹部（abdominal part）的毗邻：均位于腹膜后方，是腹膜外位器官；沿腰大肌之前斜向下外，其周围有疏松结缔组织包绕，在腰大肌中点稍下方与卵巢血管呈锐角交叉，输尿管经血管的后方，此交点又将腹部分为上方的腰部（lumbar part）及下方的髂部（iliac part）（图2-11）。

左侧输尿管沿腰大肌前方下行于肠系膜下静脉的外侧，前方从上到下依次有十二指肠空肠曲、左结肠血管、左卵巢血管、乙状结肠及其系膜以及乙状结肠间隐窝；越过盆缘时，经左髂总血管之前，主要是髂总动脉末端的前方。

右侧输尿管沿腰大肌前方下行于下腔静脉的外侧；其前方从上到下依次有十二指肠降部、右结肠血管、卵巢血管、回结肠血管及肠系膜上血管末段，以及肠系膜根下部及回肠末端等；入盆时，过右髂外动脉起端的前方。

由于上述左右毗邻的不同，在施行手术时，左输尿管比右侧易于找到，所以行腹主动脉暂时阻断术时，宜从主动脉左侧入路。

（2）盆部毗邻：输尿管盆部（pelvic part）以坐骨棘为标志又可将盆部分为脏、壁两部分。盆部的长度比腹部略短，在腹膜外组织内，沿盆腔侧壁下行。首先向下后外方，经过髂内血管、腰骶干和骶髂关节前方或前内侧；然后在脐动脉起始部、闭孔神经、闭孔动脉与静脉的内侧跨过；约达坐骨棘平面，转向前内方，穿经盆底上方的结缔组织直达膀胱（图2-12）。

脏部的行程女性与男性有明显差别。女性输尿管盆部的壁部，在行经髂内动脉前方处，位于卵巢稍后方，构成卵巢窝的后界。其脏部的行经毗邻关系复杂，仅将女性输尿管盆部从后向前再分为3段叙述。①后部（第一部）：位于盆缘处、骶髂关节平面，两侧输尿管间距为6~7 cm，相当于骶骨中部的宽度。此部形成一个凸向外侧的弓，即下行2.5 cm时，两者相距12~13 cm；达子宫颈横韧带上缘时，又取道子宫骶骨韧带，弯向内侧，在该韧带位于子宫颈横韧带后面处，向前下内方穿此韧带。输尿管贴附盆侧壁越过髂内动脉及其所有向前的分支，如闭孔动脉及膀胱上动脉等的前内方。此部位于卵巢后缘内侧，故未

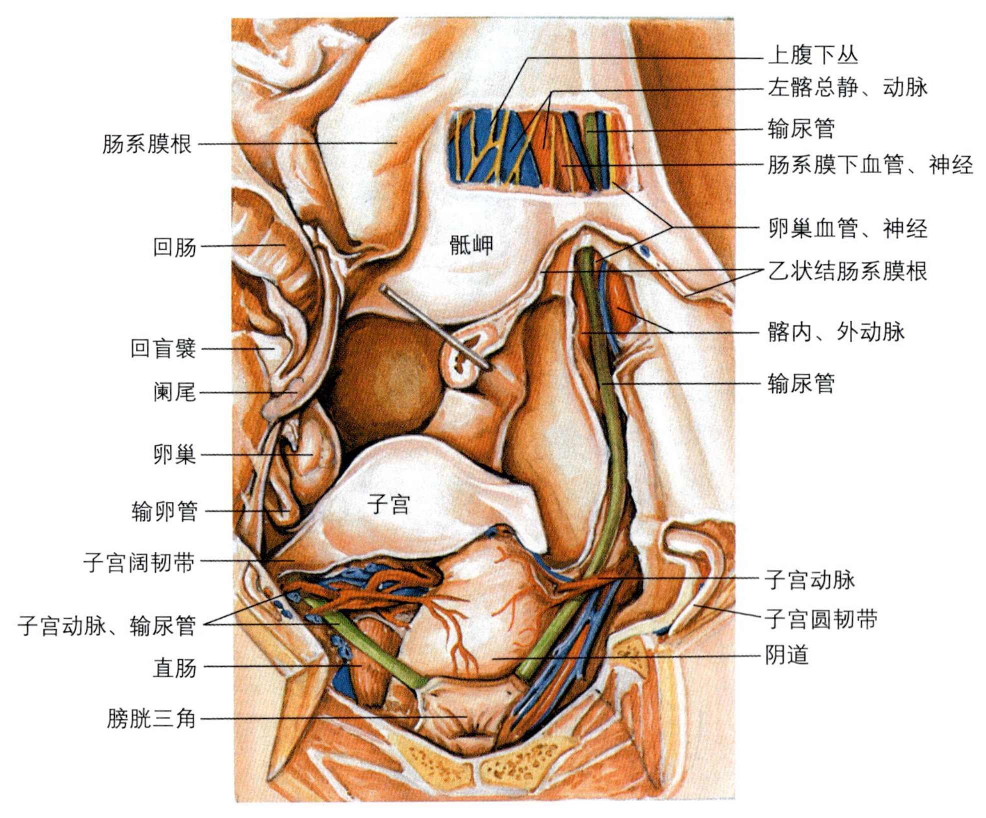

图2-11　女性输尿管的走行（前上面观）

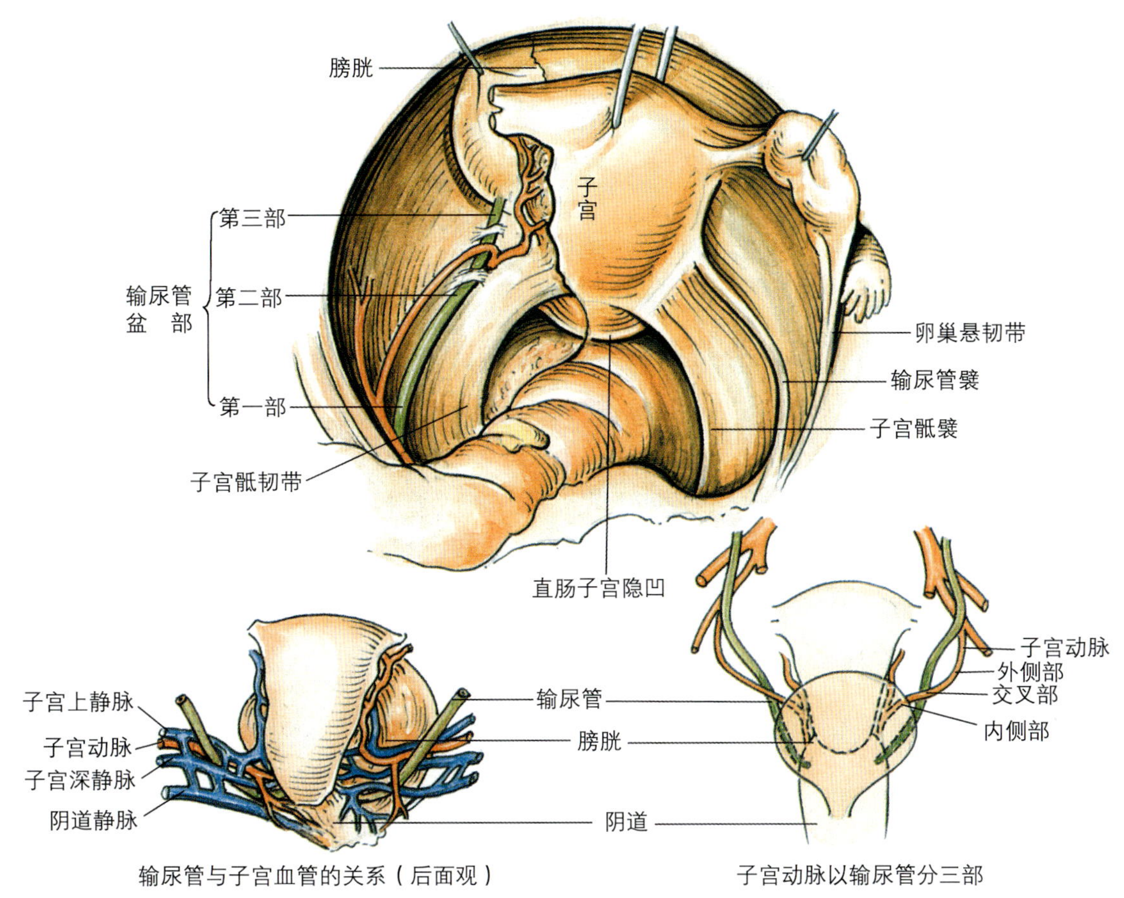

图2-12　输尿管盆部

参与卵巢后界的构成，子宫动脉伴行于输尿管的外侧。②中间部（第二部）：即穿过子宫颈横韧带的一段。在穿子宫骶骨韧带后，此部即进入了四周密闭的空间之中，距子宫颈1.5~2.0 cm，其上方有子宫动脉和静脉掩盖，下方也有血管经过。此部行径，几乎全由血管、大部是静脉丛围成的隧道内；下方为子宫深静脉及阴道静脉，内侧为子宫阴道丛；它们沿子宫侧缘向下；外侧有子宫浅、深静脉间的吻合；尽管这些血管围绕着输尿管，但并不直接与输尿管接触，该隧道与输尿管外膜间由疏松结缔组织充填。手术中，暴露游离输尿管中间部时，必须严格在管的外膜与此隧道之间进行，才不致伤害输尿管引起出血或发生输尿管瘘。此部与子宫间的距离不是固定不变的，一般为1.25~2.5 cm，依血管形成的隧道结构而定。当子宫浅、深静脉吻合接近于子宫侧缘时，则输尿管靠近子宫颈；如果此吻合接近盆壁时，输尿管则远离子宫颈；当子宫向侧方倾斜或移位时，输尿管也随之移位，子宫向右侧倾斜时，则右输尿管接近子宫颈。③前部（第三部）：即输尿管穿入膀胱子宫韧带内至膀胱输尿管口的一段。膀胱静脉丛形成的静脉，位于输尿管的上方与外侧，阴道静脉丛在下方并向前达耻骨联合，膀胱与之毗邻，内侧构成膀胱阴道间隙的侧界；输尿管向前穿膀胱子宫韧带（即膀胱柱），依次向前内接近膀胱约1.5 cm，在子宫颈前唇平面之下；当输尿管结石位于该部时，可经阴道触及。如同中间部穿经子宫颈横韧带一样，此部也走行于由膀胱柱所成的类似的隧道管中，输尿管外膜与隧道间也隔以疏松结缔组织层。

子宫动脉行经输尿管盆部的后部的外侧，与中间部交叉，动脉过输尿管的前上方（即所谓的“水从桥下流”），然后子宫动脉行于前部的内侧。

（3）壁内部（intramural part）：当输尿管连于膀胱底部时，两侧输尿管相距约5 cm；然后向下内斜穿膀胱壁，长约1.5 cm，当膀胱空虚时，左、右输尿管间距为2.5 cm。膀胱充盈时，壁内部受压管腔闭合，加之输尿管蠕动，可阻止尿液逆流。若壁内部过短或肌组织发育不良时，则可产生尿液逆流。在壁内部炎症、水肿或因脊髓损伤影响其神经支配时，可产生尿液反流。儿童时期此部较短，也可有尿液回流现象。随着年龄增长及发育，此部逐渐延长，肌层不断加厚，于是大部分尿液逆流现象会自然消失。

2. 输尿管的结构与功能　输尿管的组织结构可分为3层，由内而外为黏膜层、肌层及纤维层（即外膜层）。①黏膜层：又称上皮细胞层，由移行上皮组成，是介于鳞状上皮与柱状上皮之间的类型。其生理功能是防止渗透和外漏，最内层细胞对离子交换率很低，从而保证了尿液排流，但不发生尿液吸收、分泌及离子交换等作用。②肌层：输尿管上、中段分为内纵与外环两层，下段尤其近膀胱壁部增厚，变为3层，内纵、中环及外纵肌，有利于尿液输入膀胱。在进入膀胱壁处的平滑肌的环行肌束类似括约肌的作用，环肌松弛时，尿液进入膀胱，收缩时又可阻止尿液回流。关于输尿管与膀胱连接部肌的配布，Waldeyer（1982）曾提出有名的Waldeyer鞘与Waldeyer间隙，此鞘是指输尿管末端的一种肌肉复合结构，由两层鞘构成。浅层输尿管旁鞘来源于管壁的肌束，而深层输尿管旁鞘是膀胱来源的肌束。两层鞘间有极少量的结缔组织所成的间隙，即Waldeyer间隙。鞘与间隙在输尿管接近膀胱处开始围绕输尿管并向膀胱壁内延伸，穿越输尿管开口伸向膀胱三角区和膀胱基底部。由于为双重来源的肌束，故当其收缩时可阻止尿液的逆流，松弛或舒张时能推进尿液进入膀胱。因Waldeyer间隙的缓冲作用，既能保持输尿管的相对固定和斜行的解剖特点，又能使输尿管有一定的活动余地，能更好地发挥肌束的调节功能。但到目前为止，对Waldeyer鞘与间隙的解剖结构仍持有不同观点。③外膜层：又名纤维层，由疏松结缔组织构成，具有一定的保护作用。纤维层中除有成纤维细胞、巨噬细胞、肥大细胞、浆细胞外，还有大量纤维成分，有胶原纤维、网状纤维、弹力纤维等；正常含量的弹力纤维，保证输尿管有一定的张力和弹性；如果此种纤维缺乏时，易患输尿管膨出症或巨大输尿管症。

3. 输尿管的血管、淋巴管及神经

（1）动脉：输尿管的血液供应是多源性的，不同的段落其血液来源不同。据周家宝等（1981）调查，共有肾动脉、肾包囊动脉、肾下极动脉、腹主动脉、骶正中动脉、第一腰动脉、卵巢动脉、髂总动脉、髂内动脉，以及髂内动脉发出的所有分支，都发支供应输尿管。在众多来源之中，以髂内动脉、腹主动脉及髂总动脉输尿管支的管径较粗，供血范围较大，而以肾动脉发支率最高，在女性以子宫动脉发出率最高，达95%。综合管径粗细及发出率高者，主要来源应为肾动脉、腹主动脉、髂总动脉、髂内动脉、膀胱动脉、卵巢动脉及子宫动脉。输尿管的动脉支彼此吻合，也构成主动脉阻断时的一条侧支循环路径（图2-13）。

注意动脉进入输尿管的方位，对手术从何侧切开腹膜，以免损伤血供来源有指导意义。据周家宝等（1981）调查，动脉进入输尿管的方向有4种，即内侧、外侧、前方与后方。腹部与盆部从内侧进入者最多，外侧次之，前、后方最少。另外，输尿管动脉的分支形式及吻合，供应输尿管的动脉，一般分长、短两种支，短支多供应上、下两端；长支1~2条，多则3条，主要发自腹主动脉、髂总动脉及髂内动脉。Shafik（1972）用铸型法研究结果发现，50例标本中，24%（12例）的标本呈蔓状、丛状分布于输尿管的外膜中，74%（38例）的标本发支数条长管状血管纵向分布于输尿管的外膜中，以分布于后壁者最多（26例，

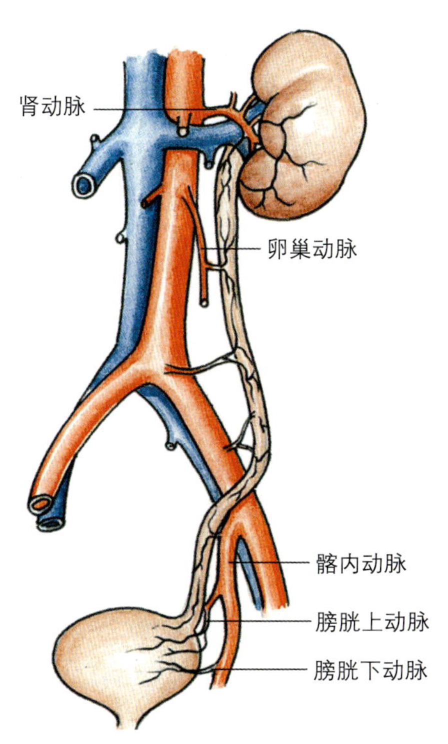

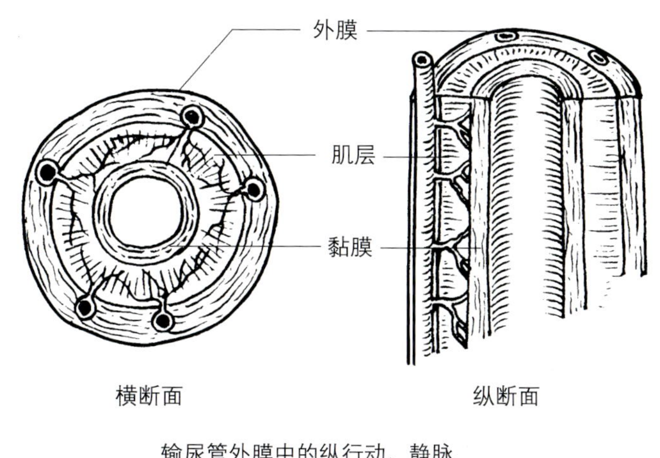

输尿管外膜中的纵行动、静脉

图2-13 输尿管的血供

占68.2%）。Shafik认为，只要不切断长管状血管，即不会影响其血供。妇科肿瘤手术中游离输尿管时，应避免损伤外膜（鞘膜），以防发生输尿管瘘。

（2）静脉：输尿管的静脉伴同名动脉回流，通过黏膜下层、肌层回到外膜层后，由肾静脉、髂总静脉、卵巢静脉、子宫静脉和膀胱静脉等回流。

（3）淋巴管：基本与动脉伴行，并在肌层与外膜中形成丛，丛间互有交通。输尿管腹部上份的淋巴管注入主动脉旁淋巴结可左、右交通；下份的淋巴管注入髂总淋巴结。输尿管盆部的淋巴管注入髂总、髂外或髂内淋巴结。

（4）神经：输尿管由自主神经支配，既有交感神经，也有副交感神经。来自主动脉丛、肾丛及上、下腹下丛等，构成输尿管丛。其低级中枢位于下3个胸脊髓节段，第1腰髓及第2~4骶髓节段。在神经丛内和肌层内有小的神经节和分散的神经细胞，以输尿管下部最多，其余部较稀少。

4. 输尿管变异类型　数目、异位开口、行程异常等（图2-14）。

膀　胱

膀胱（urinary bladder）是储存尿液的器官，盈虚程度变化很大，其形状、位置、大小、壁的厚薄及其周围关系，均随尿液容量的多少而异，且随年龄、性别及个体而有差异。正常成年人容量为350~500 mL，最大容量可达800 mL；新生儿的膀胱容量约为成人的1/10；老年人因肌张力降低，容量可增大；女性膀胱容量较男性略小。

1. 膀胱的形态与位置　膀胱空虚时，呈四面四角锥体形，分为尖、底、体和颈4部分，各部间无明显的界线。四面，即上面、后面及两个下外侧面；四角各与一管道相通，前角为尖或顶连脐尿管索（cord of urachus），又名脐正中韧带（median umbilical ligament），是胚胎期脐尿管遗迹。尖与底之间的大部名膀胱体；底的外侧角稍下与左、右输尿管相连；下角即膀胱颈，紧贴盆膈上方且与尿道相通，是膀胱的出口。上面及左、右下外侧面上部为腹膜覆盖；后面即底，在女性无腹膜覆盖，与阴道上部、子宫颈相贴。女性膀胱床由耻骨联合后面、闭孔内肌、肛提肌及其筋膜，以及子宫颈、阴道等组成。空虚时，在骨盆入口平面之下，青春期发育完成，降至成年人的位置。女性18岁左右时膀胱底降至耻骨联合中部，25岁时可达耻骨联合下缘，随年龄增长而逐渐下降，高龄者可降至耻骨联合下缘之下（图2-15）。

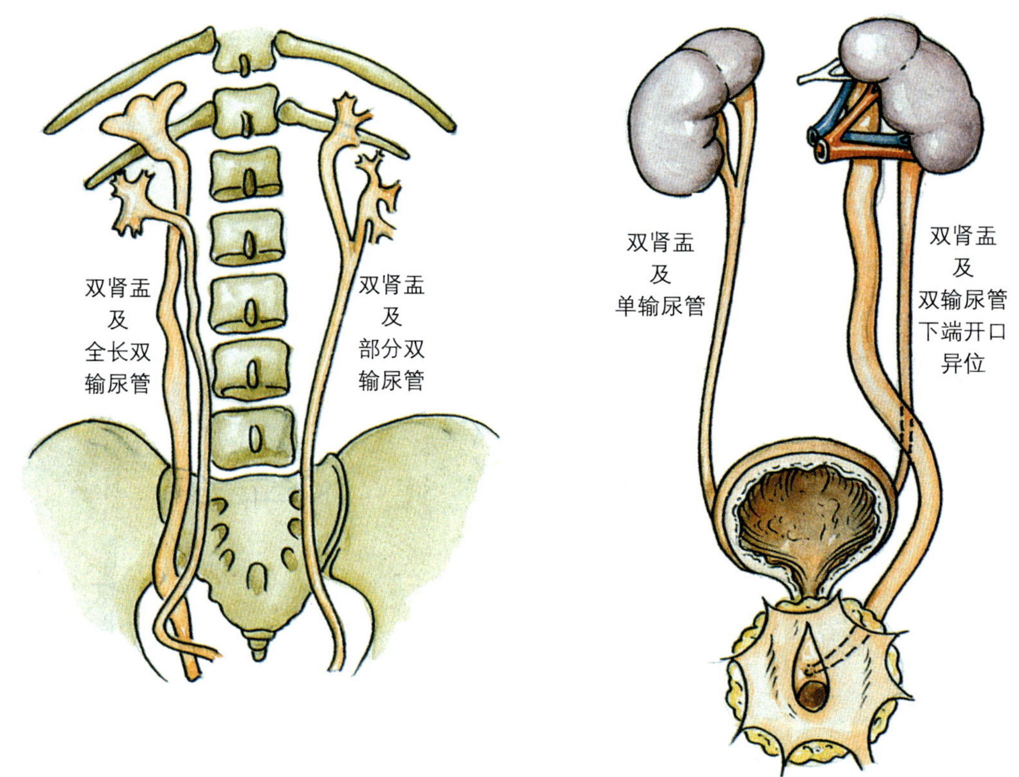

图2-14　输尿管的变异

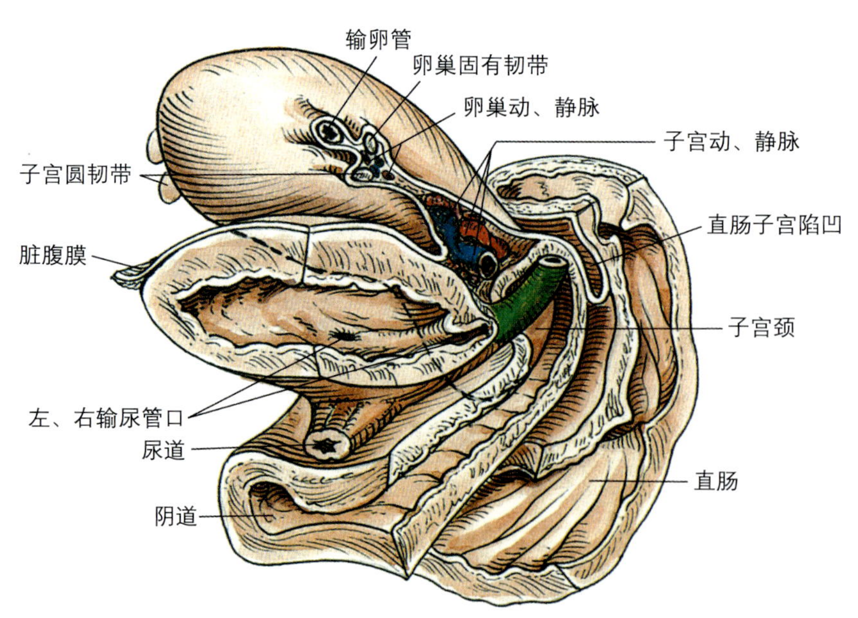

图2-15　左子宫阔韧带内缘断面及膀胱毗邻

膀胱与腹膜的关系：膀胱上面全被腹膜覆盖，并与子宫阔韧带前叶相连。膀胱后缘附近，相当于子宫内口平面，腹膜移行于子宫体的前面，形成膀胱子宫陷凹（vesicouterinal pouch）。膀胱上面的后部，在腹膜之下借结缔组织与子宫阴道上部紧密相贴。膀胱的左右下外侧面的大部，不被腹膜覆盖，其附近有子宫圆韧带经过。膀胱前方两侧，为耻骨膀胱侧韧带。女性尿道内口低于男性，在耻骨联合后面中点以下或下缘水平，膀胱随尿液的充盈而逐渐向腹腔伸展，膀胱与腹前壁间的腹膜反折可移至耻骨联合之上，此时，沿耻骨联合上方施行膀胱穿刺术，可不经过腹膜腔，避免损伤腹膜，也可防止造成腹膜腔内感染。

2. 膀胱的毗邻与固定　①膀胱前下壁与耻骨联合的后面相接触，其间有膀胱前隙，内有丰富的脂肪与结缔组织充填，名为耻骨后垫（retropubic pad），内有阴部静脉丛；②膀胱外下壁，借疏松结缔组织与肛提肌相邻；③膀胱底，此部有丰富的静脉、结缔组织与子宫颈、阴道前壁相接；④膀胱颈，在女性直接与尿生殖膈相邻接。

膀胱的韧带由结缔组织组成，对膀胱起固定作用：①膀胱鞘由膀胱下部的结缔组织构成，下与盆膈上筋膜相续，女性较为明显；②膀胱侧韧带，有固定膀胱基部的作用，从膀胱基部向外跨过盆底，延伸至盆腔侧壁，围绕膀胱下动脉、阴部静脉丛至盆壁的静脉、输尿管下端以及子宫圆韧带周围的结缔组织相连续；③耻骨膀胱韧带，其内侧的韧带由盆筋膜增厚而成，内有平滑肌，厚而坚韧，从耻骨盆面下部紧靠耻骨联合处起始，向后与绕膀胱颈的筋膜相融合，两侧的韧带构成耻骨后间隙底的内侧份，位于盆膈裂孔的上方。在耻骨联合后方与耻骨膀胱内侧韧带之间，有阴蒂背静脉穿过。此外，尚有脐正中韧带、两侧的脐内侧韧带，使膀胱前部固定。在女性，膀胱与阴道之间有疏松结缔组织相连，称为膀胱阴道隔。在直肠与阴道之间有直肠阴道隔，又名Denonvillier筋膜隔，关于此隔的起源、发育及厚薄尚有不同认识。

3. 膀胱内面及壁的结构　膀胱内面衬以黏膜，与肌层连接疏松，收缩时，黏膜形成许多皱襞，称膀胱襞，膨胀时皱襞消失。相当于膀胱底内面的黏膜与肌层紧密连接，位于左、右输尿管口与尿道内口之间，称为膀胱三角（trigone of bladder）。膀胱膨胀与收缩时，均无黏膜皱襞，膀胱收缩时该三角约为等边三角形，每边长约为2.5 cm，膀胱胀满时，左、右输尿管口间的距离可增至5 cm。口的外上方有一黏膜皱襞，名输尿管襞（uretal plica），是输尿管斜穿膀胱壁所成，有阻止尿液逆流的作用。左、右输尿管内口由于内纵肌呈弧形隆起，使黏膜随之高起，名为输尿管间襞（interureteric fold）。做膀胱镜检时，是寻找输尿管口的标志，为一苍白色带。间襞后上方的凹陷名为输尿管后窝（retroureteral fossa）（图2-16）。

膀胱壁由黏膜、肌层及外膜构成。外膜为薄层疏松结缔组织，仅上面及两侧上部有浆膜，即腹膜覆盖。肌层为平滑肌，又称逼尿肌，较厚。肌束间结缔组织丰富。肌纤维相互交错，可分为内纵、中环和外纵肌。膀胱上部较薄，下部较厚。中环肌在尿道内口处，形成括约肌。在膀胱三角区肌层最厚，在环行肌内面尚有一层从输尿管口与尿道间的三角形肌层，称为膀胱三角肌，上与输尿管纵肌相续，下降于尿道后壁。肌层内有丰富的神经纤维分布，多系副交感神经。黏膜层形成许多皱襞，扩张时皱襞减少，上皮为变移上皮，层次多少与功能状态和位置有关；收缩时，上皮可达6~8层，表面细胞呈立方形；膨胀时，上皮变薄，有2~3层，表面细胞变成扁平，其他层细胞也相应地展开，基膜不明显，固有膜为致密结缔组织，深部组织疏松似黏膜下层。

4. 血管、淋巴管及神经　①动脉：主要由髂内动脉前干的膀胱上、下动脉供应，有时尚有来

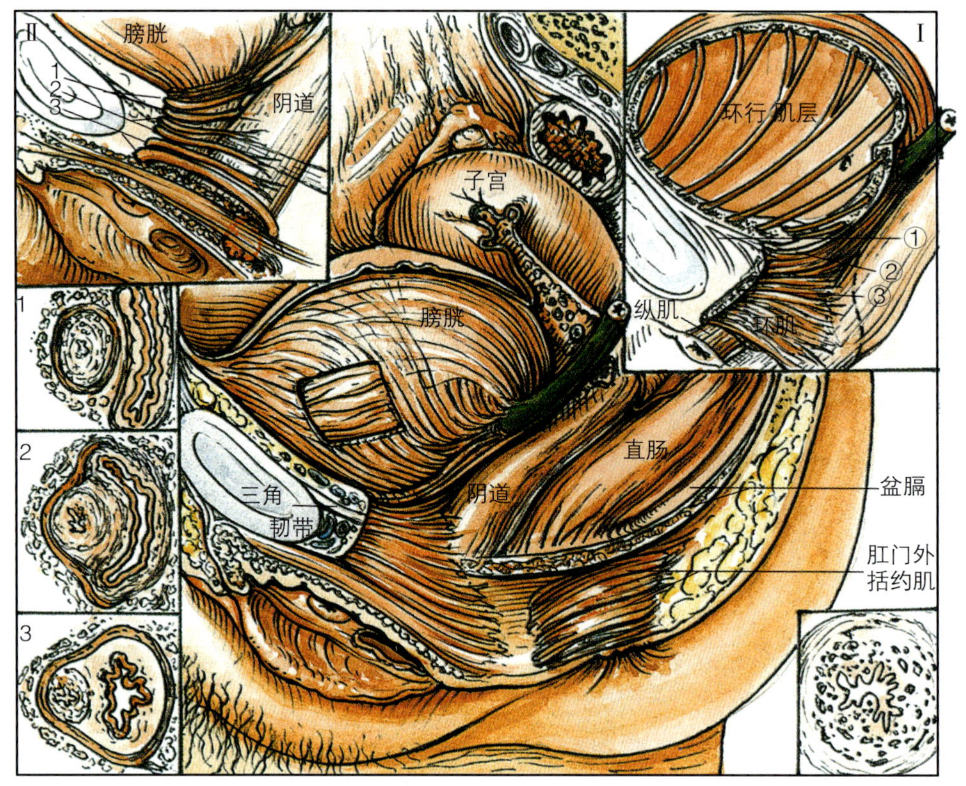

图2-16　女性盆腔脏器左侧观：膀胱与尿道的肌结构

自膀胱上动脉或髂内动脉的膀胱中动脉；此外还有来自闭孔动脉及臀下动脉的膀胱支；在女性尚有子宫动脉与阴道动脉的分支。②静脉：不与动脉伴行，具有瓣膜；在膀胱壁内及其表面构成丰富的静脉丛，在膀胱下外侧面汇集成膀胱静脉，注入髂内静脉。在女性，向前与阴部静脉丛及子宫阴道静脉丛交通。③淋巴管：起自黏膜层、肌层与肌层外的毛细淋巴管网；膀胱底部的淋巴管行向上外，上面的淋巴管向后外侧角集中，然后向上外方越过脐动脉索，注入髂外淋巴结，另一部分注入髂内淋巴结。下外侧面的淋巴管与上面的淋巴管同行。有的伴膀胱下动脉及阴部内动脉，直接或经膀胱旁淋巴结入髂内或髂间淋巴结。此外，膀胱前面发出的集合淋巴管经膀胱前或外侧淋巴结后，再经脐动脉索，向后上注入髂内或髂间淋巴结，后壁的淋巴管与子宫颈间淋巴管相交通。④神经：主要由下腹下神经丛的交感神经和盆内脏神经的副交感神经组成膀胱丛，位于膀胱两侧及膀胱壁内的固有膀胱丛，二丛均含内脏运动和内脏感觉纤维。副交感神经起自骶髓2~4节，支配膀胱逼尿肌（即除膀胱括约肌以外的平滑肌），当其损伤时不能维持正常排尿；交感神经纤维来自下两个胸髓节及上两个腰髓节，支配膀胱括约肌。但膀胱的正常充盈及排空，主要是副交感神经控制。尿道膜部括约肌属于骨骼肌，由阴部神经支配，也管理排尿功能。

直肠与肛管

直肠与肛管（rectum and anal canal）是消化道的末段，上平第3骶椎与乙状结肠相连，下端以肛门开口于会阴。长约16 cm，临床上，多以盆膈为界，区分直肠与肛管。直肠的功能是分泌黏液，利于粪便的排出；肛管则是控制与排泄粪便。

关于直肠与肛管的分界及其结构的命名，当今说法不一，有的是互相矛盾的，简介于下。

直肠与肛管的定义，大体有两类看法：一是以齿状线为界，则肛管约长2 cm，有人称为解剖学肛管；二是以盆膈为界，则肛管约长4 cm。临床外科常以此为划分的依据，故又称为外科肛管。此外，尚有近似第二类定义的分法，如以肛提肌内侧缘、肛直肠环或直肠（肛）柱上端的连线，即以Herrmann线为界，此时肛管长2.5~3.8 cm。

齿状线是肛膜破裂形成的标志。此线以上的后肠为内胚层；线下为外胚层，来源于原肛，为移行上皮——复层扁平上皮。因此，血管、淋巴管、神经等的来源、分布与回流是不一致的；如以齿状线为界，在结构上易于描述；而以盆膈为界，则与肛门指诊所触及的肠管狭窄部位，以及随意括约肌所在部位比较一致。在功能上，可作为一个功能单位，即控制与排泄粪便为主。常见肛管疾患也多在此范围之内，较适用于临床应用。

最近，国际解剖学名词委员会（IANC）决定把肛管与直肠并列，则与上述第二种定义一致。

1. 直肠与肛管的形态　从第3骶椎高度，是乙状结肠与直肠的分界。直肠纵肌分散成均匀的外纵肌，故结肠带消失。相对而言，盆腔内的部分称为直肠（直肠盆部或称壶腹部）；穿盆膈以下部分，达肛门三角，以肛门开口于体外，此部据IANC名为肛管或直肠肛门部。直肠与肛管的长度，成年人为16.1（13.0 ~19.1）cm（图2–17）。

直肠与肛管的外部形态并不是直的，在矢状位上有两个弯曲：①直肠骶曲（sacral flexure of rectum）沿骶骨前面，凸侧朝后，此曲距肛门7~9 cm；②直肠会阴曲（perineal flexure of rectum）凸向前，在尾骨尖前下方2~3 cm转向后下，开口于肛门，距肛门3~5 cm。

在额状位上，一般形成3个弯曲，但不太恒定。中间曲较恒定，也较明显，凸侧向左；上曲与下曲均凸向右，而直肠的上、下两端，均位于中线上。直肠上段与乙状结肠口径约为4 cm，向下肠腔明显扩张，膨大成壶腹，女性较男性更显著。壶腹下端至耻骨直肠肌上方处，管径又明显缩细，续于肛管。

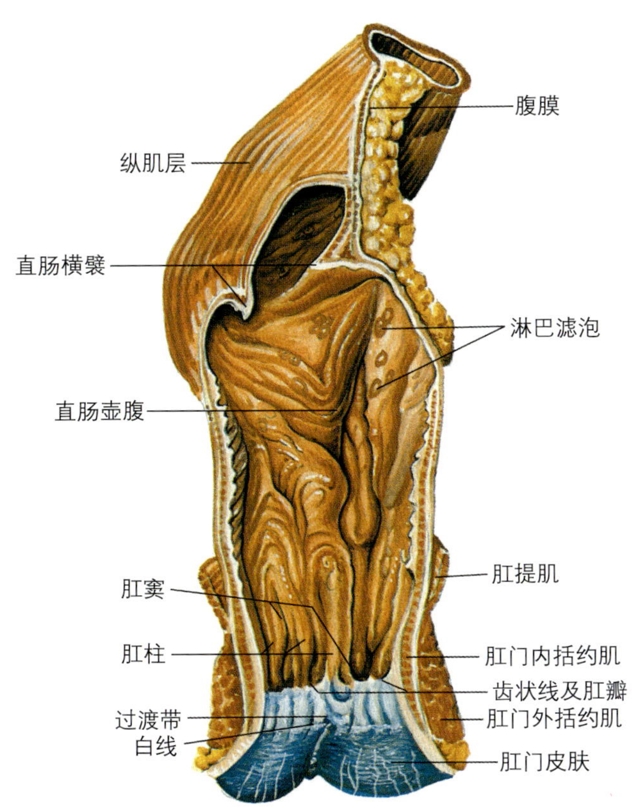

图2–17　直肠与肛管内面的结构

2. 直肠与肛管的结构

（1）直肠的结构：在结构上直肠失去了结肠的特征，肠腔扩大成为直肠壶腹。直肠内面的横襞有2~5条，多为3条半月状的黏膜皱襞，称为直肠横襞。上直肠横襞位于与乙状结肠交界处附近的左侧壁，距肛门约13 cm；中直肠横襞在所有横襞中最明显，也最恒定，常称“第三括约肌”，距肛门7.5 cm，相当于直肠子宫陷凹底，临床上常以此皱襞作为镜检标志；下直肠横襞位置最不恒定，多位于直肠左后壁，距肛门约5 cm。

直肠横襞的组织结构，由黏膜、黏膜下层和环行肌组成，一般无纵行肌。这些横襞与额状位的3个侧曲有密切关系。横襞的数目、位置、大小及其至肛门的距离等，均有变异。直肠充盈时，横襞可消失；直肠空虚时，这些横襞最为明显。其功能与粪便存储有关。分娩第二产程，当胎儿头先露部入盆压迫直肠时，均可产生难以控制的排便感。至于直肠（直肠盆部或壶腹部）的长度，Gray为12 cm，国人的长度为11.7（10.0~13.4）cm。

（2）肛管的结构：肛管又名直肠肛门部。国人资料，成年人的长度为4.41（3~6.1）cm。直肠病学者主张以齿状线为肛管上界，则其长度不足1.3 cm。肛管可以4条线划分为3个区带，由下而上为肛皮线、白线、齿状线及肛直肠线，四线间三个带由下向上依次为皮带（区）、痔带（肛梳）及柱带：①肛管皮带位于肛门与白线之间，覆以角化的复层扁平上皮，有毛、颜色较深。肛门位于尾骨尖下前方约4 cm处，在会阴中心体稍后方。②肛管痔带位于白线与齿状线之间，宽约1 cm的环状隆起，称为肛梳，也叫痔环，国人的长度为1.01（0.8~1.3）cm。③肛管柱带长度为2.14（0.9~4.2）cm，该带向肠腔形成6~10条纵行的黏膜皱襞，即肛柱或直肠柱，亦名Morgagni柱。国人肛柱在成年人11.5条。柱下端彼此以半月状黏膜襞相连，称为肛瓣（直肠瓣）。相邻两柱下端与肛瓣围成的小窝状袋，名为肛窦，也叫直肠窦。

3. 直肠与肛管的毗邻关系　在女性，直肠位于骶尾骨与子宫、阴道之间。此处的腹膜返折形成直肠子宫陷凹，其底距肛门5.5 cm，窝内有乙状结肠及回肠襻伸入。直肠（肛管）指诊可触诊女性内生殖器官的疾病，如子宫后倾、子宫肿瘤及临产时子宫颈口扩张与开大状况等，此处卵巢肿瘤及输卵管炎症也可触诊（图2-18）。

直肠后面邻接下3个骶椎及尾骨，其间有盆筋膜形成的直肠固有筋膜鞘，将直肠后方的脂肪组织、血管及淋巴管包裹在内。该鞘与骶骨之间，有盆筋膜壁层增厚所成的骶前筋膜，又名Waldeyer骶前筋膜。它与直肠鞘之间有疏松结缔组织，易于分离。妇科手术时，注意勿伤及骶前筋膜，可以避免骶前静脉丛破裂引起大出血。直

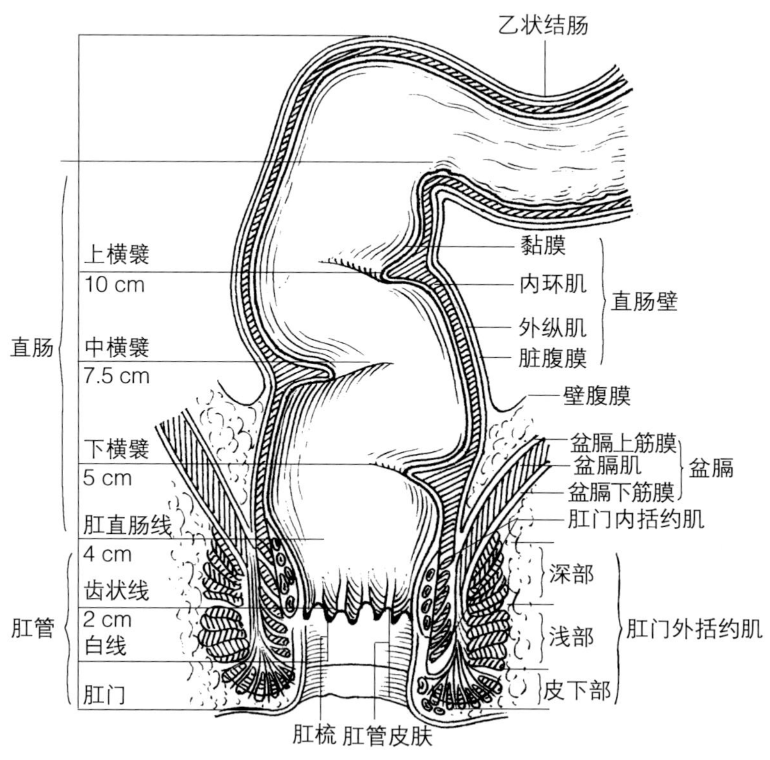

图2-18　直肠与肛管冠状切面（前面观）

肠后方与骶正中血管、骶前静脉丛、尾神经节及直肠上血管相邻接；直肠后外侧与下3对骶神经和尾神经的前支、交感干、骶外侧血管、骶淋巴结等相邻，并有盆内脏神经的纤维，由后向前，参加盆神经丛。

肛管周围有肛门外括约肌及肛提肌包围，其前方为会阴中心腱，再向前即为阴道下部；肛管两侧隔肛提肌，与坐骨肛门（直肠）窝为邻；肛管后面有肛尾韧带与骶、尾骨相连接。

4. 直肠与肛管的血管、淋巴及神经

（1）动脉：主要来自直肠上、下动脉及肛动脉、骶正中动脉的分支。①直肠上动脉（superior rectal artery）又名痔上动脉。起点是肠系膜下动脉越过盆缘跨左髂总动脉下缘处，经乙状结肠系膜根部时，与左输尿管邻接，手术中注意切勿损伤。直肠上动脉约平第3骶椎处，分为左、右两个末支，沿直肠两侧下行，分支分布于直肠中部，向下至肛门内括约肌，并与直肠下动脉、肛动脉的分支互相吻合。在女性，从骶岬至直肠上动脉分叉点的距离平均51.2（27~81）mm。另外，乙状结肠直肠动脉（rectosigmoid arteries），多为直肠上动脉的分支，此名首先由Pope及Judd应用，此动脉分布于乙状结肠下段和直肠上1/5部；后又有人称之为最下乙状结肠动脉（lowest sigmoid artery；sigmoid ima artery），此动脉的起点高度、支数多少、类型等的临床应用意义十分重要。②直肠下动脉（inferior rectal artery）又名直肠中动脉或痔中动脉，多起自阴部动脉、臀下动脉、膀胱下动脉、闭孔动脉等。③肛动脉（anal artery）又名直肠下动脉或痔下动脉（图2-19）。

（2）静脉：直肠与肛管的黏膜下静脉丛与肛门皮下静脉丛，名为内丛；外丛是腹膜返折线以下的肠管肌层以外的静脉丛。两者均以齿状线为界（Hiller认为以白线为界）区分内痔与外痔。孕妇在孕后期常发生内痔与外痔。此静脉丛也是重要的门、腔静脉侧支循环的部位之一（图2-19）。

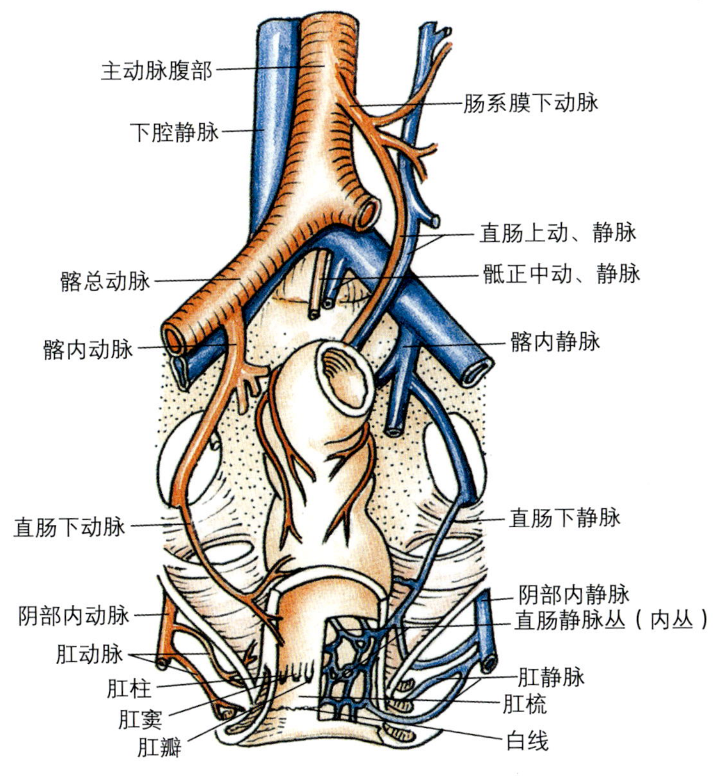

图2-19　直肠与肛管的血管

（3）淋巴引流：黏膜层及黏膜下层的毛细淋巴管网彼此交通。由丛发出集合淋巴管，穿肌层后与肌层的集合淋巴管汇合，注入髂内、直肠旁及直肠上淋巴结。其引流方向也是以齿状线为界向上、下分流。据王云祥等报道，该线不完全是分流的界线，故应加注意。

（4）神经：直肠与肛管的神经，主要来自盆丛，也叫下腹下丛，位于直肠两侧，并接受交感神经的节后纤维和来自$S_{2\sim4}$的副交感纤维。交感神经抑制肠蠕动，并使肛门内括约肌收缩；副交感神经则相反。肛门外括约肌及肛门皮肤受阴部神经支配。

乙状结肠

乙状结肠（sigmoid colon）是结肠的末段，长约40 cm，平左髂嵴与降结肠相连，下至第3骶椎上缘高度移行于直肠，因呈S形弯曲而得名。乙状结肠属腹膜内位器官，除上端一小段的后面无腹膜外，余均被腹膜包被。该结肠与腹后壁间有乙状结肠系膜相连，系膜根的附着线常呈“∧”字形。其左肢附着于髂外动脉中点处，向内上方，在骶髂关节高度，正是系膜根附着缘的尖端处；从此成为右肢向下内方，延至第3骶椎前面。系膜根尖端处，形成向下开放的乙状结肠间隐窝。有时小肠可嵌入窝内，成为内疝。隐窝的后方，有左输尿管经过，可作为手术中寻找左输尿管的标志，也是术中易致输尿管损伤处之一。由于该系膜较长，可达40 cm，活动性较大，故乙状结肠扭转的机会较多见。乙状结肠襻常降入直肠子宫陷凹内。系膜内有肠系膜下动脉至乙状结肠及直肠的分支，在其系膜与肠管相连接处，动脉分支互相吻合，是边缘动脉的组成部分（图2-20）。

阑　尾

阑尾（vermiform appendix）是连于盲肠下端后内侧壁的盲端细管，形似蚯蚓，又名蚓突（processus vermiformis），也是盲肠远端缩细退化的遗迹。在人类主要是淋巴器官之一。阑尾长5~7 cm，偶可达20 cm，短者小于1 cm。其外径最大可达1.5 cm，小则仅0.2 cm，一般在0.5~1 cm。阑尾近端开口于盲肠，名为阑尾口（orifice of vermiform appendix）；该口多位于回盲口之下2 cm处，其下缘有一不明显的瓣膜，名为阑尾

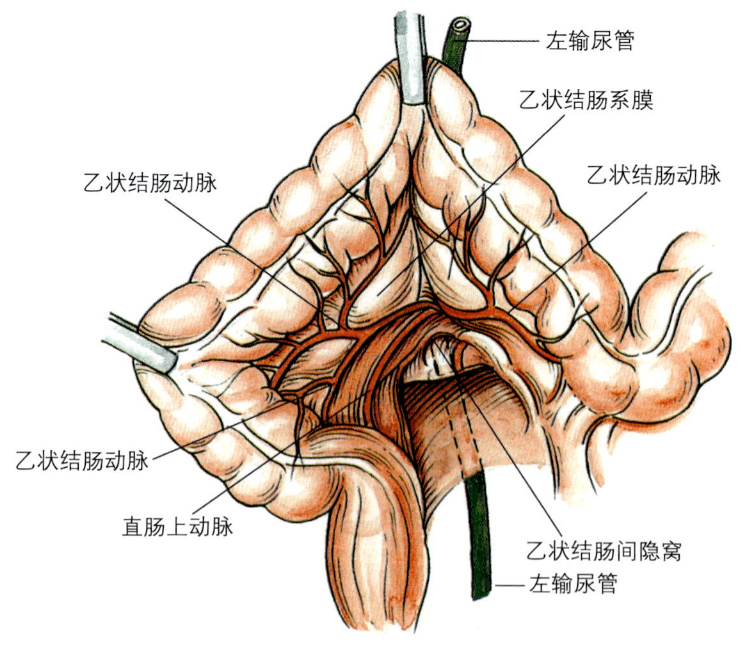

图2-20　乙状结肠及其系膜

瓣或Gerlach瓣。阑尾属腹膜内位器官，包被阑尾的脏腹膜，沿其上内侧壁形成双层三角形的阑尾系膜（mesoappendix），内有分布于阑尾的血管、淋巴管与神经等。阑尾的末端是管腔特小、壁相对较厚的盲管，不具消化功能，有丰富的淋巴组织。

1. 组织结构　管壁也分4层，由内向外，分为黏膜层、黏膜下层、肌层及外膜。阑尾腔内常含有死亡的细胞及食物碎屑。固有膜内有很多大小不等的淋巴小结，生发中心十分明显。这些淋巴组织，常弥散于黏膜下层之中。黏膜下层主要由结缔组织构成，还有血管、淋巴管、神经以及许多淋巴小结等。肌层为内环肌与外纵肌（无结肠带），均较薄弱。浆膜即其外膜，是脏腹膜的一部分（图2-21）。

2. 阑尾的位置　随盲肠的形态与位置而有变动。阑尾根部与盲肠的位置比较固定，但阑尾末端所指的方向颇不一致，常见位置有5种。其中回肠下位也叫盆腔位最为多见，约占41.3%；其末端斜向下内，越过右髂总血管前面，垂向盆缘，伸向骶岬附近。另外，异位阑尾中的低位阑尾，可降入骨盆腔内，与右输尿管盆段、膀胱和直肠相邻，且与卵巢、输卵管等相接触。故急性阑尾炎时，右下腹部体征不明显，但却有膀胱、直肠、输卵管及卵巢等刺激症状。此外尚有反转位的阑尾，位于左髂窝部，均应注意与附件炎等相鉴别。

（栾铭箴）

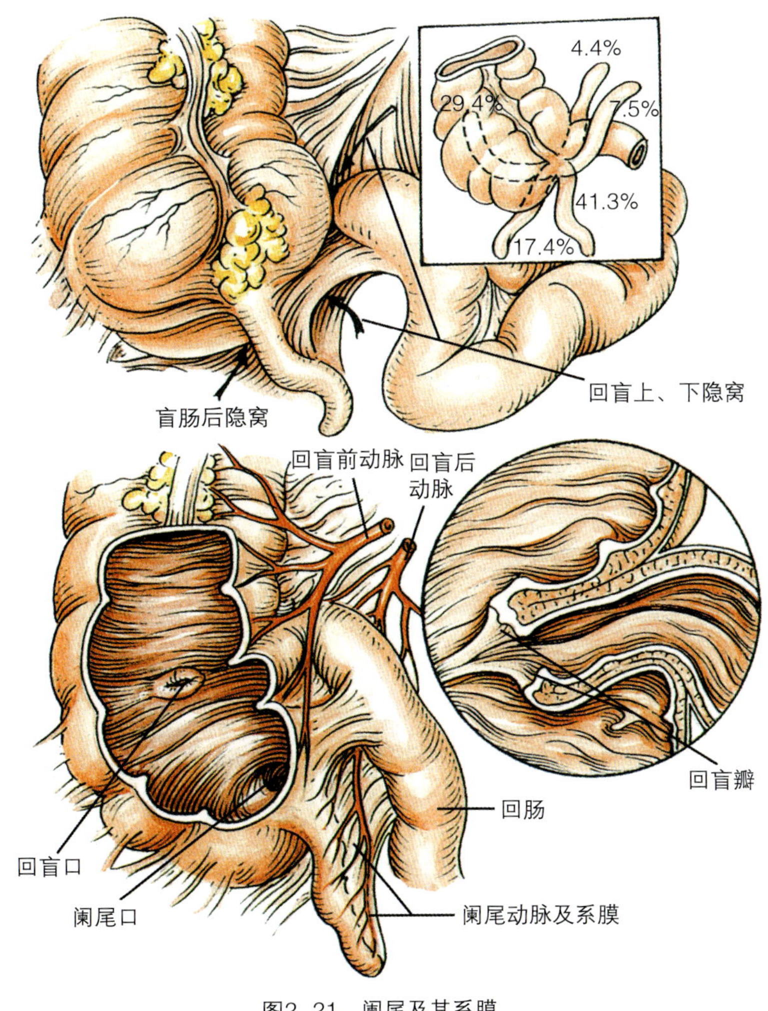

图2-21　阑尾及其系膜

腹膜后（间）隙

■ 腹膜后（间）隙解剖

腹膜后（间）隙（retroperitoneal space）在局部解剖学、临床治疗学以及影像诊断学方面，都视为较困难且有争议的区域。尤其在解剖学上，该区的筋膜及其界限难以确定并有分歧。根据韩永坚记载，腹膜后隙位于腹后壁与壁腹膜之间，可分为左、右腰窝、椎前区和左、右髂窝（图2-22）。

腰　窝

腰窝又名腰区。上界为第12胸椎平面及第12肋骨，左、右腰窝借椎前区相连；下界骶骨底与髂嵴；侧界从背面看是竖脊肌外缘的纵沟；前面即腰方肌外缘；底（后界）由腰大肌与腰方肌构成。腰方肌前面的筋膜来自胸腰筋膜的前层；腰大肌的筋膜向下续连髂筋膜。这些筋膜的前面覆有不定量的腹膜外组织，即腹后壁与壁腹膜之间的结缔组织。该腹膜外组织可分为3层：外层，居后，为腹横筋膜，紧贴于腹后壁肌的内面；内层，是直接位于壁腹膜外的结缔组织，构成腹膜的基膜；中层，位于内外层之间，其厚薄随个体的胖瘦而异，也因所包绕的器官或结构而不同，充填于器官之间，如肾及肾上腺、十二指肠、升结肠与降结肠的周围，也包绕肾血管、输尿管、卵巢血管、下腔静脉与主动脉腹部等。腹膜后隙的上述器官与结构，将在有关章节中叙述。

左右腰窝内含有大量疏松结缔组织，可经膈的腰肋三角与后纵隔的结缔组织相连。因此，该区的炎性病变，可向上蔓延到纵隔，引起纵隔炎；同样，纵隔内的炎性病变，也可向下扩散到腰窝，引起蜂窝组织炎（图2-23）。

髂　窝

髂窝又名髂区，位于大骨盆的两侧区，上界髂嵴，下界腹股沟韧带，内界小骨盆上口的髂骨弓状线。此窝与腰窝相同，含有大量蜂窝结缔组织，并与腹前壁、腰窝及盆腔内的腹膜外组织相连续。髂窝的腹膜外组织内有髂血管、输尿管、卵巢血管、髂淋巴管与淋巴结、生殖股神经，此外尚有髂腰肌及其筋膜等。被覆于髂腰肌表面的筋膜，位于腹膜外脂肪之外，向内、上与腰大肌筋膜相延续，内侧附着于盆缘，向前于腹股沟韧带深面与腹横筋膜相融合。

由此可见，腹膜后（间）隙是腹后壁的壁腹

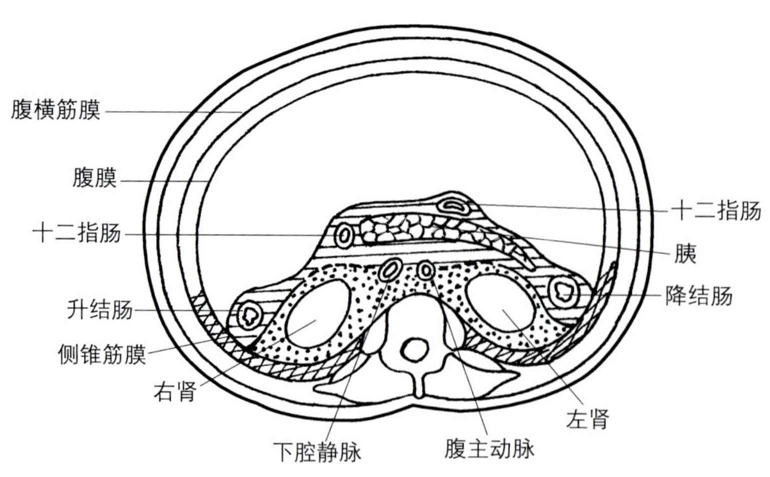

图2-22　腹膜后（间）隙（横断面、下面观）

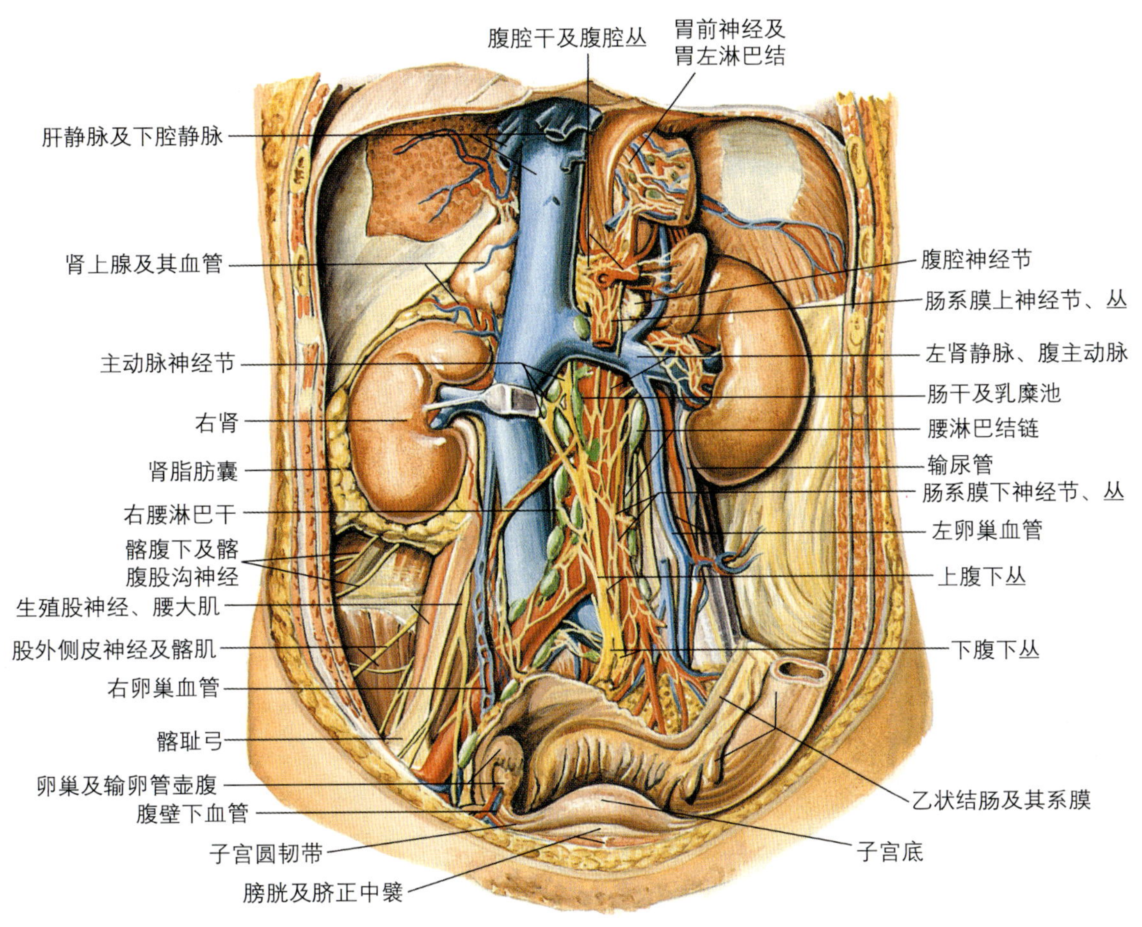

图2-23　腹膜后（间）隙的内容

膜与腹内筋膜之间区域的总称。该区上可达膈，下至骨盆腔，两侧与腹膜外脂肪相续连，内有两侧的肾上腺、肾及输尿管、升结肠与降结肠；腹后壁的腹主动脉及其分支，下腔静脉及其属支，腰淋巴结、乳糜池及交感神经干等（姜苏明，1990）。Meyers（1976）的大量放射学研究指出，该隙被明确的筋膜隔分为多个间隙，以肾筋膜为中心分为前、中、后3个间隙：①肾旁前间隙（anterior pararenal space）位于壁腹膜、侧椎筋膜（lateroconal fascia）和肾前筋膜之间，内有胰十二指肠、升结肠、降结肠等，越过中线、两侧间隙潜在通连。②肾周间隙（perirenal space）由肾前筋膜与肾后筋膜围成，内有肾上腺、肾和肾周脂肪（或称脂肪囊）等。③肾旁后间隙（posterior pararenal space）位于肾后筋膜、侧椎筋膜之间，其中仅有肾旁后脂肪，无任何器官。该间隙向外侧续腹膜外脂肪，内侧为腰大肌，向上续薄层膈下脂肪，向下至盆腔，并在肾筋膜下方与肾旁前间隙相通。

椎前区

椎前区位于两侧腰大肌之间，后方为脊柱腰部，第12胸椎至骶岬的所有腰椎体及其间的椎间盘，以及前纵韧带等。该区前界为腹后壁的壁腹膜，是左、右腰窝（即腰区）彼此连通的部分。此区的主要结构有腹主动脉，紧贴腰脊柱的前左侧，上从膈的主动脉裂孔起，下至第4腰椎分为左、右髂总动脉；腹主动脉向前发出3个单数的脏支，分布于胃肠道、消化腺及脾等；以及3对脏支，即肾上腺、肾及卵巢的动脉。下腔静脉位于腹主动脉右侧，腰脊柱的右前方，收集上述器官结构的相应静脉。在腹主动脉及下腔静脉附近排列着左、中、右腰淋巴结的各群；自主神经丛、节与左右交感干的腰部，后者走行于腰大肌与脊柱之间；此外，尚有腰丛的根与干等；平第12胸椎、第1、2腰椎之前尚有乳糜池及胸导管的始部，经主动脉裂孔入胸腔。

腹膜后（间）隙肿瘤

概　述

原发性腹膜后肿瘤主要来自腹膜后间隙的各种软组织肿瘤，但不包括腹膜后脏器的肿瘤。腹膜后间隙内的主要器官为肾上腺、肾、输尿管、部分十二指肠和胰腺。腹主动脉、下腔静脉及其分支、门静脉系统的属支、淋巴管和淋巴结、体神经、交感神经链以及自主神经丛等也在间隙内。胚胎学上，外胚层、中胚层和胚胎残余构成腹膜后内含物，大多数腹膜后的异常来自这些基本组织。由于腹膜后有丰富的脂肪和疏松结缔组织，是一个潜在的大间隙，其前方又为腹腔，阻力很小，所以肿瘤可以长到很大。

病理分类

原发性腹膜后肿瘤主要来自腹膜后间隙的脂肪、疏松结缔组织、筋膜、肌肉、血管、神经、淋巴组织以及胚胎残留组织，其中60%~80%为恶性肿瘤。良性肿瘤最常见的是脂肪瘤、纤维瘤、平滑肌瘤、淋巴瘤、血管瘤、横纹肌瘤和囊性畸胎瘤等。恶性肿瘤依次为脂肪肉瘤、纤维肉瘤、淋巴肉瘤、恶性纤维组织瘤、平滑肌肉瘤、恶性神经鞘瘤、梭形细胞肉瘤、黏液肉瘤和血管肉瘤。

腹膜后肿瘤虽然种类繁多、病理类型复杂，但具备一些相同的生物学特征。

1. 膨胀性生长　不论良性与恶性腹膜后肿瘤，均为膨胀性生长，一般不具有浸润性。这一特征使得肿瘤往往长到相当大，仍能与周围组织分离，为手术切除创造了条件。

2. 有完整的包膜　绝大多数腹膜后肿瘤不论良性或恶性，均有完整的包膜，这一生物学特征亦为外科手术切除肿瘤创造了条件。

3. 不易转移　恶性原发性腹膜后肿瘤即使长到很大，有较长的病程，一般也很少出现转移，而是以局部恶性生长为主。绝大部分患者也不是死于远处转移，而是由于肿瘤的局部生长。

4. 局部易复发　根据文献统计，原发性腹膜后肿瘤术后60%可能出现局部复发，包括原位复发和种植性复发。

临床表现

1. 症状

（1）腹痛：约1/4患者首发症状为腹痛，性质多为胀痛或隐痛，系因肿瘤生长引起包膜张力增大或相邻器官受压，以及肿瘤侵犯神经或肿瘤内出血所致。疼痛部位一般为肿瘤所在位置。当肿瘤累及其他器官可出现腰背部痛、一侧或双侧的下肢痛等。

（2）腹部包块：60%的患者就医的主诉为发现腹部包块。腹块较大又无明显的其他症状时，常提示为腹膜后肿瘤。

（3）压迫症状：约1/4患者可出现腹胀、腹痛、食欲不振、恶心呕吐和排便困难等胃肠道被推移或受压的症状。压迫血管、神经可出现腰部酸胀、疼痛、下肢水肿、感觉异常和浅静脉怒张等。膀胱受压移位可出现尿频、尿急、尿痛、血尿和排尿困难。输尿管受压可出现一侧肾盂积水和腰部酸痛等。巨大肿瘤可使膈肌抬高、胸腔容积减少而致呼吸困难；骶部巨大神经瘤可造成不全性截瘫。

（4）全身症状：早期一般无明显的表现，晚期可出现消瘦、乏力、发热甚至恶病质等。嗜铬细胞瘤因分泌肾上腺素和去甲肾上腺素，可出现阵发性血压升高的症状；某些巨大的纤维组织瘤可分泌胰岛素类物质，引起低血糖症状。

2. 体征　腹膜后肿瘤的体征取决于肿瘤的病理分类、部位和病程的早晚。除个别因查体经B型超声发现的小的腹膜后肿瘤外，几乎所有患者体检时均可触及腹部或盆腔包块，肿块的特点是固定而基底部深在。良性肿瘤除腹部包块外一般体征少而轻，多数无压痛和腹肌紧张；恶性肿瘤体征相对较多，可出现压痛、腹肌紧张、腹水、下肢肿胀、静脉曲张和皮肤感觉减退等，压迫肠道和胆管还可出现部分肠梗阻和黄疸的体征。妇科医生应重视妇科检查，特别是三合诊检查可以检查出肿物来自盆腹腔后部，与子宫附件无关。但较巨大的腹膜后肿物这种关系不甚明确。

特殊检查

一些特殊检查有助于腹膜后肿瘤的定位和定性诊断。

1. X线检查　腹部平片见到牙齿和骨骼有助于畸胎瘤的诊断。胃肠道钡剂和钡灌肠可见到腔外肿瘤压迫所产生的移位或弧形压迹。静脉肾盂造影可见肾、输尿管受压、移位以及肾盂变形和积水等改变，对肿瘤的定位有参考意义。

2. B型超声检查　B超对于发现肿瘤，鉴别肿瘤为囊性或实性，观察肿瘤与周围重要组织的关系，尤其是一些重要血管受压、移位的改变非常有帮助。B超扫描若有明确的子宫及附件肿瘤亦很有鉴别意义，但关于肿瘤性质的判断尚有困难。

3. CT检查　CT是诊断腹膜后肿瘤最有效的方法。目前已有螺旋CT和超高速CT，可准确构建三维图像，清晰地反映肿瘤的部位、大小及与周围结构的关系。

4. MRI检查　MRI可做横断、冠状及矢状断面的不同图像，特别对肿瘤与大血管的关系可提供较准确的资料。

5. 选择性血管造影　对一些巨大的、手术难度可能很大的腹膜后肿瘤，可考虑做选择性血管造影。如腹主动脉造影，以了解肿瘤的供血情况以及是否有一主要血管供应此肿瘤，以便术中能正确阻断肿瘤的血供。对血供很多、手术难度大者，可在术前行局部栓塞治疗，以减少术中出血，增加手术的安全性。

诊　断

包括定位诊断和定性诊断。95%以上的原发性腹膜后肿瘤，通过病史、体检结合各种特殊检查，均可确定肿瘤原发于腹膜后，但术前的定性诊断则非常困难。有人主张采用CT或B超引导下的穿刺活检来明确诊断，其实此法并不可取，一是依靠穿刺获得的少量组织往往无法做出正确诊断；二是穿刺破坏完整的包膜，可能会造成肿瘤的种植性转移。原则上术前只要定位肯定，不必过分强调定性诊断。

治　疗

腹膜后肿瘤的治疗原则是以手术为主的综合疗法。由于此类肿瘤对化疗和放疗均不敏感，故手术切除实际上是唯一有效的方法，仅个别情况可在术后配合应用化疗或放疗。

较大的腹膜后肿瘤由于基底广、血供丰富，可能与重要脏器或腹膜后重要血管紧密粘连，手术时间较长，解剖剥离面广，出血较多，因此术前充分准备尤为重要，包括行动脉测压及中心静脉压的监测，放置一侧或两侧输尿管导管，双侧肾功能检查，肠道准备和做好血管修补和移植的准备等。为了保证血压相对平稳和良好的显露，选用全身麻醉较硬膜外麻醉更安全。手术时要有足够大的切口，以保证能良好地暴露肿瘤。手术成功的关键在于正确寻找肿瘤的包膜，始终保持用锐性的方法沿肿瘤包膜剥离。若肿瘤为良性，原则上不考虑合并切除其他脏器，以避免治疗过度；若肿瘤为恶性，对不易分离的脏器，如肾脏、胰尾、脾脏、结肠或十二指肠应做有关脏器的联合切除。肿瘤侵犯下腔静脉并非手术禁忌，有的病例可将右肾连同下腔静脉包括左、右肾静脉一并切除，依靠左肾静脉的侧支仍可保存左肾的功能。有些腹膜后肿瘤亦有采用“后路”（即从腰骶背部进入），颇为方便。

腹膜后肿瘤术后复发的可能较大（40%~60%），均为腹腔内的局部复发或种植性复发，很少出现重要脏器和远处的转移，且复发的肿瘤多有包膜，不易浸润周围组织。故对切除术后复发的病例，只要情况许可，仍应积极再次以至多次手术，可以改善生活质量，延长生命。

多数恶性腹膜后肿瘤对化疗、放疗等辅助治疗均不敏感，故一般在初次手术后不予上述辅助治疗。当肿瘤一次、再次复发，亦应行手术治疗而不辅以化疗和放疗。但少数肿瘤，如淋巴肉瘤和生殖源性肿瘤对放疗和化疗都敏感，对不能切除、部分切除或切除后复发的病例可辅以化疗或放疗。

■ 腹膜后间隙在妇科手术中的意义

腹膜后是个值得重视的区域或空间。妇科手术常遇到的是后腹部的腹膜后间隙、骶骨前间隙和盆腔腹膜后间隙。妇科恶性肿瘤常有腹膜后淋巴结的转移，因此妇科肿瘤医生了解腹膜后解剖非常重要。

盆腔炎症、子宫内膜异位症，甚至肿瘤等通常不侵入腹膜后，使这个间隙有时似“世外桃源”——手术有了可以切入的门径。这里重点讨论在妇科手术时如何利用腹膜外间隙，寻找“手术出路”。

利用内切口进入腹膜后

进入腹膜后并不困难。盆腔水平可以在盆腔侧壁，或圆韧带水平，或骨盆漏斗韧带水平，剪开后延长切口，以手指钝性分离，空隙即展现于眼前；在盆腔，可以明确髂血管的各个分支、卵巢血管以及输尿管；如果再往上，可在与升结肠或降结肠侧沟平行切开延长，并将肠管向内推移，即可暴露与妇科手术有关的上段输尿管、肾下极、腹主动脉、下腔静脉，以及卵巢血管、肠系膜下动脉等。

需从腹膜外进入的情况

子宫与附件浑然一体，或呈界限不清的团块，又无法分离；子宫已切除，附件或盆腔肿物解剖不清，标志模糊；因解剖不清，怕误伤输尿管，从腹膜外先找出输尿管，明确其路径；进行腹主动脉旁及盆腔淋巴结清除术；肿物侵犯肠管，或肿物与肠管粘连一团，难以分离，或部位较高，达横结肠肝、脾曲，或肾下极，可从较高部位的腹膜后进入；为迅速止血，拟结扎髂内动脉、子宫动脉等；肿物侵犯膀胱或粘连成团，可于腹膜后“跟踪”输尿管，并确立膀胱界限；严重粘连、困难的子宫内膜异位症、广泛粘连（输卵管结核、卵巢囊肿等），拟行附件或子宫切除者；腹膜后肿物（淋巴瘤、畸胎瘤—非卵巢、神经纤维瘤等），以及盆腔游走肾、泌尿系畸形的确认。

（郎景和　王　巍　栾铭箴）

参考文献

1. 侯广祺, 袁德霞. 人体解剖学（上册）. 2版. 北京: 人民卫生出版社, 1998: 602–623.
2. 韩永坚, 刘牧之. 临床解剖学丛书（腹、盆部分册）. 北京: 人民卫生出版社, 1992: 132–149.
3. 徐恩多, 何维为, 于频. 外科解剖学. 沈阳: 辽宁教育出版社, 1992: 554–735.
4. 河北新医大学《人体解剖学》编写组. 人体解剖学（上册）. 北京: 人民卫生出版社, 1977: 857–871.
5. H. 茹鲍茨基著. 局部解剖学基础. 邹宁生, 译. 北京: 人民卫生出版社, 1958: 390–460.
6. 郑思兢. 中国人体质调查（续集）. 上海: 上海科学技术出版社, 1990.
7. 韩永坚, 刘牧之. 临床解剖学丛书（腹盆部分册）. 北京: 人民卫生出版社, 1988.

8. 姜苏明, 高贤华. 腹膜后间隙的应用解剖学研究进展. 中国临床解剖学杂志, 1990, 8: 17.
9. 郭光文, 王序. 人体解剖彩色图谱. 北京: 人民卫生出版社, 1986.
10. 钟世镇, 原林. 妇产科临床解剖学图谱. 济南: 山东科学技术出版社, 2005: 82.
11. 刘树伟. 人体断层解剖学. 北京: 高等教育出版社, 2006: 375−396.
12. Williams PL, et al. Gray's Anatomy. 38th ed. New York: Churchill Livingstone, 1995.
13. Basmajian JV, Slonecker CE. Grant's method of Anatomy. Baltimore: Williams & Wilkins, 1989.
14. Moore KL. Clinically Oriented Anatomy. 3rd ed. Baltimore: Williams & Wilkins, 1992.
15. Thorek P. Anatomy in Surgery. 2nd ed. J. B. Lippincott Company, 1962.
16. Cunningham FG, et al. Williams Obstetrics. 20th ed. Stamford: Appleton and Lange, 1997: 38.

3

女性骨盆及盆腔支持系统

骨盆构成、测量及产科意义

骨盆（pelvis）是由左、右两块髋骨、骶骨与尾骨组成的完整骨环，位于躯干下部与两下肢之间，通过两侧骶髂关节、耻骨联合及骶尾关节（联合）连成盆状（basin）。每块髋骨又由髂骨、坐骨及耻骨融合而成，骶骨由5块骶椎合成，尾骨由4~5块尾椎合成。骨盆具有保护盆腔内脏、支持脊柱、传递重力及促进运动的作用，是胎儿娩出通道。

■ 体表标志

在骨盆两侧可触及髂嵴全长，是腹部与臀的分界标志，全长呈“S”形，两侧最高点的连线经过第4腰椎棘突，是腰穿或硬膜外麻醉的标志；其下方约1.5 cm处为第5腰椎棘突。从髂嵴前端向后上5~7 cm处向外侧突出，称为髂结节，是产科骨盆外测量的重要标志之一。髂嵴前端的突起为髂前上棘，是腹股沟韧带附着处；髂嵴后端的突起为髂后上棘，位于臀区内上方的浅凹处。左、右髂后上棘的连线，平第2骶椎棘突，是蛛网膜下腔下端平面。

耻骨联合上缘位于骨盆上口前缘中点处，是测量子宫底高度处，是粗测胎儿生长发育情况的重要标志；其下缘是骨盆出口标志之一。从耻骨联合向外，距中线2.5 cm处有高起的耻骨结节，是腹股沟韧带外侧脚附着处；通过两侧耻骨结节的平面，适平腹股沟中点之下及大转子的上端。

坐骨结节是坐势时承重的骨性突出，是测量骨盆出口横径的骨性标志。坐骨棘是最窄小平面骨性标志之一，临床上经阴道或直肠检查时可以触及，是分娩过程中评估胎头下降程度的重要标志。

尾骨尖位于臀裂内、肛门后方2.5 cm处，从尾骨尖向上5 cm，可触及骶管裂孔，为硬膜外腔下端终止平面，经此裂孔可行骶尾神经阻滞麻醉。骶尾关节是骨盆出口前后径测量的标志。

骶岬位于第1骶椎上部与第5腰椎相接处，前缘明显突出向前，是女性骨盆测量的重要标志。据统计，骶岬组成不尽相同：①由第1骶椎与第5腰椎共同形成岬者居多，占85.7%；②第1骶椎与第5腰椎形成一个岬外，第1骶椎与第2骶椎形成另一岬，因而构成重岬者，约占7.4%；③第5腰椎与骶骨愈合，代替第1骶椎，与其上方的腰椎形成一个岬，同时，又与第1骶椎形成另一个岬，而成重岬者，占4.4%；④第2骶椎代替第1骶椎形成单岬者，占2.5%。

腰骶部菱形区（米氏菱形区）是左、右髂后上棘分别与第5腰椎棘突和尾骨尖连线构成的菱形区，其上、下角连线的深部是骶正中嵴，其外侧为左右骶中间嵴。骨畸形或骨折时，此菱形区的外侧角或左右髂后上棘可能出现不对称。第5骶椎下关节突即骶角，是触摸骶管裂孔的标志。

■ 骨盆的骨性基础

髋 骨

髋骨（hip bone）由上方的髂骨、后下方的坐骨及内下方的耻骨融合而成，16岁以前，由透明软骨连合而成。三骨的体部于髋骨中部外侧愈合成髋臼。

1. 髂骨（ilium） 髂骨体构成髋臼后上方（约占2/5），其上方为髂骨翼，向后外伸展成扇形扁骨。髂骨翼上缘厚，全长在皮下均可触及，呈“S”形弯曲，名为髂嵴；其前端的棘状突起为髂前上棘，该棘下方另一棘突是髂前下棘。从髂前上棘向后上方5~7 cm处，髂嵴外唇向外侧的隆起名为髂结节。髂嵴后端上方的突起名为髂后上棘，其下方的棘突为髂后下棘。髂骨翼内面的凹陷称为髂窝，是髂肌起始处。窝的下内侧界是一弓状钝圆的骨棘，名为弓状线，内面后部是粗糙的耳状面，其后上方是凸凹不平的髂粗隆。髂骨翼外面有臀前、下、后3条线，是臀部诸肌起始端附着部的分界（图3–1）。

2. 坐骨（ischium） 是髋骨的后下部，分一体一支。坐骨体呈三棱状，其上份构成髋臼后下2/5以上；下份后缘有一喙状突起，突向骨盆腔，即为坐骨棘，其上、下方分别为坐骨大切迹与坐骨小切迹。体下端呈“V”形弯转向前上内方，续于坐骨支；两者移行处，由于肌的附着、牵拉形成粗糙骨块，称为坐骨结节，坐姿时，是承受上半身重量的支点。

3. 耻骨（pubis） 是髋骨的前下部，分一体两支。耻骨体构成髋臼的前下部。耻骨上支自耻骨体伸向前内下方，其内侧端呈锐角弯曲，移行为耻骨下支。两者移行处呈方形骨板，前面朝下，后面及盆面朝向后上方，其内侧为联合面，呈椭圆形，盖以透明软骨，与对侧联合面间借耻骨间纤维软骨板联合。移行处的上缘为耻骨嵴，长约2.5 cm；嵴外侧隆起为耻骨结节，外缘参与组成闭孔缘。耻骨体与髂骨体的愈合处形成髂耻隆起。耻骨上支呈三棱锥状，上缘即耻骨梳，借髂耻隆起与弓状线相续；上支下面有一深沟，名为闭孔沟，有闭孔神经、血管通过。耻骨下支自移行处伸向外下，与坐骨支相连。耻骨、坐骨的体及其支共同围成闭孔，有时闭孔构成一骨管，或耻骨下支与坐骨支之间出现不愈合。

骶 骨

骶骨（sacrum）由5块骶椎融合而成，整骨呈

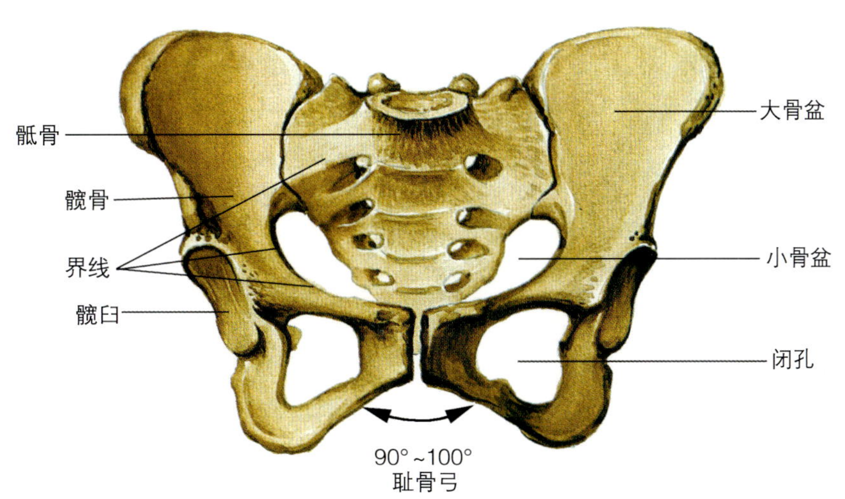

图3–1 女性骨盆的组成

楔（三角）形，底在上、尖向下。底是第1骶椎上面，正中部分是骶椎体的卵圆形上面，其前缘明显突出为骶岬。左、右两侧部呈扇形称为骶翼，是肋和横突的融合体。骶翼前面有腰骶干的组成部分、闭孔神经、髂腰动脉及腰大肌越过。骶骨前面凹向后方，有4条横嵴，是各骶椎体长合的痕迹。其两侧各有4个骶前孔，孔外缘光滑，内缘锐利。孔外侧的骨块是横突与肋突愈合而成。上3块骶椎的侧面称为耳状面，其后方高低不平为骶骨粗隆（图3-2）。

骶骨背面向后凸隆，后中线上有3个结节连成骶正中嵴，是棘突愈合的遗迹；其两侧的骨板较凹平，为椎弓板融合而成；在外侧有不太明显的骶中间（关节）嵴，是骶关节突融合而成。第5骶椎的下关节突名为骶角，两角间的缺口称为骶管裂孔，是骶管的下口。骶关节嵴外侧各有4孔，即骶后孔，与骶前孔相通，但略小。后孔外侧为骶外侧嵴，是横突愈合所成。

骶骨尖狭小，朝向下，是第5骶椎的下部，下面有一横的卵圆形关节面，与尾骨相连，至老年两者彼此愈合不能分离。

骶管（sacral canal）为椎管向下的延续部分，纵贯骶骨全长，长度为64~66.8 cm。骶管向两侧各有4个椎间孔，可与骶前、后孔相通。

尾　骨

尾骨（coccyx）为4块尾椎融合成的三角形小骨，上宽下窄，弯向前下方。第1尾椎有横突及椎体，椎弓退化。体上面有一卵圆形关节面，与骶骨下关节面构成骶尾关节（联合）；其两侧向上的突起即尾骨角，与骶骨角围成骶管裂孔。

骨盆的构成

骶髂关节

骶髂关节（sacroilial joint）左、右各一，由骶、髂骨的耳状面构成。骶骨耳状面朝后外，有一曲沟，被覆的软骨较厚，浅层为纤维软骨，深层为透明软骨；而髂骨上的软骨较薄，仅为纤维软骨构成。骶骨左右耳状面呈楔形嵌入左右髂骨

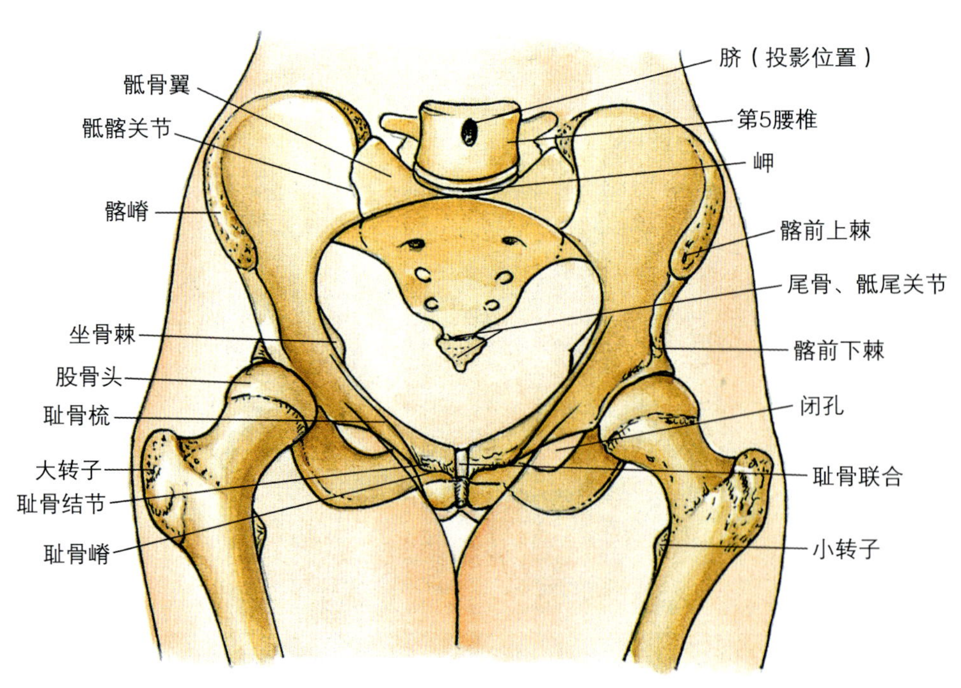

图3-2　女性骨盆的位置（前上面观）

之间，关节腔窄小呈弯曲的裂隙状，关节面凸凹不平彼此衔接，起固定及稳定作用，与其周围的韧带构成一个闭锁装置。女性分娩时可起弹力缓冲作用（图3-3）。

1. 关节囊　附着于关节面的周缘，比较紧张，在骶外侧嵴、髂后上棘及髂骨粗隆之间，常出现副关节腔。

2. 韧带　①骶髂前韧带：由纤维组成，宽而薄，连于骶骨和髂骨内面之间；②骶髂后韧带：分长（浅层）、短（深层）两束，十分强大，从骶外侧嵴和骶关节嵴连于髂骨粗隆、耳状面后部和髂后上、下棘等处，从后方加强该关节；③骶髂骨间韧带：十分坚强，位于骶髂后韧带的前方，连接骶骨与髂骨粗隆之间，由纵横交织的纤维构成，充填于关节囊的后上方。该韧带的作用是悬系髂骨；妊娠中该关节略有松弛，可加大骨盆前后径。有人用X线研究发现足月妊娠时，该关节可向上滑动，尤以在截石卧位时，出口前后径可增加1.5~2 cm。

髋骨与脊柱的韧带

1. 骶结节韧带（sacrotuberous ligament）　起于髂后上、下棘及骶、尾骨的侧缘，行向下前，逐渐缩窄加厚，继又展开，止于坐骨结节的内侧缘；由此，又发以锐利的镰状突，行向前下方，附着于坐骨支形成一嵴，另一缘与闭孔筋膜相连。该韧带的外侧部是臀大肌的起始附着处。

2. 骶棘韧带（sacrospinous ligament）　为一三角形薄片，韧带之底，附着于骶骨及尾骨的侧缘，在骶结节韧带附着之前，且与其纤维交织；韧带的尖部附着于坐骨棘。该韧带的盆面与尾骨肌密切相关，或者说是尾骨肌后部纤维退变所成的结缔组织。

以上两韧带将坐骨大、小切迹围成两孔，即坐骨大孔与坐骨小孔，是血管、神经等出入小骨盆，分别与会阴、下肢交通的门户。

由脊柱上部下传的重力，会引起骶骨上端转向前下方，骶骨下端及尾骨则转向后上方，而

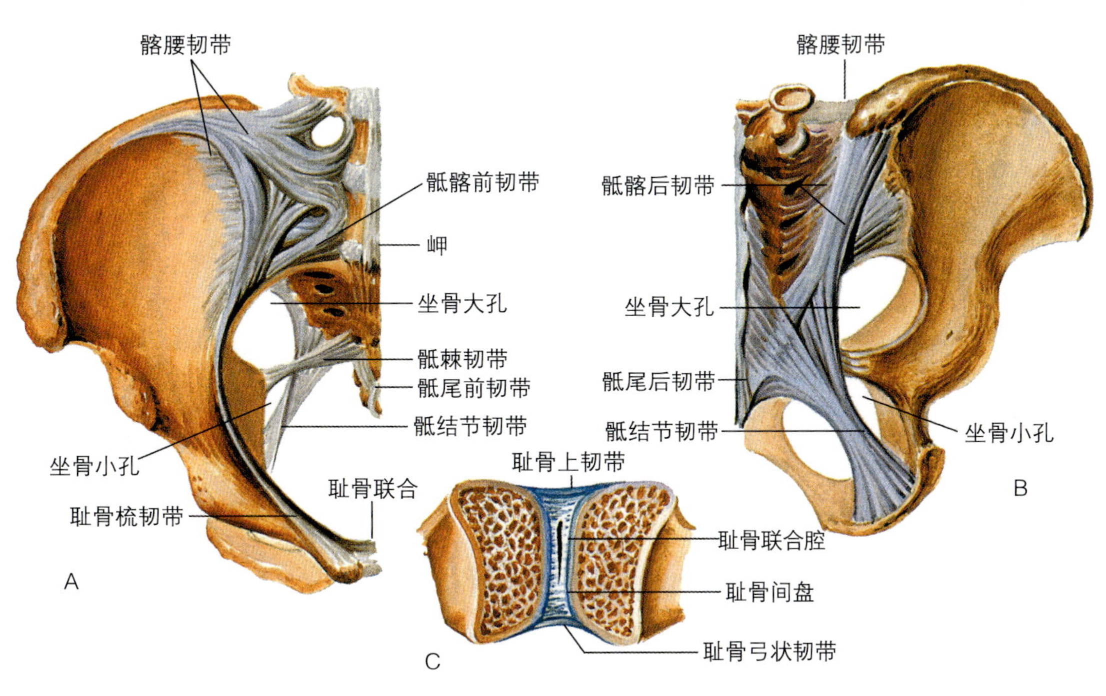

图3-3　女性骨盆的连结

A.前面的韧带；B.后面的韧带；C.耻骨联合

骶髂关节周围的韧带恰好能够对抗、制动这种旋转作用。另外，左、右骶髂关节前部较后部宽，所以骶骨不是盆拱的顶部（拱心石），而是起着相反的作用。后部的韧带坚强有力，使彼此相接触的嵴与槽嵌合更为紧密，形成一个自动闭锁结构（装置）。制止骶骨上端前旋的韧带主要有骶髂骨间韧带、骶髂背侧韧带及髂腰韧带，防止骶骨下端及尾骨后旋的韧带有骶结节韧带、骶棘韧带。临产后骨盆的骶髂关节前、后部松动，韧带松弛，运动范围加大，有利于胎儿娩出。

骶尾关节

骶尾关节（sacrococcygeal joint）是典型的椎间关节，由第5骶椎与第1尾椎间借卵圆形椎间盘连接而成。椎间盘较软，前后较厚，两侧较薄，中部往往有一个小腔。尾骨的活动是多变的。青年妇女可以具有一个真正的关节腔，属滑膜关节。分娩时，尾骨可后移约2 cm，使出口前后径加大。

关节周围的韧带：骶尾前韧带是前纵韧带的延续，骶尾后深韧带是后纵韧带的下延部分，骶尾后浅韧带为棘上韧带的延续部。

耻骨联合

耻骨联合（pubic symphysis）系软骨结合，紧贴左、右耻骨联合面的是透明软骨，借耻骨间纤维软骨板相连，软骨内常有一小腔，有人称之为半关节。

耻骨联合的韧带：①耻骨上韧带，连接左、右耻骨，其中部与纤维软骨板愈合；②耻骨前韧带，位于联合的前面，厚而强，由相互交错的纤维构成；③耻骨弓状韧带，呈弓状跨过耻骨联合的下方，连接两侧耻骨下支之间。此韧带较厚，其上与耻骨间纤维软骨板相愈着，下面游离，与尿生殖膈间有裂隙，有血管通过。

耻骨间盘（interpubic disc）由纤维软骨构成，与被覆在联合面的透明软骨紧密相连。前部较厚，后部较薄，女性稍厚于男性。在纤维软骨板的后上部，有一矢状位的纵行裂隙，称为耻骨联合腔（symphysis cavum），往往出现于10岁以后，女性较大，孕妇及经产妇更为明显。因此，妊娠或分娩过程中，由于耻骨联合的软骨变松动或因难产产钳助产术等，耻骨联合可能出现轻度分离，导致该区疼痛异常，下肢外展、起坐等行动较困难。妊娠时，由于激素的作用，韧带松弛，可动范围增加，腔隙变大，耻骨弓加大，出口平面增大，横径变宽，有利于胎儿娩出。

■ 骨盆分部与径线测量

骨盆分部

骨盆以界线为标志分为两部分：上部为大骨盆，又称假骨盆；下部为小骨盆，也叫真骨盆。界线（terminal line）也叫盆缘，从后向前，由骶岬、骶翼前缘、髂骨弓状线，髂耻隆起、耻骨梳、耻骨结节、耻骨嵴及耻骨联合上缘组成。骶翼较厚起重力传导作用，有腰骶干及髂腰动脉等越过，因无筋膜附着故较钝圆。髂耻隆起是髂骨与耻骨结合处。髂骨弓状线有髂筋膜及闭孔筋膜附着，故较锐利，如有腰小肌出现时，此部盆缘可出现一个骨嵴。耻骨梳界线的耻骨部，全长有耻骨肌筋膜附着，故较锐利。

1. 大骨盆（greater pelvis） 位于界线上方及左右髂窝之间，由第5腰椎、骶翼及髂窝组成。后壁为第5腰椎，两侧壁为髂窝，前方开放，其下部逐渐变窄，移行于小骨盆。髂窝部有髂肌附着，较平滑；髂嵴前2/3为窝的上界，髂粗隆、耳状面及弓状线是该窝的内侧界。扇柄在髋臼之上，髂前下棘与髂耻隆起之间的沟有腰大肌腱通过。前面没有骨性结构，由腹前壁围成。大骨盆与产道无直接关系，临床上测量大骨盆某些径线的数值，仅作为了解小骨盆的参考。

2. 小骨盆（lesser pelvis） 位于界线之下，是胎儿娩出的骨产道，是产科学的重点内容。

后方为骶骨与尾骨构成，前方及两侧为耻骨与坐骨盆面以及髂骨的一个三角区，即弓状线以下，从髂耻隆起至坐骨大切迹间的区域。小骨盆可分为3部分：①骨盆上（入）口（superior pelvic aperture，pelvic inlet）由界线围成；②骨盆下（出）口（inferior pelvic aperture，pelvic outlet）为不规则四边形，或不在同一平面的两个三角形组成，由尾骨尖、耻骨联合下缘、两侧的坐骨结节，四点连线构成四边形，前外侧以耻骨弓为界，由耻骨下支及坐骨支连接而成，后外方为骶结节韧带及骶棘韧带构成，出口的4个骨点并不在同一平面上；③小骨盆腔（骨盆腔）是骨盆上（入）、下（出）口之间的骨、韧带和肌围成的腔隙。

女性骨盆特点

一般男、女骨盆出生时差异不明显，至青春期前后，才逐渐出现性别差异。与男性比较，女性骨盆有下列特点。

1. 骨、关节差异　女性体质较弱，身材矮小，且体重较轻。表现：①肌、骨欠发达，身高比男性矮10 cm以上，且体重较轻。②骨盆各骨骨质薄弱，重量较轻，骨的形态凹凸及压迹均欠明显。③骨盆关节各面均较男性较小，依次为腰骶关节、髋关节、耻骨联合及骶髂关节等。第1骶椎上面的卵圆形关节面，约占骶骨底的1/3；髋臼小，耳状关节面主要为第1、2骶椎侧面构成，第3骶椎参与不到1/3，耻骨联合宽而短。

2. 女性骨盆特殊功能需要　女性盆腔是胎儿娩出的骨性产道，长度短，各径大。其特点：①小骨盆腔呈圆筒状，既短又浅。入口各径相对值与绝对值均大于男性约0.625 cm，出口前后径比男性大2 cm以上。②横径宽大，坐骨大切迹角度大而浅；髋臼直径较小，耻骨长度大于髋臼2.5 cm；第1骶椎卵圆形关节面与骶骨翼等长；骶骨宽短；耻骨弓角度为90°～100°，双坐骨结节外翻，出口横径较大。③前后径由于骶岬向后移，入口呈圆形；尾骨后移，髂嵴后部升高，坐骨大切迹呈直角，均加大了前后径。

3. 阴蒂脚在耻骨弓区的附着印迹（纹迹）　耻骨弓在女性比较薄弱，附着纹迹狭窄，不如男性明显。

4. 其他特点　①髂前上棘朝前，所以棘间径女性较宽。②女性耳前沟较男性宽而深。③坐耻骨指数：耻骨长度×100/坐骨长度，女性耻骨长度相对值与绝对值均大于男性，故成年女性该指数大于90，男性则小于90。

但是，常有女性的骨盆具有男性骨盆的某些特征，故容易造成难产。

径线测量

1. 小骨盆的径线

（1）骨盆上（入）口的径线：女性骨盆上口多为圆形或卵圆形，少数呈心形。①前后径（anteroposterior diameter）（入口直径或真结合径，true conjugate）自骶岬中点至耻骨联合上缘中点的连线长度为11.6 cm，临界值为10 cm。实际上，真结合径并非耻骨联合及骶岬间最短距离。骶岬至耻骨联合稍下处的产科结合径，是胎头下降时必须通过的入口平面中的最短径线，比真结合径短0.2~0.5 cm；②骶耻内径（对角径）是从耻骨联合下缘（中点）至骶岬中点间的距离约13.3 cm，临床上该径不易测出，如能触及骶岬，则此骨盆为病理形态的骨盆。临床上，通过测量从耻骨联合下缘至骶岬间的距离——对角径，减去1.5 cm，间接估计真结合径的长度。③横径（transverse diameter）为左、右弓状线，即界线间的最大距离，又名入口横径，为12.3 cm。④斜径（oblique diameter）是一侧髂耻隆起至对侧骶髂关节之间的距离为12.5 cm（图3-4）。

由以上数据可以发现，横径与斜径均大于前后径，所以胎头入盆时，其最大枕额径常以与斜径或横径一致的方向入盆。此二径常需借助X线片间接测出。

（2）骨盆最大平面：即骨盆中上段平面，

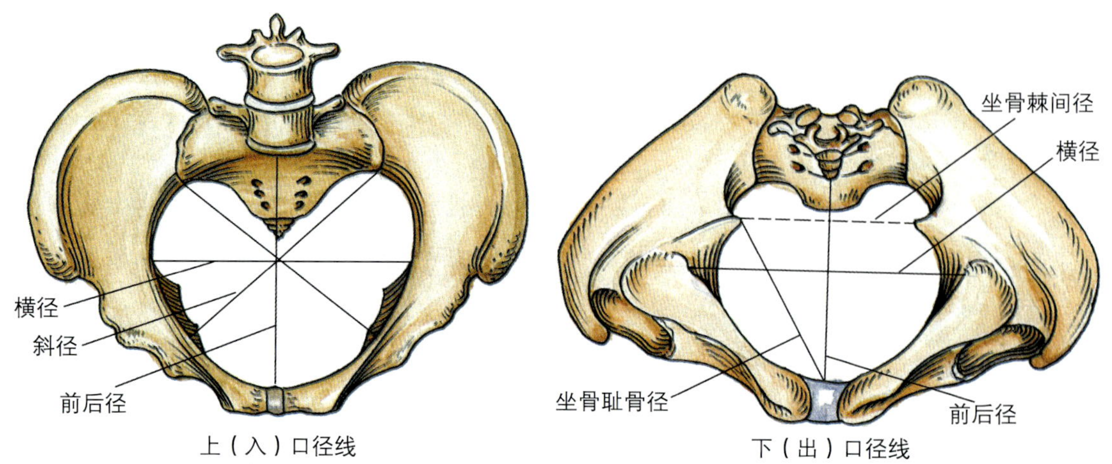

图3-4 女性骨盆径线

近似圆形，前方为耻骨联合后面中点（上、下方向），两侧相当于髋臼中心的平面。此平面也是小骨盆腔最宽大的部分，当胎儿入盆下降时，须因势利导，以防难产。

（3）中骨盆平面：是骨盆最小、最狭窄的平面。其前方是耻骨联合下缘，两侧为坐骨棘，后为骶骨相应水平（第4~5骶椎）之间的平面。该平面对胎头能否完成下降、内旋转等机制有重要意义。正常成人女性，其前后径约12.0 cm，横径约10.5 cm。

（4）骨盆下（出）口的径线：①前后径：耻骨联合下缘至骶尾关节间的距离，一般为12.3 cm；②横径：即两侧坐骨结节间的距离，一般为9 cm。

2. 大骨盆的径线 ①髂嵴间径：为两侧髂嵴外唇间最宽距离，一般为28.4 cm；②髂棘间径：为髂前上棘间的距离，一般为25.2 cm，可从此径线数值减去13 cm，即为骨盆入口横径数值；③骶耻外径：从第5腰椎棘突尖端下方（或平髂后上棘连线中点上方2.5 cm处）至耻骨联合前面（上缘下1 cm处）间的距离，一般为20.5 cm（表3-1）。

表3-1 我国不同地区女性骨盆临床测量比较（单位：cm）

名称	天津	上海	成都
髂棘间径	25.2 ± 0.04	21.31 ± 0.028	24.6 ± 0.157 0
髂嵴间径	28.4 ± 0.03	26.67 ± 0.027	27.3 ± 0.069 0
骶耻外径	20.5 ± 0.03	19.60 ± 0.018	19.3 ± 0.117 2
坐骨结节间径	9.0 ± 0.02	8.48 ± 0.01	8.8 ± 0.070 5
出口矢状径	9.3 ± 0.02	7.92 ± 0.012	8.5 ± 0.087 7
耻骨下角	84.2 ± 0.80		87.7 ± 0.622 5
盆腔前后径	11.5 ± 0.02		
坐棘间径	10.0 ± 0.02		
骨盆入口横径			12.9 ± 0.069 0
骨盆入口前后径			11.9 ± 0.077 0

从上表数据及方差分析结果说明，我国北方女性骨盆外径比南方女性大。阮汝权指出，南方女性骨盆外测径值虽较北方人小，但南方孕妇的胎儿，其胎头及体重并不比北方小，且均能自然分娩。说明南方妇女身材虽比北方人矮小，而骨盆内径线并不比北方人小。故骨盆内、外径线大小不成正比的。外径大小，不一定内径也相应增大或缩小，可能与骨质厚薄有关。

3. 骨盆倾斜度与骨盆轴

（1）骨盆倾斜度（pelvic inclination）是指人体直立时（即解剖姿势下），骨盆向前倾斜，骨盆上口平面与地平面间形成的角度，男性为50°~55°，女性为50°~60°，平均为51.2°。骨盆倾斜度过大，可影响胎头的入盆与下降（图3-5）。

（2）骨盆轴（pelvic axis；axis of pelvic cavity）：是连接骨盆各平面中点，或通过测量前后径线中点的假象曲线，与骶尾骨盆面平行，是凹侧向前的弧线。此轴上段向下向后，中断向下，下段向下向前。分娩时，胎头沿此轴娩出。

女性骨盆的类型

一般是按骨盆上（入）口的形状分类（图3-6），有的学者将骨盆分为7类，但较为实用的分为4型（Caldwell & Maloy分类）。①女型（gynaecoid type）：最为常见，在我国妇女占52%~58%，该型骨盆入口呈圆形或横位卵圆形。耻骨联合短而宽，耻骨弓角度较大；骶骨突出较小，骶骨宽而短，弯曲度较小；坐骨棘平伏，切迹宽阔；骨盆腔呈圆桶形，宽而浅。②男型（android type）：此型骨盆入口呈三角形，两侧壁内聚，坐骨棘向内突出，耻骨弓角度较小，坐骨切迹狭窄及呈高弓形，骶骨部分前倾且较直，使后矢状径缩短。此型骨盆较少，我国妇女中，仅占1%~3.7%。③猿型：呈卵圆形，前后径长于横径，两侧壁稍向内聚，坐骨切迹较宽，坐骨棘较突出，耻骨弓稍狭窄。我国妇女中占14.2%~18%。④扁型（platypelloid type）：入口横径大于前后径，故呈扁平状。由于骶骨弯曲，耻骨弓宽，骶骨短而骨盆浅，坐骨切迹宽。我国妇女中占23.2%~29%。

骨盆的形态、大小除种族差异外，还受遗传、营养及激素等因素影响。实际上，混合型（mixed type）或称中间型骨盆，要比上述典型的纯粹型或基本类型者多。

骨盆的发育与畸形

1. 髋骨的骨化　髋骨有3个初级骨化中心，分别位于髂骨体、坐骨体及耻骨上支，各自出现

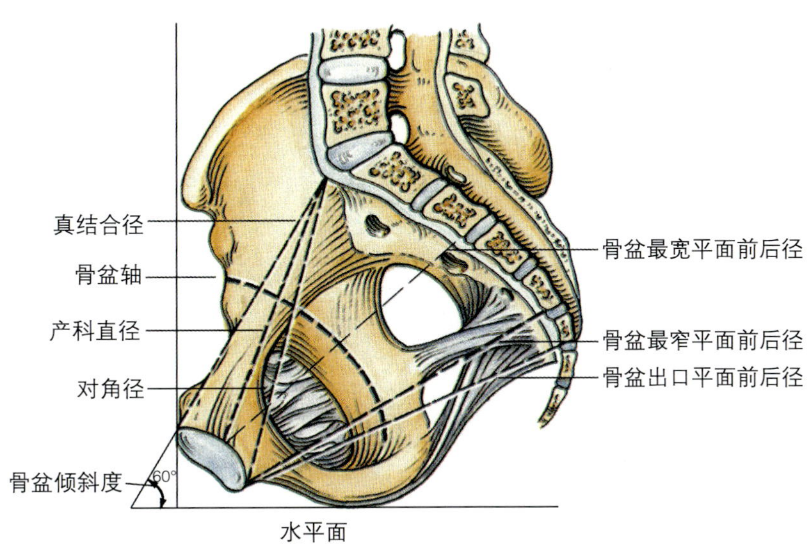

图3-5　女性骨盆轴、平面、倾斜度及径线

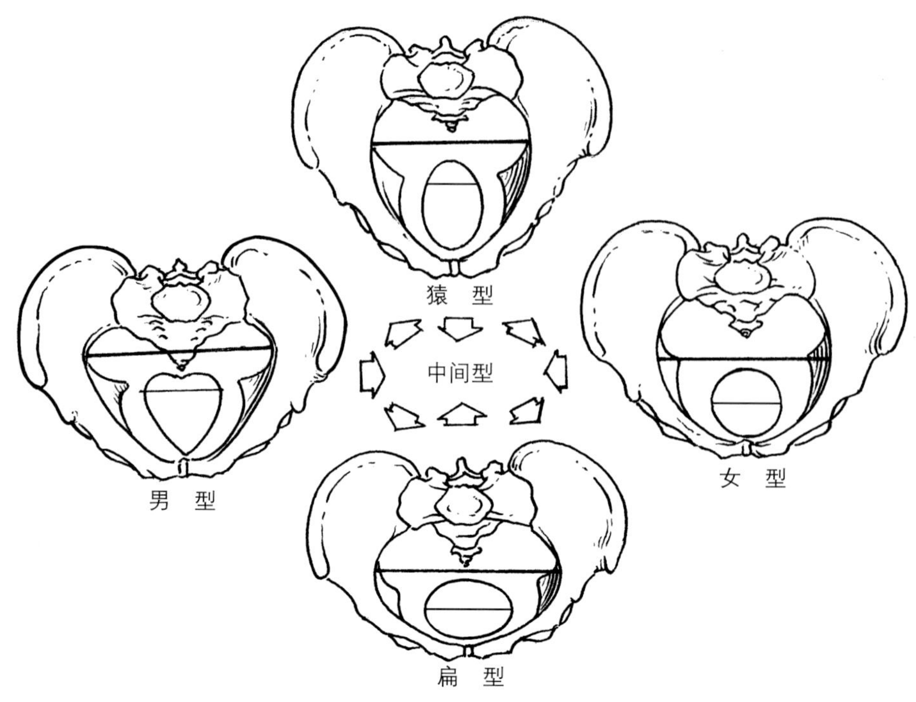

图3-6 女性骨盆的类型

的时期依次是胚胎第2~3个月、3~4个月及4~5个月。随着初级骨中心的发育与扩展，出生时已基本形成髋骨的雏形，耻骨下支与坐骨支间、三骨的边缘部分及在髋臼三骨连接处，仍保留着软骨的雏形；耻骨下支与坐骨支间的软骨连接，男性与女性分别于7岁、8岁时成为骨性结合。髋臼处三骨的软骨，分别于13~17岁（女）及16~17岁（男）时成为骨性结合。髂、耻、坐骨边缘部分的次级骨化中心，出现于髂嵴、髂前上棘、坐骨棘、坐骨结节和髋臼。这些骨化中心，在15~30岁时相继与髋骨各部形成骨性连接。髋骨的变异多为髂窝中部穿孔、闭孔沟形成骨性闭孔管，耻骨下支与坐骨支未成骨性愈合等。

2. 骶骨的骨化　骶骨由5个骶椎融合而成。每节骶椎有5个初级骨化中心：椎体1个，出现在胚胎第10~20周；两侧椎弓各1个，第10~20周出现；两侧肋突各1个，仅见于第1~3骶椎，胚胎第6~8个月出现。上位骶椎体与椎弓，5~6岁时愈合；下位骶椎体与椎弓约在2岁时愈合；两侧椎弓于7~15岁时愈合；骶椎间的椎间盘，于17~25岁相继骨化，成为骶骨。

3. 尾骨的骨化　尾骨由3~4节尾椎融合而成，每节尾椎有1个骨化中心，各尾椎从5~11岁及青春期以后，自上而下逐渐融合，在30岁左右才形成一块尾骨。

4. 骨盆发育异常　从产科角度，女性最常见的原因是生长发育期间营养不良，或患过佝偻病所致。常见的骨盆畸形有以下4种。

（1）均小骨盆：骨盆各径线均较正常值为小。若横径大于前后径，称为扁平均小骨盆；反之，则为类人猿型均小骨盆；若骶骨长，坐骨结节间径短，出口平面前后内聚者，则称为漏斗形均小骨盆；入口前后径小于7 cm，称为矮人型骨盆。

（2）扁平骨盆：骨盆入口前后径小于10 cm者，多见于有佝偻病史的女性骨盆。原因是发育不良情况下，骶骨承担脊柱传来的重力，使骶骨过度向前下倾斜，髂骨翼和坐骨结节被动地外展，髋臼前移，出现“八”字步态。

（3）中骨盆狭窄：主要是坐骨棘过于突向内侧，棘间径小于9.5 cm，或棘间径加矢状径小于13.5 cm；此径不易测量，必须借X线或经阴道触诊检查坐骨棘是否内突及坐骨大切迹是否狭小才能确定。

（4）漏斗形骨盆：骨盆下口各界内聚，使骨盆呈漏斗状。出口横径小于8 cm或出口横径加后矢状径小于15 cm，即为漏斗形骨盆。

（龙　燕　边旭明　朱　兰）

盆腔支持结构

女性盆腔解剖中与控制排尿及器官支持相关的部分，一直以来是泌尿科医生、妇科医生和解剖学家间存在争议的领域。最典型的是20世纪早期两位英国外科大师关于肌肉与韧带对于盆腔支持作用孰重孰轻的著名争论：1907年Fothergill以曼彻斯特手术为依据，提出韧带起主要作用；而1908年Paramore驳斥Fothergill的观点，认为盆底肌肉及内脏筋膜发挥同样重要作用。早在16世纪，著名的解剖学家Andreas Vesalius就描述了盆腔结构及其内容物。盆底肌肉、韧带、神经、血管的解剖走行虽然已经很清晰，但正常盆腔功能依赖于完整肌肉、结缔组织和复杂的神经分布相互作用，是一个动态平衡系统，其功能并不是各部分简单的累加。盆底组织因退化、损伤所致松弛而引发的一类疾病即女性盆底功能障碍性疾病（pelvic floor dysfunction，PFD），主要表现为压力性尿失禁（stress urinary incontinence，SUI）和盆腔器官膨出（pelvic organ prolapse，POP）。目前，对盆腔支持结构的解剖学研究已经不能局限于传统解剖学，功能性解剖研究受到了更多关注。

■ 盆腔支持结构与功能的学说

"三个水平"理论和"吊床假说"

1992年，Delancey提出了解释盆底功能的"阴道三个水平支持（three levels of vaginal support）"理论，将支持阴道的筋膜、韧带等结缔组织分为上、中、下三个水平：Ⅰ水平为最上段的支持，由主骶韧带复合体完成；Ⅱ水平为阴道中段的侧方支持，包括盆腔筋膜腱弓及阴道直肠筋膜；Ⅲ水平为远端的支持结构，包括会阴体和会阴隔膜。同时又发表了"吊床假说"，即认为尿道位于盆腔内筋膜和阴道前壁组成的支持结构（"吊床"）之上。这层支持结构的稳定性又依赖于通过侧方连接于盆腔筋膜腱弓和肛提肌，随着肛提肌的收缩和放松可使尿道上升或下降。尿自禁是通过耻尾肌前部和尿道横纹括约肌的收缩以及"吊床"功能的激活所致尿道管腔的关闭来实现的；当"吊床"功能缺陷，可产生近端尿道高活动性或阴道前壁膨出（膀胱膨出），导致SUI发生。这一理论将治疗SUI的重点从提升尿道转至加强其支持结构。

整体理论

对于盆底支持结构的研究以及盆底障碍性疾病手术治疗的飞跃来自1990年Petros的"整体理论（Integral Theory）"。其核心为盆底功能障碍性疾病的发生是由于各种原因导致支持盆腔器官的结缔组织韧带损伤所致的解剖结构改变，手术应通过修复受损的韧带完成解剖结构的重建，从而达到恢复盆底功能的目的。

整体理论在其发展过程中吸纳了Delancey 的"三个水平"理论和"吊床假说"，建立了定位结缔组织缺陷的"三腔系统（three compartments system）"，将盆腔人为的分为前、中、后3区。

其中，前区包括尿道外韧带、尿道下方之阴道（“吊床”）、耻骨尿道韧带；中区包括盆腔筋膜腱弓、耻骨宫颈筋膜及其位于膀胱颈下方的重要弹性区；后区包括宫骶韧带、直肠阴道筋膜、会阴体。由此形成了判断盆底缺陷类别和层次，并确定修复层面和方法的完整系统。

盆腔支持结构及其功能

盆腔支持系统主要包括盆底肌和盆底结缔组织。

盆底肌

盆底肌可分为上、中、下3层。上层包括肛提肌和尾骨肌，有器官支持及开关尿道、阴道和肛门的双重作用；中层为肛管纵形肌，其纤维来自肛提肌板、耻尾肌侧方以及耻骨直肠肌，下方插入肛门外括约肌的深部和浅部，收缩时可为膀胱颈提供向下的拉力，协助打开排尿通道（图3-7）；下层为会阴浅横肌、会阴深横肌球海绵体肌及坐骨海绵体肌，主要起固定远端尿道、阴道及肛门的作用（图3-8，9）。盆底肌中发挥支持作用的主要是肛提肌。

肛提肌是封闭骨盆出口的一组骨骼肌复合体，由3块走行不同的肌肉组成，即耻尾肌、耻骨直肠肌和髂尾肌。位于中线部的耻尾肌是行于耻骨联合与尾骨之间的长条形肌肉，是距离盆腔器官最近的肛提肌组分。其前内侧纤维直接连于阴道和尿道周围，而后侧方纤维连于肛门外括约肌的深部。耻骨直肠肌是一条强有力的“U”形“吊带”，起自耻骨，向后环绕直肠、阴道和会阴体，将其牢固的悬吊在耻骨上。这一肌性吊带的收缩可将尿道、阴道和直肠拉向耻骨并收缩尿生殖裂孔，保证了正常情况下尿生殖裂孔的关闭、帮助阴道上2/3后倾以及维持肛门直肠角。髂尾肌是一片扁平的肌肉，自中线部的肛尾缝至侧盆壁的肛提肌腱弓（arcus tendineus levator ani，ATLA），形成一个水平面覆盖盆腔后区的开口，其强度较耻尾肌和耻骨直肠肌弱，为盆腔提供了“棚架”样的支持（图3-10~12）。

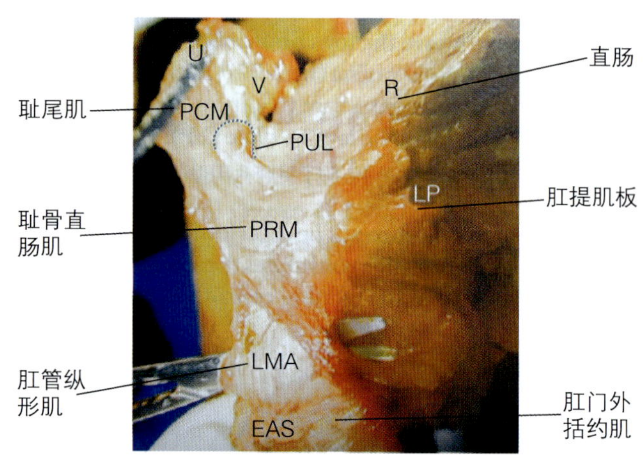

图3-7　盆底中层肌：肛管纵行肌

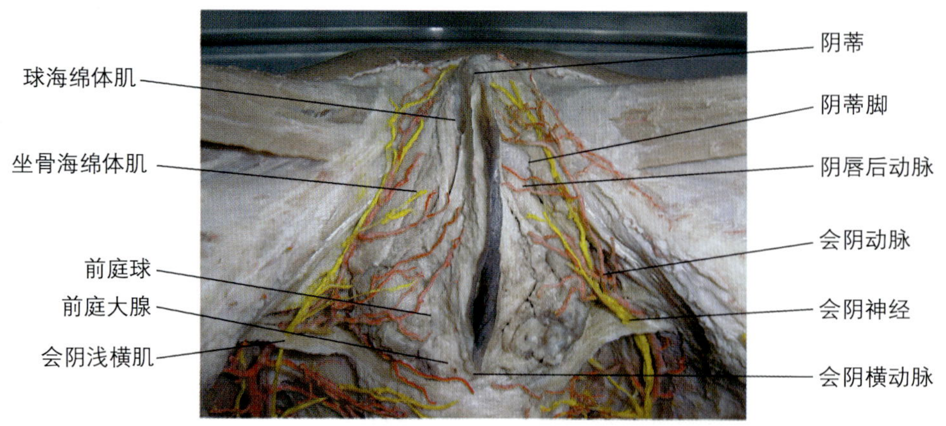

图3-8　盆底浅层肌

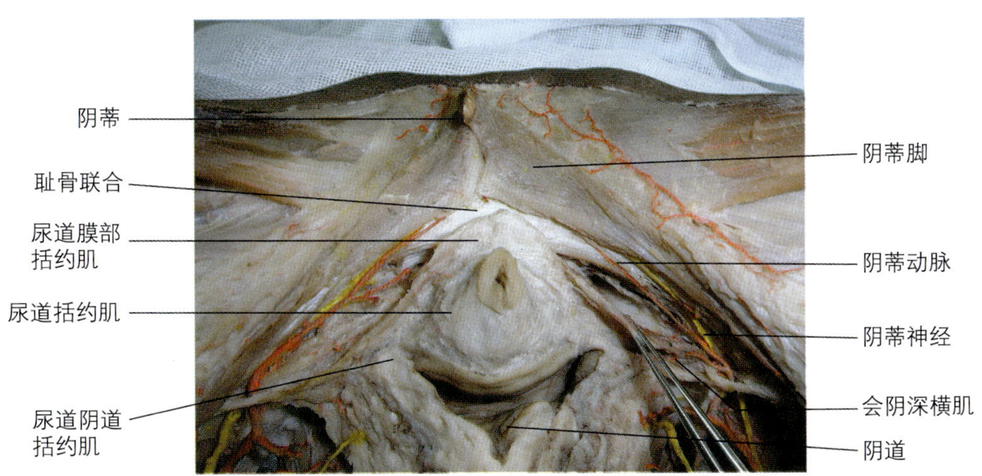

图3-9　会阴深横肌

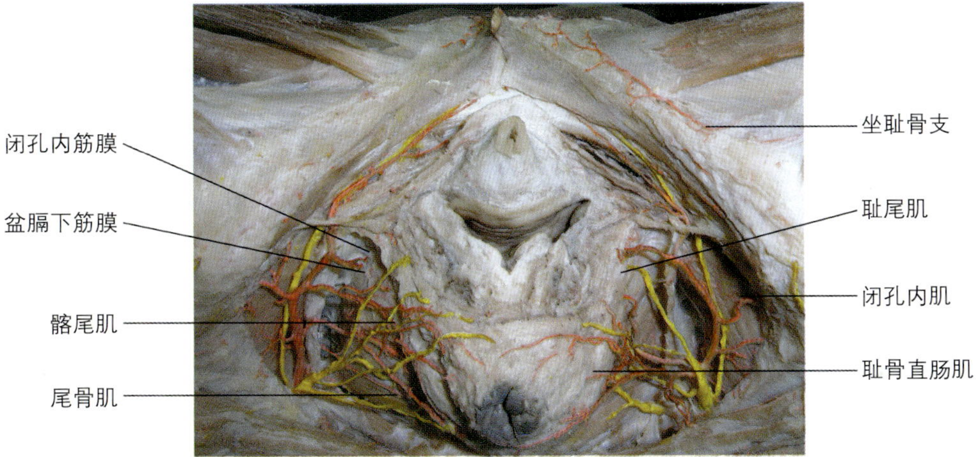

图3-10　肛提肌（会阴侧观）

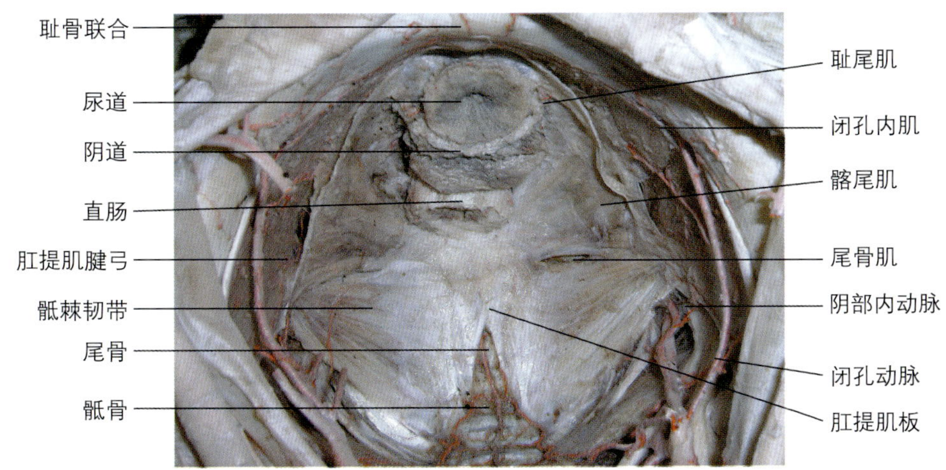

图3-11　肛提肌（盆内侧观）

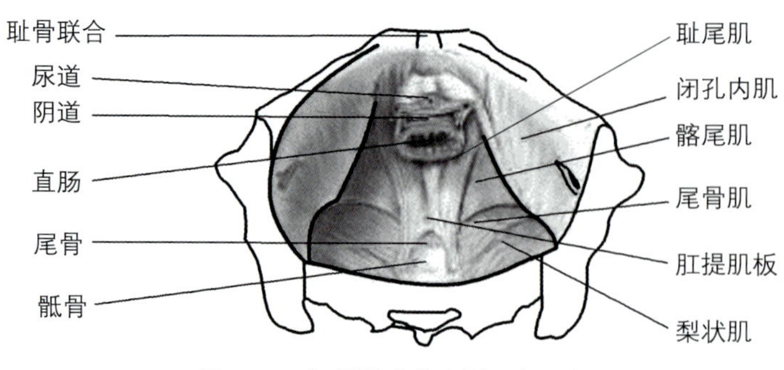

图3-12　肛提肌（盆内侧示意图）

肛提肌不仅在盆腔脏器支持方面非常重要，同时还能主动收缩参与维持脏器的正常功能。组织学研究显示，肛提肌大多由Ⅰ型横纹肌纤维即慢抽搐纤维构成，适于静息状态在脊髓反射作用下维持恒定的收缩力，即静息张力，以关闭尿道和肛门括约肌，缩小尿生殖裂孔，对盆腔脏器提供持久支持。而少量Ⅱ型纤维，即快抽搐纤维分布在尿道和肛门周围，在活动量增加时，可通过自主收缩提高张力以对抗腹内压的增加。研究显示，盆底肌和腹直肌有同步收缩功能，在腹直肌收缩，如咳嗽或打喷嚏时，耻尾肌也收缩，使膀胱颈保持在较高位置，同时维持了等同的腹腔内压传导至近端尿道；而肛提肌后部和尾骨肌的同步收缩则维持了正常的阴道轴。

盆底结缔组织

结缔组织是指含有胶原、黏多糖和弹性蛋白的一类组织，包括筋膜及韧带。

盆底发挥支持作用的结缔组织包括盆腔内筋膜、盆腔韧带及会阴隔膜。

盆腔内筋膜是腹横筋膜延续至覆盖骨盆底，位于盆底肌之上，腹膜之下，包绕盆腔器官并将其连接至支持的肌肉组织和骨盆的骨组织。这一结缔组织网与盆腔器官表面的结缔组织纤维相交织，使后者固定在正常解剖位置，同时能够完成贮尿、贮便、性交、排尿和排便功能。盆腔内筋膜特殊部位增厚形成了盆腔韧带，参与支持盆腔器官。这些韧带并不是独立的、容易分离出的结构，而是整个网状筋膜的一部分，其周围连于骨盆骨和腱弓。

1. Ⅰ水平　主骶韧带复合体、耻骨宫颈筋膜，即阴道上段的支持结构。主骶韧带复合体是起自宫颈和阴道上端的三维立体结缔组织支持结构，止于侧盆壁和骶骨。宫骶韧带主要由平滑肌、盆腔脏器自主神经、结缔组织和血管组成，而主韧带主要由血管旁结缔组织和盆腔血管构成。它的作用是悬吊子宫和上段阴道，向后牵拉宫颈，可维持直立位妇女的阴道长度，并使上2/3阴道轴保持在几乎水平的位置，位于其下方的肛提肌板之上。这样可使腹腔内压和子宫宫颈的压力压向阴道后壁和其下方的肛提肌板，而不是将阴道推出骨盆出口。在产后或子宫切除术后，Ⅰ水平支持被破坏，可导致子宫和（或）阴道脱垂。

耻骨宫颈筋膜（pubocervical fascia，PCF）是否是一层独立的组织现在仍有争论。它位于膀胱阴道间隙，是尿道、膀胱颈与阴道、宫颈之间的纤维肌性组织，不能与周围组织截然分开。耻骨宫颈筋膜头端即膀胱宫颈韧带（Pillar），连于宫颈环，其组织薄弱可致高位膀胱膨出；侧方连于盆腔筋膜腱弓，薄弱可致阴道侧方缺陷；而中部缺陷可致中位膀胱膨出，即膀胱底膨出。确切地说，耻骨宫颈筋膜应该属于Ⅰ、Ⅱ水平之间的支持结构（图3-13A~C）。

2. Ⅱ水平　盆腔筋膜腱弓（arcus tendineus fascia pelvis，ATFP）、直肠阴道筋膜、耻骨尿道韧带，即中段阴道侧方的支持结构。

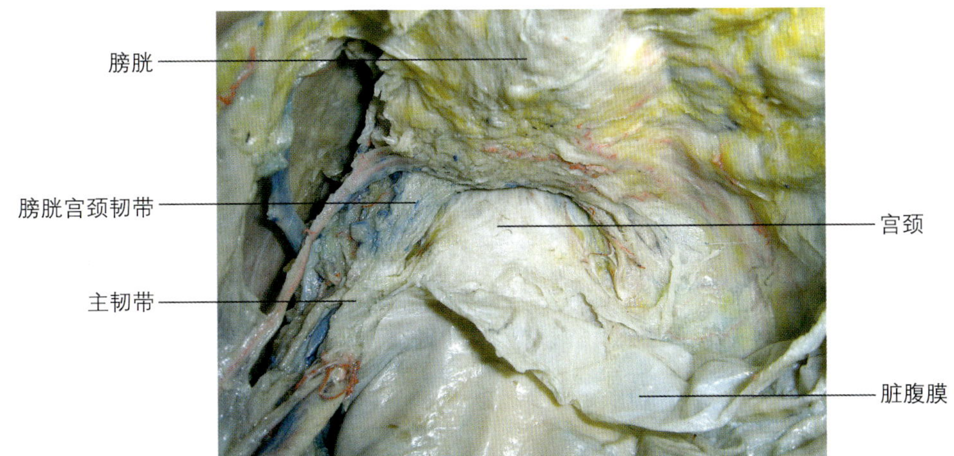

图3-13A 耻骨宫颈筋膜（头端）

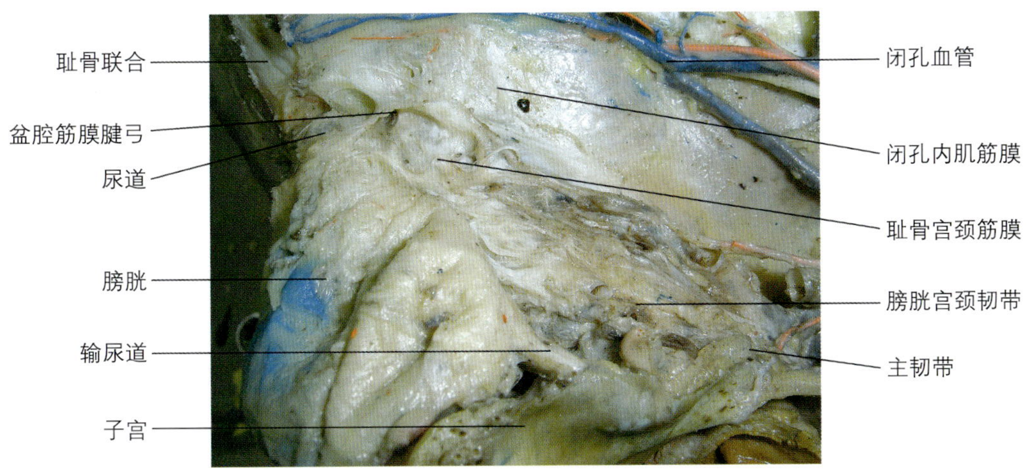

图3-13B 耻骨宫颈筋膜（侧方，头端）

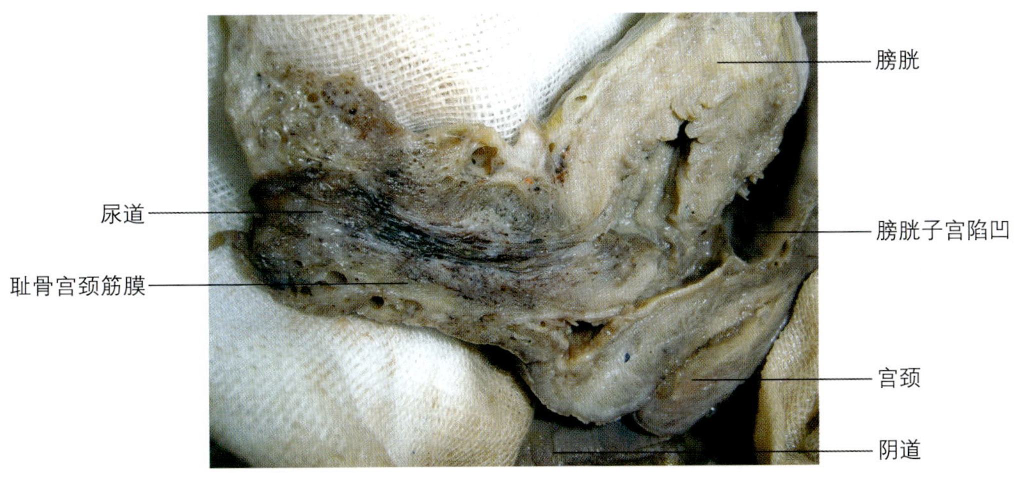

图3-13C 耻骨宫颈筋膜（矢状面）

一些学者将盆腔筋膜腱弓形容为盆筋膜“白线”。它是耻尾肌和髂尾肌表面盆腔内筋膜的中部增厚，为条状纤维结构。其起自耻骨联合中点外侧1 cm处的耻骨体内面，终至坐骨棘内缘。其前段纤维与耻尾肌外侧的盆底筋膜相接；中段是2~4 cm长、含肌纤维的纤维板，有力地连于阴道壁前侧方、尿道壁后侧方；其上后1/3段纤维起自肛提肌腱弓。盆腔筋膜腱弓的纤维连接非常广泛（图3–14），在其全长的上外侧部接受闭孔内肌筋膜发出的纤维，而下外侧部接受盆膈上筋膜发出的纤维，是将盆腔器官、盆底肌及盆壁筋膜组织联系起来的重要结构。其作用类似于吊桥的承力索，提供将尿道悬于阴道前壁（“吊床”）的支持力量，并阻止在腹压增加时阴道前壁和近端尿道向尾端的移位，维持尿自禁。盆腔筋膜腱弓组织的薄弱可致阴道旁的缺陷和阴道前壁膨出。另外，由于其前部固定于盆壁，在治疗尿失禁的尿道悬吊术中经常被用作固定点。由于距离尿道较远，术后排尿困难的情况很少发生。由于盆腔筋膜腱弓中没有脂肪成分，极度肥胖的患者也可以此为固定点。需要与盆腔筋膜腱弓区别的结构是肛提肌腱弓，它起于耻骨上支内面，其起点位于盆腔筋膜腱弓起点外侧并截然分开，其后1/3与盆腔筋膜腱弓的后1/3几乎融合，是耻尾肌后部纤维及髂尾肌的起点，即为肛提肌的侧方固定点，仅当打开盆腔内筋膜时可见。解剖命名委员会（1998）已将盆腔筋膜腱弓归为盆腔内筋膜，而肛提肌腱弓归为盆膈（图3–15）。

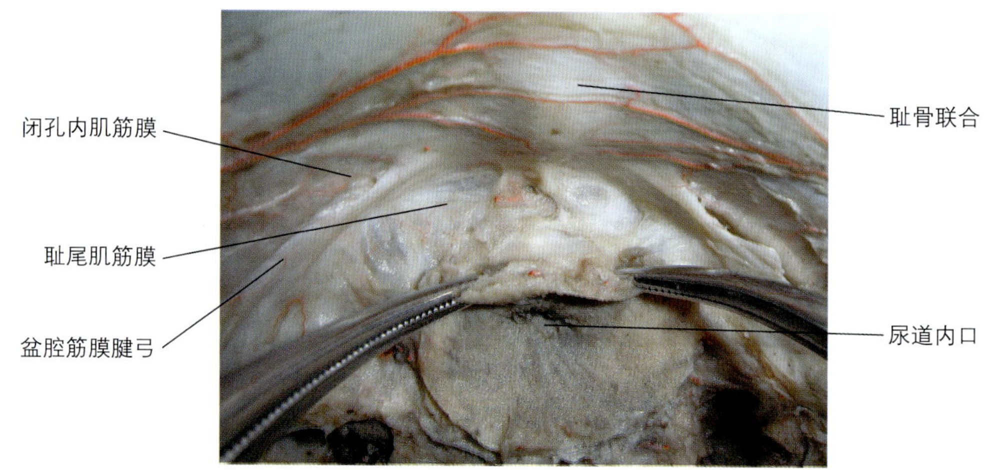

图3–14　盆腔筋膜腱弓纤维来源

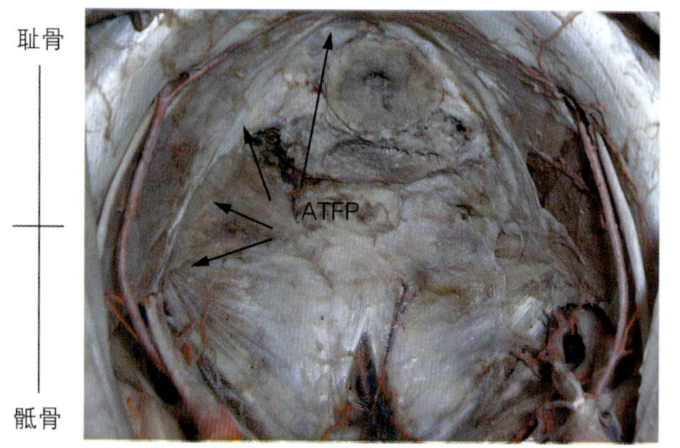

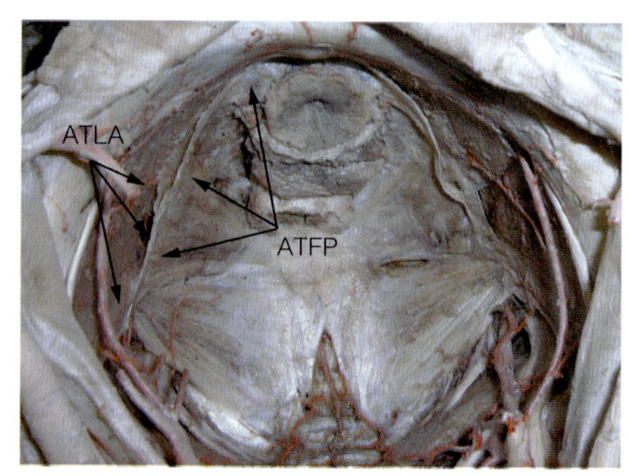

图3–15　盆腔筋膜腱弓（ATFP）与肛提肌腱弓（ATLA）

阴道后壁侧方的直肠阴道筋膜是阴道后壁的远端1/2与肛提肌腱膜的融合，自会阴体向内延伸约3.5 cm形成的。在耻骨联合至坐骨棘中点的位置与盆腔筋膜腱弓融合，并不延伸至阴道后壁全长，其上端与直肠子宫陷凹处的腹膜凹陷相连（图3-16）。在阴道近端1/2，阴道前壁和后壁都向侧方连于盆腔筋膜腱弓，其支持是相同的。这种结构说明了为什么阴道远端的断层呈H形，而上端呈扁平管状轮廓。许多组织学研究同样发现，在膀胱阴道间、阴道直肠间并没有独立的"筋膜"层。虽然手术中经常用到耻骨宫颈筋膜及阴道直肠筋膜的概念，但通常是指将阴道黏膜层同周围组织分开的结构。

耻骨尿道韧带是盆腔内筋膜的增厚，起自耻骨联合后下缘下1/5处，其起点位于盆腔筋膜腱弓起点内侧，紧连于耻骨，下行纤维呈扇形，向内侧插入尿道上中1/3交接处，向外侧插入耻尾肌和阴道壁的筋膜，呈锥体形，总长约1 cm（图3-17）。该韧带将尿道有力地悬吊于耻骨。肛提肌也仅仅是通过与之紧密的连接直接参与尿道的支持作用。这一韧带的薄弱可使尿道中段向后下移位，而不伴有膀胱颈的高活动性。

3. Ⅲ水平　会阴隔膜、会阴体、尿道外韧带。会阴隔膜（perineal membrane，PM）是一层厚的膜性纤维片，覆盖于整个尿生殖三角。目前这一结构已经不再称为"尿生殖膈"，因为已经

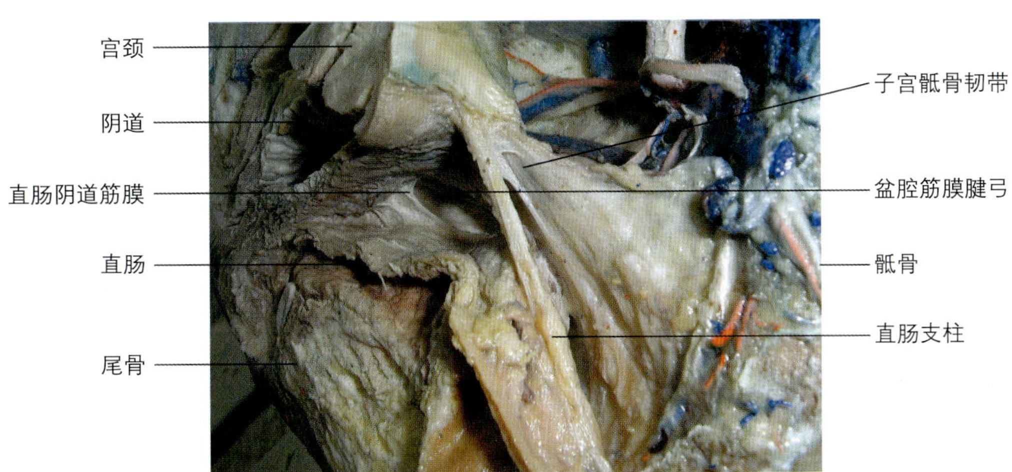

图3-16　直肠阴道筋膜（矢状面）

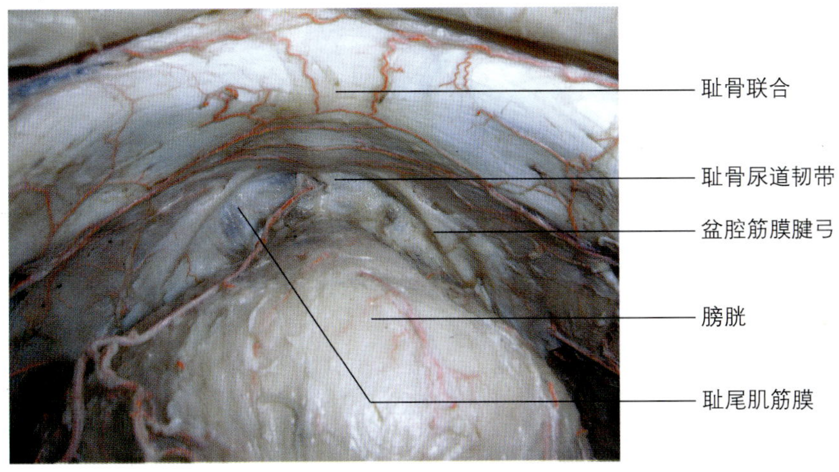

图3-17　耻骨尿道韧带

确定其并非以前所认为的由中间肌层及上下膜性层所构成。它的两侧连于耻骨弓，后缘为游离缘，中线部附着于尿道、阴道壁和会阴体。尿道和阴道通过尿生殖裂孔穿出会阴隔膜至前庭。会阴隔膜与会阴浅筋膜之间是会阴浅隙，其深方为会阴深隙。

会阴体（perineal body，PB）是阴道和肛门之间的区域，是球海绵体肌、会阴浅横肌、会阴深横肌、会阴隔膜、肛门外括约肌、阴道后壁肌层，起自耻骨直肠肌和耻尾肌纤维的集合点，有大量的弹性组织。

尿道外韧带（external urethral ligament，EUL）是将尿道外口与耻骨联合前表面、耻骨间韧带前部紧密相连的结构，是由阴蒂体和两侧阴蒂脚下方发出的一束宽而分散的纤维，与阴蒂悬韧带相接续，提拉该韧带可提升尿道外口。EUL发出向后的纤维与耻骨尿道韧带发出向前的纤维互相连接，平行尿道行于尿道上表面、耻骨弓下方，称为中间韧带（Intermediate ligament，IL）（图3-18）。

盆底肌与盆底结缔组织的相互作用

完整的盆底是一个密切联系的整体，完整的盆底功能是在盆底肌、盆底结缔组织及盆腔器官的密切配合下完成的，是支持系统与括约肌系统的协同统一。

正常盆腔器官的支持和功能依赖于盆底肌和盆底结缔组织的动态相互作用。解剖研究显示，肌肉与筋膜、韧带及器官浆膜层间有非常多的相互交织的纤维连接，提示其作为整体发挥作用。Delancey研究了女性标本的1 500个连续显微切片，发现从膀胱下方至会阴隔膜，阴道和尿道周围的胶原和弹性纤维呈交错状，并且与肛提肌的中间部分交织。在直立女性，盆腔内筋膜及其增厚形成的韧带于肛提肌上悬吊阴道上段、膀胱和直肠，而盆底肌关闭泌尿生殖裂孔并为盆腔脏器提供一个稳定的平台。腹腔内压和重力垂直作用于阴道和盆底，盆底肌以其关闭状态下持续性的张力对抗之。如果盆底肌张力正常，结缔组织连接的压力将减小。另外，在急性压力下，如咳嗽、打喷嚏时，盆底肌存在反射性收缩，对抗并稳定盆腔脏器。

肛提肌通过与结缔组织连接控制近端尿道的位置，即压力从盆底肌传向尿道依赖于结缔组织，特别是胶原。先天性或获得性胶原损伤，可以导致肌肉的起点或插入点松弛，影响其等长收缩，导致关闭功能不全。另外，盆腔的韧带将器官悬吊于骨盆壁，任何一条韧带的松弛都将使相应肌肉力量失效，导致脏器开关功能的紊乱。盆底肌薄弱，如神经病理性损伤或机械性损伤，肛提肌板无法维持其水平位置，泌尿生殖裂孔打开，使支持盆腔器官的责任都落在盆底结缔组织上。随着时间推移，持续性张力将使筋膜及韧带的连接拉伸、薄弱、断裂，导致器官正常解剖位置丧失。

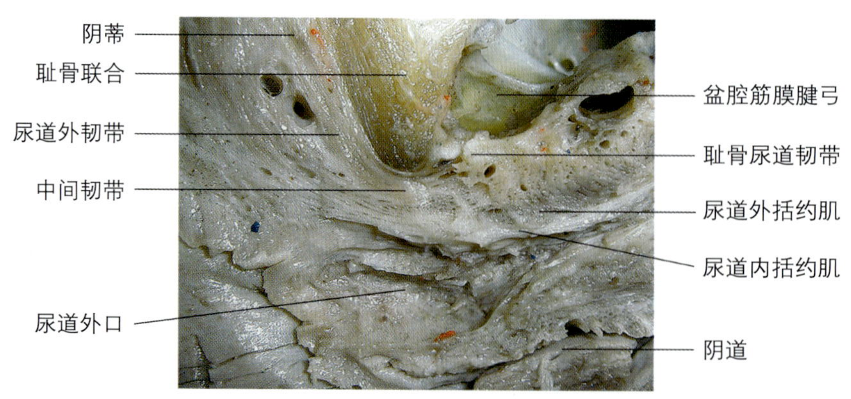

图3-18　尿道外韧带、耻骨尿道韧带及中间韧带（矢状切面）

■ 盆腔脏器括约肌系统

尿道括约肌系统

1. 尿道的分段解剖　为了方便尿道功能的讨论，通常以会阴隔膜和耻骨弓内缘为界将尿道分为近、中、远3段。

近段尿道为膀胱颈至耻骨弓内缘的一段，在尿控中有很重要的意义。在近端尿道，耻尾肌筋膜的纤维与尿道旁筋膜组织交织，提供了侧方支持，使膀胱颈和近端尿道维持在较高位置，使作用于膀胱底和膀胱出口的腹腔内压相同。因此，近端尿道也是手术纠正SUI的重要区域。另外，U形的逼尿平滑肌环绕近端尿道，通过收缩管腔帮助关闭尿道。近端尿道内黏膜下层由胶原、弹性组织和静脉网构成，通过黏膜表面相接形成一个防水的密封层，并产生1/3的静息尿道关闭压。由于受雌激素水平的影响，随年龄增加其封闭作用减弱。

中段尿道指近段与远段尿道中间，即会阴隔膜深方的部分。中段尿道行于耻骨弓下方，是完成尿道括约功能的骨骼肌所在部位，包括尿道外括约肌、尿道膜部括约肌和尿道阴道括约肌。这3块肌肉共同作为独立单位发挥功能，Oelrich称其为“横纹尿生殖括约肌”。解剖中发现这3块肌肉互相交织，不能完全分开。尿道外括约肌起自逼尿肌终点，主要围绕中段尿道，是呈环形环绕尿道壁的平滑肌纤维；尿道膜部括约肌沿耻骨支下缘走行，包绕尿道腹侧面，跨过尿道后，其纤维深入耻骨支附近的会阴隔膜；尿道阴道括约肌则环绕尿道和阴道。组织学研究显示，构成横纹尿生殖括约肌的肌纤维主要是慢抽搐纤维（Ⅰ型），直径15~20 μm，适于保持持久的张力，参与形成静息尿道关闭压；而少量快抽搐纤维在腹内压突然升高时的自主收缩功能则提供了更多的控尿保护。

远段尿道是指会阴隔膜至尿道外口的部分，其作用主要是尿液导出的管口。

2. 尿道括约肌系统的解剖　女性尿道括约肌系统由以下功能性结构组成：黏膜的密封作用、膀胱颈的关闭及功能正常的尿道括约肌，后者又由内括约肌和外括约肌两部分组成（图3-19）。尿道外括约肌如前所述。解剖学研究发现，其腹侧较厚而背侧较薄，并存在少量纵行纤维，提示其关闭尿道的机制是通过腹侧压向背侧，不是单纯的环形收缩。另外，会阴隔膜上方的尿道膜部括约肌和尿道阴道括约肌也是只位于尿道的腹侧，其收缩也使得尿道管腔自腹侧压向背侧，协助其关闭。尿道外括约肌内侧为尿道内括约肌，主要由斜行或纵行的平滑肌组成，其确切功能尚不清楚。但Schafer基于生物力学基础的研究提

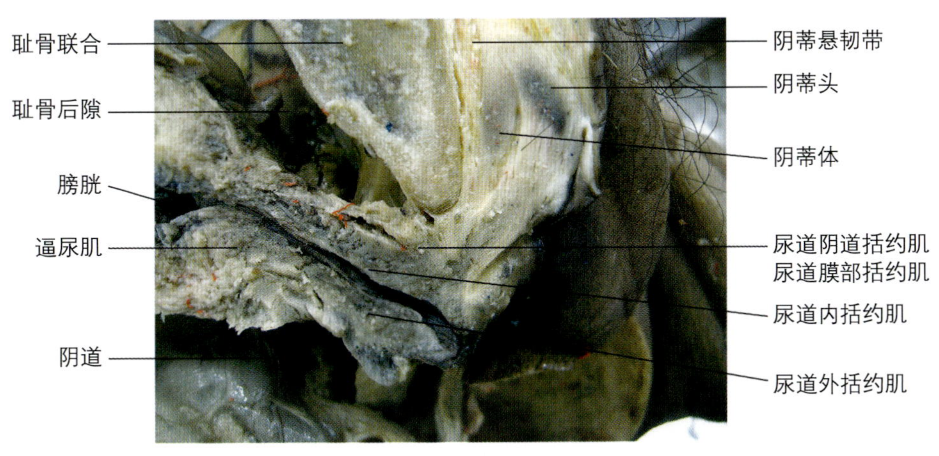

图3-19　尿道括约肌（矢状切面）

出，纵行平滑肌为环行平滑肌和横纹尿道括约肌的“容积填充物”，其存在提高了括约机制的效力，使得尿道管腔在仅有少量环行肌收缩的情况下收缩。但也有研究者认为可能是在收缩时帮助打开管腔完成排尿而非收缩管腔。

3. 尿道括约系统与SUI　大多数实验证实，正常人的静息尿道关闭压与SUI者不同，并且与SUI的程度相关。尿道关闭压降低与年龄相关的尿道横纹肌组织的退化及神经损伤有关。随年龄增加，尿道关闭压降低，而锻炼能起到的改善作用很小，特别是腹压增加时。尿道横纹肌由阴部神经支配，分娩所致的神经损伤可使尿道外括约肌萎缩，导致其关闭不全。

肛门括约肌系统

1. 肛门括约肌系统解剖　肛门括约肌系统包括肛门内括约肌和肛门外括约肌，后者又分为深部、浅部和皮下部（图3-20）。肛门内括约肌长3 cm，位于肛瓣和齿状线附近，肛管的白线标志肛门内括约肌和肛门外括约肌皮下部的交界。肛门外括约肌深部是环绕肛门内括约肌上部的一条厚的环形带，其纤维与耻骨直肠肌纤维交织；肛门外括约肌浅部环绕肛门内括约肌的下部，向前连接至会阴体，向后通过肛尾缝连接至尾骨，是肛门外括约肌唯一与骨连接的部分。肛门外括约肌的皮下部是1.5 cm厚、环绕下端肛管的扁平条带，在肛门外口和白线以下深入皮肤。组织学研究证实，肛门外括约肌由Ⅰ型慢抽搐骨骼肌纤维组成，适于长期收缩状态的维持。在静息状态下，肛门括约肌处于每4 s一次的间歇性收缩力增加并伴有反相蠕动的状态。在肛门外括约肌中已经发现有雌激素受体，并且在雌激素替代的实验人群中发现了便失禁症状的改善。耻骨直肠肌在肛门外括约肌深部后方形成了吊带样结构，它将肛管拉向前方形成肛门直肠角。在排便过程中，耻骨直肠肌放松，肛门直肠角变钝，协助内容物排至肛管。研究显示，肛门直肠角对于控制排便非常重要。腹腔内压力的突然升高会导致肛门括约肌收缩力的升高，而其部分原因是耻骨直肠肌的反射性收缩。肛管内黏膜和其下方的血管间隙，肛垫提供了肛管静息状态下的封闭作用。

2. 肛门括约系统缺陷与便失禁　排便与排尿相同，是由所有与排便相关之元素神经反射的相互作用来驱动的。肛门外括约肌的损伤是便失禁发生的主要原因，它通过两个途径起作用，即直接关闭作用和降低肛提肌收缩活性，因为肛门外括约肌是肛提肌的插入点，而肛提肌又是产生肛门直肠角的主要结构。对阴道分娩后有晚期便失禁发生的妇女，经肛门超声检查发现隐性肛门括约肌损伤很常见，所致便失禁甚至可能在分娩结束很长时间后出现。

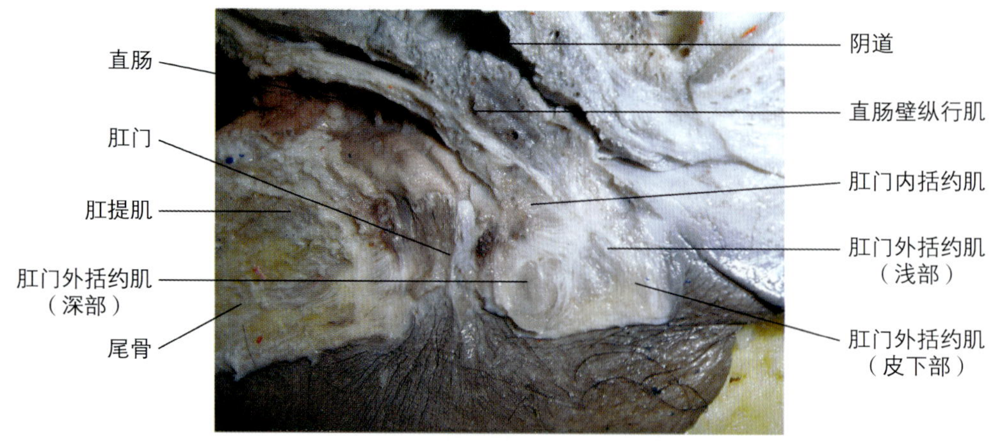

图3-20　肛门括约肌（矢状切）

盆底动态解剖

盆底肌主要为慢反应纤维，可以支持盆腔脏器、维持其形状结构及关闭其开口。在耻尾肌向前拉力、肛提肌板向后拉力和肛管纵行肌向下拉力的协同作用下盆腔器官被拉向后下方，压向其下方的肛提肌板，这样可以避免脱垂并且帮助关闭尿道和肛门（图3-21）。

尿道的正常状态有3种，即静息状态下关闭、腹压增加时关闭以及排尿时开启。每一种状态都是肌肉收缩向前方对抗耻骨尿道韧带以及向后方对抗宫骶韧带的结果。Petros在整体理论中结合放射线造影技术阐述了这3种状态下盆底肌及盆腔器官的运动情况。在静息状态，耻尾部向前拉紧阴道远端，肛提肌板及肛管纵行肌向后、向下拉紧阴道近端，阴道自身弹性及慢反应纤维收缩维持尿道关闭（图3-22A）。腹压增加时，以上三方向肌肉的快反应纤维收缩，力量通过阴道传导至尿道及膀胱颈将其维持在较高水平，同时耻尾肌纤维收缩维持尿道关闭（图3-22B）。排尿时，耻尾肌放松，牵拉受体激活排尿反射，肛提肌板和肛管纵行肌收缩将整个系统拉向后下方，打开尿液流出道，逼尿肌收缩将尿液排出（图3-22C）。

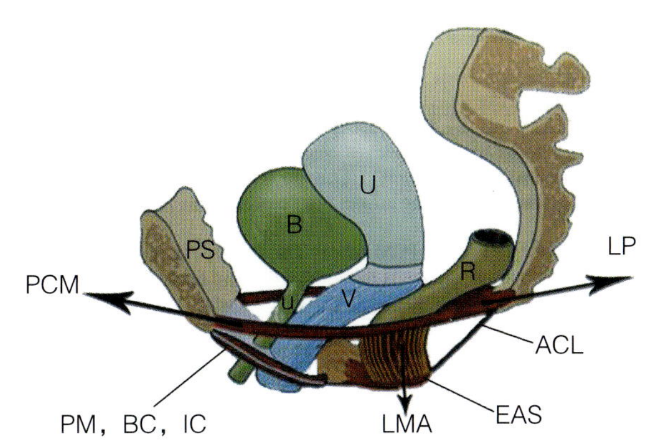

PS.耻骨联合；B.膀胱；U.子宫；R.直肠；u.尿肌前道；V.阴道；ACL.肛尾韧带；EAS.肛门外括约肌；LMA.肛管纵行肌；PM，BC，IC.会阴隔膜，球海绵体肌，坐骨海绵体肌；PCM.耻尾肌；LP.肛提肌板。

图3-21 盆底肌拉力方向示意图

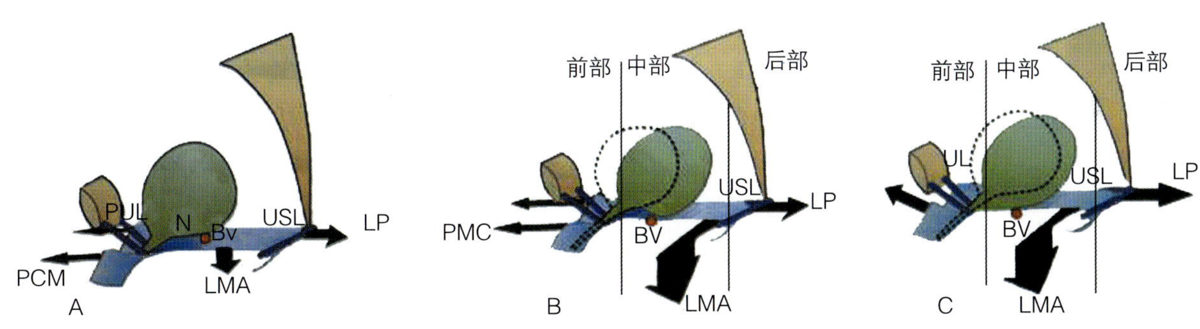

PUL.耻骨尿道韧带；USL.宫骶韧带；LMA.肛管纵行肌；PCM.耻尾肌；LP.提肌板。

图3-22 尿道的3种正常状态

A.静息状态；B.腹压增加状态；C.排尿状态

（王 巍 郎景和 朱 兰）

压力性尿失禁

尿失禁（urinary incontinence，UI）是由于不自主的尿道和膀胱压力梯度改变，使膀胱内压高于尿道内压而致的溢尿。压力性尿失禁（stress urinary incontinence，SUI）定义为：腹压的突然增加导致尿液不自主流出，不是由逼尿肌收缩压或膀胱壁对尿液的张力压引起的。其特点是正常状态下无遗尿，而腹压突然增高时尿液自动流出。

非手术治疗

盆底肌肉锻炼（pelvic floor muscle exercises，PFME）是指患者有意识地对以肛提肌为主的盆底肌肉进行自主收缩以便加强控尿能力，又称为Kegel运动。Kegel首先发现反复收缩耻骨尾骨肌可以增强盆底肌肉组织的张力，减轻或防止尿失禁。PFME是最常用的保守治疗SUI的方法。

手术治疗

压力性尿失禁的手术方法很多，归纳起来可分为：阴道前壁修补术、耻骨后膀胱尿道悬吊术、悬吊带术3类。后两者的手术目的是为了提高和支持膀胱尿道交界处，以加强腹压增强时压力向尿道的传导。

阴道前壁修补术

由Kelly（1913）的阴道前壁缝合术发展而来。该手术是基于膀胱尿道支持减弱，是由于位于膀胱和尿道之间的盆底筋膜损伤或削弱所造成的这一假说。通过增加膀胱尿道后壁的作用，缩小尿道内径，极少部分可使膀胱颈位置稍有提高，从而达到治疗目的。

手术步骤为正中切开尿道口下1 cm至宫颈内口阴道前壁的黏膜，向两侧分离阴道壁达尿道两侧深部，自尿道内口开始平行褥垫式缝合尿道两侧耻骨膀胱筋膜。该手术的解剖学和临床效果均较差，术后1年治愈率约为30%，并随时间推移而下降。由于临床效果不理想，虽方法比较简单，目前国外应用逐渐减少。

耻骨后膀胱尿道悬吊术

耻骨后膀胱尿道悬吊术的术式很多，有经腹和“缝针法”途径。经腹的耻骨后膀胱尿道悬吊术有Marshall-Marchetti-Krantz（MMK）术式和Burh术式。“缝针法”有Gittes术式、Stamey术式、Pereyra术式、Raz术式和Muzsani术式。所有术式遵循两个基本原则，仅在应用上有所差别：①缝合尿道旁阴道或阴道周围组织，以提高膀胱尿道交界处；②上述缝合一般连接在相对结实和持久的结构上，最常见用耻骨联合骨膜（MMK手术）或髂耻韧带，即Cooper韧带（Burch手术），Cooper韧带应用最多。

1. MMK术式（1949）　耻上横切口或下腹中线纵切口，充分暴露耻骨后间隙（Retzius间隙），在膀胱颈部水平，左右对称，用延迟吸收或不吸收缝线缝针，穿过尿道旁阴道壁的肌层及筋膜，缝至耻骨骨膜或耻骨联合软骨。每侧各缝1~3针。

2. 库柏韧带悬吊术　Burch改良了MMK术式（1961）：充分暴露耻骨后间隙，在尿道膀胱交接处和膀胱颈底部（膀胱三角）外侧的阴道前壁至同侧的髂耻韧带——库柏（Cooper）韧带，用延迟吸收或不吸收缝线行8字缝合，所有的缝线缝合好后，最后一起打结。打结的松紧以抬高尿道膀胱连接处且不能阻塞膀胱出口为度。1年治愈率约90%。

自Vancaillie和Schuessler于1991年首次报道Burch手术在腹腔镜下完成，腹腔镜下库柏悬吊术是用不同的手术途径来完成传统的开腹手术方法。该方法从压力性尿失禁病因学角度纠正了其发生的解剖缺陷，因而远期效果持久。传统开腹的库柏韧带悬吊术有腹部伤口感染、耻骨后血肿和插尿管时间长等不足。

手术方法：全麻后，患者取膀胱结石位，充气后取头低脚高位。按一般方式取脐部第1穿刺口，为10 mm，辅助穿刺口分别取两侧髂前上棘内侧为第2、3穿刺口，为5 mm，必要时可在耻骨联合上方5 cm以上偏左行5 mm第4切口辅助操作。插入腹腔镜，观察盆腹腹腔脏器并行相应处理。

用200~300 mL亚甲蓝液充盈膀胱，以明确膀胱顶部上界。在膀胱顶部上方1 cm处用单极内镜剪刀横行剪开前腹壁腹膜，并向两侧伸延到闭锁的脐韧带（图3-23）。排空膀胱，用单极内镜剪刀或剥离棒钝、锐性分离耻骨后间隙（来秋间隙）直到耻骨联合。如遇血管，可用双极电凝进行预防性电凝，紧贴耻骨后背侧，将耻骨后间隙逐步剥离，暴露耻骨后筋膜及两旁的Cooper韧带。再连续向下分离膀胱前部、膀胱颈和尿道上端及两旁的阴道壁。

术者（位于患者左侧）左手置阴道内4 cm（约膀胱颈水平），食指、中指在膀胱颈两侧，将穹隆向上抬（约2 cm），以进一步辨认膀胱颈及两旁的阴道筋膜组织。在术者的手指上顶阴道壁上方，用内镜钝性剥离的方法，从外侧将膀胱向内上方分离，使膀胱颈旁的外侧阴道筋膜剥离至少2 cm，分离中应避免损伤膀胱尿道周围丰富的血管丛。用0-Ethicoon不吸收缝线缝合膀胱颈旁开1 cm的阴道筋膜组织，缝合时以阴道内的手指指示缝针不能穿透阴道黏膜，缝入Cooper韧带，打结。打结的松紧控制在使上抬的阴道壁距Cooper韧带2~3 cm处，在第1针外1 cm处同法缝合第2针（图3-24）。同法缝合对侧。

术后阴道内手指可明确感到阴道前壁的上提，如效果不明显，再行第3针缝合。冲洗检查术野，如遇静脉丛出血，采取双极电凝止血。膀胱镜检查膀胱壁无损伤、双侧输尿管开口和喷尿正常，则手术完毕。

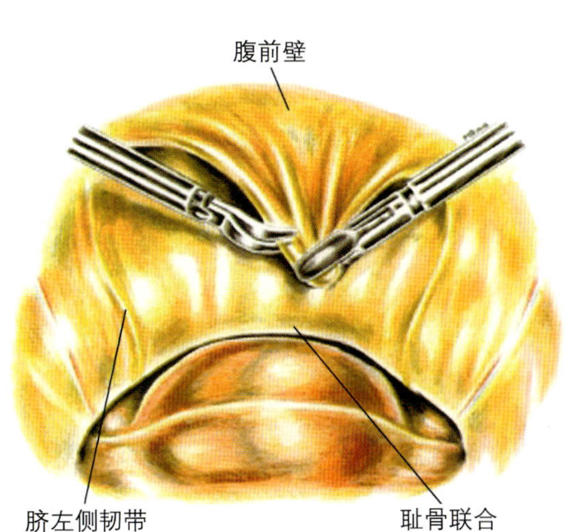

图3-23　Burch手术

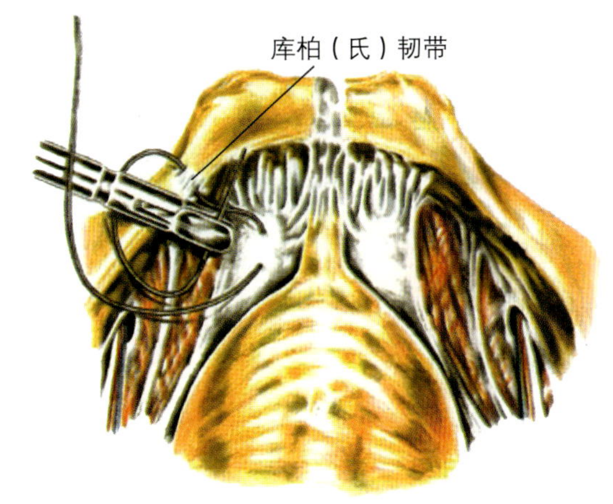

图3-24　Burch手术

腹腔镜进耻骨后间隙的路径除腹膜内进入外，还有腹膜外路径。腹膜外路径采用钝性分离或一次性处理的气囊膨胀系统来完成。腹膜外路径的优点包括能使用区域麻醉和患者可采取仰卧位、在腹腔内明显粘连的情况下能不受阻碍地进入耻骨后间隙、套管部位形成疝的危险性低、手术时间缩短、手术后疼痛减轻。但一次性使用机械设备费用较高。治愈率与腹腔镜腹膜内路径相似。

悬吊带术

Von Giordano（1907）首先开展了悬吊带术治疗压力性尿失禁，而后其手术技巧及悬带材料进行了多次修改。悬吊带术除治疗膀胱颈高运动性压力性尿失禁外，对神经切断及瘢痕所致的尿道关闭压低者也有效。悬吊带术可用自身筋膜（腹直肌、侧筋膜、圆韧带）或合成材料硅胶带。经下腹部切口在膀胱颈下做一隧道插入悬带，将两侧悬带缝到髂耻韧带上，形成很小的张力，膀胱尿道交界处支持尿道并部分压迫尿道。治愈率为80%~90%。

1. 经阴道无张力尿道中段悬吊术（tension-free vaginal tape，TVT）　瑞典的Olmsten于

1996年首次报道了TVT，近几年来该术式蓬勃开展。该术式的悬吊材料为编织的有倒钩普理灵（Prolene）网带。该网带有其倒钩编织，可直接贴附和固定在组织上。手术在局麻加静脉麻醉或硬膜外麻醉下完成（图3-25~27）。

手术方法：患者采用膀胱截石位，阴部、会阴部和耻骨上区域消毒、铺巾。膀胱放置18F的Foley导尿管。在阴道前壁尿道下方1 cm处行一纵切口，长1~2 cm。钝性分离阴道壁组织至尿道，以暴露尿道中段，越过尿道向支持韧带方向分离解剖。在耻骨上方，离腹中线左右各两指宽处做

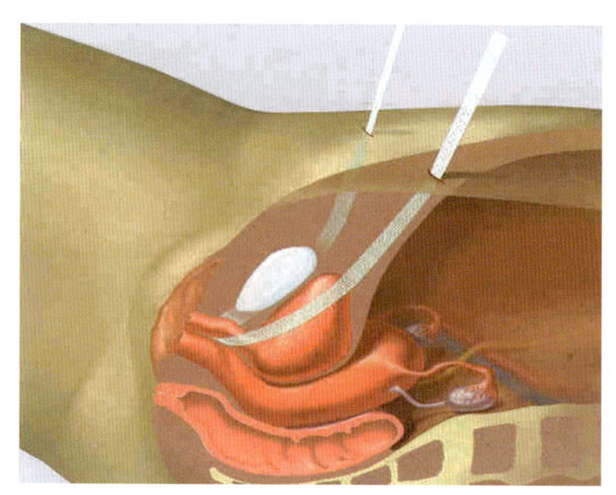
图3-27　TVT（侧面观）

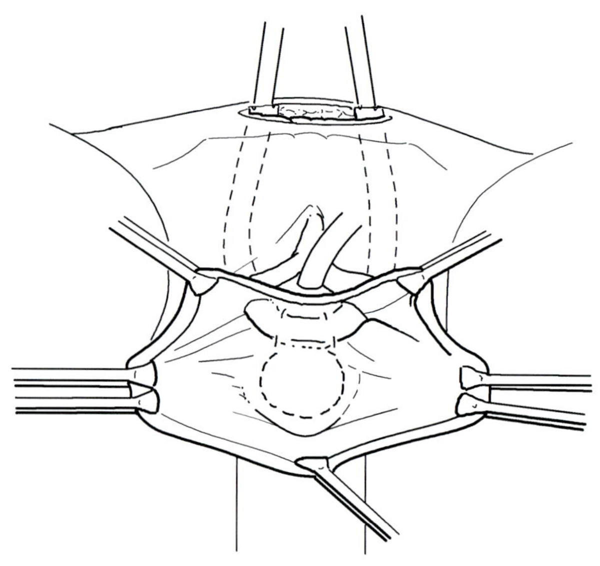
图3-25　TVT

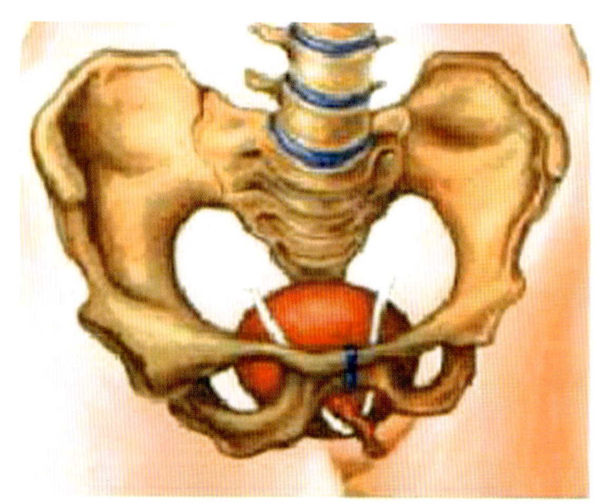
图3-26　TVT（前面观）

2个0.5 cm长的切口。Foley导尿管内插入硬质导管导引器，用导引杆将膀胱推向左侧，TVT针经阴道前壁切口进入，推针器助力，将TVT针从腹壁右侧推出（先不要拔出）。膀胱内注液250 mL，用70° 膀胱镜观察，如无损伤，可将针拔出。排空膀胱，导引杆将膀胱推向右侧，TVT针从腹壁左侧切口推出。再向膀胱内注液250 mL，用70° 膀胱镜观察，如无损伤，可将针拔出。将TVT的针与连接的悬吊带间剪断，膀胱充盈300 mL液体，嘱患者进行咳嗽，配合调整悬吊带的松紧度，以咳嗽后尿道口有1~2滴尿液溢出为理想标准。用血管钳钳住悬吊带外的塑料套尾端，将两侧塑料套拉去，剪去腹壁外多余的网带。用可吸收线缝合切口。

该手术的优点为可在局麻下操作，创伤小，悬吊适度，效果可靠，作用持久。文献报道，随访2年，治愈率为84%。

2. 经闭孔的尿道中段悬吊带术（图3-28，29）　尿道中段悬吊带术除经典的耻骨后路径外，2001年Delorme又发明了经闭孔的途径，称为经闭孔的尿道悬吊带术（transobturator suburethral tape，TOT）。2003年，法国Tayrac R医生发明了TVT-O，其闭孔穿刺方向为“里→外”，它是将与TVT同样的吊带经阴道内切口放置于两侧闭

孔之间、尿道中外1/3交界处的下方，两端从大腿内侧切口穿出，无任何悬吊。在静脉麻醉下，于阴道前壁中线纵向切开阴道黏膜，分离阴道黏膜和尿道下方间隙至耻骨支，45° 向上放置翼状挡板，凹槽朝向术者，将TVT-O螺旋针沿翼状挡板内侧穿入达耻骨支。去除翼状挡板，将针紧贴耻骨支内缘穿出，在皮下潜行一段后穿出皮肤。退出螺旋针内芯，剪除套针。对侧同法操作。在吊带与尿道间以放置一把剪线剪刀为准，拉出吊带外塑料套。剪掉皮肤外多余吊带，可吸收线关闭阴道内及两侧皮肤切口。

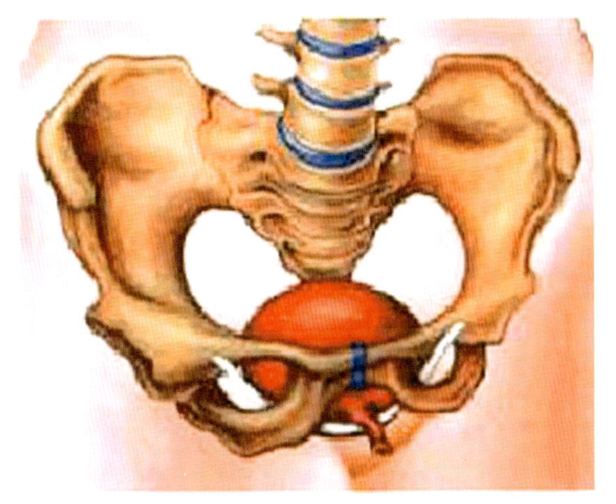

图3-28　TVT-O

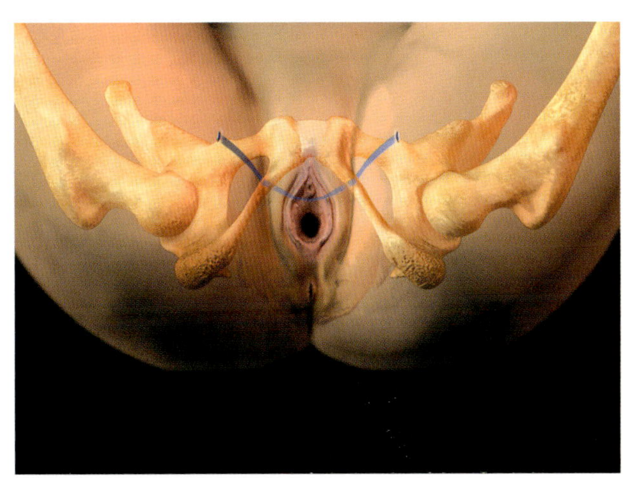

图3-29　TVT-O

（张庆霞　朱　兰）

盆底器官脱垂

盆底功能障碍（pelvic floor dysfunction，pelvic floor disorder）又称为盆底缺陷（pelvic floor defects），或盆底支持组织松弛（relaxation of pelvic supports），以往多称为女性生殖器官损伤性疾病，临床上主要表现为盆腔器官脱垂（pelvic organ prolapse，POP）。

现代解剖学对盆底结构分类更加精细，从垂直方向将盆底结构分为前盆腔（anterior compartment）、中盆腔（middle compartment）和后盆腔（posterior compartment）。前盆腔包括阴道前壁、膀胱、尿道；中盆腔包括阴道顶部、子宫；后盆腔包括阴道后壁、直肠（图3-30）。

■ 前盆腔组织缺陷

前盆腔组织缺陷主要是指阴道前壁的膨出或脱垂，同时合并或不合并尿道及膀胱膨出。阴道前壁松弛可发生在阴道下段，即膀胱输尿管间嵴的远端，叫前膀胱膨出；也可发生在阴道上段，即输尿管间嵴的近端，又叫后膀胱膨出。临床上两种类型的膨出常同时存在。前膀胱膨出与压力性尿失禁密切相关；后膀胱膨出为真性膀胱膨出，与压力性尿失禁无关。重度膀胱膨出可出现排尿困难，有时需将膨出的膀胱复位来促进膀胱排空。重度膀胱膨出患者可以掩盖压力性尿失禁

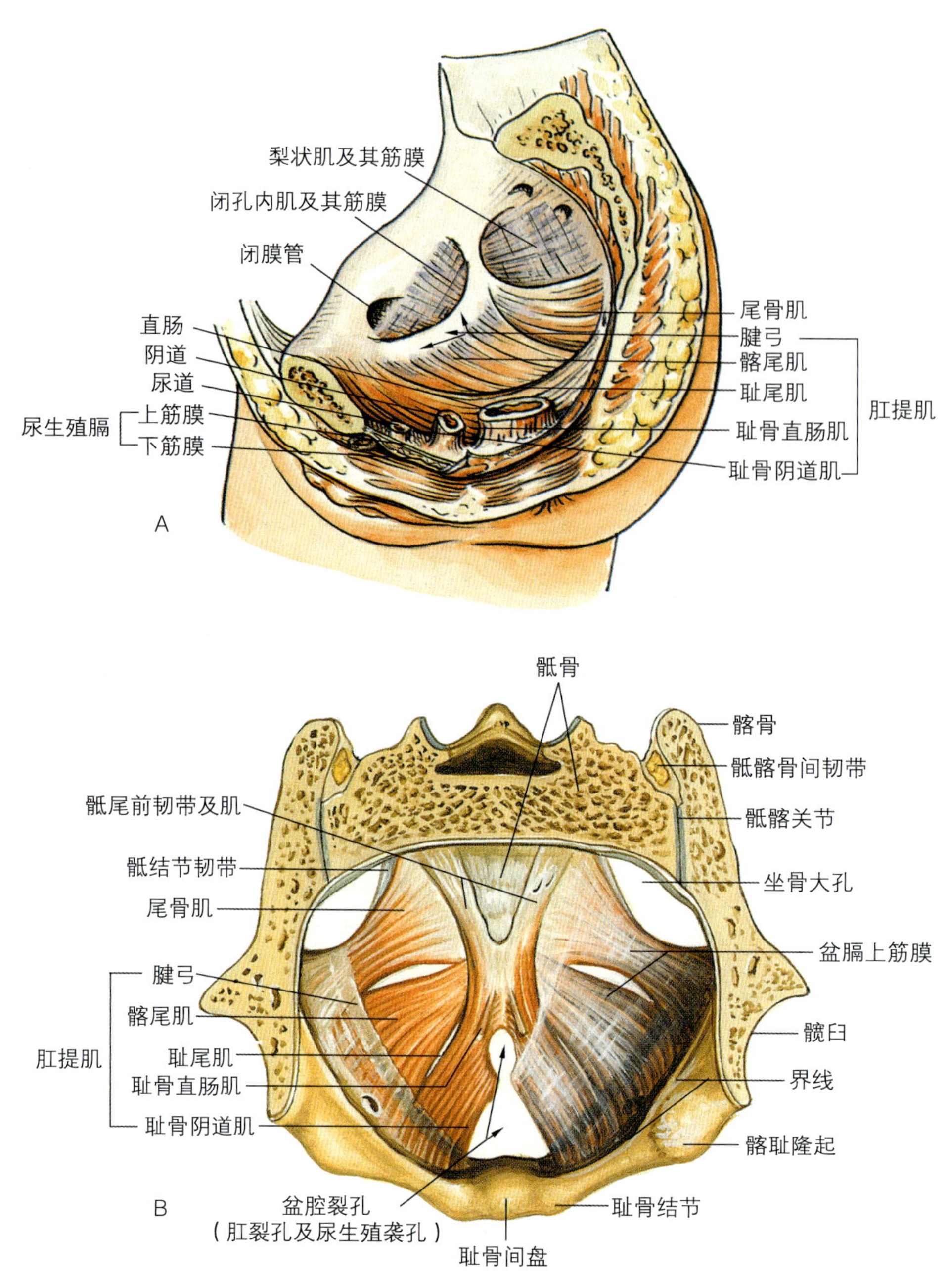

图3-30　盆底肌

A.侧面观；B.上面观

的症状，需将膨出组织复位后明确诊断。选择手术时一定要明确解剖缺陷的具体部位。

阴道前壁膨出无压力性尿失禁的治疗术式

1. 阴道前壁修补术　适用于修复阴道中央型缺损。分离阴道黏膜，在阴道前壁做倒“T”形切口，于阴道前壁重要缺损的远端和近端外缘各钳夹一把Allis钳，在膀胱最低部位的下方0.5 cm处，将阴道前壁黏膜半环形切开达阴道筋膜，分离切口边缘，用组织钳提起切缘，用弯剪刀将阴道前壁黏膜与膀胱分离，剪刀头朝向阴道壁，以免损伤膀胱，撑开阴道膀胱间隙，直达尿道下沟，提起切缘向下牵引，在中线处纵行剪开阴道黏膜达尿道下沟，此时切口呈倒“T”形。

阴道前壁切口要根据阴道前壁膨出的程度来选择，能暴露出双侧膀胱宫颈韧带及双侧主韧带；游离阴道黏膜与膀胱，向两侧充分游离阴道黏膜，使膨出的膀胱充分暴露，继而分离膀胱宫颈间隙，钳断膀胱宫颈韧带；做几个荷包缝合，要根据膨出的程度决定，阴道壁筋膜作U形缝合，双侧膀胱宫颈韧带及主韧带对合缝合；充分游离膀胱后，缝合膀胱固有韧带，切除多余的阴道黏膜。

预防膀胱损伤：通常选择距离宫颈外口1.5 cm处，在膀胱附着处稍下方横切阴道黏膜，或左手捏起阴道黏膜，用剪刀剪透阴道黏膜全层，即剪至阴道膀胱间隙，然后剪刀凹面朝上，由浅入深，逐步分离。游离膀胱时，应在膀胱附着宫颈的最低点，提起膀胱锐性分离，直至膀胱宫颈间隙。注意局部解剖关系的变化，分离时做到层次清楚，缝合膀胱黏膜时切忌缝线穿过膀胱黏膜。

2. 阴道旁侧修补术　经阴道途径手术时，可做一个正中切口或阴道旁矢状切口。阴道黏膜下注入无菌生理盐水或稀释的血管升压素溶液，以引导解剖分离阴道壁。从下方进入耻骨后膀胱间隙，将膀胱向内侧牵拉。辨别骨盆腔筋膜腱弓，分离到坐骨棘水平。经典的方法是在盆腔筋膜腱弓坐骨棘的外侧方做第1道缝扎，在耻骨联合和坐骨棘的中点处做第2道缝扎，在盆腔筋膜腱弓靠近耻骨水平处做第 3 道缝扎，将这些缝线缝至肌肉层下面，并从阴道黏膜层穿过。在开始分离阴道之前，沿阴道黏膜在需要缝扎的地方缝上标志缝线，有助于下一步的操作。

对于一个阴道前壁有多处缺损的患者，可选用一块补片来做阴道-阴道旁修复。把移植物剪成梯形，并在两侧盆腔筋膜腱弓之间拉紧，使之成为一个吊床样结构。将移植物的上缘固定在阴道顶端，然后移植物与阴道黏膜相缝合修复阴道前壁的缺损。

阴道前壁膨出伴有压力性尿失禁的治疗术式

1. 阴道前壁修补术加尿道中段悬吊带术。
2. 阴道前壁修补术加Burch手术。

■ 中盆腔组织缺陷

以子宫脱垂或阴道穹隆膨出，以及肠膨出、直肠子宫陷凹疝形成为特征。子宫脱垂经典术式有曼式手术、阴式子宫切除术和阴道闭合术。其中阴式子宫切除应用最为广泛。传统的子宫切除术后阴道穹隆膨出，在临床上是个棘手的问题。子宫切除术后阴道穹隆膨出发生率为2%~45%，尤其是重度子宫脱垂患者单纯子宫切除术后的阴道穹隆膨出发生率更高。随着子宫切除术的应用增多和人类寿命的延长，对阴道穹隆膨出的治疗和预防越来越受到重视，进而提出了盆底解剖的新观念，强调盆底重建的必要性。目前，国际上较为流行也被临床证实行之有效的手术有阴道骶骨悬吊术（sacral colpopexy）、骶棘韧带固定术（sacrospinous ligament fixation，SSLF）和经阴道后路悬吊带术（posterior IVS）。

曼式手术

曼式手术（Manchester operation）1888年由英国曼彻斯特的Donald提出，其内容包括诊断性刮宫、宫颈部分截除、主韧带缩短和阴道前后壁修补术。

该术式适用于子宫脱垂Ⅱ度、宫颈延长及宫体无病变者，尤其是对年轻宫颈肥大、过长或轻中度不典型增生伴阴道壁膨出的患者较为适宜。但对老年宫颈细长者有一定困难，Ⅲ度脱垂也不宜选择。

阴道前后壁修补术要点如前所述，宫颈部分

截除时，要上推膀胱，切除部分宫颈后，主韧带对应缝合于宫颈的前部，使主韧带缩短，从而使盆底及其筋膜的支持功能得到改进，防止手术后复发，宫颈创面用阴道黏膜包埋，若宫颈切除后断端包埋处理不妥，可引起术后创面出血，故缝合时要仔细。

该手术宫颈切除多少，应根据宫颈长度决定，一般在宫颈峡部下2 cm较适宜；双侧主韧带断端固定于阴道断端上，骶韧带对应缝合，加固盆底；术后扩张宫颈，防止术后宫颈狭窄或粘连。

曼式手术优点为保留子宫，对患者的生理及心理影响小，术式简单，不进入腹腔，出血感染机会少；缺点是宫颈截除使宫骶韧带和主韧带复合体变短，削弱了盆底支持，术后复发率高达20%。该手术如果运用于要求妊娠的患者，应重视并向患者说明手术后妊娠时需要注意的事项。宫颈切除后，受孕的概率可能下降，受孕后容易发生流产，且早产率高；分娩时可能发生宫颈性难产导致子宫破裂，因此宜选择剖宫产，防止宫颈裂伤或脱垂复发。

阴道闭合术（LeFort手术）

阴道闭合术在1877年由LeFort提出，该术式适用于年老体弱、无性生活要求的子宫脱垂或穹隆脱垂患者。此术式的特点：在阴道前后壁中间各做一长方形的创面，并缝合阴道前、后壁中间的部分，形成阴道纵隔，使阴道基本上处于闭合状态，以阻挡膀胱、直肠的膨出以及子宫脱垂。

阴道闭合术分为完全性闭合术和部分性闭合术。

1. 阴道部分闭合术

（1）阴道前壁切口：将宫颈钳向下牵拉，在阴道前壁上画出一长方形切线，前界在尿道外口下约1.5 cm，后界距离子宫颈外口约2 cm，在阴道两侧留下一定宽度的黏膜，使其在缝合后两侧各形成一条引流通道，切口不宜过深，也不得超过尿道内括约肌处，以免发生压力性尿失禁。用弯剪将所画界限内的阴道黏膜锐性剥离成一长方形粗糙面。

（2）阴道后壁切口：将宫颈向上牵引，以同样方法处理阴道后壁黏膜。

（3）缝合切口的上缘：用2号可吸收线连续缝合阴道前、后壁上缘，先自顶部前阴道壁的黏膜侧进针，再经同侧后阴道壁内面对应点出针，“8”字缝合，结扎后再沿阴道前后壁的切口上缘自右向左连续缝合。宫颈即不复显露，线结打在阴道左角黏膜侧。

（4）缝合粗糙创面：用0号可吸收线做一排一排横行间断褥式缝合阴道前后壁粗糙面，缝合时要左右对称，前后相应。逐步将阴道前后壁粗糙面相互对称缝合在一起，以便使阴道前后壁粗糙面相互粘连而形成一坚实支柱。缝合完毕后，两侧各有一条引流通道。

2. 阴道完全闭合术

（1）经阴道全子宫切除时，阴道黏膜一直切除到接近处女膜水平。

（2）可仅靠处女膜内侧做一环形阴道黏膜切口，也可在阴道前后壁做一标准的中线切口和阴道顶端横行切口，将阴道黏膜分成四个象限，有利于手术切除。

（3）在阴道黏膜下用生理盐水浸润有助于解剖分离。切除阴道黏膜后，在脱垂的最前方做一连续荷包缝合，收紧荷包，使包住的组织复位。摸到肛提肌后，用一根0号或1号不可吸收缝线或延迟吸收缝线使其靠近并结扎。

（4）同时，手术者的手指应深入直肠，以防止损伤。手术时要使输尿管远离肛提肌，以免折叠肛提肌时引起输尿管打结。在尿道膀胱连接部水平折叠肛提肌，注意尿道和折叠的缝线之间不要容下 1 指。

（5）对尿道膀胱连接部要给予一定的支持，不管是Kelly折叠，还是耻骨阴道悬吊，都可抵消肛提肌折叠后对连接部向下的拉力。连续缝合阴道口处黏膜，关闭阴道口。

该术式优点为操作简单、出血少、效果好、手术安全性高，适合年老合并较重内科疾病者；缺点是术后患者不能进行性生活、改变生理解剖，术后患者的宫颈细胞学和子宫内膜组织学检查无法完成。部分患者术后发生尿失禁，其预防措施为：①在剥离切除阴道前、后壁黏膜时，宫颈外口的前后切缘，距宫颈外口2~3 cm为合适，若过于靠近宫颈外口，当缝合两创缘时，膀胱颈部被拉向后上方，使尿道膀胱角消失，膀胱颈部变成漏斗状，出现压力性尿失禁；②前壁切口下缘距尿道口约2 cm较为合适，若过于接近尿道口，可使尿道后角角度变钝，发生压力性尿失禁。

阴道骶骨悬吊术

经典的阴道骶骨悬吊术（sacral colpopexy）是将一网片两头分别缝合在双宫骶韧带与$S_{1\sim2}$前的坚韧纤维组织即棘间韧带上。

手术要点：①先经阴道进行分离，打开阴道后壁，向两侧分离至肛提肌水平，然后向上方进入直肠子宫陷凹；②将移植物沿盆侧壁固定至肛提肌上方筋膜，一般每侧要缝合3针，最后利用深部缝合将移植物牢固地固定在会阴体上，然后将移植物置入腹腔中，以便经腹手术时能够继续修补；③经腹修补将移植物固定到阴道后壁上，如不能经阴道进入直肠子宫陷凹，可经腹切开陷窝处腹膜进行修补，同样也可首先经腹进入会阴体，在移植物的底部留一个“尾巴”，以便手术完成时将移植物连接到经阴道重建的会阴体上。

切开阴道前穹隆，对膀胱阴道间隙进行锐性分离，然后将另一片移植物放在阴道前壁的上方，阴道前壁的支持物缝合6针，阴道后壁的支持物缝合6~8针。

前后壁的移植物都固定到阴道上后，行后穹隆成形术。阴道后壁上方分离的腹膜应缝合至穹隆水平，以保证有充分的余地行后穹隆成形术。利用Halban技术，在乙状结肠上从$S_{2\sim3}$水平进行连续垂直缝合，深至浆膜下。穿过直肠子宫陷凹，最后沿阴道后壁腹膜缝合。充分暴露输尿管，最外侧的Halban缝线至少要在输尿管内侧1 cm。直到移植物固定到骶骨后，才可结扎后穹隆成形术的缝线，这可以使直肠子宫陷凹的底部被提出时能够达到移植物，而不必使移植物通过搭桥来完成后穹隆成形术的修补，后者有可能会改变预期的阴道水平轴。

在乙状结肠右侧、骶骨岬下2 cm处，切开骶骨表面的腹膜。关键的骶骨标志包括骶中动脉、交感神经链及骶孔。在$S_{1\sim2}$水平上，通常有前纵韧带，将2~4道不可吸收线固定到前纵韧带的中线处。将移植物拉向骶骨，缝线穿过前后壁移植物后结扎。关闭骶前间隙表面的腹膜后，支持材料的一部分就会在腹膜内，接着结扎陷凹处缝线以封闭子宫直肠陷凹。右方最外侧的陷凹缝线要在移植物的外侧结扎，以防小肠疝的发生，并将移植物完全放在腹膜后。

治疗复发性穹隆膨出最常用的手术方式是开腹骶骨阴道固定术。1994年，Nezhat等首次描述了腹腔镜下骶骨阴道固定术。但因腹腔镜下缝合等技术要求高、操作难度大、耗时，从而限制了其推广应用。

子宫骶骨悬吊术把子宫上提至正常解剖位置，使宫颈和阴道顶端在盆底上提平台，保持正常阴道轴向及长度，维持正常盆底解剖，术后性生活满意度调查达88.8%。适用于宫体无病变、宫颈细胞学正常者，尤其是未婚、未孕，有生育要求者。治愈率开腹手术文献报道约为93%，腹腔镜约为80%。复发率约为5%。并发症有出血（占3%）、骶骨骨髓炎（有个案报道发生在术后5年）、网片侵蚀（3.3%）等（图3-31）。

骶棘韧带固定术

Sederl于1958年首次使用骶棘韧带固定术（sacrospinous ligament fixation，SSLF）治疗子宫

切除术后的阴道穹隆膨出。该手术适用于子宫脱垂同时伴主、骶韧带松弛者。

手术通常是从阴道后壁中线切开（多在阴式子宫切除术后），解剖分离直肠阴道间隙，穿过直肠柱，即可到达坐骨棘和骶棘韧带。摸到并看清这条韧带及其表面的尾骨肌后，用不可吸收线，在坐骨棘内侧2~3 cm处缝合（图3-32）。

将阴道残端缝合固定于此韧带上，能较好地保留阴道功能，并保持阴道位于肛提肌上的水平轴向，且效果持久可靠。一般行单侧SSLF即可达到上述目的，如阴道顶端组织够宽，也可行双侧SSLF。

经阴道后路悬吊带术

1997年澳大利亚医生Petros基于整体理论（integral theory）创建并报道了经阴道吊带后路悬吊术（posterior Intra-vaginal slingplasty, posterior IVS）。采用该法治疗阴道穹隆脱垂的有效率达91%，也可以有效地预防重度子宫脱垂切除术后的阴道穹隆膨出。该手术在三个水平进行盆底解剖结构的修复（图3-33）。

1. 水平1修复　对阴道穹隆膨出患者，拉紧阴道后壁，在阴道残端下1.5 cm处，横行全层切开阴道后壁黏膜4~5 cm；对子宫脱垂患者，在子宫切除术后的阴道后壁黏膜切开4~5 cm，分离左右黏膜与下方直肠间隙至两侧盆壁，触及双坐骨棘，直肠指诊确定直肠膨出或者小肠膨出的范围，在肛门左旁3 cm处作垂直线，在垂直线下3 cm做一长约0.8 cm的皮肤切口。IVS助推器针（IVS tunnerller）经皮肤切口置入坐骨直肠窝方向约深4 cm处。在坐骨直肠窝处，IVS 助推器针方向转向盆腔内侧。直肠指诊指示避免损伤直肠，使IVS 助推器针绕过直肠在坐骨棘水平的阴道分离面穿出。确定穿出点通过了直肠阴道筋膜的平面，把吊带从阴道穿出点放置、从皮肤引出。同法操作对侧，均行直肠指检以确保无直肠穿孔。用7号丝线将吊带固定于阴道穹隆黏膜下方的筋膜或宫骶韧带上。用0号可吸收缝线关闭缝合阴道后壁切开的黏膜。

2. 水平2修复　在阴道后壁行2个平行的纵切口，全层切开黏膜，切口距阴道外口1 cm处。用热透法处理这2个平行纵切口之间的阴道后壁黏膜的上皮组织，用3-0号可吸收缝线内翻缝合热透法处理后的黏膜成“桥”，4号丝线加固缝合阴道

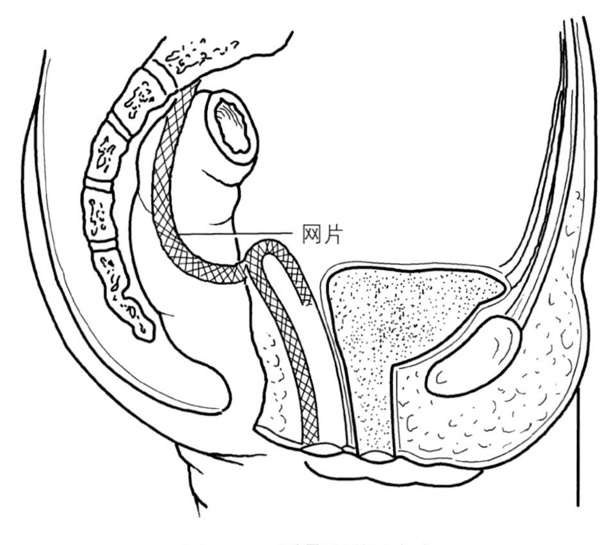

图3-31　骶骨阴道固定术

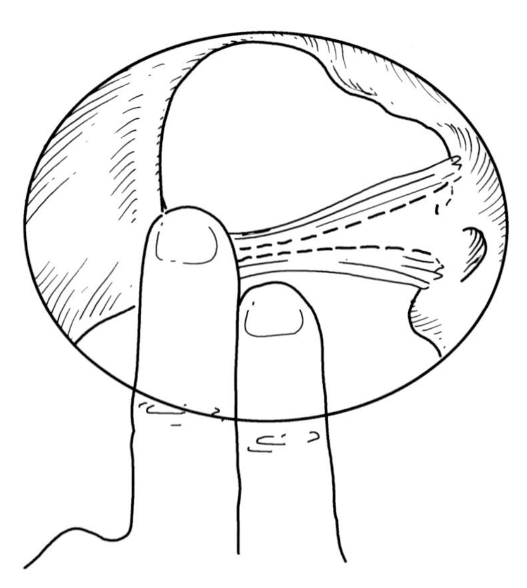

图3-32　从阴道后壁中线切开

后壁“桥”两侧筋膜于“桥”上，0号可吸收线缝合阴道后壁黏膜。

3. 水平3修复　修剪多余的会阴体瘢痕组织，以7号线加固缝合双侧肛提肌，间断抑或连续缝合阴道后壁纵切口黏膜。修复应在无张力状态下进行。

该手术方法简单、微创，用手指帮助导入穿刺针时，可以很好地避开血管和神经，并避免挤压、损伤直肠。患者可于术后24 h内出院。该法亦可与治疗压力性尿失禁的手术联合应用，完成女性盆底结构的重建（图3-34）。

■ 后盆腔组织缺陷

后盆腔组织缺陷主要是指直肠膨出和会阴体组织的缺陷。近年较以往更关注对后盆腔解剖结构缺陷的手术恢复方法，并认识到了会阴体或直肠阴道隔缺陷可导致整个盆腔连接组织系统的退化。有学者提出，如因盆腔其他部位病变需行手术时，不论合并何种程度的会阴体松弛，最好能同时予以修补，这有利于盆底的支持及阴道正常轴向的恢复。

手术方法除经典的阴道后壁修补术和肛提肌加固缝合术外，对重度阴道后壁膨出和修补术后复发者可行加用补片的阴道后壁修补术。

总之，目前手术治疗的术式较多，按其手术路径可分为经阴道手术、经腹手术和腹腔镜手术，但没有一种术式适于所有患者，故应根据其年龄、对性功能保留的要求、阴道壁膨出程度、宫颈长度和病变、有无子宫和附件疾病、并发症及以往治疗情况等综合分析。

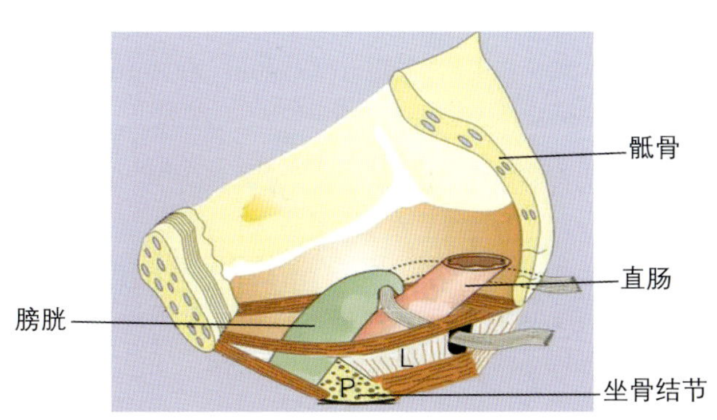

图3-33　IVS的三个水平

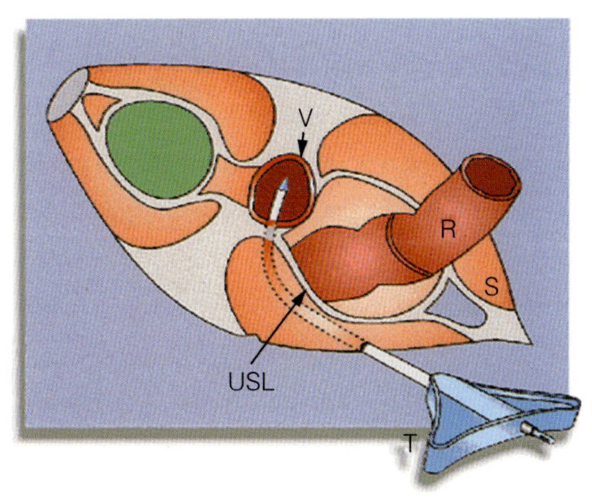

图3-34　女性盆底结构的重建

（张庆霞　朱　兰）

参考文献

1. Ashton-Miller JA, Howard D, DeLancey JO. The functional anatomy of the female pelvic floor and stress continence control system. Scand J Urol Nephrol Suppl., 2001,（207）: 1-7, 106-125.

2. Barber MD. Contemporary views on female pelvic anatomy. Cleve Clin J Med, 2005, 72（Suppl 4）: 3-11.

3. DeLancey JOL. Anatomic aspects of vaginal eversion after hysterectomy. Am J Obstet Gynecol, 1992, 166（6 Pt 1）: 1 717-1 728.

4. DeLancey JOL. Structural support of the urethra as it relates to stress urinary incontinence: the hammock hypothesis. Am J Obstet Gynecol, 1994, 170（6）: 1 713-1 720, discussion 1 720-1 723.

5. Dyson M. Urinary system. In: Williams P, Bannister LH,

Berry MM, et al. Gray's text book of anatomy. 38th ed. London Churchill Livingstone: 1 838-1 845.
6. El-Kholi GY, Mina SN. Elastic tissue of the vagina in genital prolapse. A morphological study. Journal of the Egyptian Medical Association, 1975, 58: 196-204.
7. Fothergill WE. Pathology and the operative treatment of displacements of the pelvic viscera. J Obstet Gynaecol Br Emp, 1907, 13: 410-419.
8. Gilpin SA, Gosling JA, Smith ARB, et al. The pathogenesis of genitourinary prolapse and stress incontinence of urine. A histological and histochemical study. British Journal of Obstetrics and Gynaecology, 1989, 96: 15-23.
9. Gunnarsson M, Matthiason A. Circumvaginal surface electromyography in women with urinary incontinence and in healthy volunteers. Scandanavian Journal of Urology and Nephrology, 1994, 157（supple）: 89-104.
10. Hilton P, Stanton SL. Urethral pressure measurement by microtransducer: the results in symptomfree and in those with genuine stress incontinence. Br J Obstet Gynaecol, 1983, 90: 919-933.
11. John A. Rock, John D. Thompson. TE LINDE'S Operative Gynecology. 8th ed. Chapter 38, 895-896.
12. Kapoor DS, Thakar R, Sultan AH. Combined urinary and faecal incontinence. Int Urogynecol J., 2005, 16: 321-328.
13. Keane DP, Sims TJ, Abrams P, et al. Analysis of collagen status in premenopausal nulliparous women with genuine stress incontinence. British Journal of Obstetrics and Gynaecology, 1997, 104: 994-999.
14. Kirschner-Hermanns R, Wein B, Niehaus S, et al. The contribution of magnetic resonance imaging of the pelvic floor to the understanding of urinary incontinence. British Journal of Urology, 1993, 72: 715-719.
15. Koelbl H, Strasseger H, Riss PA, et al. Morphologic and functional aspects of pelvic floor muscles in patients with pelvic floor relaxation and genuine stress incontinence. Obstetrics and Gynecology, 1989, 74: 789-795.
16. Leffler KS, Thompson JR, Cundiff GW, et al. Attachment of the rectovaginal septum to the pelvic sidewall. Am J Obstet Gynecol, 2001, 185: 41-43.
17. Morkved S, Salvesen KA, Kari B, et al. Pelvic floor muscle strength and thickness in continent and incontinent nulliparous pregnant women. Int Urogynecol J, 2004, 15: 384.
18. Mostwin JL. Current concepts of female pelvic anatomy and physiology. Urol Clin North Am, 1991, 18: 175-195.
19. Oberwalder M, Dinnewitzer A, Baig MK, et al. The association between late-onset fecal incontinence and obstetric anal sphincter defects. Arch Surg, 2004, 139（4）: 429-432.
20. Oelrich TM. The striated urogenital sphincter muscle in the female. Anat Rec, 1983, 205: 223-232.
21. Paramore RH. The supports in chief of the female pelvic viscera. J Obstet Gynaecol Br Emp, 1908, 30: 391-409.
22. Petros PE, Ulmsten UI. An integral theory of female urinary incontinence. Experimental and clinical considerations, 1990, 153（suppl）: 7-31.
23. Pertros P. The female pelvic floor. Function, Dysfunction and Management According to the Integral Theory. Chapter 2. 3.
24. Rud T, Andersson KE, Asmussen M, et al. Factors maintaining intraurethral pressure in women. Invest Urol, 1980, 17: 343-347.
25. Smith ARB, Hosker GL, Warrell DW. The role of partial denervation of the pelvic floor in the aetiology of genitourinary prolapse and stress incontinence of urine: a neurophysiological study. Br J Obstet Gynecol, 1989, 96: 24-28.
26. Snooks SJ, Swash M, Henry MM, et al. Risk factors in childbirth causing damage to the pelvic floor innervation. Int J Colorectal Dis, 1986, 1: 20-24.
27. Ulmsten U, Stormby N. Evaluation of the urethral mucosa before and after oestrogen treatment in postmenopausal women with a new sampling technique. Gynecology and Obstetrics Investigations, 1987, 24: 208-214.
28. Haasem K, Ling L, Ferno M, et al. Estrogen receptors in the external sphincter muscle. Am J Obstet Gynecol, 1988, 164: 609-610.
29. Donnelly V, O'Connell PR, O'Herlihy C. The influence of oestrogen replacement therapy on faecal incontinence in postmenopausal women. Br J Obstet Gynaecol, 1997, 104: 311-315.
30. Henry MM, Parks AG, Swash M. The pelvic floor musculature in the descending perineum syndrome. Br J

Surg, 1982, 69: 470−472.

31. Duthie HL, Watts JM. Contribution of the external anal sphincter to the pressure zone in the anal canal. Gut, 1965, 6: 64−68.

32. Dubrovsky B. Effects of rectal distension on the sphincter ani externus and levator ani muscles in cats. Am J Physiol, 1988, 254: 100−106.

33. Gibbons CP, Trowbridge EA, Bannister JJ, et al. Role of anal cushions in maintaining continence. Lancet, 1986, 1: 886−888.

34. Oberwalder M, Dinnewitzer A, Baig MK, et al. The association between late−onset fecal incontinence and obstetric anal sphincter defects. Arch Surg, 2004, 139（4）: 429−432.

35. DeLancey JO, Hurd WW. Size of the urogenital hiatus in the levator ani muscles in normal women and women with pelvic organ prolapse. Obstet Gynecol, 1998, 91: 364−368.

36. Critchley HOD, Dixon JS, Gosling JA. Comparative study of the periurethral and perianal parts of the human levator ani muscle. Urol Int, 1980, 35: 226−232.

37. Mostwin JL. Current concepts of female pelvic anatomy and physiology. Urol Clin North Am, 1991, 18: 175−195.

38. Burch JC. Urethrovaginal fixation to Cooper's ligament for correction of stress incontinence, cystocele, and prolapse. Am J Obstet Gynecol, 1961, 81: 281−290.

39. Pit MJ, De Ruiter MC, Lycklama A, et al. Anatomy of the arcus tendineus fasciae pelvis in females. Clin Anat, 2003, 16（2）: 131−137.

40. Leffler KS, Thompson JR, Cundiff GW, et al. Attachment of the rectovaginal septum to the pelvic sidewall. Am J Obstet Gynecol 2001, 185: 41−43.

41. DeLancey JOL, Starr R. Histology of the connection between the vagina and levator ani muscles. Implications for urinary tract function. Journal of Reproductive Medicine, 1990, 35: 765−769.

42. Schafer W. Some biomechanical aspects of continence function. Scand J Urol Nephrol Suppl 2001, 207: 44−60.

43. Gosling JA, Dixon JS, Critchley HOD, et al. A comparative study of the human externalsphincter and periurethral levator ani muscles. Br J Urol, 1981, 53: 35−41.

4 女性外阴与会阴

外阴与会阴的解剖

女性生殖系统包括内生殖器、外生殖器及邻近器官。骨盆为生殖器官的所在。外生殖器官称为外阴，包括阴阜、大小阴唇、阴蒂、阴道前庭和会阴。内生殖器官包括阴道、子宫、输卵管和卵巢。所有医源性盆腔邻近器官损伤中，约75%是由妇科手术操作引起；当有盆腔解剖变异时，这种危险增加。因此，熟练掌握女性生殖系统功能及解剖，对于妇产科医师的临床诊治非常重要。

■ 盆底软组织

封闭骨盆底的软组织是构成会阴和外阴的基础。

韧带和裂孔

1. 韧带　与骨盆底关系密切的韧带有腹股沟韧带、Copper韧带、骶棘韧带和骶结节韧带。

（1）腹股沟韧带：腹股沟韧带在腹股沟疝的修补手术中非常重要。该韧带由腹外斜肌腱膜下缘自身折返而形成，向外与髂筋膜融合，向下与阔筋膜融合，向内变平汇入腔隙韧带，后者构成股环的内侧界。

（2）Cooper韧带：在膀胱悬吊手术中常用到。Cooper韧带是沿耻骨梳走行的一个坚韧的纤维组织嵴，又称耻骨韧带。外侧与髂耻韧带融合，内侧与腔隙韧带融合。

（3）骶棘韧带：在阴道悬吊术中经常用到。骶棘韧带起自坐骨嵴，止于骶骨外侧面。直肠柱将其与直肠阴道间隙分隔，在坐骨棘附着处，位于阴部神经和阴部内血管的前方。

（4）骶结节韧带：在阴道穹隆悬吊时作为一个固定点。骶结节韧带位于阴部神经和阴部内血管后方。起自坐骨结节，止于骶骨外侧面，向内与骶棘韧带融合。

2. 裂孔　骨盆及其韧带构成3个重要的裂孔，肌肉、神经和血管通过这些裂孔到达下肢（图4–1）。

（1）坐骨大孔：坐骨大孔内有梨状肌、臀上神经及血管、与股方肌神经伴行的坐骨神经、臀下神经及血管、股后皮神经、支配闭孔内肌的神经和阴部内神经及血管穿过。

（2）坐骨小孔：坐骨小孔有闭孔内肌肌腱穿过，止于股骨大转子。支配闭孔内肌的神经和阴部血管及神经也穿过坐骨小孔，再次进入骨盆。

（3）闭孔：闭孔有闭孔神经及血管穿过。治疗尿失禁时，需经闭孔放置束带，有可能损伤闭孔神经血管束。因此，应仔细辨认解剖标志，而且放置束带时应远离闭孔以避免损伤。

盆底肌肉

骨盆肌肉包括外侧壁肌肉和盆底肌肉。

1. 盆膈　是一个漏斗形的纤维肌肉结构，是

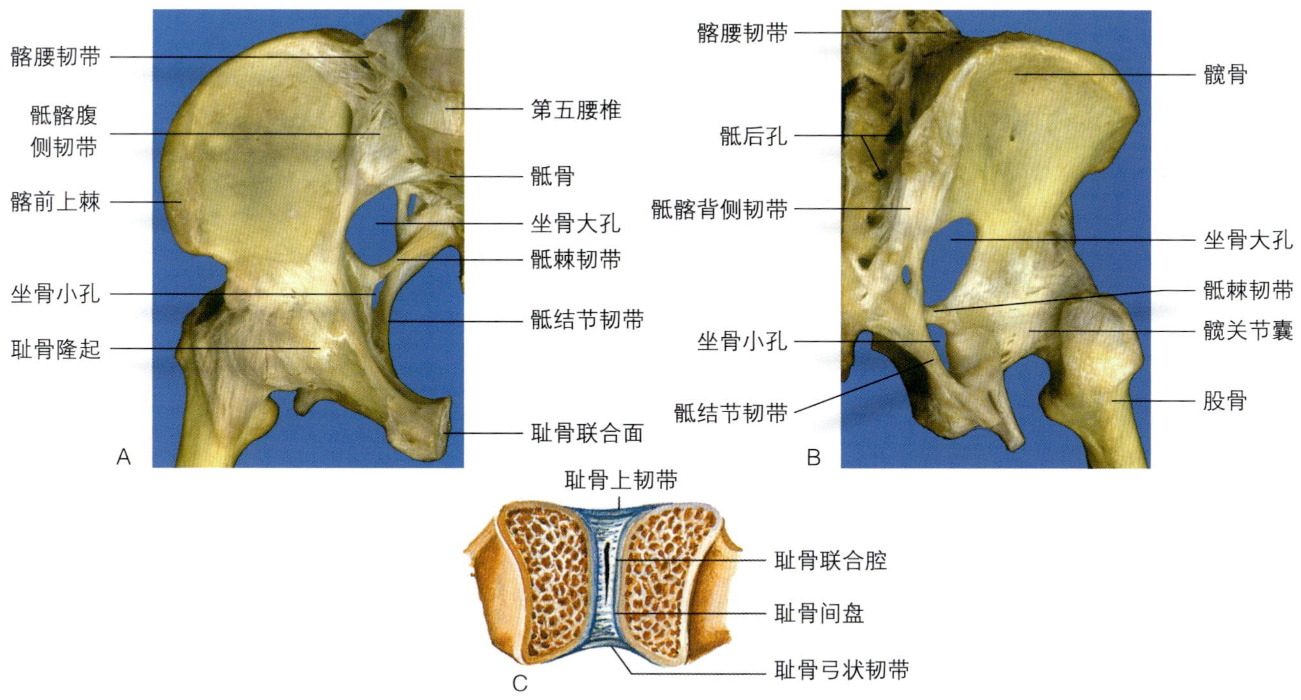

图4-1 骨盆底韧带和裂孔
A.前面的韧带；B.后面的韧带；C.耻骨联合

盆腔脏器最基本的支持结构。由肛提肌、尾骨肌及其上下筋膜构成，形成坐骨直肠窝的顶。

2. 肛提肌 由耻骨尾骨肌构成（包括耻骨阴道肌、耻骨尿道肌、耻骨直肠肌和髂骨尾骨肌），是一个宽大弯曲的片状肌肉，前至耻骨，后至尾骨，两侧至盆壁。尿道、阴道和直肠从中穿过。肛提肌起自耻骨体至坐骨棘的弓状腱，止于会阴中心腱、直肠壁、肛尾韧带、尾骨和阴道壁。肛提肌辅助前腹壁肌肉，容纳腹腔和盆腔脏器；支持阴道，协助排便，防止大便失禁（图4-2）。肛提肌由$S_{3\sim4}$神经和直肠下神经支配。

3. 尿生殖膈的肌肉 尿生殖膈的肌肉加强前部盆膈，与阴道和尿道密切相关。尿生殖膈包括会阴深横肌和尿道括约肌，由上、下筋膜包绕。

■ 外生殖器

女性外生殖器又称女性外阴（female pudendum），包括阴阜、大小阴唇、阴蒂、阴道前庭和会阴，位于两股内侧间，前为耻骨联合，后为会阴（图4-3）。

会阴指阴道口与肛门之间的软组织。阴阜即覆盖在耻骨联合上的脂肪组织，有皮肤层及阴毛生长。菱形区为阴道前庭，包括前庭球（也称为球海面体）、前庭大腺（也称巴氏腺，开口于前庭后方小阴唇与处女膜之间的沟内）、尿道口、阴道口及处女膜（图4-4）。大阴唇富含皮下脂肪、血管、淋巴管和神经。小阴唇位于大阴唇内侧，富于神经末梢。两侧小阴唇内侧顶端为阴蒂，敏感，具有勃起性。

胚胎发育

在胚胎第5周时，泄殖腔两侧形成皱褶，向前会合于中线形成生殖结节。随着泄殖腔被尿直肠隔及随后形成的会阴所分隔，前方的泄殖腔褶称为泌尿生殖褶，而后方的称为肛门褶。生殖结节开始长大，在女性胚胎中，生长缓慢，成为阴蒂；泌尿生殖褶形成小阴唇。在男性胚胎中，生殖结节持续生长，形成阴茎；泌尿生殖褶相互融合，包绕阴茎尿道。在泌尿生殖褶外侧，形成另外一对隆起，在未分化期称为阴唇阴囊突。在没有雄激素的情况下，这对隆突不融合，形成大阴唇。泌尿生殖窦最终发育为阴道前庭，尿道、阴道和前庭大腺开口于此。

外生殖器官

1. 阴阜（mons pubis） 是耻骨联合前方的

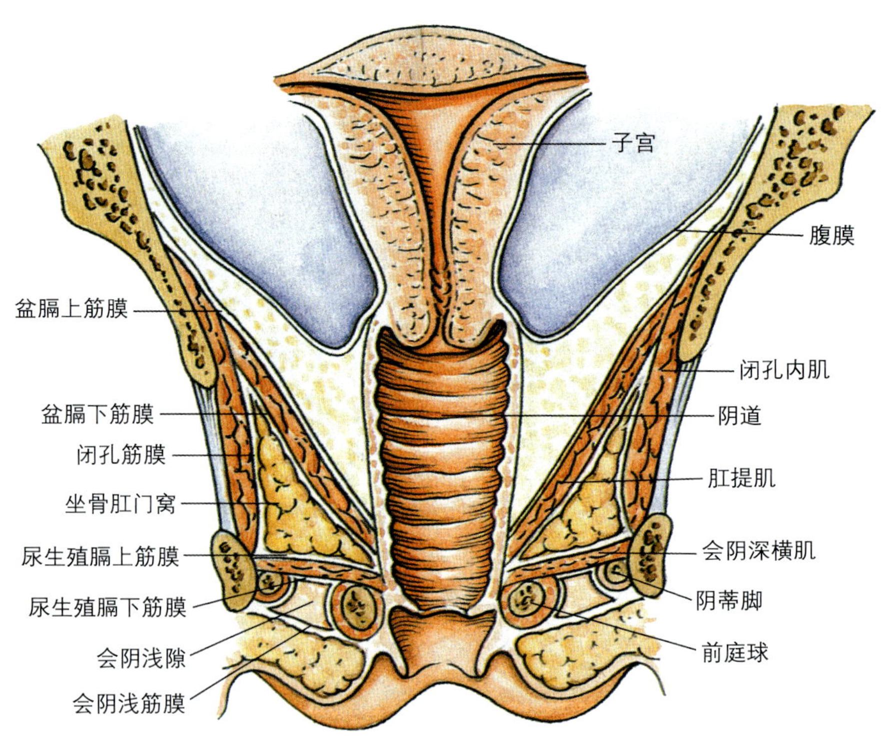

图4-2 盆底肌（冠状切面）

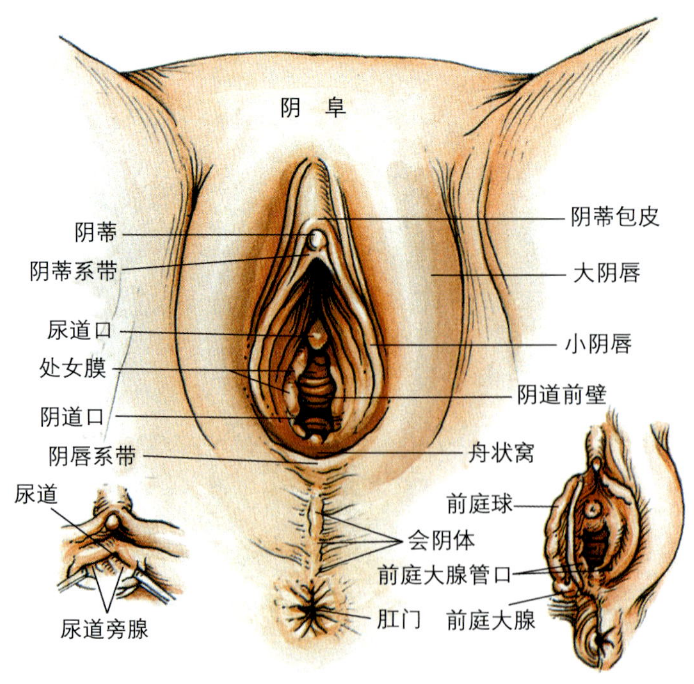

图4-3 女性外生殖器

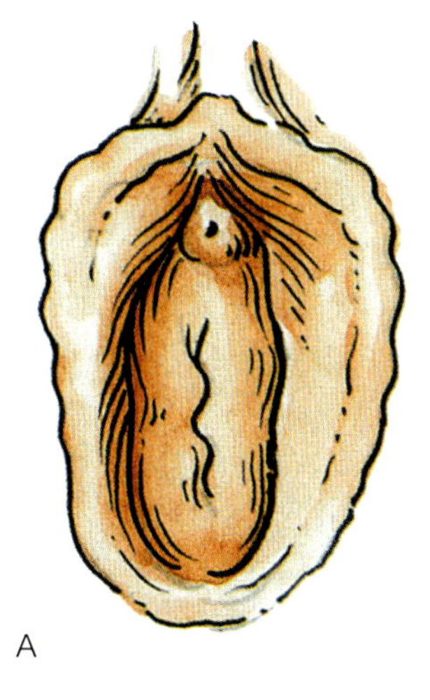

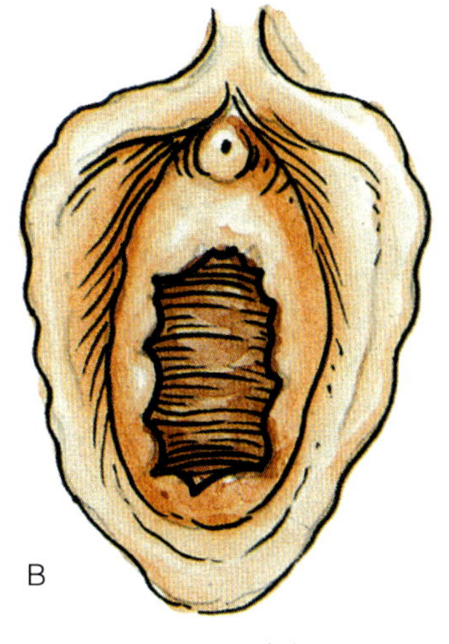

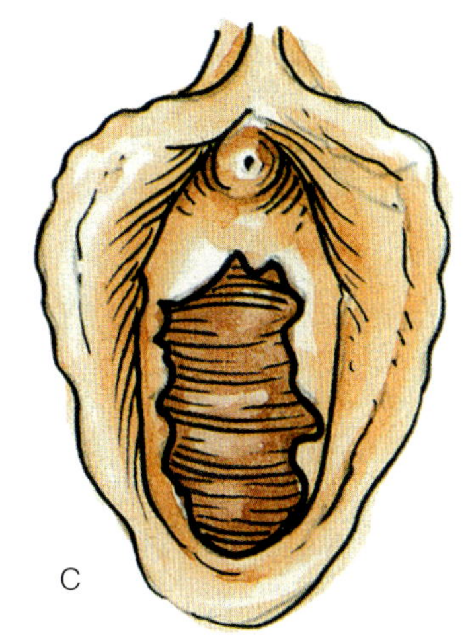

图4-4　处女膜

皮肤隆起，富有皮脂腺和汗腺，皮下衬以脂肪组织。青春期后，皮肤有阴毛生长，阴毛呈一尖端向下的三角形，阴毛为女性第二性征之一。阴阜的下部向两侧延续至大阴唇。

2. 大阴唇（labium majus）　是两个纵行隆起的纤维脂肪皱襞，含皮下脂肪、血管、淋巴管和神经。如受外伤，易形成血肿，疼痛严重。从阴阜向下、向后延伸，在中线会合于肛门前方的后系带。大阴唇包含圆韧带止点，偶尔可有会阴憩室，即Nuck管。

大阴唇之间的裂隙称为阴裂（pudendal cleft）。大阴唇的前部较厚，并相连形成唇前连合，向上移行于阴阜。两侧大阴唇的后端平行向后，与邻近的皮肤相延续，它们之间相连的皮肤形成较低的嵴，称为唇后连合。唇后连合覆盖会阴体，形成女性外阴的后界。大阴唇分内、外两面。内面似黏膜，呈粉红色，光滑，有大量的皮脂腺。外面与皮肤相同，含有汗腺、皮脂腺和色素，并生有稀疏的阴毛。内外面之间的皮下组织较疏松，有丰富的脂肪，并含有弹力纤维和少量平滑肌，以及血管、淋巴管、神经和腺体。子宫圆韧带经腹股沟管穿出后，止于大阴唇前上部的脂肪组织或皮肤上。先天性腹股沟斜疝患者的疝内容物可经腹股沟管下滑至大阴唇的皮下。

3. 小阴唇（labium minus）　位于大阴唇内侧，是一对较薄的皮肤皱襞。小阴唇位于大阴唇内侧，和大阴唇在后方融合。小阴唇前端在靠近阴蒂的部位分为两个皱襞，前方皱襞会合形成阴蒂包皮或阴蒂冠，后方皱襞在阴蒂下表面形成阴蒂系带。小阴唇大小、形态因人而异，表面光滑湿润、微红，表面为复层鳞状上皮，无阴毛皮肤覆盖，其下为纤维弹性基质，富含神经血管成分，非常敏感。两侧小阴唇后部之间区域形成阴道前庭。有时在一侧或两侧小阴唇与大阴唇之间有另一阴唇皱襞，称为第三阴唇皱襞。

4. 阴蒂（clitoris）　是一勃起结构，与男性阴茎为同源器官，位于唇前连合的下后方。阴蒂内含有两个阴蒂海绵体。阴蒂海绵体可分为阴蒂脚、阴蒂体和阴蒂头三部分。阴蒂脚呈圆柱形，附着于坐骨支和耻骨下支，表面覆以坐骨海绵体肌。在耻骨联合下缘附近，两侧阴蒂脚相连构成阴蒂体。两阴蒂体之间有不完整的海绵体中隔（又名梳状隔）将它们隔开。阴蒂体折转向前下方，其游离端即阴蒂头。阴蒂头为圆形的小结节，直径6~8 mm，被阴蒂包皮所包绕。阴蒂头与阴蒂包皮之间的阴蒂沟内，常有阴蒂垢。阴蒂头下面以阴蒂系带连于小阴唇。阴蒂海绵体外面包以折膜，白膜的外面包有阴蒂筋膜。阴蒂体背侧与耻骨联合之间有浅、深两条结缔组织索。浅索为阴蒂系韧带，深索称阴蒂悬韧带。阴蒂海绵体也可充血而发生勃起，阴蒂头的神经末梢丰富，具有高度敏感性，易受刺激引起勃起，是性反应的重要结构。

5. 阴道前庭（vaginal vestibule） 是两侧小阴唇之间的菱形区域，前端达阴蒂，后端终于阴唇系带。阴道前庭内有阴道口、尿道口、两个前庭大腺及其开口和许多黏液性前庭小腺的开口。阴道口和阴唇系带之间有一较浅的前庭窝，又称舟状窝，经产妇产后前庭窝消失。

尿道外口位于阴道口的前方，在阴蒂头的后下方约2.5 cm处。尿道外口后外侧有尿道旁腺管的开口。

阴道口（vaginal orifice）位于前庭后半部，是尿道口后下方的矢状裂隙，分娩时阴道口能极度扩张，性交时可轻度扩张。阴道口周围有处女膜或处女膜痕。阴道口的后外侧、两侧各有一个前庭大腺排泄管的开口，前庭小腺的开口则位于尿道外口和阴道口附近。

处女膜（hymen）是覆阴道口内的一层有孔薄膜，一般为环形、半月形，也可为筛状、瓣状或其他形状。其两面覆以复层扁平上皮，其中含有结缔组织、血管和神经末梢。处女膜的形状、厚度和位置变化较大。

处女膜的大小亦有差异，有的小至不能通过一指，有的大至可容两指。处女膜一般厚约0.2 cm，个别的人很薄，少数处女膜组织坚韧或无孔闭锁（处女膜闭锁或无孔处女膜）（图4-5），甚至阙如。如果出现无孔处女膜，则在初潮后经血不能排出，可形成阴道、子宫和输卵管积血，需手术切开引流。当处女膜破裂时，遗留下小而呈圆形的处女膜痕。

前庭大腺（major vestibular gland）又称巴氏腺（Bartholin gland），与男性的尿道球腺同源。前庭大腺左右成对，如黄豆大小、呈圆或椭圆形，位于阴道口的两侧，前庭球的后方，其深部依附于会阴深横肌，其表面覆以球海绵体肌

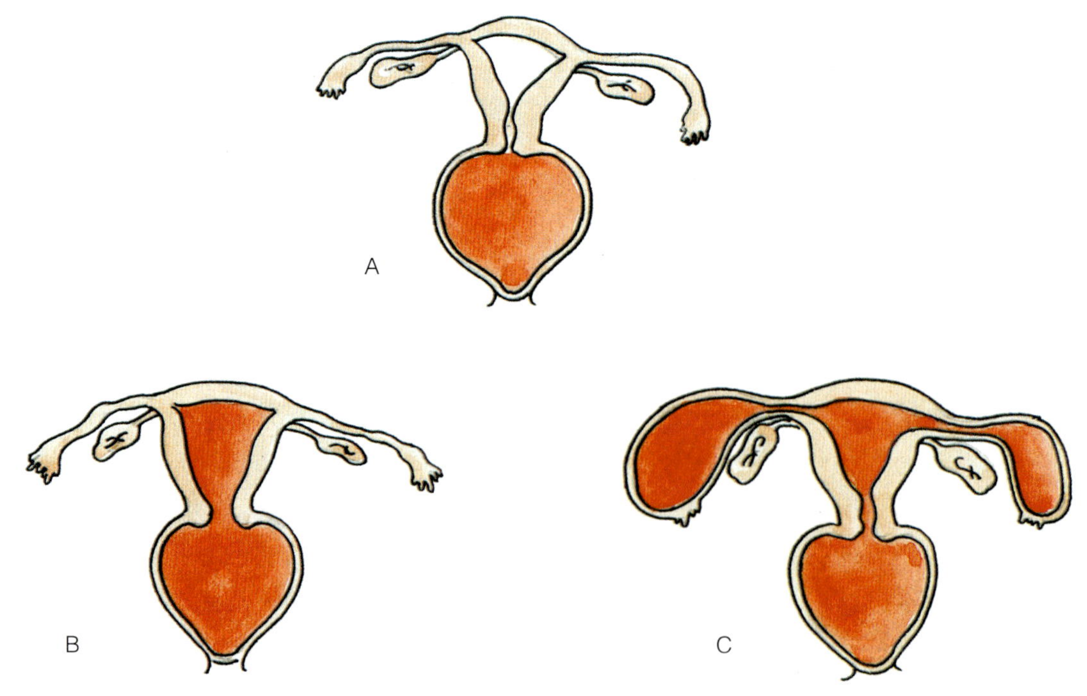

图4-5 无孔处女膜

（阴道括约肌）。前庭大腺质地较坚硬，在唇后连合附近隔以皮肤即可触到。其导管很细，长约2 cm，向前方斜行，开口于阴道前庭处女膜和小阴唇之间的沟内，相当于小阴唇中、下1/3交界处。前庭大腺分泌细胞是柱状细胞，在性激素的刺激下可分泌清澈或白色的黏液，具有润滑阴道前庭的作用。

前庭小腺与男性的尿道腺相当，是许多黏液腺，位于阴道前庭后部，阴道口附近的皮下，其排泄管开口于阴道前庭阴道口和尿道外口附近。

前庭球（vestibular bulb）又称球海绵体，位于前庭两侧，由具有勃起性的静脉丛组成，表面覆有球海绵体肌。

血管、淋巴管和神经

1. 动脉　女性外生殖器的动脉供应来自阴道内动脉和阴部外动脉（图4-6）。阴道内动脉在近尿生殖膈处发出会阴动脉和阴唇后动脉。阴唇后动脉分内、外两支，分布于大、小阴唇；会阴动脉分布于会阴浅层，并发出会阴横动脉至会阴中心腱，并与对侧会阴动脉、会阴深动脉和直肠下动脉吻合。阴部内动脉延续为阴蒂动脉，与阴蒂背神经伴行入会阴深隙。在会阴深隙内发出前庭球动脉供应前庭球，阴蒂深动脉供应阴蒂海绵体。阴蒂背动脉沿阴蒂背侧终止于阴蒂头。阴部外动脉由股动脉发出后向内行，穿出阔筋膜或筛筋膜后，一部分分支超过子宫圆韧带，分布于阴阜附近的皮肤，并与阴蒂背动脉吻合；另一部分分支至大阴唇的前部，称为阴唇前动脉，与来自会阴动脉的阴唇后动脉吻合。

2. 静脉　与同名动脉伴行，一部分汇入阴部内静脉。阴蒂背静脉经骨盆横韧带和耻骨弓状韧带之间进入盆腔，汇入阴部静脉丛。大阴唇的浅静脉经阴部外静脉回流至大隐静脉。

3. 淋巴管　会阴浅淋巴管沿阴部外浅血管汇入腹股浅淋巴结；会阴深淋巴管大部分入腹股沟深淋巴结，小部分入腹股浅淋巴结，少量淋巴管则沿阴蒂背静脉入盆腔，注入髂内淋巴结。阴道下部和阴唇的淋巴管大部分汇入骶淋巴结和髂总淋巴结，部分汇入腹股沟淋巴结（图4-7）。

4. 神经　主要由阴部神经及其分支分布，

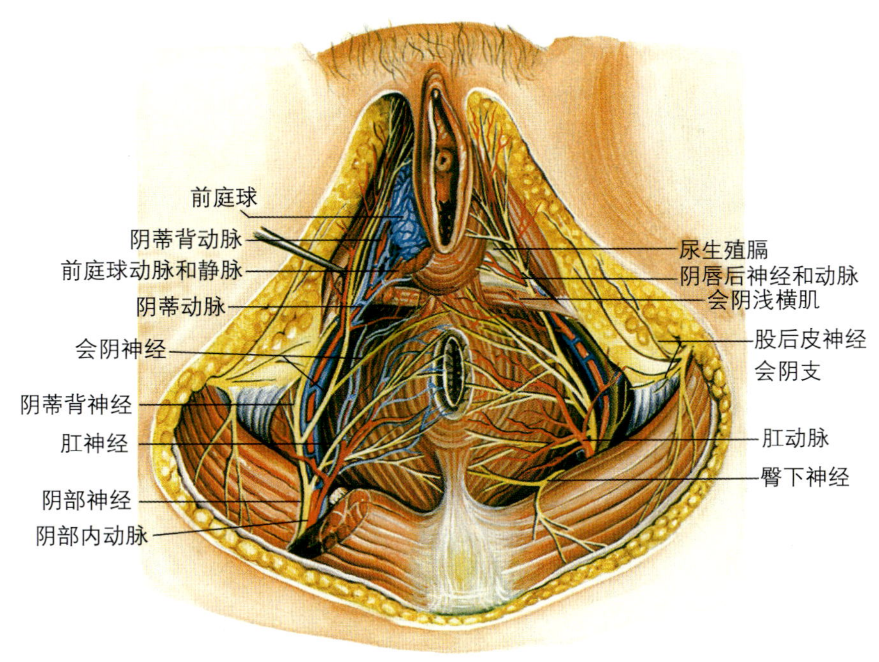

图4-6　女性会阴的血管神经

其中有运动支、感觉支和至会阴的交感神经节后纤维。阴部神经在阴部管分出会阴神经和阴蒂背神经（见图4-6）。会阴神经入会阴浅隙分出阴唇后神经和肌支。阴唇后神经分布于大阴唇，肌支分布于浅隙和深隙内的肌肉和前庭球。阴蒂背神经入会阴深隙，沿坐骨支和耻骨下支向前经耻骨弓状韧带和骨盆横韧带至阴蒂背侧，分布于阴蒂包皮和阴蒂头以及周围的皮肤。股后皮神经的会阴支在坐骨结节的前面，穿深筋膜至会阴浅筋膜，到达会阴前部，分布于大阴唇的皮肤。此外，生殖股神经的生殖支亦伴子宫圆韧带分布于大阴唇（图4-8）。

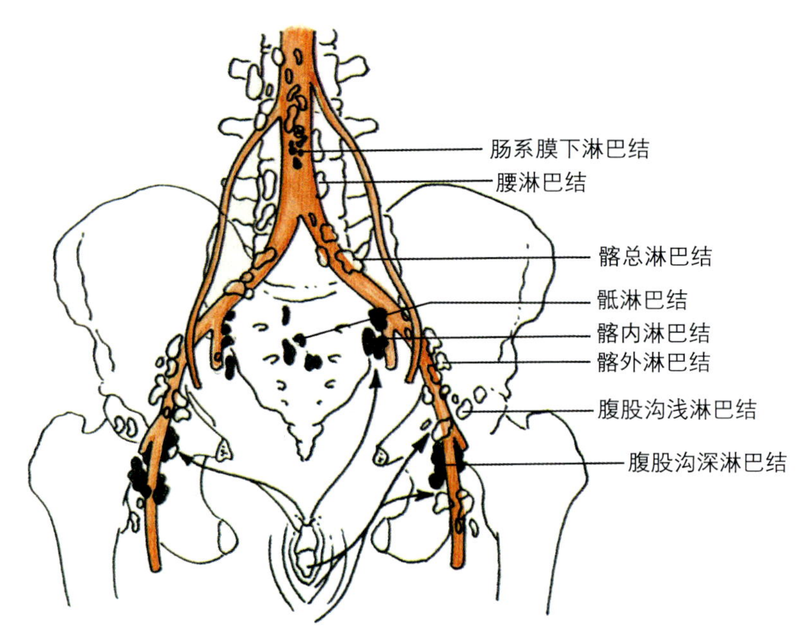

图4-7　女性外生殖器的淋巴回流

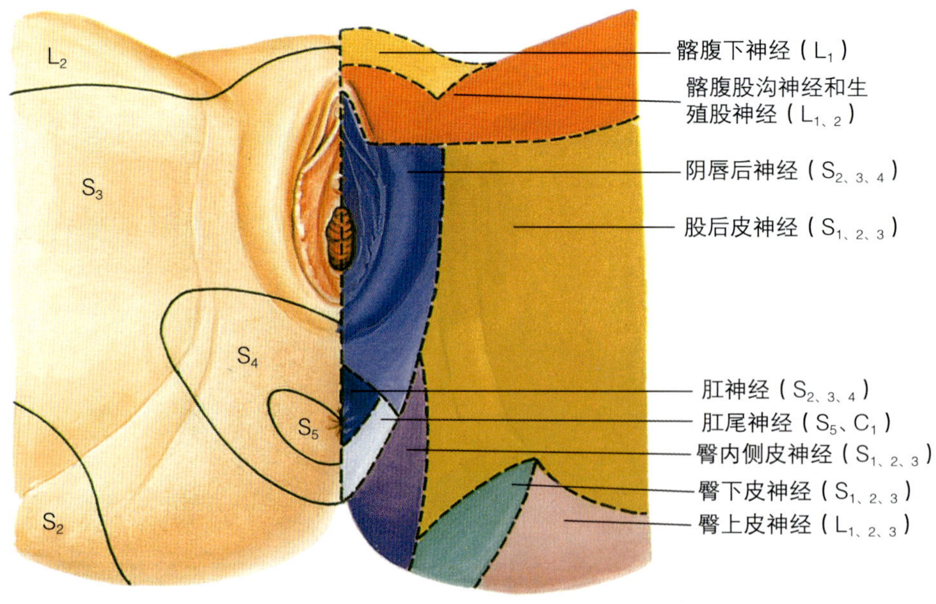

图4-8　女性外生殖器的神经分布

■ 会阴

广义的会阴（perineum）是盆膈以下与骨盆下皮肤间所有软组织结构的总称，呈菱形。其边界前方是耻骨联合下缘，后方为尾骨尖，两侧从前向后为耻骨下支、坐骨支、坐骨结节和骶结节韧带。两侧坐骨结节的连线可将会阴分为两个三角区：前方是泌尿生殖三角（urogenital triangle），内有尿道、阴道和外生殖器；后方为肛门三角（anal triangle），为肛管所贯穿（图4–9）。

狭义的会阴又称产科会阴，系指唇后连合至肛门之间的部分，距离约为2.5 cm。

泌尿生殖三角

会阴筋膜有三层，由浅入深依次为会阴浅筋膜（superficial fascia of perineum）、尿生殖膈下筋膜（inferior fascia of urogenital diaphragm）和尿生殖膈上筋膜（superior fascia of urogenital diaphragm）。此三层筋膜的外缘均附着于耻骨下支和坐骨支上；后缘则在尿生殖三角后缘处彼此愈合，并向后移行于盆膈下筋膜。三层筋膜之间形成两个间隙，浅层为会阴浅隙，深层为会阴深隙。

会阴浅筋膜又称Colles筋膜，为皮下组织的膜性层，覆盖于球海绵体肌、坐骨海绵体肌、会阴浅横肌和海绵体的表面。两侧附着于耻骨下支、坐骨支下缘和坐骨结节。后缘与尿生殖膈下筋膜融合。前方在两侧耻骨结节与耻骨联合之间进入腹前壁，与腹壁浅筋膜深层（Searpa）筋膜相延续。

尿生殖膈下筋膜覆盖于尿生殖三角肌的浅面，两侧附着于坐骨支及耻骨下支；后方与会阴浅筋膜、尿生殖膈下膜愈合；前方亦与尿生殖膈下筋膜愈合，形成会阴横韧带。会阴横韧带与耻骨弓状韧带之间形成的裂隙有阴蒂背动脉通过。尿生殖膈上、下膜之间的间隙为会阴深隙。

1. 会阴浅隙（superficial perineal space） 位于会阴浅筋膜与尿生殖膈上筋膜（会阴膜）之间（图4–10）。皮肤呈深褐色，覆以阴毛，富有汗腺和皮脂腺。正中线上有一纵行的会阴缝。皮下组织富有脂肪，具有弹性垫的作用，与大腿和坐骨肛门（直肠）窝的脂肪组织相连。会阴浅筋膜分浅层和深层。浅层相对较薄，且含脂肪较多，向上与下腹壁浅脂肪层（Camper筋膜）相延续。外侧与大腿脂肪层相延续。会阴浅筋膜的深层（Colles筋膜）向上与腹壁浅筋膜的深层（Scarpa筋膜）相延续，与坐骨耻骨支和坐骨结节紧密连接。会阴浅隙向上与前腹壁浅筋膜间隙相延续，血液和感染可沿此途径蔓延。这种蔓延在两侧受

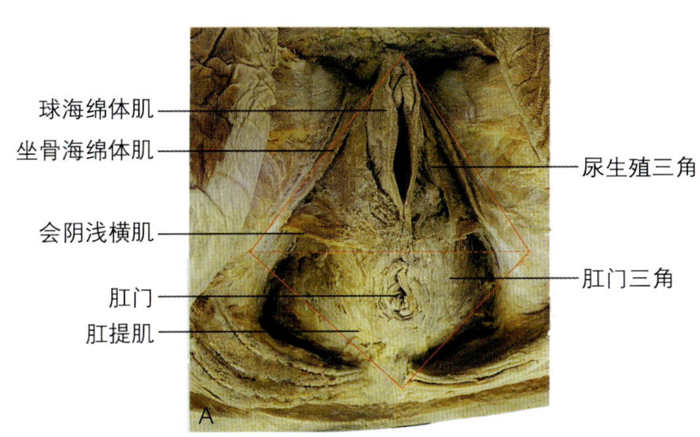

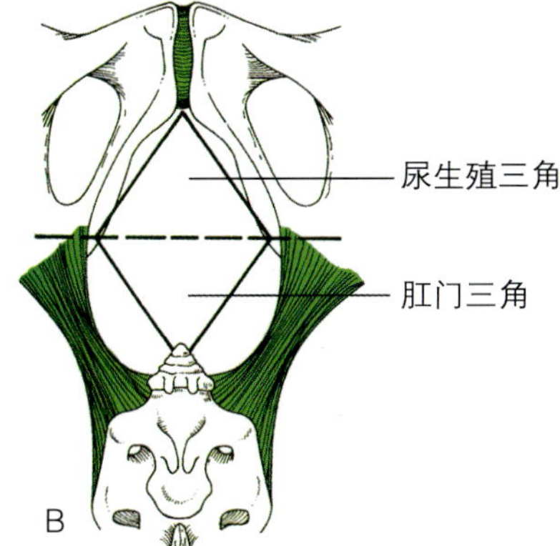

图4–9 会阴的分部

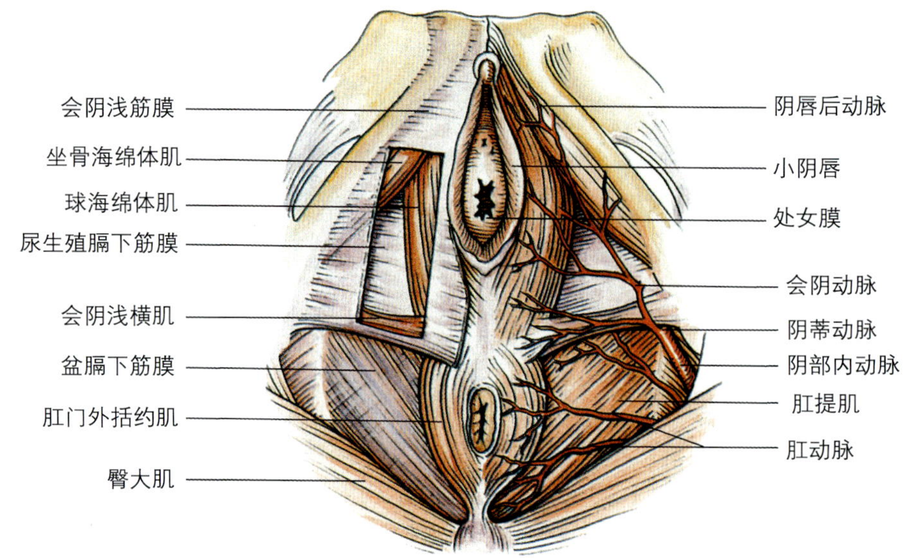

图4-10 会阴浅隙

阻于坐骨耻骨支，向前受阻于会阴横韧带，向后受阻于会阴浅横肌。会阴浅隙包括在正中浅处阴道口的两侧为前庭球和球海绵体肌。前庭大腺位于前庭球后端的两侧。两侧为阴蒂脚、阴蒂海绵体和坐骨海绵体肌。后缘两侧仍然为会阴浅横肌。

在浅隙内的血管为阴部内动脉（internal pudendal artery）的分支及其同行静脉。阴部内动脉行于坐骨肛门（直肠）窝处侧壁的阴部管内。在阴部管的前部发出会阴动脉后，穿过会阴深隙，延续为阴蒂动脉。阴蒂动脉向前穿过尿生殖膈下筋膜行于会阴深隙中。会阴动脉向前于会阴浅隙内，分为会阴横动脉和阴唇后动脉。会阴横动脉越过会阴浅横肌表面，分布于会阴浅横肌及前庭球与肛门之间；阴唇后动脉经会阴浅横肌的浅面或深面向前，行于坐骨海绵体肌与球海绵体肌之间，分布于大阴唇。会阴浅隙的静脉与同名动脉伴行，注入阴部静脉丛。阴部静脉丛的静脉血经阴部内静脉汇入髂内静脉。

会阴皮肤的淋巴管沿着阴部外血管入腹股沟下浅淋巴结。外阴的淋巴管可沿大阴唇向上外行到腹股沟浅淋巴结上内侧群；阴蒂的淋巴管可直接注入闭孔淋巴结和腹股沟深淋巴结，最后至髂总淋巴结。

神经为阴部神经（pudendal nerve）的分支，阴部神经行于阴部管内，位于阴道内血管的下方。在阴部管内分出肛神经、会阴神经和阴蒂背神经。会阴神经分出后，向前在近尿生殖三角后缘处分出肌支和阴唇后神经。肌支分布于会阴浅横肌、球海绵体肌、坐骨海绵体肌，并穿入深隙，支配深隙内的肌肉，尚发出小支到肛提肌和肛门外括约肌。阴唇后神经向前穿入浅隙与阴唇后动脉伴行，分布于大阴唇。股后皮神经的分支亦分布于阴唇皮肤。

会阴浅隙包括前庭球、肌肉及前庭大腺。

（1）前庭球（bulb of vestibule）：又称为球海绵体，与男性的尿道球和尿道海绵体同源，富含血管结构，位于前庭周围，球海绵体肌下方。阴蒂体由两个阴蒂脚附着在坐骨耻骨支内侧面，表面覆有坐骨海绵体肌。前庭球的深面与尿生殖膈的下面相接触，其浅面被球海绵体肌覆盖。

（2）肌肉：外阴肌肉包括坐骨海绵体肌（ischiocavernosus）、球海绵体肌（bulbocavernosus）、会阴浅横肌（superficial transversal perineal muscle）。坐骨海绵体肌又称为阴蒂勃起肌，起点为坐骨结节，止点于坐骨耻骨，覆盖在阴蒂脚的表面。其功能为压迫阴蒂脚和下拉阴蒂，可帮助阴蒂勃起，由会阴神经支配。球海绵体肌又称尿道阴道括约肌，起点为会阴体，止点为阴蒂后面，肌纤维环绕阴道口和尿道口，并覆盖于前庭球和前庭大腺的表面。该肌可压迫前庭球并使阴道缩小，压迫阴蒂背动脉可使阴蒂勃起，环绕尿道口的肌纤维尚有括约尿道的作用，由会阴神经支配。会阴浅横肌起点为坐骨结节，止点为会阴中心腱。其功能是固定会阴体，并有固定会阴中心腱的作用。

会阴中心腱（perineal central tendon）：又称会阴体，是位于两侧会阴浅横肌之间、会阴缝深部的结缔组织块，长约1.25 cm。肛门外括约肌、球海绵体肌、会阴深横肌和肛提肌的一部分都附着于会阴中心腱上。此外，直肠壶腹和肛管的纵肌也参与中心腱的组成。会阴中心腱有加固盆底的作用。

（3）前庭大腺（vestibular gland）：位于前庭两侧，前庭球后端的下方，导管口位于处女膜与小阴唇之间。前庭腺分泌的黏液帮助保持充分的润滑。前庭大腺感染可导致脓肿形成。

2. 会阴深隙（deep perineal space） 为尿生殖膈下筋膜与尿生殖膈上筋膜之间的间隙。为一密闭的筋膜间隙，内有会阴深横肌、尿道阴道括约肌和血管神经等，并有尿道和阴道穿过。尿生殖膈上、下筋膜与会阴深横肌、尿道阴道括约肌等共同构成尿生殖膈，封闭盆膈裂孔，有加固盆底的作用（图4-11）。会阴深隙在坐骨耻骨支之间跨过骨盆出口的前半部分。

尿生殖膈包括尿道括约肌和会阴深横肌。尿道括约肌呈扇形展开，包括：①尿道外括约肌，包绕尿道中1/3；②逼尿肌，弓状绕过尿道前面；③尿道阴道括约肌，包绕尿道前面，止于阴道侧壁。会阴深横肌起于坐骨内侧面，与逼尿肌平行，沿会阴膜止于阴道侧壁。

（1）尿道阴道括约肌：环绕在尿道和阴道周围，有括约尿道和阴道的作用。

（2）会阴深横肌：由坐骨支起始，两侧肌纤维向内侧行至正中线处纤维互相交错，部分纤维止于会阴中心腱，具有固定阴道的作用。

（3）血管：阴部内动脉在阴部管分出会阴动脉后延续为阴蒂动脉。阴蒂动脉穿过尿生殖膈下筋膜行于会阴深隙中，在深隙中分出前庭球动脉、尿道动脉、阴蒂背动脉和阴蒂深动脉。前庭

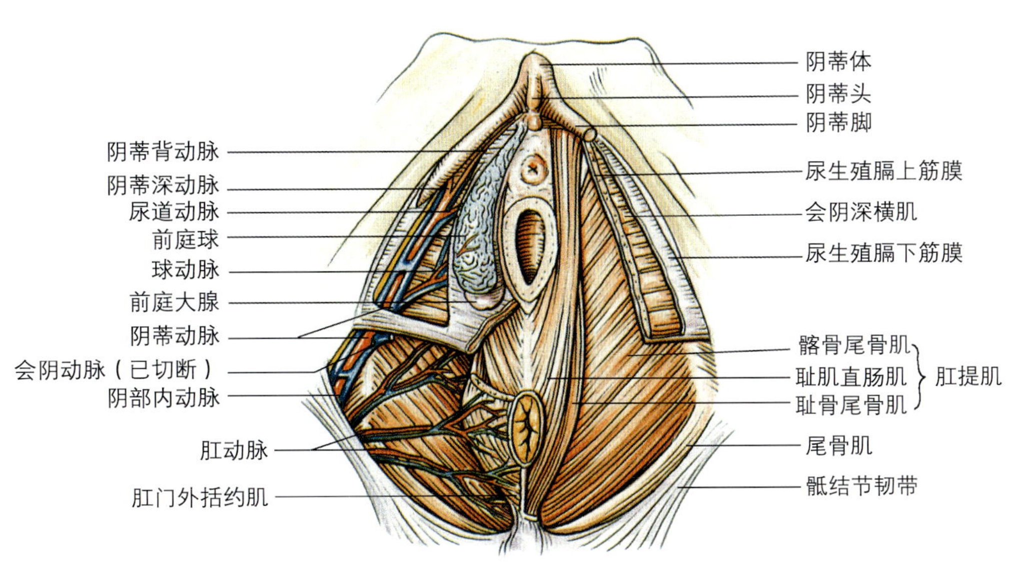

图4-11 会阴深隙

球动脉发出后向内行，突出尿生殖膈下筋膜重新进入浅隙，分布于前庭球和阴蒂海绵体的后部。尿道动脉在前庭球前方由阴蒂动脉发出后，出会阴深隙入会阴浅隙。阴蒂背动脉是阴蒂动脉的终末支之一，从深隙入浅隙，向前行通过会阴横韧带与耻骨弓状韧带之间的裂隙至阴蒂背面。阴蒂深动脉为阴蒂动脉的另一终末支。该支突出尿生殖膈下筋膜入会阴浅隙，斜穿阴蒂海绵体，行于海绵体中央。静脉与同名动脉伴行，经阴部内静脉汇入髂内静脉。

（4）淋巴管：注入腹股沟下浅淋巴结。

（5）神经：阴部神经在阴部管处分出肛神经、会阴神经和阴蒂背神经。会阴神经向前行至尿生殖三角后缘，分为肌支和阴唇后神经。其肌支分布于浅隙内的肌肉，并进入深隙分布于深隙各结构。阴蒂背神经与阴蒂背动脉伴行，进入深隙，沿坐骨支和耻骨下支向前，穿会阴横韧带与耻骨弓状韧带之间的裂隙至阴蒂背面。

肛门三角

肛门三角包括肛管下段和坐骨肛门（直肠）窝以及通过该窝的血管和神经。肛周皮肤菲薄，富含汗腺和皮脂腺，为脓肿好发部位。肛周的皮肤呈现放射状皱襞，与肛管的黏膜延续。肛门三角的皮下组织富含脂肪，充填在坐骨肛门窝内。肛门外括约肌围绕肛门三角，坐骨直肠窝位于其两侧。在后方，肛尾体位于肛门和尾骨尖之间，由较厚的纤维肌肉组织构成，支持直肠下段和肛管。

1. 肛管　位于盆膈以下的直肠部分，绕尾骨尖的前方向后下，开口于肛门。全长约4 cm，位于坐骨肛门窝内。其前方是会阴中心腱，与阴道下1/3段及阴道前庭相邻；两侧为坐骨肛门窝。肛门周围有肛门内、外括约肌。

肛门内括约肌是直肠的环行肌在直肠下端的增厚部分，环绕在肛管的上部，它又被直肠纵行肌和肛门外括约肌所围绕。肛门内括约肌为不随意肌，有协助排便的作用，但无括约肛门的作用。

肛门外括约肌是环绕肛管下端的横纹肌，为一个较厚的肌纤维索带（图4-12），从会阴体至肛尾韧带分3层排列。①皮下部：皮下纤维较薄，围绕肛门，无骨性附着点，在肛门前方相互交叉。皮下部又被直肠纵肌向皮肤延伸的纤维束

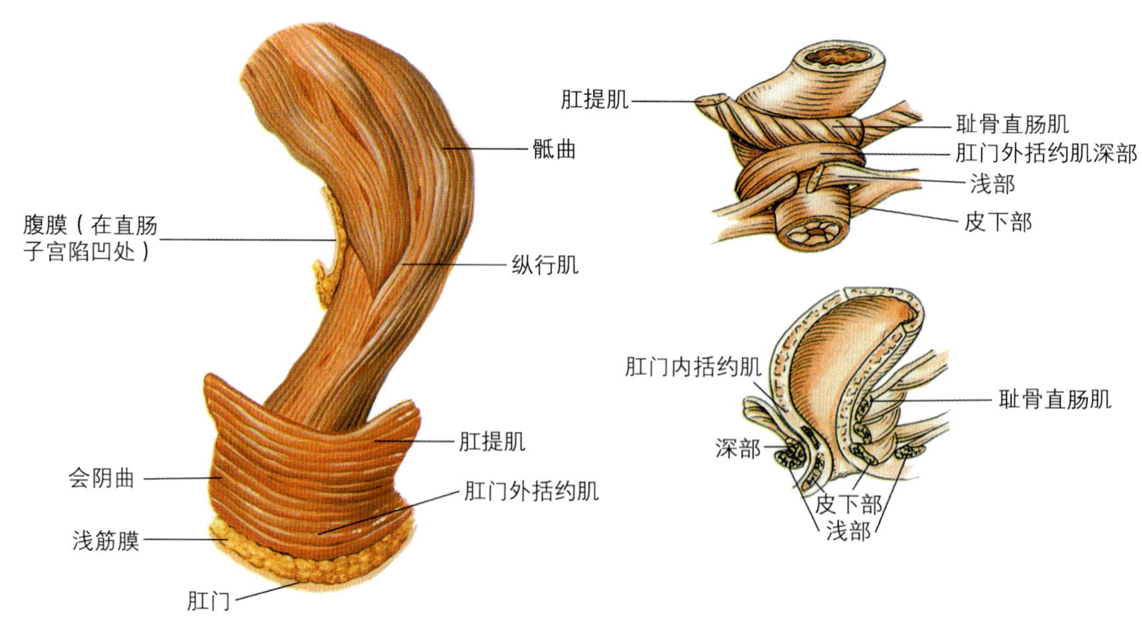

图4-12　肛门括约肌

分隔为3~4个环行束。手术中皮下部常被切断，但不发生括约肛门的功能障碍。②浅部：为一椭圆形肌束，起于尾骨，分为两束围绕着肛门内括约肌，向前绕过肛门，在肛管前方又合成一束，止于会阴中心腱。③深部：位于浅部的上方，也是环行肌束，深部纤维起自会阴体，环绕肛管下部，肛门内括约肌的上部，肌纤维在肛管前方交叉，连于会阴浅横肌，形成真性括约肌，并与肛提肌的耻骨直肠肌部分相融合。

另外，由肛门外括约肌浅部和深部、肛提肌的耻骨直肠肌、直肠纵肌和肛门内括约肌形成肛门直肠环，围绕在肛管与盆部直肠的连接处，有括约肛门的作用。环的后部和两侧部较发达。肛诊时可触摸到肛门直肠环。如手术时伤及此环，可引起大便失禁。

2. 坐骨肛门窝（ischioanal fossa） 是盆膈下方肛管和坐骨之间的楔行腔隙，由筋膜包围形成，其下为会阴皮肤，上方为盆膈；在肛尾韧带上方，两侧坐骨直肠窝相互交通。在上方，它的顶端位于肛提肌在闭孔筋膜的起点处；内侧为肛提肌和肛门外括约肌以及它们的筋膜，外侧为闭孔内肌及其筋膜，后方为骶结节韧带和臀大肌下缘，前方为尿生殖膈后缘。坐骨肛门窝内充填大量脂肪，脂肪内含有许多纤维隔，起脂肪垫的作用，保护肛管，其间横贯许多纤维条索、血管和神经，包括阴部神经和直肠下神经。$S_{2\sim4}$会阴支也穿过这一间隙。

每侧坐骨肛门窝内有两个陷凹，一个是坐骨肛门窝在肛提肌和尿生殖膈间向前延伸的部分，另一个陷凹为该窝在肛提肌与臀大肌间向后延长的部分。在肛管的后方两侧坐骨肛门窝相通。坐骨肛门窝是脓肿的好发部位，脓肿可通过肛管前方或后方蔓延到对侧，亦可穿通盆膈蔓延到骨盆腹膜外间隙内，引起骨盆脓肿。当脓液穿入直肠或穿通皮肤时，即形成肛瘘（图4-13）。

在坐骨肛门窝的外侧壁上闭孔内肌内面的筋膜内有一管状裂称阴部管，又称Alcock管。阴部管是由闭孔筋膜下部分裂而形成的管道，由坐骨棘向前内侧走行至尿生殖膈后缘，内含由盆腔至会阴的阴部动脉、静脉和神经。管内有阴部内和血管和阴部神经通过。血管和神经在此管内发出2~3支肛动脉和肛神经，向内至坐骨肛门窝，分布于脂肪组织、肛门皮肤和肛门括约肌。

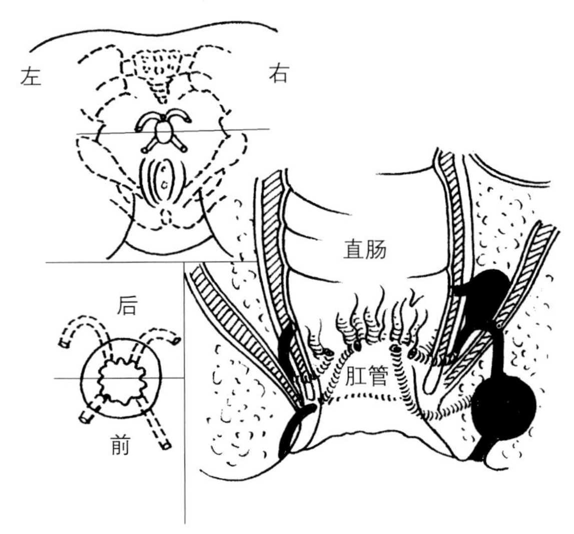

图4-13 坐骨肛门窝脓肿

盆 膈

盆膈（pelvic diaphragm）由耻骨尾骨肌构成（包括耻骨阴道肌、耻骨尿道肌、耻骨直肠肌和髂骨尾骨肌），是一个漏斗形的纤维肌肉分隔，是盆腔脏器最基本的支持结构（图4-14）。肛提肌由$S_{3\sim4}$神经和直肠下神经支配。由肛提肌、尾骨肌及其盆膈上下筋膜构成骨盆底，封闭骨盆下口的大部分，仅在其前方中线留有一裂隙，称盆膈裂孔。盆膈裂孔由下方的尿生殖膈封闭。女性盆膈中有尿道、阴道及直肠贯通。

1. 肛提肌（levator ani） 扁而薄，呈三角形。肌纤维各由两侧盆壁向下内侧走行，在中线会合成漏斗状。每侧肛提肌根据其纤维起止和排列的不同，又可分为耻骨阴道肌、耻骨直肠肌、耻骨尾骨肌、髂骨尾骨肌4部分。肛提肌辅助前腹壁肌肉，容纳腹腔和盆腔脏器；支持阴道，协助排便，防止大便失禁。分娩过程中，当宫颈扩张

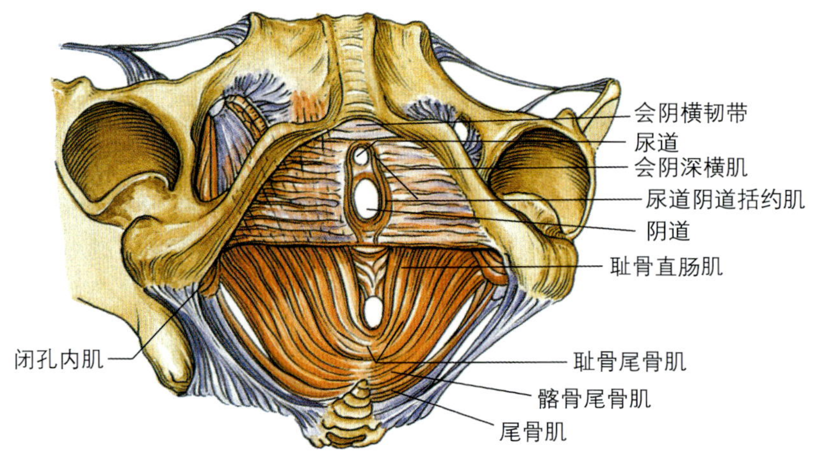

图4-14 盆膈

时肛提肌可支持抬头。肛提肌由S_{3-4}神经和直肠下神经支配。

2. 尾骨肌（coccygeus） 位于肛提肌后方，紧贴骶棘韧带的上面，起自坐骨棘盆面，止于尾骨及骶骨下部的侧缘。

肛提肌和尾骨肌共同构成盆底，对腹、盆腔脏器有承托和支持作用，并参与直肠和阴道的括约功能。

3. 盆膈上筋膜（superior fascia of pelvic diaphragm） 为覆盖肛提肌和尾骨肌上面的筋膜，是盆筋膜向下的延续。盆膈上筋膜移行到盆内脏器周围，形成盆脏筋膜，并与盆腔脏器的肌纤维会合，分别形成相应的韧带，对盆腔脏器有较强的支持作用。

4. 盆膈下筋膜（inferior fascia of pelvic diaphragm） 又称盆膈外筋膜，覆盖在肛提肌和尾骨肌的下面，为臀筋膜向会阴的直接延续。盆膈下筋膜到达尿生殖三角后缘处分为两层，即尿生殖膈上筋膜和尿生殖膈下筋膜。

肛提肌群（levators）及其筋膜组成的上提平台（levator plate，或篷架样shelflike，或吊床hammock）。

外阴上皮疾病

患者表现出的症状如外阴瘙痒或疼痛往往对患者的生活产生严重的影响，既往妇产科医师与皮肤科医师术语的描述存在很大差异。过去曾用以下的术语描述外阴上皮生长和分化的异常，如黏膜白斑（leukoplakia）、外阴干皱（kraurosis vulvae）、苔藓样硬化和萎缩（lichen sclerosis et atrophicus）、原发萎缩（primary atrophy）、硬化性皮肤病（sclerotic dermatosis）以及萎缩和增生性外阴炎（atrophic and hyperplastic vulvitis）等。1961年Jeffcoate和Woodcock指出这些术语没有体现对疾病总体的区别，它们肉眼和镜下表现多种多样并且相互交叉，故建议将这样一组病变统称为外阴营养不良（vulval dystrophy）。

1976年国际外阴疾病研究协会（ISSVD）将外阴营养不良性疾病进行分类，见表4-1。

表4-1 外阴营养不良性疾病的分类（ISSVD，1976）

分类
鳞状细胞性
非不典型性病变（慢性炎症伴有过度角化）
不典型性病变
轻度不典型增生
中度不典型增生
重度不典型增生
硬化性苔藓
不伴有不典型增生
伴有不典型增生
混合性病变
局灶性硬化性苔藓，伴有部分过度角化，伴有/不伴有不典型增生

1987年ISSVD进一步将外阴营养不良性疾病划分为肿瘤性和非肿瘤性两大类。所有的外阴上皮内肿瘤，包括Paget病和原位黑色素瘤（不典型性黑色素细胞增生）均列为外阴肿瘤性病变。外阴鳞状上皮不典型增生则命名为外阴上皮内瘤样病变（VIN），并依其不典型增生的程度和范围划分为轻度（VIN Ⅰ），中度（VIN Ⅱ）和重度（VIN Ⅲ）。见表4-2。

表4-2 外阴营养不良性疾病的分类（ISSVD，1987）

分类
非肿瘤性病变
硬化性苔藓
鳞状细胞增生
其他外阴皮肤病
肿瘤性病变
鳞状细胞性
轻度不典型增生（VIN Ⅰ）
中度不典型增生（VIN Ⅱ）
重度不典型增生（VIN Ⅲ）
非鳞状细胞性
Paget病
原位黑色素瘤（黑色素瘤Ⅰ级）

1987年国际外阴疾病研究学会（ISSVD）建议旧的术语“营养不良”应由一种新的病理学分类“皮肤和黏膜上皮的非瘤样病变（NMVD）”代替，见表4-3。在所有病例中，诊断有赖于疑似部位病变的活检。

NMVD如苔藓样硬化、鳞状上皮增生以及其他皮肤病的恶性风险很低，苔藓样硬化伴有增生的患者风险较高。但是外阴上皮内瘤样病变（VIN）临床表现上与上述病变类似。

表4-3 外阴上皮疾病的分类

分类
皮肤黏膜的非瘤样病变
苔藓样硬化（苔藓硬化、萎缩）
鳞状上皮增生（以前的增生性营养不良）
其他皮肤病
混合性非肿瘤与肿瘤性上皮病变
上皮内瘤样病变
鳞状上皮内瘤样病变
VIN Ⅰ
VIN Ⅱ
VIN Ⅲ（重度不典型增生或者原位癌）
非鳞状上皮瘤样病变
Paget病
黑色素细胞瘤，非浸润性
浸润性肿瘤

注：VIN，外阴上皮内瘤样病变

摘自国际外阴疾病研究会术语委员会《外阴疾病的新命名》。根据1987年国际外阴疾病研究学会（ISSVD）有关外阴上皮疾病的分类标准，对上述分类中相关疾病进行进一步阐述。

苔藓样硬化

苔藓样硬化（lichen sclerosus）是一种累及女性肛周会阴部位的慢性炎性皮肤疾病，主要表现为外阴及肛周皮肤萎缩变薄。由于皮肤萎缩为此病特征，既往又称为苔藓样硬化和萎缩（lichen sclerosis et atrophicus）。常见于50~60岁老年女性，亦可发生于月经前的年轻女性，表明可能与雌激素缺乏有关。然而，应用口服和局部雌激素治疗并无效果，该疾病与初潮和闭经年龄亦无相关性。

病 因

1. 遗传因素　文献中有直系亲属家族性发病的报道，发现患者中HLA-B40抗原的阳性率显著增高，故认为此病与HLA-B40关系密切，亦有人报道HLA-DQ7与该病相关。

2. 内分泌和自身免疫因素　患者可合并糖尿病、斑秃、白癜风、甲状腺功能亢进或减退、比尔默贫血等疾病，表明此病与内分泌和自身免疫疾病可能有关。

由于此病好发于成年女性，男女之比为1∶10，且患者血中二氢睾酮水平明显低于正常同龄妇女，当临床上采用睾酮对患处皮肤局部治疗时往往有效，提示患者血中睾酮水平低下可能为发病因素之一。

3. 感染因素　近年研究发现，部分外阴硬化性苔藓患者出现螺旋体感染，提示螺旋体可能是本病的致病原因。

4. 神经血管营养失调　外阴深部结缔组织中神经血管营养失调，导致皮肤发生病变。有研究发现，将外阴的病变皮肤与患者大腿正常皮肤交换移植，发现被移植到大腿的病变皮肤逐渐转为正常，而被移植到外阴的正常皮肤发生了硬化性苔藓。故局部神经血管营养失调亦可能是本病的原因之一。

尽管临床上观察到上述各种因素与发病相关，但迄今其发病的原因尚未证实。

病　理

病变早期真皮乳头层水肿，血管扩大充血，进一步发展的典型病理特征为基底细胞液化变性，表皮层角化过度和毛囊角质栓塞，表皮棘层变薄，黑色素细胞减少，在真皮中层有淋巴细胞和浆细胞浸润带。

临床特点

本病可发生于包括幼女在内的任何年龄妇女，多见于围绝经期妇女。瘙痒和经常出现烧灼样疼痛为最常见症状，但是在一些偶发病例中，亦可能无症状。常见病损部位位于大阴唇、小阴唇、阴蒂包皮、阴唇后联合及肛周，多呈对称性。主要表现为病损区皮肤发痒。早期皮肤发红肿胀，出现粉红、象牙白色或有光泽的多角形顶小丘疹，中心有角质栓，丘疹融合成片后呈紫癜状，但在其边缘仍可见散在丘疹。进一步发展时皮肤和黏膜变白、变薄、失去弹性，干燥易皲裂，阴蒂萎缩且与包皮粘连，小阴唇缩小变薄，逐渐与大阴唇内侧融合以致完全消失（图4-15）。晚期会阴皮肤菲薄皱缩似卷烟纸，阴道口挛缩狭窄，仅能容指尖以致性交困难，严重者出现排尿困难（图4-16）。此外，尿液浸渍外阴菲薄的皮肤，可造成糜烂和刺痛。但是，阴道往往很少受累。

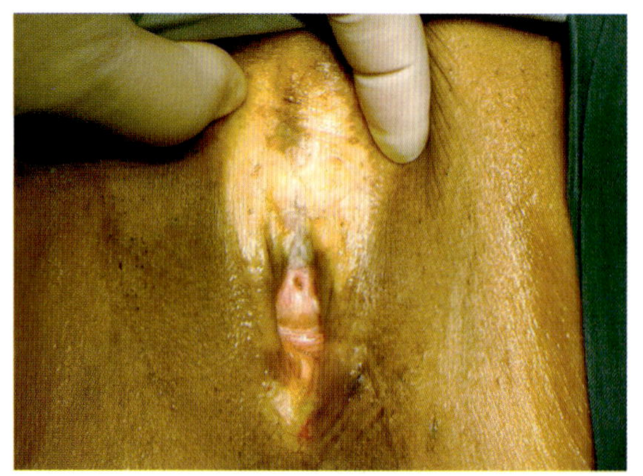

图4-15　外阴苔藓样硬化

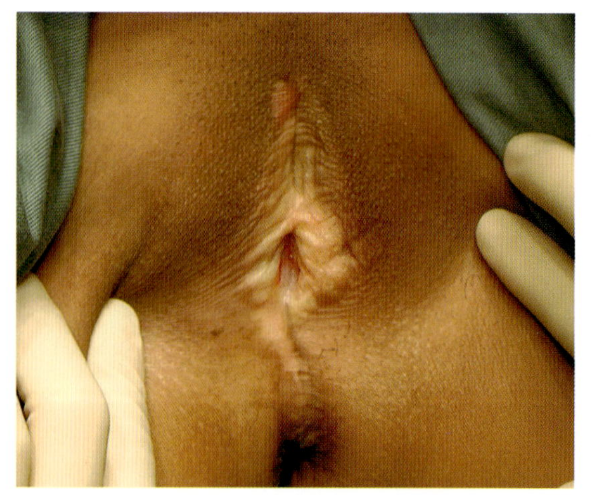

图4-16　外阴苔藓样硬化（晚期）

苔藓样硬化与恶变

外阴苔藓样硬化发生外阴鳞癌变的危险为4%~6%。治疗是否可降低癌变发生的危险不得而知。建议对此类患者进行长期随诊，必要时在对治疗无反应的溃疡和过度角化部位进行活检病理检查。

诊断与鉴别诊断

一般可根据临床表现作出诊断，病理检查是确诊方法，病理检查方法同上。

硬化性苔藓应与老年生理性萎缩和原发性外阴萎缩相鉴别。后者仅见于老年妇女，其外阴部皮肤的萎缩情况与身体其他部位皮肤相同，表现为外阴组织包括皮肤各层及皮下脂肪层萎缩，大阴唇变平，小阴唇退化，但患者无任何不适症状。原发性外阴萎缩（primary vulvar atrophy），可发生于中年妇女，初起时皮下脂肪组织消失，大阴唇变平，继而毛发脱落，表皮枯萎，干燥发亮，呈淡白或灰白色，可能出现小红斑，小阴唇及阴蒂亦随之萎缩消失，多伴有外阴瘙痒、烧灼或刺痛感。此类患者虽无硬化性苔藓发病早期出现的典型丘疹病变，但其临床与病理发现无法与晚期硬化性苔藓患者相区别，因而有学者认为所谓原发性外阴萎缩可能是在幼女期曾患外阴硬化性苔藓，痊愈后在中年又复发，因而外阴萎缩，故仍应当诊断为外阴硬化性苔藓而不应另行诊断为原发性外阴萎缩。

处　理

如经活检病理证实，医者应与患者进行充分解释，去除局部刺激因素。如注重会阴皮肤护理，避免在会阴部位使用肥皂；避免过热，最好缩短淋浴或沐浴时间；避免羊毛或尼龙接触皮肤及使用人体润滑剂等。

主要是局部用药。常用药为复合维生素A霜，或10%鱼肝油外用，使用时间较长。治疗时亦可使用局部激素治疗，可使用0.05%丙酸氯氟美松软膏涂抹患处，每日2次，持续3个月，6个月内最大剂量为30 g。因术后复发率高，一般不主张手术切除，除非出现恶性变先兆；如果出现性交困难或排尿困难时，需手术切除。由于存在恶变风险，应定期随诊。近年来研究认为，聚焦超声是治疗外阴上皮内非瘤样病变的有效方法。

鳞状上皮增生

鳞状上皮增生（squamous cell hyperplasia）是以外阴瘙痒为主要症状的外阴疾病，以往称之为增生性营养不良，包括神经性皮炎、增生性外阴炎等。一般分非典型增生型和无非典型增生型，后者有恶变倾向。

病　因

具体病因尚不明确，外界刺激可能是造成发病的原因，如外阴局部皮肤长期处于潮湿状态和阴道排出物的刺激等解剖生理因素可能与其发病有关。

病　理

主要组织病理变化为表皮层角化过度和角化不全，棘细胞层不规则增厚，上皮肢向下延伸，末端钝圆或较尖。真皮层乳头明显，轻度水肿伴淋巴细胞和少量浆细胞浸润。上皮细胞层次排列整齐，保持极性，细胞的大小和核形态、染色均正常。

临床表现

多见于50岁以前的妇女。外阴奇痒是此病

最主要症状，常有抓痕或皲裂。搔抓局部时刺激局部的神经纤维，可暂时缓解瘙痒症状，但搔抓又可导致皮肤进一步损伤，形成恶性循环。病损范围主要累及大阴唇、阴唇间沟、阴蒂包皮、阴唇后联合等处，常呈对称性。病变早期，皮肤颜色暗红或粉红，角化过度的部位则呈现白色。长期搔抓和摩擦，正常皮肤的纹理明显突出，皮嵴隆起，呈多数小多角形扁平丘疹，并群集成片，出现苔藓样变，故临床亦称此病为慢性单纯性苔藓。严重者可因搔抓引起表皮皲裂、溃疡，皮肤增厚如皮革样，黏膜干燥呈暗红或白色斑块。溃疡长期不愈合，特别是有隆起时，应警惕局部癌变，癌变约为5%。

诊断与鉴别诊断

诊断除根据临床症状及体征外，病理检查是唯一确认手段。活检应在皲裂、溃疡、隆起、硬结或粗糙处进行，并应选择不同病变部位多点活检。取材时可先用1%甲苯胺蓝涂抹病变皮肤，待自干后用1%醋酸液擦洗脱色。在不脱色区活检，以提高不典型增生或早期癌变的诊断率。

鳞状上皮增生应与白癜风和外阴炎相鉴别。若外阴皮肤出现界限分明的发白区，但表面光滑润泽，质地完全正常，且无任何自觉症状者为白癜风；皮肤增厚，发白或发红，伴有瘙痒且阴道分泌物增多者，应首先排除念珠菌、滴虫感染所致阴道炎和外阴炎。

治　疗

1. 一般治疗　注意保持外阴部皮肤清洁干燥，禁用肥皂或其他刺激性药物擦洗，避免用手或器械搔抓患处。不食辛辣和过敏食物。衣着要宽大，忌穿不透气的化纤内裤加重病变。精神较紧张，瘙痒症状明显以致失眠者，可加用镇静、安眠和抗过敏药物。

2. 局部激素药物治疗　治疗主要在于控制局部瘙痒症状，一般采用对症处理，选用止痒药物（苯霜）或皮质类固醇软膏局部应用，但时间不宜过长。临床常用皮质激素药物有0.025%氟轻松软膏，0.01%曲安奈德软膏或1%~2%氢化可的松软膏或霜剂等制剂。局部涂药前可先用温水坐浴，以暂时缓解瘙痒症状。

3. 外科治疗　可手术切除病灶。

外阴鳞状上皮增生癌变可能性低，且手术治疗后仍有远期复发可能，故目前对此病应以药物治疗为主。手术治疗仅适用于已有恶变的可能，如合并有非典型增生者，反复药物治疗无效者。目前常采用的手术治疗主要有单纯外阴切除以及激光治疗。

另外，既往分类中还有混合型外阴病变，此型出现非典型增生和恶变倾向较大。其病因不清，较以上两型少见。临床表现以外阴瘙痒为主，外阴皮肤发白区范围内可出现灶性皮肤增厚。临床可疑时需行多点病灶活检确诊。在治疗上用药效果不好，应行外阴局部病灶切除或单纯外阴切除术。

■ 外阴湿疹或皮炎

湿疹和皮炎为同义词。当外阴皮肤因摩擦和搔抓，导致白色变和增厚，称为慢性单纯性硬化病（lichen simplex chronicus）。外阴部接触性皮炎最为常见，可能存在特应性基础病变（例如哮喘、花粉症或湿疹）。

病　因

对肥皂、浴液、阴茎套、润滑剂、香水及局部物品等接触后受到刺激产生的反应。会阴部位瘙痒通常是由于患者感染霉菌造成，使用外用霜剂后，往往加重局部的刺激。小便和大便失禁可能加重湿疹。该部位过敏反应较为少见，芳香剂、激素类药物及其他药剂均可能成为过敏原。

临床特点

瘙痒为皮炎的典型症状，搔抓后会出现烧灼感和疼痛。体检可发现边缘不清的红斑，其上方可无结痂，可延伸至会阴和股部。体征可发现细小的阴唇间红斑，有时可见皮肤皲裂；严重者可见局部皮肤增厚和白色变，伴发多处小抓痕。

诊断与鉴别诊断

根据病史尤其是接触过敏原后出现上述症状和体征，诊断并不困难。但应与念珠菌性阴道炎、硬化性苔藓、固定型药疹以及脂溢性皮炎等相鉴别。

念珠菌性阴道炎表现为外阴、阴道黏膜充血性红斑，轻度肿胀、浸渍，黏膜表面凝乳状白膜，白膜下基底红，微渗血，自觉瘙痒。凝乳状白带、阴道分泌物真菌镜检有菌丝和孢子，培养有白色念珠菌生长。

固定型药疹根据明确的服药史，外阴部水肿性红斑、中央水疱、糜烂，再服同类药原部位可出现同样皮损可鉴别。

脂溢性皮炎除会阴皱褶处外，常伴有其他皮脂溢出部位受累，皮损为毛囊性红斑、斑丘疹，其上覆盖油腻性鳞屑、痂皮或有糜烂，可有不同程度瘙痒。

处　理

寻找过敏原，去除病因，避免再次接触已知过敏原及类似物。恢复、保护皮肤屏障功能，外阴部皮肤薄嫩，且皮炎时皮肤屏障功能受到破坏，故需要局部外用营养保护性的药物，禁用刺激性强的外用药，并避免使用一切可能对皮肤有刺激的治疗措施，如搔抓等，保持外阴清洁干燥，内裤应宽松、透气，不用劣质卫生用品。改善局部的环境非常重要，注重会阴皮肤护理：①避免在会阴部位使用肥皂，因肥皂由含水的乳膏、乳化软膏组成；使用不含肥皂的特殊沐浴液或沐浴油，沐浴油适合干性皮肤使用，也可用清水或淡盐水（10 g/L）冲洗。②最好缩短淋浴/沐浴时间，水温不要太高。③避免过热：如不在高温环境下长期停留，不穿紧身衣，不盖厚被等。④避免羊毛/尼龙接触皮肤。⑤最好使用人体润滑剂，如果不能得到，可使用油（植物油、杏仁油）替代，但注意油可能会使阴茎套软化甚至失效。其他专用品亦可使用，如果具有刺激性，应在使用后清洗并使用润肤剂。

局部皮肤治疗：急性期有溃烂、渗出者，可用生理盐水、3%的硼酸湿敷；急性皮炎红肿、水疱、渗液不多时，可用氧化锌油、皮质类固醇霜；有继发感染者可用1∶5 000高锰酸钾液湿敷，然后外用含激素、抗菌、抗真菌的混合制剂如复方康纳乐霜、派瑞松等。亚急性阶段，可用各种皮质类固醇霜；慢性干燥、肥厚的损害可用富含水的皮质类固乳膏、软膏制剂；仅有干燥或轻度脱屑的淡红斑，可用单一保护霜如硅霜即可。

应该检测尤其是霉菌的继发或协同感染，可行阴道拭子检测。如果重复出现不能解释的严重症状，可重复阴道拭子检测。对于症状严重的患者，开始可局部使用作用较强的甾体类激素，如0.05%丙酸氯氟美松软膏涂抹患处，每日2次，然后逐渐减量。对于症状不严重的患者，可采用有效甾体类激素，如倍他米松戊酸盐治疗，夜间给予具有镇静作用的抗组胺药物如羟嗪、仙特明、开瑞坦等，可任选1~2种服用。

银屑病

银屑病（Psoriases）又名“牛皮癣”，是一种常见的并易复发的慢性炎症性皮肤病，通常为全身病变的一部分，很少在外阴部位单发。

病　因

最新研究表明，银屑病是一种由多基因遗传决定的，多环境因素刺激诱导的免疫异常性、慢性炎症性、增生性皮肤病。其发病环节涉及天然免疫、血管新生、T细胞激活和外溢至皮肤、角质形成、细胞增生等多个环节，在此过程中黏附分子、细胞因子及其受体发挥了重要作用。近年研究认为银屑病与下述因素有关。

1. 遗传因素　本病有家族史，有遗传倾向，为多基因遗传性疾病，人类白细胞相关抗原是第一个与银屑病相关的遗传因子。

2. 感染因素　包括病毒感染和细胞感染。其中腺病毒、细小病毒B19（PVB19）、人类内生性逆转录病毒（HERVs）、链球菌感染与银屑病的发病关系密切。

3. 药物因素　药物可以引起银屑病，如受体阻滞剂、锂、抗疟药等，钙通道阻滞剂以及细胞因子都可诱发银屑病。

4. 免疫因素　细胞免疫功能下降，循环T细胞缺陷。参与银屑病皮损部位免疫反应的细胞主要涉及淋巴细胞、角质形成细胞、抗原递呈细胞等，而细胞因子、趋化因子是各种免疫细胞间相互作用的枢纽。

5. 环境因素　吸烟刺激中性粒细胞活化，释放过氧化酶，导致银屑病发生；饮酒可激发并加重银屑病；精神压力可影响中枢神经系统，通过神经、内分泌和免疫系统，导致银屑病的发生和发展。

6. 其他　吸烟、饮酒、饮食、精神、代谢、食物等因素；精神紧张以及感染因素可能是诱发、加重该病的重要环境因素。

病　理

银屑病主要病理学变化是角化不全、角化过度、炎症细胞浸润、血管异常增生。皮损组织学的基本特点是表皮角质层增厚、角化不全及颗粒层减少或消失；表皮棘层肥厚，表皮突下延呈杵状，少量中性粒细胞聚集于角化不全区形成Munro微脓肿；真皮乳状上方棘层变薄；真皮乳头毛细血管扩张迂曲，达到顶部；真皮浅层血管周围单一核细胞浸润。

临床表现

根据银屑病的临床特征，一般可以分为寻常型、脓疱型、关节型及红皮病型等。主要表现为红斑、丘疹、银白色较厚鳞屑。在会阴部位可看到典型的鲜红肉色有鳞、边界清楚的皮损，但是外阴部位通常无皮损出现，典型表现为透明红斑；阴裂通常受累，阴道无异常改变。外阴部银屑病往往与身体其他部位的银屑病损害同时存在，极少单发，通常为全身病变的一部分，本病很少发生于女阴黏膜。

1. 寻常型银屑病　为最常见的一型，初起为红色的炎性丘疹，粟粒至绿豆大，后逐渐扩大相互融合成红色斑块，边界清楚。表面覆有多层干燥的银白色鳞屑，皮损中央部位的鳞屑附着较牢固，鳞屑不超过红斑的边缘。皮损呈对称性分布，全身各处均可发生，分布较为广泛，一般好发于头皮、四肢伸侧和臀部，但也有少数患者皮损局限于一处，如头皮、外阴、腹股沟等皮肤皱褶处。

2. 红皮病型银屑病　由外用刺激性药物诱发或脓疱型银屑病消退后产生，大量激素突然停药也会诱发。临床表现为全身皮肤弥漫性红色或暗红色，炎症浸润明显，表面附有大量糠状鳞屑，不断脱屑。黏膜症状也较明显，女阴、尿道、肛门部位的黏膜常糜烂。

3. 脓疱型银屑病　在原有皮损的基础上，表现为急性红斑，表面有密集针尖至绿豆大小的无菌性脓疱，可全身泛发，也可局限于手掌及足跖部，为慢性病程，反复发作，泛发者可有发热、全身不适等症状。外阴部出现类似皮损，且因易摩擦而出现疱壁破裂，糜烂结痂、脓痂、渗液。

诊断与鉴别诊断

寻常型银屑病根据好发部位，红色斑块上附白色厚鳞屑，点状出血，Auspitz征阳性，即可诊断。外阴银屑病可结合其他部位的典型皮疹进行诊断。脓疱性银屑病在寻常型银屑病基础上出现多数小脓疱。红皮病型银屑病为皮肤弥漫性的发红、干燥，有较多薄鳞屑、脱屑，有银屑病史。

外阴部银屑病的表现与其他部位的皮质表现不同，需与以下几种疾病进行鉴别。

1. 外阴湿疹　外阴湿疹位于阴唇及周围皮肤，瘙痒为典型症状，搔抓后会出现烧灼感和疼痛。出现边缘不清的红斑，可无结痂，可延伸至会阴和股部，有时可见皮肤皲裂；严重者可见局部皮肤增厚和白色变，伴发多处小抓痕。慢性期患处及周围皮肤可有浸润和增厚，表面粗糙，鳞屑极少，边界一般清楚，可伴有色素沉着或色素减退。

2. 外阴扁平苔藓　好发于任何部位，四肢多于躯干，四肢屈侧多于伸侧，也常见于面部、口腔黏膜、外阴等处。外阴部位表现为外阴阴道溃疡，其他部位皮肤的特征性表现为多边形紫色的丘疹和斑块，其上方可见细小白色斑痕。口腔通常受累，表现为白色花边状病损、溃疡甚至齿龈炎。

3. 硬化性苔藓　多见于围绝经期妇女。常见症状为瘙痒和经常出现烧灼样疼痛。常见病损部位位于大阴唇、小阴唇、阴蒂包皮、阴唇后联合及肛周，多呈对称性。主要表现为病损区皮肤发痒。早期皮肤发红肿胀，出现粉红、象牙白色或有光泽的多角形顶小丘疹；进一步发展时皮肤和黏膜变白、变薄、失去弹性，干燥易皲裂，阴蒂萎缩且与包皮粘连，小阴唇缩小变薄，逐渐与大阴唇内侧融合以致完全消失；晚期会阴皮肤菲薄皱缩似卷烟纸，阴道口挛缩狭窄，性交困难，严重者出现排尿困难。

4. 股癣　发生于股内侧，自觉瘙痒，易有皮肤增厚或湿疹化，可找到皮肤癣菌。初起表现为粟粒大小红色丘疹，渐扩大为圆形、半圆形斑片，边缘清楚，由细小丘疹或水疱环状排列构成，中央部分退行，上覆细小鳞屑。病变夏季加剧，冬季减轻或消退。

处　理

应强调会阴皮肤护理的重要性，可局部使用刺激性小的润滑剂如水性的润肤乳，局部使用作用缓和的甾体类激素通常可控制瘙痒症状，但仍需下述方法治疗。

1. 局部治疗　外用药大面积使用吸收较多，易引起中毒，宜把皮损分区，搽以不同的药物。用药前最好用热水肥皂洗浴，以除去鳞屑，增强疗效。在外阴和皱褶部位的银屑病皮损选用外用制剂时，应避免使用污秽的或刺激性较强的制剂，也应避免使用光化学疗法。常用外用药物有：①焦油类包括煤焦油、松馏油等，可配成100 g/kg软膏外用。②蒽林是目前常规用药，可配成软膏、糊剂、石蜡剂或乳剂。③类固醇皮质激素：如氟氢可的松、氟氢松等外用强效类固醇皮质激素。④维A酸类口服剂量为每日0.5~1 mg/kg。亦可配制成溶液，霜剂与凝胶剂外涂。⑤其他，如氧化氨基汞软膏、芥子气软膏、氟尿嘧啶软膏、环孢菌素乳剂、氨甲蝶呤乳剂等亦可应用。

2. 全身治疗

（1）免疫抑制剂：①氨甲蝶呤（MTX），每周7.5 mg，即2.5 mg/12 h，连服3次，以后每周以同样方法给药，症状控制后，每周服2.5 mg巩固疗效。亦可0.2~0.4 mg/kg，每周1次口服逐渐增加剂量。②羟基脲适用于广泛性、顽固性银屑病和脓疱型及红皮病型银屑病。用量为0.5 g，每日2次，4周为1个疗程。③环孢菌素A用于治疗脓疱型银屑病、关节病型银屑病及对常规治疗无效的泛发性斑块型银屑病。每日3~12 mg/kg，于饭前分次服，视病情连用数日至数周。④雷公藤总苷对脓疱病型银屑病有良好效果。每次10~20 mg，每日3次，亦可用雷公藤片，每次3~4片，每日3次；或雷公藤糖浆每次15 mL，每日3次。⑤维A酸类用于治疗各型银屑病，特别是红皮病型银屑病，局限性或泛发性脓疱型银屑病。

（2）抗生素类：对寻常型银屑病进行期及点滴型银屑病伴有扁桃体炎及感染者，可用青霉素和红霉素。

（3）类固醇皮质激素：类固醇皮质激素常可改善银屑病的皮损，但不能阻止其复发。常用泼尼松每日40~60 mg，分次口服，目前一般不主张内用皮质类固醇。

（4）甲砜霉素：是目前治疗脓疱型银屑病首选药物之一，可单独口服（成人每日0.5~1 g，分3~4次）或合并皮质类固醇治疗。

（5）维生素制剂：如维生素A、维生素C、维生素D_2、阿法D_3胶丸等都可以用于治疗银屑病。

（6）生物制剂：如单克隆抗体、融合蛋白、重组细胞因子、疫苗疗法。此外，尚有胸腺素、免疫丙种球蛋白、香菇多糖等。

3. 物理疗法　浴疗及发汗疗法、透析疗法、高压氧疗法、光量子血液疗法等也可用于治疗银屑病。紫外线、光化学疗法（PUVA）或PUVA与皮质类固醇、MTX、芳香维A酸等连用是治疗银屑病的有效手段。但不适合于生殖器部位皮损的治疗。

4. 中医中药　亦可治疗银屑病。

预　防

目前本病的治疗大多只能达到近期临床效果，难以根治，不能制止复发，也无良好的预防方法。因此，要让患者了解该病基本知识，注意消除精神创伤，解除思想顾虑。尽量避免各种诱发因素如物理性、化学性物质的刺激。忌烟酒、辛辣刺激饮食的摄入，加强体育锻炼，追寻可疑病因，注意避免上呼吸道感染及清除感染性，急性期忌用刺激性强的外用药及紫外线照射。

■ 扁平苔藓

扁平苔藓（lichen planus）临床少见，通常发生于中年女性，表现为外阴部位的外阴阴道溃疡。其他部位皮肤的特征性表现为多边形紫色的丘疹和斑块，其上方可见细小白色斑痕。这些病损可出现于外阴部位，被称为外阴–阴道–齿龈溃疡。

临床表现

外阴阴道溃疡亦有多种表现，轻者前庭部位1~2处病损，重者表现为脱屑性阴道炎，最终形成瘢痕。临床表现为外阴瘙痒、疼痛，性交后出血和分泌物增多；口腔通常受累，表现为白色花边状病损、溃疡甚至齿龈炎。

处　理

会阴皮肤的护理非常有效。性交前使用利诺卡因凝胶非常有效，亦可用作用较强的局部甾体类激素。如果阴道症状较直肠严重，可用10%醋酸氢化可的松，局部应用他罗利姆（免疫抑制剂）亦可获得很好效果。

随　诊

发现在溃疡性口腔和会阴中的扁平苔藓可能会出现恶变，推荐长期随诊。当病灶出现长期溃疡，疣状斑片状或结节状组织，应考虑恶性肿瘤的可能性，必要时活检。

白塞病

白塞病（Behcet's disease）常发生于青年期，又名"眼、口、生殖器综合征"，是一种慢性复发性炎症过程，常累及多个器官。其常见症状为复发性口腔和外阴溃疡，兼有虹膜睫状体炎，亦可有其他系统的症状。1937年由土耳其皮肤科医师Behcet报道命名。本病好发于日本和地中海国家，我国并不罕见，患病率为14/10万。

病　因

白塞病的病因尚不明确。最初认为本病处于高凝状态，后有人提出与感染、环境、遗传及免疫异常等因素有关。

1. 感染因素　可能与病毒、结核杆菌感染有关。

2. 流行病学　本病有逐年发病上升趋势，有显著的地区性分布特点，东亚、中东和地中海沿岸地区发病率较高。

3. 环境因素　可能与使用农药和含铜的杀虫剂有关。

4. 免疫因素　患者血清中某些特异抗体及免疫复合物增高。15%~35%患者体内可检测出抗磷脂抗体，以及其他诸如抗内皮细胞抗体、抗口腔黏膜抗体等，但是其意义尚未明确。

病　理

病变主要为小动静脉炎。镜下所见为坏死性动脉炎，可引起细动脉阻塞、静脉血栓。

临床表现

1. 皮肤黏膜损伤　皮肤损害有各种类型，如脓疱疮、毛囊炎、疖、蜂窝组织炎和溃疡等。有时出现结节性红斑样皮疹。颊黏膜和外阴部出现肉眼可见3~15 mm圆形或椭圆形溃疡，亦可出现于唇、舌、咽、扁桃体，伴疼痛。偶见坏死性血管炎和胃肠道溃疡。以消毒针刺皮肤24~48 h后出现3~10 mm结节或脓疱，称为皮肤针刺反应阳性。

2. 口腔　大多数患者都有口腔黏膜损害，为本病最早出现的症状。口腔损害为典型的口疮性溃疡，可发生于口腔黏膜的任何部位，舌及扁桃体容易反复发作。

3. 眼部　眼部症状最常见有结膜炎、虹膜睫状体炎、玻璃体炎和前房积脓；其次有角膜炎、视网膜炎、脉络膜炎和视神经萎缩等，引起眼底出血、玻璃体混浊和青光眼等，常导致视力下降，甚至失明。

4. 生殖器　溃疡可发生于外阴各部，多在小阴唇和大阴唇的内侧，其次为前庭黏膜及阴道口周围。有时发生在会阴及肛门。溃疡数目及大小不定，有的较多、较浅。溃疡边缘向内陷进，周围红肿，溃疡覆盖着一些脓液，经常数周才愈合。

坏疽型溃疡较严重，患者可有发热及全身不适，局部疼痛。溃疡数目往往较少较深，边缘不整齐及内陷。周围炎症显著，表面有污黄色或灰黑色坏死假膜。强行剥去假膜，露出高低不平的基底。有时溃疡迅速扩展，形成巨大的蚕食性溃疡，而使小阴唇残缺不全，边缘柔软无浸润，溃疡的病理检查无特异性。

5. 心血管系统　病变常累及静脉。7%~37%的患者出现上、下腔静脉或上、下肢浅静脉及深静脉闭塞。肺部血栓性静脉炎，可引起肺梗死。多发性肺动脉血栓形成可引起肺源性心脏病。

6. 关节疼痛及关节炎　多为单关节炎，以膝、踝及腕关节最常受累，有不同程度的功能障碍，但可恢复正常。

7. 中枢神经系统　中枢神经系统受累多于周围神经，脑膜炎可出现在周围神经病变前或同时发生。波及脑干和小脑时出现皮质、髓质束病变、痉挛性四肢轻瘫或肢体单侧轻瘫，常伴小脑共济失调，出现假性延髓性麻痹；血栓性静脉炎及微血管周围炎，引起脑组织病灶性软化，出现头晕、记忆力减退、严重头痛、运动失调、反复发作的截瘫与全瘫和昏迷等。临床表现有脑干、脑膜、脑炎症候群及器质性精神错乱症候群。神经系统症状较其他症状出现晚。

诊断与鉴别诊断

眼、口、生殖器中有两种以上典型症状者即可诊断白塞病。皮肤针刺反应也可协助诊断。在急性发作期，白细胞中度增多，血沉显著加快；脑脊液中淋巴细胞计数升高，IgG、IgM非特异性增高。MRI有助于诊断脑部病变。

克罗恩病（Crohn’s disease）往往与本病表现出类似症状，而白塞病典型症状为复发性口腔、外阴溃疡和虹膜睫状体炎；克罗恩病肠道损伤广泛，病理表现为肉芽肿性肠炎。类天疱疮和扁平苔藓亦常易与本病混淆，但病理检查可以区别。HIV感染发病后亦可出现复发性外阴和口腔溃疡，可从血清学HIV检测加以鉴别。

治　疗

注意保持外阴清洁、干燥，减少摩擦；适当休息，增加营养，服用维生素B、维生素C等。急性期应用肾上腺皮质激素类药物，如泼尼松口服20~40 mg/d。口服秋水仙碱0.5~1.0 mg/d可减轻黏膜、眼部病变及发作频率；出现血栓性静脉炎及中枢神经系统受累者，使用激素时常需同时应用抗生素。病情稳定后，逐渐减少激素剂量。免疫抑制剂如环磷酰胺或硫唑嘌呤等与激素联合应用，也有一定的疗效。在慢性期，可用中医治疗。

■ 外阴上皮内瘤样病变

外阴上皮内瘤样病变（vulvar intraepithelial neoplasia，VIN）指外阴鳞状细胞不典型增生，该命名系1987年由国际外阴疾病研究协会和国际妇科病理学家协会、外阴肿瘤和营养不良性疾病组织学分类和会所推荐。和外阴营养不良一样，VIN的命名一度存在混淆，曾经用过4个主要的术语，即Queyrat增殖性红斑、Bowen’s病、单纯性原位癌和Paget病。1976年，ISSVD宣布前3种病变仅仅是同一种疾病的不同表现，这些都应该纳入鳞状细胞原位癌（0期）这一术语之下。1986

年，ISSVD建议使用VIN这一术语。从此，有关外阴上皮内非浸润性病变的命名和分类得以统一。

VIN多见于45岁左右的女性，临床少见，近年来发生率有所增加，患者年龄亦趋于年轻化，20世纪70年代VIN发病的平均年龄为50岁，90年代为30岁。约50%患者伴有其他部位上皮内瘤变，如宫颈上皮内瘤变（CIN）。外阴Paget病（Paget's disease of the vulva）、鲍温病（Bowen disease）及鲍温样丘疹病（Bowenoid populosis）临床上归类于特殊类型的VIN。

病 因

VIN病因尚不完全明了。VIN常中心发生，与CIN相同，HPV感染是重要原因。HPV检测发现大约80%VIN伴有HPV16型感染；所有的VIN Ⅲ（93%检测到HPV16 DNA）、所有阴道上皮内瘤变（VAIN，75%检测到HPV16 DNA）和96%的CIN（73%检测到HPV16 DNA）能检测到HPV DNA；但有22%同时采集的不同部位病变感染的HPV类型不同。目前认为鳞状上皮内瘤变与HPV感染有关，而其他组织类型的病变则与p53蛋白的过度表达有关。对p53蛋白表达的研究提示，VIN Ⅲ和外阴非瘤样病变（硬化苔藓及鳞状上皮增生）都有癌变倾向。VIN及外阴癌周围比邻的正常上皮有T抗原表达（存在PNA凝集素）；VIN Ⅲ的微血管密度（MVD）和血管内皮细胞生长因子（VEGF）明显增多都提示癌变的发生。其他危险因素有性传播疾病、肛门－生殖道瘤样病变、免疫抑制及吸烟等。

病 理

VIN病理特点是，细胞异常生长，细胞核深染、核异型性；排列混乱、极向消失；核分裂相多见；DNA核型非二倍体。细胞病理学变化包括病毒蛋白在细胞核周围形成晕圈，细胞膜增厚以及核融合，这些改变多发生在病变的表层细胞。

VIN根据细胞成熟度、核异型性、成熟障碍以及有丝分裂活性分为3型：VIN Ⅰ（轻度不典型增生）、VIN Ⅱ（中度不典型增生）和VIN Ⅲ（重度不典型增生或者CIS）。

1. VIN Ⅰ　上皮轻度不典型增生。病变范围限于上皮下1/3带。细胞增大，呈圆形或不规则形，边界清晰。核质比例增加，核大深染，偶可见核分裂。上皮上2/3带细胞分化仍为正常。

2. VIN Ⅱ　上皮中度不典型增生。病变范围扩展至上皮下2/3带。细胞不典型改变更趋明显，细胞形态异常，出现异形，边界不规则。细胞核异常增大、深染，核分裂指数增加。细胞增生明显，排列紊乱失去极性。上皮表层细胞仍正常。

3. VIN Ⅲ　上皮重度不典型增生。病变范围超过上皮层下2/3（Ⅱ~Ⅲ），或扩展到上皮全层（原位癌）。

在VIN Ⅰ，不成熟细胞、细胞结构紊乱以及有丝分裂活跃主要发生在上皮下1/3，而在VIN Ⅲ，胞质少、重度染色体改变的不成熟细胞占据了大部分的上皮。角化不良细胞和有丝分裂相发生在表皮层。VIN Ⅱ的表现介于VIN Ⅰ和VIN Ⅲ之间。HPV感染引起的细胞病理学改变，如胞质内病毒蛋白引起的核周空泡以及核异位、细胞边缘增厚、双核以及多核化都常见于VIN的表层，尤其是VIN Ⅰ和VIN Ⅱ的表层。

临床表现

VIN症状无特异性，仅表现为瘙痒或烧灼感，无明显体征。单发性VIN多位于舟状窝和小阴唇附近的黏膜，偶发于会阴体后部和阴蒂周围，而极少发生于有毛发生长的部位和阴蒂腺体。半数以上VIN呈多病灶性发病，即下生殖道不同部位同步性或非同步性发生的鳞状细胞不典型增生病灶，25%病例同时有宫颈和外阴鳞状细胞不典型增生。多发性VIN可浸润至阴蒂包皮、小阴唇、舟状窝和会阴体，约有1/3的病例有大阴唇和会阴体后部的浸润。VIN会阴后部浸润常累及肛门、臀内侧沟和肛管黏膜，并向上延伸至肛管鳞状上皮和柱状上皮交界处。VIN极少累及阴蒂腺体和尿道。VIN病灶的位置、形态、色泽和范围变异性很大。有时表现为丘疹、斑点，单发或多发，融合或分散，灰白或粉色，或出现色素沉着。可为局限性或分散斑点状病灶。病程较长和老化病灶多融合成片并覆盖整个外阴部。

临床类型分为以下两种。

1. 绝经前型　该型平均发病年龄为39岁，高峰年龄为28岁。VIN为广泛、多发的疣状病灶或HPV感染相关的Bowenoid湿疹病。Bowenoid湿疹病中50%患者HPV阳性，通常为HPV6型感染，并有尖锐湿疣病史，与吸烟密切相关。DNA核型呈多型性。

2. 绝经后型　多见于老年妇女，平均分布年龄为60岁，高峰年龄为57岁。VIN为单发性、皮肤角化性病损，多为单发或局灶病损，与HPV感染无关。DNA核型为单一性。两种临床类型VIN的鉴别诊断见表4-4。

表4-4　绝经前/绝经后型VIN的鉴别诊断

临床特点	年龄<50岁	年龄>50岁
平均年龄	39岁	60岁
发病高峰年龄	28岁	57岁
多病灶性发生	多见	罕见
多中心性发生	多见	罕见
局灶性发生	罕见	多见
单一性发生	罕见	多见
DNA核型	多种染色体倍体核型	单一染色体核型
HPV DNA	多数病例为（+）	多数病例为（-）

诊断与鉴别诊断

25%~50% VIN病例在常规查体时发现，VIN的确诊依靠病理学检查。对于任何可疑病灶应行多点组织学病理检查。阴道镜指导下采取活检可提高活检准确性和阳性率。较小VIN病灶（<1 cm）推荐局麻下切除活检。明显的外阴皮肤黏膜病变肉眼即可识别，但小而表浅的病灶则需要借助醋酸试验或甲苯胺蓝试验鉴别，即用3%~5%醋酸涂布于可疑部位，根据皮肤黏膜反应判断病变性质和范围。醋酸增强尖锐湿疣或VIN的反光性，如尖锐湿疣呈现双环状毛细血管图像。而VIN则很少呈现类似于CIN典型的斑点状白斑或镶嵌血管图像。甲苯胺蓝试验是将1%甲苯胺蓝溶液涂布可疑病灶处，自然干燥后再用1%醋酸溶液涂布。VIN呈现深蓝色或着色深于周围正常皮肤黏膜。甲苯胺蓝试验的假阴性率为40%，假阳性率5%~20%。

应与VIN相鉴别的外阴病变包括尖锐湿疣、鳞状上皮增生、外阴接触性皮炎、外阴黑色病损、外阴Paget病、Bowen病及Bowenoid丘疹病等。其中外阴Paget病，Bowen病及Bowenoid丘疹病临床上归类于特殊类型的VIN。

外阴Paget病是一种少见的非鳞状上皮瘤变，属于乳腺外Paget病，发生率占外阴肿瘤的1%，多见于绝经后妇女，症状主要为外阴瘙痒和酸痛。病变大体为湿疹样表现，通常开始于外阴生毛发部位，可以延伸到阴阜、大腿和臀部，常可累及直肠、阴道或尿道的黏膜。范围较广的病变通常呈隆起状，且质地柔软。其病理特点为表皮内见胞质浅染的不典型上皮细胞，散在或成团存在，体积明显大于周围角化细胞，称为Paget细胞。细胞周围透明无细胞间桥，与周围角化细胞界限清晰。其发生于具有外分泌和顶浆分泌功能的汗腺上皮内或上皮干细胞，其可经腺管扩散到周围的上皮组织。外阴皮肤病损界限清晰，边缘不规则，多有湿疹样改变。病灶中的溃疡区呈红色，而高度角化区呈白色。部分病损为柔软而均质的红斑，常扩散至肛门区，偶浸润至股内侧区，而尿道、阴蒂、子宫颈和肛管较少受累。约20%伴有外阴浸润性腺癌，且临床浸润癌多于镜下浸润癌。手术切除是治疗外阴Paget病的首选方案。经临床检查和病理证实无肿瘤浸润的外阴Paget病可行单纯性外阴切除术，即于病灶边缘外1 cm处切除病灶。由于该病具有潜在性恶变倾向，故不宜采用激光汽化或剥脱治疗。病灶广泛的外阴Paget病外阴切除后可行游离皮片移植成修复创面和成形外阴部。如果存在潜在的浸润癌，治疗方法应用于外阴鳞状细胞癌。治疗通常需要行根治性外阴切除术和至少行病变同侧的腹股沟淋巴结清扫术。

鲍温病的皮损常表现为圆形或不规则隆起的暗红色、棕色或白色斑片，约1/3患者伴有不同程度瘙痒症状，临床表现与外阴Paget病相似，组织病理学检查为鉴别标准。外阴鲍温病的病理特点为角化过度伴角化不全，出现类似Paget细胞，但胞间有细胞间桥连接，细胞巢与周围表皮细胞、不典型细胞及多核细胞融合，表皮与真皮界限鲜明，PAS染色显示完整阳性基底膜区。

鲍温样丘疹病的病理改变类似鲍温病，但其皮肤病损表现为小的淡红棕色丘疹，直径2~10 mm，常为多发、分散或融合性位于皮肤病损，呈疣状改变，可自然消退。典型的病灶为穿越的丘疹病损，多有色素沉着，表面涂油并有反光现象，过度角化少见。鲍温样丘疹临床常被误诊为尖锐湿疣，尽管其无线性或簇性皮疣。色素沉着性鲍温样丘疹病和VIN病灶酷似痣细胞痣和脂溢性角化症，而无色素沉着和角化线性的VIN病灶呈现正常的皮肤和黏膜本色而难以与无色素沉着的鲍温样丘疹病相鉴别。单发性VIN类似于鲍温样丘疹病，因其较少有色素沉着而多有角化。累及前庭部时VIN呈现红色征象，称为Queyrat增殖性红斑。

外阴黑色病损包括炎症后皮肤色素沉着、皮脂腺角化症、黑色素痣、黑色症、不典型黑色素细胞增生（原位黑色素瘤）和良性黑色素瘤等。外阴着色斑可合并存在Peutz Jeghers综合征和LAMB综合征。

外阴不典型增生性色素痣为移植癌前痣，边缘多不规则，并多伴有躯干和四肢多发性色素痣，应行局部广泛性切除。原位黑色素瘤也是一种黑色素细胞不典型增生性病变，临床很难与恶性黑色素瘤鉴别，应予局部广泛切除活检以排除浸润癌。外阴黑变症是发生于小阴唇和前庭内黏膜的黑色病损，也可扩散至子宫颈和阴道壁，并易于发生癌变，故应行局部广泛切除，病理检查排除浸润癌。

处 理

传统的观念把完全性外阴切除作为外阴鳞状上皮不典型增生手术治疗的标准术式，而今认为，应遵循个体化原则，根据患者VIN病变部位和范围确定治疗方式，以免损害患者的精神心理和正常性功能。现代VIN治疗的指导原则是，在保证VIN治疗彻底和安全的前提下，尽可能地保留正常健康的外阴组织和皮肤，并于术后重建近乎正常的外阴组织形态和结构。鉴于VIN具有多源性发病倾向，故当发现VIN时，应注意检查子宫颈、阴蒂和肛门周围皮肤是否存在鳞状上皮不典型增生病灶，并排除浸润癌。

VIN不经治疗终将转化为外阴浸润癌，>40岁的年长妇女恶变率尤高，经长期随访证实其恶变率几乎达100%。然而，<30岁的年轻妇女VIN可自然消退，或静止数年而无进展。据此认为，年轻妇女之多发性VIN为良性病变，为类似于HPV感染的自限性病灶。病理学检查发现鲍温样湿疹恶性变中，10%病例存在微小浸润癌灶，而部分病例则出现一处或多处有明显临床浸润癌灶。

1. 药物治疗　VIN的恶变过程缓慢，常发生退变。VIN Ⅲ中2%~8%可能合并浸润癌。故只有在除外恶性后，如VIN Ⅰ、年轻、无症状、自己要求和接受药物（糖皮质激素等）或妊娠时才可观察。观察期间如病变加重或6~12个月仍无改善应予处理。药物治疗有5-FU化疗和Cidofovir局部抗HPV病毒治疗。

2. 手术切除　手术切除病灶是主要治疗方法，手术既要考虑彻底切除病灶，又要考虑重建外阴或阴道以恢复正常性生活。VIN如不进行广泛的手术切除很难治愈。

手术方式分为以下3种类型。

（1）病灶局部广泛切除（wide local excision）：切除病变缘外5 mm，保持外阴正常解剖和功能；小病灶切除术有很好的疗效，其优点为能提供组织标本。尽管多灶性或广泛病变可能难以采用这种方法治疗，但它依然是最具有美容效果的治疗手段。重复切除术通常是必需的。

（2）剥皮式外阴切除（skinning vulvectomy）：剥除表皮，保留皮下组织，维持外阴形态，表浅的外阴切除术适用于广泛的和复发性VIN Ⅲ。手术可清除所有的病变，并且保留尽量多的正常外阴组织，应尽量保留外阴前部和阴蒂。手术必须首先保证能闭合外阴缺损，如果切口太广泛无法闭合外阴缺损时，可行植皮术，所需的植皮可以从大腿或臀部取得。该法适于年轻患者。

（3）单纯外阴切除（simple vulvectomy）：为VIN的标准术式。适用于老年妇女非浸润性、广泛性VIN及外阴Paget病、巨大尖锐湿疣、脓性汗腺炎、腹股沟肉芽肿、淋巴肉芽肿。标准的简单外阴切除范围和深度超过外阴表浅性皮肤切除，即切除外阴部皮肤黏膜、皮下组织深筋膜、阴蒂、阴蒂包皮、大小阴唇、阴唇脂肪垫。手术范围应达外阴有无毛发生长的交界处。

VIN Ⅲ常合并多灶隐性外阴癌，如手术边缘未净，复发的危险增加3倍。

3. 其他治疗　对早期病变还可采用二氧化碳激光、冷冻和LEEP等治疗方法。二氧化碳激光可用于治疗多灶病变，对于单灶病变不是必需的，其缺点是疼痛、费用高并且不能提供组织学标本。最近有报道超声刀空化抽吸法（cavitational ultrasonic surgical aspiration，CUSA）治疗VIN明显优于其他传统治疗方法，对初治和复发者治疗后缓解率分别为66%和52%，而传统方法为0和9%；而且安全、无不良反应。CUSA是一种极具前景的治疗方法。

随　访

随访检查程序是治疗后3个月和6个月各检查1次，此后每6个月检查1次，至少随访5年。复查时重点检查下生殖道各个部位，并采取阴道细胞学涂片；有会阴体后部和肛门区VIN浸润者应作肛管细胞学或直肠镜检查；罹患多发或广泛性VIN者、性传播性疾病患者应行人免疫缺陷病毒（HIV）检测。VIN切除后并非经阴道分娩的禁忌证，但应适当放宽剖宫产指征。

预　后

VIN治疗后复发率为10%~20%。排除浸润癌后，可重复行激光或手术切除病灶。

■ 外阴肿瘤

外阴肿瘤包括良性肿瘤与恶性肿瘤。前者少见，后者多见于老年妇女。

外阴良性肿瘤

较少见，主要有外阴乳头瘤、纤维瘤、汗腺瘤、脂肪瘤、平滑肌瘤等。神经纤维瘤、淋巴管瘤、血管瘤等更少见。一般生长缓慢，临床上常无症状，少有恶变。

1. 乳头瘤（vulvar papilloma）　分为乳头状瘤和疣状乳头状瘤两种类型，多见于老年妇女，多发生于大阴唇上方，生长缓慢，可无症状。病变呈指状突出皮肤表面，其大小由数毫米至数厘米。表面可见小乳头状突起，质略硬，大乳头瘤表面因反复摩擦可破溃、出血、感染。镜下见由复层鳞状上皮围绕树枝状纤维、血管为其结构特点，表皮增厚以棘细胞层和基底细胞层为主。乳头状瘤为良性上皮性肿瘤，以上皮增生为主，诊断依赖活检或术后病理检查，需与外阴尖锐湿疣相鉴别。乳头瘤2%~3%有恶变倾向，应手术切除。必要时术时行冰冻切片检查，若有恶变应及时扩大手术范围。

2. 纤维瘤（vulvar fibroma）　为来源于外阴结缔组织的良性肿瘤，由成纤维细胞增生而成，多位于大阴唇，初起为皮下硬结，继而可增大，形成有蒂实质包块，大小不一，多为单发，呈球形或卵圆形，表面可有溃疡和坏死。切面为致密、灰白色纤维结构。镜下见包膜为纤维结缔组织，实性部分为成纤维细胞和胶原纤维组成。肿瘤恶变少见。根据临床表现即可诊断，需与腹股沟圆韧带肌瘤相鉴别。治疗原则为沿肿瘤根部切除，病理检查。

3. 汗腺瘤（hidradenoma）　来源于分泌性汗腺，由汗腺上皮增生而成。常见于40岁后女性，多位于大阴唇上部，边界清楚，隆起于皮肤表面，生长缓慢，直径常在1~2 cm。一般无症状或伴有瘙痒。肿瘤包膜完整，与表皮不粘连。镜下见乳头状结构的腺体和腺管；病理特征为分泌性柱状细胞下衬有一层肌上皮细胞。一般为良性，极少恶变。治疗原则行局部病灶切除，标本行组织学检查。

4. 脂肪瘤（vulvar lipoma）　来源于大阴唇或阴阜脂肪组织，由成熟脂肪细胞组成的良性肿瘤。脂肪瘤生长缓慢，质软。切面呈黄色，镜下见成熟的脂肪细胞间有纤维组织和血管混杂。一般临床诊断无困难，肿瘤生长迅速时需与脂肪肉瘤相鉴别，治疗时小脂肪瘤无须处理；肿瘤较大，引起行走不适和性生活困难，需手术切除。笔者在西藏工作时曾手术切除1例巨大外阴脂肪瘤，患者54岁，病程近20年，脂肪瘤长45 cm，重达3.5 kg（图4–17）。

5. 平滑肌瘤（leiomyoma）　来源于外阴平滑肌、毛囊立毛肌或血管平滑肌，多见于生育年龄，常位于大阴唇、阴蒂及小阴唇。多为单发、质硬，表面光滑，突出于皮肤表面的实性肿瘤，呈分叶状或哑铃型；镜下见平滑肌细胞排列成束

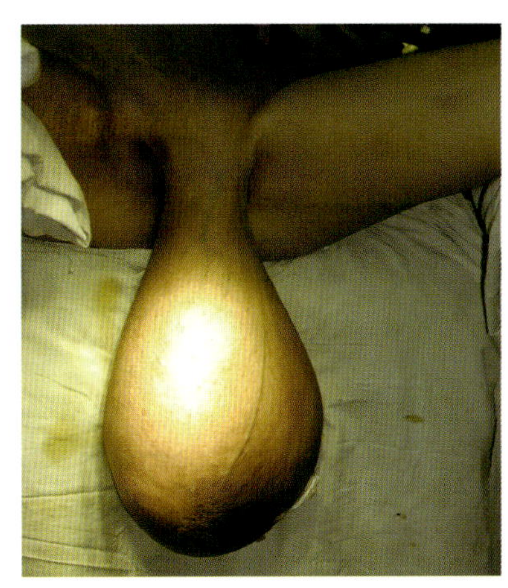

图4–17　外阴巨大脂肪瘤

状，与胶原纤维束纵横交错或形成漩涡状结构，常伴退行性变。一般无症状，肿瘤过大可产生外阴下坠，影响活动甚至性生活。应警惕肉瘤变，治疗原则为手术切除或剜除术。

外阴恶性肿瘤

1. 外阴癌　占女性恶性肿瘤的1%，占女性生殖道恶性肿瘤的3.5%，多见于60以上老年妇女。

（1）病因：HPV感染，外阴癌中高危型HPV16、HPV18、HPV31型感染较为多见；外阴营养不良；性传播疾病。

（2）病理类型：包括来自皮肤的鳞状细胞癌、基底细胞癌、腺癌、恶性黑色素瘤；来自特殊腺体的前庭大腺癌，尿道腺癌；来自皮下软组织的肉瘤。以鳞状细胞癌最多见，占81%；其次为恶性黑色素瘤，占4.5%；肉瘤占2%。

（3）临床表现

症状：外阴瘙痒是最常见症状；外阴结节性肿物，可破溃、出血。

体征：分为中央型和侧位型，大多为侧位型，好发部位为大阴唇，右侧多于左侧，其次为小阴唇、阴蒂、会阴、尿道口，肛周等，外阴、会阴及肛周可受侵及。可有浅淋巴结尤其是腹股沟淋巴结转移。

（4）转移途径：较常见直接浸润、淋巴转移，晚期可血行播散。

（5）诊断：根据病史和临床症状，结合妇科检查，可初步诊断。辅助检查：①细胞学检查：细胞学涂片阳性率仅为50%；②病理检查：可用1%亚甲胺蓝涂抹外阴，再用1%醋酸脱色，病变部位不脱色，指导活检。腹股沟淋巴结检查及活检；其他有B超、CT、MRI、胸片以及膀胱镜、直肠镜检查。

（6）临床分期：目前采用外阴癌FIGO分期（2000）（表4-5）。

表4-5　外阴癌FIGO分期（2000）

FIGO分期	肿瘤累及范围
0期	原位癌
Ⅰ期	肿瘤局限于外阴和（或）会阴，肿瘤最大直径≤2 cm
Ⅰa	肿瘤直径≤2 cm，间质浸润≤1 cm
Ⅰb	肿瘤直径≤2 cm，间质浸润>1 cm
Ⅱ期	肿瘤限于外阴和（或）会阴，肿瘤直径>2 cm
Ⅲ期	肿瘤侵犯尿道下段，或阴道或肛门，和（或）单侧腹股沟淋巴结转移
Ⅳa期	肿瘤侵犯膀胱黏膜，或直肠黏膜，或尿道上段黏膜；或固定于盆腔
Ⅳb期	任何远处转移，包括盆腔淋巴结转移

（7）治疗：手术治疗为主，对早期患者应个体化治疗，晚期可采用放疗及化疗等综合治疗。0期：取决于病变范围，单纯外阴切除术。Ⅰ期：广泛外阴切除或外阴癌根治术＋双侧腹股沟、股淋巴结清扫术；或根治性放疗。Ⅱ期：外阴广泛切除及双侧腹股沟淋巴结清扫术，辅助放疗；或根治性放疗。Ⅲ期：外阴广泛切除及双侧腹股沟淋巴结清扫术，术前放疗；或根治性放疗。Ⅳ期：外阴癌根治术和盆腔廓清术，辅助放疗；术前放疗；或单纯放疗。

总之，目前在外阴癌处理上主要的进展包括两个方面，即个体化处理和综合治疗。对于早期的外阴癌患者应该根据病情的具体情况采用最适合其病情需要的治疗方法，即治疗上应该个体化。而个体化治疗的本质就是在不影响预后的前提下，尽量缩小手术范围，减少手术创伤和并发症；尽量保留外阴的生理结构，改善生活质量。对于晚期外阴癌患者应采用综合治疗，其本质在于将放疗、化疗和手术的优势结合起来，最大限度地减少患者的痛苦；最大限度地缩小手术范围，减少术后并发症；最大限度地改善预后，提高生活质量。

2．外阴恶性黑色素瘤　外阴恶性黑色素瘤是一种少见的恶性肿瘤，占外阴恶性肿瘤的1%~3%，居外阴恶性肿瘤第2位，可发生于任何年龄妇女，但多为50岁以上，平均年龄54岁，高发年龄为60~70岁。

（1）病因：黑色素瘤为来源于神经外胚层黑色素细胞的恶性肿瘤，可起源于：①外阴恶变痣；②多发性不规则性色素病损（痣细胞不典型增生，伴有黑色素瘤家族史）；③雀斑恶性变；④先天性色素痣。部分患者有恶性黑色素瘤家族史（包括父母、姊妹或子女）、机体免疫功能减退、光过敏史和过度阳光照射史。

恶性黑色素瘤多发生于交界痣或复合痣的交界部，或原发于表皮黑色素细胞，而病理学观察发现，外阴部黑色素痣几乎全部为交界痣，而交界痣极易受激惹（冷冻、激光、电灼、切割、化学刺激）而发生癌变。外阴恶性黑色素瘤多数由色素痣恶变所致。

（2）病理：发生恶变的色素痣大多为痣细胞位于表皮与真皮交界处的混合痣。肿瘤细胞呈极度多形性改变，可为多角形含空泡、梭形及多形态的混合型，常有核分裂。瘤细胞与间质无界限。细胞排列多样，呈片状、条索状或假腺泡状，有时弥漫一片。

黑色素瘤的病理特征：①扁平隆起或息肉状病损；②溃疡或火山口状，或卫星状局部扩散；③假性上皮瘤样过度增生形成角化状病损。

（3）临床表现

症状：患者既往多有外阴色素痣史。好发部位为阴蒂及小阴唇，特征是病灶稍隆起，有色素沉着（肿瘤多为棕褐色或蓝黑色），呈平坦状或结节状可伴溃疡，为单病灶或多病灶；患者常诉外阴瘙痒或疼痛、出血、色素沉着范围增大。

体征：病灶大多位于小阴唇或阴蒂，也可发生于尿道口周围、大阴唇；可单发或多发；病灶常有色素沉着，颜色可为青黑、深蓝、棕色，也可无色素沉着。表面稍隆起，呈结节状或表面有溃疡。

（4）诊断及临别诊断：典型者诊断并不困难，根据色素痣病史、症状及外阴检查所见，特别是外阴部原有的痣迅速长大变厚，颜色加深，或有破溃、出血者，应警惕恶变可能，可在外阴可疑病变处直接取材涂片，找脱落肿瘤细胞，但确诊必须靠病理检查。

外阴恶性黑色素瘤应注意与其他外阴部良性或恶性肿瘤鉴别，包括尿道肉阜、阴唇疖肿、色素痣、Paget病、Bowen病，主要与色素痣鉴别；还需与鳞状细胞癌鉴别，尤其是缺乏色素的黑色素瘤，需做病理检查甚至超微结构检查以助鉴别。

（5）处理：如拟诊为黑色素瘤应谨慎行切除活检，绝不能随意进行破坏性治疗（冷冻、激光、切割、电灼和化学刺激）以免引起恶性变。

外阴恶性黑色素瘤的治疗以手术为主。应根据肿瘤浸润深度及生长扩散范围选择适当手术，早期低危患者可选用局部广泛切除术，晚期或高危者则应选用外阴广泛切除及腹股沟淋巴清扫术并配合联合化疗；γ-干扰素（IFN-γ），白介素2（IL-2）等免疫治疗亦可提高疗效。若腹股沟淋巴结受累，还应行盆腔淋巴结清扫。

本病对放射治疗不敏感，一般不用。

化疗有一定疗效。化疗方案有：卡莫司汀（BCNU）+达卡巴嗪（DTIC）+长春新碱（VCR）方案；博莱霉素（BLM）+长春碱（VLB）+顺铂（DDP）。可参考卵巢非上皮性恶性肿瘤的化疗。

（6）预后：外阴恶性黑色素瘤恶性程度

高，预后不佳，其5年生存率为14%~50%，但有腹股沟淋巴结转移者生存率低于14%。外阴恶性黑色素瘤的预后与肿瘤侵入外阴皮肤真皮的深度以及有无淋巴结转移有关。无黑色素的皮下黑色素瘤是恶性程度极高的肿瘤。表浅扩散的黑色素瘤存活率高于结节型。

（樊庆泊　郎景和）

参考文献

1. 郎景和, 向阳. Berek & Novak 妇科学. 14版. 北京: 人民卫生出版社, 2008.
2. 顾美皎, 戴钟英, 魏丽惠. 临床妇产科学. 北京: 人民卫生出版社, 2001.
3. 丰有吉, 沈铿. 妇产科学. 北京: 人民卫生出版社, 2005.
4. 石一复. 外阴阴道疾病. 北京: 人民卫生出版社, 2005.
5. 沈铿, 郎景和. 妇科肿瘤面临的问题和挑战. 北京: 人民卫生出版社, 2002.
6. 杨晓, 李成志, 吴艺佳, 等. 聚焦超声是治疗外阴上皮内非瘤样病变的有效性研究. 中国循证医学杂志, 2008, 8（2）: 90-92.
7. 满孝勇, 郑敏. 银屑病发病机制的研究进展. 浙江大学学报, 2006, 6（35）: 673-677.
8. 孙爱军, 王荣, 贾正平. 银屑病的药物治疗. 第四军医大学学报, 2007, 28（21）: 2014-2015.
9. 马骥良. 白塞病的诊断与治疗进展. 临床内科杂志, 2002, 19（3）: 177-178.
10. 顾宇, 朱兰. 外阴上皮内瘤变研究进展. 现代妇产科进展, 2007, 16（1）: 65-66.
11. Ridley CM. ISSVD New nomenclature for vulvar disease. Am J Obstet Gynecol, 1989, 160: 769-770.
12. Powell JJ, Wojnarowska F. lichen sclerosus. Lancet, 1999, 353: 1 777-1 783.
13. Peisse M. The vulvo-vaginal-gingival syndrome: a new form of erosive lichen planus. Int J Dermatol, 1989, 28: 381-384.
14. Kirtschig G, Van Der Meulan AJ, et al. Successful treatment of erosive vulvovaginal lichen planus with t opical tacrolimus. Br J Dermatol, 2002, 147: 625-626.

5

阴道的解剖、疾病及手术

阴道的解剖

■ 阴道的发生

胚胎发育的第6周，中肾管头端外侧的脏壁中胚层体腔上皮向间充质内凹陷，形成头端开口于体腔的盲管，称为副中肾管或中肾旁管，即苗勒管（Müller duct）（图5–1）。副中肾管逐渐向尾端延伸，其先位于中肾管外侧，在进入骨盆后，越过中肾管腹侧面而转向内侧，继而向尾端延伸。双侧副中肾管尾端体中线处相互融合，并与尿生殖窦顶部相连（图5–2）。以上连接部分位于双侧中肾管与尿生殖窦开口之间，但并不开口于尿生殖窦，而是形成一个实质性，凸向窦壁的窦内隆起，称为窦结节（sinus tubercle），又称Müller结节。胚胎期副中肾管继续发育，将分别形成女性生殖管道的不同部分，即头端向腹腔的开口处扩大形成输卵管及其伞部，而左右两侧尾端则相互融合形成子宫。窦结节表面的尿生殖窦内胚层，向副中肾管尾端增生，形成窦阴道球（sino–vaginal bulb）。窦阴道球逐渐增大伸长，形成阴道上皮板（vaginal epithelial plate）。而后，阴道上皮板中央逐渐出现空腔，并于妊娠第5个月时形成阴道管腔。阴道上皮板上端围绕子宫颈阴道端形成阴道穹隆。阴道腔与尿生殖窦腔之间有一薄层隔膜，称为处女膜。

临床常见的阴道发育异常包括以下4种。

1. 先天性无阴道　为副中肾管尾端发育停滞或发育不良的结果，常伴有双侧子宫未发育或发育不全。患者外生殖器正常，有或无处女膜。

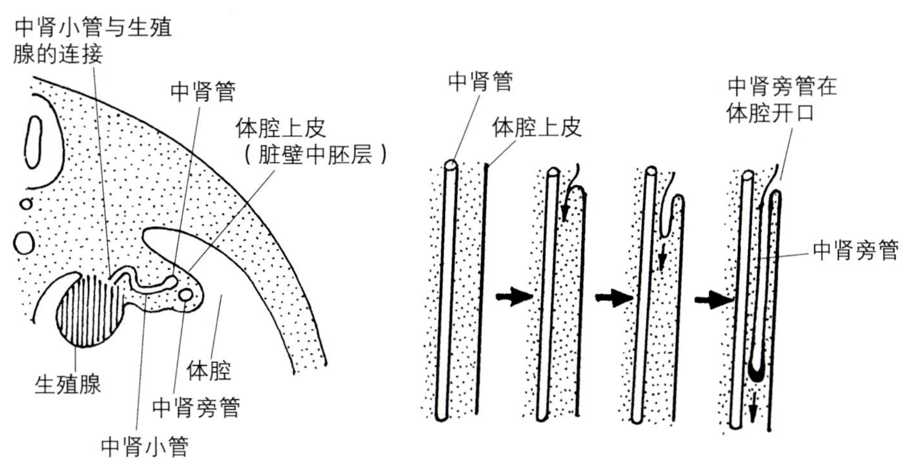

图5–1　中肾旁管的发生

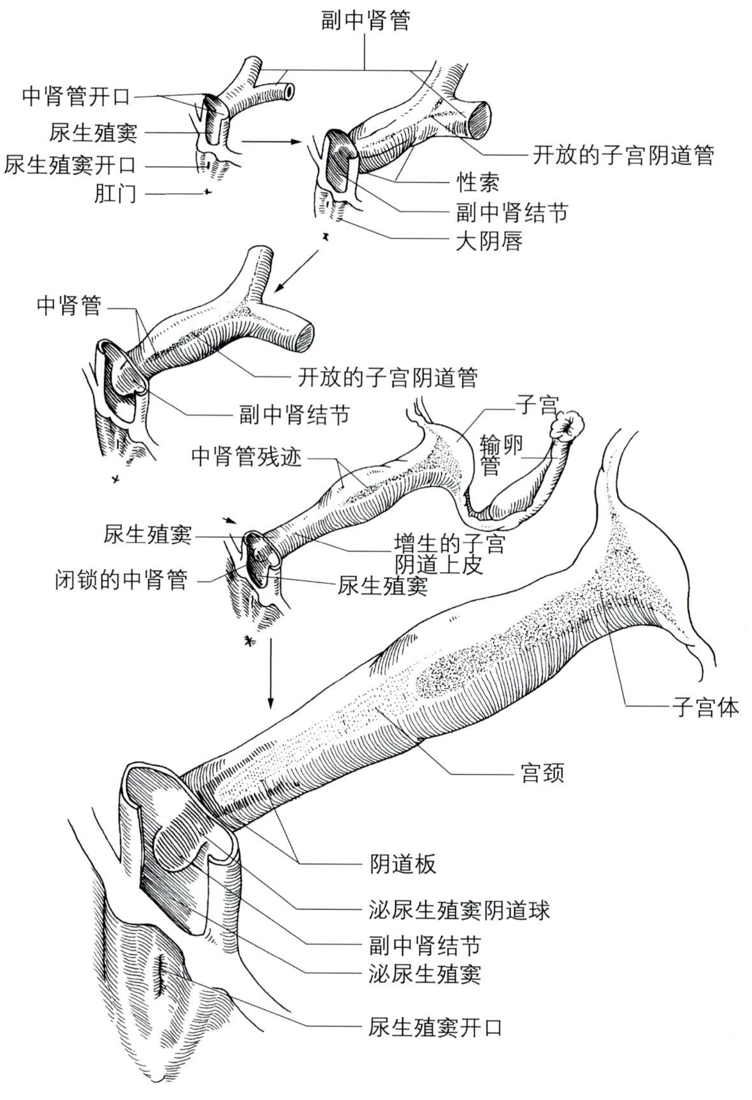

图5-2 生殖道的发生过程

阴道口开口处有浅凹陷或有短浅的阴道下段。如仅副中肾管末端发育停滞，则引起阴道下段部分闭锁，而阴道上段正常，临床表现与阴道横隔相似。患者卵巢功能多正常。

2. 阴道横隔 为融合的副中肾管尾端与尿生殖窦相连处未完全贯通所致。阴道横隔多发生于阴道上1/3与中1/3交界处，亦可位于阴道其他部位。多数横隔在中央或两侧角有一小孔与外界相通。

3. 阴道纵隔 为两侧副中肾管下段融合后，其中隔未消失或未完全消失所致。因中隔消失的程度不同可分为完全性阴道纵隔（又称双阴道）和部分阴道纵隔。完全性阴道纵隔者常伴有双子宫和双子宫颈。

4. 双侧副中肾管未融合 双侧副中肾管未融合则形成双子宫和双阴道；阴道横隔和阴道斜隔等。

阴道解剖

阴道的形态结构

阴道（vagina）为性交器官、月经血排出及胎儿娩出的通道。阴道位于真骨盆下部中央，是上宽下窄、前后略扁的肌性管道，表面衬以未角化的复层上皮，壁薄而具有伸展性。阴道向上后方走行，呈“S”形弯曲，与子宫轴形成大于90°的夹角，此角随膀胱和直肠膨胀的程度而有所变化。成年妇女阴道前壁长7~9 cm，与膀胱和尿道相邻，后壁长10~12 cm，与直肠毗邻。阴道的横径由上向下逐渐变窄，因此，阴道中部的横断面是横裂，而下部的横断面为“H”形的裂隙。

阴道上端围绕子宫颈阴道部形成的环行腔隙称为阴道穹隆（fornix of vagina），包括阴道前、后穹隆和两个侧穹隆。阴道前穹隆为一表浅的隐窝，而阴道后穹隆较深，可达1~2 cm，与直肠子宫陷凹紧密相邻，为盆腔的最低点。阴道下端以阴道口开口于阴道前庭。处女的阴道口有一环行的膜状黏膜皱襞，名处女膜（hymen），位于阴道与阴道前庭的分界处。处女膜由含有微细血管的结缔组织和黏膜构成，形状和厚薄因人而异，常见者为环形和半月形，亦可呈伞状、筛状和瓣状。部分青春期少女可因处女膜闭锁或无孔处女膜而将阴道口完全封闭，是时可引起初潮后生殖道或盆腹腔的经血潴留而引起痛经，需要急症切开引流。

阴道前、后壁黏膜具有许多横行阴道皱襞，其中阴道下部横行皱襞较为密集，并于阴道皱襞前、后壁中线处形成一条纵行的隆起，分别称为阴道前后皱褶柱。阴道前皱褶柱大而明显，下部尤为显著，称为阴道尿道隆凸，并向下直到尿道外口。前、后皱褶柱中都含有平滑肌纤维束和丰富的静脉丛。

阴道的形态、结构和伸展性随年龄而变化。成年未婚妇女阴道皱褶显著，阴道腔较狭窄；婚后妇女处女膜破裂并形成处女膜痕；经产妇阴道腔和阴道口变宽，会阴体出现不同程度的裂伤。国人资料显示，未产妇阴道前壁长度为6.8 cm，后壁为7.02 cm。分娩1次的妇女阴道前壁为7.11 cm，后壁为8.57 cm。分娩3次的经产妇阴道前壁则为9.18 cm，后壁为10.07 cm。老年妇女因雌激素减少而出现阴道萎缩、皱褶消失、管腔变窄和伸展性降低。

阴道的毗邻

阴道前壁上2/3与膀胱壁之间为疏松的膀胱阴道隔（vesico-vaginal septum），由静脉丛和结缔组织组成（图5-3）。下1/3与尿道之间为致密的尿道阴道隔（urethra-vaginal septum），连接较紧密，手术时剥离较为困难。

阴道后壁与直肠相毗邻。阴道后穹隆处，阴道后壁与直肠之间形成直肠子宫陷凹。后穹隆与直肠子宫陷凹之间仅相隔阴道壁和一层菲薄的腹

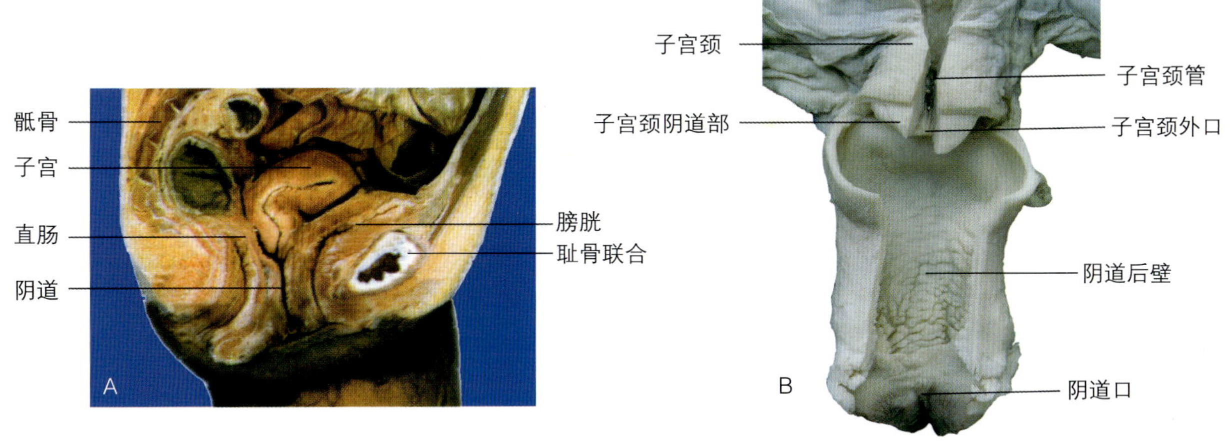

图5-3 阴道
A.阴道的位置（正中矢状切面）；B.阴道的形态

膜，当腹膜炎或输卵管妊娠破裂内出血时，渗出液或血液多积聚于直肠子宫陷凹内，而使阴道后穹隆变得饱满，是时可行后穹隆穿刺或切开引流进行诊断或治疗。

阴道后壁中部借菲薄的直肠阴道隔与直肠壶腹相毗邻，其由结缔组织和静脉丛组成。阴道后壁下1/4与肛管形成会阴体（会阴中心腱）。会阴体和会阴后联合的伸展性较差，因此在分娩时若会阴和会阴体裂伤，阴道后壁和直肠可突出于阴道内形成直肠膨出。

阴道的两侧，在盆膈平面以上为宫颈旁结缔组织，内含丰富的静脉丛、子宫血管、神经和输尿管。在盆膈平面以下，阴道穿过尿生殖膈开口于阴道前庭，其两侧为前庭球和前庭大腺。阴道壁周围的肛提肌和尿生殖膈对阴道起到支持和固定作用（图5-4）。

阴道的血管、淋巴管和神经

1. 动脉　阴道上段由子宫动脉阴道支供应。阴道支从子宫动脉发出后从上方越过输尿管，在子宫颈附近发出宫颈支。阴道支向内下行至阴道上部，分出许多小分支供应阴道和膀胱底的血运。双侧阴道支与宫颈支在阴道前后壁中线处各形成一条纵行血管，称为阴道奇动脉（azygos artery of the vagina）。阴道中段由髂内动脉分出的阴道动脉供应，其沿阴道下行供应黏膜层并发分支到前庭球。阴道下段由直肠下动脉和阴部内动脉的分支供应（图5-5）。

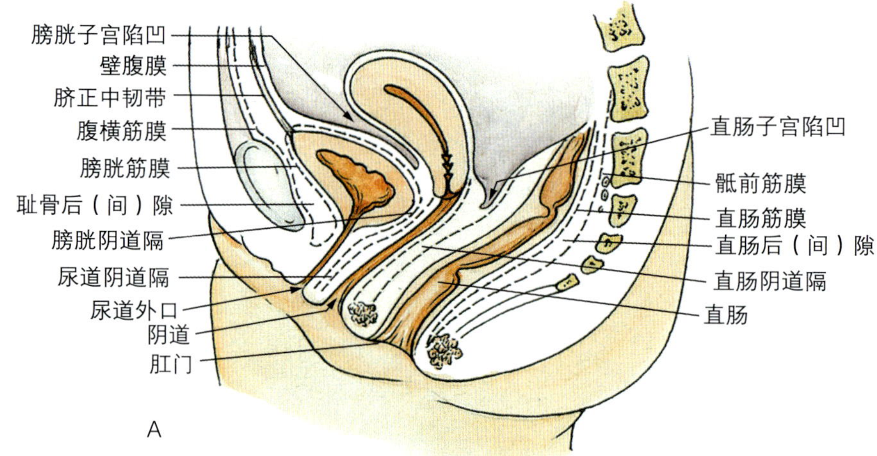

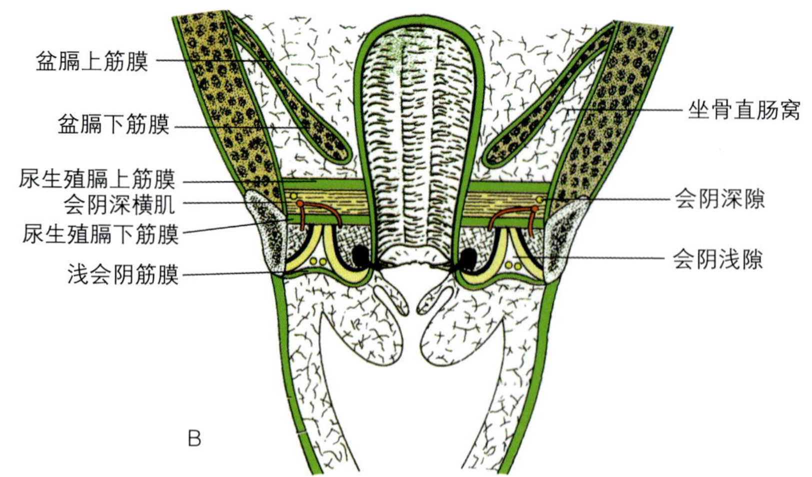

图5-4　女性盆腔与盆壁筋膜
A.正中矢状断面；B.额状断面

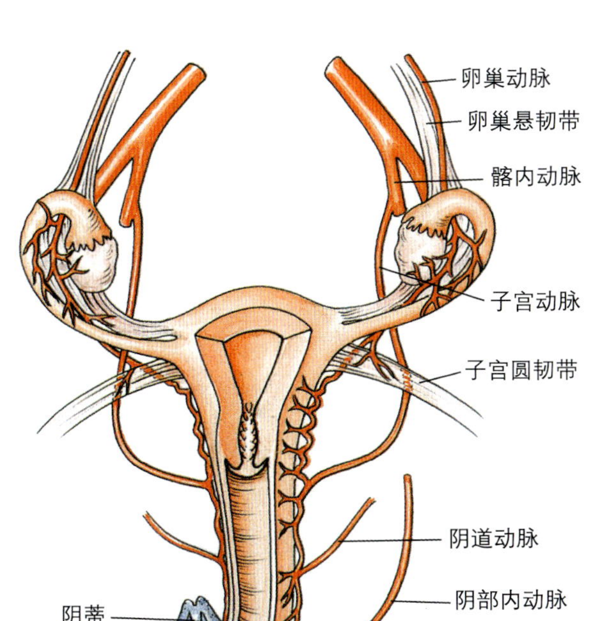

图5-5　女性生殖器官的动脉

2. 静脉　阴道静脉在阴道两侧形成阴道静脉丛（vaginal venous plexus），与子宫静脉汇成子宫阴道静脉丛（utero-vaginal venous plexus）。子宫阴道静脉丛向上与蔓状静脉丛相通，向前与膀胱阴道丛，向后与直肠静脉丛相交通。阴道静脉丛上部静脉血一部分经子宫阴道静脉丛注入子宫静脉，一部分经膀胱静脉丛注入膀胱下静脉，两者最后分别注入髂内静脉。阴道静脉丛下部静脉血经阴部内静脉回流入髂内静脉。

3. 淋巴管　阴道上部淋巴管起自阴道前壁，沿子宫动脉阴道支上行，一部分经子宫旁淋巴结或阴道旁淋巴结，一部分沿子宫动脉直接注入髂外、髂内淋巴结和髂总淋巴结，部分注入闭孔淋巴结。起自阴道后壁的淋巴管，经直肠阴道隔，沿子宫骶韧带向后注入骶淋巴管和主动脉下淋巴结。起自阴道前壁的淋巴管沿膀胱下动脉注入膀胱旁淋巴结，然后入髂内淋巴结（图5-6）。

起自阴道前壁中部的淋巴管多与阴道动脉伴行，注入髂内淋巴结。起自阴道后壁的淋巴管，向后外方注入髂内淋巴结。阴道下部的淋巴管注入腹股沟浅淋巴结。阴道的淋巴管与子宫颈的淋巴管以及阴唇和直肠的淋巴管相吻合。

4. 神经　由子宫阴道丛支配，其中副交感神经（盆内脏神经）来自骶$S_{3\sim4}$脊髓节段，交感神经来自上腹下神经丛和骶交感干。另外，阴道下部由阴部神经分支支配（图5-7）。阴道固有膜和肌肉内神经纤维对胆碱酯酶高度敏感，可能为胆碱能性神经。

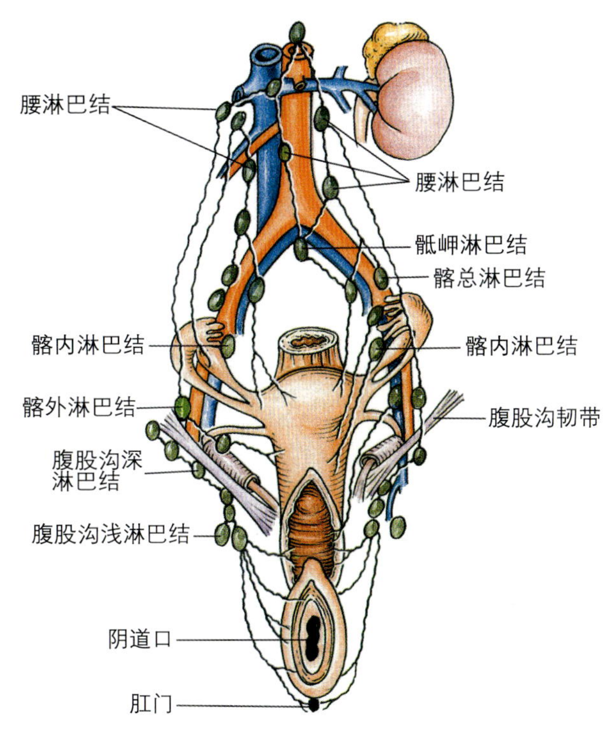

图5-6　女性生殖器淋巴回流

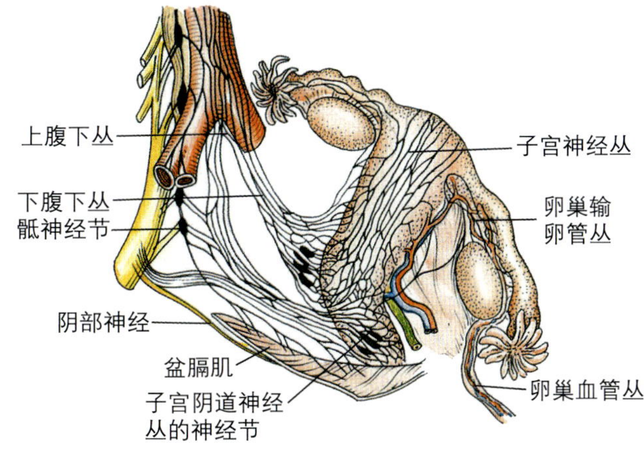

图5-7　子宫阴道神经丛

阴道的组织结构

阴道壁由黏膜、肌层和纤维组织外膜构成。阴道黏膜覆盖复层鳞状上皮细胞，无腺体成分。阴道上皮表层细胞受卵巢性激素影响呈现周期性变化，雌激素引起阴道上皮增生和糖原生成。阴道表层细胞脱落后，阴道乳酸杆菌促进糖原分解成乳酸，维持阴道酸性环境，可有效地防止病菌侵入和感染。幼女和绝经后妇女雌激素水平下降时，阴道上皮变薄，糖原减少，乳酸杆菌减少，阴道清洁度降低，极易遭受创伤和感染。

阴道固有层为致密的结缔组织，内无腺体，含有大量的弹性纤维、血管和淋巴管。固有膜向上皮内突入形成乳头。阴道肌层由两层平滑肌纤维构成，外层纵行肌，内层环行肌，两层肌肉交错排列形成网织状。阴道外口处为环行横纹肌，形成尿道阴道括约肌。肌层外面有一层纤维组织膜，含大量弹力纤维和少量平滑肌纤维，与邻近的结缔组织相连，内含静脉丛、淋巴管和神经束，局部受损伤易出血或形成血肿。

阴道细胞学检查

阴道细胞学检查的目的是进行防癌普查和卵巢内分泌功能检查。近半个世纪以来，阴道细胞学检查方法不断进步和完善，从经典的巴氏分级法，逐渐转化为现行的液基培养-TBS分类诊断系统。随着标本采集、细胞分离、制片技术、观察方法、分类诊断、人乳头瘤病毒（HPV）检测和治疗技术的不断进步，早期诊治宫颈癌的水平也不断提高。

（李明江　李继俊）

阴道疾病

阴道疾病分类

阴道瘤样病变

中肾管囊肿（gartner cyst）

上皮包涵性囊肿（epidermal inclusion cyst）

阴道壁子宫内膜异位症囊肿（endometriotic cyst）

阴道腺病（vaginal adenosis）

良性阴道息肉（benign vaginal polyps）

纤维上皮息肉（fibroepithelial polyps）

阴道良性肿瘤

良性横纹肌瘤（benign rhabdomyomas）

平滑肌瘤（leiomyomas）

阴道血管瘤（vaginal hemangioma）

乳头状瘤（papillary epithelioma）

纤维瘤（fibroid；fibroid tumor）

神经纤维瘤（neurofibroma）

脂肪瘤（liparomphalus）

阴道恶性肿瘤

阴道上皮内瘤变（vaginal intraepithelial neoplasia，VAIN）

阴道鳞状上皮癌（vaginal epithelial carcinoma）

阴道腺癌（vaginal adenocarcinoma）

阴道肉瘤（vaginal sarcoma）

葡萄状肉瘤（botryoid sarcoma）

恶性黑色素瘤（malignant melanoma）

阴道先天性异常

阴道横隔（transverse vaginal septum）

阴道纵隔（longitudinal vaginal septum）

阴道斜隔（oblique vaginal septum）

先天性无阴道（absence of vagina，Mayer-Rokitansky-Kuster-Hauser syndrome）

无孔处女膜（imperforate hymen）

阴道瘤样病变

中肾管囊肿

中肾管囊肿（Gartner cyst）来源于胚胎时期中肾管阴道部残迹，多发生于阴道前外侧壁，并向阴道腔膨出。肿瘤多为单发，大小不一。小型阴道壁囊肿多无症状，但生长较快和体积较大的囊肿可引起直肠和膀胱压迫症状，而需要手术切除。手术时应注意避免损伤尿道、膀胱和直肠。

副中肾管囊肿

副中肾管囊肿（Parovarian cyst）来源于残留的副中肾管上皮组织，单发或多发性，可发生于阴道壁任何部位。囊肿内壁为柱状上皮，类似宫颈内膜柱状上皮或输卵管上皮，应行手术切除。

包涵性囊肿

包涵性囊肿（inclusive cyst）多发生于阴道后壁下段正中或侧后方。囊肿内容物为皮脂样物质，囊壁覆以鳞状上皮，应行手术切除。

阴道腺病

阴道腺病（vaginal adenosis）指阴道壁和宫颈阴道部表面或黏膜下结缔组织内腺体增生性病变。阴道腺病的发生与患者母亲于妊娠早期服用非甾体类雌激素己烯雌酚（乙菧酚，diethylstibestral，DES）相关，称为DES综合征。妊娠期宫内DES暴露的患者，可于青春期（14岁）前后发生宫颈先天性糜烂、阴道腺病、透明细胞癌或子宫内膜癌等。国内阴道腺病的发病率低于国外。

阴道腺病根据组织病理特点，可分为5种类型。①隐匿型：阴道膜表面无异常表现，仅表皮下发现有腺体组织；②囊肿型：为一个或多个囊肿样结构，大小不等，囊内含有黏液，组织学上显示副中肾管上皮特点。③斑点型：阴道黏膜内有增生和突起的腺上皮组织，呈红色斑点或糜烂状，涂碘不着色；④腺瘤型：由于腺组织增生过多，突出呈息肉状；⑤宫颈前唇呈不规则小突起，形如鸡冠。宫颈病变范围广的可使宫颈呈深粉色或红色。

阴道腺病妇女多无临床症状。阴道检查可发现阴道穹隆或阴道上1／3段前壁存在散在直径0.5~5 mm的腺体结节。阴道黏膜呈现红色斑点或糜烂或溃疡性病灶，亦可表现为息肉样或黏膜嵴。宫颈外口鳞状上皮呈鸡冠状突起，易发生接触性出血。

阴道镜检查是诊断阴道腺病的可靠方法。阴道镜检查前，阴道和宫颈局部先涂布2%~4%醋酸。阴道镜下可见宫颈表面的鳞柱状上皮转换区、腺体开口、腺囊肿或柱状上皮岛。亦可能见到白色上皮、点状血管和镶嵌等图像。病变部位碘试验不着色，阴道镜指引下进行部位活检，可提高诊断准确性。按照Robboy的病理诊断标准，凡阴道黏膜下有似宫颈内膜、子宫内膜或输卵管内膜的腺体，或阴道的正常鳞状上皮被上述腺上皮所代替，均可诊为阴道腺病。

妊娠期宫内DES暴露妇女，应加强青春期保健查体和随访。对无症状、活检证实为良性的阴道腺病者，不需治疗，但应半年随访复查1次。增加阴道酸度，维持阴道酸性环境（pH为4.0），可促进宫颈和阴道柱状腺体上皮鳞状化和病灶自然愈合。阴道腺病发展为透明细胞癌或鳞状上皮癌者，应按阴道恶性肿瘤处理。

阴道实质性良性肿瘤

乳头状瘤

乳头状瘤（papilloma）为菜花状、乳白色、多显乳头状突起，质脆，易于碎落和出血的肿瘤。病理检查可见肿瘤表面呈鳞状上皮和棘层细胞过度增生，无角化现象，肿瘤中心部为纤维结缔组织。乳头状瘤一般无症状，较少恶变，合并感染时阴道分泌物增多或出血。确诊后应手术切除。

阴道纤维瘤

阴道纤维瘤（fibroma）为发生于阴道前壁的单发性、质硬、有蒂的实质性肿瘤。肿瘤切面呈白色或浅粉红色，有不明显的包膜。病理检查可见其主要成分为成纤维细胞和胶原纤维组织。小型肿瘤多无症状，不需处理；体积较大的肿瘤可引起阴道内下坠感和性感不快，应予手术切除。

平滑肌瘤

平滑肌瘤（leiomyoma）为来自阴道壁内肌组织或血管壁平滑肌的肿瘤，多发生于阴道前壁，呈黏膜下结节状、息肉状，或多发性肿瘤。肿瘤大小不一，大者直径可达10 cm。肿瘤剖面呈乳白色或淡红色。梭形平滑肌细胞呈纵横交错、平行或漩涡状排列。

临床症状与肿瘤大小及部位相关。小型肌瘤多无症状，体积较大的肌瘤可引起阴道坠胀感和性交障碍；合并感染时，肿瘤表面可出现坏死、溃烂、阴道分泌物增多或流血。确诊后应手术切除。

神经纤维瘤

神经纤维瘤（neurofibroma）为来源于神经鞘细胞的肿瘤。肿瘤为多发、大小不等的结节状、质软、有弹性、边界不清、表面呈浅棕色；肿瘤剖面呈白色、半透明状、无漩涡结构。病理检查主要成分为神经鞘细胞和胶原纤维束。确诊后应手术切除。

■ 阴道上皮内瘤变

阴道上皮内瘤变（vaginal intraepithelial neoplasia，VaIN）发生与人乳头瘤病毒（HPV）感染密切相关，多见于年轻妇女。VaIN发生率仅为子宫颈上皮内瘤样病变的1%~3%。VaIN最常见的病变部位是阴道上1/3。病变呈多发性，多发生于阴道皱襞内，偶可见于子宫切除术后的阴道穹隆部。

按照病变严重程度，VaIN可分为Ⅰ、Ⅱ、Ⅲ级。

VaIN Ⅰ：即轻度不典型增生。鳞状上皮下1/3层细胞增生，轻度异型性，极性存在，核分裂少见，中上1/3层内细胞分化成熟。

VaIN Ⅱ：即中度不典型增生。鳞状上皮下2/3层内的细胞有中度异型性，极性稍乱，核分裂多见，上1/3层内细胞成熟。

VaIN Ⅲ：即重度不典型增生和原位癌。鳞状上皮下2/3以上的细胞重度异型性，极性消失，核分裂相多，可见不典型核分裂，细胞边界不清。当发展到整个上皮层为不典型增生时则成为原位癌。VaIN主要依靠阴道涂片、阴道镜和组织病理学检查确诊。

小型VaIN病灶行局部广泛切除，即切除病灶外0.5~1 cm的正常阴道黏膜。位于阴道顶端的病灶，应切除阴道穹隆；大型病灶应进行全阴道切除术或次全阴道切除术。年轻妇女，如阴道切除上1/3，应行阴道重建术。激光汽化或切除也是治疗VaIN的简单方法，治疗范围包括3~5 mm正常的黏膜组织，但治疗前必须排除浸润性癌，如有怀疑则必须手术切除治疗。5%氟尿嘧啶软膏适用于多灶性VaIN、无阴道下1/3或穹隆部位病变的妇女，但可引起化学性外阴阴道炎。

（李明江　李继俊）

阴道的手术及经阴道的手术

■ 阴道肿瘤手术及相关解剖

阴道良性肿瘤

阴道良性肿瘤包括卵巢冠纵管囊肿、包涵性囊肿、阴道血管瘤、阴道腺病、阴道良性实质瘤等。

1. 手术相关解剖　阴道上部两侧有丰富的静脉丛、神经丛、子宫动脉的阴道支和输尿管，以及阴道旁结缔组织。前壁的上2/3与膀胱壁之间隔以疏松的膀胱阴道隔，隔内有静脉丛和结缔组织。阴道后壁中部借一薄层与直肠壶腹相贴。因此肿瘤如位于阴道穹隆上部或前后壁，手术时应预防损伤周围的输尿管、膀胱及直肠。

2. 阴道囊肿手术　用阴道拉钩暴露肿瘤位置，以鼠齿钳钳夹固定覆盖在肿瘤的阴道黏膜，于其外端表面纵切开（大的肿瘤，做纺锤形切口），切开阴道黏膜贯穿囊肿全长（注意对于囊肿勿切破囊壁）。用食指包裹纱布或用刀柄剥离肿瘤，直至完全游离切除。囊肿壁与阴道壁粘连难以钝性剥离者，易于锐性分离。如仅于根蒂部粘连者，则于根蒂处用止血钳夹后切下囊肿，然后以丝线缝扎基底止血。2-0号可吸收线缝合囊腔，0号可吸收线间断缝合阴道壁（图5-8）。

对于病变广泛的阴道腺病及合并不典型增生者应行部分阴道切除术，经阴道切除困难者可经腹切除。若切除后阴道壁缺损较大，可用盆腔腹膜代阴道。

阴道恶性肿瘤

阴道恶性肿瘤包括阴道上皮内瘤变及阴道鳞状上皮癌、阴道腺癌、阴道恶性黑色素瘤、阴道肉瘤等。其中，阴道肉瘤包括胚胎源性葡萄状横纹肌肉瘤和内胚窦瘤，多见于婴幼儿。少见类型包括疣状癌、透明细胞癌和基底细胞腺癌等。上述病理类型中，阴道鳞状上皮癌和阴道恶性黑色素瘤多见于老年妇女（表5-1）。

1. 手术相关解剖　由于阴道前为尿道、膀胱、输尿管，后为直肠，毗邻关系密切，其间隔厚度不超过5 mm，器官之间无疏松组织，因而发生阴道癌后，其相邻组织器官极易受到浸润。因此术前要考虑到可能切除部分邻近器官，以达到彻底切除病灶的目的。阴道与尿道、膀胱之间的界限不明显，分离时可用剪刀锐性分离并注意创面止血。尿道外口允许切除2 cm，但要注意避免损伤尿道内口及膀胱三角区，以免产生尿失禁或

表5-1　原发性阴道癌FIGO分期（1992）

分期	临床表现
0期	原位癌或上皮内癌
Ⅰ期	肿瘤仅局限于阴道壁
Ⅱ期	肿瘤累及阴道壁下组织，但未达盆壁
Ⅱa期	阴道壁下浸润，但未达宫旁和穹隆下
Ⅱb期	宫旁浸润，但未达盆壁
Ⅲ期	肿瘤侵及骨盆壁
Ⅳ期	肿瘤超出真骨盆腔，或已累及膀胱或直肠黏膜，膀胱黏膜的条索状水肿不属于Ⅳ期
Ⅳa期	肿瘤已侵及邻近器官
Ⅳb期	肿瘤转移至远处器官

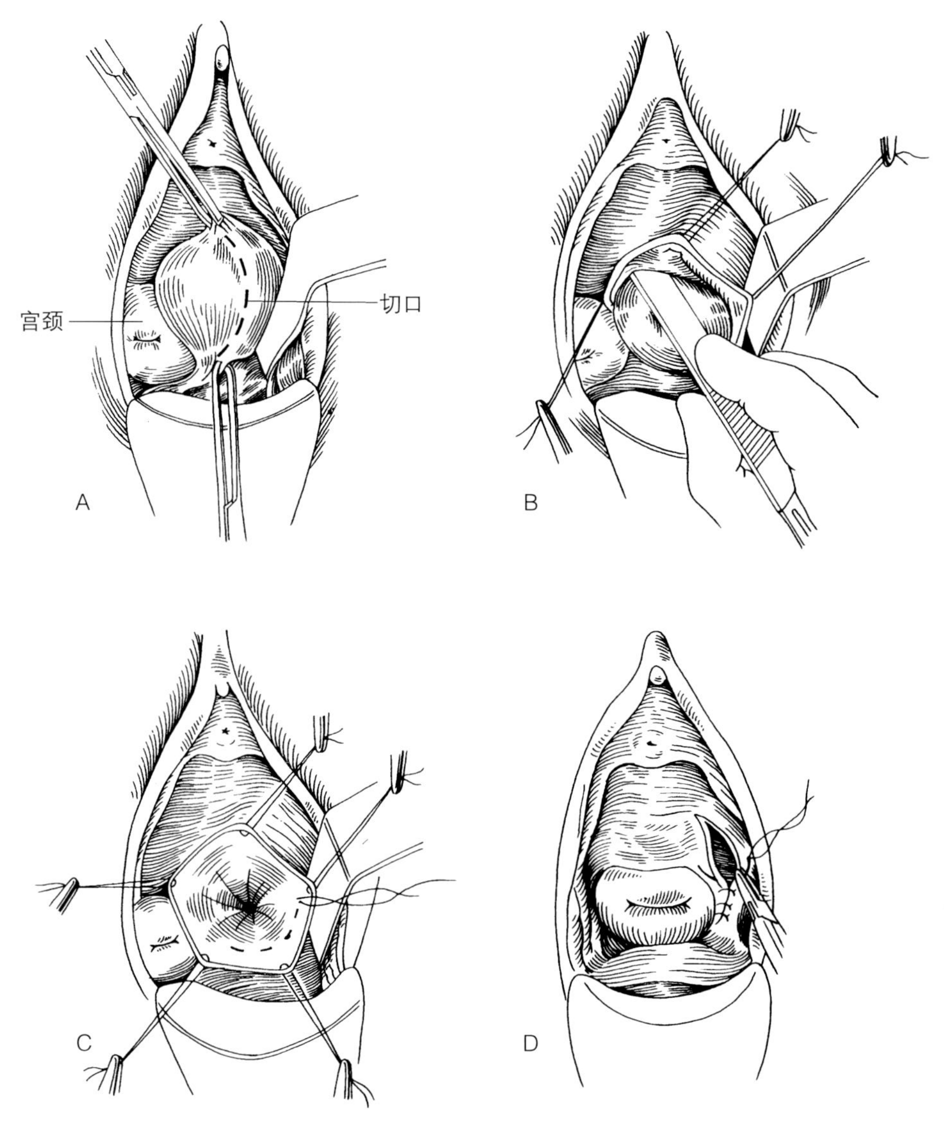

图5-8　阴道良性肿瘤切除术

A.切开囊壁阴道黏膜；B.分离囊肿；C.缝合囊腔；D.缝合阴道黏膜

尿漏瘘。由于阴道与直肠之间组织较疏松，易于分离，若损伤直肠也容易成功修补。

2. 阴道癌手术

（1）转移途径

1）淋巴转移：阴道上1/3淋巴转移途径与宫颈癌相似，主要经闭孔和髂内淋巴结向盆腔外侧和后侧淋巴结转移（图5-9）。阴道中段肿瘤向盆腔外侧淋巴结转移，并与阴道上段和下段引流淋巴管相交通。阴道穹隆和阴道上段前壁肿瘤向髂内淋巴结转移，并与髂外、髂总淋巴结及膀胱旁淋巴丛相交通。阴道后壁肿瘤则直接向盆腔深部淋巴结（髂内、骶前和直肠淋巴结）转移。阴道下1/3和远侧端，包括前庭部、外阴和肛门则向股部和腹股沟淋巴结转移。以上淋巴引流网络间存在吻合网和交通支，当主要淋巴引流通道梗死时，肿瘤可经旁路淋巴通道转移。故阴道癌向盆腔内淋巴转移途径是经臀上和臀内肌之间淋巴管流向髂总淋巴结，并由此向盆腔外转移。

2）直接浸润：阴道癌经局部浸润可扩散至阴道旁、膀胱旁和子宫旁组织，或经直肠阴道隔扩散至直肠和肛门。向上则浸润至宫颈，向下则浸润至外阴部。当肿瘤扩散至邻近器官或组织

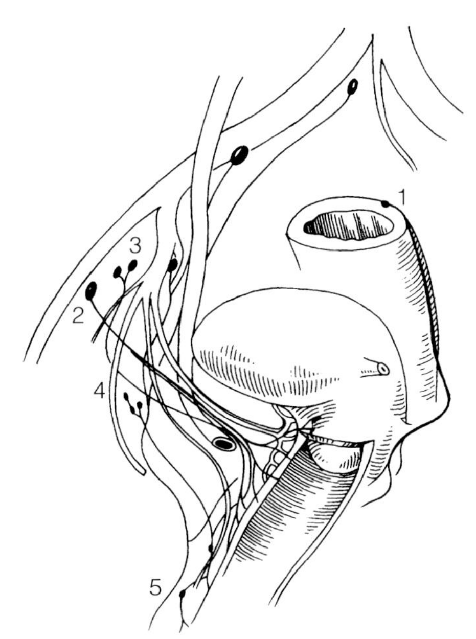

1.阴道穹隆和上段后壁淋巴流向直肠淋巴结；2.阴道上段前壁淋巴流向髂内淋巴结；3.阴道侧壁淋巴流向盆底部淋巴结，或直接流向髂总淋巴结；4.阴道下段淋巴管流向臀内淋巴结；5.阴道外侧淋巴管常注入中途小淋巴结。

图5-9　阴道淋巴流向

时，临床则很难确定其原发癌灶。

3）血行转移：发生于晚期病例，可转移至远处器官。

（2）手术方式：手术方式的选择取决于癌灶的病理类型、病变期别、癌灶部位、范围、是否累及邻近器官以及患者年龄等。手术者通常对阴道上段癌按宫颈癌的手术原则，对阴道下段癌参照外阴癌的手术原则。手术对象常选择年龄较大、无生育要求的女性。常用的有以下几种手术方式。

1）局部阴道切除术：适合于中、重度上皮不典型增生或下1/3段的局限性阴道癌。如果癌肿局限于上段，为便于手术，应行单纯子宫切除加部分阴道切除，尤其是癌肿位于阴道上1/3或穹隆部者，阴道局部切除范围应在癌灶外3 cm。

2）全阴道切除术：适合于阴道中段或多中心癌灶、病变范围较广泛的早期癌，其手术也宜行单纯子宫切除，可采用腹腔游离阴道与经外阴游离阴道相结合的方法。

3）广泛性子宫切除加部分阴道或全阴道切除术：适合于阴道中、上段浸润癌，其病变较局限，浸润不深，属于较早期的病变。

4）外阴切除及部分阴道（部分尿道）切除术：适合于阴道下段或包括累及尿道的早期浸润癌。

5）淋巴清扫术：阴道中、上段癌可参照宫颈癌的淋巴清扫范围，阴道下段癌可参照外阴癌的淋巴清扫范围。

6）阴道重建术：对于年轻患者局部阴道切除后，如果阴道壁松弛，可游离周围阴道黏膜遮盖缺损；阴道下段癌行局部切除后，可利用小阴唇或同时加大阴唇带蒂皮瓣移植成形阴道；对中、上段阴道切除或全阴道切除者，可参照腹膜代阴道或乙状结肠代阴道手术以填补阴道壁缺损。

（3）手术方法：这里仅介绍全阴道切除术。全阴道切除术由经腹经阴上下两组联合施行。对于熟悉经阴道手术者，也可经阴道完成该手术，如需切除盆腔淋巴结，可辅助腹腔镜完成。

若是广泛性子宫切除，处理骶韧带和主韧带后，将输尿管游离至膀胱入口，于两入口之间锐性分离膀胱三角区与阴道壁间隙，再向两侧扩展，使膀胱、膀胱三角和输尿管与阴道壁游离并推向外上方。分离时应紧贴阴道壁以免损伤膀胱。直肠与阴道壁之间的组织较疏松，分离一般无困难。后将膀胱向外上方拉开，将直肠向后推开，将子宫牵向一侧，处理阴道侧壁间隙，采用钳夹切断或直接剪断方法均可。通常，阴道的上2/3由腹部组处理，下1/3由阴部组处理。但对于熟悉经阴道手术者，经阴道途径切除阴道壁更加直接，并且减少了盆腔深部操作难度增加的缺点。

经会阴游离下1/3阴道时，通常从处女膜外缘开始游离，先分离阴道两侧壁，再分离阴道直肠间隙，最后分离尿道阴道间隙（图5-10），使游离的阴道呈筒状，并将游离的阴道口予以缝扎关闭。全阴道切除单经腹分离至外阴阴道口较困难，一般均采取腹会阴联合手术进行。如果仅为

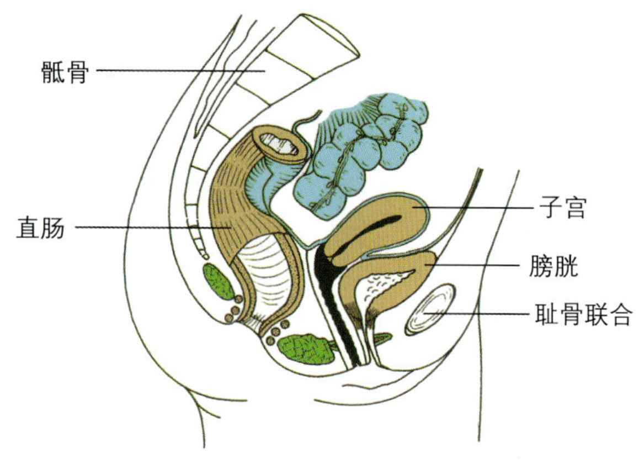

图5-10　阴道的毗邻（黑色示阴道）

阴道下1/3癌肿，行部分阴道切除时可仅经阴道手术，但切缘必须距离癌灶外3 cm。

经阴道后穹隆穿刺和切开术

手术相关解剖

阴道上端围绕子宫颈，阴道壁与子宫颈阴道部之间形成的间隙，称阴道穹隆。按其部位不同分为前、后及左、右侧穹隆4部分。由于后壁在子宫颈的附着比前壁稍高，使后穹隆较深；阴道后穹隆与直肠子宫陷凹间，仅隔以阴道后壁和一层腹膜，经此处很容易穿刺进入盆腔。

盆腔腹膜在子宫直肠之间形成直肠子宫陷凹，底部约与子宫颈外口平齐，它是腹膜的最低位置，因此腹腔内有积液或积血时，必先积存于此陷凹内，使阴道后穹隆变得饱满，可通过阴道指诊查出，做后穹隆穿刺检查，有助于明确诊断。经阴道后穹隆穿刺确诊的盆腔积脓可行后穹隆切开引流术。后穹隆切开术，主要为排出盆腔脓液或清除血肿；亦可用于探查盆腔或子宫附件肿块，协助疾病的诊断。

手术操作步骤

1. 后穹隆穿刺

（1）穿刺方法：鼠齿钳钳夹宫颈后唇，并向前上方牵拉，暴露宫颈及后穹隆；10 mL空针接17号或18号长针头，在后穹隆中央或稍偏病变侧，距离阴道宫颈交界约1 cm处平行刺入（图5-11），当针穿过阴道壁后失去阻力呈空虚感时抽吸空针；必要时适当改变方向或深浅度。抽出液体后随即拔出针头，将抽出液进行肉眼观察，然后送镜检或培养。

（2）注意事项：注意阴道后穹隆与直肠子宫陷凹的解剖关系，穿刺方向应是后穹隆中点向上与子宫颈管平行进入直肠子宫陷凹，不要盲目向两侧或前、后方向深刺，以免损伤深部器官。穿刺时可前后牵拉宫颈后唇帮助辨别直肠子宫陷凹。

（3）掌握穿刺深度：一般为2~3 cm，过深可能刺入盆腔深部器官，或因直肠子宫陷凹内积液量过少未抽出而延误诊断。

2. 后穹隆切开术

（1）切开技术：按后穹隆穿刺法，以18号长针头刺入直肠子宫陷凹，抽出脓液或血液后，保留针头不动，以尖刀在针头的两侧做2~3 cm横切口，用长弯钝头剪刀向深层分离达脓腔或血肿，以手指深入盆腔进行探查，放置引流管，不缝合切口（图5-12，13）。

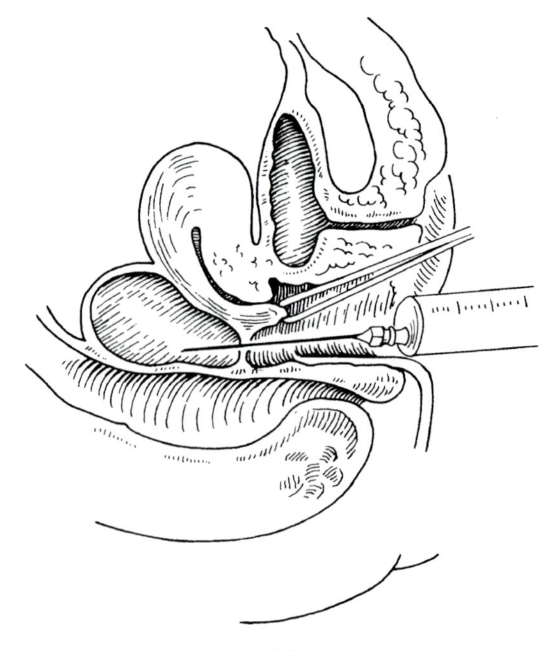
图5-11　经阴道后穹隆穿刺术

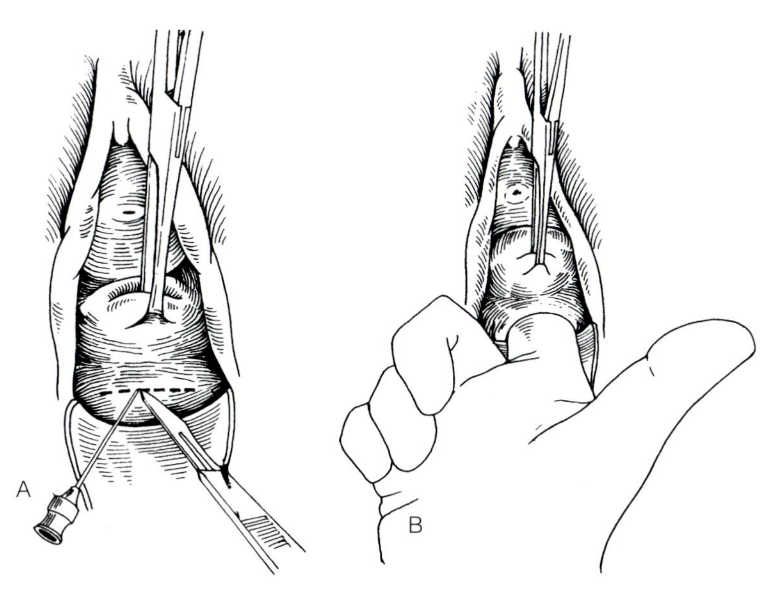

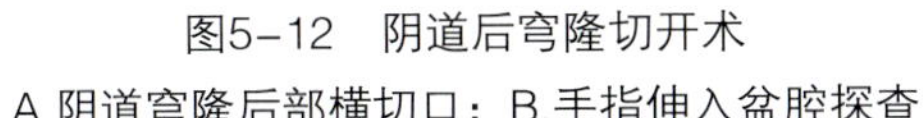
图5-12 阴道后穹隆切开术
A.阴道穹隆后部横切口；B.手指伸入盆腔探查

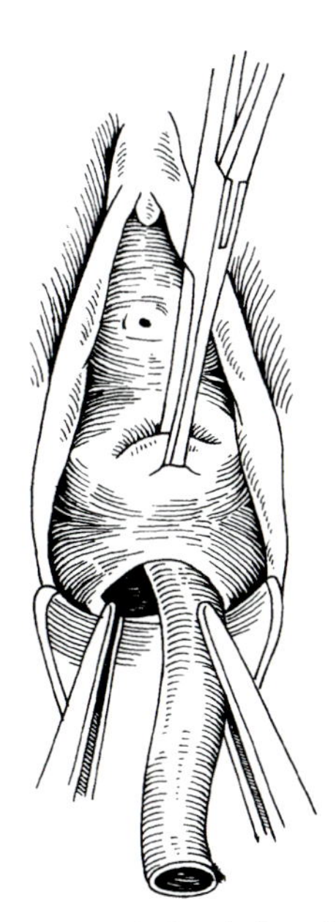
图5-13 经阴道穹隆后部切口放置引流管

（2）注意事项：做后穹隆切开时，注意勿损伤直肠，分离脓腔时剪刀弯头向上靠近子宫，必要时用手指肛诊作引导；术后要保持引流通畅。

经阴道子宫切除术

最早的子宫切除是在公元前2世纪，Soranus曾经阴道切除坏疽的子宫。16~18世纪，子宫切除在欧洲零星开展，当时的子宫切除都是经阴道进行的，而切除子宫的原因通常是由于子宫脱垂或子宫内翻。进入19世纪，子宫切除手术逐渐推广，1800~1816年，法国的Baudelocque完成了23例经阴道子宫切除。1813年，德国外科医生Langenbeck成功地完成了第1例阴式子宫切除治疗宫颈癌。此后，子宫切除术逐渐完善改进。由于感染、出血、麻醉问题无法解决，早期的子宫切除死亡率很高，很多手术不能完成。随着技术进步以及医学基础知识的进展，麻醉技术进步，对解剖、疾病的病理生理过程有了更深刻的了解，子宫切除逐渐成为可接受的手术。进入20世纪，子宫切除手术渐趋成熟，术中麻醉控制、出血控制以及术后抗感染更加可靠，经腹子宫切除逐渐流行，逐渐取代了传统阴式子宫切除的地位。现在，随着对解剖结构的理解加深，手术器械的改进，使手术步骤简化，手术操作难度降低，出血量减少，手术时间缩短，副损伤、术后并发症减少，进而使手术指征进一步拓宽，经阴道子宫切除又逐渐兴盛起来。

手术相关解剖

经阴道子宫切除只是将经腹子宫切除的手术操作顺序颠倒过来，从解剖角度看，其不同点是：①做阴道穹隆环形切口，无腹部切口；②自下而上逆行操作，不能先行探查盆腔，术者必须熟知解剖层次，准确地进行分离切割；③与腹式全子宫切除术相比，手术效果相同，但术中盆腔干扰少，术后恢复快；④遇有子宫脱垂合并阴道前后壁膨出者，可同时进行修补术，操作方便。这里重点介绍一下经阴道手术时须特别注意的解剖结构。

1. 子宫的韧带和动脉

（1）子宫的韧带：子宫圆韧带由结缔组织及平滑肌组成，主要作用是保持子宫纵轴，附着于子宫上部侧缘，输卵管口稍下方，行向外下方。阔韧带位于子宫两侧，由腹膜前后两叶组成，有限制子宫向两侧移动的功能（图5-14）。上缘游离包被输卵管，下缘附着于盆底，与盆底腹膜相移行，外缘下部与盆侧壁的腹膜相移行，上部游离移行于卵巢悬韧带。其两层之间包有输卵管、卵巢、子宫圆韧带、血管、淋巴及神经等。子宫骶韧带自子宫体、颈分界处的后面绕过直肠，走在直肠两侧的直肠子宫襞内，止于第2、3骶椎前面，有防止子宫前移的作用。由结缔组织、少量平滑肌、腹下神经及盆丛的神经纤维构成。子宫主韧带又名宫颈横韧带，呈扇形，由平滑肌和结缔组织纤维构成，从子宫颈及阴道侧穹隆连于骨盆侧壁，下方与盆膈愈合，对宫颈有重要的支撑作用，有防止子宫脱垂的重要意义，内有血管和神经等。

膀胱宫颈韧带（耻骨宫颈韧带）从子宫及阴道上部前面向前行，经尿道两侧到达并止于耻骨后，由结缔组织、少量平滑肌构成。

（2）子宫动脉：多起于髂内动脉前干，沿盆壁下行，后转向内，进入子宫阔韧带内，在距宫颈外侧2 cm处自前方跨过输尿管，向内接近子宫颈，发出阴道支，并沿子宫体侧缘上升，分支分布在子宫，在宫角处分出宫底支（图5-15）。注意子宫动脉与输尿管的交叉处，在结扎子宫动脉时要靠近子宫侧，勿损伤输尿管。

2. 结缔组织平面及间隙　膀胱阴道间隙位于盆腔中部，前方为膀胱的外膜，两侧为膀胱柱，后方为阴道的外膜。其上方为膀胱和阴道的融合，称为阴道上中隔（又称膀胱宫颈筋膜，supravaginal septum）。

膀胱宫颈间隙，其通过阴道上中隔与膀胱阴道间隙上部相连。膀胱宫颈间隙上方为膀胱子宫反折腹膜，后方为宫颈和阴道结缔组织的外膜。

上行膀胱中隔，附着于膀胱的侧下方、主韧带上方、宫颈外侧方。其下方与主韧带两侧的结

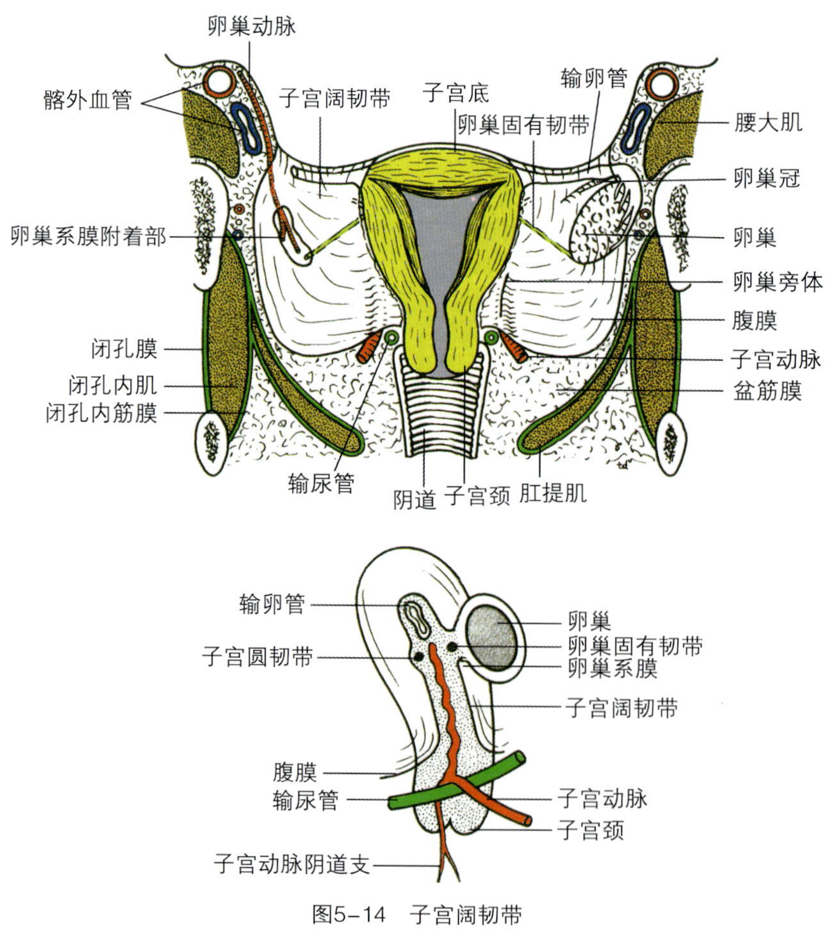

图5-14　子宫阔韧带

缔组织相结合形成膀胱柱，中部含有疏松的脂肪和输尿管。

膀胱侧腔，存在于主韧带及其延长部的上方，内侧与膀胱宫颈间隙隔以上行膀胱中隔，侧壁为骨盆壁、闭孔内肌筋膜及肛提肌，顶部为脐尿韧带。

下行直肠中隔，起自主韧带下方，与阴道平行走行，沿直肠两侧达骶骨。

阴道直肠中隔为弹性肌纤维组织层，其前壁附着于阴道后壁的肌层。

直肠阴道间隙，侧壁为下行直肠中隔，前壁为直肠阴道中隔，上方为腹膜和直肠子宫陷凹，下方为会阴体。

手术操作步骤及解剖要点

1. 准备工作　用碘伏进行阴道消毒，用无创缝合丝线将两侧小阴唇固定于大阴唇外侧皮肤上，充分暴露阴道口；同时固定会阴体于无菌单上，防止肛门污染手术野。金属导尿管导尿。宫颈钳钳夹、牵拉子宫颈。宫颈钳钳夹牵拉宫颈，生理盐水或1∶1 200肾上腺素生理盐水溶液注入阴道全穹隆黏膜下及膀胱宫颈间隙膀胱阴道间隙，使局部组织稍水肿，易于分离。高血压、心脏病或年老患者，肾上腺素浓度降低或仅使用生理盐水（图5-16）。

2. 切开阴道前壁　沿阴道穹隆环形切开阴道壁，切口位置在膀胱最低位下0.5 cm处。或以金属导尿管插入膀胱内，辨认膀胱后壁在子宫颈前唇的附着点，在此附着点下0.5 cm下环形切开宫颈，切开深度为阴道壁全层（图5-17）。也有术者不打水垫，直接向下牵引子宫颈，暴露阴道前壁与子宫颈交界横沟处，用鼠齿钳夹起阴道壁，以手指触摸间隙，稍向上推开膀胱后，横行切开阴道壁。

3. 剪开膀胱宫颈筋膜，分离膀胱宫颈间隙，上推膀胱至腹膜反折。

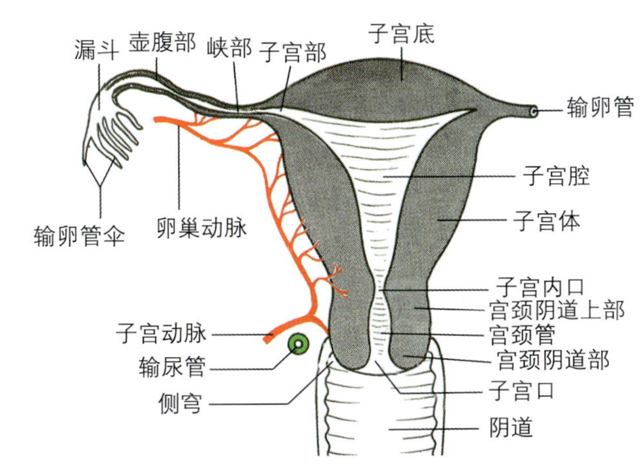

图5-15　子宫动脉的走行

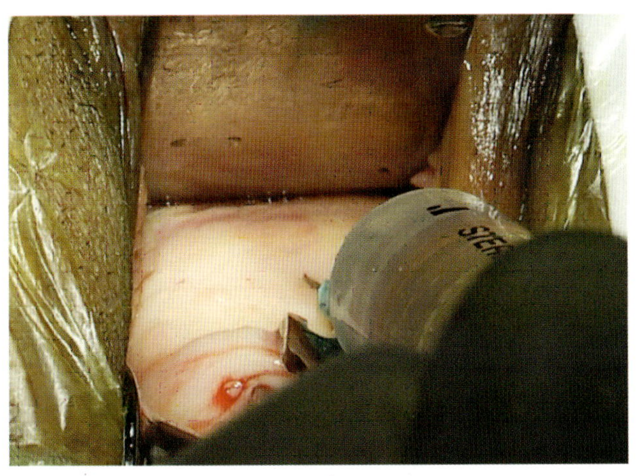

图5-16　注入生理盐水

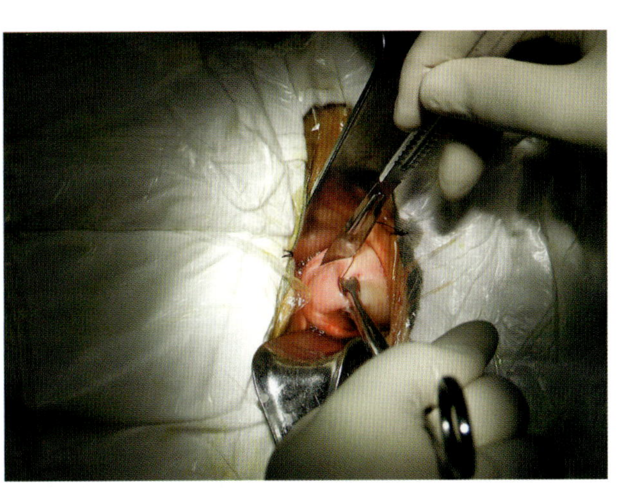

图5-17　环形切开宫颈

切开阴道前壁后，用剪刀剪开膀胱宫颈筋膜，即阴道上中隔（图5-18），用剪角度要合适，以平宫颈角度为佳，避免损伤膀胱，也不宜过于垂直，以免剪入宫颈导致出血多，层次不清。剪开后自切口中线用食指分离膀胱宫颈，置入阴道拉钩，此处组织疏松，用手指触摸有滑动感。

4. 剪开子宫直肠间隙　上提宫颈，向外牵拉阴道后壁，暴露后穹隆，剪开后腹膜（图5-19，20），并向左右两侧延伸切口。

5. 钳夹、切断缝扎子宫双侧骶韧带　将宫颈向右侧上方牵拉，暴露左侧骶韧带，紧贴子宫颈，钳夹，切断、缝扎骶韧带（图5-21）。同法处理对侧。

6. 处理宫旁，子宫动脉　将宫颈向右侧下方牵拉，暴露左侧主韧带及子宫血管，自下而上钳夹、切断、缝扎主韧带及子宫血管及宫旁组织（图5-22）。同法处理对侧。

7. 翻转子宫，处理圆韧带　两把钳子交替钳夹子宫壁，翻转子宫，并向下牵拉（图5-23），在翻转子宫前需切除宫颈，防止盆腔污染。子宫体积较大者，剔除肌瘤缩小子宫体积（图5-24），易于操作。向下牵拉子宫，暴露圆韧带，紧贴子宫钳夹切断圆韧带。

8. 处理附件　如需保留附件，向下牵拉子

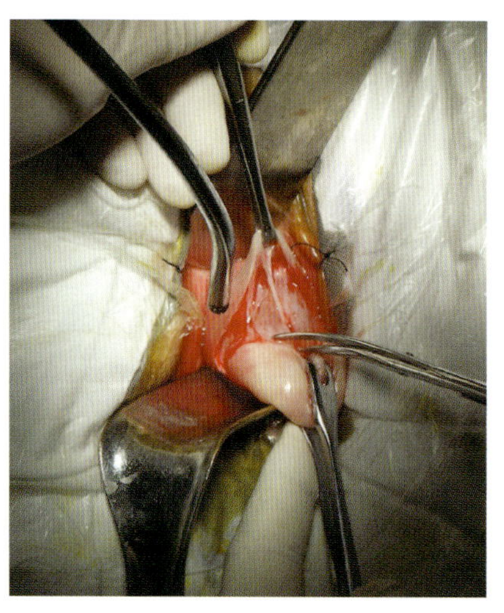

图5-18　剪刀剪开膀胱宫颈筋膜

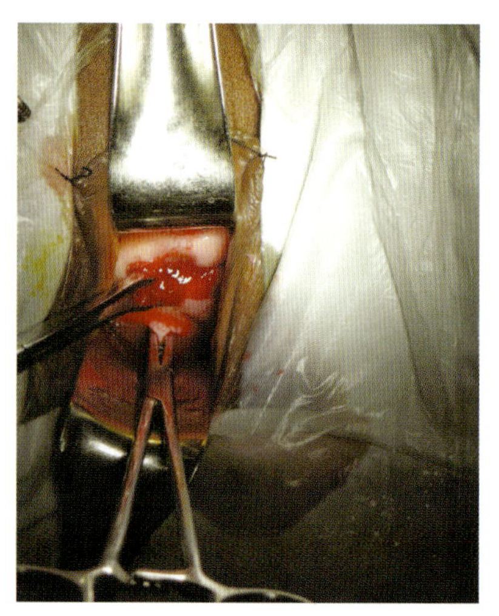

图5-19　剪开子宫直肠间隙（1）

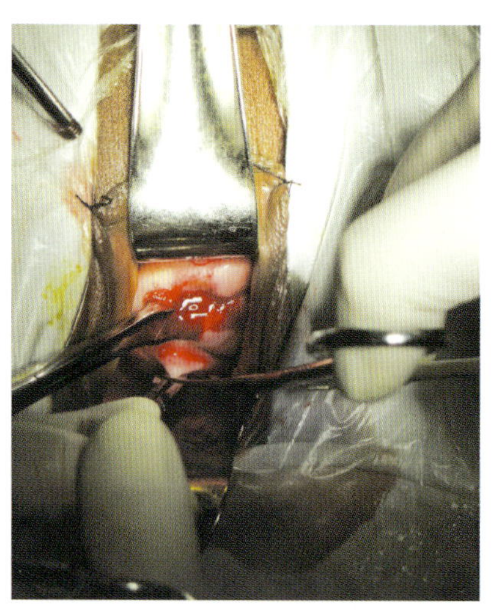

图5-20　剪开子宫直肠间隙（2）

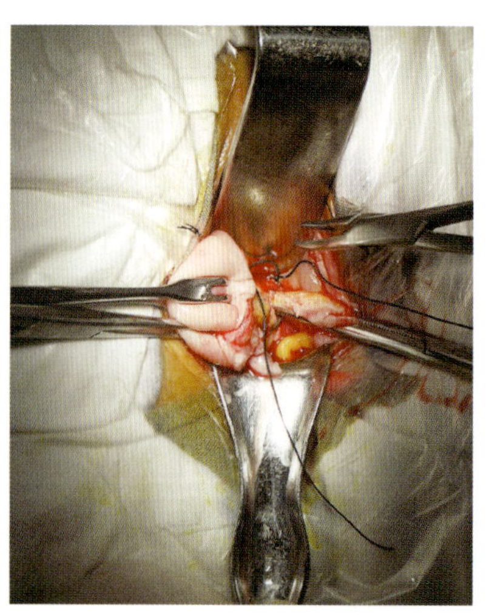

图5-21　钳夹、切断缝扎子宫双侧骶韧带

宫，钳夹、断扎输卵管峡部及卵巢固有韧带。如果卵巢有病变需要同时切除附件者，可在充分暴露下或以手指作引导，钳夹、断扎骨盆漏斗韧带。也可在子宫切除后，按以上方法切除附件。

9. 连续缝合阴道断端及前后腹膜　查无出血后，可将前后腹膜连续或间断缝合，为使阴道壁和腹膜之间不留无效腔，预防血肿形成及阴道壁膨出，可将前后腹膜及阴道前后壁4层一并缝合，并在缝合两侧角部时将断端与骶、主韧带缝合在一起，预防阴道顶脱垂（图5-25）。必要时也可留置橡胶引流管（图5-26）。

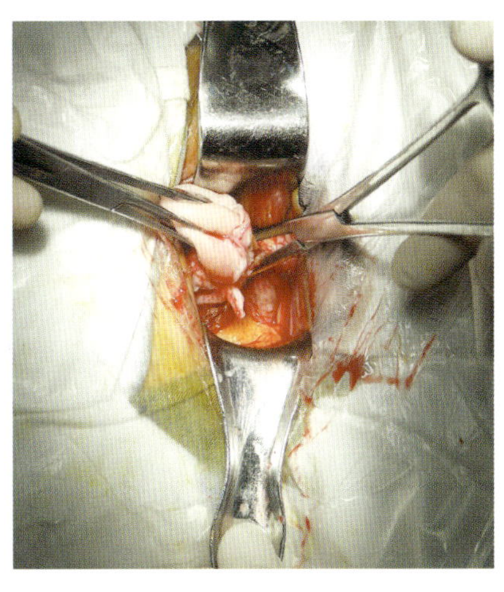

图5-22　钳夹、切断、缝扎主韧带、子宫血管及宫旁组织

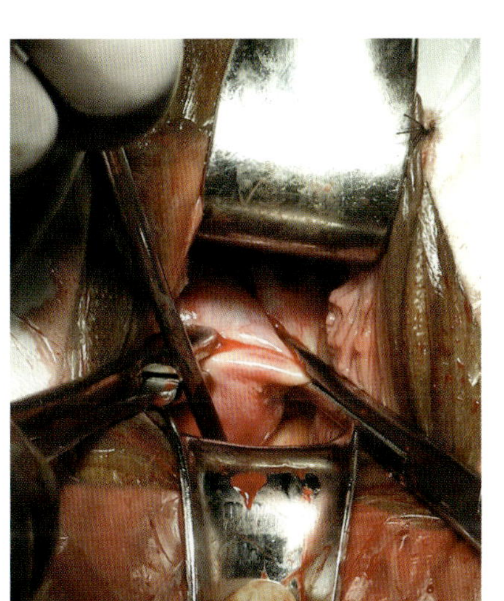

图5-23　翻转子宫，并向下牵拉

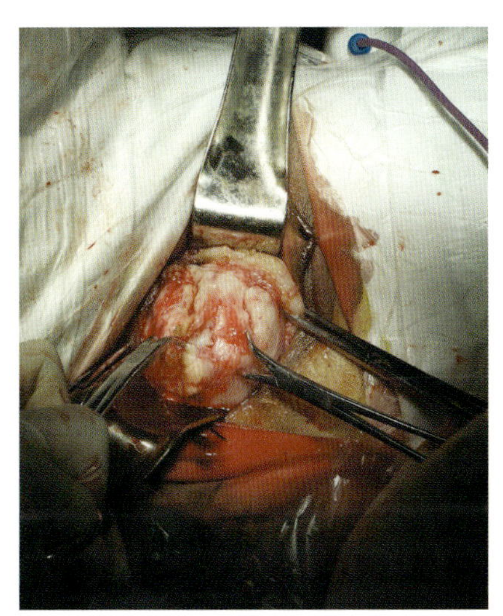

图5-24　剔除肌瘤缩小子宫体积

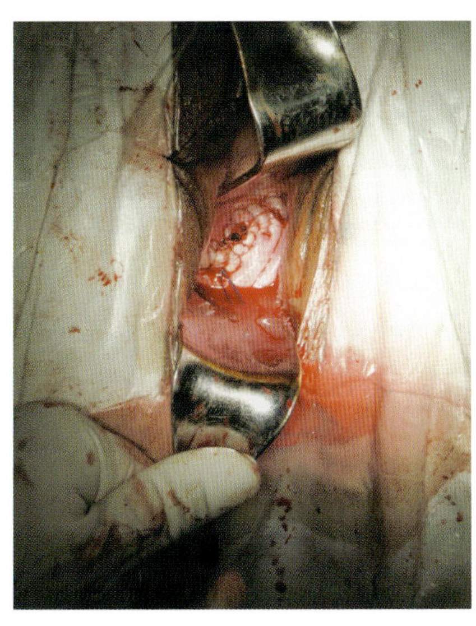

图5-25　连续缝合阴道断端及前后腹膜

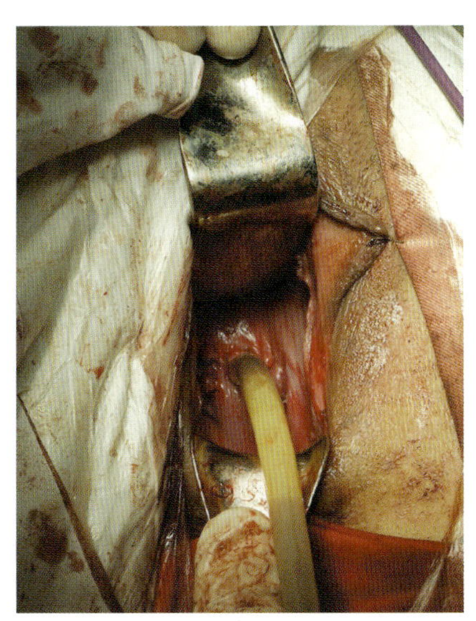

图5-26　留置橡胶引流管

妇产科相关问题

经阴道子宫切除术损伤的预防措施如下。

1. 膀胱损伤的预防　阴道前壁切口选择部位注意不要过高，过高易损伤膀胱。切口位置在膀胱最低位下0.5 cm处。若辨认不清则可以将金属导尿管插入膀胱内，辨认膀胱后壁在子宫颈前唇的附着点，在此附着点下0.5 cm下环形切开。其次，剪开膀胱宫颈筋膜，分离膀胱宫颈间隙时，用剪角度要合适，以平宫颈角度为佳，避免损伤膀胱，也不宜过于垂直，以免剪入宫颈导致出血多，层次不清，且剪刀弯头贴近宫颈侧。

2. 直肠损伤的预防　若直肠子宫陷凹有粘连，不必强行剪开阴道后壁，可从前方腹膜外离断膀胱宫颈韧带、骶主韧带，后逆行将子宫从直肠后壁分离。

3. 输尿管损伤的预防　在切断骶主韧带、子宫血管时，应用手指向外侧推开输尿管，并紧靠宫颈筋膜切断。尤其在子宫脱垂的患者中，输尿管、膀胱往往向下移位，更要注意预防输尿管和膀胱的损伤。

4. 子宫过大时处理手段　当子宫肌瘤较大时，勉强牵拉有可能损伤血管或使结扎子宫动脉的线结滑脱。可自下而上尽可能多结扎、切断两侧血管、韧带和宫旁组织后，将一侧宫角夹持至术野，暴露并自下而上结扎该侧输卵管峡部、卵巢固有韧带及剩余宫旁组织，同法处理对侧。离断子宫后，旋转切开瘤体或分块碎解瘤体，从而缩小子宫体积，经阴道取出。术中缩减子宫体积应在子宫血管结扎后进行，以减少术中出血。一般子宫超过孕8周大小时，将宫体体积适当缩减后再予以翻出较为安全。缩减子宫体积的常用方法有去核、子宫对半劈开、瘤核剜出、碎解4种，如有宫颈肌瘤者可先将肌瘤剥除再继续手术。

5. 出血的预防及处理手段　术中出血多因钳夹或结扎线滑脱所致。因此，在术中处理两侧骶、主韧带及宫旁时不可过多地钳夹组织，每次结扎打结要牢靠；子宫较大不可过度牵拉子宫。遇到出血的情况，应直视下找到出血血管将其结扎，不要盲目钳夹，以免伤及深层组织中的输尿管、尿道及膀胱；附件血管的出血因位置高，止血极为困难，应充分暴露术野，找到出血血管结扎；如无法止血，则需行剖腹止血。

■经阴道次全子宫切除术

1. 手术步骤

（1）用宫颈钳钳夹、牵拉子宫颈：1：1 200肾上腺素生理盐水溶液分别注入阴道全穹隆黏膜下以及子宫膀胱间隙和膀胱阴道间隙，使局部黏膜稍水肿为度，可减轻局部出血并易于剥离。对高血压、心脏病及年老患者，应将肾上腺素浓度减少或仅用生理盐水。

（2）沿阴道前穹隆切开阴道前壁：切口位置在膀胱最低位下0.5 cm，也可将金属导尿管插入膀胱内，辨认膀胱后壁在子宫颈前唇的附着点，在此附着点下0.5 cm环形切开宫颈黏膜，切口深度为阴道壁全层。切口位置可影响手术进行。如切口太靠近宫颈，难以找到膀胱阴道间隙，且易出血；如切口过高，容易损伤膀胱。

（3）分离膀胱：提起阴道切口缘，剪开膀胱后壁附着于宫颈前壁的疏松组织。找到膀胱与宫颈的间隙，自宫颈中线分离膀胱宫颈间隙。用阴道拉钩向上拉开膀胱，可见两侧膀胱宫颈韧带，贴近宫颈将其内侧剪断分离。上推膀胱直达膀胱反折腹膜。分离到腹膜时可感到组织疏松，手指触摸有薄膜滑动感。

（4）剪开膀胱子宫反折腹膜：将膀胱向上方拉开，暴露反折腹膜皱襞，将其剪开并向两侧延长。将子宫向下牵拉翻转暴露宫底，如有肌瘤可先剥除以便操作。因宫体要切除，牵拉翻转子宫时可不考虑宫体的损伤。

（5）将子宫体向下牵拉：分次钳夹、切断、缝扎圆韧带及子宫动脉上行支。同法处理另侧。

（6）切除子宫体：于子宫内口水平锥形切除子宫体，切缘用1号可吸收线间断缝合。

（7）检查卵巢：断端缝合完毕后，检查各结扎残端及双侧卵巢。

（8）将盆腹膜及阴道前壁黏膜一起缝合。

2. 技术要点 阴式子宫次全切除一般经阴道前穹隆入路进入盆腔，有肌瘤者先剥除肌瘤。缩小子宫体积，于子宫颈峡部切除子宫体，保留宫颈。膀胱宫颈韧带切除时，应紧贴子宫完成，并尽可能保留内侧的膀胱宫颈韧带。

经阴道广泛性子宫切除术

1879年Czemy创立了经阴道广泛性子宫切除术，直至1893年Schuchardt改良了该术式，但仍因死亡率高未能推广。1901年7月在改良的Schuchardt术式上，Schauta创立了经典的经阴道广泛性子宫切除术（VRH），即Schauta手术。但由于经阴道途径不能切除盆腔淋巴结，必须联合开腹盆腔淋巴结清除术或盆腹腔放疗，因而限制了Schauta手术的临床开展。1991年Querleu等报道了腹腔镜下盆腔淋巴结切除术，使经阴道广泛性子宫切除术重现曙光。

1. 手术相关解剖 同经阴道全子宫切除术，这里要强调指出的是输尿管隧道，该隧道是指输尿管进入膀胱前最末的一段，包埋于膀胱宫颈韧带浅层和深层组织间隙，其前后方均有阴道的静脉丛穿过，故分离时易出血，同时经阴道广泛性子宫切除术过程中需要从下方打开输尿管隧道，故需谨慎，防止损伤输尿管。

2. 手术操作步骤

（1）准备工作：宫颈钳钳夹、牵拉子宫颈，1∶1 200肾上腺素生理盐水溶液注入阴道全穹隆黏膜下及膀胱宫颈间隙和膀胱阴道间隙（图5-27），注射部位距宫颈3~4 cm，以注射在预计手术切缘部位为宜。

为了扩大阴道内手术野，传统方法需要做会阴切开。但目前许多专家提出采用合适的阴道拉钩，不做会阴切开仍可较好完成手术。

（2）阴道袖口形成：远离肿瘤浸润处3 cm，作阴道壁环形切口。向上分离膀胱阴道间隙，钳夹阴道前壁切开缘，并向上提起，剪刀剪断膀胱宫颈间疏松结缔组织（阴道上中隔）（图5-28），打开膀胱宫颈间隙，钝性游离膀胱。然后暴露阴道后壁，向后上方分离直肠阴道间隙，直达直肠子宫陷凹反折腹膜（图5-29）；切开、分离阴道侧壁与前、后阴道壁切口连通，即形成阴道袖口，以7号丝线缝合，包埋宫颈癌瘤，或直接以4~5把鼠齿钳钳夹前后壁（图5-30），同样起到包埋肿瘤的作用。此步操作时，应注意全层切开阴道壁，找准疏松的组织间隙则可明显减少

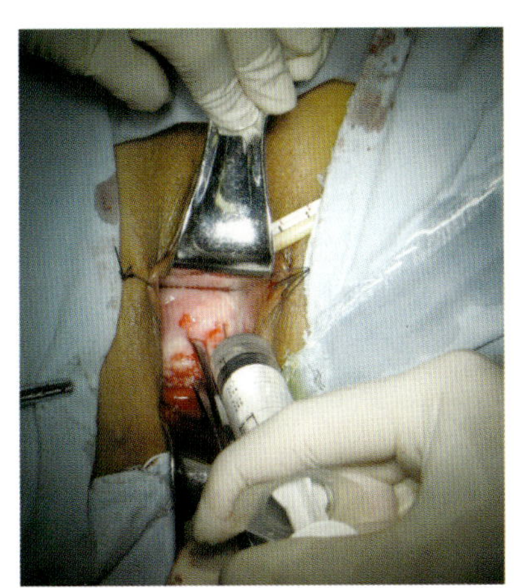
图5-27 注入生理盐水

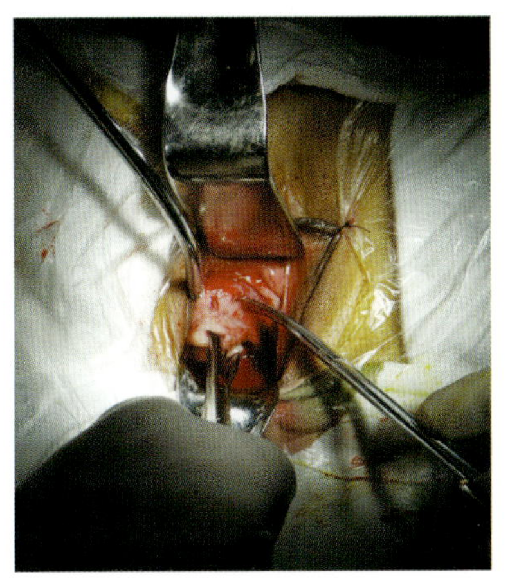
图5-28 剪断膀胱宫颈间疏松结缔组织

出血，并可减低损伤膀胱的风险。

（3）分离膀胱及膀胱旁间隙：充分游离膀胱后壁是本术式的一个重要步骤，开放膀胱侧窝，为游离输尿管创造条件；准确分离膀胱宫颈间隙，伸入食指朝向子宫体方向轻轻推移膀胱，暴露膀胱子宫反折腹膜。

膀胱侧窝位于阴道旁组织上方，处于膀胱侧壁、膀胱子宫韧带和侧盆壁之间；将阴道袖口向右下方牵拉，于左侧膀胱子宫韧带的外侧方与盆壁之间，用手指做钝性分离，开放左侧膀胱侧窝（图5-31，32）。

（4）游离输尿管：游离输尿管是手术成功的关键步骤之一。输尿管盆部末段（膝部）埋藏于阴道旁组织和膀胱子宫韧带内，必须熟悉局部解剖关系，细心分离、断扎膀胱子宫韧带的前、后两层（叶），才能游离出输尿管。此处组织血管丰富，层次不清时，易破损出血，甚至损伤输尿管，应高度重视。

子宫动脉在子宫峡部外侧1.5~2 cm处与输尿管上方交叉后，走向其内下方，当切断此处子宫动脉时，输尿管便向上退缩；分离膀胱侧窝后，用手指触摸膀胱子宫韧带，因输尿管自上而下由韧带内通过，手指触及条索状并有弹性的感觉，也可术前置入输尿管导管，这时可以明显感觉到

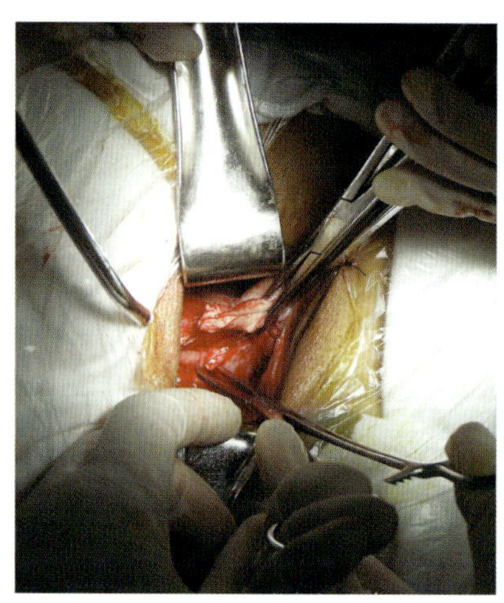

图5-29　分离直肠阴道间隙

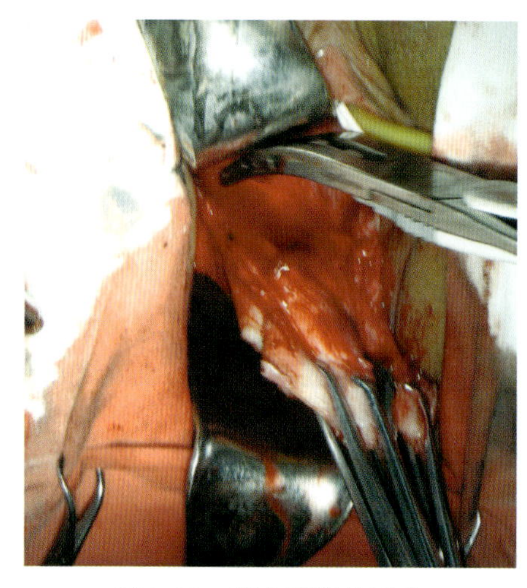

图5-30　钳夹阴道前后壁

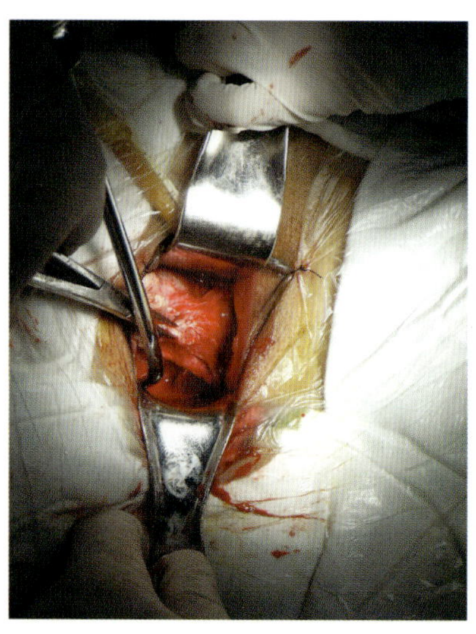

图5-31　开放左侧膀胱侧窝

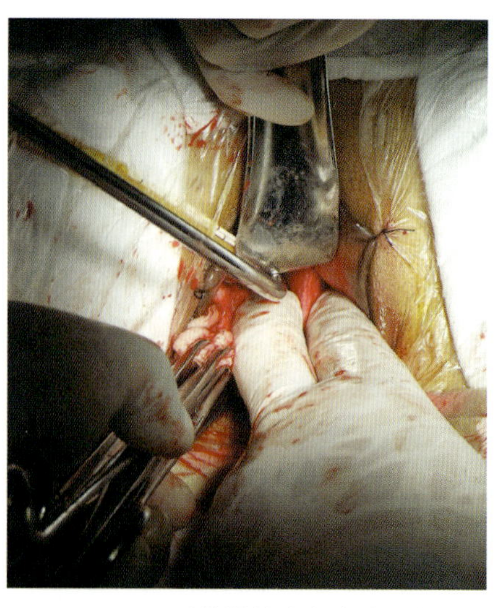

图5-32　手指钝性分离膀胱侧窝

质硬的输尿管导管（图5-33）。分离膀胱子宫韧带内侧缘，分离、钳夹、断扎膀胱子宫韧带外侧部（后层），注意勿损伤韧带内的血管；向外侧剪开阴道筋膜，进一步暴露输尿管；断扎子宫血管后，牵开输尿管，分离断扎膀胱子宫韧带内侧部（前层），使输尿管末段完全游离（图5-34，35）。

（5）处理子宫主韧带：子宫主韧带位于阔韧带的下部，横行宫颈两侧与骨盆侧壁之间，为较坚韧的平滑肌和纤维组织构成。因距离术野较近，在阴道内操作处理较方便，主韧带呈扁宽扇

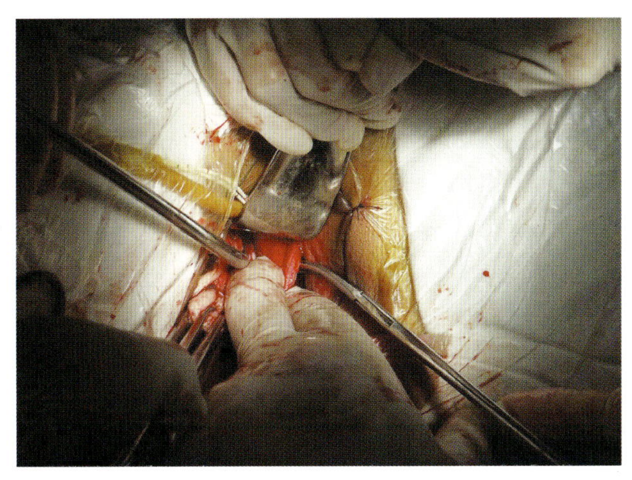

图5-33　用手指触摸输尿管

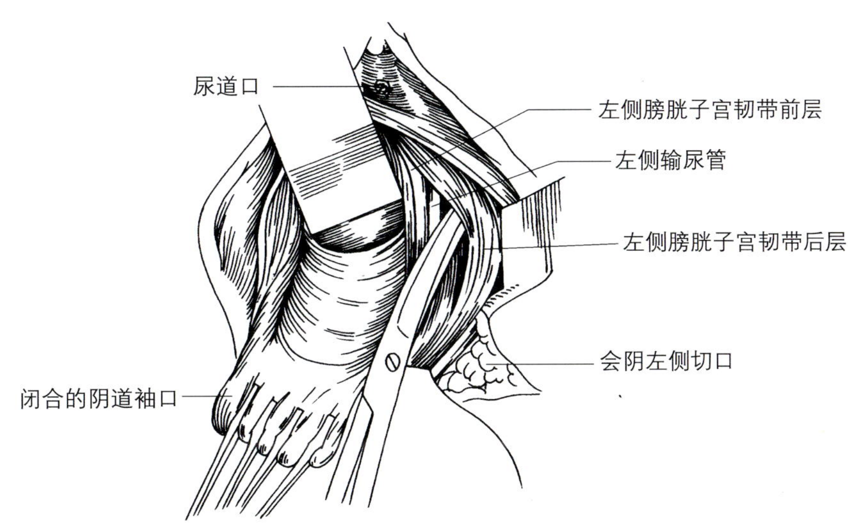

图5-34　分离断扎膀胱子宫韧带内侧部

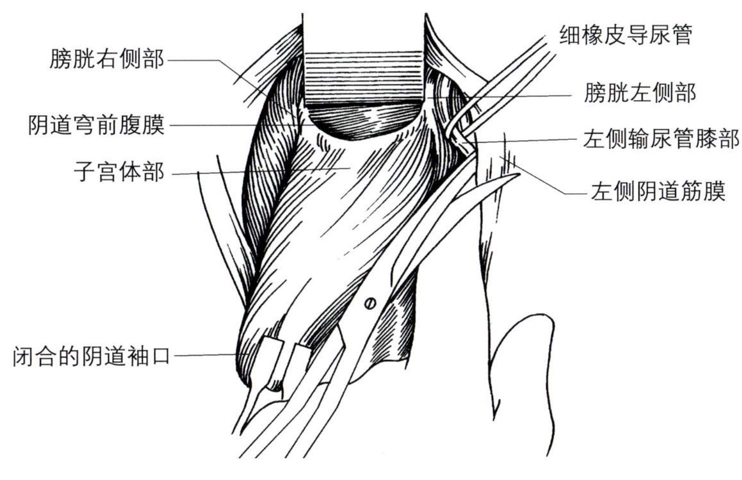

图5-35　输尿管末段完全游离

形，手指分离前后间隙，用长弯血管钳靠近盆壁处分次钳夹、断扎（图5-36）。

（6）切开膀胱子宫反折腹膜和直肠子宫陷凹腹膜：将闭合的阴道袖口向前下方牵拉，暴露阴道前穹隆腹膜后，剪开并向两侧扩大，再将阴道袖口向前上方牵引，拉开阴道后壁，剪开直肠子宫陷凹腹膜进入盆腔。

（7）处理子宫骶韧带（图5-37）：子宫骶韧带又名直肠柱或直肠角，经阴道途径处理子宫骶韧带比经腹部方便，但应分层处理。手推压直肠，用剪刀或长弯血管钳分离子宫骶韧带外侧缘；然后以手指伸入疏松的组织间隙，分离直肠旁窝（图5-38）；剪开子宫骶韧带内侧贴近直肠的腹膜（图5-39），充分暴露后，远离宫颈3 cm分2~3次钳夹、断扎。

（8）处理骨盆漏斗韧带和子宫圆韧带（图5-40）：骨盆漏斗韧带的位置较高，在阴道内处理不如经腹部操作方便，其内有较粗的卵巢动、静脉，应避免撕裂出血。先切断子宫圆韧带，有利于暴露骨盆漏斗韧带。熟悉腹腔镜的术者同样

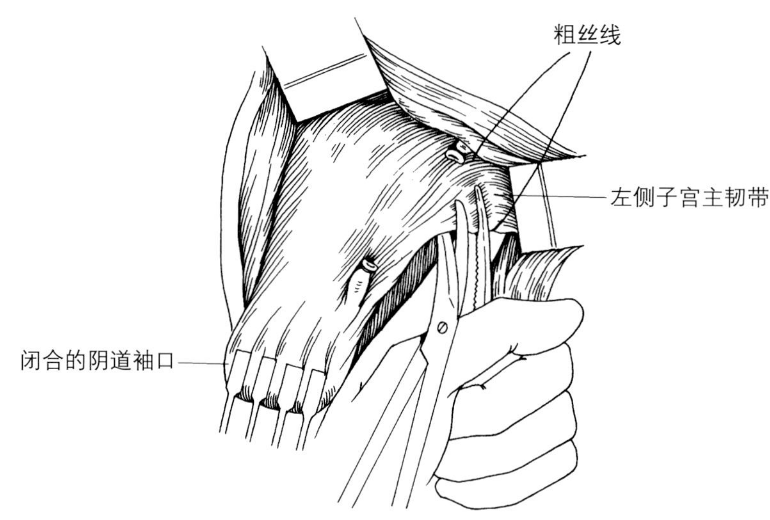

图5-36　处理子宫主韧带

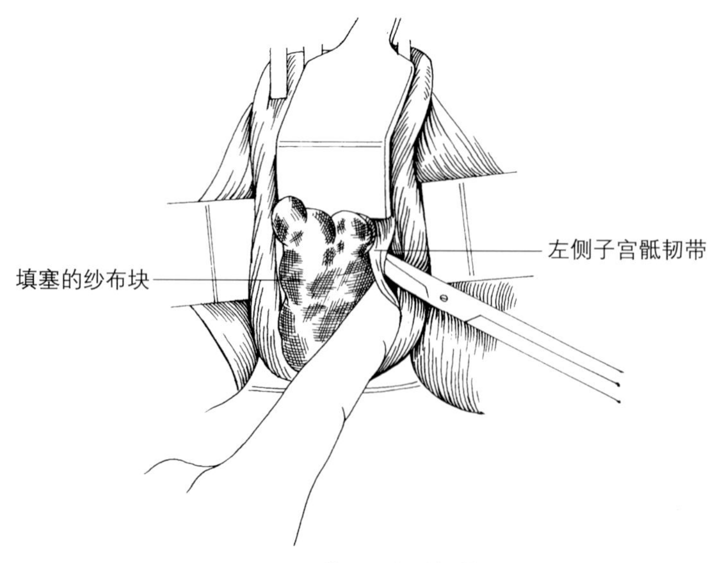

图5-37　处理子宫骶韧带

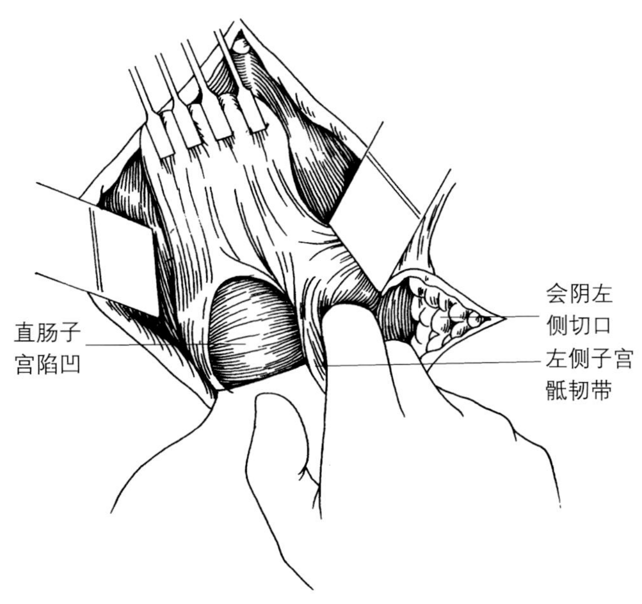

图5-38　分离直肠旁窝

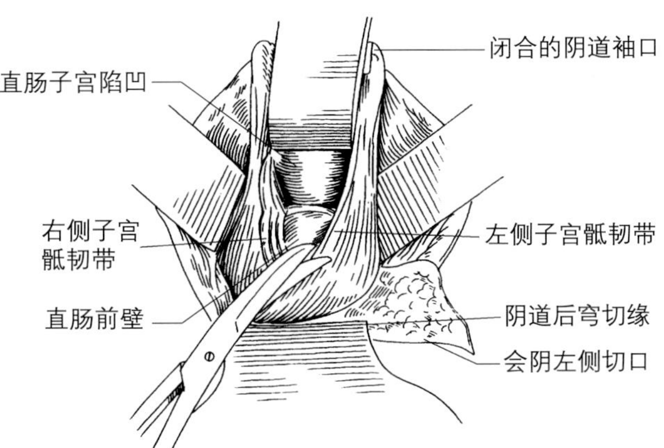

图5-39　剪开子宫骶韧带内侧贴近直肠的腹膜

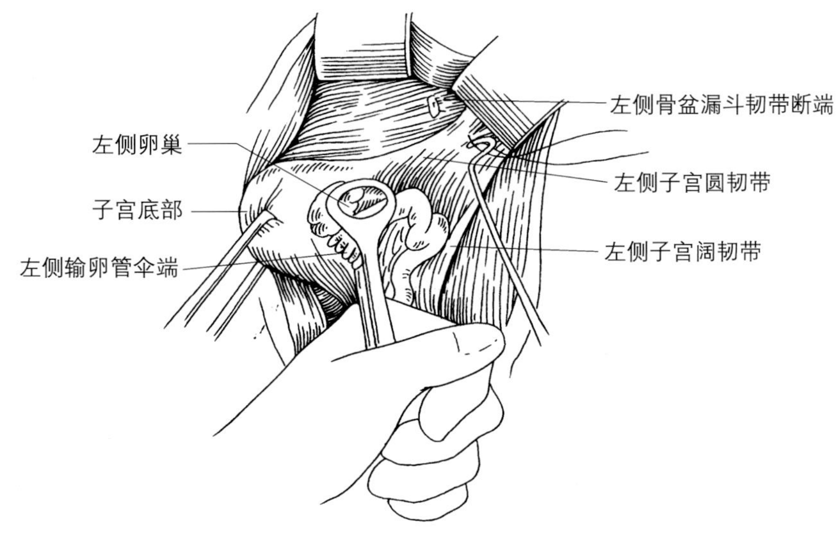

图5-40　处理骨盆漏斗韧带和子宫圆韧带

可以采用腹腔镜下骨盆漏斗韧带和子宫圆韧带切断，切除过程中注意辨别输尿管与骨盆漏斗韧带的位置，防止损伤上段输尿管。

（9）关闭盆底腹膜留置引流管：切除子宫后，将前后腹膜分别与阴道前后壁切缘连续缝合可实现止血目的（图5-41），再将4层连续缝合，中央留孔留置T型引流管（图5-42）。若行会阴切口，需用4号丝线间断缝合会阴部皮肤切口。

经阴道次广泛子宫切除术

操作与经阴道广泛性子宫切除术类似，在处理膀胱宫颈韧带时仅处理内侧壁即可。

保留子宫的经阴道手术

经阴道子宫肌瘤剔除术

手术操作步骤：钳夹宫颈前后唇向上牵引，将1：1 200肾上腺素生理盐水稀释液注入阴道穹隆。根据肌瘤位置单纯切开前穹隆或剪开阴道后穹隆，必要时环形切开阴道壁，切开阴道前壁后，用剪刀剪开膀胱宫颈筋膜；分离子宫直肠筋膜，打开直肠反折腹膜，进入腹腔。探查盆腔，切开肌瘤表面子宫壁，钳夹肌瘤摘除（图5-43，44），电凝止血，连续或间断闭合瘤腔及子宫浆膜面（图5-45）。缝合切开的阴道黏膜（图5-46）。

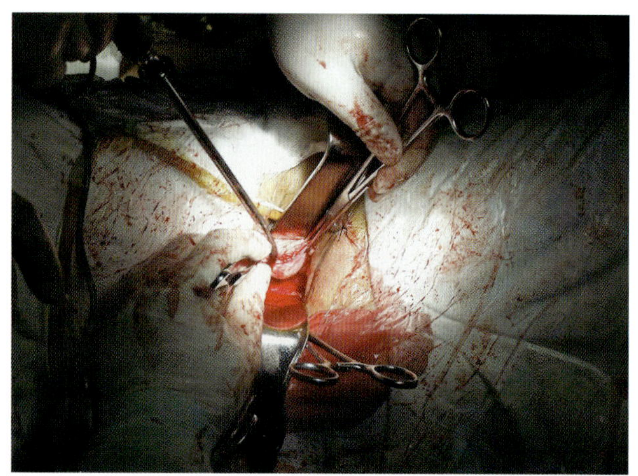

图5-41　将前后腹膜分别与阴道前后壁切缘连续缝合

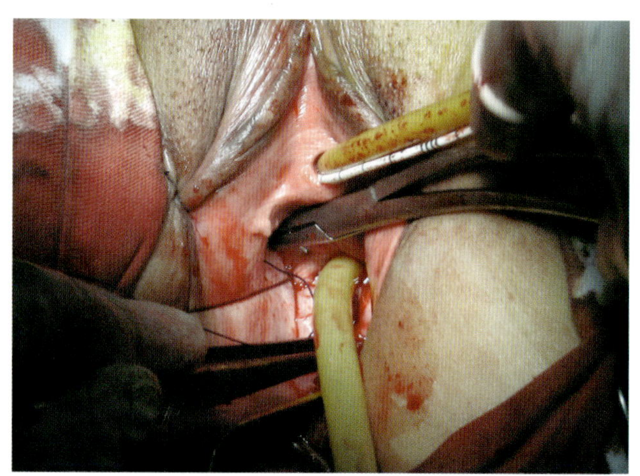

图5-42　放置T形引流管

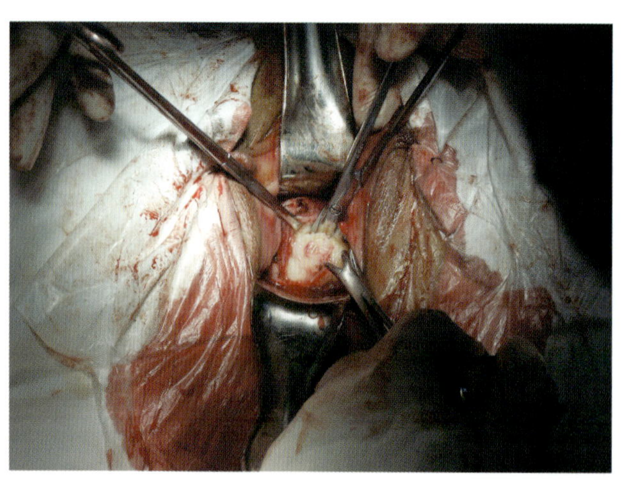

图5-43　切开肌瘤表面子宫壁，钳夹肌瘤

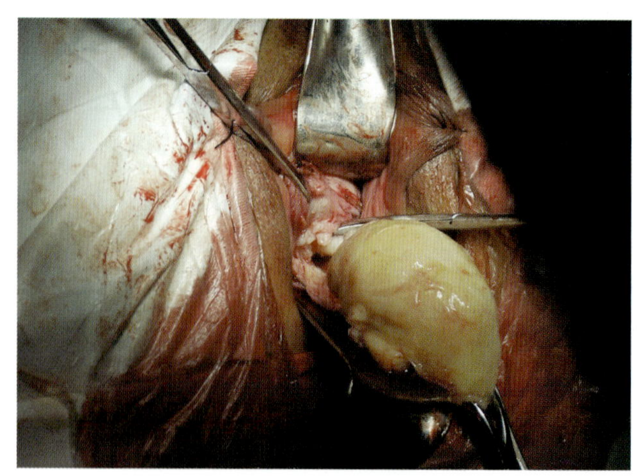

图5-44　剔除肌瘤

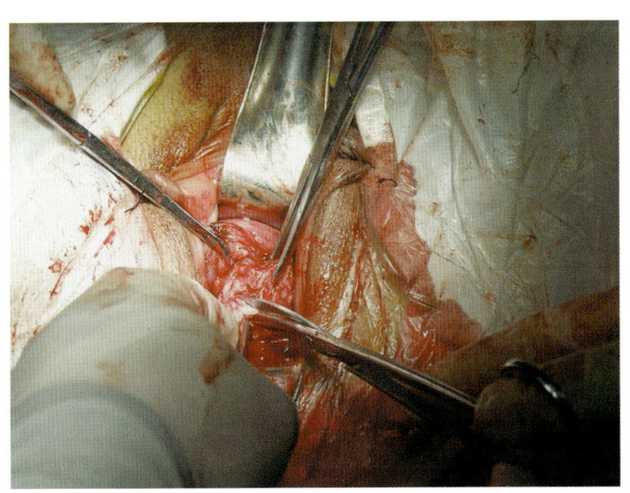

图5-45 缝合关闭瘤腔及子宫浆膜面

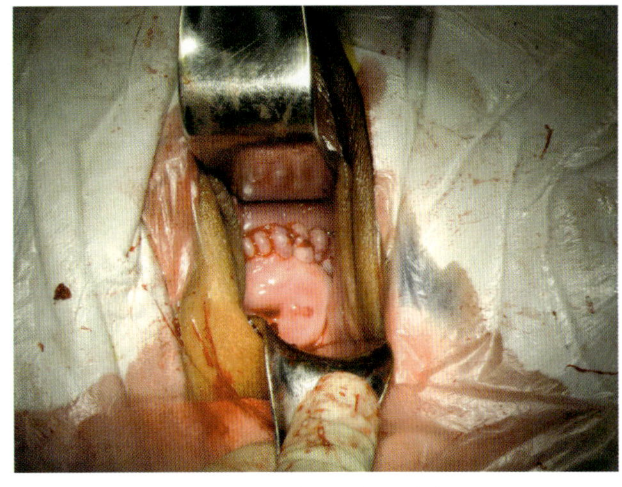

图5-46 缝合切开的阴道黏膜

经阴道卵巢良性肿瘤切除术

1. 手术相关解剖 由于子宫直肠后窝空间较大和体位因素，卵巢肿瘤多位于盆腔底部子宫侧后方，故一般选择后穹隆进入腹腔。进入腹腔后一般可直接发现肿物。

2. 手术操作步骤 钳夹宫颈后唇向上牵引，将1∶1 200肾上腺素生理盐水稀释液注入子宫直肠间隙（图5-47）。剪开阴道后穹隆，分离子宫直肠筋膜，打开直肠反折腹膜，进入腹腔（图5-48）。

探查肿瘤位置、大小、性质及活动度。以组织钳夹持肿瘤最下缘包膜将其牵至阴道内，直视下切开肿瘤包膜，剥除肿瘤（图5-49）。若肿瘤大，不能进入阴道，则用空针或负压吸引器抽吸出囊内容物，缩小肿瘤体积后，再牵至阴道，剥除肿瘤并快速送冰冻病理检查，排除恶性肿瘤（图5-50，51）。若肿瘤有粘连，则先分离粘连，待完全游离后，再行肿瘤剥除。创面止血，3-0号可吸收线连续缝合剩余卵巢，卵巢成形（图5-52，53）。

若卵巢不适合保留，如卵巢实性肿瘤或绝经女性，则将肿瘤尽可能向下牵引，暴露、断扎骨盆漏斗韧带。切除肿瘤后，探查子宫及对侧附件，1-0号可吸收线连续缝合反折腹膜及阴道壁（图5-54）。

经阴道宫颈广泛切除术

子宫颈癌发病日趋年轻化，该类患者多有生育要求，传统的广泛性子宫切除术不能体现现代医学微创化、个体化、人性化和科学化的治疗原则，因此，广泛宫颈切除术（radical trachelectomy）开始受到重视。该术式1987年由Dangent首先提出，包括腹腔镜下行淋巴结切除和保留子宫的广泛子宫颈切除术（laparoscopic vaginal radical trachelectomy，LVRT）。

广泛子宫颈切除术的手术适应证：①年轻患者强烈要求保留生育功能；②无生育功能受损临床证据；③临床分期（FIGO）Ⅰa2期~Ⅰb1期；④肿瘤直径≤2 cm；⑤组织学类型为鳞癌，如为腺癌须谨慎选择；⑥无盆腔淋巴结转移证据；⑦阴道镜检查未发现宫颈内口上方有肿瘤浸润。

手术操作步骤如下。

1. 行腹腔镜下盆腔淋巴结清扫后，调整为头低臀高位。

2. 碘伏再次阴道消毒，无创缝合丝线将两侧小阴唇固定于大阴唇外侧皮肤上，充分暴露阴道口；同时固定会阴体于无菌单上，防止肛门污染手术野。金属导尿管导尿。宫颈钳钳夹、牵拉子宫颈，1∶1 200肾上腺素生理盐水溶液注入阴道全穹隆黏膜下及膀胱宫颈间隙和膀胱阴道间隙，

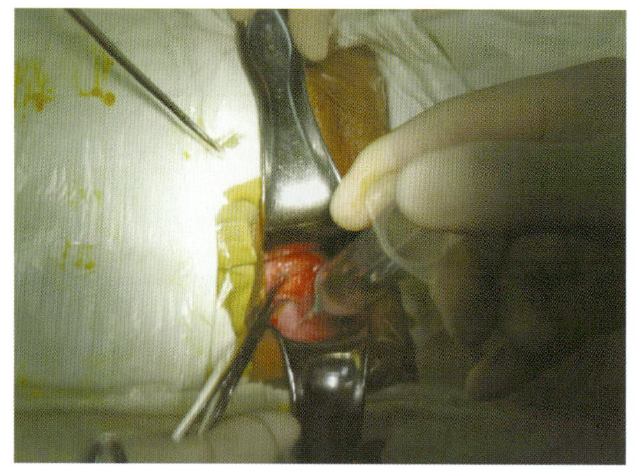
图5-47　注入稀释肾上腺素生理盐水

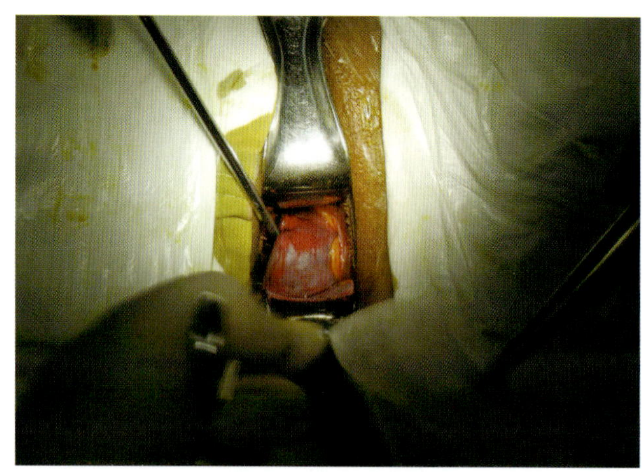
图5-48　进入腹腔

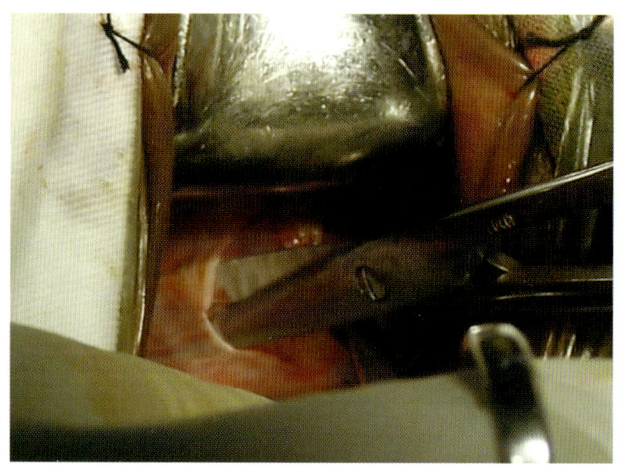
图5-49　直视下切开肿瘤包膜

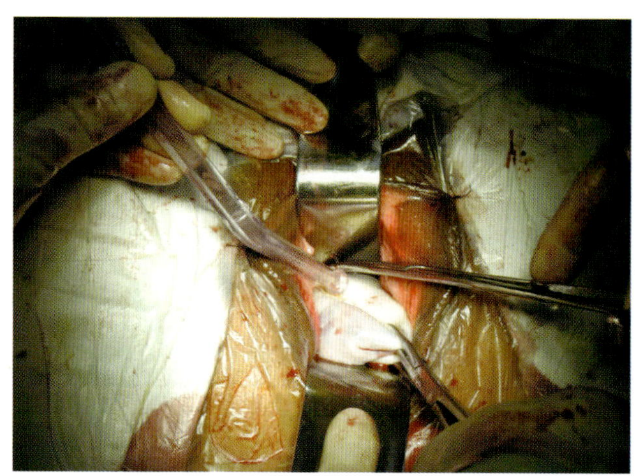
图5-50　吸出囊内容物

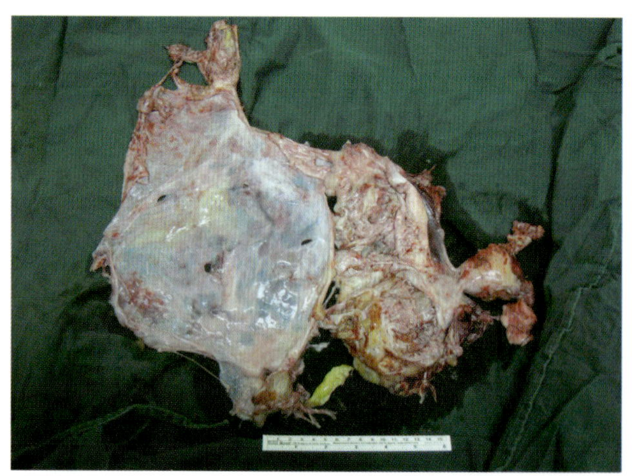
图5-51　检查剔除之卵巢肿瘤，必要时送术中冰冻病理

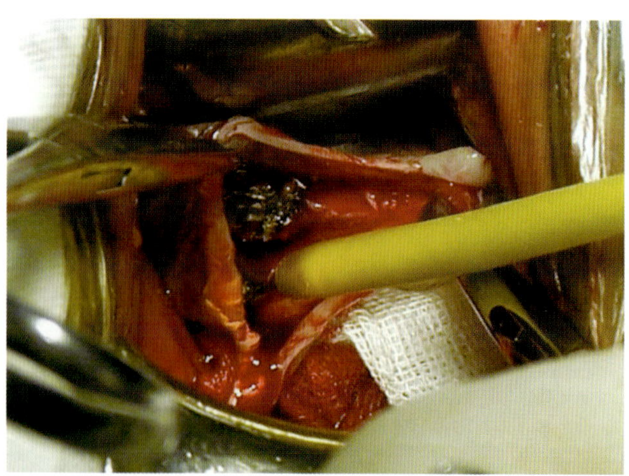
图5-52　剥除肿瘤后创面止血

注射部位位于距宫颈3~4 cm，以注射在预计手术切缘部位为宜。

3. 沿阴道穹隆环形切开阴道壁（图5-55），切缘距肿瘤病灶3 cm以上，向上锐性分离膀胱阴道间隙，游离阴道壁（图5-56）。暴露并切开阴道后壁，向后上方分离直肠阴道间隙，直达直肠子宫陷凹返折处，切开、分离阴道侧壁与前后阴道壁贯通，即形成阴道袖口（图5-57）。使用缝线将阴道前后壁黏膜缝合包裹癌灶，形成Manschett束，也可用宫颈钳夹闭阴道壁，包埋肿瘤病灶。在全层切开阴道壁时准确地选择疏松的组织间隙可减少出血。

4. 分离膀胱间隙及膀胱旁间隙，开放膀胱侧窝，为下一步分离输尿管创造条件（图5-58）。准确分离膀胱宫颈间隙，向子宫体方向推移膀胱，暴露膀胱子宫返折腹膜。膀胱侧窝位于阴道旁组织上方，处于膀胱侧壁，膀胱子宫韧带和侧盆壁之间。将阴道袖口向右下方牵拉，于左侧膀胱子宫韧带的外侧方与盆腔之间，用手指行钝性分离，开放膀胱侧窝。同法处理对侧膀胱侧窝。

5. 分离子宫直肠间隙　钝性分离阴道后壁

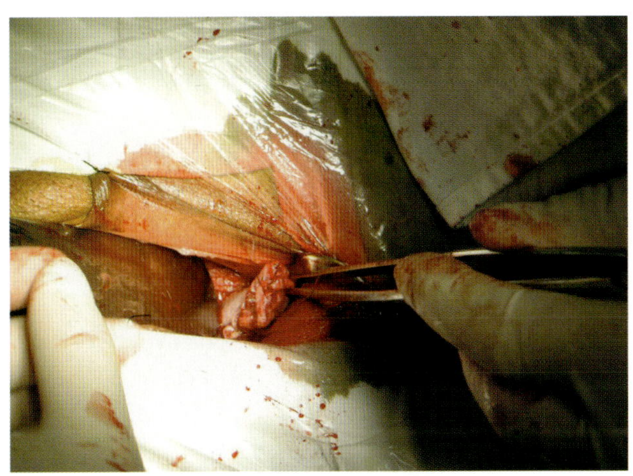
图5-53　缝合成形卵巢

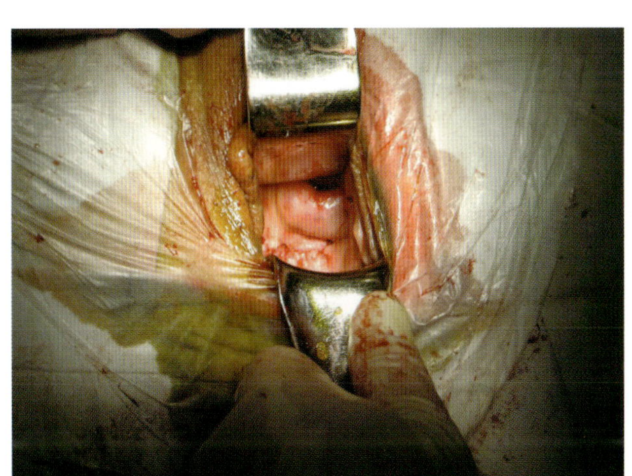
图5-54　缝合反折腹膜及阴道壁

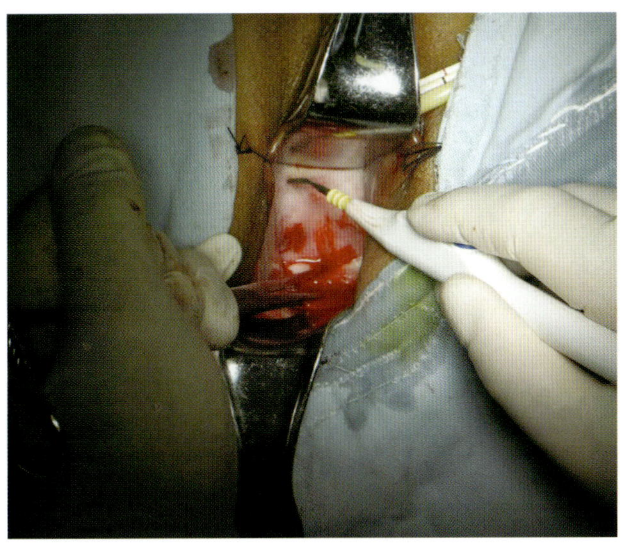
图5-55　环形切开阴道壁

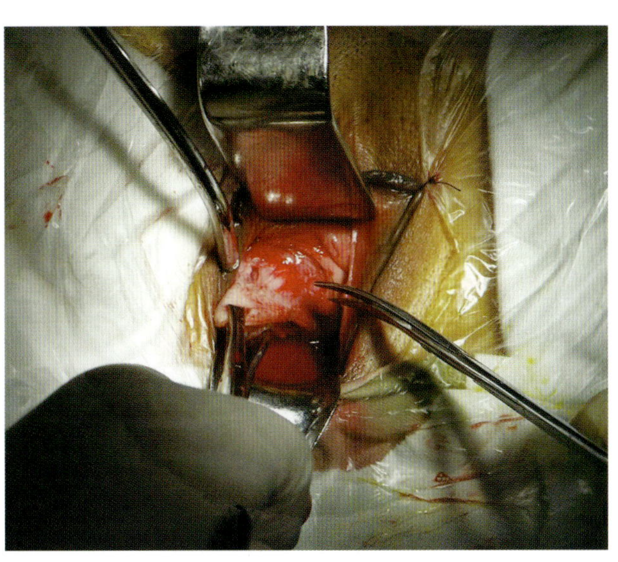
图5-56　锐性分离膀胱阴道间隙

与直肠间隙疏松组织，距离宫颈3 cm处离断骶韧带。向上继续分离阴道壁周围间隙。宫旁切除范围同传统经腹广泛性子宫切除术（图5-59）。

6. 游离输尿管　子宫动脉在子宫峡部外侧1.5~2 cm与输尿管上方交叉后走向其内下方，分离膀胱侧窝后用手指触摸膀胱子宫韧带，输尿管是自上而下由韧带内穿过，手指触摸质地硬的输尿管导管可做指示，便于安全分离膀胱子宫内侧缘。分离钳夹闭合离断膀胱子宫韧带，向外侧继续剪开，进一步暴露并上推输尿管。断扎子宫血管后分离切断缝扎膀胱子宫韧带内侧部，使输尿管末端完全游离（图5-60）。

7. 沿子宫左侧缘继续上行分离，切断缝扎宫颈旁组织，切除范围距离袖口外侧至少3 cm以上，待完全离断左侧宫颈旁组织时，同法处理右侧宫旁组织。于子宫颈峡部下方5 mm处使用电刀横断子宫颈（图5-61）。缝合宫颈断端，完全缝合阴道黏膜与峡部内膜，重建宫颈口（图5-62）。术后宫颈口插入Foley尿管保留数日防粘连。

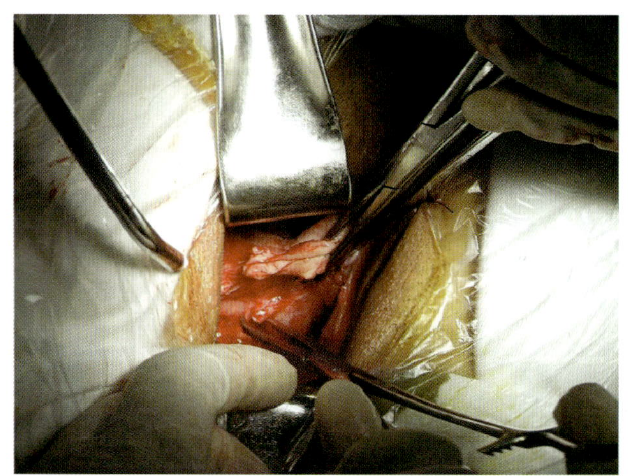
图5-57　切开、分离阴道侧壁与前后阴道壁贯通

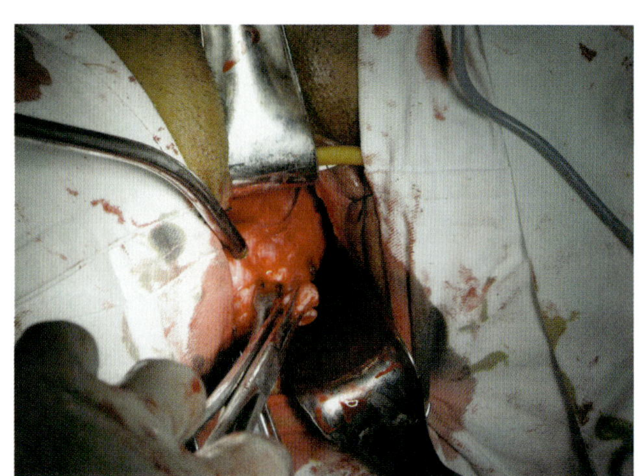
图5-58　开放膀胱侧窝

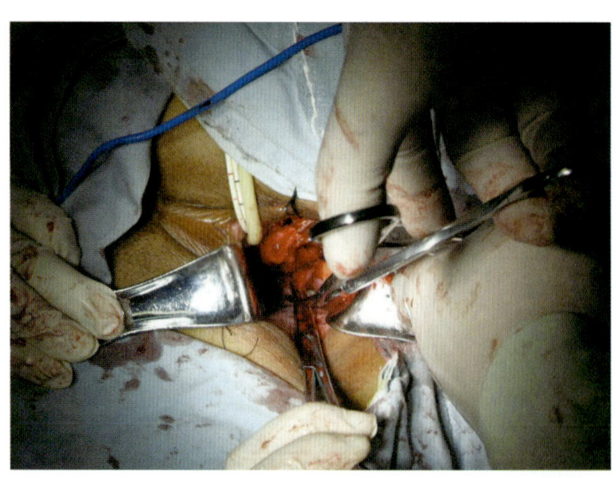
图5-59　切断宫骶韧带

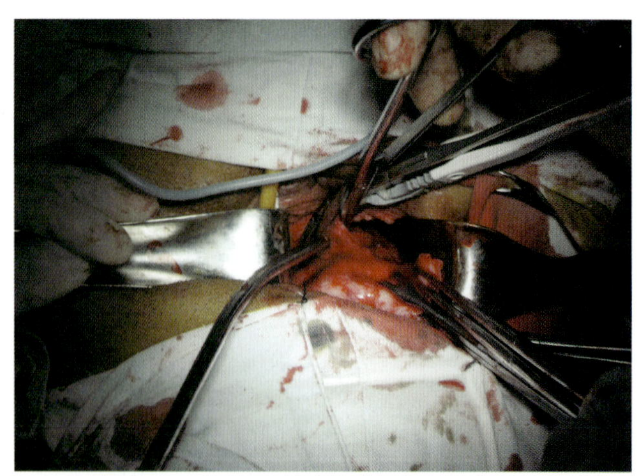
图5-60　分离切断缝扎膀胱子宫韧带内侧部

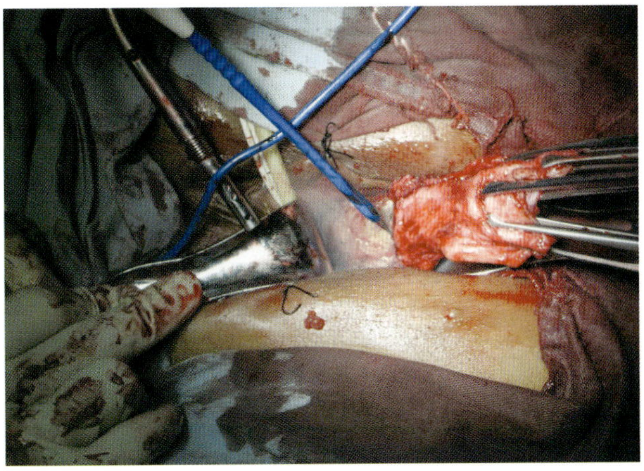

图5-61　横断子宫颈

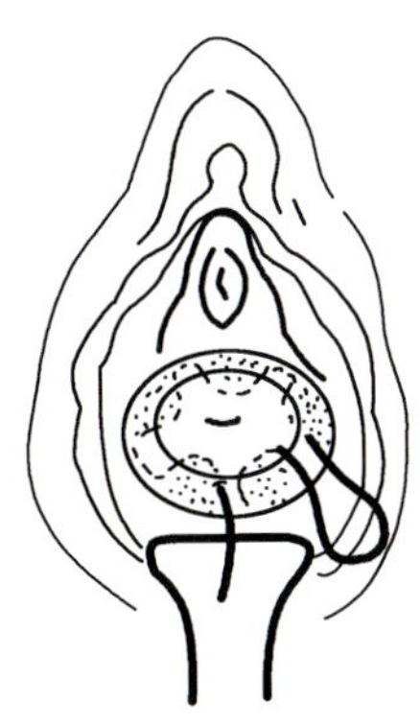

图5-62　重建宫颈口

（宋　磊）

生殖道瘘管

女性生殖器官瘘管（fistula of the female genital organs）是指女性生殖器官与毗邻器官或外界相通的瘘管，包括膀胱阴道瘘、膀胱尿道阴道瘘、尿道阴道瘘、输尿管阴道瘘等。直肠阴道瘘统称为粪瘘（fecal fistula）。尿瘘和粪瘘两者同时存在者称为混合性瘘（combined fistula）。

■ 病因

产科和手术损伤是引起女性生殖器官瘘管的主要原因，其他原因包括外伤、放射治疗、泌尿生殖系统结核、泌尿生殖系统肿瘤、安放子宫托及局部注射药物治疗等。

女性生殖器官瘘管根据发病机制可分为坏死型尿瘘和损伤型尿瘘。坏死型尿瘘多见于骨盆狭窄、胎儿过大、胎位异常、头盆不称、产程延长，特别是第二产程延长时，胎头直接压迫阴道前壁、膀胱和尿道引起局部组织缺血、坏死而形成尿瘘。损伤型尿瘘多为助产手术后腹部手术时直接损伤膀胱，或滥用宫缩剂引起子宫破裂和损伤膀胱、输尿管所致。

■ 尿瘘

尿瘘指生殖道与泌尿道之间的异常通道，尿液不能控制地从阴道排出。尿瘘可发生于尿道与生殖道间的任何部位，包括膀胱阴道瘘（vesico-vaginal fistula）、尿道阴道瘘（urethro-vaginal fistula）、膀胱尿道阴道瘘（vesico-urethro-vaginal fistula）、膀胱宫颈瘘（vesico-cervical fistula）、膀胱宫颈阴道瘘（vesico-cervical vaginal fistula）、输尿管阴道瘘（uretero-vaginal fistula）、膀胱腹壁瘘（vesico- fistula）、膀胱阴道直肠瘘（vesico-vaginal rectal fistula）8种（图5-63）。

尿瘘解剖要点

1. 尿道解剖特点　女性尿道位于阴道前面，耻骨联合后方，长约4 cm，穿过尿道外括约肌后开口于阴道前庭。尿道内括约肌为不随意肌，外括约肌为随意肌，其依靠骨盆底肌肉和相关筋膜维持正常尿道位置和功能，包括尿生殖膈、球海绵体肌及耻骨尾骨肌等。

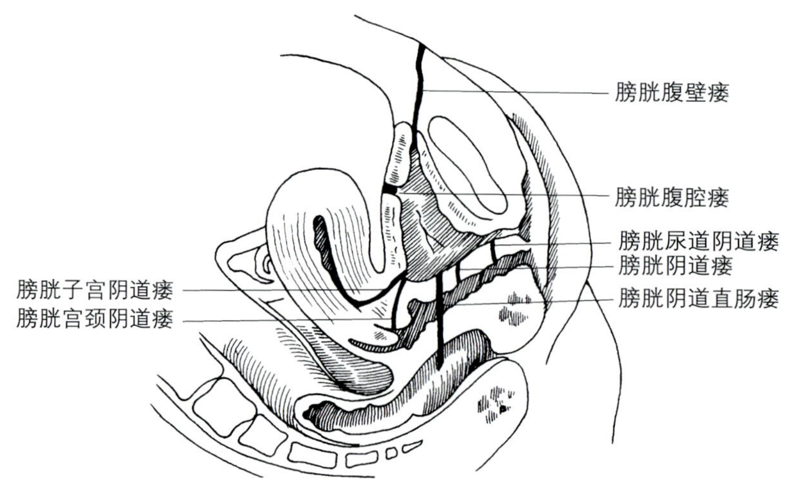

图5-63　女性生殖器官瘘管

女性尿道血液供应十分丰富，尿道上段来自膀胱下动脉，中段来自阴道中动脉，下段来自阴部内动脉的分支，上述血管彼此吻合。静脉血汇入膀胱静脉丛和阴道静脉丛，最后流入髂内静脉。

2. 膀胱、输尿管和直肠解剖特点　见相关章节。

瘘管性质和部位的检查

生殖道瘘管修补前应首先确定瘘管的性质、部位、大小、周围组织情况。为此应询问病史、手术史和出现瘘管的时间和漏尿的特点。除进行仔细和认真的妇科检查外，还应根据具体情况进行如下特殊检查和试验。

1. 亚甲蓝试验　膀胱内注入100~200 mL亚甲蓝溶液，若蓝色液体经阴道壁小孔漏出则为膀胱阴道瘘，如从宫颈口流出则为膀胱宫颈瘘或膀胱子宫瘘，如阴道内流出清亮的液体则为输尿管阴道瘘。

2. 靛胭脂试验　静脉注射靛胭脂5 mL，5~10 min后，如见蓝色液体自阴道顶端漏出为输尿管阴道瘘。

3. 膀胱镜和输尿管镜检查　有助于直接观察和确定膀胱和输尿管的情况，明确瘘孔的位置、数目、大小以及瘘孔和膀胱三角的关系。

4. 静脉肾盂造影　静脉注入76%泛影葡胺20 mL，分别于注射后5、15、30、45 min摄片，以了解肾脏功能、输尿管通畅情况，多用于输尿管阴道瘘、结核性尿瘘及先天性输尿管异常的诊断。

除确定瘘孔位置、大小和性质外，还应注意输尿管口与瘘孔边缘的关系、瘘管周围组织多少和瘢痕情况，以及尿道的长度等情况，以便确定手术方式和方法。

手术时间选择

分娩或手术后1周内发生的膀胱阴道瘘和输尿管阴道小的瘘孔，可采取非手术或期待治疗，即留置尿管或输尿管导管2~4周，促进其自然愈合；手术和外伤引起的尿瘘应立即进行修补手术；感染或坏死性尿瘘，原则应于产后3~6个月，最好6个月后手术；第1次尿瘘修补术失败后，至少应等待3个月后再行第2次手术；生育期妇女，尿瘘修补术应于月经后进行；绝经后妇女的瘘管，手术前1周应给予口服或局部雌激素治疗，以促进阴道上皮增生，改善局部血运和组织张力，以提高手术成功率；围手术期应加强护理和抗感染治疗。

麻 醉

良好的麻醉是准确暴露瘘孔的前提，阴道瘘修补是在盆腔内进行，经阴道修补瘘管，由于手术野较窄，对暴露要求较高，患者须在无痛状态下完成整个手术过程，因此多采用腰硬联合麻醉或全身麻醉。

手术体位

尿瘘修补术的体位选择与手术野良好暴露，是保证手术成功的重要条件。由于阴道瘘种类、位置、瘘孔大小不同，应选择能满意暴露手术视野的体位为最佳手术体位。常用的手术体位有俯卧位、头低仰卧位和膀胱截石位（图5-64）。

手术途径

根据尿瘘的性质、部位和大小选择不同的手术途径，包括经阴道、经腹和经阴腹联合途径（图5-65）。

1. 经阴手术　适用于多数尿瘘患者，具有操作简便、易于暴露、创伤小、出血少、全身反应小、术后恢复快等优点。

2. 经腹手术　适用于高位生殖道瘘管、输尿管阴道瘘、经阴修补手术失败者、阴道瘢痕组织多和经阴暴露瘘孔困难者。为充分暴露瘘孔，可利用空心光滑球（如乒乓球或其他空心塑料球）。于球上穿一条粗丝线，在球的两端将线打结，使线与球固定，消毒备用（图5-66）。术中将球塞入阴道内，并将球上端的丝线自瘘孔送入膀胱内，下端的丝线置于阴道口，便于取出。术者在膀胱内提起丝线，球即可将瘘孔抬起。如阴道瘢痕较多，球不能塞入时，可用Folly尿管外端塞入膀胱内代替球。经腹手术又有：腹膜外膀胱外途径，适用于高位瘘孔；腹膜外膀胱内途径，适用于瘘孔位于输尿管开口处或合并结石者；腹膜内膀胱外途径，适用于高位瘘孔需子宫切除者；腹膜内膀胱内途径，适用于子宫已切除引起的膀胱阴道瘘的患者。

3. 经阴-腹部联合途径　适用于经阴道、经腹部操作均比较困难者。相比较而言，经阴道手术简单、安全，凡从阴道可以暴露者，均应优先选用经阴道途径。手术途径的选择也应根据医生的习惯和技术特点选择，而不拘泥于某一途径。

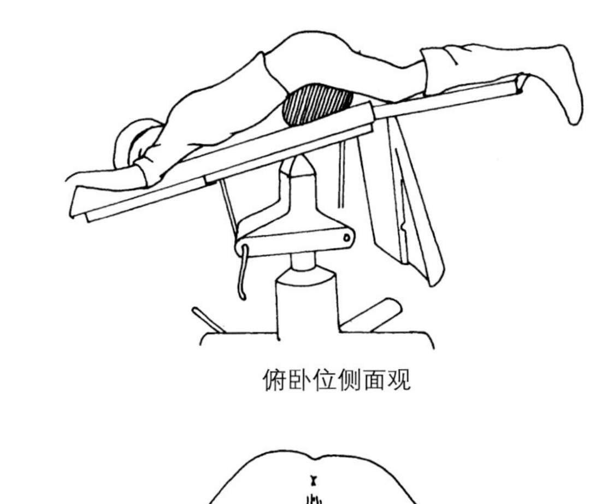

俯卧位侧面观

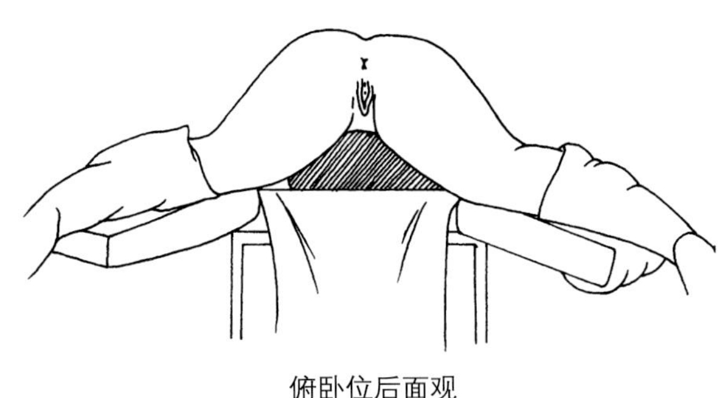

俯卧位后面观

图5-64　手术体位

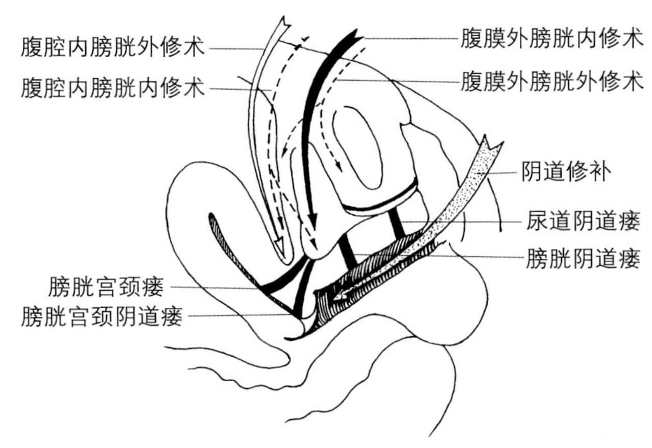

图5-65　各种尿瘘修补途径

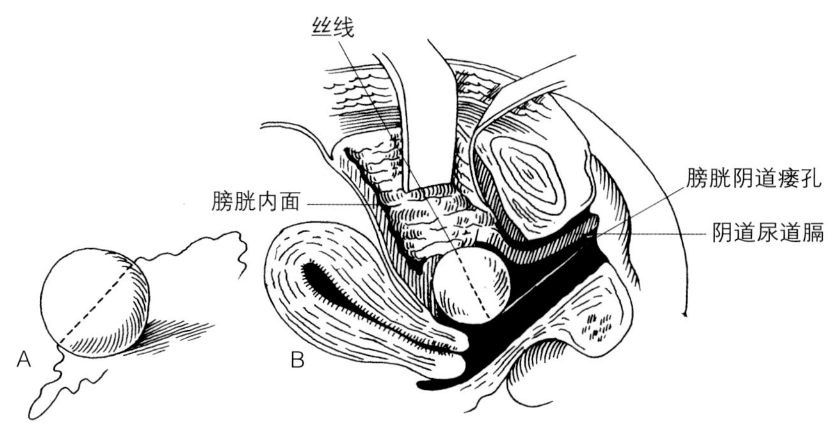

图5-66　吊球使瘘孔上提
A.空心吊球；B.吊球的放置位置

手术步骤

1. 向心分离法　适合各种经阴修补的大小瘘孔，目前临床多采用此术。向心分离翻转缝合后，新缺损的阴道黏膜可利用就近阴道壁、外阴组织转移填补加固。

（1）显露瘘孔：用单叶阴道拉钩或带灯阴道拉钩，向上提拉阴道后壁，则前阴道壁瘘孔可充分显露（图5-67）。

（2）向心分离法：于阴道黏膜在瘘孔边缘外2 cm左右，先切开阴道黏膜一小口，分离阴道与膀胱间隙，分离、剪开阴道黏膜。自瘘孔切缘阴道黏膜，向瘘孔方向（以瘘孔为中心）分离阴道黏膜至瘘孔边缘3~5 mm（达瘢痕难以分离处为止）。

（3）翻转缝合阴道黏膜：用2-0号可吸收缝线全层、间断缝合翻转（俗称包水饺法）的阴道黏膜，从而缝合瘘孔。缝合针距不宜过稀与过密。必要时，应再行褥式间断缝合阴道筋膜。

2. 离心分离法　适合修补中、小瘘孔。在以向心分离法为主的手术中，也常需同时应用离心分离法。用单叶阴道拉钩向上牵引提拉阴道后壁，瘘孔可清楚显露。于瘘孔边缘3~4 mm处缝挂4根1号丝线，以便分离阴道黏膜时做牵引。

（1）离心分离阴道黏膜：以瘘孔对侧缘中线处切开阴道黏膜，为防止切入过深损伤膀胱肌层，可用尖刀向上做挑割式操作，切开全层阴道黏膜，挑开长度视瘘孔大小，通常在2 cm以内。沿阴道与膀胱间隙，分离阴道黏膜。

（2）修剪瘘孔瘢痕：显露瘘孔周围阴道黏膜，并将对角吊线拉向一起，检查分离阴道黏膜可否松弛地遮盖瘘孔，使修剪瘢痕后缝合无张力。适当修剪膀胱瘘孔边缘之瘢痕，造成新鲜创面以利愈合。

（3）缝合瘘孔：用3-0号或4-0号可吸收缝线进行膀胱壁全层的间断连续缝合。缝合宜取横

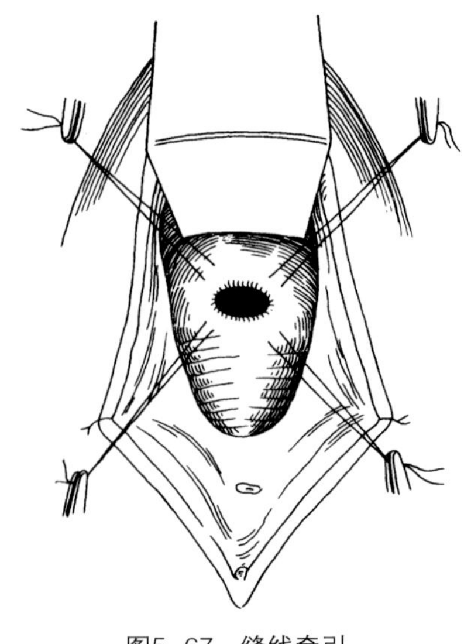
图5-67　缝线牵引

行间断缝合，先缝两侧角部，宜采用半荷包缝合法。如果瘘孔角部显露困难，可先在角部内瘘孔缝挂1针做牵引，然后再缝合角部。第2层应用可吸收缝线褥式间断缝合膀胱肌层，不得穿透膀胱黏膜，以防膀胱内形成结石。

（4）测试修补效果：无渗漏液者，用0号可吸收缝线缝合阴道黏膜。缝合阴道黏膜时，可适当稍缝挂膀胱肌层，使两者粘贴较坚固。

膀胱瘘孔缝合时，应特别注意避免缝合位于瘘孔边缘的输尿管口。故术前对瘘孔位于膀胱三角部者应做膀胱镜检查，明确输尿管开口与瘘口关系。输尿管口位于瘘口边缘者，不采用离心分离法修补，而采用向心分离法修补。除此，离心分离法修补瘘孔，阴道黏膜缝合方法不像向心分离法可自由选择做垂直或斜交叉缝合。

检查修补效果

自尿道插入橡皮尿管，注入无菌生理盐水（或亚甲蓝、无菌牛奶均可）70~80 mL，密切观察缝线处有无溢出情况，此步骤应在缝好膀胱壁时进行。如有漏液者在瘘孔处再缝合，无漏液者拔除橡皮尿管，换置Folley尿管或保持耻骨上造瘘通畅即可，有则再缝合一层。

辅助填补加固手术

对于阴道黏膜无法进行最后缝合而新阴道黏膜缺损较大者，需施行辅助手术，可根据瘘孔部位、缺损大小、阴道及外阴部的发育情况等，选择阴道壁黏膜移植填补、小阴唇或大阴唇带蒂皮瓣填补、球海绵体肌脂肪垫填固术等。

输尿管移植

对于修补成功率较低的病例可采用尿流改道，改道方法很多，如将双侧输尿管开口移植于皮肤或利用直肠代膀胱等。但手术后颇感不便，且有一定的并发症，故对困难的尿瘘，必须千方百计设法修补，不可轻易考虑改道手术，只在迫不得已的情况下才施行尿流改道。

术后管理

尿液引流必须保持通畅无阻力，尿瘘持续导尿维持3~5 d。巨大复杂尿瘘术后可放置7~14 d。放置导尿管期间，务必保持尿液引流通畅，以防尿管阻塞尿液充盈膀胱影响修补伤口。遇有尿管不通时，及时用少量（10~20 mL）无菌盐水冲洗尿管至通畅。卧位可多取无瘘孔侧卧位。应用抗生素预防感染时间通常用至拔除尿管后1周。保持外阴清洁，外阴、尿管口每天用消毒棉球擦洗2次。饮食管理，术后每日进液量不少于3 000 mL，自然冲洗膀胱，有利于预防尿路感染。已绝经者术后继续使用雌激素1个月。术后3个月内禁止性生活及阴道检查，禁止阴道窥器检查，否则有可能使修补未愈牢之瘘孔破裂。日后怀孕应提前入院，并施行剖宫产术。

■ 直肠阴道瘘

麻　醉

同尿瘘修补术。

体　位

取膀胱截石位。

手术步骤

1. 低位前庭阴道瘘修补术　剪刀伸入肛门沿中线切开，使成为会阴Ⅲ度裂伤状，然后按会阴Ⅲ度裂伤修补术进行粪瘘修补（详见会阴裂伤修补术）。

2. 高位直肠阴道瘘修补术　方法同尿瘘，只不过分离缝合的是直肠壁与阴道后壁。粪瘘修补，多因瘘孔周围组织充裕、健康而较尿瘘修补易于成功。

术后处理

1. 术后控制排便4~5 d；饮食给予无渣半流质；适当补液及静脉营养。

2. 术后第4日起，每晚给液状石蜡30~40 mL或其他缓泻剂数日，使大便易于排出。

3. 术后口服肠道消炎药如甲硝唑或磺胺脒等1周。

4. 保持外阴清洁，每日擦洗2次。

■ 直肠阴道瘘合并膀胱阴道瘘

1. 如果两瘘孔均小，瘘周无瘢痕或较少，可考虑同时进行修补。先取膀胱截石位修补粪瘘，然后修补尿瘘。

2. 两瘘孔均较大，因为尿瘘修补易失败，增加日后修补的困难，故应先修补粪瘘，待粪瘘治愈后4周，再行膀胱阴道瘘修补术。

3. 两瘘孔均较大，阴道瘢痕较重，经阴道或经腹或阴腹联合途径均有修补成功的可能，尽量避免行尿路改道及人工肛门手术。必要时先行结肠造瘘术，然后再行瘘孔修补术。根据目前技术水平及辅助手术填补加固，如选用乙状结肠袋填补加固，有可能收到满意的处理后果。

（李明江　李继俊）

参考文献

1. 高英茂. 人体胚胎学. 北京: 人民卫生出版社, 1996: 320.
2. 苏应宽, 徐增祥. 实用妇科学. 济南: 山东科学技术出版社, 1995: 651.
3. 曹献廷. 手术解剖学. 北京: 人民卫生出版社, 1994: 745.
4. 刘牧之. 临床解剖学丛书（腹盆部分）. 北京: 人民卫生出版社, 1992: 596−599.
5. 王淑贞. 妇产科理论与实践. 2版. 上海: 上海科学技术出版社, 1991: 374.
6. 都培玲. 中国解剖学会体质调查委员会. 中国人体质调查（续集）. 上海: 上海科学技术出版社, 1990: 326.
7. 宗铁生. 人体胚胎学. 北京: 科学出版社, 1987: 256.
8. 河北新医大学《人体解剖学》编写组. 人体解剖学. 北京: 人民卫生出版社, 1980: 831−833.
9. 张惜阴. 实用妇产科学. 北京: 人民卫生出版社, 2004: 620−638.
10. 刘新民. 妇产科手术学. 3版. 北京: 人民卫生出版社, 2005: 666−706.
11. Cunningham FG. Williams Obstetrics. 20th ed. Stamford: Appleton and Lang, 1997: 42.
12. Moore KL. The Perineum and Pelvis Clinically oriented Anatomy. 2th ed. London: Wilkiams and Wilkins, 1982: 381−392.
13. Basmajian JV. Female Pelvis Grant's Method of Anatomy. 10th ed. London: Williams and Wilkins company, 1980: 231−234.
14. Mattingly R. F, Thompson J D. Te Linde's Operative Gynecology. 6th ed. Philadelphla: J B Lippincott company, 1985: 637−658.
15. Berkeley C, Bonney VA. Textbook of Gynecological surgery. 4th ed. New York: Paul B. Hoeber Inc Medical Publishers, 143−162.

6

子宫颈的解剖、疾患及手术

子宫颈的解剖

■ 子宫颈的形态与位置

子宫颈是子宫下端长而狭细的部分，呈圆柱形，上经子宫峡部与宫体相接，下经宫颈外口与阴道相通，长2.5~3.0 cm，前后稍扁，中部较粗，其横径2.2~2.5 cm，前后径约1.5 cm。宫颈下端平面位于坐骨棘平面稍上方，其下段伸入阴道的部分称宫颈阴道部。阴道黏膜反褶环绕于宫颈前面、后面及两侧面，形成阴道穹隆。阴道穹隆以上部分的宫颈称为宫颈阴道上部，两部分几乎等长（图6–1）。正常站位时，在阴道内宫颈的前唇低于后唇，从而使外口及前后唇都与阴道后壁接触。宫颈外口的形态与孕产次数有关，未产妇女为平滑圆孔，有刮宫史及流产过的子宫口可呈横椭圆形，经产妇则为横裂状且不规则（图6–2）。在MRI上，矢状面上显示子宫颈呈圆柱形，长径和前后径约2.7 cm（育龄妇女）。在T_2WI横断面上可以清楚地显示其由3层结构组成。①内带：呈极高MR信号，厚度2~3 mm，与宫体的内带相连，代表宫颈的黏膜层。②中间带：呈极低MR信号，厚3~8 mm，与宫体的结合带相连，但信号低于结合带，代表了宫颈纤维肌肉性基质中最致密的区域。在黄体期，该带厚度可增加。③外带：呈中等信号，厚约2.8 mm，代表了宫颈壁中较外层的纤维肌肉性基质，但其致密度不如其内侧的中间带（图6–3）。绝经后老年妇女，在T_2WI中宫颈各层常无明显界限，而仅表现为较均匀一致的低信号结构。

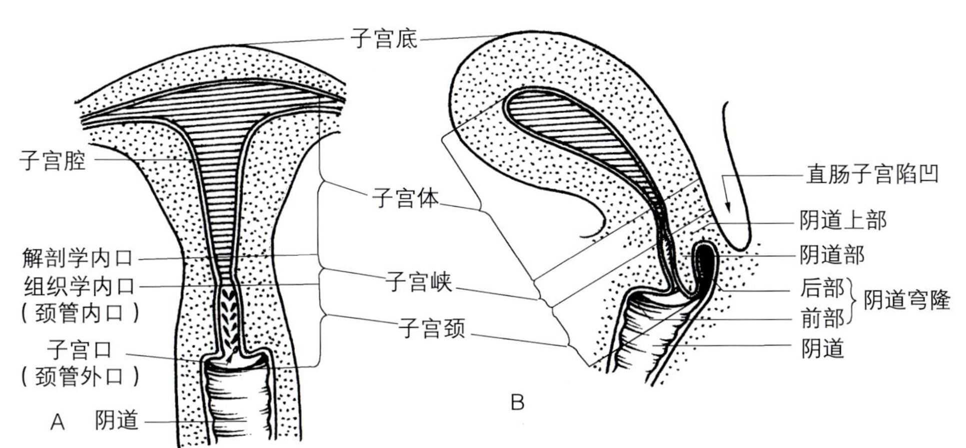

图6–1 子宫颈的分部

A.子宫颈的冠状断面；B.子宫颈的矢状断面

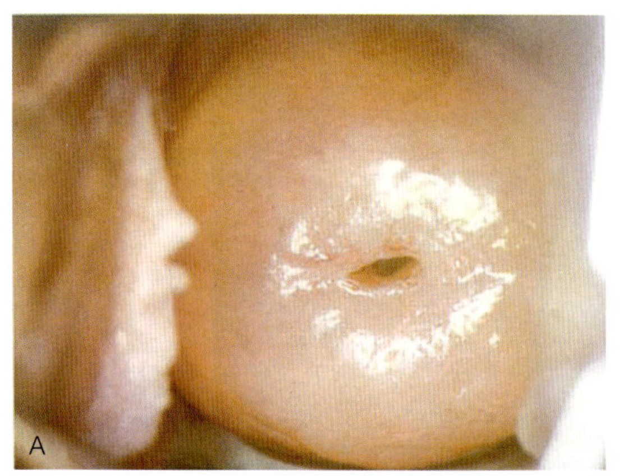

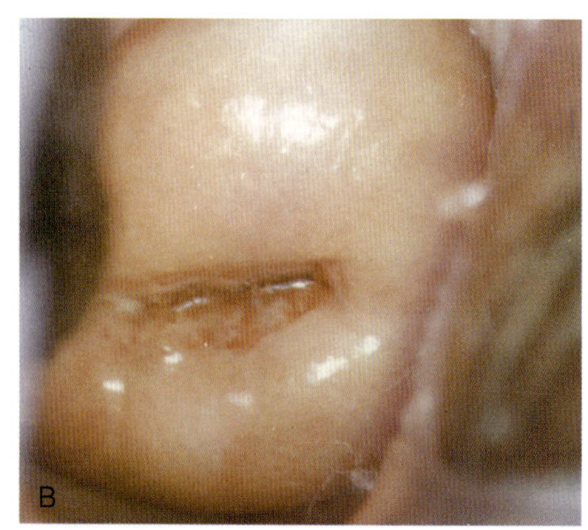

图6-2　阴道镜下见宫颈阴道部
A.未产妇宫颈口呈圆形；B.经产妇宫颈口呈横裂状

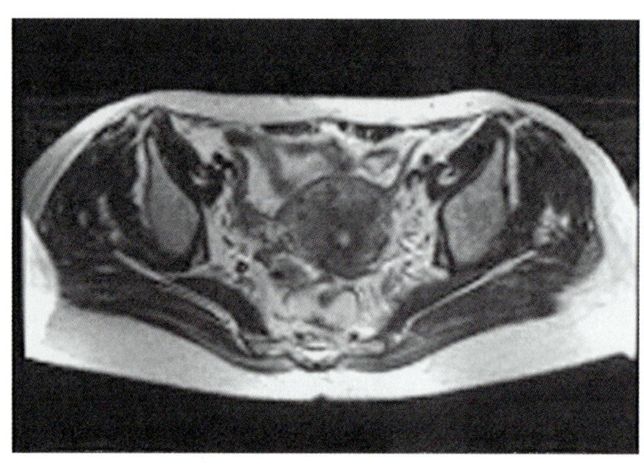

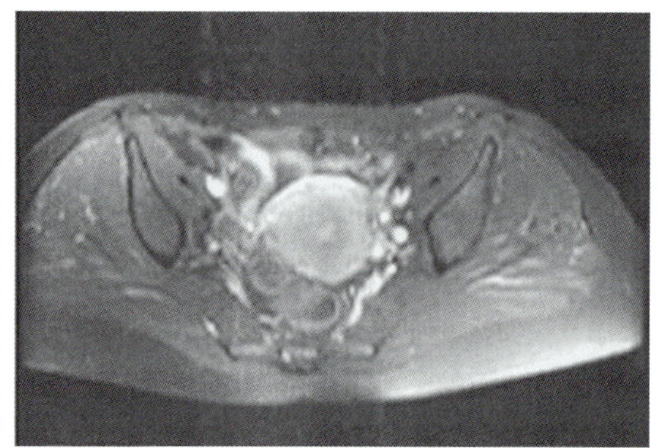

图6-3　正常宫颈MRI由高信号的内带、较低信号的中间带和较高信号的外带构成

宫颈中央的直行管腔为子宫颈管，长30 mm，最宽点为7 mm。子宫颈外口的直径、子宫颈管的大小、宫颈黏液的量和生物生理学特征都有周期性变化。在月经周期的增生期，宫颈血管化、充血、水肿和宫颈黏液的分泌呈进行性增加，这些改变在排卵期达到高峰，为精子在女性生殖道中运送创造合适条件。排卵时，子宫颈外口的直径可达3 mm，然后减小到1 mm。

宫颈阴道上部的前面位于膀胱子宫反折腹膜之下，紧贴膀胱三角，由结缔组织与膀胱分开。在宫颈阴道上部的两侧约2 cm 处，输尿管向下向前通过，进入输尿管隧道，最后进入膀胱。宫颈阴道上部的后面由腹膜被覆，它连续向下被覆于阴道后壁，反褶在直肠上，这样构成了直肠子宫陷凹（Douglas窝）（图6-4）。

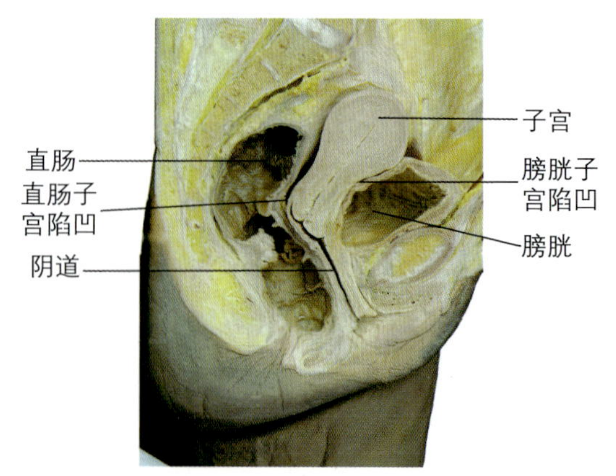

图6-4　子宫正中矢状切面图

宫颈最低点在盆腔中的位置常用以说明子宫脱垂的程度，标准是根据子宫颈最低点到处女膜的距离，如小于4 cm，即可诊断为Ⅰ度子宫脱垂。子宫颈前壁与膀胱底部三角区紧密相连，其间有盆内筋膜相隔。

宫颈的位置由韧带来维持，包括宫骶韧带和主韧带。宫骶韧带前面附着于宫颈阴道上部和阴道上1/3，绕过直肠，向后到达第2~3骶椎前面。宫骶韧带主要由纤维组织和少许平滑肌组成，其中也包含神经、血管和淋巴管。该韧带短、厚、坚实而有力，牵引宫颈向后向上，维持子宫于前倾位置（图6-5，6）。主韧带也叫宫颈横韧带或侧韧带，位于阔韧带的底部，横行于宫颈阴道上部、子宫下部侧缘与盆壁之间，由结缔组织和平滑肌组成，向下与盆膈下筋膜连接，下方与膀胱筋膜、阴道筋膜相融合，上界为子宫动、静脉，在前面与耻骨膀胱韧带相连接，后面部分向上经直肠外侧达骶骨。主韧带是固定宫颈位置，将子宫颈和阴道上部向后上方牵引，保持子宫不致下垂的主要结构。主韧带也是血管、淋巴管流向子宫颈部及阴道的通道（图6-6，7）。

膀胱宫颈韧带：自膀胱后至子宫前面，左右各1条，为盆腔腹膜外组织在子宫颈、阴道前壁两侧与膀胱之间增厚形成的纤维束。前端起于耻骨内侧，后端与子宫前面的阴道上段紧密相连，中间与膀胱底部密接，有加强骨盆底肌肉及对阴道前壁和膀胱的支持作用（见图6-6）。

子宫颈的组织学结构

宫颈壁主要由致密的纤维结缔组织所构成，另外有少量的弹力纤维及平滑肌组织（约占10%）。平滑肌组织主要位于宫颈周边，并与阴道壁肌层中的平滑肌相连接。平滑肌组织围绕宫颈纤维环形排列，同时子宫主韧带、宫骶韧带和耻骨宫颈筋膜均伸入其中。在筋膜内全子宫切除术中，这层平滑肌及其附属纤维组织很容易与宫颈纤维组织部分相分离。

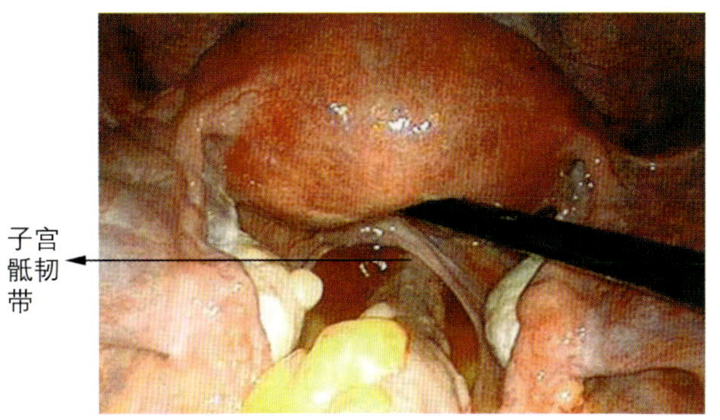

图6-5　腹腔镜下见宫骶韧带

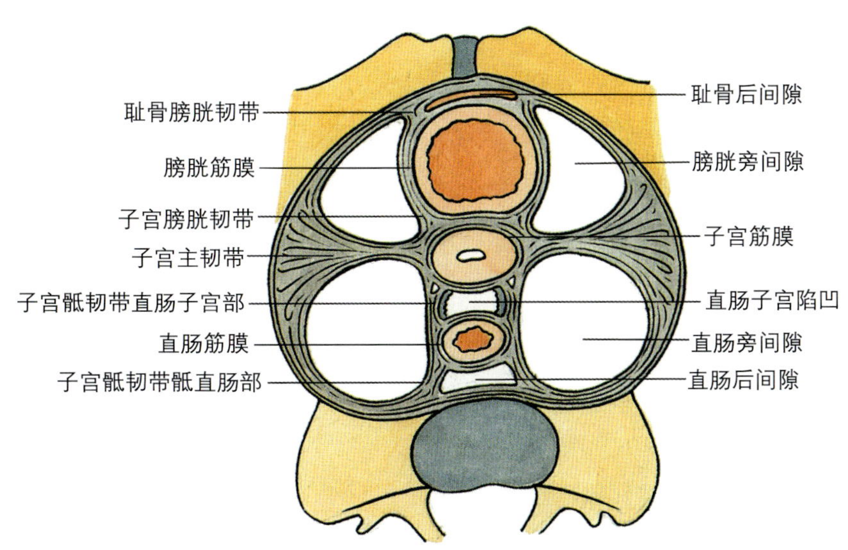

图6-6　宫颈周围主要韧带

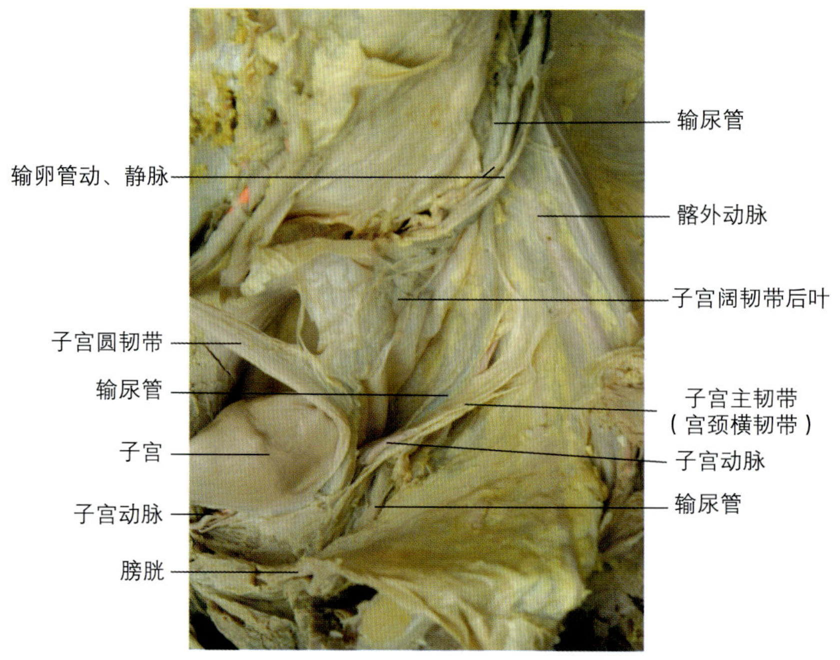

图6-7　子宫主韧带

子宫颈阴道部表面主要由非角化的鳞状上皮所覆盖。宫颈管主要由柱状上皮覆盖。颈管内柱状上皮由纤毛细胞、分泌细胞及储备细胞组成。纤毛细胞数量少，表面有典型的纤毛，纤毛向阴道方向摆动，协助分泌细胞排出分泌物。分泌细胞数量多，胞质透明，核大，深染，细胞分泌黏液，其周期性明显。增生晚期雌激素水平达高峰时，分泌细胞分泌活动旺盛，细胞显著增高，胞质中内质网扩大，黏蛋白分泌颗粒多。至分泌期，孕激素水平升高，上皮细胞顶层分泌活跃，细胞逐渐变低。储备细胞小，位于柱状细胞与基膜之间，散在分布，细胞分化程度较低，有较强的分裂能力，在上皮受损伤时有增殖修复的功能。

子宫颈峡部的结构及功能

宫体与宫颈之间最狭窄的部分称子宫峡部，宽7~9 mm，在非孕期长约10 mm，其上端因解剖学上较狭窄，称解剖学内口；其下端因黏膜组织在此处由宫腔内膜转变为宫颈黏膜，称组织学内口。峡部子宫壁由黏膜、肌层和外膜组成。峡部内膜与子宫体部内膜相延续，但子宫体内膜移行至峡部突然变薄，此部内膜有轻度周期性变化，缺少螺旋动脉，月经周期不脱落。峡部肌层是由平滑肌和有弹性纤维的结缔组织组成。肌层中有一组螺旋形排列的环形平滑肌，起括约肌作用，其纵行肌与子宫体纵行肌相连续。峡部结缔组织所占比例大于肌组织，主要由胶原纤维和弹性纤维构成，包绕在平滑肌细胞的周围。峡部的外膜即纤维膜，环绕于峡部肌层的周围，并由主韧带、宫骶韧带及耻骨子宫颈筋膜附着，加强峡部的功能，使峡部极为稳固而坚实地封闭子宫腔。子宫峡部在产科方面有特别重要的意义，妊娠中期（12周）以后，子宫峡部逐渐伸展、变长、变薄，内腔由上而下漏斗形扩张，形成子宫下段，构成子宫腔部分；临产时扩张得更长，由数毫米伸展至7~10 cm。峡部为胎儿娩出时产道的薄弱处，子宫破裂多发生于此处，剖宫产常在此处做切口，在产科实践中具有重要的意义。峡部剖宫产切口的优点：①术后切口愈合好，再次分娩时子宫破裂率极低；②术中出血少；③子宫切口位于前盆腔较低处，术后与肠系膜及肠管等的粘连机会较少；④术后腹腔感染、肠麻痹、肠系膜炎发生率低。

■ 子宫颈的淋巴组织、血管和神经分布

宫颈的淋巴组织分布于黏膜下和深部纤维间质内。它的淋巴引流可分为三个主干，即侧、后、前主干。侧主干又可分为上、中、下三支。上支收集宫颈上部的淋巴注入髂内、外动脉之间的髂间淋巴结，当经过子宫动脉和输尿管交叉处还注入子宫旁淋巴结；中支收集宫颈中部淋巴注入髂间淋巴结、髂外淋巴结和髂总淋巴结，在闭孔处还注入闭孔淋巴结；下支收集宫颈下部淋巴结，当经过输尿管时转向后方，注入臀上、下淋巴结，及骶淋巴结和主动脉旁淋巴结。

由子宫颈和子宫体下部发出3~5条集合淋巴管，在子宫阔韧带内沿子宫动脉走行，多数越过脐动脉索而注入髂外淋巴结，一部分注入位于髂外与髂内动脉分叉处的髂间淋巴结或直接注入腰淋巴结。少数情况下，由宫颈发出的淋巴管注入子宫旁淋巴结，然后再至上述的淋巴结。还有一部分集合淋巴管穿过主韧带向外侧走行，注入闭孔淋巴结。另有1~2条集合淋巴管绕过直肠两侧，沿子宫骶韧带向后注入骶淋巴结或位于髂总动脉分叉处下方的主动脉下淋巴结。宫颈部分淋巴可以注入髂内淋巴结中的臀上、臀下淋巴结（图6-8，9）。

宫颈的动脉来自子宫动脉的宫颈-阴道支（图6-10，11）。宫颈的静脉引流到子宫阴道静脉丛，在阔韧带底部，宫颈外侧形成。这个静脉丛前与膀胱丛、后与直肠丛相交通。其外侧引流经过盆底，在盆侧壁子宫颈静脉进入髂内静脉。

宫颈神经来自骨盆交感神经系统，即髂内上、中和下神经丛，分布于宫颈管内膜和宫颈阴道部的边缘深部，因此宫颈痛觉不敏感。

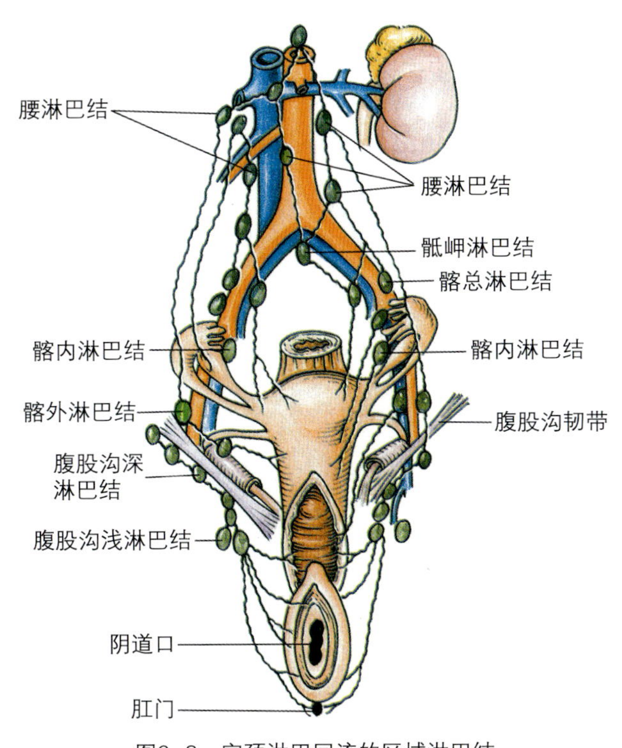

图6-8 宫颈淋巴回流的区域淋巴结

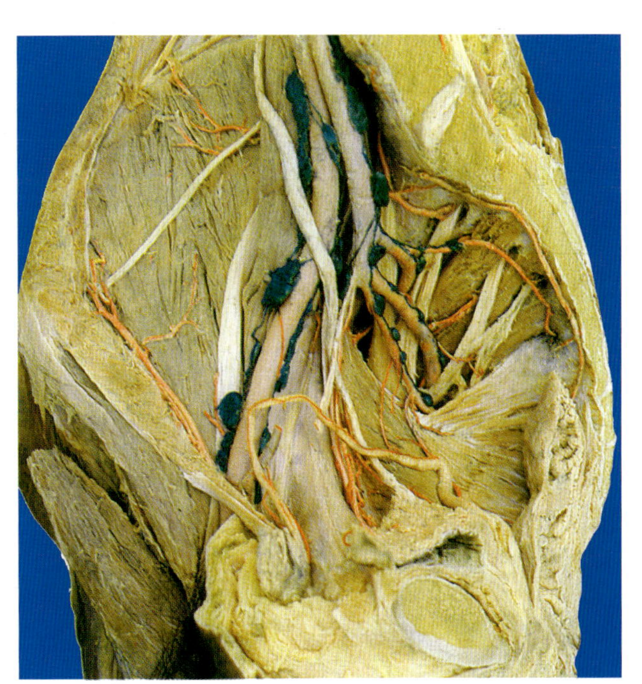

图6-9 髂内、外淋巴结

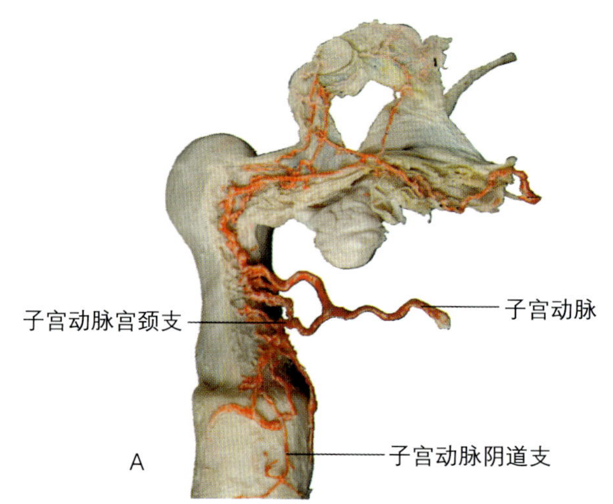

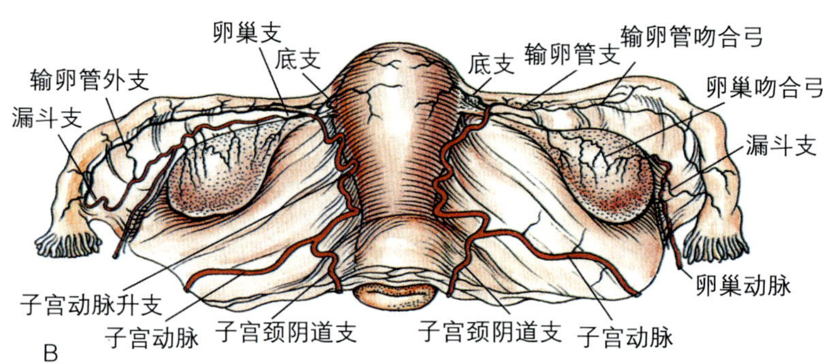

图6-10 子宫动脉

A.动脉的来源；B.动脉的分布

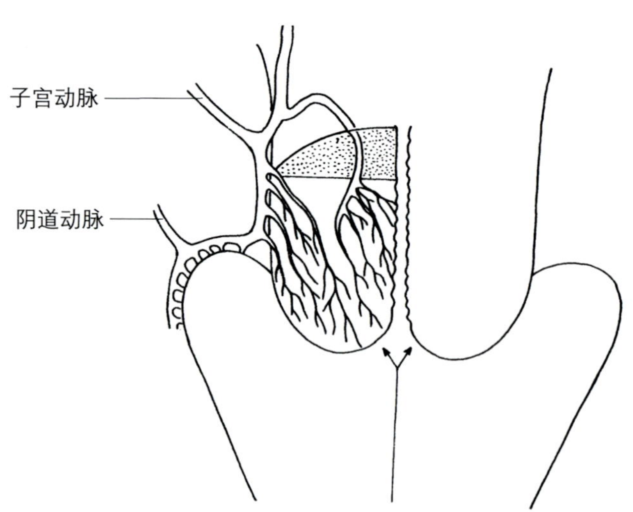

图6-11 子宫颈的血液供应

（何援利 付霞霏）

子宫颈上皮内瘤变及子宫颈癌

子宫颈上皮内瘤变的含义

子宫颈上皮内瘤变（cervical intraepithelial neoplasia，CIN）是一组与浸润性子宫颈癌密切相关的癌前病变的统称。1967首先由Richart提出，包括子宫颈不典型增生和原位癌，反映了子宫颈癌发生中连续发展的过程，即由子宫颈非典型增生（轻→中→重）→原位癌→早期浸润癌→浸润癌的一系列病理变化。不典型增生镜下的基本特征是子宫颈上皮细胞既具有异型性，又保持分化能力。细胞学检查见不典型增生细胞的细胞核增大，核质比例增大，细胞核染色质增多、粗大和染色。显微镜下根据不典型增生细胞在鳞状上皮内所占的范围可分为宫颈上皮内瘤变Ⅰ、Ⅱ、Ⅲ级。CINⅠ级（轻度不典型增生）指上皮下1/3层细胞生长异常；CINⅡ级（中度不典型增生）指上皮下2/3层细胞为生长异常细胞；CIN Ⅲ级包括重度不典型增生和原位癌。重度不典型增生指异常增生的细胞占据上皮的2/3以上，子宫颈原位癌上皮全层极性消失，细胞显著异型性，但基底膜完整，无间质浸润。

子宫颈上皮内瘤变手术治疗的解剖学范围

由于子宫颈上皮内瘤变局限于上皮内，无间质浸润及淋巴转移，可根据病变范围、患者年龄、生育愿望及医疗条件和技术水平，选择不同手术方式。CINⅠ、CINⅡ可选择保守性手术，如冷冻、激光、微波、波姆等物理治疗，治疗的范围应确切超出病灶5 mm，深度>3 mm。对于CIN Ⅲ，无生育要求者行全子宫切除术；年轻、希望生育者也可行宫颈锥形切除术，切除范围应达子宫颈外口鳞柱交界外5~10 mm处，或碘染不着色边缘外2~3 mm处，深度达子宫颈间质，长度达20~25 mm（图6-12）。切除的标本组织送病理检查，证实切缘无不典型增生细胞存在。

子宫颈上皮内瘤变手术的应用解剖基础

子宫动脉下行支血供

子宫颈的血液供应来自子宫动脉下行支。子宫动脉在腹膜后沿盆腔侧壁向前下走行，经阔韧带基底部到达子宫外侧，于距子宫颈内口水平2 cm处跨过输尿管前上方；此后分出下行的子宫阴道支和沿子宫峡部外侧蜿蜒向上的子宫体支。下行支有许多细小分支，结扎子宫动脉下行支可减少手术中的出血。

子宫颈锥形切除术

手术方式由单一的冷刀锥切术发展到宫颈电环切除术（LEEP）、宫腔镜下子宫颈内膜切除术、激光锥切术等一系列改良锥切术。相关应用解剖详见第6章第3节。

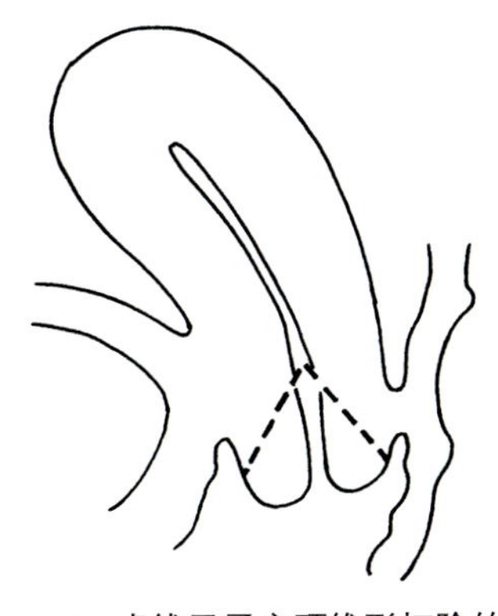

图6-12　虚线示子宫颈锥形切除的范围

筋膜外子宫切除术解剖要点

CIN Ⅲ行宫颈锥切术治疗，有可能存在残余癌或遗漏浸润癌，且术后复发率较高，故主张采用筋膜外全子宫切除术，并切除阴道壁1~2 cm，以减少复发的危险。

1. 手术切除范围　筋膜外子宫切除的范围，较常规或标准的全子宫切除术稍大一些（图6-13）；手术时，须暴露宫旁输尿管，将其推向侧方，以保证在筋膜外切除全部子宫颈。

2. 手术操作的相关解剖要点　子宫圆韧带及骨盆漏斗韧带的处理同常规子宫切除；剪开阔韧带后叶至子宫骶韧带外缘，分离宫旁疏松结缔组织，暴露子宫动脉及其下方的输尿管，在其内侧分离、断扎子宫动脉；剪开直肠子宫陷凹的肠系膜反折，分离直肠前壁至阴道后壁2 cm，然后于筋膜外钳夹、断扎子宫骶韧带；分离膀胱至宫颈下2 cm，将输尿管推向侧方，于筋膜外钳夹、断扎主韧带及阴道穹隆旁组织；环形切除阴道壁1~2 cm。

■ 子宫颈癌的解剖学基础

动脉及静脉解剖

手术主要需分离髂总、髂外、髂内动、静脉及其分支、属支。腹主动脉在第4腰椎处分成左、右髂总动脉，双侧髂总动脉沿腰大肌内侧进入骨盆边缘，于此分成髂外、髂内动脉。盆腔内器官的主要血供来源于髂内动脉，它发出子宫动脉，在盆腔后外侧发出了上下两支血管到膀胱。在腹直肌下表面与脐部之间，髂内动脉延伸为一退化的脐血管。沿髂内动脉向尾骶部解剖，首先碰到子宫动脉，它从髂内动脉内侧发出。下面则为痔中动脉，它供应直肠主要部分，并与来自肠系膜下动脉的痔上动脉和来自阴部内动脉的痔下动脉形成交通支。髂外静脉由腹股沟韧带下发出，在动脉内侧沿骨盆外侧壁延伸至近端。它在髂总动脉的分叉处下方穿过，沿着动脉上半部分的外侧前进。髂内静脉及其属支在动脉内侧沿着盆底行走，它接受盆腔的静脉回流，并与动脉血供密切联系。由于各种解剖学变异及其在盆壁、盆底的位置，使得这些薄壁血管在盆腔深部解剖中极易受到损伤。与动脉伴行，走在尾骨肌下的这段髂内静脉是在盆壁解剖中容易出血的部位（图6-14）。

输尿管的血供

输尿管有多种血供来源，因此在切除阔韧带时即便损伤盆腔深部的小动静脉，也不至于引起明显的缺血性硬化与瘘管形成。上部输尿管主要由来源于肾及卵巢动脉分出的沿输尿管长轴行走的动静脉血管网供血。中段输尿管的血供直接来源于主动脉及髂总动脉。输尿管进入盆腔后，接

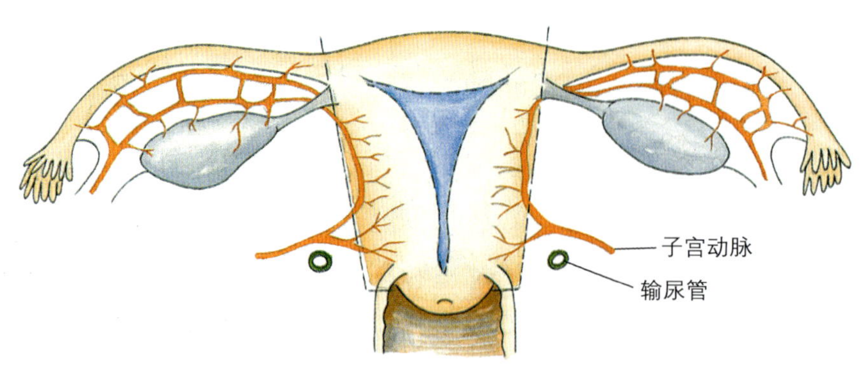

图6-13　筋膜外全子宫切除术（虚线示切除范围）

受来自子宫、阴道、痔中、膀胱动脉的分支。当它到达膀胱三角时，有来自阴道及膀胱基底部之间的丰富动静脉侧支循环网。在切除主韧带时，保护这些血管网对保证末端输尿管的完整有重要作用。

盆腔的淋巴回流

盆腔的淋巴回流与动静脉伴行（图6-15）。尽管在盆腔，淋巴管有多种变化，总的说

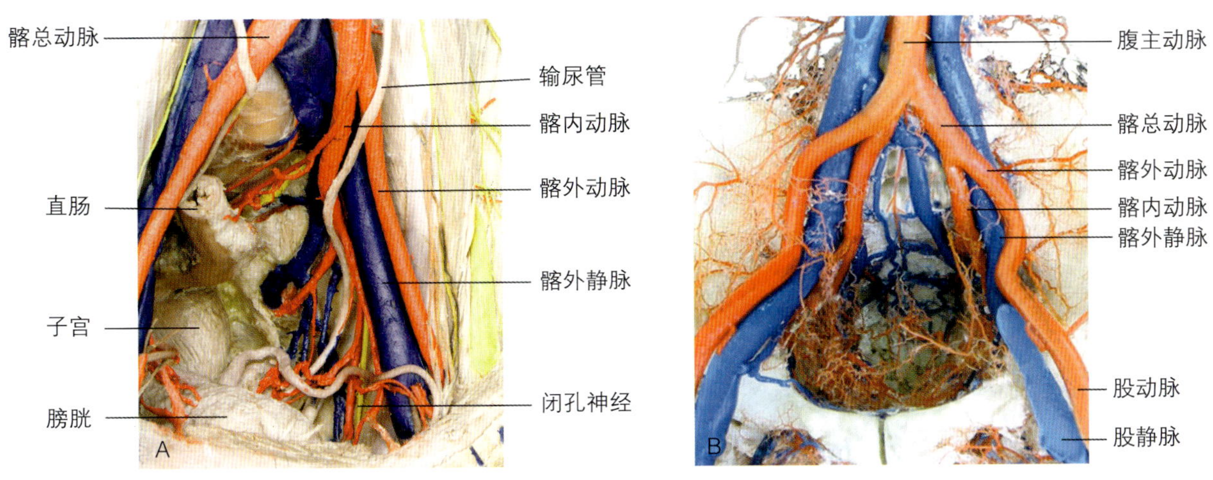

图6-14　髂内静脉解剖

A.髂内静脉的毗邻；B.髂内动、静脉位置

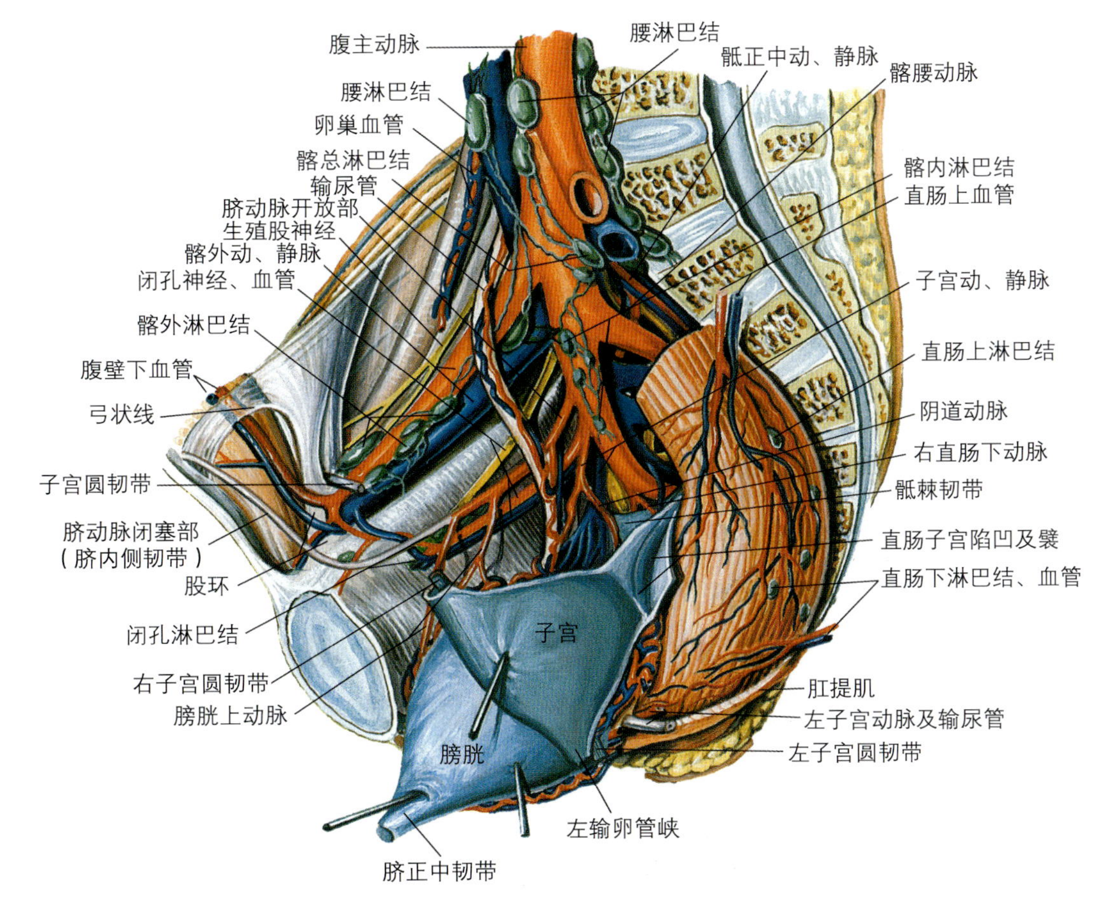

图6-15　女性盆腔的淋巴回流

来，两侧、上、中、下淋巴结及淋巴管包绕髂总、髂外、髂内血管。位于盆腔后部蜂窝组织内，接受阴道上部、宫颈、子宫回流的薄壁淋巴管及盆腔淋巴结是一条重要的淋巴回流通路。盆腔淋巴结通过宫骶韧带周围并终止于骶骨两侧。通过骶骨侧边及髂总动脉分叉处发出的淋巴管，这些淋巴结可以自由交换。因为它们与髂内静脉的薄壁分支紧密相连，这些淋巴结难以切除。在分离髂总血管分叉处的淋巴结时，应小心操作，避免损伤此区域的髂内静脉。宫颈及阴道上部最直接的淋巴回流是通过两侧的宫旁组织到髂内及闭孔淋巴，因为在盆底存在闭孔静脉及髂内静脉的属支。闭孔肌的分离可能会导致严重的静脉出血，也可能损伤闭孔神经。

（何援利　付霞霏）

子宫颈的手术

子宫颈扩张术的解剖要点

手术相关解剖

1. 子宫倾度　子宫倾度指子宫体纵轴与身体纵轴的关系（图6–16）。正常子宫位置呈轻度前倾位。依子宫体后倾的程度可分为Ⅰ度、Ⅱ度、Ⅲ度。Ⅰ度为子宫体轴线指向骶岬；Ⅱ度为子宫体轴线指向骶骨凹；Ⅲ度为子宫体轴线指向直肠子宫陷凹。

2. 子宫屈度　子宫屈度指子宫体与子宫颈间的关系。正常子宫为轻度前屈，即子宫体与子宫颈间夹角为120°～140°。<90°为病理性屈度，可分为病理性前屈或后屈。了解子宫的倾度与屈度，对正确和安全地施行子宫颈和子宫腔手术十分重要。

3. 子宫颈扩张术

（1）适应证及目的：子宫颈扩张术为宫腔手术如人工流产术、放置或取出宫内节育器、诊断性刮宫、宫腔镜检查术等的准备步骤，亦适用

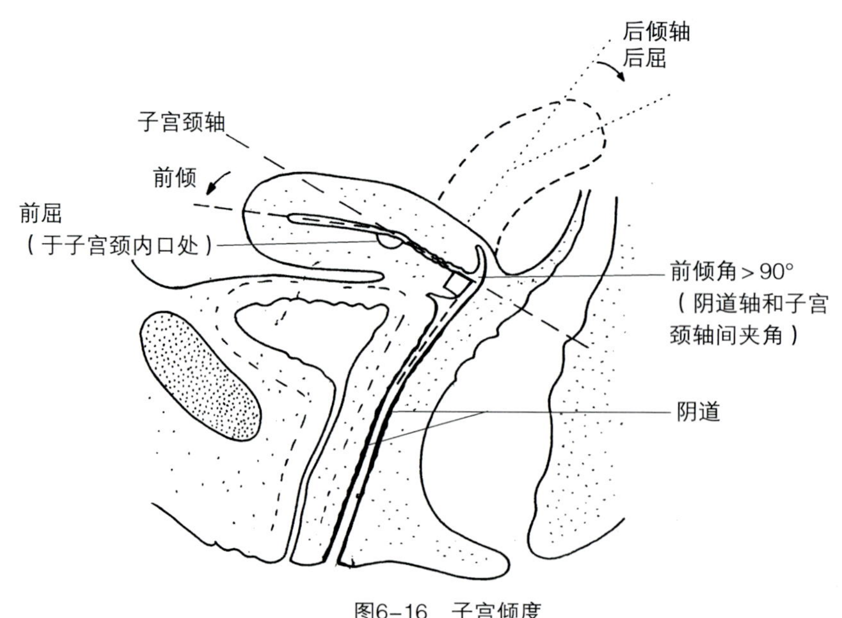

图6–16　子宫倾度

于宫颈粘连、宫颈管狭窄、宫腔积液、宫腔积脓、原发性不孕症患者。子宫颈扩张术的目的是同时扩张子宫颈外口、子宫颈管和子宫颈内口。

（2）手术步骤：由于子宫颈扩张时患者常诉有腹痛，可选择子宫颈管黏膜表面浸润麻醉、宫颈旁神经阻滞麻醉、哌替啶+氟哌利多镇痛、静脉麻醉等，镇静及止痛效果均较好。暴露子宫颈后，按直径大小排列好宫颈扩张器，以宫颈钳固定子宫颈，术者左手牵引宫颈钳，右手用探针探测子宫颈管长度和子宫腔深度，再持宫颈扩张器，用指力循子宫倾度与屈度将扩张器徐徐送入子宫颈管（图6-17）。为防止插入过深，可用右手的环指和小指做制动保护。扩张器进入的深度以达到子宫颈内口上1 cm为度。

扩张器进入内口后，应略加停顿，或轻轻抽动数次使其适应，注意要逐号扩张，不要跳号，以免引起子宫颈裂伤。子宫颈扩张幅度依扩张目的而异。一般人工流产或清宫可扩张至7~8 mm，如诊断性刮宫术则扩张至5~6 mm即可。如行子宫腔手术（子宫黏膜下肌瘤、子宫内膜息肉和大月份流产等）应扩张至10 mm以上。

解剖变异与处理

1. 子宫变位　子宫变位指子宫过度前倾、后倾、前屈或后屈。子宫变位常引起子宫颈扩张困难或意外损伤（子宫颈裂伤、出血或穿孔）。为此，子宫颈扩张前应做双合诊，认真检查子宫大小、形态、位置、倾度与屈度。必要时先矫正子宫位置以利手术。过度后倾或后屈的子宫，可牵引子宫颈前唇以矫正之；而过度前倾或前屈的子宫，则牵引子宫颈后唇矫正。子宫变位时的子宫颈扩张术应严格按照子宫轴线方向操作，以免引起子宫穿孔。

2. 探针不能进入子宫颈管　原因包括：①子宫颈管粘连闭锁；②子宫高度前屈或后屈，而致子宫颈和子宫体呈锐角折叠。此时应重新复查双合诊，了解子宫形态、位置及子宫颈和子宫体的解剖学关系。如子宫为病理性前屈，可用鼠齿钳牵拉子宫颈后唇，同样，如为病理性后屈则应牵拉宫颈前唇，以矫正子宫颈和子宫体的角度；同时按照子宫颈管和子宫腔的屈度将子宫探针弯曲，以利探入及扩张。子宫颈管粘连者可先用钝性细针或细小探针探测进入，然后自小号扩张器开始循序扩张。术前可予米索前列醇400~600 mg口服，或放置于阴道后穹隆，1~2 h后再行手术，宫颈容易扩张。

3. 子宫颈坚韧　子宫颈坚韧可由于发育不良或子宫颈瘢痕挛缩所致。如为发育不良或非瘢痕性

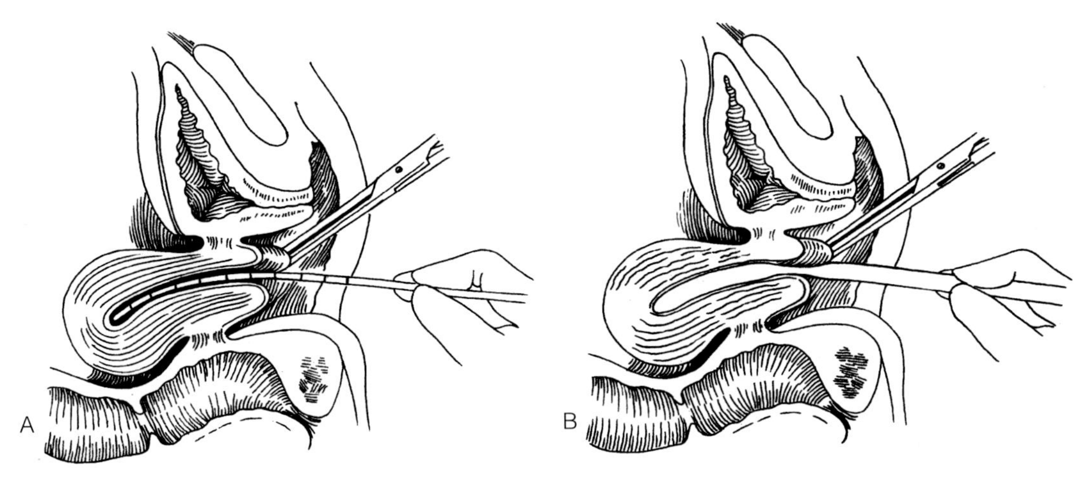

图6-17　宫颈扩张术

A.探测子宫腔深度；B.扩张子宫颈

子宫颈狭窄，可于术前12 h向宫颈管内置入海藻棒或婴儿导尿管予以扩张软化，也可于术前3~4 h口服或阴道后穹隆放置米索前列醇400~600 mg，以改善局部反应性。如为瘢痕性子宫颈坚韧或狭窄，应予以手术切开、成形并置管扩张，禁忌暴力扩张，以免造成损伤。

意外损伤及预防

1. 子宫颈裂伤　表现为宫颈扩张时突然无阻力滑入，或原扩张困难而突然变得易于扩张，伴有疼痛和出血。轻度裂伤仅为子宫颈内口撕裂，重度裂伤则为子宫颈内口、子宫颈管，甚至子宫下段破裂，多为暴力扩张或扩张器跳号扩张所致。先天性子宫颈发育不良、未产妇、子宫颈炎症、子宫颈癌变或原有瘢痕也易发生裂伤。一旦发生，应立即停止手术。

当子宫颈扩张到10 mm以上时，实际上已有子宫内口轻度裂伤，但不至于引起明显的出血。如子宫颈扩张时出血较多应停止手术，用纱布条填塞子宫颈管压迫止血，并予抗生素预防感染。严重的子宫颈裂伤，特别是子宫颈管深部、内口以上或延至子宫下段裂伤，累及子宫动脉分支时将引起严重的出血，应予以缝扎止血。即循子宫颈裂伤处向上寻找出血点，钳夹缝扎止血，或将子宫颈侧壁切开寻找出血点缝扎止血。如子宫下段裂伤不易暴露时，可按照经阴道子宫切除手术步骤，将阴道前壁或侧壁切开，上推膀胱，寻找和暴露裂伤部位和出血点，缝扎子宫动脉的子宫颈支或主干。以上措施仍不能有效止血时应开腹探查，结扎子宫动脉或髂内动脉，缝合修补子宫裂伤。

2. 穿孔　穿孔原因包括未按子宫倾度、屈度或方位扩张，如后屈子宫前壁穿孔（图6-18），前屈子宫后壁穿孔（图6-19）；另外，还有暴力扩张、子宫颈炎症、癌变、老年或哺乳期妇女等。穿孔的部位和程度不一，可穿入膀胱、直肠、子宫旁阔韧带内或腹腔内。穿孔损伤程度取决于穿孔大小、部位和穿入的器械。穿孔时，扩张器可无阻力地探入超过子宫颈或子宫腔深度的部位，伴有落空感、剧烈腹痛和出血，严重者可出现局部血肿、阔韧带血肿、内脏损伤（膀胱、直肠）和休克。还可发生晚期继发性感染（盆腔腹膜炎、盆腔结缔组织炎）和盆腔粘连。如怀疑穿孔应停止手术，绝不应再探测或请其他医师验证以免加重损伤。患者应卧床休息，严密观察血压、脉搏、体温、腹痛等，予以宫缩剂和预防性使用抗生素。子宫为恶性病变者应及时剖腹探查，并行子宫切除。如为人流时穿孔，则视当时情况酌情处理，如无异常不适，可待1周后重新手术；如有明显的内出血、内脏损伤和休克等，应行剖腹探查术。

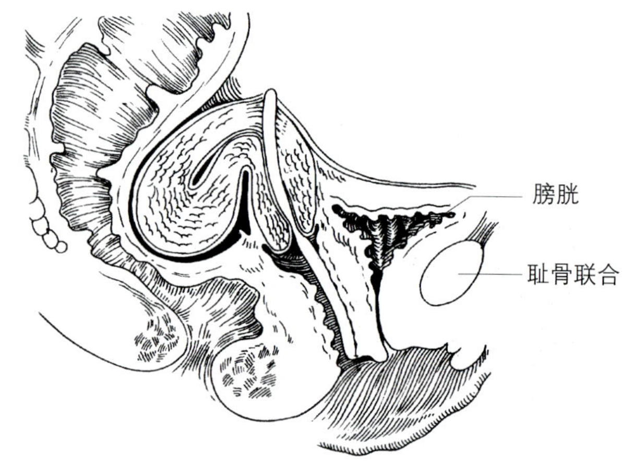

图6-18　子宫后屈前壁扩张器穿孔

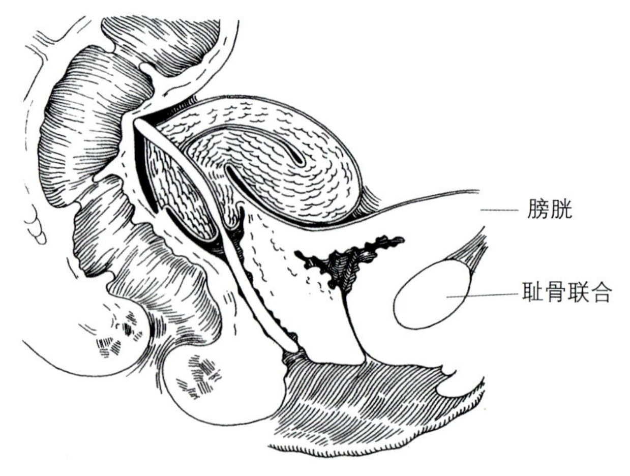

图6-19　子宫前屈后壁扩张器穿孔

■ 子宫颈锥形切除的应用解剖

子宫颈锥切主要用于子宫颈上皮内瘤变（CIN）的诊断和治疗，也可用于个别患子宫颈微小浸润癌的年轻未孕女性的诊治。方法包括：①手术锥切；②宫颈电环切除术（LEEP）；③宫腔镜电切术；④二氧化碳激光锥切术；⑤中药锥切疗法等。各种锥切方法均有其相应的适应证、优点和缺点。目前，手术锥切和LEEP术是国内外治疗CIN的主要方法，中药锥切疗法则是我国防治子宫颈癌的特色疗法。

子宫颈锥形切除定位

暴露子宫颈后，以Lugol碘溶液染色确定子宫颈外口和阴道穹隆部不着色区，根据子宫颈形态、病变范围和锥切目的（诊断或治疗）选择锥切方法，设计锥切大小和形态（图6-20）。

子宫颈手术锥切解剖

子宫颈锥切是从子宫颈外口至子宫颈管内切除一锥形组织，锥体底面为子宫颈外口，锥尖内斜向子宫颈内口。子宫颈锥切标本中应包括子宫颈不典型增生与微小浸润癌的癌变区及整个子宫颈管，即最易发生癌变的鳞柱状上皮转化地带。

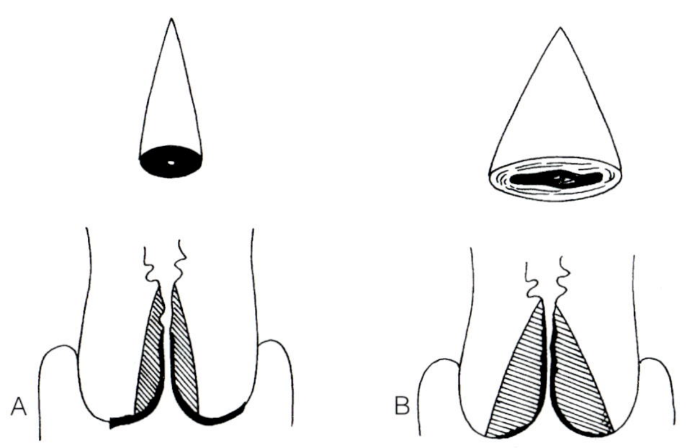

图6-20 不同范围的子宫颈锥切标本
A.子宫颈外口和子宫颈管病变的锥切标本；B.子宫颈外口和子宫颈管较广泛的病变锥切标本

标本应连续切片观察，不能仅依据少数组织切片即做出精确诊断。因不精确的病理诊断将导致临床误诊或漏诊。月经正常的妇女，可于月经后近期施行子宫颈锥切术。

鼠齿钳牵拉前唇固定子宫颈，于3、9点处子宫颈侧壁间质处缝扎子宫动脉子宫颈支，或于子宫颈肌内注射催产素10~20 IU以减少创面出血。用子宫探针探测子宫颈管长度、子宫腔深度和轴向后，在子宫颈口鳞柱交界外5~10 mm处或碘染不着色边缘外2~3 mm处，用手术刀或电刀做环行切口，深度达子宫颈间质，长度达20~25 mm（图6-21）。切除时应以子宫颈管为中心，偏前或偏后易损伤膀胱或直肠，偏向两侧则易损伤子宫旁组织并引起出血。检查测量切除的锥体，探测子宫颈管长度。切除的子宫颈锥体，于12点处做缝合标志送检。

锥切创面可用电凝止血，电凝止血应避免损伤宫颈深部和周围组织，不易电凝或电凝无效时可缝扎，或用止血敷料填塞压迫止血。子宫颈缝合术步骤：①将锥切后的子宫颈前、后唇分别折叠缝合，使子宫颈近端和远端创面重合、加压、止血和愈合；②两侧创面连续褥式缝合或间断8字缝合（图6-22）。

子宫颈电环切除术

子宫颈电环切除术（loop electrosurgical excision procedure，LEEP）是诊治CIN的最新方法，目前已被列入常规CIN诊治程序。其优点是简单易行，价格低廉，可获得供病理检查的宫颈标本。缺点是有电热效应和对活检组织的损害；其线圈电极需要穿过两个以上的子宫颈断面，难以获得均一平面的宫颈标本，如术前标记切除组织边缘和大小则可克服上述缺陷。LEEP电极或线性探针由连接于绝缘柄的绝缘T型棒上不同形状和大小纤细钨丝线圈组成（图6-23）。不同LEEP电极供不同大小和形态的子宫颈锥切、阴道和外阴病灶的活检和治疗。

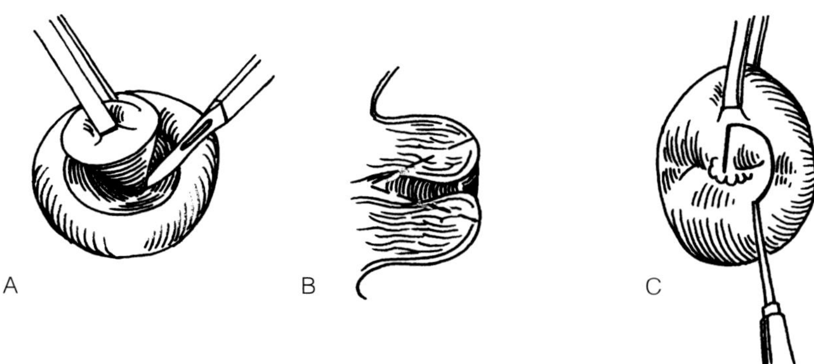

图6-21　手术锥切方法和范围

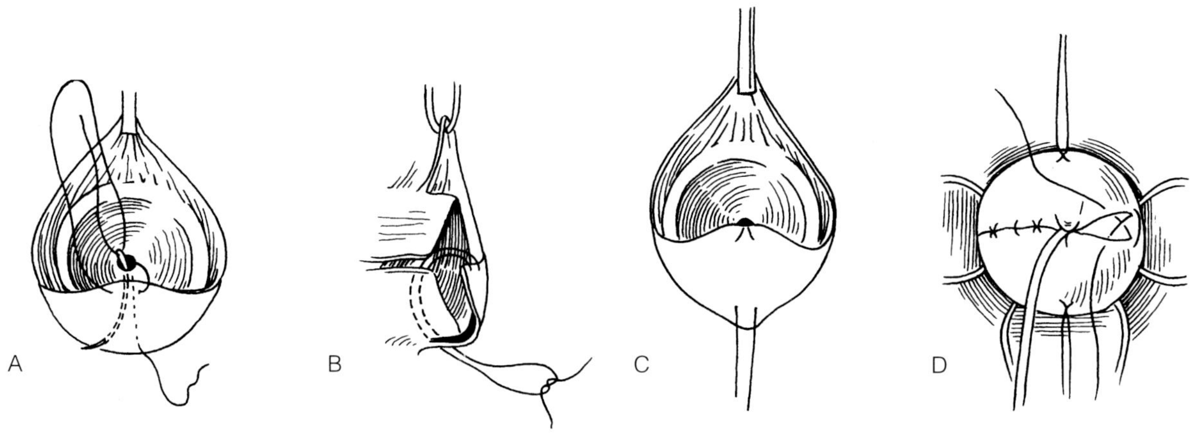

图6-22　子宫颈前、后唇折叠缝合，两侧创面间断8字缝合

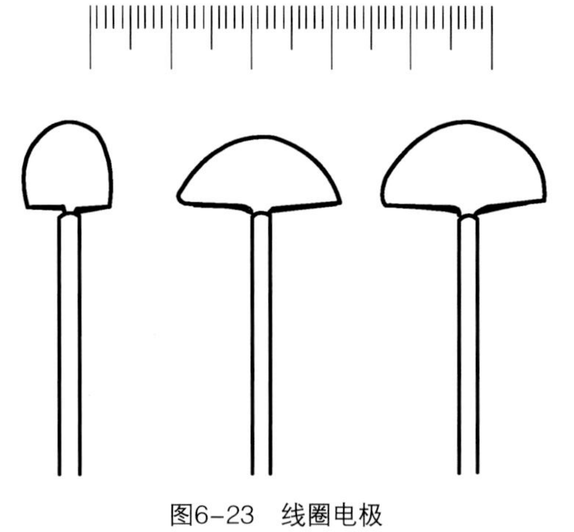

图6-23　线圈电极

宫颈锥切位置确定后，较小的病灶从一侧向另一侧切割（图6-24）；较大的病灶则先切割中央部病灶，然后切割残留病灶（图6-25）。中央部切割所用线圈电极宽度为1.5~2 cm，长度为0.8~1.5 cm，残留病灶用小型线圈电极切除。电切时应注意避免电极直接接触阴道以免灼伤。子宫颈不典型增生区切除深度必须＞5 mm，子宫颈管切除深度应达8~10 mm。所切割的标本应分别注明部位，标记送检。锥切创面用棒状电极电凝止血，无效时缝合止血。

子宫颈电切时，如线圈电极移动过快，或强拉电极易使电极嵌入子宫颈，引起局部灼伤。如此操作也仅能切取表浅的子宫颈组织，而不能彻底切除病灶和达到治疗目的。疑有子宫颈管病变时，在切除子宫颈外口组织后，可采用1 cm × 1 cm的线圈电极切除子宫颈管组织，残留子宫颈管予以诊刮。当线圈电极嵌入或被电凝组织缠绕时，

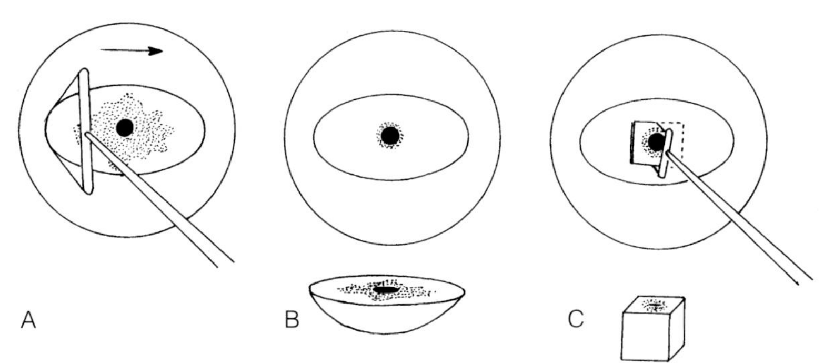

图6-24 较小病灶切割
A.弧形线圈从右向左切割；B.标本形态；C.方形线圈切割标本

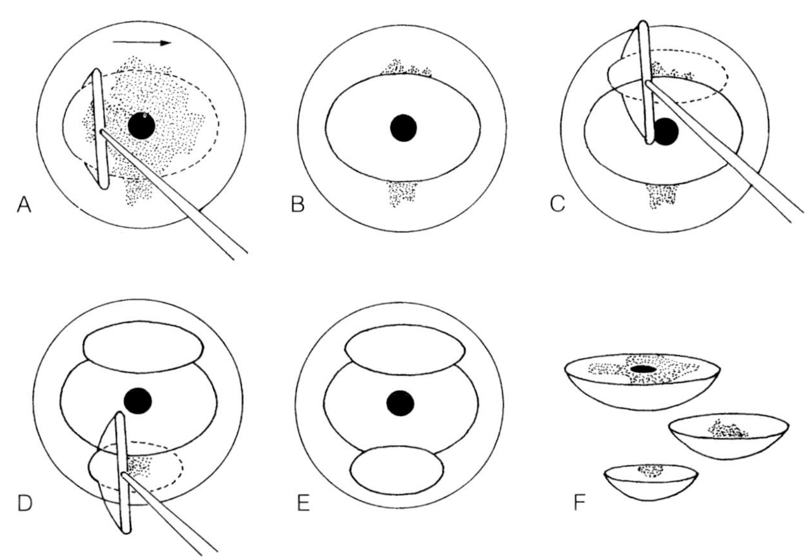

图6-25 较大病灶切割
A.先切割病灶中心区；B.残留前、后唇部分病灶；C.小线圈电极切割前唇残留病灶；D.小线圈电极切割后唇残留病灶；E.病灶全部切除；F.病灶标本送检

可从原路将线圈电极退出，用生理盐水冲洗干净后，再从对侧相应部位进行电切。

宫腔镜下子宫颈内膜切除术

宫腔镜下子宫颈内膜切除的优点在于宫腔镜的环形电极可深入宫颈管，在强冷光的照明下，能够清晰地检视宫颈管内的病变，完整切除并有效止血。宫腔镜下子宫颈内膜切除术应在宫颈管内膜上方5 mm处向宫颈阴道段顺行放射状切割，达鳞柱交界外缘5 mm，深度达子宫颈间质2 mm左右，切割完成后再用滚球电极电凝止血（图6-26）。

二氧化碳激光锥切

二氧化碳激光锥切的特点包括：①定位准确，组织损伤较小；②易于切割，尤适用于外生型病灶；③组织汽化，止血效果好；④术后创面愈合快，瘢痕少；⑤可在门诊施行。缺点是投资高，需要特殊设备，医务人员需要经过良好培训，切除锥体有不同程度的热凝物质生成，可能

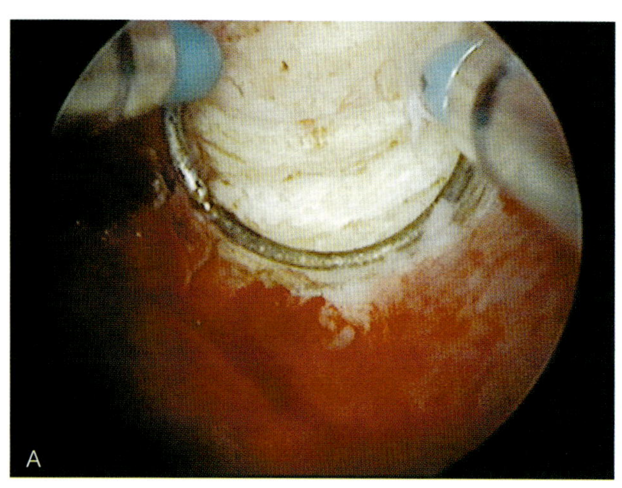

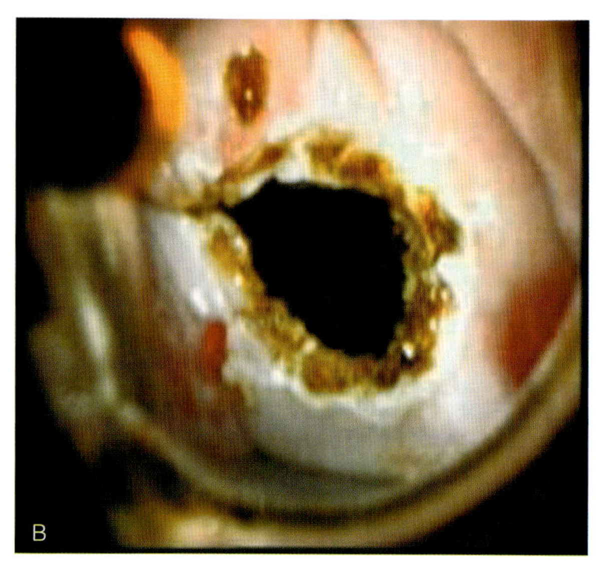

图6-26　宫腔镜子宫颈内膜电切术

A.从宫颈管内膜上方5 mm处向宫颈阴道段顺行放射状切割；B.切割完成后的宫颈外口

影响病理学检查。

1. 激光设置和选择　手术应使用特制的，对激光无反射作用的阴道窥器暴露子宫颈。激光具有电凝和汽化两个作用，其生物物理作用限定于50~100 μm的组织范围内。较高的激光能量浓度用于组织切割，较低的激光能量浓度则用于组织电凝和汽化。激光能量浓度范围为750~1 500 mJ，电凝和止血时则采用较低的激光能量浓度。激光锥切时，激光束焦点应为1.5 mm，能量浓度为5 000~10 000 mJ或更高。组织汽化时，焦点选择为1.5~2.0 mm，能量浓度为750~2 000 mJ。以上两者治疗均应选用持续波切割方式。

2. 子宫颈激光锥切　先用单脉冲激光束在子宫颈锥切处打洞标记，其边缘应距鳞柱交界或CIN病灶外2~3 mm。分区切割或汽化（图6-27），切割时应沿标志线快速移动以免引起组织热凝和炭化。子宫颈非浸润癌时，子宫颈外口的汽化深度应为5~7 mm（图6-28）。切割的子宫颈锥体长度应为20~25 mm，子宫颈管周围组织应＞5 mm。为降低术后子宫颈管狭窄的发生率，子宫颈管内膜切除深度应＜2~3 mm。激光锥切完成后，锥体顶端用剪刀剪断，锥体部位缝线标记。激光锥切创面较干燥，如有出血应予电凝止血，无效时缝合止血。

中药锥切疗法

中药锥切疗法是根据我国国情，从妇女疾病预防保健、防癌普查入手，采用中西医结合的方法早期诊断和治疗子宫颈癌的综合管理体系。该疗法分为3级：Ⅰ级临床预防（病因预防）、Ⅱ级临床预防（癌前病变预防）和Ⅲ级临床预防（普查早治预防），即将积极防治子宫颈疾病，根除诱发子宫颈癌的高危因素、预防和筛查子宫颈癌前病变、采取中药制剂治疗早期子宫颈癌3个环节紧密地结合起来，形成一个完整的妇女群体系统防治子宫颈癌的体系。

1. 催脱钉外治法（北京妇产科医院）　催脱钉药物组成为山慈菇、灵砒、雄黄、蛇床子、硼砂、麝香、枯矾、冰片等。蜈蚣粉包括轻粉、冰片、蜈蚣、黄柏、雄黄和麝香等。无菜花状的子宫颈癌患者可在宫颈管内植入催脱钉1~2次，菜花型子宫颈癌患者要将催脱钉插入癌灶的瘤体内，子宫颈表面涂敷蜈蚣粉，连用1~3个月为1个疗程。

2. 三品杆片锥切疗法（江西省妇幼保健院）

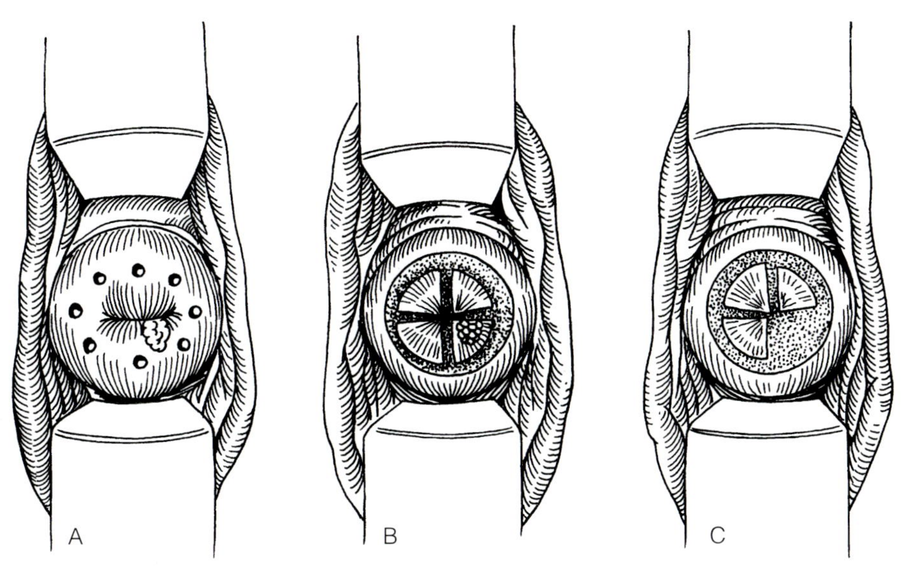

图6-27 子宫颈激光锥切方法

A.激光束打洞标记；B.分区切割；C.分区气化

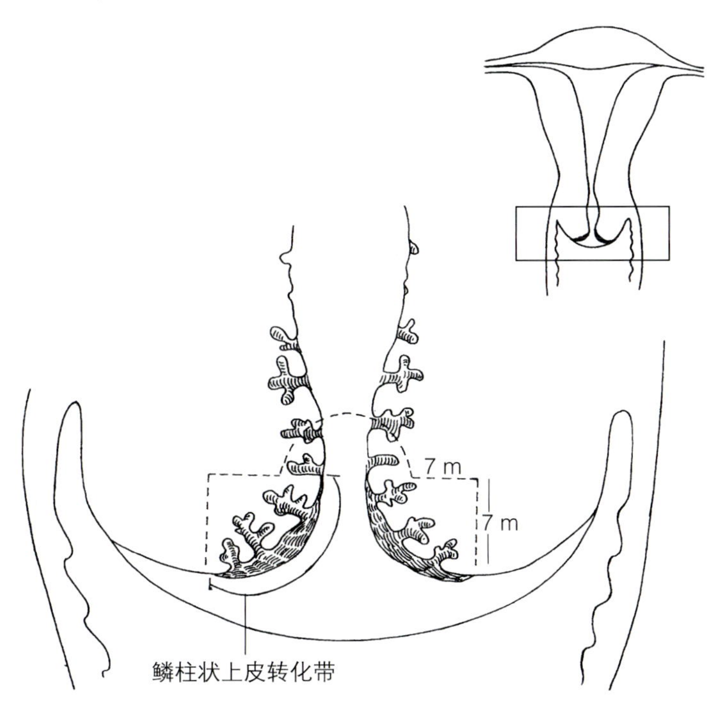

图6-28 子宫颈外口的激光气化深度（虚线表示）

又称“三品一条枪”疗法，由白矾、明矾、雄黄和没药煅制成“三品杆”片制剂，子宫颈局部用药，可促进子宫颈癌灶的凝固、坏死、自溶、脱落，以治疗宫颈原位癌和早期浸润癌。268例患者（子宫颈原位癌164例，子宫颈鳞状细胞癌Ⅰa期104例）经治疗均获近期治愈（廖彩森等，1999）。

子宫颈切除术的应用解剖

适用于子宫脱垂合并子宫颈延长者。手术

于月经干净后3~5 d施行。扩张宫颈至10号，在膀胱附着于子宫颈处横行切开阴道前壁黏膜，分离并上推膀胱达子宫颈内口处。在直肠附着于子宫颈后唇处横行切开阴道后壁黏膜，分离并下推直肠，并于子宫颈侧穹隆处将子宫颈前后唇切口外侧缘贯通，适当向上分离双侧穹隆处阴道壁达子宫颈峡部，并形成阴道黏膜袖。于子宫峡部缝扎双侧子宫动脉下行支。依据病变情况和临床治疗目的决定切除子宫颈的长短或多少，可为锥切或环切（图6-29）。为便于缝合成形子宫颈，切除创面应适当向子宫颈管内倾斜形成楔面。先缝合切口的双侧缘，再用三角针可吸收线缝合宫颈下层黏膜中点边缘，打结后使两侧剩余线长度相同，用一条线头穿三角针向宫颈左方穿出，另一条线头自宫颈右后方穿出，两针头相距1 cm左右，慢慢抽紧两头缝线使宫颈黏膜平整地覆盖于新的宫颈口下缘。同法缝合宫颈前唇。最后间断缝合两侧前后唇黏膜，缝合时应穿过宫颈组织，不要留无效腔（图6-30）。

子宫颈修补术的应用解剖

子宫颈损伤是正常或异常分娩、中期妊娠引产、吸宫术以及意外事故等引起的常见并发症之一。轻微的子宫颈撕裂可能自然愈合，严重的子宫颈损伤则可导致子宫颈裂伤、穿孔，甚至子

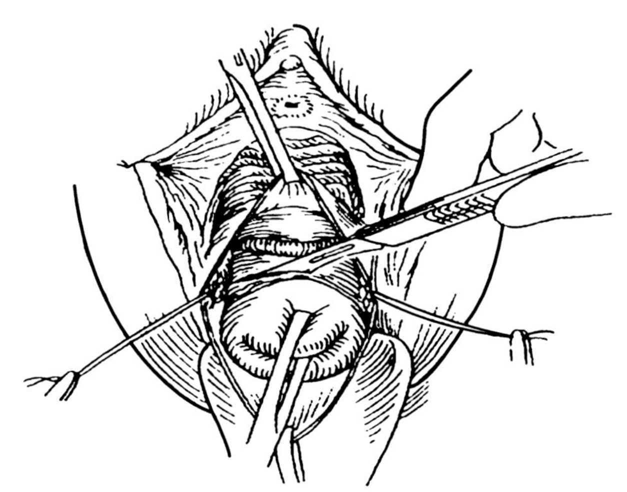

图6-29　切除部分宫颈

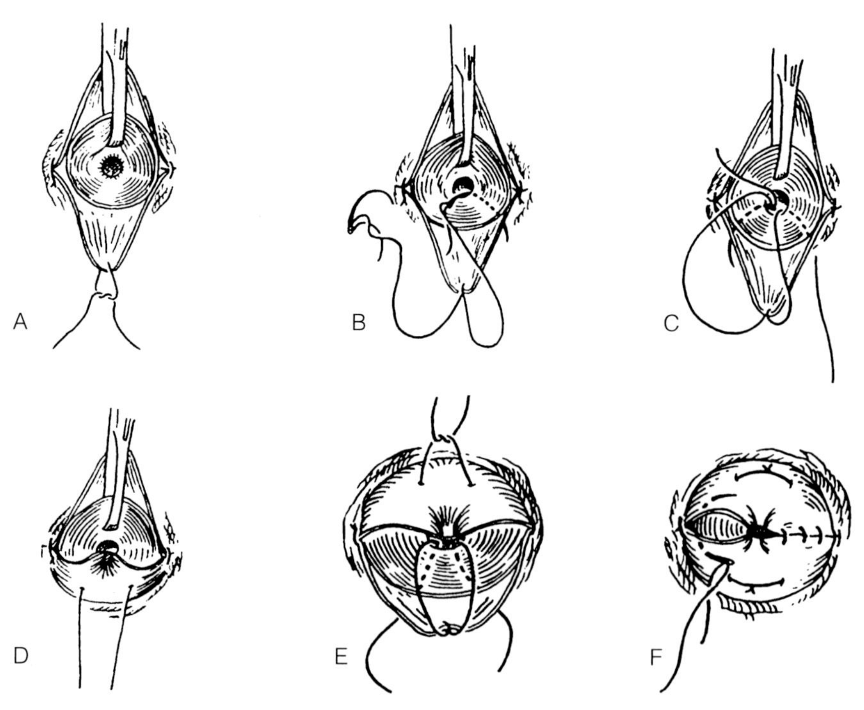

图6-30　宫颈成形

A.缝合宫颈后唇侧阴道黏膜；B.包盖宫颈前唇创面于10点处出针；C.包盖宫颈前唇创面于2点处出针；D.包盖前唇完毕；E.包盖宫颈后唇创面；F.前后唇阴道黏膜创缘缝合

宫颈环状撕脱分离。陈旧性的裂伤是重度子宫颈损伤未被察觉，或修补不当而日后形成的。子宫颈裂伤常伴有子宫颈管内膜外翻、子宫颈管炎、子宫颈管缩短和子宫颈功能不全。手术目的是恢复重建正常子宫颈管形态、结构和功能。手术时应充分暴露子宫颈裂伤顶端，审视裂伤形态和范围，标志计划切除的界限，切除瘢痕时应注意保留足以成形子宫颈管的黏膜组织。用1–0号可吸收缝线，从子宫颈裂伤顶端开始，间断缝合子宫颈创面。缝合成形后的子宫颈管应以置入4号扩张器为宜。子宫颈双侧裂伤同法修补（图6–31）。

子宫颈是软产道中决定分娩的关键因素。分娩时几乎都不可避免地造成轻度子宫颈撕裂伤，一般多发生在子宫颈的3、9点处。裂伤不到1 cm且出血少者一般能自愈，可不处理；较轻者长度为1~2 cm，较重的裂伤则可上延至阴道穹隆部，甚至子宫下段，应及时缝合修补。子宫颈肌纤维有回缩的特点，如按常规缝合，易使宫颈撕裂边缘内卷而致愈合缺陷，甚至不能愈合，可采用褥式缝合。缝合时应注意第1针必须要缝在裂伤顶端以上0.5~1 cm处，这是缝合的关键。只有这样才能有效地缝扎住裂伤已回缩的断裂血管，达到确定止血的目的。连续缝合至距子宫颈外端0.5 cm处时打结，打结不要太紧，以免影响愈合，也不要缝到子宫颈口边缘以免形成宫颈口狭窄。如果子宫颈撕裂向上延伸，检查时不能找到裂伤的顶端，则需从腹部进入按子宫破裂做相应处理。

子宫颈环扎术的应用解剖

子宫颈功能不全的临床解剖特点

子宫颈功能不全可为先天性子宫发育不良或后天性子宫颈损伤所致。由于子宫颈内口纤维结缔组织脆弱或断裂而造成子宫峡部括约功能降低，子宫颈内口呈现病理性扩张和松弛，是引起反复晚期流产或早产的主要原因之一。该病的诊断主要依赖重复或习惯性流产、早产病史和子宫颈生物物理学和影像学检查。妊娠妇女中子宫颈功能不全的发生率为0.05%~1%。

解剖组织学研究和子宫造影动态观察证实，子宫颈、子宫体及子宫峡部在月经周期和妊娠期的不同阶段，其组织学结构、生化组成、形态结构和功能特性呈现不同变化，以维持正常的生殖生理功能。子宫颈括约功能受卵巢激素、胎盘激素、细胞因子和多种细胞活性分子的调节和控制。

子宫颈功能不全的临床解剖特点包括以下几点。

1. 有两次或两次以上妊娠中期以及晚期流产或早产史。

2. 既往有子宫颈和子宫腔手术史，如子宫颈管扩张、子宫颈切除、子宫颈修补、子宫颈电灼史。第1胎引产或分娩时有急产、手术产（产钳、吸头器、臀位牵引）或子宫颈损伤史。

3. 非妊娠期子宫颈呈病理性扩张，即可毫无

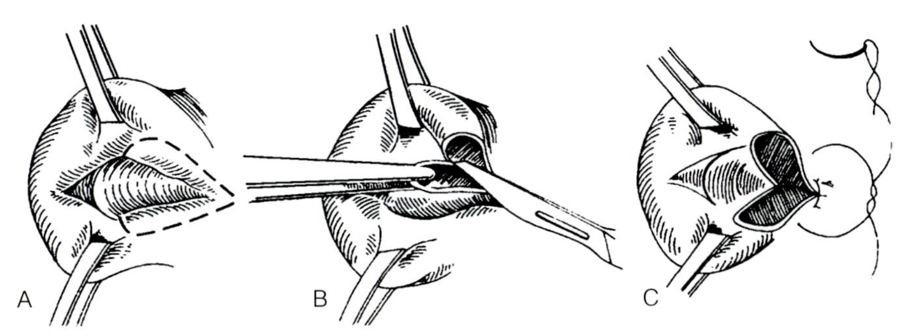

图6–31　子宫颈裂伤修补术

A.标志瘢痕切除界限；B.切除瘢痕；C.缝合成形子宫颈

阻力的顺利通过8号以上的子宫颈扩张器；子宫造影可见子宫颈内口及峡部呈病理性扩张和应激性收缩。

4. 妊娠期子宫影像学检查　子宫颈管缩短＜2.0 cm，呈圆柱状扩张，子宫颈内口直径＞1.5 cm。胎囊沿扩张的子宫颈管内口下垂或进入子宫颈管内。子宫下段过度伸展，并出现应激性轮状收缩。

妊娠期子宫颈功能不全矫治术及相关解剖

妊娠期子宫颈功能不全矫治术旨在修复建立正常子宫颈结构、形态和子宫颈内口括约功能，维持妊娠至足月分娩，是目前公认的治疗宫颈功能不全的有效方法。手术可于妊娠16~20周进行。术前应排除胎儿畸形，超声检查子宫颈管长度、子宫颈内口宽度和有无胎囊嵌入子宫颈管。臀高位静卧3~5 d使胎囊回缩，并予以抑宫缩药物抑制宫缩。术前检查阴道清洁度，围手术期予抗生素预防感染。

1. 子宫颈“U”形缝合解剖　于相当于子宫颈前唇膀胱附着处（膀胱横沟）稍下方，用大弯圆针，10号丝线，自子宫颈前唇偏左侧进针，穿过子宫颈前唇，经子宫颈管，从后唇穿出。将针线穿过长2 cm细橡皮管以防缝线嵌入宫颈，再从子宫颈后唇片右侧进针，穿过后唇，经子宫颈管，从前唇出针，完成“U”形缝合。缝线再穿过长2 cm细橡皮管后，两线端三重打结。如子宫颈管宽大或裂伤严重，可作两个“U”形缝合，或向两侧交叉缝合（图6-32）。

2. McDonald环扎术解剖　通过荷包缝合加强子宫颈的近端。不需切开黏膜，于子宫颈内口处，环绕缝合紧缩子宫颈。将子宫颈前唇向下方牵引，大圆针10号线，分别于子宫颈4个象限，穿过黏膜下层环绕缝合紧缩子宫颈内口，两线端双重结扎，并留有3 cm尾线以便拆除，环绕缝合后子宫颈以容指尖为度（图6-33）。

3. Shirodkar环扎术解剖　于子宫颈筋膜下方，环绕缝合子宫颈管和子宫颈内口。即于膀胱横沟稍下方横行切开子宫颈黏膜2 cm，适当上推膀胱。同样于子宫颈后唇做小切口，适当上推直肠。用大圆针10号丝线，从子宫颈前唇切口右侧黏膜下进针，环绕右半侧子宫颈，自子宫颈后唇切口穿出。同样环绕缝合左侧子宫颈。最后，针线从子宫颈前唇切口左侧穿出，两线端双重结扎，保留2~3 cm尾线，以便分娩时拆除（图6-34）。

非妊娠期子宫颈功能不全矫治术及相关解剖

非妊娠期子宫颈功能不全矫治术应于月经后3~5 d进行，因此时组织较为松软易于手术。如

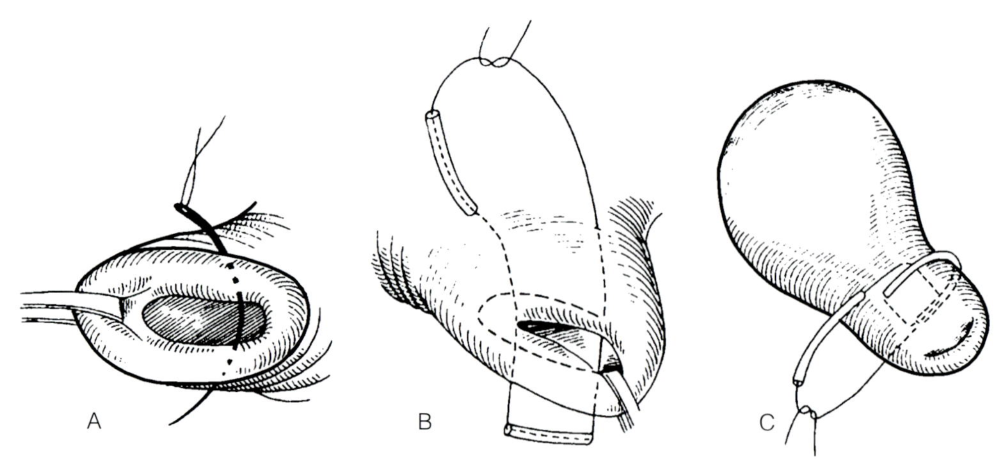

图6-32　子宫颈“U”形缝合

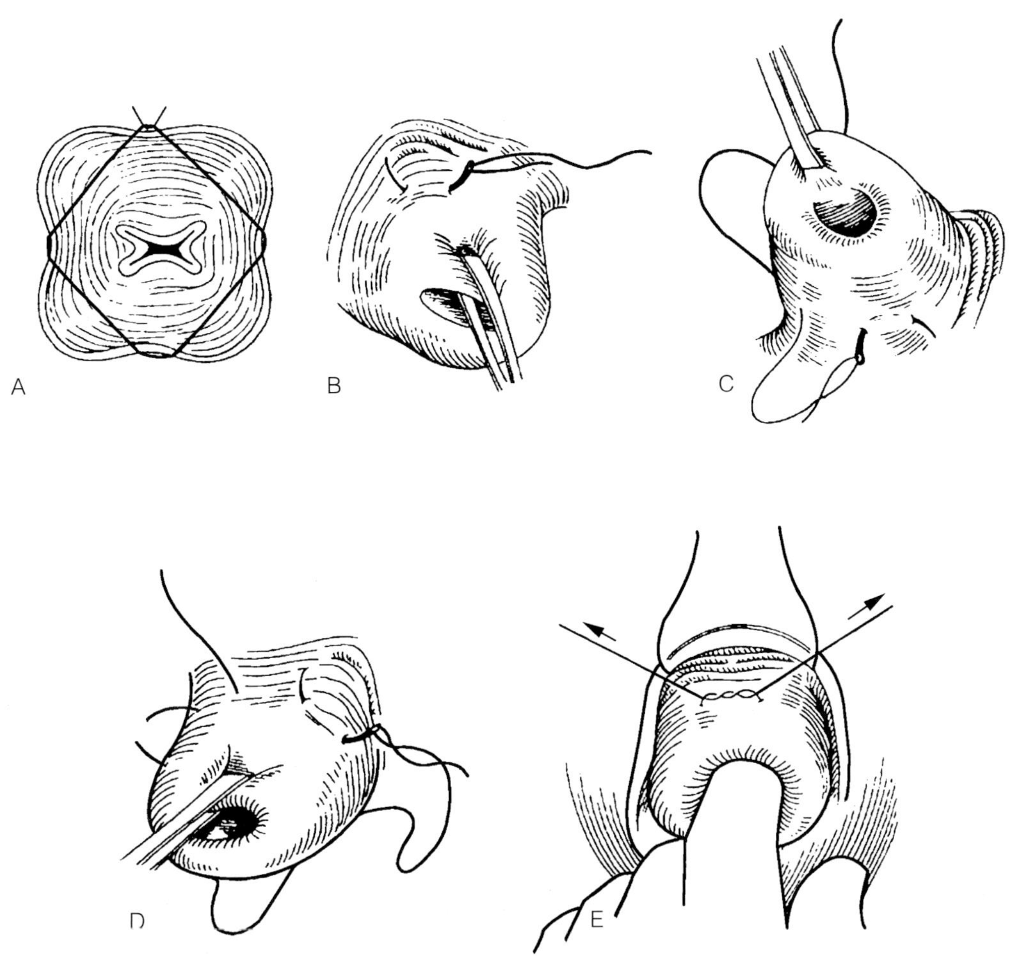

图6-33　McDonald环扎术

A.环绕子宫颈水平切面示意图；B.子宫颈上象限11点处进针，10点处出针；C.子宫颈下象限5点处进针，4点处出针；D.子宫颈左象限2点处进针，1点处出针；E.环绕结扎后，子宫颈以容指尖为度

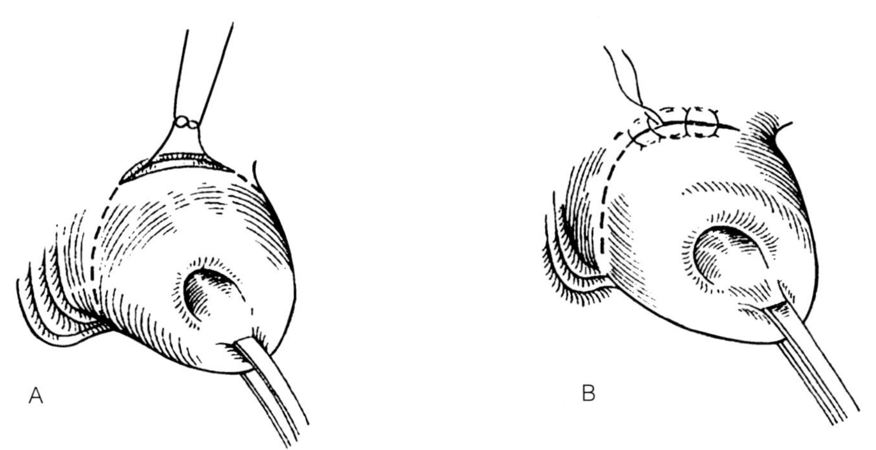

图6-34　Shirodkar环扎术

A.环扎子宫颈；B.打结后留2~3 cm尾线于黏膜外，以便分娩时拆线

有子宫颈裂伤可同时予以修补。术后6个月内应避孕。妊娠后应作为高危妊娠重点管理，提前住院。待胎儿成熟后剖宫产分娩。

1. 子宫颈内口固缩术解剖　子宫颈内口固缩术是于子宫颈前壁，近解剖学内口处作菱形切除，然后成形固缩子宫颈内口。先将子宫颈扩张至12号。于膀胱横沟稍下方纵行切开阴道黏膜，下达子宫颈外口稍上方，分离黏膜下间隙，将膀胱向上推移至膀胱腹膜反折处，暴露子宫颈内口平面。子宫颈前壁做菱形切除，切口两侧角靠近子宫颈内口处。菱形切除的大小和范围取决于子宫颈内口松弛程度。用1-0号肠线或可吸收缝线全层缝合子宫颈纤维肌层，间断缝合阴道黏膜（图6-35）。

2. 经腹子宫颈环扎术解剖　高位损伤性子宫颈裂伤、先天性子宫颈过短，经阴道子宫颈环扎术失败和严重子宫颈功能不全，需经腹子宫颈环扎术。手术方法是于子宫颈内口水平，子宫动脉分支之间的无血管区，用尼龙带环绕子宫颈。与经阴手术比较，经腹手术存在如下缺点：①并发症多；②需经两次开腹手术，即一次经腹宫颈环扎术，第二次分娩时剖宫产；③手术需在靠近输尿管处的血管密集区进行，易于出血和损伤。

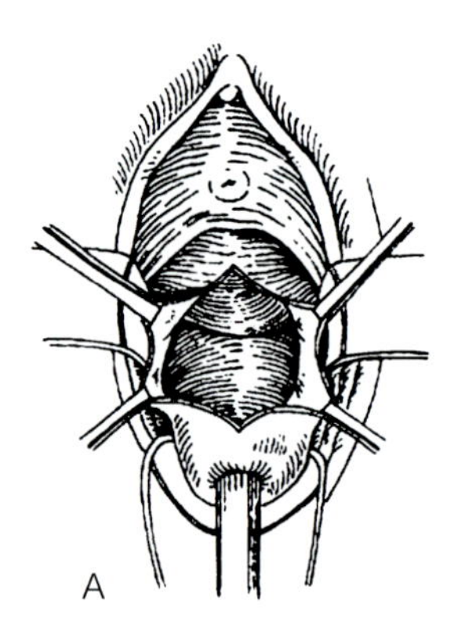

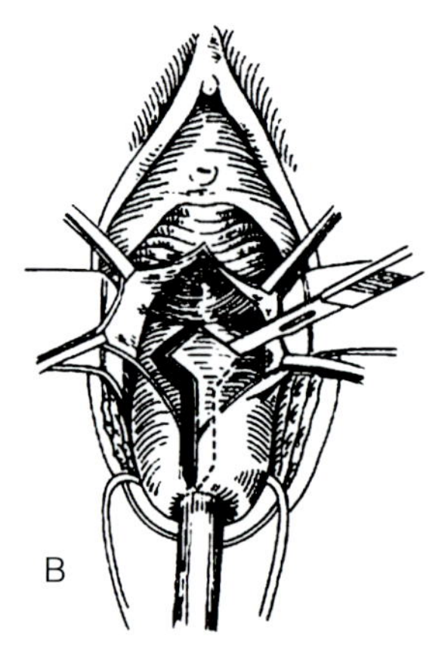

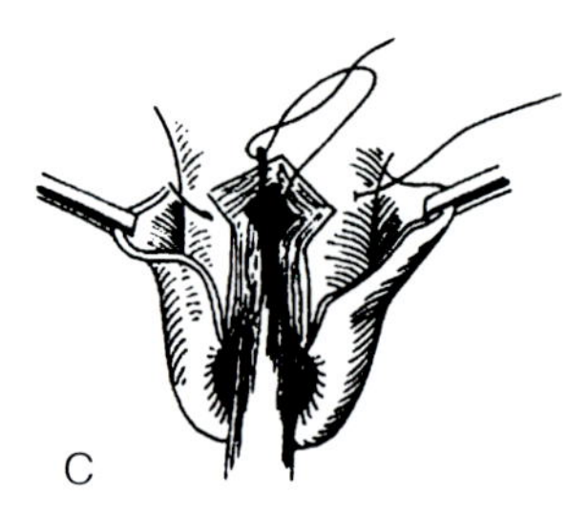

图6-35　子宫内口固缩术

A.暴露子宫颈内口；B.子宫颈前壁菱形切除；C.子宫颈纤维肌层全层缝合

（何援利　付霞霏）

子宫颈癌手术

子宫颈癌手术的解剖学基础

子宫颈癌手术涉及盆腔脏器，诸如子宫、膀胱、输尿管、直肠及盆底淋巴、血管、神经等解剖学基础知识。手术方式的选择要以损伤最小、治愈机会最大为原则，并根据临床分期、病灶大小、患者年龄及对生育要求等，决定不同的手术范围。主要包括早期浸润癌的筋膜外全子宫切除、次广泛子宫切除及根治性子宫颈切除术。本节主要介绍适用于Ⅰb、Ⅱa期患者的Ⅲ类（Ⅲ型）扩大的子宫切除术，即广泛性子宫切除术及盆腔淋巴切除术，或称Meigs根治性子宫切除术。

盆腔血管分布与手术操作注意要点

与子宫颈癌根治性子宫切除术相关的盆腔血管，主要是髂总动、静脉及其分支（图6-36）。

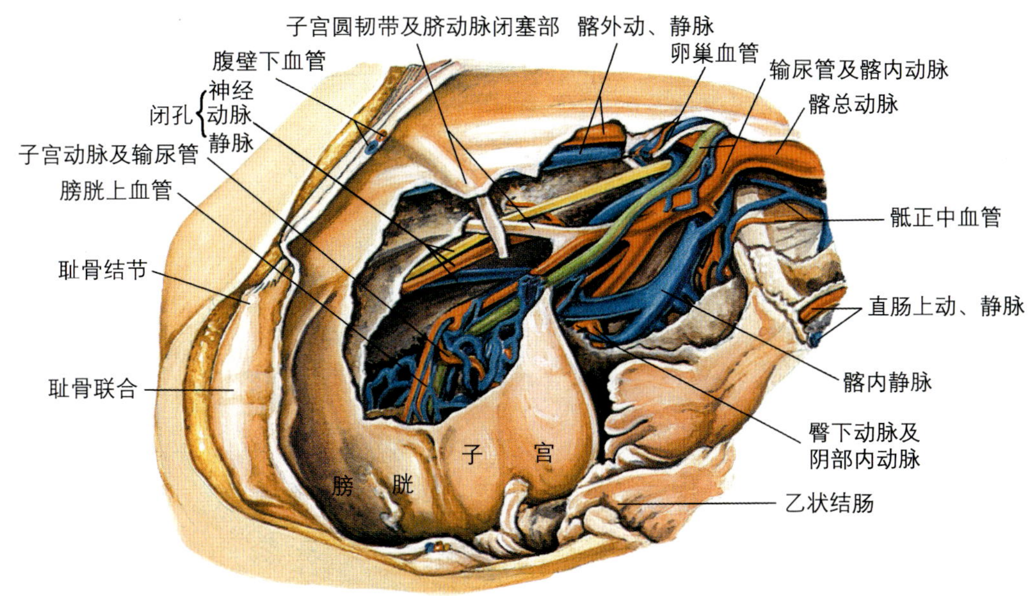

图6-36 髂总动、静脉及其分支

髂外动脉在骶髂关节前与髂内动脉分离后，在腰大肌的内侧沿小骨盆缘斜向外下，于耻骨上支前方与腹股沟韧带后方血管间隙延续至股动脉，在盆腔内没有直接的分支。髂外静脉位于各自同名动脉的内后侧上行。右髂总静脉位于髂总动脉下方，逐渐移至其内侧方，然后在第5腰椎水平与左髂总静脉汇合而成下腔静脉。熟悉这些解剖结构，术中可避免损伤静脉壁。

盆腔内动、静脉基本上彼此伴行，但盆底的细小分支常有变异，分离时容易损伤静脉属支；另一个特点是盆底静脉丛位于深部，不易暴露，在分离膀胱侧窝、直肠侧窝、闭孔窝及骶前区时，应特别谨慎、仔细，以免损伤静脉丛。尤其是骶骨区由骶前孔进入盆腔的静脉，损伤后回缩至骶前孔时，止血更加困难。

输尿管血供及其保护

输尿管组织结构分为黏膜、肌肉和筋膜3层。由肾动脉、腹主动脉、骶中动脉、卵巢动脉、髂总动脉、髂内动脉、膀胱上下动脉及子宫动脉的分支，在其筋膜周围吻合形成丰富的血管网，营养输尿管。

由于输尿管有多重血供及良好的侧支循环，是保护输尿管盆腔段避免于根治性子宫切除术后发生缺血坏死的解剖学基础。输尿管上段血供来自肾动脉和卵巢动脉，其分支到达输尿管筋膜形成纵行的动脉链，并与相应的静脉形成筋膜内丰富的血管网，保障输尿管全层的血供。输尿管进入盆腔后沿途接受子宫动脉、阴道动脉、痔中动脉和膀胱动脉血供，手术时要保护这些血管网，切忌损伤输尿管筋膜，防止术后发生输尿管瘘。

宫颈癌淋巴转移的解剖途径

盆腔淋巴解剖存在多种变异，但一般在髂总、髂外和髂内血管的侧方、上方、中间及下方均有淋巴结及淋巴管分布。宫颈的淋巴引流主要有：①沿子宫动脉，横过输尿管前，进入髂外淋巴结；②沿子宫动脉，横过输尿管后进入髂内淋巴结；③沿子宫骶韧带，至骶前淋巴结；④经宫旁组织（主韧带）回流至闭孔淋巴结和髂内淋巴结，这是宫颈及阴道上部淋巴引流的主要途径。

宫颈浸润癌淋巴转移，主要是沿子宫颈旁组织中小淋巴管转移至闭孔及髂内、外血管区淋巴结，之后再转移至髂总淋巴结。晚期患者，可达腹主动脉旁，甚至上升达锁骨上或逆行转移至腹股沟淋巴结。此外，沿子宫骶韧带内的淋巴管可转移到骶前淋巴结；腹股沟淋巴转移通常发生在癌瘤侵犯到阴道下1/3的晚期患者。

手术切除的解剖学范围

子宫颈癌手术目的是广泛切除宫颈旁及阴道旁组织，包括全部切除中心病灶及其周围可能受侵犯或已受侵犯的组织。Ⅰb及Ⅱa期宫颈癌手术切除应包括广泛性全子宫切除及盆腔淋巴结切除。必须充分打开膀胱侧窝及直肠侧窝，将输尿管从宫颈膀胱韧带中完全游离出来，直至进入膀胱壁下处，靠近盆壁切断子宫骶骨韧带、主韧带及阴道旁组织；阴道壁切缘距离癌病灶边缘3 cm。同时经腹膜外或腹膜内途径，切除髂总、髂外、腹股沟深、髂内、闭孔、子宫颈旁及骶前淋巴结。

手术操作的应用解剖

施行根治性子宫切除（radical hysterectomy），在手术操作的关键步骤中，合理应用相关的临床解剖知识颇为重要，是做到手术安全、减少并发症和提高疗效的可靠保证。

子宫骶韧带的组织结构与处理

子宫骶韧带自子宫颈后上及侧方，相当于子宫颈内口处开始，向后绕过直肠两侧，呈扇形展开止于第2、3骶椎前面的骨膜，其上端可分为由疏松结缔组织构成的子宫直肠韧带和外侧沿前后方向走行的纤维组织构成子宫骶韧带。子宫直肠韧带向下移行为直肠阴道韧带。

处理子宫骶韧带时，不仅剪开直肠子宫陷凹反折腹膜，分离直肠阴道间隙，还要从子宫骶韧带内侧面分离直肠侧缘；然后分离主韧带与子宫骶韧带外侧之间的纤维，在直肠阴道间隙和直肠侧窝之间，充分暴露与宫骶韧带及其下方的直肠阴道韧带（图6-37，38）。与距离子宫颈3 cm处，由上而下分浅、深两层钳夹、切断和缝扎（图6-39）。

子宫主韧带的应用解剖及其处理方法

子宫主韧带，又称子宫颈侧韧带，近似三角形或楔形，位于阔韧带的下部，横行于子宫颈

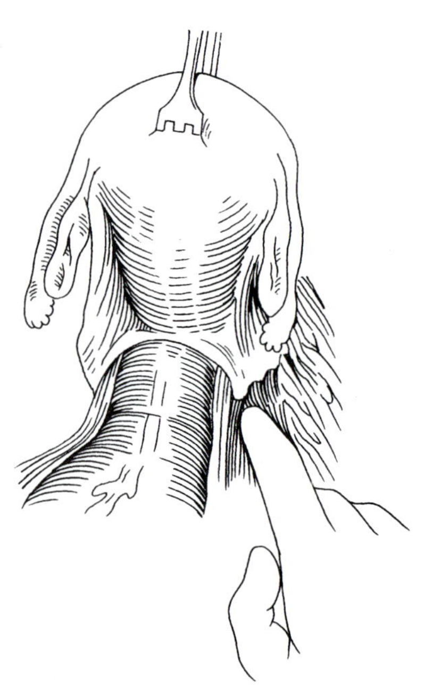

图6-37　分离直肠，显露子宫骶韧带

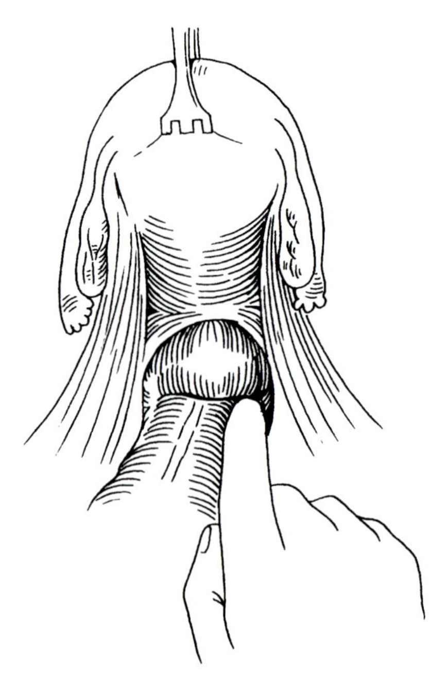

图6-38　分离直肠侧窝，显露子宫骶韧带

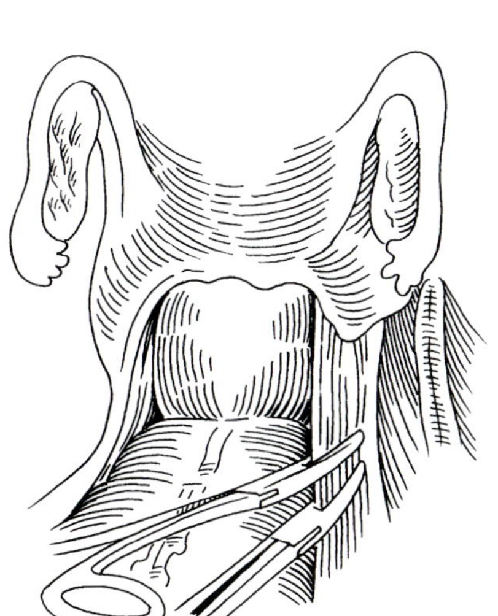

图6-39 切断、缝合子宫骶韧带

两侧与盆壁侧壁之间，为一对比较坚韧的纤维血管束。其上半部由结缔组织纤维、脂肪和血管构成，称为子宫主韧带血管部；下半部包含有从第3、4骶神经分出的副交感神经索及其伴随的坚韧结缔组织纤维束，称之子宫主韧带索状部；两者的基底部扩展附着于盆壁筋膜，此处称子宫主韧带基底部。

子宫主韧带含有来自子宫、阴道、膀胱下及直肠中动脉分支的供血，一般有3条血管并行，其中最粗的是子宫深静脉，还有比较细的子宫浅静脉和膀胱下动脉。子宫深、浅静脉注入沿盆壁向上走行的髂内静脉末端；再向下为髂内静脉的属支，即臀下静脉和阴部内静脉。

在处理子宫主韧带时，必须先正确分离展开膀胱侧窝和直肠侧窝，充分暴露子宫主韧带及构成主韧带的一部分副交感神经索。注意分离和保存次神经束，以免术后膀胱麻痹和功能不全。继以食指往下插入膀胱侧窝，无阻力可达盆底（图6-40）；再将手指从子宫主韧带下面向后轻轻穿出（图6-41）。如遇阻力，可剪开主韧带下方的隔膜，或稍改变手指的方向穿出。若仍有困难，应停止操作，充分暴露主韧带后直接钳夹、断扎，千万不可用力猛顶，以免撕伤盆底静脉，引起严重出血。子宫主韧带内沿有丰富的血管和淋巴组织，应靠近盆壁处切除，以保证手术效果（图6-42）。

输尿管隧道部的解剖关系及处理

所谓输尿管隧道，系指输尿管进入膀胱前的最末一段，包埋于膀胱宫颈韧带浅（前）层和深（后）层组织内的间隙，其前后壁均有阴道静脉丛穿行，分离时稍有不慎，微小的损伤即可造成严重的出血，故应谨慎、细心地操作。

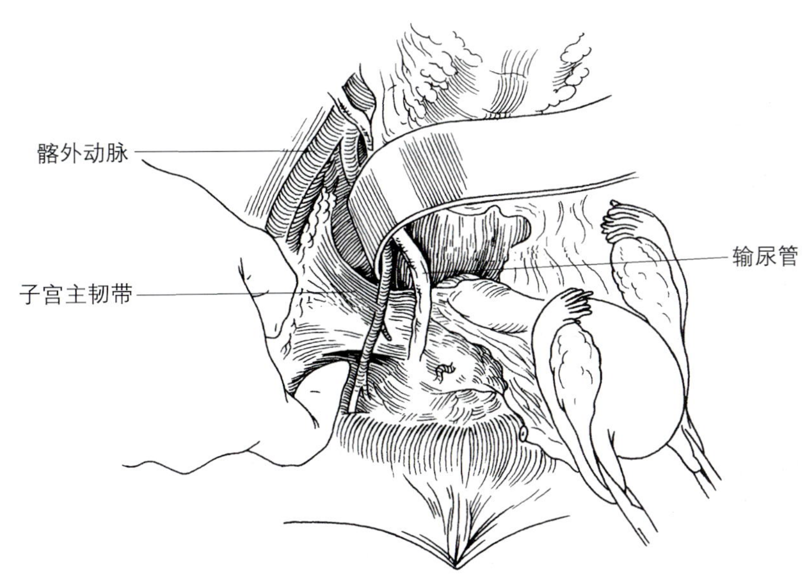

图6-40 手指分离插入膀胱侧窝，直达盆底

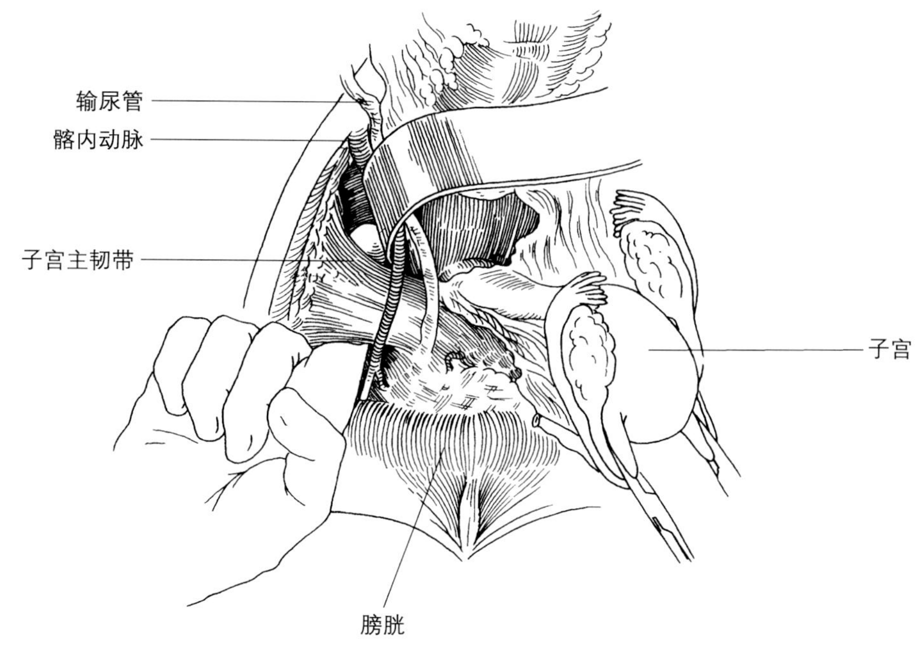

图6-41　手指达盆底后转变方向，向后穿出至子宫主韧带后面

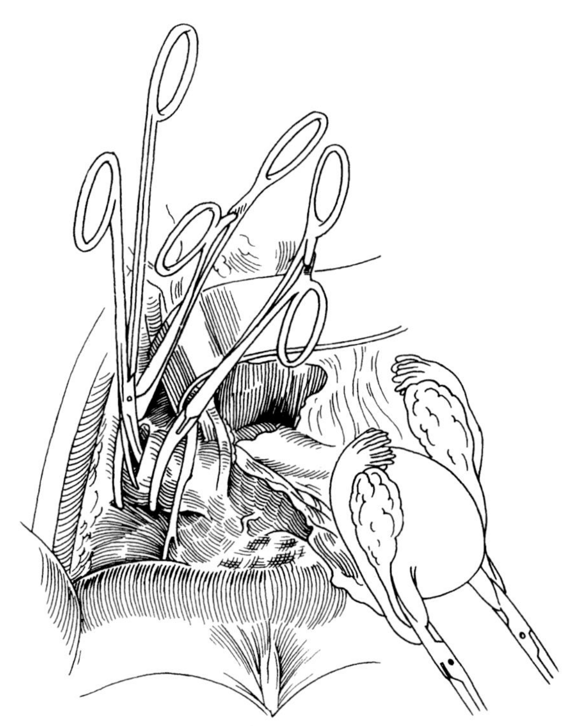

图6-42　靠近盆壁处钳夹、断扎子宫主韧带

1. 游离输尿管隧道入口部　从子宫骶韧带外侧向前分离输尿管至“隧道”入口处，向内上方牵拉子宫动脉断端，将其翻向输尿管内侧，注意勿损伤输尿管筋膜。

2. 处理膀胱宫颈韧带前层（前叶）　用食指尖或胆管钳从隧道入口开始，沿输尿管上方插入隧道内，一次或两次贯穿或直接钳夹、切断（图6-43），暴露输尿管末段进入膀胱部的走行（图6-44）。

3. 处理膀胱宫颈韧带后层（后叶）　前层切开后，可见由膀胱壁、输尿管和阴道壁构成的凹陷三角区，必须谨慎分离此处的解剖关系，锐性分离输尿管内侧疏松结缔组织，将输尿管从隧道内完整解剖出来，并将其推向外侧方。然后用弯钳分离膀胱宫颈韧带后层与阴道旁组织之间隙，靠近膀胱一侧钳夹、切断。此处注意避免损伤膀胱壁及阴道旁组织内的血管。

阴道旁组织结构及处理

阴道旁组织为上至子宫主韧带，下至盆膈，构成阴道侧壁的结缔组织，其中含有丰富的阴道静脉丛及阴道动脉；在肛门附近，其后方与直肠周围静脉丛、前方与膀胱颈周围静脉丛吻合。

子宫主韧带切断后，向耻骨方向拉开输尿

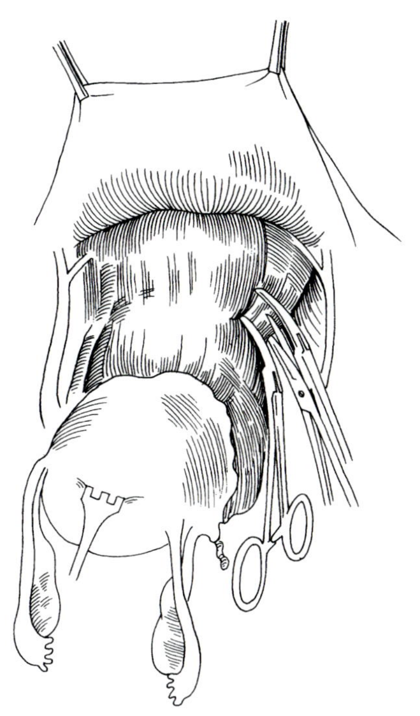
图6-43　分离切断子宫膀胱韧带前层

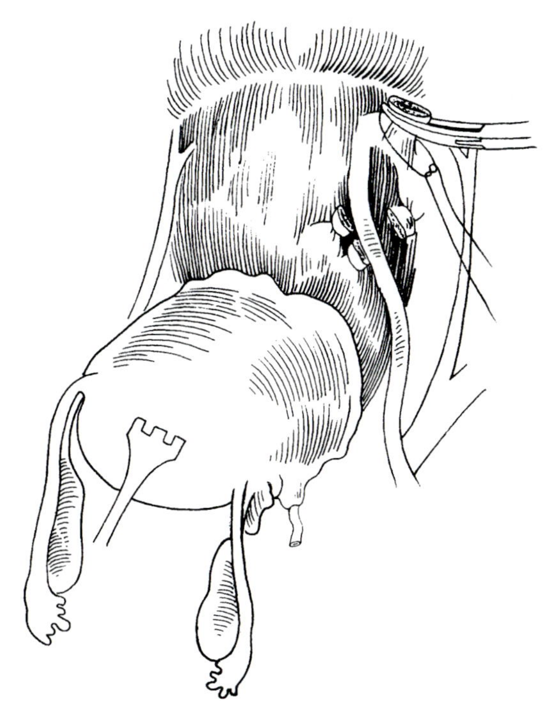
图6-44　切断前层，可见输尿管走行

管和膀胱，向对侧牵引子宫，即可暴露阴道旁组织，于子宫颈癌浸润灶以下3 cm水平，钳夹、切断、结扎。

■ 腹膜外盆腔淋巴结切除术的应用解剖

盆腔淋巴结的解剖位置

盆腔淋巴结及淋巴管是沿血管的走行而分布和命名的，各组织淋巴结的位置如下。

1. 髂总淋巴结　位于髂总动脉、静脉的外侧、内侧及后方，收集来自髂内、外淋巴结的输出淋巴管，注入腰淋巴结，最后在第2腰椎部注入胸导管或乳糜池。

2. 髂外淋巴结　位于髂外动、静脉的外侧，收集来宫旁及腹股沟深淋巴结的输出淋巴管，其输出淋巴管注入髂总淋巴结。

3. 髂内淋巴结　位于髂外动、静脉于髂内动、静脉之间的血管三角部及髂内动、静脉的内侧，收集来自子宫旁及闭孔淋巴结的淋巴管，其输出淋巴管注入髂总淋巴结。

4. 闭孔淋巴结　位于盆侧闭膜管内口处，并靠近闭孔神经，收集来自子宫旁及腹股沟深淋巴结的淋巴管，其输出淋巴管注入髂内淋巴结。

5. 腹股沟深淋巴结　位于髂外动、静脉最下端的内外两侧，收集来自子宫体部的淋巴结，经子宫圆韧带及腹股沟浅淋巴结，其输出淋巴管注入髂外及闭孔淋巴结。

6. 骶淋巴结　位于直肠两侧及骶骨前面，收集来自子宫颈、阴道后壁及直肠的淋巴管，其输出淋巴管注入髂总淋巴结。

7. 子宫旁淋巴结　位于子宫动脉与输尿管交叉部（包括子宫主韧带淋巴结），收集来自子宫颈及阴道上1/3的淋巴管，其输出淋巴管注入闭孔及髂内淋巴结。

正常的淋巴结呈球形或椭圆形，大小各异，长径为0.1~0.2 cm，各组淋巴结的数目不等。多数淋巴结包埋于脂肪组织中，手术时应连同脂肪组织一起彻底清除；子宫颈癌以髂内、闭孔及子宫旁等淋巴结的转移发生较早。

手术操作的解剖要点

1. 腹膜外盆腔间隙　用鼠齿钳提取腹直肌前鞘切口边缘，于侧腹膜与腹壁之间用手指钝性分离（图6-45），将腹壁下动、静脉保持与腹壁相连，于膀胱侧窝脂肪堆处分离腹膜外腔，向外下方分离至腹股沟管内口处，暴露子宫圆韧带腹膜外部分（图6-46），予以切断、结扎；然后将腹膜向内上方推开，暴露盆底大血管（骶总动脉下段及髂内、外动脉）和腰大肌。

2. 盆腔淋巴结切除的顺序　盆腔淋巴结存在于血管周围的脂肪组织内，所以按血管走行的方向，分离血管周围的脂肪组织，将其与淋巴结一并切除。一般从髂总动脉下段开始，自上而下，由外向内的顺序进行，包括髂总动脉下段的淋巴结、髂外淋巴结、腹股沟深淋巴结、闭孔淋巴结、髂内淋巴结及子宫旁淋巴结等。

3. 手术操作时注意解剖标志

（1）清除髂外淋巴结组织时，一般从髂总动脉下段外侧的腰大肌开始，由外向内，由上而下进行，注意不要损伤腰大肌内侧距髂总动脉很近的生殖股神经（图6-47）。它来自腰丛，分布于股三角及大阴唇的皮肤。

（2）腹股沟深淋巴结位于髂外血管最下端，此处有1~2个较大的淋巴结，称之为Cloquet淋巴结，其下方有旋髂深静脉（图6-48）。切除此处淋巴结时，应注意结扎下部和外侧的淋巴管断端，以减少术后淋巴囊肿的发生。

（3）切除闭孔淋巴结时，应注意避免损伤闭孔神经、髂内静脉和盆底的静脉丛。一般沿髂外静脉内侧进入闭膜管内口，分离闭孔周围的脂肪及淋巴结，然后自髂内动脉起点向下清扫，上下汇合切除整块淋巴组织。

（4）子宫动脉为髂内动脉前干的一个分支，其内下方有输尿管通过，于起始部分离周围结缔组织后切断、结扎子宫动脉。

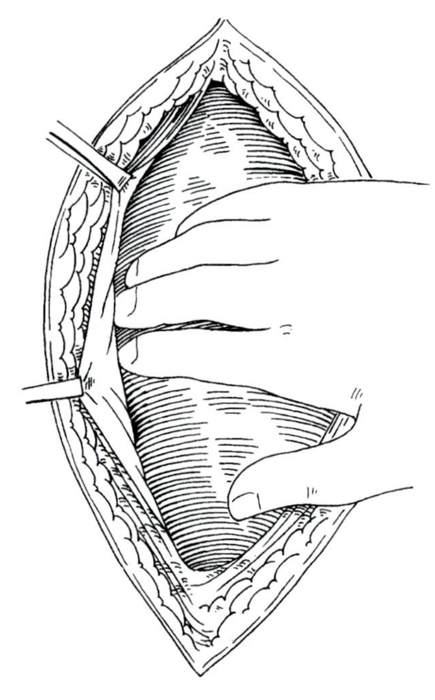

图6-45　分离腹膜外间隙

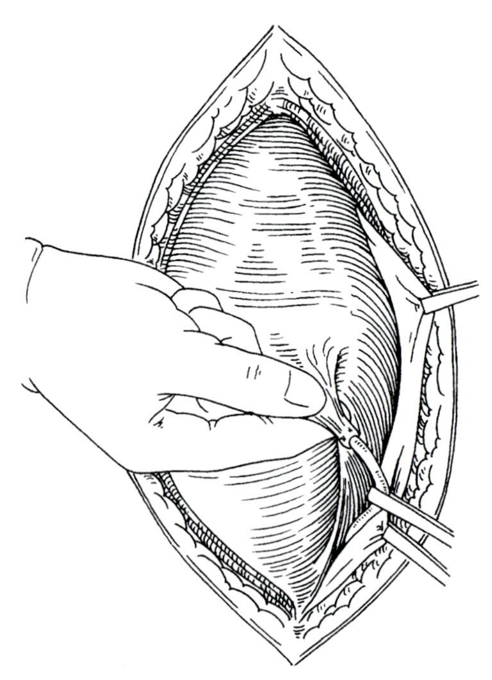

图6-46　显露子宫圆韧带腹膜外部分

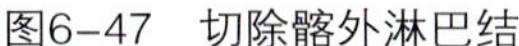

图6-47 切除髂外淋巴结

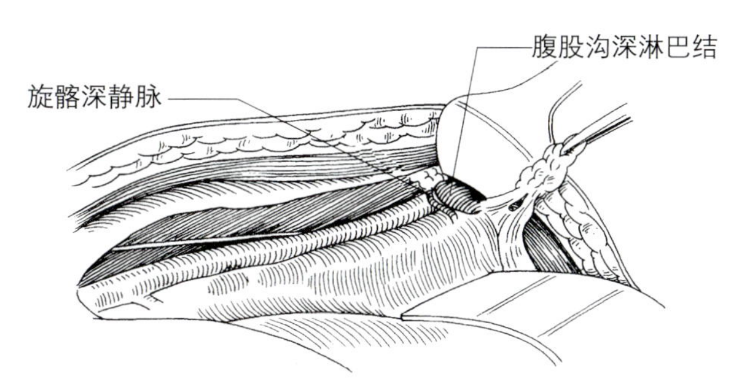

图6-48 切除腹股沟深淋巴结

（汤春生 韦德英）

附：子宫颈残端癌根治术的应用解剖

子宫颈残端癌（stump carcinoma of the cervix）是指次全子宫切除术2年后，在残留的子宫颈上发现癌者。文献报道发生率为0.4%~1.9%。

1．次全子宫切除术后盆腔解剖关系的改变 次全子宫切除亦称阴道上子宫切除，是自子宫峡部或其稍上方切除子宫体。由于手术不需要切断结扎子宫动脉下行支，从而保留了子宫颈的血液供应及生理功能；因子宫圆韧带、骨盆漏斗韧带及子宫动脉上行支已被切断结扎，术后盆腔内血液循环及解剖关系发生某些改变，如直肠与膀胱直接靠近并粘连于子宫颈残端上；子宫动脉上行支血供断绝，与卵巢、输卵管的侧支循环停止；以及子宫颈癌肿容易延及子宫颈管侵蚀到残端，甚至邻近的脏器，失去手术机会。

2. 手术操作的解剖要点 由于上述解剖关系的改变，给子宫颈残端癌手术或腔内放疗均带来一定的困难，施行根治性手术时，必须熟练掌握以下解剖要点。

（1）正确认识和分离膀胱、直肠粘连。于宫颈残端上的腹膜反折，并剪开两侧腹膜，锐性分离膀胱宫颈间隙和直肠阴道间隙。

（2）分离直肠侧窝时，必须将附着于后腹膜上的输尿管下段游离并向外侧推开；遇有粘连时，用剪刀锐性分离，注意输尿管走行有无移位或扭曲。

（3）处理输尿管隧道时，可能遇到局部粘连，应先充分分离推开膀胱和看清输尿管的隧道入口，避免损伤。

（4）完全打开输尿管隧道，切断缝扎膀胱宫颈韧带前后叶，游离输尿管下段至进入膀胱壁处，充分暴露切除子宫主韧带及阴道旁组织，以保证手术的彻底性。

（汤春生 韦德英）

保留盆腔自主神经的宫颈癌根治术相关解剖

宫颈癌的手术治疗是最经典的肿瘤治疗措施，而公认的第一例真正意义的腹式根治性子宫切除术是由奥地利的妇科医生Ernst Wertheim于1898完成的，并且首先提出对于宫颈癌患者应该在切除子宫的同时切除宫旁组织和盆腔淋巴结，这才是真正意义的腹式根治性子宫切除术。由于他在其一生中共完成了超过1300例的根治性子宫切除手术，并且对于此术式的推广和发展做出了巨大贡献，后来为了纪念他将此术式命名为Wertheim手术，这是经典的手术，是经典中的经典。以后的无数次改良均是在此基础上进行发展的。

对于宫颈癌手术来讲，历经无数次的改良，而其中最重要的几次改良还是值得一提的。首先，最值得提及的是另外一位奥地利妇产科医生Wilhelm Latzko，他首先提出了3个韧带和2个窝的结构理论，即膀胱侧窝和直肠侧窝的概念，而通过这两个窝，将盆腔内子宫侧方的基本结构分为前、中、后3个部分，前部主要是宫颈旁组织，包括膀胱宫颈韧带和阴道旁组织，中部为主韧带，并且将膀胱侧窝和直肠侧窝完全分开，而后部则主要是宫底韧带。应该说当年他提出的解剖学结构特点到目前仍然沿用。其次，来自日本的妇产科医生Okabayashi对于根治性子宫切除术又进行了一次更加重要的改良，而在此之前人们在处理膀胱宫颈韧带的时候如同走入了泥泞的沼泽当中，是他创造性地将膀胱宫颈韧带分为前后叶两个部分，分别予以处理。他对手术的方法学以及以后手术的进步做出了巨大贡献，应该说到现在为止我们仍然沿用他当年的理论和技巧来处理膀胱宫颈韧带。最后，应该说距离目前最近的并且十分重要的一次改良是由来自美国的妇产科医生Joe Vincent Meigs完成的，他在20世纪40年代就提出了根治性子宫切除术应该切除全部的宫旁组织，尽可能彻底地切除盆腔淋巴结，并且特别强调手术的解剖学和方法学。最值得一提的是，那时他报道的手术治疗宫颈癌的结果已经相当可观了，即5年生存率已经达到75%，而手术相关死亡率仅为1%。要知道那是纯粹手术的结果，而不是目前对于那些有高危因素的患者辅助以放疗或放化疗的结果，换句话来讲，自那时起对于本术式的改良都没能明显提高手术治疗宫颈癌的生存率，任何对于宫颈癌手术方法的改进并没有特别显著地提高宫颈癌患者的生存率。

保留盆腔自主神经的理论是由日本学者首先提出来的，之所以这样是因为冈林式手术特别强调根治性子宫切除术时宫旁组织的彻底切除，而早期的很多学者认为盆腔的自主神经恰恰可能存在于主韧带中，因此手术势必会导致盆腔自主神经的损伤，继而导致膀胱功能、结直肠功能以及性功能的严重受损，甚至在宫颈癌根治性子宫切除术的患者术中同时进行膀胱造瘘术已经成为当时的常规。正因为如此，日本的学者很早就提出应该改变手术方式以减少手术对于神经的影响，进一步改善宫颈癌患者术后的生活质量。于是著名的东京术式就诞生了，而东京术式的精髓恰恰就是开始尝试对于盆腔自主神经的保护。简单地说，就是在处理主韧带的时候，将子宫向对侧牵拉，并且通过拇指和食指对于主韧带主体的仔细触摸来粗略辨别韧带内的成分，尤其是神经的成分，即主韧带的表浅部分或主韧带的绝大部分比较柔软，这些恰为韧带的主体，里面主要的成分是血管、淋巴管、纤维组织和脂肪组织，而主韧带的最底部或其最深的部分可能存在神经纤维组织，而此处重要的解剖结构就是子宫深静脉，其下方存在成束的较坚韧的组织，而这些坚韧的组织就是神经。手术的具体方法就是用拇指和食指仔细触摸主韧带，仔细感受主韧带主体的最下方较坚韧的条索状组织，那就是神经结构，常用的操作手段就是用直角钳从子宫深静脉下方或神经的上方穿过，将神经以上的主韧带贴近盆壁切断，这样大部分的神经就得以保留，术后排尿的情况也相应得到改善，这就是所谓的东京术式（图6-49，50）。应该说东京术式已经明显减少了宫颈癌术后患者膀胱功能障碍的发生，它是最早保留神经的术式，也是现代保留神经手术的雏形。后来日本学者陆续进行了一些具有开创性

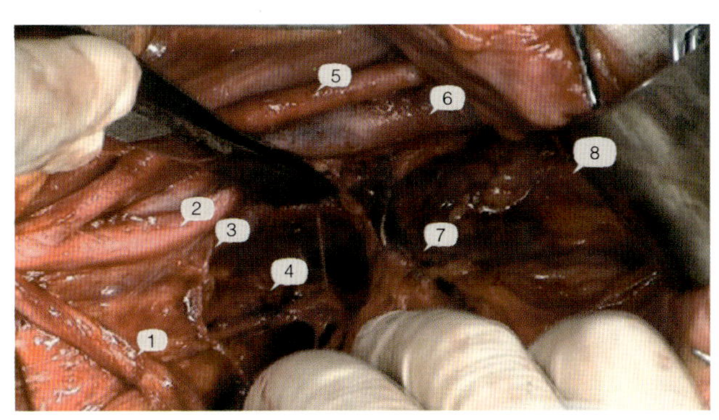

1.输尿管；2.髂内动脉；3.髂内静脉；4.直肠侧窝；5.髂外动脉；6.髂外静脉；7.主韧带；8.膀胱侧窝。

图6-49　东京术式（1）

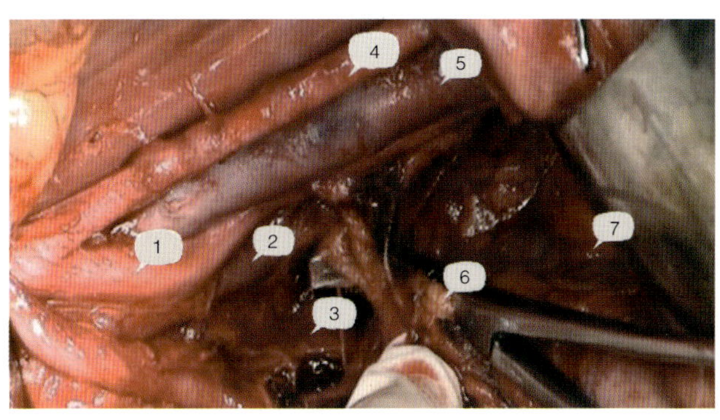

1.髂内动脉；2.髂内静脉；3.直肠侧窝；4.髂外动脉；5.髂外静脉；6.主韧带；7.膀胱侧窝。

图6-50　东京术式（2）

的且十分有意义的研究，并且在1991年首先提出将这个术式命名为保留神经的根治性子宫切除术（nerve sparing radical hysterectomy，NSRH）。随后各国的学者对于NSRH也进行了更加广泛、深入的研究，逐渐明确了盆腔的自主神经主要包括交感神经（sympathetic nerve）和副交感神经（parasympathetic nerve），而前者主要由腹主动脉侧方的腰内脏神经（lumbar splanchnic nerve）发出并且向腹主动脉前方汇聚成的腹主动脉丛（aortic plexus）（图6-51），这些神经沿着腹主动脉前方下行，通过髂总动脉分叉形成了上腹下神经（superior hypogastric nerve），随后逐渐沿着直肠两侧的子宫骶韧带外侧下行形成了腹下神经（hypogastric nerve），在相当于阴道旁与起源于$S_{2\sim4}$的副交感神经盆腔内脏神经（pelvic splachnic nerve）相汇合形成了支配盆腔器官的下腹下神经（inferior hypogastric nerve），最终支配膀胱、阴道和直肠的功能（图6-52）。

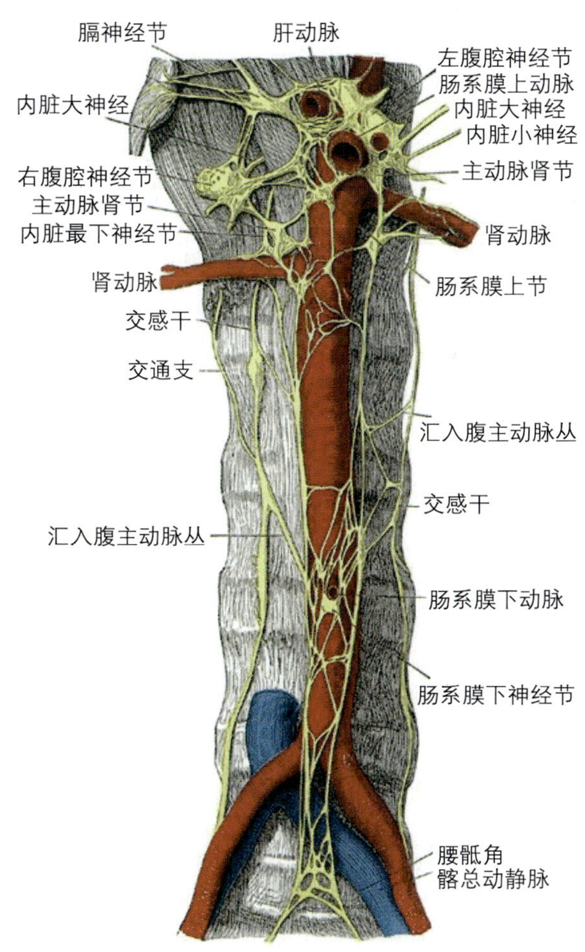

图6-51　腹主动脉丛

■ 盆腔自主神经的解剖和生理

实际上，是外科大夫最早认识了盆腔自主神经的解剖结构。在进行结直肠癌的手术、睾丸肿瘤的手术以及前列腺癌的手术时，常伴有术后较高比例的阳痿发生率，后来很多学者发现在切除腹主动脉旁淋巴结和切除直肠及乙状结肠系膜的

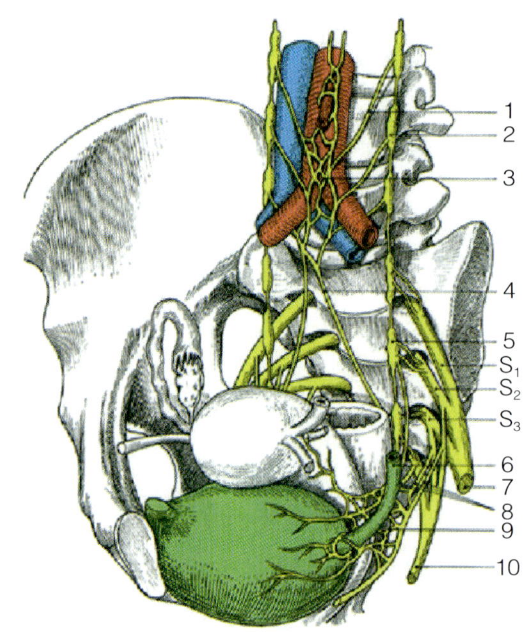

1.腰内脏神经；2.腰交感神经节；3.上腹下丛；4.腹下丛；5.盆腔交感神经节；6.输尿管；7.坐骨神经；8.盆腔内脏神经；9.下腹下丛（盆丛）；10.阴部神经。

图6-52　盆腔器官的神经支配

时候，尤其是接近盆壁的部位，有可能会损伤一些盆腔的自主神经，且在男性患者中尤其突出。后来随着研究的深入，盆腔局部的神经解剖和结构也逐渐变得更加清晰，并且逐渐发现在腹主动脉以及下腔静脉的前方有一束很重要的神经纤维，而这些神经纤维主要是来自肠系膜下动脉的外上侧，经过肠系膜下动脉后就很快汇聚于腹主动脉的前方，如果这一束神经在手术当中发生意外的损伤，将有可能导致患者术后发生阳痿（图6-53）。而对于女性患者来讲，似乎不会出现这个问题，甚至很多人还庆幸手术的患者是女性。但是随着认识的深入，逐渐发现女性患者在手术中如果这部分神经意外地损伤，将会导致患者发生较高比例的尿失禁，即使不发生尿失禁，仔细询问患者后发现多数患者夜间常常会有多次起夜，这实际也是变相的尿失禁。多数妇产科大夫并不关注这个问题，他们更加关注患者的排尿情况，更加关注患者几天拔尿管。实际上对于患者来说，尿失禁带来的痛苦远远超过我们更加关注的排尿情况以及术后拔除尿管的时间。

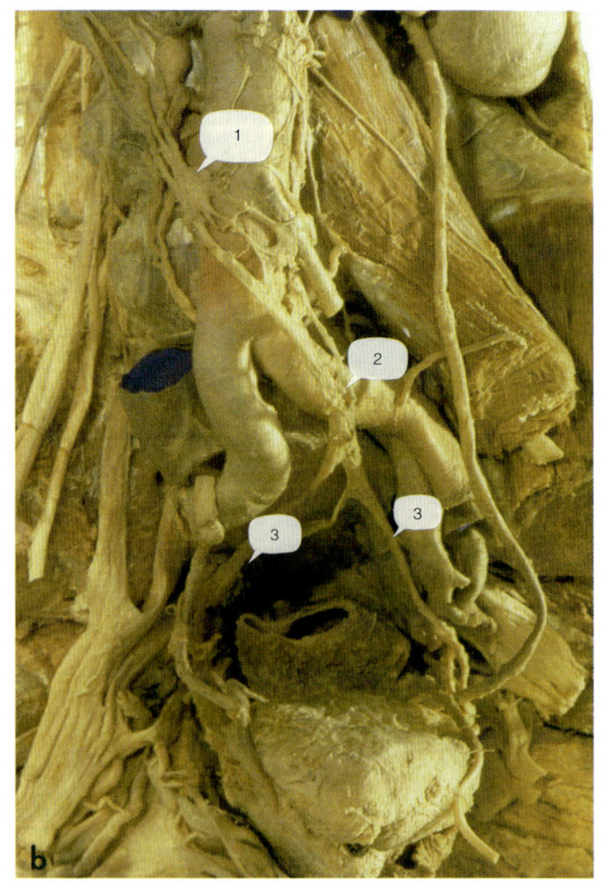

1.腹主动脉丛；2.上腹下丛；3.腹下丛。

图6-53　自主神经（英国皇家外科学院）

经过许多学者的潜心研究，尤其是通过尸检自主神经的研究，对于盆腔自主神经解剖结构的认识也变得逐渐清晰了，尤其是很多学者的手术实践，逐渐使人们更加清楚地认识了盆腔自主神经的精细解剖（见图6-51~53）。

神经系统包括中枢神经和周围神经，周围神经系统包括躯体神经和自主神经。

腰内脏神经

经过研究发现在腹主动脉表面实际存在着大量的、细长的神经纤维，而这些神经纤维多数是来自于腰内脏神经及腰交感干（主要来源于胸腰段脊髓）。这部分神经纤维紧贴着腹主动脉表面下行，而这部分神经纤维恰好和盆腔的交感神经支配有着密切的关系，这部分神经也被叫作腹主动脉丛（abdominal aortic plexus），常常把它归为肠系膜下丛（inferior mensenteric plexus），而实际上腹主动脉丛应该属于肠系膜下丛最下方或者说紧贴着子宫动脉表面的那束神经纤维，它是支配盆腔器官的交感神经的主要来源。

一般认为，宫颈癌根治性手术是需要切除盆腔淋巴结的，而2008年宫颈癌新的手术分类明确提出将宫颈癌的手术分为A、B、C、D四型，而根治性子宫切除术为C型手术，对于这个类型的手术需要淋巴结切除，和以往的手术分类如PIVER分类不同，首次将淋巴结切除的手术质量进行的划分和规定，即仅切除盆腔淋巴结成为水平1，仅切除盆腔淋巴结并且达到髂总血管水平的称为水平2，当淋巴结切除达到肠系膜下动脉水平时称为水平3，而当淋巴结切除水平达到肾血管水平时则称为水平4。对于多数宫颈癌的手术来说，应该说水平3已经足够了。那么按照这个标准进行手术时，尤其是进行腹主动脉旁淋巴结切除的时候，势必会导致腹主动脉以及下腔静脉表面的腹主动脉丛损伤，进而导致患者术后控尿功能障碍，极大地影响患者的生活质量。而这种情况对男性患者影响尤为突出，因为这部分神经恰恰是支配阴茎勃起功能的神经，所以在男性患者中手术后通常会表现为阳痿。这也正是在保留神经的研究中外科医生和泌尿外科医生投入更多的精力的原因。

上腹下神经

腹主动脉表面的这束神经会沿着腹主动脉表面下行，而在此期间仍然有部分来源于腰交感干的神经纤维不断汇入，此束神经纤维经过腹主动脉的分叉或骶前部分时则改名为上腹下神经（superior hypogastric nerve）或上腹下丛，是属于交感神经。应该说上腹下丛的神经纤维主要是腹主动脉丛神经纤维的延续，它并不是一组新的神经纤维，而是同一束神经纤维在不同阶段的不同称呼罢了（见图6-52，53）。

腹下神经

而这束神经纤维继续向下延伸，经过宫骶韧带的外侧和输尿管的下方下行，而这部分神经通常称为腹下神经或腹下丛，属于交感神经。应该说腹下神经是一束纵行的神经纤维，它主要来自上腹下丛的神经纤维，它实际上是和输尿管在一个纵向的平面当中，这部分神经表浅部分直接进入膀胱，参与膀胱功能的支配；而深部的神经纤维和来自主韧带下方的盆腔内脏神经相汇合，组成十分重要的神经纤维，叫作下腹下丛，也叫盆丛。而盆丛则是支配盆腔内脏器官的最重要的神经（见图6-52，53）。

盆腔内脏神经

盆腔内脏神经（pelvic splanchnic nerve）是支配盆腔器官副交感神经的主要来源，它的位置比较隐蔽，主要来源于S_{2-4}，是属于短而细的自主神经，这些神经自骶神经分出之后，即沿着盆壁向内侧走行（图6-54）。

要透彻地了解盆腔内脏神经的位置，必须首先知道主韧带的解剖结构。主韧带主要位于子宫的两侧，盆腔的中部，其前方为膀胱侧窝，后方为直肠侧窝，内侧为子宫的下段外侧，外侧为髂内动静脉，也就是直肠侧窝和膀胱侧窝之间。主韧带的主体结构由浅入深依次为子宫动脉、子宫浅静脉、子宫深静脉和盆腔内脏神经（图6-55~59）。这些结构基本上被盆腔侧方的纤维结缔组织以及脂肪所包裹，形状如韧带，因此早期称为主韧带。但是随着对于保留神经手术的研究，发现主韧带里面基本上没有任何肌性结构，而对于没有任何肌性结构的成分被称为韧带，严格来说是错误的。在进行开放手术的时候，尤其是采用CUSA进行保留神经的手术时，由于这个设备可以很好地将血管和神经保留下来，同时还会将其他的组织经过超声乳化并且吸走（图6-60）。

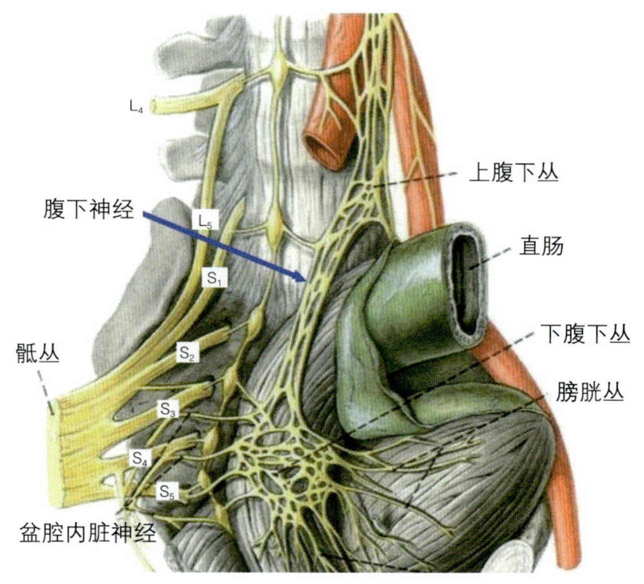

图6-54　盆腔内脏神经

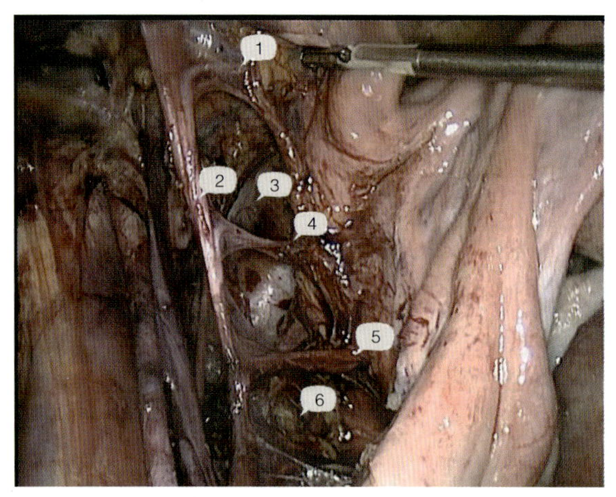
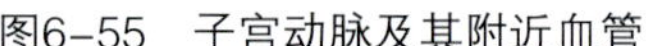
1.膀胱上动脉；2.髂内动脉；3.膀胱侧窝；4.膀胱下动脉；5.子宫动脉；6.直肠侧窝。

图6-55　子宫动脉及其附近血管

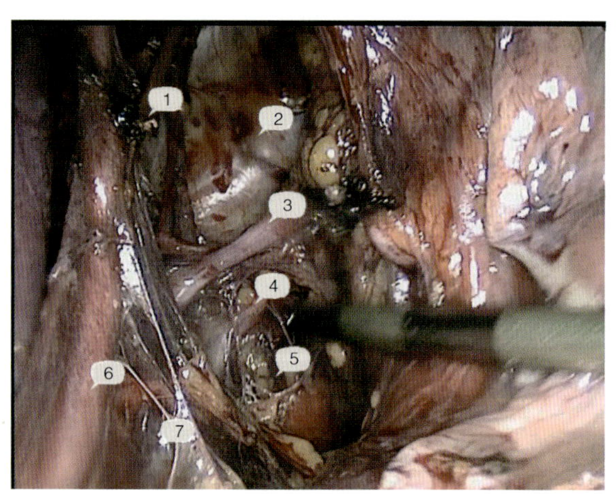
1.子宫动脉断端；2.膀胱侧窝；3.子宫浅静脉；4.子宫深静脉；5.直肠侧窝；6.髂内动脉；7.髂内静脉。

图6-56　子宫动脉

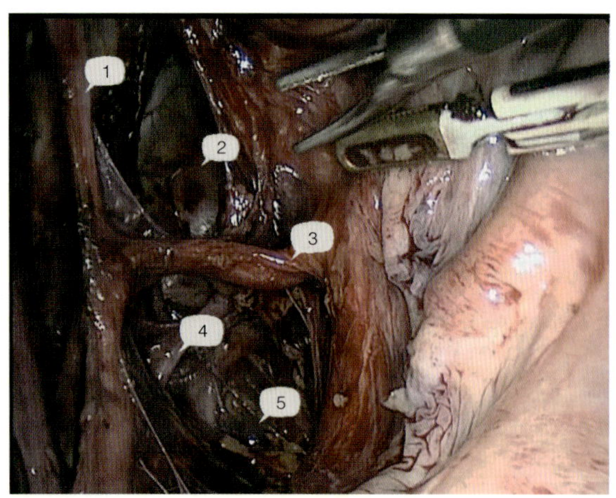
1.髂内动脉；2.膀胱侧窝；3.子宫动脉；4.子宫浅静脉；5.直肠侧窝。

图6-57　子宫浅静脉

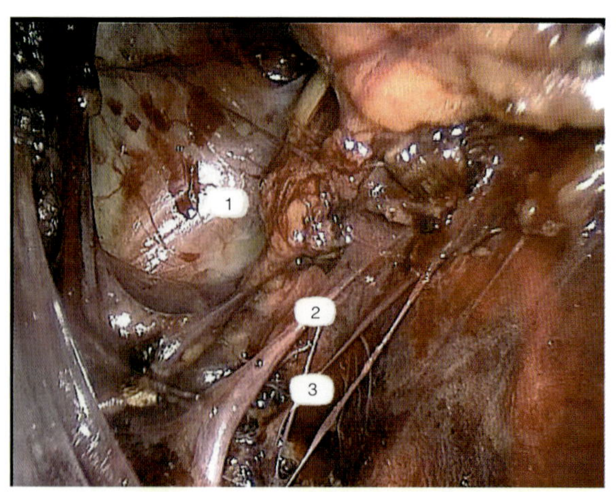
1.膀胱侧窝；2.子宫深静脉；3.盆腔内脏神经。

图6-58　子宫深静脉

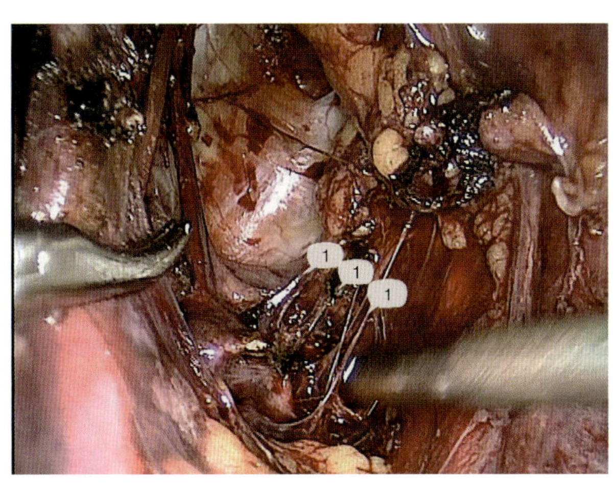

1.盆腔内脏神经。

图6-59　盆腔内脏神经

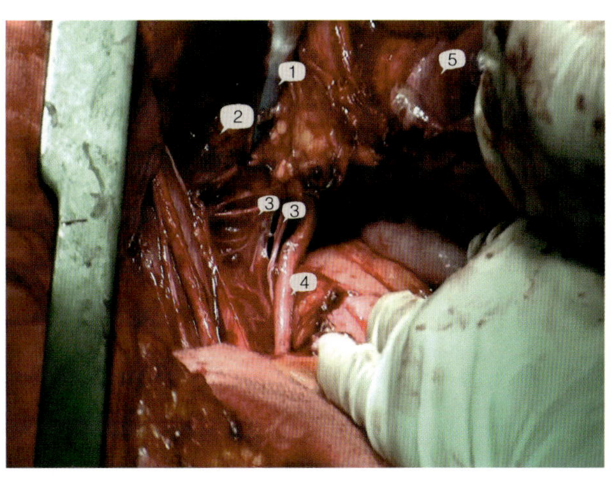

1.CUSA；2.膀胱侧窝；3.神经；4.输尿管；5.子宫。

图6-60　使用CUSA协助NSRH

通过CUSA这种超声吸引器的使用，了解到主韧带的结构主要包括神经、血管、纤维结缔组织以及脂肪组织。早期日本学者将主韧带分为血管部和神经部，主要的原因是对于主韧带结构逐渐认识的结果，发现其上半部分主要是以血管、神经脂肪和纤维结缔组织组成的，但是上半部分主韧带中血管是主要成分，当然神经并不是十分丰富；而下半部分是以神经为主，其他组织相对较少。而血管部和神经部的主要划分界限是子宫深静脉。根据这个观点以及实际情况的可操作性，日本学者很早就将主韧带分为血管部和神经部。在进行根治性子宫切除术时，切除血管，保留神经，可以使得这个手术仅损伤少部分盆腔内脏神经，而对术后患者的排尿功能的影响大幅度地减小。当然，这只是在保留神经手术研究的初期经验（图6-61）。

实际上，目前认为并没有一个截然的界限可以将血管部和神经部完全分开，也就是说血管部里是存在大量神经的，而神经部也是存在着不少的血管，仅通过保留神经部切除血管部来进行手术，相当部分的患者并不能获得足够好的结果，但是从临床的可操作性来看，这样的做法似乎简化了手术的操作。水刀是一个先进的新手术器械，它可以对精细的神经结构进行分离，同时又不具备热辐射，能够最大限度地减少操作对神经的损伤，保护神经的结构和功能，并且在使用水刀的实践当中，也逐渐加深了对神经精细解剖的认识（图6-62~64）。

下腹下神经

下腹下神经也叫盆丛，就是由腹下神经与盆腔内脏神经汇合而形成的，并且进一步形成膀胱丛、阴道丛和直肠丛，分别支配膀胱、阴道和直肠的功能（图6-52）。

实际上下腹下神经主要分为两部分，一部分是下腹下神经的浅层，它主要来源于腹下神经浅层的神经纤维，这些神经纤维主要是交感神经，而腹下神经的深层神经纤维主要是和来自S_2~S_4的盆腔内脏神经纤维会合，并且形成新的神经。所以说在手术中，既要保留沿着腹下神经下行直至膀胱的神经纤维，也要保留腹下神经与盆腔内脏神经汇合后形成的新神经（图6-65）。

目前基本上认为膀胱宫颈韧带的浅层是没有神经分布的，也就是说下腹下神经或盆丛主要是位于膀胱宫颈韧带或膀胱子宫韧带的深层。如前所述，这部分神经是纵行排列的，最浅层为来自腹下神经的交感神经纤维，而深层为腹下神经与盆腔内脏神经汇合之后形成的神经纤维，这部分神经纤

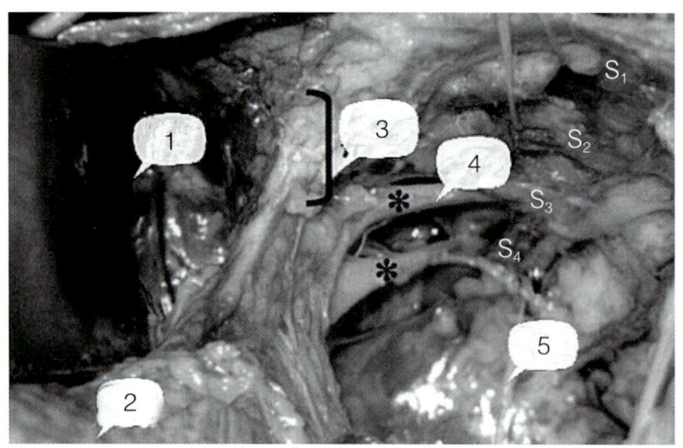

1.膀胱侧窝；2.子宫；3.血管部；4.神经部；5.直肠侧窝。

图6-61　主韧带的血管部和神经部（尸检）

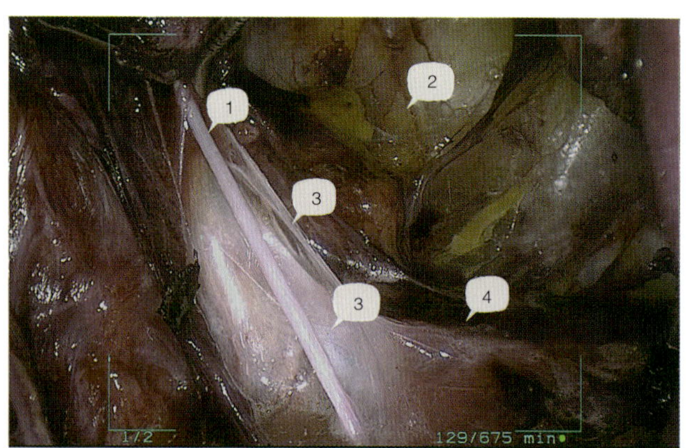

1.子宫浅静脉；2.膀胱侧窝；3.盆腔内脏神经；4.主韧带。

图6-62　主韧带中子宫浅静脉和神经

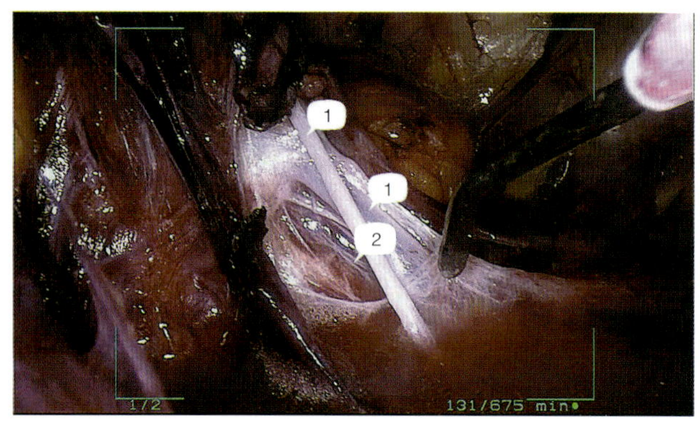

1.子宫浅静脉；2.盆腔内脏神经。

图6-63　主韧带中子宫浅静脉、子宫深静脉和神经

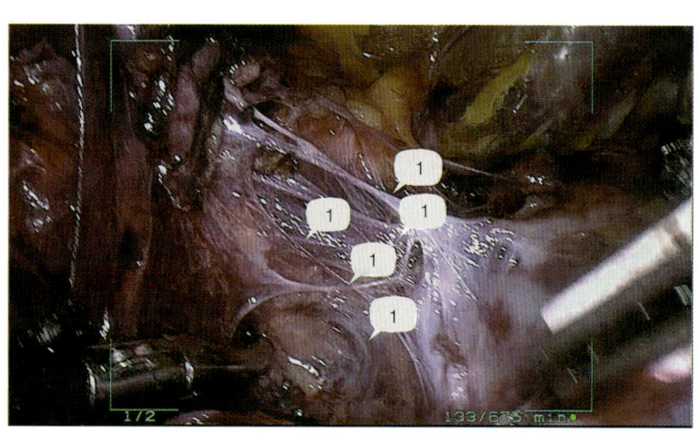

1.盆腔内脏神经。

图6-64　主韧带内的盆腔内脏神经

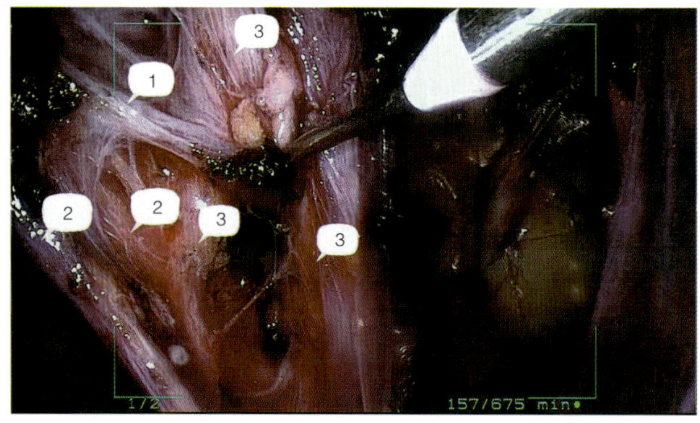

1.子宫深静脉；2.下腹下神经子宫支；3.下腹下神经。

图6-65　下腹下神经

维是由交感神经和副交感神经组成的混合神经。在实践中这种神经的交叉似乎可以发生于不同的平面上，也就是说不同组的腹下神经纤维于不同组的盆腔内脏神经纤维相会合，而组成新的神经纤维，并且分别支配膀胱、阴道和结直肠的功能。

综上所述，自腹主动脉旁到盆腔器官之间存在着大量的神经纤维，主要包括交感神经和副交感神经。以膀胱功能为例，交感神经主要是负责控尿，也就是说交感神经的功能是使逼尿肌舒张的同时又使尿道内括约肌收缩，因此它的主要作用是控尿；而副交感神经则和交感神经正好相反，即使逼尿肌收缩增加膀胱压力同时促使尿道内括约肌舒张，两者协同的结果就是排尿。而在排尿和控尿的过程中，除了交感神经和副交感神经参与这个过程以外，躯体神经也会参与其中，也就是躯体神经会支配尿道外括约肌，在膀胱压力较高时促使尿道外括约肌收缩，并且使得膀胱压力进一步升高，随后舒张，开始排尿。

躯体神经对于机体器官的支配是受我们的意识控制的，而自主神经对于器官功能的影响是不以人们的意志为转移的。经过多年的探索和研究，我们对于盆腔自主神经的生理有了比较清晰的认识。应该说，内脏器官的功能多数是受自主神经支配的，无论是交感神经还是副交感神经，两组神经互相配合，而达到器官功能的协调。任何一组神经受损，都会导致相应功能的变化。总体上来说，交感神经支配器官的功能，可以简化为飞翔和战斗等更加主动的功能，而副交感神经支配器官的表现主要是休息和消化的功能。对于盆腔器官来说，以膀胱功能为例，交感神经主要是负责膀胱的控尿，也就是它舒张逼尿肌同时收缩尿道内括约肌。而副交感神经则恰恰相反，它的作用是使逼尿肌收缩的同时尿道内括约肌舒张，这样就发生了正常的排尿。

尿道外括约肌主要是由体神经来支配的。它主要表现在当膀胱压力明显增高的时候，它可以通过导致尿道外括约肌短暂的收缩，而保持对于排尿的控制力，不至于在膀胱压力较高的时候，而且环境又不允许排尿的时候保持对于排尿的控制力。而当条件允许时，保持短暂的收缩后舒张，排尿过程开始。这也就能够解释为什么宫颈癌手术后，患者在排尿以及控尿方面的异常，主要是取决于神经损伤的不同。

阴道的神经支配也是来源于交感神经和副交感神经的双重支配，通常认为交感神经支配子宫和阴道的功能方面主要表现为抑制的作用，如抑制子宫收缩和抑制生殖道局部的充血，而副交感神经则表现为促使局部充血、肿胀和阴道分泌物增加，为性交做准备。但是这两个部分绝对不是孤立存在的，两组神经应该是互相协调来支配生殖器官的。就目前的研究结果而言，对于阴道的功能以及和不同种神经支配的关系还处于初级阶段，更加清晰的结果还有待进一步研究，但是非常明确的是神经与性生活的满意程度、阴道充血、阴道分泌物、阴蒂的感觉以及性兴奋等有着密切的关系。

结直肠的功能也与神经密切相关，一般认为交感神经的作用是抑制排便，而副交感神经的作用是促进排便。正常情况下，当直肠内充满大便时，会刺激结直肠的蠕动，同时结合腹压的增加，完成排便的过程。应该说直肠腔内压力的改变是和神经有关的，而便意以及排便反射也和神经密切相关。如果神经损伤，常常导致没有正常的排便反射，患者可以每天排便无数次，即使增加腹压也很难形成有效的排便，多数的大便积存于直肠内，且多数为软便。患者通常采用定期或频繁使用泻药和润肠剂来缓解排便的问题。有关结直肠功能与神经支配的关系研究较少，对于结直肠动力学的研究也是以后研究的方向。

另外，对于盆腔局部神经精细结构研究发现，直肠的多数神经支配主要集中在直肠的末端或肛门附近，而乙状结肠却截然不同，在其系膜中存在着大量的神经分布，而这些神经纤维主要集中于膀胱支的下方。所以为了保护好支配直肠、膀胱和阴道的神经，我们在手术当中应该避免分离下腹下神经膀胱支以下的神经纤维，以最大限度地保护好下腹下神经的阴道支和膀胱支，最大限度地减少因为手术导致结直肠功能和阴道功能的影响，这样更加有利于改善根治性子宫切除术后患者的生活质量。

保留自主神经的具体措施

从2009版NCCN指南开始就提出，对于某些宫颈癌患者，在施行根治性子宫切除术时应该同时进行腹主动脉旁淋巴结切除。具体来说，下列情况建议施行腹主动脉旁淋巴结切除。①Ⅰa2期：有条件的话可以行淋巴结取样；②Ⅰb1期：有条件的话建议淋巴结取样或切除；③Ⅰb2期：建议淋巴结取样或切除；④Ⅱa1：应该施行淋巴结切除；⑤Ⅱa2期，必须切除淋巴结。

2008版的宫颈癌手术新的国际分类中宫颈癌根治性子宫切除术应该属于C型手术，而保留神经的根治性子宫切除术则属于C1型手术。新的分类首次对于宫颈癌手术中淋巴结切除的水平和彻底性进行了规定，这也是第一次提出了宫颈癌手术中淋巴结切除的质量要求，并且把宫颈癌手术中淋巴结切除的范围分为4个水平，即：①水平1：是指未达到髂总水平的盆腔淋巴结切除；②水平2：是指切除了盆腔淋巴结，并且达到髂总水平；③水平3：是指切除了盆腔淋巴结，同时也切除了腹主动脉旁淋巴结，并且达到了肠系膜下动脉水平；④水平4：是指切除了盆腔淋巴结，也切除了腹主动脉旁淋巴结，并且达到了肾血管水平。宫颈癌手术中淋巴结切除的彻底性也有规定，主要分为4个标准：随机取样；前哨淋巴结切除；仅切除增大的淋巴结；淋巴结系统切除或根治性切除或彻底切除。

腹主动脉旁淋巴结切除

除了极早期的患者，多数的宫颈癌患者手术时在条件允许的情况下需要施行腹主动脉旁淋巴结切除术，准确地说进行肠系膜下动脉水平以下的腹主动脉旁淋巴结切除（水平3）就足了。

一般来讲，腹主动脉旁淋巴结共有7组，如果将这些组淋巴结均切除干净的话，腹主动脉以及下腔静脉将与腰椎完全游离。实际上切除腹主动脉旁淋巴结时既可以从上向下的方向进行，也可以自下向上手术。前者的好处是不易损伤血管的小分支，不至于导致手术中的出血和一些小插曲。但是由于腹主动脉和下腔静脉表面神经的走行特点，这种方法手术时有时不易进行，常常会将血管表面的神经误伤，从保留神经的层面来讲，后者似乎更好些，尽管容易损伤小血管分支。因此，通常为了保护好腹主动脉表面的交感神经纤维，将淋巴结分左右两个部分分别进行手术比较好，这更有利于神经的保留。

在进行腹主动脉旁淋巴结切除的时候，首先要明确腹膜后解剖结构后再打开后腹膜，当然打开后腹膜的最佳位置应该是腹主动脉与下腔静脉的表面，沿着腹主动脉打开。由于腹主动脉和下腔静脉表面神经纤维走行的特点，最好首先从腹主动脉的分叉（右侧髂总动脉）的部位开始，由下向上，自腹主动脉右侧缘开始，由下向上，逐渐过渡到下腔静脉表面，最后达到下腔静脉的右侧腰大肌表面，将淋巴结成片切除，然后再进行左侧腹主动脉旁淋巴结切除。这样可以最大限度地减少对腹主动脉表面的腹主动脉丛的损伤以及源源不断地从两侧腰交感干发出并且逐渐汇聚入腹主动脉丛的神经纤维的损伤（图6-66~68）。

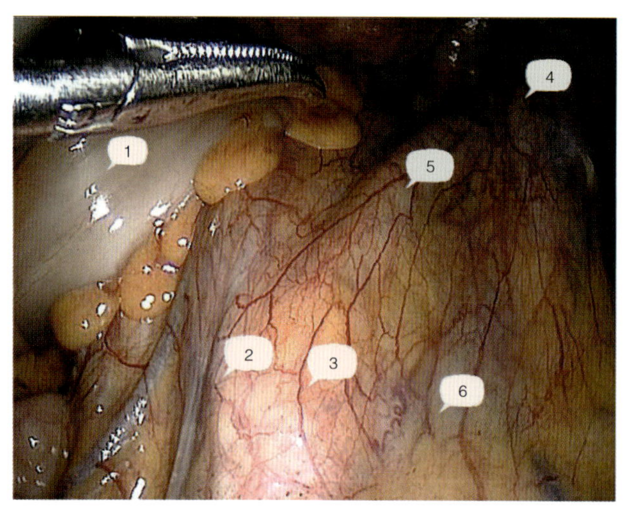

1.乙状结肠；2.肠系膜下动脉；3.腹主动脉；4.输尿管；5.右侧髂总动脉；6.下腔静脉。

图6-66　明确腹膜后解剖结构

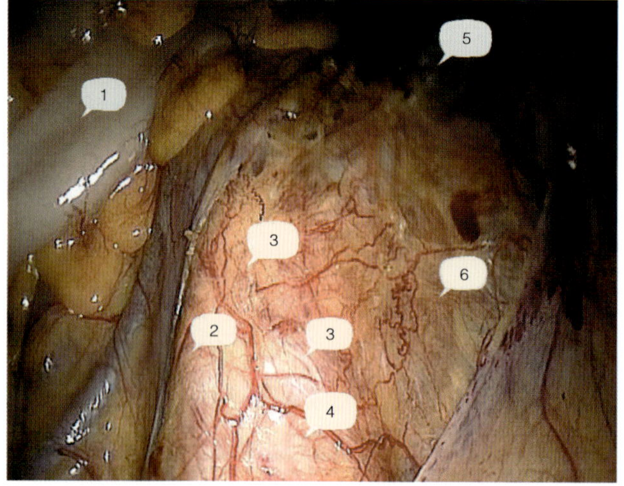

1.乙状结肠；2.肠系膜下动脉；3.腹主动脉丛；4.腹主动脉；5.髂总动脉；6.增大的淋巴结。

图6-67　打开后腹膜后显露腹膜后结构

1. 切除腹主动脉右侧的淋巴结　首先沿着腹主动脉表面（分叉部位）开始，锐性分离淋巴脂肪组织，并且沿着血管由下向上进行，此时可以发现在淋巴组织与腹主动脉之间，甚至在腹主动脉表面，有一束长长的纤维束，沿着这条长纤维束向上方斜行切除腹主动脉与下腔静脉表面的淋巴结，向上直至肠系膜水平以上，而这条纤维束，就是腹主动脉丛，它是属于腰内脏神经。这束神经主要位于腹主动脉前方，当然随着神经向盆腔延伸，陆续还有许多神经纤维由腰交感神经干发出，汇入此束神经（图6-69~74）。

2. 切除腹主动脉左侧的淋巴结　由于腹主动脉左侧除了腰静脉以外，没有特别大的血管，因此手术相对简单、安全。切除左侧的淋巴结有两个入路，一个是切除右侧腹主动脉旁除淋巴结之后，将降结肠系膜向左侧提起，沿着腹主动脉表面向左侧分离，显露和保护好腹主动脉表面的神经纤维，并且紧贴动脉的左侧开始分离解剖淋巴

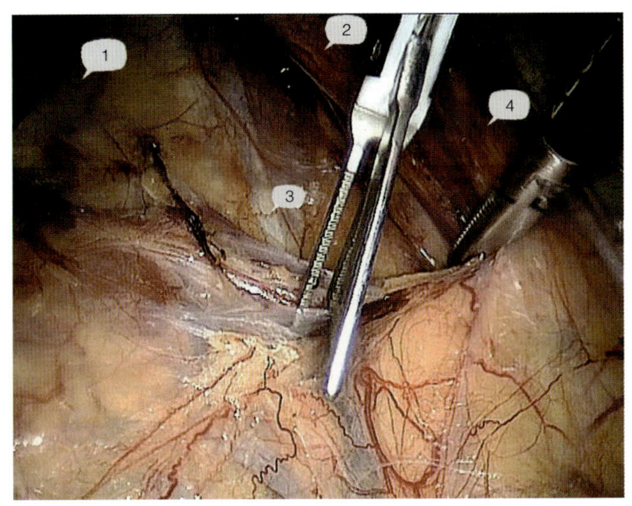

1.髂总动脉；2.输尿管；3.腰大肌；4.骨盆漏斗韧带。

图6-68　沿着右侧腰大肌表面显露下腔静脉及输尿管

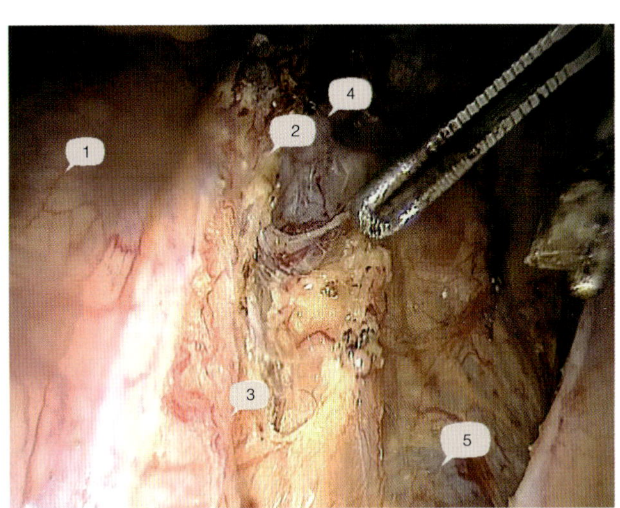

1.左侧髂总动脉；2.上腹下从；3.腹主动脉丛；4.右侧髂总动脉；5.下腔静脉。

图6-69　沿腹主动脉右侧进行淋巴结切除，可见神经

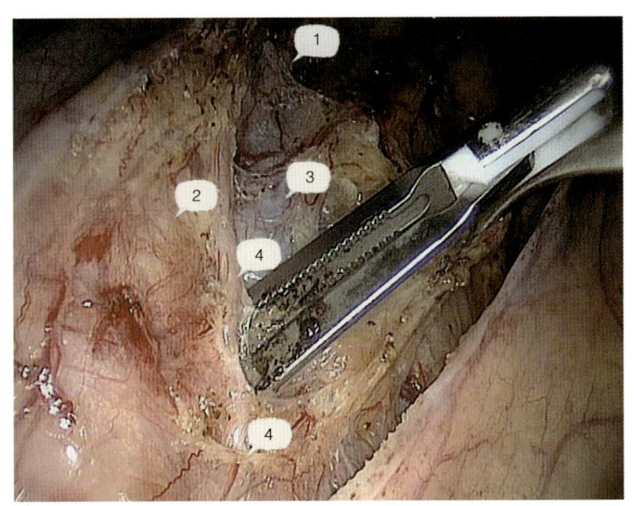

1.髂总动脉；2.腹主动脉；3.下腔静脉；4.腹主动脉丛。

图6-70　在切除腹主动脉旁淋巴结时尽量保护好神经

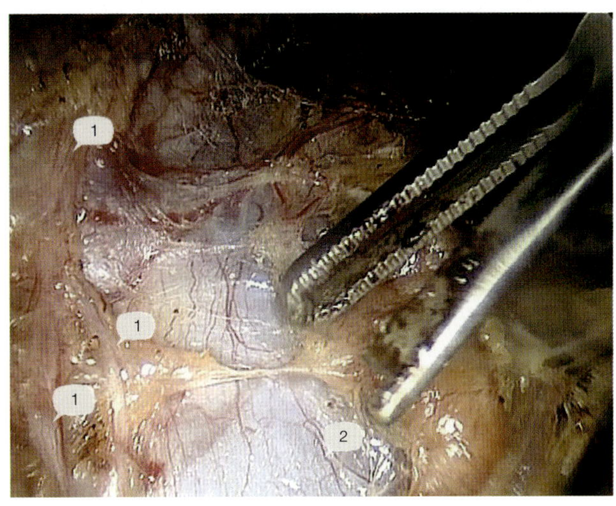

1.腹主动脉丛；2.下腔静脉。

图6-71　尽量保护好腹主动脉丛后切除腹主动脉右侧的淋巴结

脂肪组织，并且解剖肠系膜下动脉，随后将腹主动脉左侧的淋巴结成片切除；另一个入路是首先将降结肠侧沟腹膜打开，然后将降结肠与腹主动脉尽量分离开来，保护好输尿管和神经纤维。当然，如果保留卵巢也需要保护好卵巢血管，最后沿着腰大肌和腹主动脉左侧由下向上将淋巴脂肪组织成片切除。但是第一个入路由于手术时可能会损伤部分支配乙状结肠和降结肠的交感神经，因此术后结直肠功能可能会受到一定程度的影响。第二个入路虽然手术稍稍困难一点，但从保护神经的角度来讲更好些（图6-75）。

盆腔淋巴结切除

盆腔淋巴结切除是妇科肿瘤手术中最重要的部分之一，而对于宫颈癌手术来说更是最重要的组成部分，确切地说淋巴结切除的质量直接关系到宫颈癌患者的预后，更关系到宫颈患者的治疗。宫颈癌的转移首先主要经过宫旁组织的淋巴

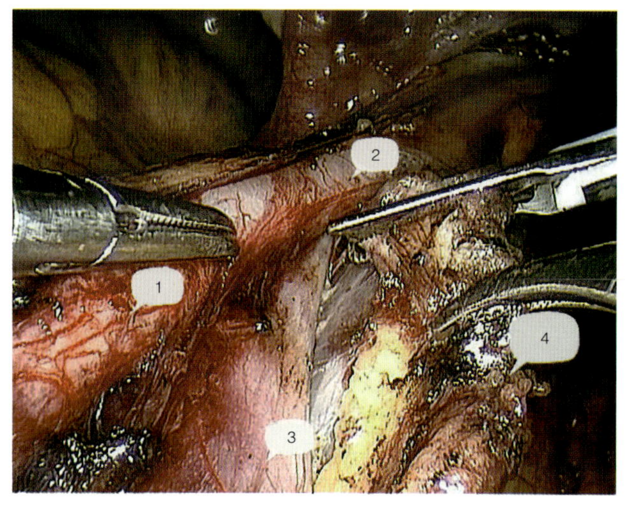

1.腹主动脉；2.髂总动脉；3.下腔静脉；4.切除的腹主动脉右侧的淋巴结。

图6-72　沿着下腔静脉外侧将淋巴结于腰大肌表面切除（1）

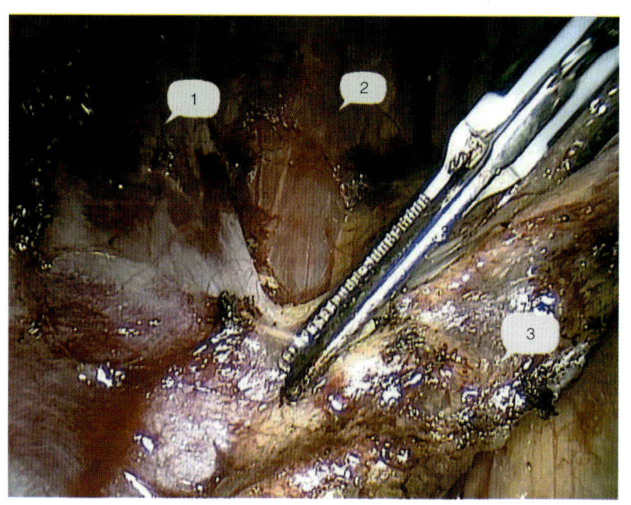

1.下腔静脉；2.腰大肌；3.切除的腹主动脉右侧的淋巴结。

图6-73　沿着下腔静脉外侧将淋巴结于腰大肌表面切除（2）

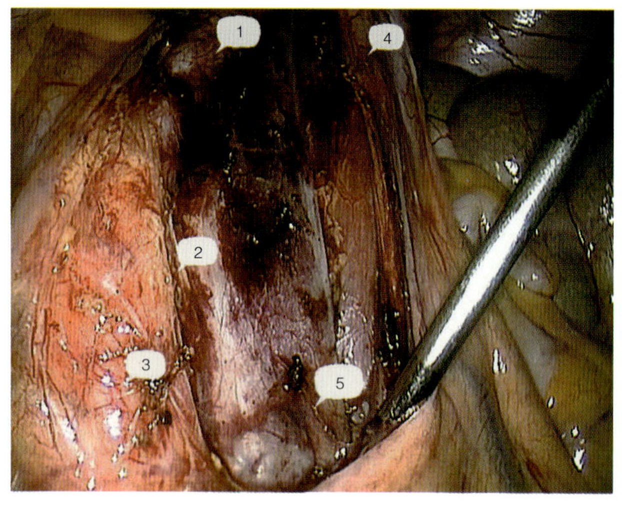

1.髂总动脉；2.腹主动脉丛；3.腹主动脉；4.输尿管；5.下腔静脉。

图6-74　切除腹主动脉右侧的淋巴结后的所见

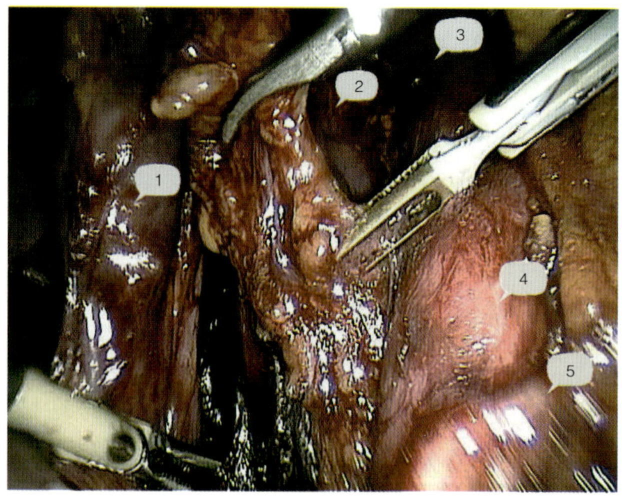

1.骨盆漏斗韧带；2.腰大肌；3.髂总动脉；4.腹主动脉；5.肠系膜下动脉。

图6-75　沿腹主动脉左侧切除淋巴结

组织，确切地说是淋巴管和淋巴结向外转移，随后扩散到盆腔淋巴结，再进一步发展可能会累及腹主动脉旁淋巴结，因此盆腔淋巴结的切除是治疗宫颈癌转移的最基本措施。如果不能把淋巴结彻底切除更确切地说把转移的淋巴结彻底切除，这也是宫颈癌手术的失败。即使术后予以放化疗，也仅有部分患者会从中受益。由于淋巴结常常位于贴近盆壁的部位，如果淋巴结受累且又没有通过手术切除的话，可能会给以后的治疗带来不便，即便进行盆腔廓清术也很难获得相应好的结果，因为这些贴近盆壁的复发不能从盆腔廓清手术中获得足够的手术切缘，对于宫颈癌患者的预后的帮助也大打折扣。

一般来讲，盆腔淋巴结切除时多数情况下并不涉及盆腔自主神经的保护，只是在切除闭孔淋巴结时尤其是闭孔神经下方的淋巴结时才涉及盆腔自主神经，主要是盆腔内脏神经的起始部，此处过度地电烧可能会导致盆腔内脏神经的损伤（图6-76）。

无论采用哪种手术方式，处理上都应该格外小心，尤其是在盆底的那些静脉。应该说此处容易酿成严重后果的部位就是髂腰静脉和髂内静脉。另外，闭孔血管尤其是静脉常和髂腰静脉以及髂内静脉发生交通，手术中不慎损伤了这些血管势必会导致此处的过度电凝，这些部位常常是盆腔内脏神经自骶神经发出的部位或者是主韧带的起始部，电凝可能会损伤盆腔内脏神经。还有在进行深部髂总淋巴结切除时，如果在髂腰静脉或闭孔神经上方的部位出血，电凝时需要小心，因为此处极容易损伤腰骶神经干。

宫骶韧带的处理

宫骶韧带的处理主要涉及腹下神经的保护，对于腹下神经的保护主要是通过几个方面来完成的。应该说腹下神经或腹下丛是上腹下丛的延伸，它主要位于宫骶韧带的外侧，输尿管的下方，辨别它最有效的方法就是将卵巢动、静脉及其腹膜向上牵拉并且保持张力，沿着腹膜向下分离输尿管，并且保持在输尿管的平面继续向深部分离，就可以将输尿管以及其下方的腹下神经丛从腹膜的表面向外侧完全分离开来，再进一步向下分离，即可以将神经纤维从宫骶韧带表面向外侧完全推开，应该说腹下神经是一束纵向的神经纤维，与输尿管在同一纵向平面，它是交感神经。将成束的神经纤维自宫骶韧带外侧完全分离后，就可以切断宫骶韧带（图6-77~79）。

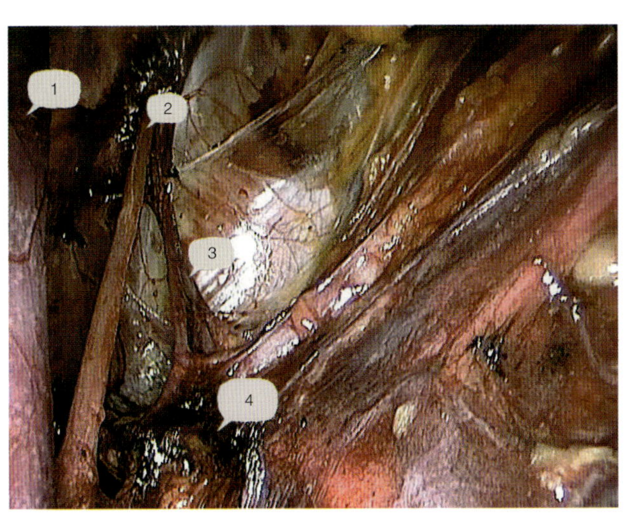

1.髂外静脉；2.闭孔神经；3.闭孔血管；4.主韧带终止于盆壁。

图6-76　最后于主韧带的表面结束盆腔淋巴结的切除

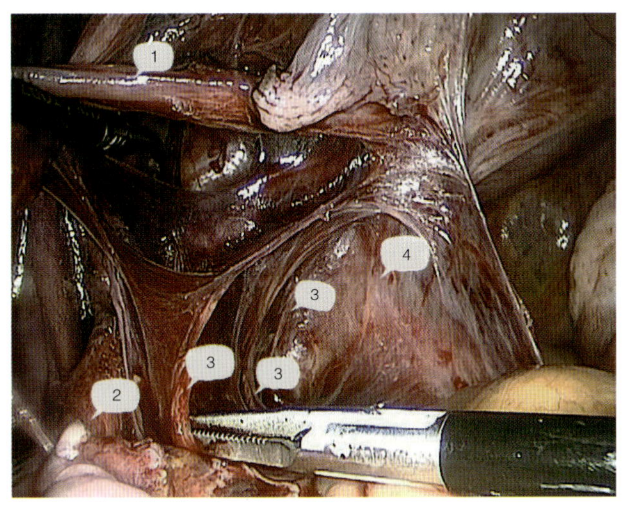

1.输尿管；2.髂内动脉；3.腹下神经；4.宫骶韧带。

图6-77　将腹下神经充分游离

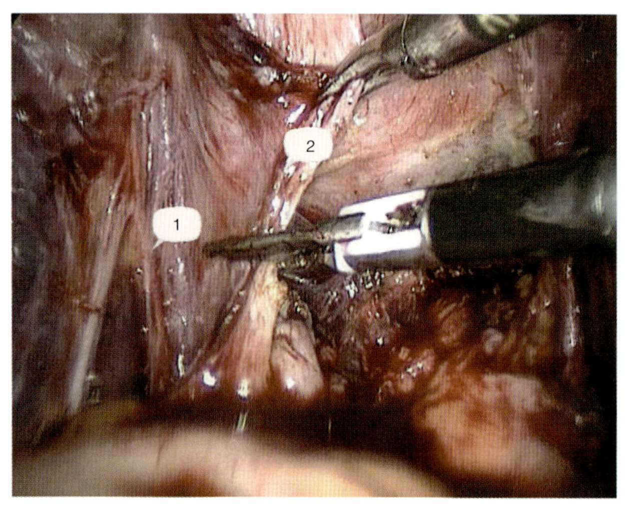

1.腹下神经；2.左侧宫骶韧带。

图6-78　切断宫骶韧带

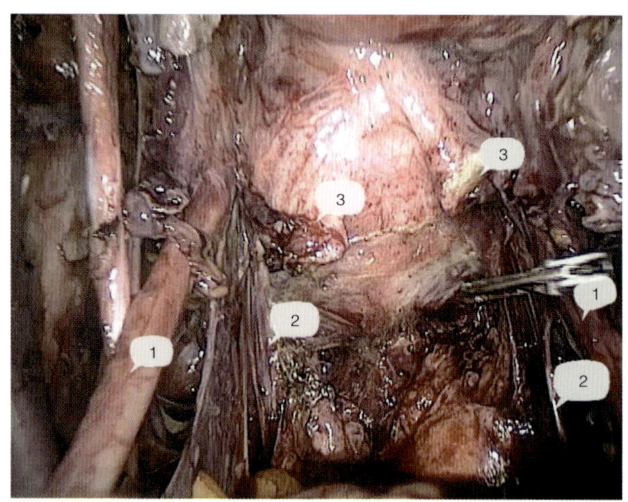

1.输尿管；2.腹下神经；3.宫骶韧带断端。

图6-79　宫骶韧带切断后所见到的神经结构

主韧带的处理

保留神经的根治性子宫切除术中，主韧带的处理是难点，它直接关系到盆腔内脏神经的保护。应该说盆腔内脏神经的保护是十分困难的步骤，也是保留神经手术的关键。之所以这个步骤是关键，是因为大家对于主韧带解剖结构认识上的偏差。

宫颈癌的手术尤其强调主韧带的切除，因为主韧带里边含有大量的神经、血管、淋巴管、淋巴结以及纤维结缔组织，而这些淋巴管和淋巴结恰恰是宫颈癌转移的主要途径。另外，近些年常提及前哨淋巴结的事情，而前哨淋巴结主要与宫旁组织的淋巴管关系密切，并且常常会在主韧带的附近出现，甚至常常存在于接近盆壁的主韧带的尽头。所以对于宫颈癌手术，宫旁组织的切除十分重要，它甚至比淋巴结切除本身更加重要。换一个角度来谈，宫颈癌的转移应该首先发生于宫旁，然后才会发生盆腔淋巴结转移，再进一步发展才会到达腹主动脉旁淋巴结。因此，宫旁的切除也就凸显出其价值了。或者说对于淋巴结没有转移的患者，宫旁切除十分重要，尤其是有高危因素的患者，而淋巴结有转移的患者，宫旁就更应该彻底切除，因为多数情况下宫旁已经发生转移，此时如果不能彻底切除，常会留下终生的遗憾，因为这种情况的治疗通常比较困难，即使是进行盆腔廓清术，多数患者也不能从这样残酷的手术中获得最大的益处，极大地影响了宫颈癌患者的预后。

随着对主韧带解剖结构认识的逐渐深入，我们逐渐了解了主韧带的主要组成部分，明确了盆腔内脏神经主要位于主韧带的最深部，确切地说是位于子宫深静脉的下方。也就是说，主韧带的切除应该局限在主韧带内子宫深静脉以上的部分，而子宫深静脉下方由于含有大量的神经纤维，应该尽量地予以保留。在保留神经的根治性子宫切除术中究竟应该如何处理主韧带呢？

1. 子宫血管的处理　子宫动脉的处理不涉及保留神经的内容，要求和不保留神经的根治性子宫切除没有区别，即将子宫动脉在髂内动脉的起始部将其切断。处理完子宫动脉后，仔细分离显露主韧带的结构，此时首先映入眼帘的是子宫浅静脉，膀胱浅静脉常常由膀胱的方向汇入此静脉，有时这条静脉常和闭孔静脉有交通，将子宫浅静脉接近髂内静脉或闭孔静脉附近切断（图6-80~83）。

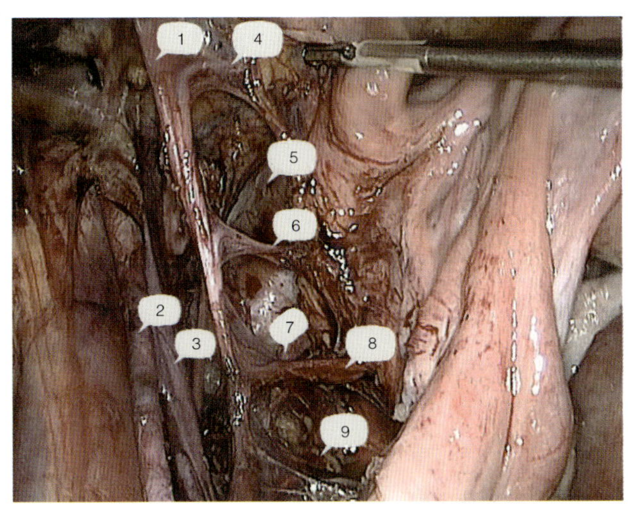

1.脐动脉；2.髂外动脉；3.髂外静脉；4.膀胱上动脉；5.膀胱侧窝；6.膀胱下动脉；7.主韧带；8.子宫动脉；9.直肠侧窝。

图6-80　充分显露子宫动脉及其周围血管（1）

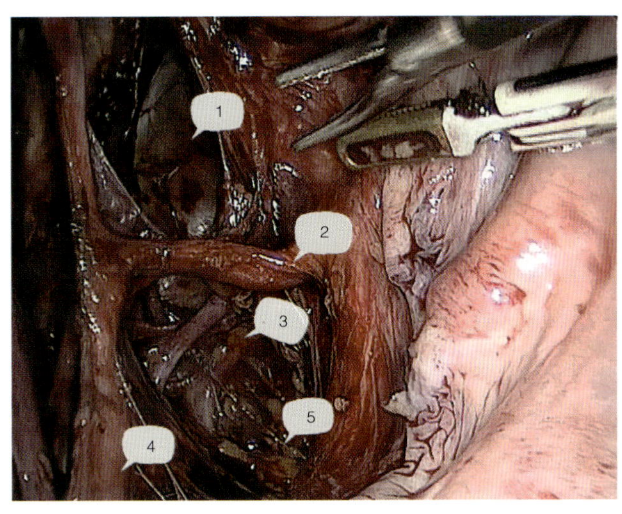

1.膀胱侧窝；2.子宫动脉；3.主韧带；4.髂内动脉；5.直肠侧窝。

图6-81　充分显露子宫动脉及其周围血管（2）

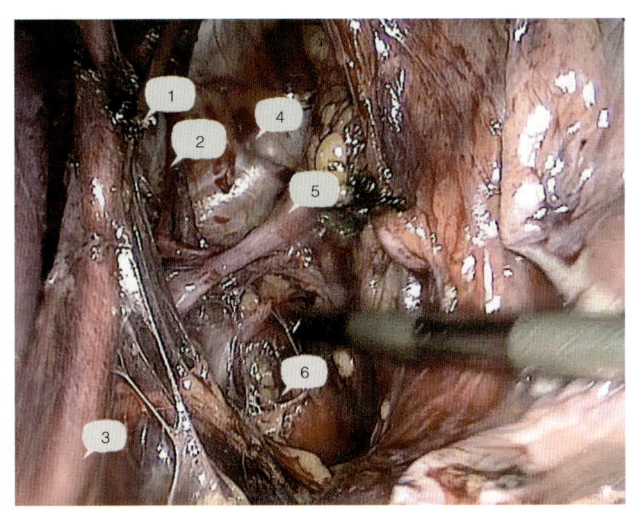

1.子宫动脉断端；2.闭孔动脉；3.髂内动脉；4.膀胱侧窝；5.子宫浅静脉；6.直肠侧窝。

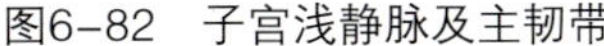

图6-82　子宫浅静脉及主韧带

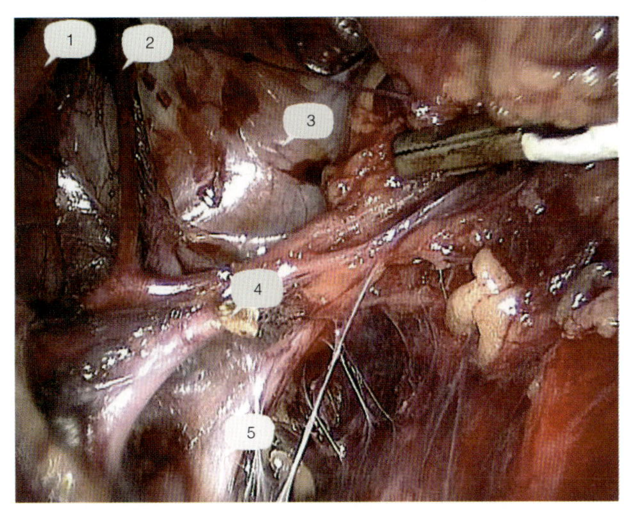

1.闭孔神经；2.闭孔动脉；3.膀胱侧窝；4.子宫浅静脉断端；5.子宫深静脉。

图6-83　切断子宫浅静脉后的主韧带

2. 主韧带主体的处理　处理完子宫浅静脉，处理主韧带的主体部分。而主韧带内的结构主要包括脂肪组织、淋巴管、淋巴结以及疏松结缔组织。使用吸引器及水将主韧带进行小心细致的分离，且注意不要分断，逐渐就会见到十分粗大的静脉，这就是子宫深静脉。子宫深静脉是处理主韧带的关键解剖部位，因为在其下方就是盆腔内脏神经，有时会有1~2个分支，其前方常常会有两条较粗的静脉汇入子宫深静脉，这两条静脉就是膀胱中静脉和膀胱下静脉，子宫深静脉的上方会有较粗的宫旁静脉汇入，以上的这些静脉均通过子宫深静脉汇入髂内静脉。明确子宫深静脉后，将贴近髂内静脉的主韧带内的淋巴结连同淋巴结管、脂肪组织、纤维结缔组织切断。当然手术当中判断清楚子宫深静脉后，将其分为两步进行处理也不失为聪明之举。因为子宫深静脉常常比较粗大，和大把的宫旁组织一起切除有时还是存在一定困难，并且开腹手术时缝扎或结扎不慎时还会造成出血，因此更聪明的办法是分开进行，即明确子宫深静脉后，于其上方即主韧带的主体部分贴近盆壁处将其切断，随后再单独处理子宫深静脉，可以将其贴近髂内静脉处切断并且结扎。这种方法在腹腔镜手术时更加适合（图6-84，85）。

3. 处理盆腔内脏神经　切断主韧带的主体以及子宫深静脉后，其下方的盆腔内脏神经即得以充分显露，然后再进一步清理神经周围的组织，这些组织主要包括一些脂肪组织、纤维结缔组织，也不排除淋巴管和淋巴结。除了神经以外其他组织均应尽量清除干净，这样才会安心保留剩下的盆腔内脏神经纤维。尤其是有些学者提到宫颈癌的嗜神经浸润的问题，更应该在此处将除了神经以外的组织尽量切除（图6-86）。

膀胱宫颈韧带的处理

多年来膀胱宫颈韧带或膀胱子宫韧带的处理常常是宫颈癌手术的关键步骤，主要是因为术者对此处解剖不熟悉，并且此处含有大量以静脉为主的相对粗大的血管，输尿管经过这些较粗大静脉进入膀胱。手术时需要把输尿管从此处完全游离开来，推到外侧，才能完成对膀胱宫颈韧带的切除，再进一步下推膀胱，完成阴道旁组织的切除。

传统上通常将此处分为两步处理，即分为膀胱宫颈韧带浅层（前叶）和膀胱宫颈韧带深

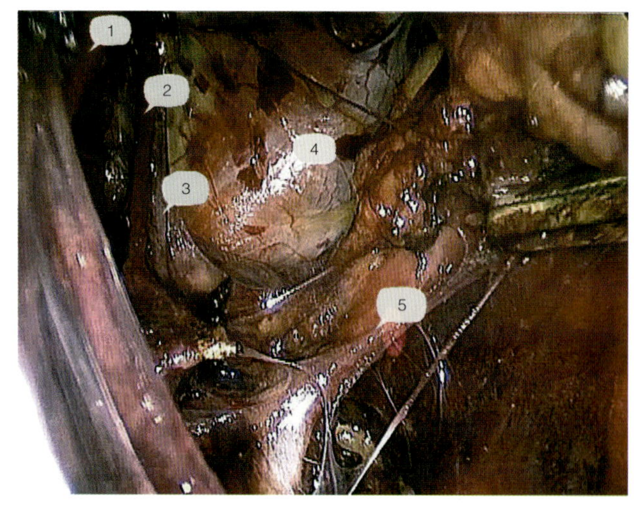

1.闭孔神经；2.闭孔动脉；3.闭孔静脉；4.膀胱侧窝；5.子宫深静脉。

图6-84　切断阴道动脉后的主韧带

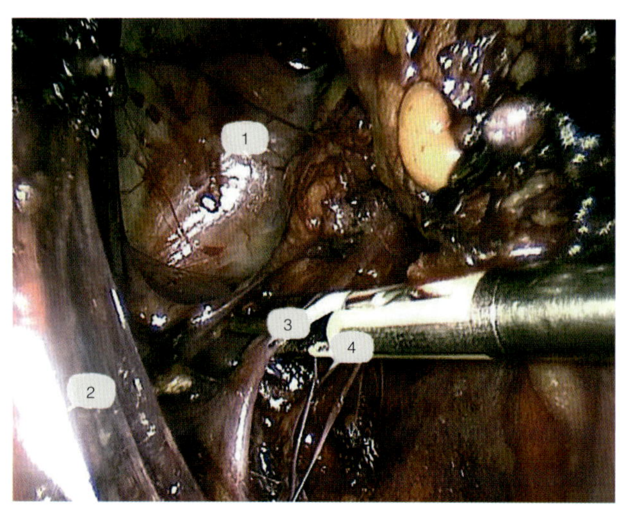

1.膀胱侧窝；2.髂内动脉；3.子宫深静脉；4.盆腔内脏神经。

图6-85　分离子宫深静脉

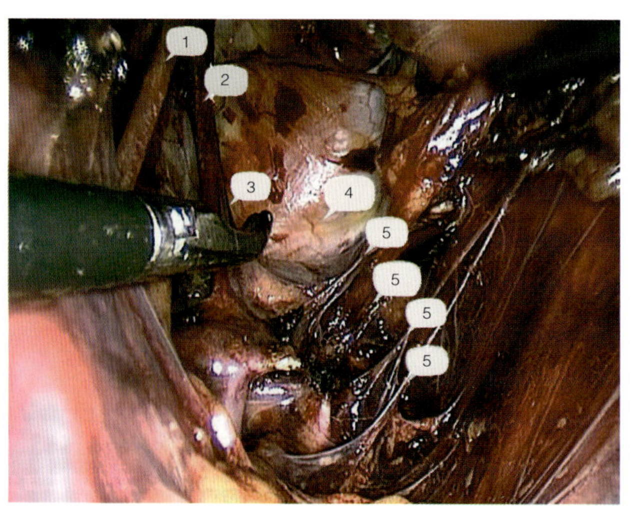

1.闭孔神经；2.闭孔动脉；3.闭孔静脉；4.膀胱侧窝；5.盆腔内脏神经。

图6-86　切断子宫深静脉后可见盆腔内脏神经

层（后叶）来分别处理，也就是大家比较熟悉的打开输尿管隧道，将浅层的膀胱宫颈韧带切断，然后进一步处理深层膀胱宫颈韧带。目前的解剖学概念认为在膀胱宫颈韧带浅层内没有支配膀胱、直肠和阴道的神经，而支配这些器官的神经主要位于膀胱宫颈韧带的深层，所以保留神经的操作不包括膀胱宫颈韧带浅层的处理。

1. 膀胱宫颈韧带前叶的处理　对于宫颈癌根治性子宫切除术来讲，处理膀胱宫颈韧带是手术的难点，也是精华。将切断的子宫动脉向外侧提起时，沿着子宫动脉的走行我们可以分辨出膀胱下动脉、子宫动脉的上行支和子宫动脉的下行支，而输尿管恰恰沿着其形成的夹角进入，此处相当于输尿管隧道的入口。此时如果将输尿管向下牵拉，可以看到隧道内存在数支小的血管，这是子宫动脉的输尿管支，提供此段输尿管的血运。由于输尿管的血运特点，盆腔段输尿管的内侧几乎没有血管，所以可以将输尿管向外侧牵拉，并且在隧道的内侧钝性分离输尿管，这里是无血管区，可以将输尿管分离到接近膀胱的部位，此时使用弯血管钳或直角钳沿着隧道的入口及输尿管的内侧向宫颈方向分离并且穿过膀胱宫颈韧带前叶，这样输尿管即得以裸露，结扎或缝扎切断的膀胱宫颈韧带前叶，即完成了输尿管隧道的处理。这是输尿管隧道的经典处理，也是“冷兵器”时代的产物，但是随着腹腔镜在临床实践中的广泛应用，对于膀胱宫颈韧带浅层的处理也发生了一些改变。因为现代腹腔镜手术主要使用一些电手术器械，极大地简化了手术操作。由于这些电手术器械常常集凝、切于一身，似乎不再需要传统手术的打隧道的过程，只需要沿着既定的路线进行就可以。这里对输尿管的处理有一个窍门，就是将子宫动脉向外提起时，可以发现输尿管外上方几支子宫动脉输尿管支，应该说就是这几支小血管将输尿管限制于输尿管隧道内，而如果手术将输尿管向下牵拉，显露子宫动脉输尿管支，并且将其逐一电凝切断，输尿管即可轻松地推向膀胱，而此时保护好输尿管后，即可以顺畅地处理膀胱宫颈韧带，也可以说输尿管几乎不再进入所谓的隧道，或更形象地说输尿管只是在所谓隧道口处“探了一下头”即进入膀胱了。还有一个要点就是充分地下推膀胱，会最大限度地简化膀胱宫颈韧带浅层的处理（图6-87~89）。

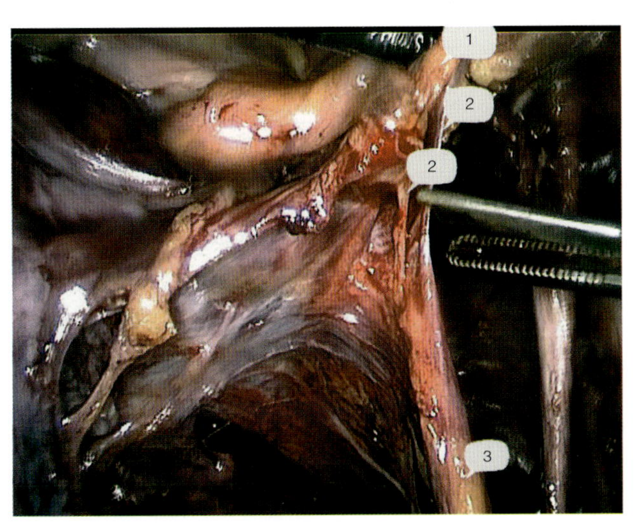

1.子宫动脉断端；2.子宫动脉输尿管支；3.输尿管。

图6-87　处理右侧子宫动脉输尿管支

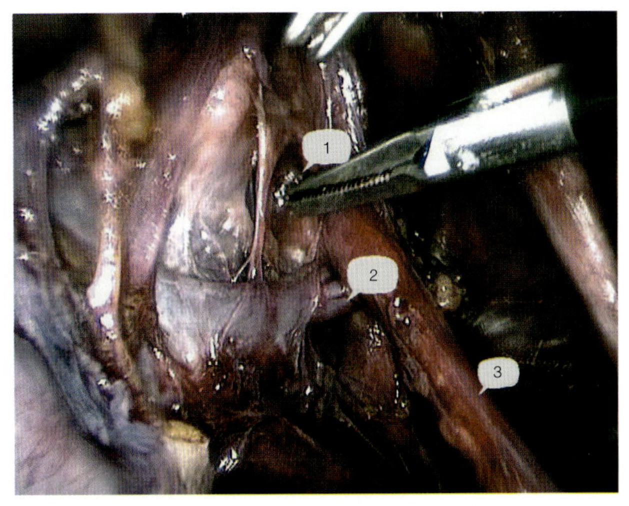

1.输尿管隧道的入口；2.子宫深静脉；3.输尿管。

图6-88　显露输尿管隧道入口

2. 膀胱宫颈韧带后叶的处理　在处理完膀胱宫颈韧带前叶之后，就是开始保留下腹下神经的关键时刻。首先，我们在做这一步的时候应该沿着腹下神经向膀胱方向进行分离；其次还要沿着盆腔内脏神经由外向内进行分离，也就是说沿着已经明确的神经结构向阴道旁的方向进行分离。当然此时主要采用钝性分离的方法，或使用吸引器进行分离，目的就是尽量减少对此处神经的损伤。这里的解剖结构十分复杂，包含大量的神经和血管，其中最重要的解剖结构就是膀胱中静脉和膀胱下静脉，这两条较粗的静脉由膀胱向后方分别汇入子宫深静脉，而由于子宫深静脉处理主韧带的时候已经被切断，所以最重要的操作步骤就是将已经切断的子宫深静脉向上提起，明确膀胱中静脉和膀胱下静脉的走行，并且向膀胱的方向仔细分离，并将其贴近膀胱处切断。此时沿着原来已经分离清楚的腹下神经进一步向膀胱方向分离，我们会发现成束的腹下神经，并且分为两部分，即浅层和深层。浅层的神经纤维束直接进入膀胱，形成下腹下神经的一部分，而深层的神经纤维在浅层的神经平面稍内侧的平面和下方，分别与来自盆腔内脏神经的神经纤维发生交叉以及汇合，而这个交汇的部位主要位于膀胱中静脉汇入子宫深静脉的地方，形成下腹下神经的主体，并随后形成支配膀胱的膀胱支及支配子宫的子宫支，而膀胱支的下方还有阴道支和直肠支，分别支配阴道和直肠。但是手术中不宜将阴道支和膀胱支分离出来，但是十分明确这两束神经主要位于和膀胱支在同一个纵向平面之内（图6-90~94）。

明确此处的神经和血管走行后，只要将下腹下神经的子宫支切断，并且沿着神经束的走行向膀胱方向分离，即可将下腹下神经的膀胱支予以保留，此处尽量采取钝性分离的方法将神经纤维向外侧推移，可以最大限度地减少对神经的损伤，而我们看不清楚的阴道支和直肠支也得以完全保留或者大部分保留。进一步将膀胱向下分离，并且保护好分离清楚的神经纤维，就可以充分地切除子宫、宫旁组织以及部分阴道。另外，正是因为已经把支配盆腔器官的自主神经完全或大部分保留，此时更不会顾及由于手术范围的问题而导致的器官功能障碍，这恰恰是保留神经的意义所在。

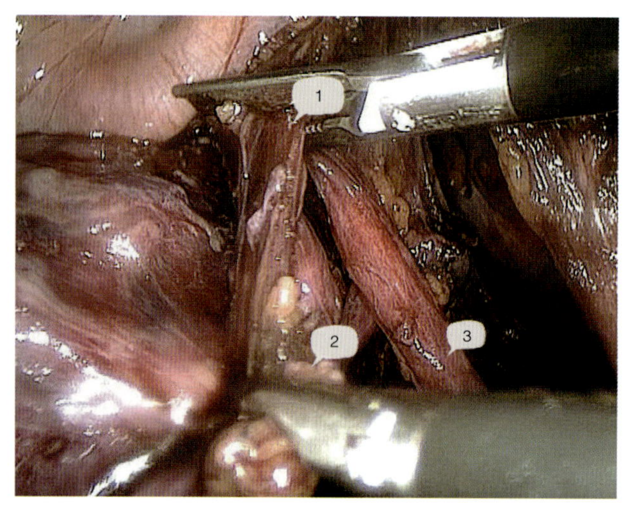

1.膀胱子宫韧带前叶；2.子宫动脉；3.输尿管。

图6-89　切断膀胱子宫韧带前叶

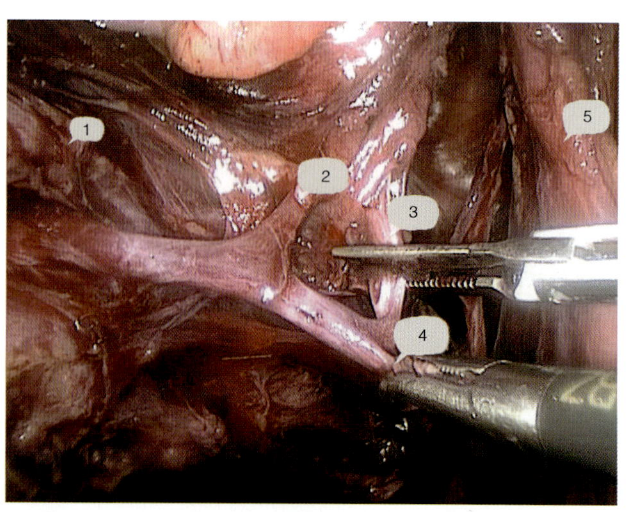

1.子宫；2.膀胱下静脉；3.膀胱中静脉；4.子宫深静脉；5.输尿管。

图6-90　切断膀胱中静脉和膀胱下静脉

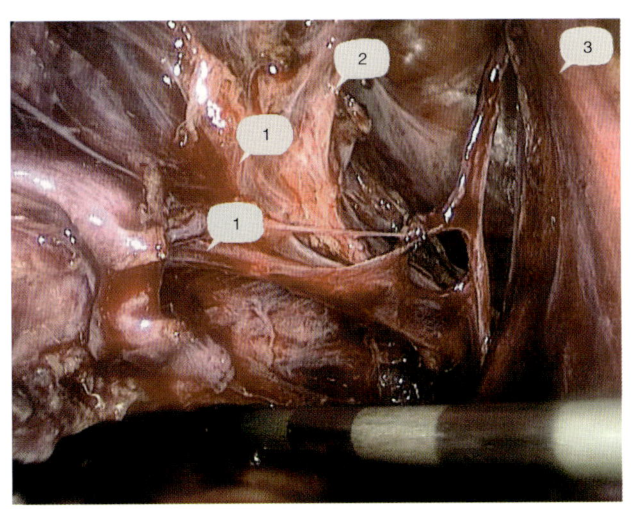

1.下腹下神经子宫支；2.下腹下神经；3.输尿管。

图6-91　明确神经结构

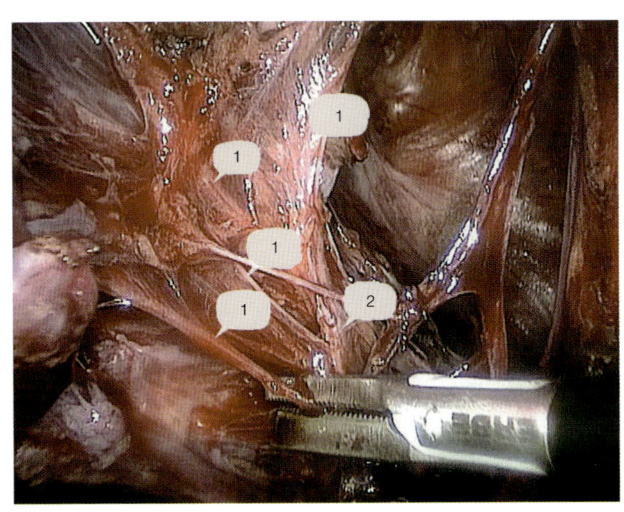

1.下腹下神经膀胱支；2.下腹下神经。

图6-92　逐一切断下腹下神经子宫支（1）

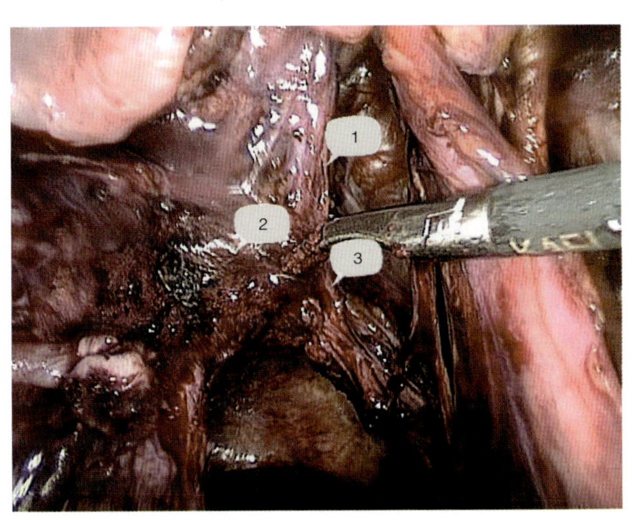

1.下腹下神经膀胱支；2.阴道旁；3.下腹下神经。

图6-93　逐一切断下腹下神经子宫支（2）

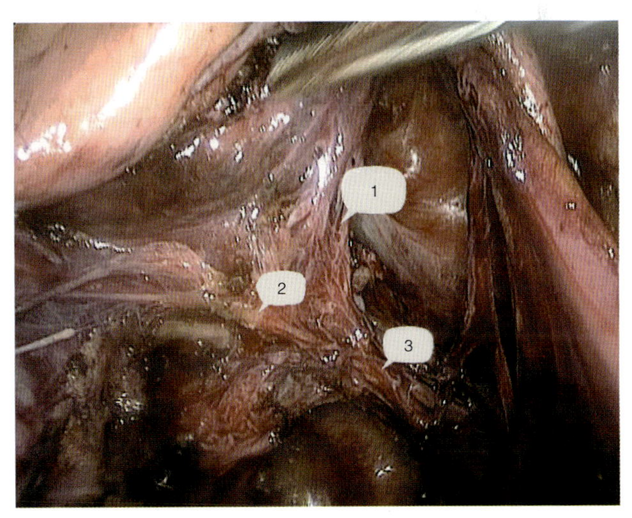

1.下腹下神经膀胱支；2.下腹下神经子宫支；3.下腹下神经。

图6-94　保留下来的下腹下神经

保留神经疗效的评价

评价一个新的术式，关键在几个方面需要进行判断。首先应该对患者好，然后是对手术的实施者好，最后是对医疗机构好。第一点是最重要的，所谓对患者有益主要集中于：①最好改善生存，减少复发，至少不能影响预后；②改善患者的生活质量，这也是在不能改善生存的前提下更应该做到的；③不应增加手术的并发症；④也不应增加过多的费用。第二点对于手术的实施者好是指手术的可操作性有规律可循，通过一段时间的训练可以完成手术，也不至于导致过多的手术并发症。第三点对于医疗机构来讲主要表现为费用不至于过高，床位的周转和使用的影响不至于过重等。归根结底，评价一个新手术最关键的是对患者好，这才是新手术应该存在的价值。

NSRH不影响宫颈癌患者手术后的生存

如前所述，新的术式到底好不好或到底能不能取代原来老的术式，最重要、最关键、最基本的评价指标就是它是否会影响患者的生存。当然能够改善生存才是最重要的，如果不能改善生存，至少也不能比原来的生存质量差，这也是最低要求。如果这一点都做不到，新的术式也就没有存在的价值。另外，如果在不能明显改善患者生存的前提下，若能改善患者的生活质量，也是有存在价值的。

自从保留神经的根治性子宫切除的手术广泛应用于临床以来，很多学者都致力于研究这种术式以及手术的方法学。到目前为止，无数的研究已经证实，保留神经的根治性子宫切除术并不会明显地影响宫颈癌患者的预后，也就是说这种术式或这种新的术式并不是在牺牲患者生存率的情况下得到功能的保留。但是由于这种手术的复杂性，使得目前还没有一个很好的、前瞻性的、多中心的、随机的研究来证明保留神经对于患者预后的影响。目前的结论多基于很多个人的、单中心的研究结果。以后应该需要进行多中心的、前瞻性的随机研究，来证实这种术式的确不会影响宫颈癌患者的预后。正因为目前的很多资料并没有证实这种手术会影响宫颈癌患者的生存情况，所以在2008年制定的宫颈癌新的手术分类标准中就已经把保留神经的根治性子宫切除术的术式命名为C1型手术，这也是从另外一个角度来证明这种术式并不会明显影响宫颈癌患者的预后。

由于NSRH具有多种的手术方式，目前并没有统一的规定。如在欧美，通常喜欢比较实用的手术方式，也就是把子宫深静脉下方的神经纤维连同其周围的组织完全保留下来。从手术的标本来看，在主韧带的切除方面或宫旁组织切除方面，的确比不保留神经的根治性子宫切除要欠缺了一部分，这也正是很多学者提出来的或者许多学者顾虑的焦点。一直有人在质疑这样省略一部分阴道旁或宫旁组织的切除会不会影响根治性子宫切除术后的疗效及患者的生存。宫颈癌的生长常常在某些方面表现出比较特殊的生物学行为，如所谓的嗜神经的生长或嗜神经浸润，宫颈癌的生长的确是有这样的特点，但是这种特点多数是在很多晚期的宫颈癌或非早期的宫颈癌患者当中被发现的，而这种情况在我们有计划的宫颈癌手术的患者当中并不多见。正是因为所谓的嗜神经性，所以我们在进行宫颈癌手术的时候，术前一定要充分地评估病情，如术前对影像学充分的评估，而术中也应进行仔细的探查，尤其是宫旁组织，如果手术中发现宫旁已经存在明显受累的情况，应该立即停止手术，进行放化疗。因为对于这种情况，内外照射的治疗效果更好，明显优于手术，尤其是勉强的手术，即便术后辅以放化疗，也很难纠正由于决策性错误所带来的不良影响。换句话说，除了我们术前以及术中的充分评估之外，我们更要注意保留神经的方法学，最好能达到只保留神经，其他的组织应该连同标本一并切除，如Hokel提出的全系膜切除理论，这样才能从方法学方面彻底切除肿瘤，并且完成根治性子宫切除术的要求。

笔者认为，在已经计划的保留神经的手术中如果意外发现宫旁组织内淋巴结明显受累，并且经过冰冻切片证实，那么该侧的宫旁组织最好应该全部切除，并且应该放弃该侧神经纤维的保留。保留神经的目的是为了改善患者的生活质量，绝对不能在牺牲患者生命的前提下进行手术操作。有很多研究已经发现，即使仅保留单侧的神经也比不保留神经的患者要好。

从另外一个角度来讲，保留神经的根治性子宫切除要求进行极其精细的操作，这样才能把神经保留下来。通过这种术式的实施，在进行根治性子宫切除时追求更加精细的手术质量，与传统的宫颈癌根治术相比手术质量明显提高，这也正是保留神经的根治性子宫切除应该在临床上广泛应用的原因。

还有一种情况在临床上也十分常见，多数情况下由于手术医生在进行根治性子宫切除术的时候常常会顾及主韧带以及宫骶韧带切除的范围，所以在切除的时候会斟酌到底应该切除多少，因为切除少了会影响手术的结果，影响患者的生存，而切除多了又怕影响患者的生活质量，所以在手术当中拿捏宫旁组织切除的尺度十分困难。这种现象在临床上普遍存在，多数术者会有这种顾虑。而主韧带彻底切除势必会影响患者术后尿管的拔除以及术后排尿功能的恢复。所以手术当中就不能把主韧带全部切除，这一点十分重要，因为主韧带里边含有大量的淋巴管、淋巴结和血管，恰恰是宫颈癌肿瘤转移和扩散的必经通路。通常认为宫颈癌转移首先发生于宫旁的淋巴管和淋巴结，多数前哨淋巴结也位于此处，也就是说宫旁转移发生在先，随后才会发生盆腔淋巴结的转移，进一步发展累及腹主动脉旁淋巴结。如果手术当中主韧带切除得不彻底，常会影响患者的预后，因为如果主韧带的根部或手术残留的主韧带内遗留下肿瘤或肿瘤累及的淋巴结，即便是术后予以辅助治疗，也仅能改善部分患者的预后。另外一部分患者的肿瘤一旦进展，复发常常是贴近盆壁的肿瘤生长或复发，治疗起来十分棘手，因为即使我们行盆腔廓清术也只是姑息性廓清，对于生存的益处无法和标准适应证的盆腔廓清术患者相比，常不会有非常满意的结果。因此，在宫颈癌的手术当中主韧带的切除要比任何部位的切除都重要。

综上所述，对于宫颈癌的手术治疗应该采用个体化的治疗方式，也就是根据肿瘤的特点、患者的特点而采取个体化的治疗，最终的目的是在不影响患者生存的前提下，最大限度地改善患者的生活质量，这应该是宫颈癌手术努力的方向。

NSRH明显改善患者的生活质量

对于一个经典的宫颈癌手术来讲，由于手术切除了全部的主韧带、大部分宫骶韧带、1/2阴道，给患者的生活带来很大的影响，尤其是生活质量的影响。这些影响主要集中于3个方面，即膀胱功能障碍、排便功能障碍和性功能障碍。

膀胱功能的异常主要表现在控尿和排尿障碍，常常表现为尿失禁，即使患者不表现尿失禁也常常会表现出夜尿次数增加。由于夜尿次数的增加，使得患者在入夜休息后平均每1~2个小时就要小便，否则会有尿失禁的发生，极大地影响了患者的生活质量；膀胱功能异常的另外一个表现就是排尿的问题，由于膀胱完全没有充盈的感觉，也没有尿意，很难正常排尿。由于膀胱功能的异常使得患者术后常不能按期地拔除尿管，随着功能的锻炼，即使在术后可以排尿，由于长期的尿潴留或越来越多的残余尿量，很容易发生慢性泌尿系感染，如膀胱以及输尿管的感染，肾盂肾炎的发生率也比较高，甚至有些人还需要经常去医院导尿，或在家里自行导尿。这种间歇性自行导尿目前认为是一个比较好的用来解决膀胱功能障碍的方法。

排便功能障碍常常被忽略，实际上这方面的问题仍然表现得比较突出。具体表现为完全没有便意、大便失禁，或表现为每天可以有无数次大便，每次的排便量都非常之少，不能形成有效的排便过程。为了解决这个问题，患者经常或定期使用通便剂或灌肠剂来缓解大便的问题。

性功能障碍很少被关注，但却更加突出。实际上经典的宫颈癌根治术给予性功能带来的影响在手术初期常常被罹患癌症的恐惧所掩盖，多数患者术后相当长的一段时间基本上不再进行性生活。随着病情被逐渐地控制以及生存时间的逐渐延长，那些年轻患者对于性生活的要求也就越来越迫切。但是由于手术的损伤，尤其是自主神经的损伤，使得患者阴道对任何性刺激完全没有反应，另外患者阴道干涩，性兴奋比较困难，即使勉强进行性生活，通常也不会有十分满意的结果。

对于保留神经的根治性子宫切除的患者来

讲，由于术中保留了支配膀胱、直肠以及阴道的自主神经，使得手术对于患者在这3个方面的功能影响大大减少，术后排尿与控尿均不会有太大影响，或受影响的程度也大大减轻；而在排便的角度来讲，多数患者可以正常排便；而在性生活方面，由于保留神经的根治性子宫切除术保留了交感神经和副交感神经，所以能最大限度地减少对患者性功能方面的影响。经过对患者的教育，同时克服了对于癌症的精神恐惧，多数患者尤其是年轻患者可以接受术后休息一段时间后进行性生活，应该说多数患者也可以达到或接近术前的水平。由于神经的保留，多数患者在性生活方面可以和伴侣良好地配合，因此性生活质量较不保神经的手术要大大改善。

（吴　鸣）

参考文献

1. 苏应宽, 栾铭箴, 汤春生, 等. 妇产科临床解剖学. 济南: 山东科学技术出版社, 2001: 129−138.
2. 张志毅. 妇癌临床手术学. 上海: 上海科技学术出版社, 1994: 121−128.
3. 陈惠祯, 吴绪峰, 张蔚. 实用妇科肿瘤手术学. 北京: 科学出版社, 2006: 191−200.
4. 汤春生, 李继俊主译. 妇科肿瘤手术学. 沈阳: 辽宁教育出版社, 1999: 397−407.
5. 刘新民. 妇产科手术学. 3版. 北京: 人民卫生出版社, 2003: 261−278.
6. Surgery for cervical neoplasia. In: Morrow CP, et al. Gynecologic Cancer Surgery. New York: Chuichill Livingstone, 1996: 479−509.
7. Avertt HE, Ngugen HN, Nonato DM, et al. Radical hysterectomy for invasive cervical cancer: 25-year prospective experience with the Miamitechnique. Cancer, 1993, 71: 1422.
8. Delgado G, potkal RK, Dolan JR. Retroperitoneal radical hysterectomy. Gynecol Oncol, 1995, 56: 191.
9. Mattingly RE. Radical hysterectomy with pelvic lymphadenectomy. Cancer supplement, 1993, 71: 1442.
10. Peter. Type radical hysterectomy: Evaluating its role in cervical cancer. Gynecol Oncol, 80: 1.
11. Wertheim E. The extended abdominal operation for carcinoma uteri（based on 500 operative cases）. Am J Obstet Dis Women Child, 1912, 66: 169−232.
12. Meigs VJ. Radical hysterectomy with bilateral pelvic lymph node dissections. A report of 100 patients operated on five or more years ago. Am J Obstet Gynecol, 1951, 62: 854−870.
13. Hockel M, Konerding MA, HeuBel CP. Liposuctionassisted nerve−sparing extended radical hysterectomy. Oncologic rationale, surgical anatomy, and feasibility study. Am J Obstet Gynecol, 1998, 178: 971−976.
14. Trimbos JB, Maas CP, Deruiter MC, et al. A nerve−sparing radical hysterectomy. Guidelines and feasibility in western patients. Int J Gynecol Cancer, 2001, 11: 180−186.
15. Kato T, Murakami G, Yabuki Y. A new perspective on nerve−sparing radical hysterectomy: nerve topography and over−preservation of the cardinal ligament. Jpn J Clin Oncol, 2003, 33: 589−591.
16. Ercoli A, Delmas V, Gadonneix P, et al. Classical and nerve−sparing radical hysterectomy: an evaluation of the risk of injury to the autonomous pelvic nerves. Surg Radiol Anat. , 2003, 25: 200−206.
17. Hockel M, Horn LC, Hentschel B, et al. Total mesometrial resection: High resolution nerve−sparing radical hysterectomy based on developmentally defined surgical anatomy. Int J Gynecol Cancer, 2003, 13: 791−803.
18. Sakuragi N, Todo Y, Kudo M, et al. A systematic nerve−sparing radical hysterectomy technique in invasive cervical cancer for preserving postsurgical bladder function. Int J Gynecol Cancer, 2005, 15: 389−397.
19. Charoenkwan K, Srisomboon J, Suprasert P, et al. Nerve−sparing class III radical hysterectomy: a modified technique to spare the pelvic autonomic nerves without compromising radicality. Int J Gynecol Cancer, 2006, 16: 1 705−1 712.
20. Fujii S, Takakura K, Matsumura N, et al. Anatomic identification and functional outcomes of the nerve−

sparing Okabayashi radical hysterectomy. Gynecol Oncol, 2007, 107: 4−13.

21. Yabuki Y, Sasaki H, Hatakeyama N, et al. Discrepancies between classic anatomy and modern gynecologic surgery on pelvic connective tissue structure: harmonization of those concepts by collaborative cadaver dissection. Am J Obstet Gynecol, 2005, 193: 7−15.

22. Possover M, Stober S, Plaul K, et al. Identification and preservation of the motoric innervation of the bladder in radical hysterectomy type III. Gynecol Oncol, 2000, 79: 154−157.

23. Maas CP, De Ruiter MC, Kenter GG, et al. The inferior hypogastric plexus in gynecologic surgery. J Gynecol Tech, 1999, 5: 55−62.

24. Yabuki Y, Asamoto A, Hoshiba T, et al. Radical hysterectomy: an anatomic evaluation of parametrial dissection. Gynecol Oncol, 2000, 77: 155−163.

25. Butler−Manuel SA, Buttery LDK, A'Hern RP, et al. Pelvic nerve plexus trauma at radical hysterectomy and simple hysterectomy: the nerve content of the uterine supporting ligaments. Cancer, 2000, 89: 834−841.

26. Zullo MA, Manci N, Angioli R, et al. Vesical dysfunctions after radical hysterectomy for cervical cancer: a critical review. Crit Rev Oncol Hematol, 2003, 48: 287−293.

27. Piver MS, Rutledge F, Smith JP. Five classes of extended hysterectomy for women with cervical cancer. Obste Gynecol, 1974, 44: 265−72.

28. Querleu D, Morrow CP. Classification of radical hysterectomy. Lancet Oncol, 2008, 9(3): 297− 303.

29. Benedetti−Panici P, Maneschi F, D'Andrea G, et al. Early cervical carcinoma. The natural history of lymph node involvement redefined on the basis of thorough parametrectomy and giant section study. Cancer, 2000, 88: 2 267−2 274.

30. Benedetti−Panici P, Maneschi F, Scambia G. Lymphatic spread of cervical cancer: an anatomical and pathological study based on 225 radical hysterectomies with systematic pelvic and aortic lymphadenectomy. Gynecol Oncol, 1996, 62: 19−24.

31. Hagen B, Sheperd JH, Jacobs IJ. Parametrial resection for invasive cervical cancer. Int J Gynecol Cancer, 2000, 10: 1−6.

32. Raspagliesi F, Ditto A, Fontanelli R, et al. Type II versus type III nerve−sparing radical hysterectomy: comparison of lower urinary tract dysfunctions. Gynecol Oncol, 2006, 102:256−262.

7

子宫内膜的解剖、疾患及手术

子宫内膜

子宫内膜的解剖及其组织学

子宫及子宫内膜的发生学及其变化

子宫及其子宫内膜是由苗勒管（或称副中肾管）发育而来。在胚胎第5周，于泌尿生殖嵴左右外侧，中肾管外侧头端的体腔上皮间质内凹陷，至胚胎第6周形成在管腔，即副中肾管（mullerian duct，苗勒管）。其上端在体腔开口，下端为盲端，连接于尿生殖窦。副中肾管按其走行分为3段：上段，沿背部体侧纵行，以后发育成输卵管；中段，向内斜行，双侧融合后发育成子宫；下段，双侧在中线融合成管道，以后发育成子宫颈和阴道上部。妊娠第8周左右苗勒管合并，初期中间有中隔；妊娠12周中隔消失，成为单腔，与输卵管相连部位，周围间质组织增生，管腔增大，逐渐形成子宫体和子宫颈。胎儿16周形成子宫肌层；20周时，子宫内膜缓慢生长；至24周时，子宫腔上皮层开始有腺体；在妊娠26~29周，受胎盘激素的影响，子宫发育迅速，呈球形，子宫内膜组织迅速变厚，子宫内膜增厚充血，至出生时子宫内膜腺体已发育良好。

出生后至青春期前子宫体及子宫内膜的变化

出生时，子宫长2.5~3.5 cm，重约3 g，子宫体与子宫颈比例为1：2，呈哑铃形。子宫内膜较薄，厚度仅有0.2~0.4 cm，表面有一层立方上皮，间质稀疏。由于胎儿在体内受母体内分泌影响，有些新生儿子宫腺体发育，多为增殖期子宫内膜，约25%新生儿可呈分泌期改变。在出生后，由于在母体内得到的激素水平迅速下降，可出现子宫内膜脱落，或因结缔组织营养障碍，脆性增加导致新生女婴阴道少量出血。因此出生后第1周，子宫内膜呈增殖、分泌、萎缩、脱落等组织学表现。

出生后至生后6个月，子宫体为出生时的80%，以后缓慢生长，呈条索状，至5岁时恢复到出生时大小。女性幼儿期至儿童期，子宫不发育，子宫体与子宫颈比例仍为1：2，一直保持至10岁左右，子宫颈与子宫体长度大致相等。在婴幼儿至青春期前，子宫内膜腺体呈单层矮立方状，处于静止状态。在近青春期后（10~16岁），受卵巢分泌的雌激素影响，子宫开始发育，子宫体长度增加，子宫体各层肌肉，环形肌、纵形及斜形肌均已形成，子宫体与子宫颈比例逐渐变为2：1，子宫形状逐渐由三角形发育成梨形。当女性17~18岁时，子宫长度达5.5~8.0 cm，重量45~70 g，子宫形状与生育年龄的形状接近。子宫内膜开始增生、变厚，可达0.7~0.8 cm，其间可见血管形成，并开始伴随卵巢周期激素发生变化。在初潮1~2年内，由于卵巢无排卵，子宫内膜为增生期反应，至卵巢排卵，子宫内膜开始有分泌期变化，出现周期性脱落。

子宫及子宫内膜的解剖

子宫位于骨盆腔中央，呈倒置的梨形。成年妇女的子宫重约50 g，长7~8 cm，宽4~5 cm，厚2~3 cm。宫腔容量为5 mL。子宫上部较宽，为子宫体，其上端隆突部分称子宫底，子宫底两侧为子宫角，与输卵管相通。子宫下部较窄，呈圆柱状，为子宫颈。子宫体壁由3层组织构成，外层为浆膜层，中间层为肌层，内层为黏膜层即子宫内膜。子宫肌层为子宫壁最厚的一层，非孕时厚约0.8 cm。肌层中含血管，子宫收缩时血管被压缩。

子宫腔为一上宽下窄的三角形，宫腔表面覆盖有黏膜，为子宫内膜。正常的子宫内膜软而光滑，呈粉红色黏膜组织。生育年龄女性的子宫内膜分为3层，即致密层、海绵层和基底层。致密层和海绵层也为功能层，其间含有腺体、血管、间质。致密层靠近宫腔，也称表层；海绵层为中层。从青春期开始，子宫内膜受卵巢激素影响，其表面2/3即功能层能发生周期性变化，月经时脱落；下1/3为基底层，靠近子宫肌层的内膜，无周期性变化，月经期不脱落。月经后，黏膜由基底层向宫腔方向再生。

子宫内膜在月经周期中的变化

女性进入到青春期后，从青春期到更年期，子宫内膜受下丘脑–垂体–卵巢内分泌轴的影响，子宫内膜随卵巢激素的变化，出现周期性改变并产生月经。正常1个月经周期多为28 d。在月经周期中，子宫内膜组织形态的周期性改变分为增生期、分泌期和月经期。

增生期子宫内膜

受雌激素作用，子宫内膜也发生变化。此期内分为早期增殖期、中期增殖期、晚期增殖期。

1. 早期增殖期　在月经周期的第4~7天，基底层的柱状上皮再生修复，覆盖内膜表面，内膜薄，腺体少，间质致密，细胞小，呈星状。

2. 中期增殖期　在月经周期的第8~10天，子宫内膜功能层细胞增生、变厚，上皮细胞呈高柱状，腺体增多、变宽并呈弯曲状，血管也增生，间质细胞核分裂象增多、胞质少。此期相当于卵巢周期中的卵泡发育阶段。

3. 晚期增殖期　在月经周期的第11~14天，子宫内膜继续增厚，可达2~3 mm，表面不平，腺体上皮呈高柱状，核分裂象增多。血管增生，渐呈螺旋状；间质细胞生长快，核分裂相增多，胞质少。此期相当于卵巢周期中的卵泡开始成熟阶段。

分泌期子宫内膜

此期与卵巢周期中的黄体期相对应，发生在卵巢排卵后，为月经周期的第15~28天。子宫内膜在排卵后24~36 h内无明显变化，之后出现分泌期变化。

1. 早期分泌期子宫内膜　卵巢黄体期的前7天为早期分泌期子宫内膜，主要是腺上皮显著变化，受雌、孕激素的影响，使增生期内膜继续增厚，腺体进一步扩大、屈曲，出现分泌现象，螺旋小动脉生长快。

2. 晚期分泌期子宫内膜　卵巢黄体期后7天为晚期分泌期子宫内膜，间质变化明显，疏松并有水肿，间质细胞核大，胞质增加，成为蜕膜样变化；血管也迅速增长，螺旋小动脉更加屈曲。此时内膜厚且松软，含有丰富营养物质，有利于受精卵着床发育。内膜最后达5~6 mm。在月经周期第23天，如未受精，无受精卵着床，子宫内膜开始退化。月经第25~28天，卵巢黄体退化，子宫内膜也退化明显，腺体塌陷，间质水肿被吸收，间质内淋巴细胞浸润，血流缓慢。月经前4~24 h，螺旋小动脉痉挛收缩，内膜变薄，间质内开始出现局灶性坏死和局部出血。

月经期

为月经周期第1~4天。黄体退化时，孕激素、雌激素水平下降，出现局部血管的痉挛性收缩，造成内膜缺血、坏死，血管破裂出血，导致内膜功能层从基底层崩解脱落，并随血液排出，称之为月经。之后内膜的基底层随即开始增生，形成新的内膜，开始了下一周期。

女性进入绝经期后，由于缺乏雌激素刺激，子宫内膜逐渐萎缩成为萎缩型子宫内膜。萎缩型子宫内膜表现为内膜萎缩菲薄，腺体少和小，腺管狭而直，腺上皮为单层立方形或矮柱状细胞，间质少而致密。

（魏丽惠　沈丹华）

子宫内膜良性病变及不典型增生

子宫内膜增生（endometrial hyperplasia）是妇科常见病。其与长期受雌激素刺激、缺乏孕激素有关，是发生在子宫内膜的一组增生性病变，以腺体病变为主，伴有少量间质病变，少数内膜增生可发展成癌。长期以来，对子宫内膜增生的分类比较混乱。

子宫内膜增生的分类

WHO分类

1986年，Kurman和Norris根据子宫内膜增生的组织结构和细胞学特征提出一种分类，将增生性病变中有无腺上皮细胞的异型性作为子宫内膜增生分类的主要依据。1987年国际妇科病理协会采用了这种分期法，将子宫内膜增生分为单纯增生、复杂增生和非典型增生。后被WHO 1994年国际妇科病理协会以及WHO 2003年的女性生殖道肿瘤分类所采用，是目前国内外妇产科临床及病理学诊断中应用最广泛的分类方法。该分类法将子宫内膜增生分为4类，先根据结构分为单纯性和复杂性，再根据细胞学改变分为典型性和非典型性。单纯增生、复杂增生属良性病变，非典型增生属癌前病变（表7-1）。

表7-1　子宫内膜增生的分类

增生（典型性）
不伴非典型性的单纯性增生
不伴非典型性的复杂性增生
非典型增生
单纯性增生伴非典型性
复杂性增生伴非典型性

1. 单纯增生（simple hyperplasia）　即原称腺囊性增生（cysitic hyperplasia），属良性病变。子宫内膜腺体和间质增生，可扩张呈囊性并有群集，间质致密。单纯性增生腺体不规则，呈管状，常见囊状扩张或成角，甚至见到小的上皮出芽。被覆上皮细胞呈假复层，细胞形态规则，细胞核长形没有非典型性。其发展为子宫内膜癌的概率仅为1%（图7-1）。

2. 复杂增生（complex hyperplasia）　曾称为腺瘤性增生（adenomatous hyperplasia），属良性病变。腺体高度增生，上皮不规则地向腺腔内及间质出芽从而表现出广泛的复杂性结构变化，呈芽状或乳头状；腺体不规则，呈现结构复杂和背靠背的群集；细胞呈复层或假复层，但无细胞异型性。细胞形态规则，增生细胞呈假复层，细胞核一致变长，排列整齐有极性，可见鳞状上皮桑椹状化生（图7-2）。最常见的是腺体和间质比例的变化，表现为以腺体占优势，腺体和间质比大于1∶1。约3%可发展为子宫内膜癌。

单纯性和复杂性增生属于良性病变，是对雌激素刺激的一个过度增生反应，此时子宫内膜表现为腺体和间质均衡的弥漫性增生。

3. 非典型增生（atypical hyperplasia） 是癌前病变。无论是单纯性增生或复合增生均伴有细胞的异型性，细胞极性消失，大小不一，核深染，但无间质浸润。10%~15%可发展为子宫内膜癌。

单纯性增生伴非典型增生：腺上皮细胞非典型增生加上腺体结构单纯性增生，这种类型十分少见。

复杂性增生伴非典型增生：较常见，伴有不规则分支的复杂性腺体增生及细胞非典型性（图7-3），可以伴有局灶化生性病灶，如鳞状及桑椹状化生。由于腺体扩大和腺体群集，腺体之间的间质变少但仍然存在。没有腺癌的特征。

根据腺上皮增生程度分为轻、中、重3种。①轻度非典型增生：腺体轮廓稍不规则，腺上皮细胞轻度异型性；②中度非典型增生：腺体轮廓不规则，呈分支或乳头状，腺上皮细胞异型性较明显；③重度非典型增生：腺体轮廓明显不规则，呈不规则分支状，有腺腔内出芽和乳头状结构，腺上皮细胞异型性明显。腺体搭桥、共壁，但无间质浸润，此点是与内膜癌鉴别的重要依据。

在临床上需要注意的是，当病理为非典型增生时，需要结合临床表现、辅助检查结果，判断有无子宫内膜高分化腺癌同时存在。

子宫内膜上皮内瘤变的概念

子宫内膜上皮内瘤变（endometrial intraepithelial neoplasia，EIN）是2000年Mutter及其国际子宫内膜合作组提出的一种新的分类方法，称为EIN诊断术语（endometrial intraepithelial neoplasia，EIN，子宫内膜上皮内肿瘤形成）（表7-2）。在HE染色切片上做出诊断（图7-4）。

表7-2 EIN诊断术语

类型	分布	功能范畴	治疗方法
良性子宫内膜增生	弥漫	长期雌激素作用	激素治疗
EIN	局灶到弥漫	癌前病变	激素或手术
子宫内膜样腺癌	局灶到弥漫	恶性	手术治疗

这一分类结合了组织形态学、计算机形态测量、分子遗传学、细胞生物学以及临床随访资料，并采用D-score计算，包括间质体积百分比（VPS）、最短核轴标准差、腺体外表面密度等。EIN更强调组织结构的重要性。研究显示，

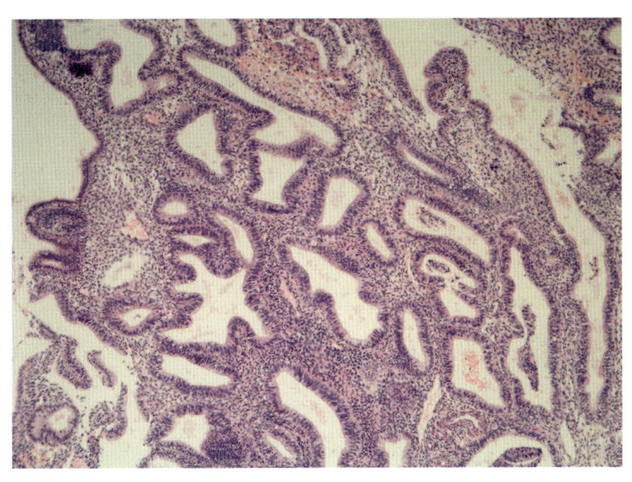

图7-1 子宫内膜单纯性增生

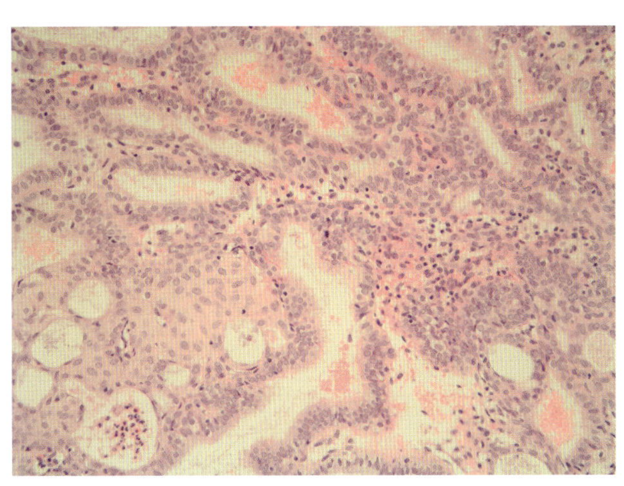

图7-2 子宫内膜复杂性增生伴鳞状化生

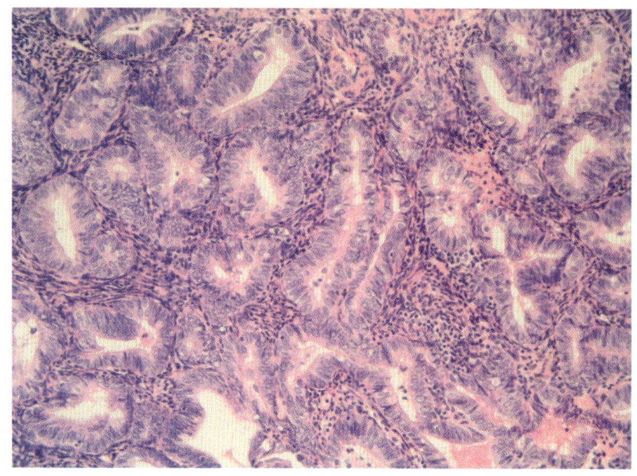
图7-3 子宫内膜复杂性增生伴非典型增生

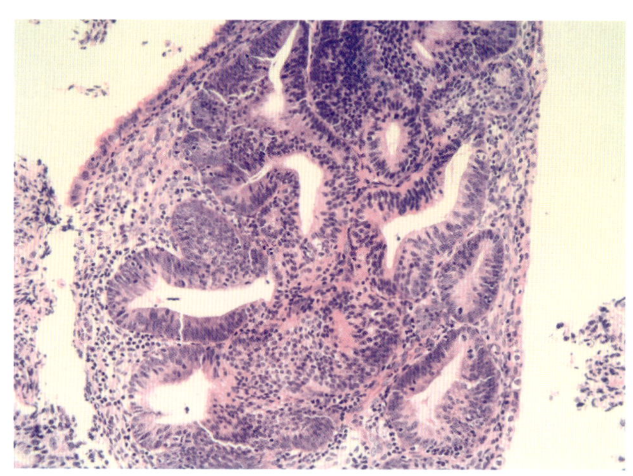
图7-4 子宫内膜上皮内瘤变

临床上应用EIN进行诊断后，其预测癌的结果优于WHO 1994/2003年分类法。

虽然，2003年版WHO分类中仍基本采用了1994年版，但在探讨子宫内膜癌和癌前病变的分子遗传学改变时也使用了EIN的诊断术语，并列出了EIN的诊断标准。

WHO 1994/2003年分类法与EIN分类法的关系

WHO 1994/2003年分类法与EIN分类法并无对应关系。虽然，大多数WHO 1994/2003年分类法中的复杂性增生伴非典型增生与EIN相重叠，但并非所有复杂性增生伴非典型增生都是EIN，因为两者所采用的诊断标准是不同的。WHO分类法重点评估细胞学有无非典型性，而诊断EIN并不需要出现经典的细胞学非典型性，而更侧重腺体结构的改变（腺体与间质的比例）以及其与背景腺体不同的细胞学改变。

EIN是一个诊断子宫内膜增生症新的概念，认识这些病变尚需不断实践，当前诊断子宫内膜增生症还可采用WHO分类标准，但如果病变符合EIN的诊断标准，可以附加注明，临床医生应了解其为子宫内膜样癌的癌前期病变，在临床工作中予以相应处理。

子宫内膜息肉

是长期受雌激素刺激或炎症诱发引起，由内膜及间质局限性增生隆起，形成带蒂的瘤样病变。

■ 伴发子宫内膜良性病变的疾病

无排卵性功能失调性子宫出血

1. 青春期无排卵型月经失调（功能失调性子宫出血，功血） 发生于青春期少女。发生原因与月经初潮、下丘脑-垂体-卵巢轴的调节功能尚不稳定有关。青春期中枢神经系统-下丘脑-垂体-卵巢轴正常功能的建立需经过一段时间。由于下丘脑周期性调节中枢还不够成熟，下丘脑和垂体与卵巢间尚未建立稳定的周期性调节，月经中期无（LH）高峰形成，因此，卵巢虽有大量卵泡并有成批的卵泡生长，但却无排卵，卵泡发育到一定程度即发生退行性变，形成闭锁卵泡。资料表明，初潮5年内可能仍有约20%的月经周期尚无排卵，有1/3的周期为黄体功能不足。此时如果受到过度劳累、应激等刺激，可能引起功血或其他月经病。由于孕激素不足，子宫内膜组织脆性增加，腺体可呈单纯增生，而间质因缺乏孕激素而反应不足，子宫内膜自发破溃出血。

2. 围绝经期无排卵型月经　多发生在绝经前妇女，患者常伴有肥胖、子宫肌瘤、更年期症状，或有较长期服用外源性雌激素，而未同时服用孕激素史。主要因围绝经前期妇女的卵巢功能逐渐衰退，卵泡近于耗尽，剩余卵泡对垂体促性腺激素的反应性低下，使雌激素分泌量锐减，对垂体的负反馈变弱，导致促性腺激素水平（FSH）升高、不形成排卵期前LH高峰，故无排卵，发生无排卵性功血。子宫内膜可成单纯性或复杂性增生。

有排卵性功能失调性子宫出血

有排卵性功血或患者可有排卵，但因黄体功能异常发生出血。黄体功能异常包括黄体孕激素分泌不足，或黄体过早衰退，子宫内膜表现为分泌不良，间质水肿不明显，病理可见腺体与间质发育不同步，早期分泌期和晚期分泌期子宫内膜同时存在。

多囊卵巢综合征

多囊卵巢综合征（polycystic ovary syndrome，PCOS）是常见的妇科内分泌疾病，以长期无排卵和高雄激素血症为主要特征。临床上约50%的PCOS患者超重或肥胖。在生育年龄妇女中PCOS的发病率是5%~10%，而在无排卵性不孕症患者中的发病率高达30%~60%。在PCOS患者中，因持续无排卵，子宫内膜长期受雌激素刺激，无孕激素影响，表现为增殖期子宫内膜，在整个月经周期中，即使在经期出血前后，也无分泌期表现。子宫内膜还可呈单纯增生，腺体囊型扩张，间质细胞退变，并有发生子宫内膜癌的表现。

不孕症

常因内分泌功能失调造成，表现为不排卵，常伴有不孕，检查时子宫内膜可出现良性增生。

■ 诊断要点

阴道不规则出血结合年龄、妇科病史，应高度警惕，特别要注意有无非典型增生或内膜癌存在。

由于妇科检查无特殊异常，主要依靠以下辅助检查方法诊断（图7-5）。

1. 分段诊断性刮宫　同子宫内膜癌，是主要的诊断方法。因子宫内膜非典型增生可与子宫内膜癌同时存在，诊断时应予以注意。刮宫应有目的性，选在月经周期的不同时间诊刮。确定排卵或黄体功能者，应在月经来潮6 h内或24 h内刮宫。如疑为子宫内膜不规则脱落者，在月经第5天诊刮；如为止血，尽快减少大量出血，排除不全流产、子宫内膜癌等，随时刮宫；可疑有颈管病变或子宫内膜癌侵犯颈管时，应行分段诊刮。分段诊刮时，应先遍刮子宫颈管，再探查子宫腔。刮宫时应注意子宫壁四周的情况，不必强求刮至闻肌声，取够送病理检查之组织即可。刮出组织应先肉眼进行观察，注意组织量及组织是否新鲜，有无组织糟脆似豆腐渣样，然后按子宫颈、子宫体刮出物分别送病理学检查。

2. B超检查　B超下见生育期正常子宫内膜厚度上限≤15 mm，绝经后≤5 mm。①子宫内膜单纯增生：B超下可见子宫腔内回声均匀增厚；②子宫内膜复杂增生：可见子宫内膜增厚，其间掺杂大小不等直径为0.1~0.5 cm囊区；③子宫内膜非典型增生：B超下见子宫内膜增生中等不均回声，内膜有时呈弥漫状或息肉状，内膜有较丰富

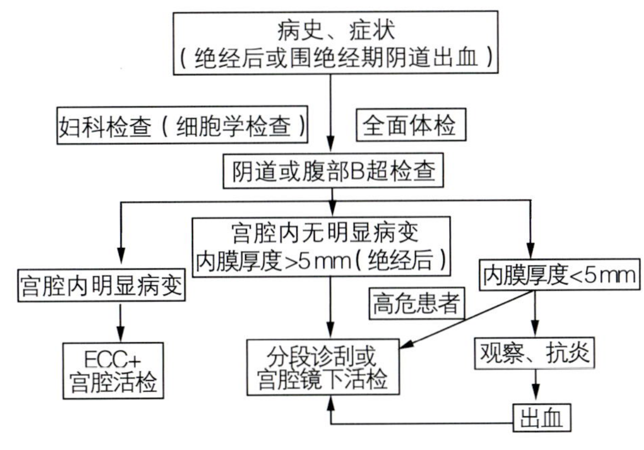

图7-5　子宫内膜癌诊断与辅助诊断的选择

血流；④子宫内膜息肉：子宫腔内三线内膜中可见单个或多个中等回声团，血流不丰富。

3. 宫腔镜检查　可直视下观察到病变情况，并取活体组织行病理学检查。但用宫腔镜时，膨宫压力过大是否引起子宫内膜癌的腹腔转移尚有争论。一般建议，宫腔镜检查膨宫压力控制在80 mmHg。

4. 活体组织病理学检查　是确诊子宫内膜癌病变的依据。

治疗

根据患者年龄、生育情况、有无子宫内膜癌发生的高危因素，采取不同的治疗方案。

子宫内膜单纯增生或复杂增生

子宫内膜单纯增生或复杂增生属良性病变，根据年龄采取不同的治疗方法。

1. 生育年龄者（≤40岁）　如因外源性雌激素引起者，刮宫后停用雌激素即可；如患者仍需用雌激素，则应加用孕激素采取周期疗法。内源性雌激素引起者，在应用孕激素治疗的同时应密切观察子宫内膜情况，并行内膜活检或诊刮。对希望妊娠者可用促排卵药治疗。

2. 围绝经或绝经者（>40岁）　主要采用孕激素治疗，给药方法同上，治疗后3~6个月取内膜观察其发展。如无效，或有家族史、肥胖、高血压等高危因素者，也可行子宫全切。

3. 对有多囊卵巢、内分泌紊乱者，应针对性同时治疗。

非典型增生

非典型增生属癌前病变，应高度警惕。

1. 生育年龄者　恶变率低可保守治疗，约30%的患者治疗后可治愈并妊娠。用大剂量孕激素治疗，用药3个月后应诊刮追踪。也可行子宫内膜切除术，或子宫内膜热球术，将子宫内膜破坏止血。如治疗后无效仍大量出血，可考虑行子宫全切。

2. 围绝经或绝经者　因潜在恶变率高，并且不易与高分化腺癌鉴别，原则应手术治疗，行子宫切除术。只能试用大剂量孕激素保守治疗，并于治疗后周期性取内膜。如用孕激素治疗后又复发，或不能耐受孕激素不良反应者，应行子宫切除。对高龄、严重内科并发症不能手术者，可用孕激素治疗，但也应定期刮宫取内膜。

（魏丽惠　沈丹华）

子宫内膜癌及手术

子宫内膜癌（carcinoma of endometrium）又称宫体癌（carcinoma of corpus uteri），是起源于子宫内膜的恶性肿瘤，发病高峰在50~70岁，40岁以下发病者约占5%；近年来发病率呈世界性上升趋势，且年轻患者所占比例有所增加，特别是经济发达的国家上升更为明显。与其他妇科恶性肿瘤相比，其病程发展相对较慢，可能与肿瘤局限在宫腔内，有较厚的肌层包裹不易扩散有关。但亦有某些特殊的组织学类型，如浆液乳头状囊腺癌等，恶性程度较高，易早期扩散、转移，预后不良。本节仅就所涉及临床解剖学内容，论述如下。

子宫内膜癌组织学基础

肉眼观察

癌变多见于子宫底部内膜，尤以两侧宫角部位更常见。依其病变形态和范围分两种：①弥漫型，癌组织侵及大部分或全部子宫内膜，可见菜花样物自内膜长出突至宫腔内，甚至充满宫腔并脱出子宫颈管口之外。癌组织呈灰白或淡黄色，表面有出血、坏死。晚期癌侵犯肌层并扩散至宫颈管时，可能阻塞宫颈口引起宫腔积脓。②局限性：癌灶局限于宫腔一小部分，常见小息肉样突起，表面伴有溃疡，容易侵蚀肌层，致使子宫体积明显增大。

显微镜检查

子宫内膜癌的组织学分类比较杂乱，约80%为腺癌，少数为其他组织学类型。参照1988年国际妇产科病理学会（ISGP）及1994年WHO的分类，原发性子宫内膜癌可以分为以下类型（表7-3）。

表7-3　子宫内膜癌的病理分类

子宫内膜样腺癌（endometriod andenocarcinama）
典型型
分泌型
纤毛细胞型
腺癌伴鳞状上皮分化（腺鳞癌）
腺癌伴鳞状上皮化生（腺棘癌）
浆液性乳头状腺癌（serous papillary adenocarcinoma）
透明细胞腺癌（clear cell adenocarcinoma）
黏液腺癌（mucinous adenocarcinoma）
鳞状细胞癌（squamous cell carcinoma）
混合性癌（mixed carcinoma）
未分化癌（undifferentiated carcinoma）

1. 腺癌（adenocarcinoma）　占80%~90%，镜下见内膜腺体明显增多，大小不一，排列紊乱，腺体之间呈背靠背现象；癌细胞较大，形态不规则，核大深染，可见较多核分裂象；间质少，有少量淋巴细胞浸润；分化差的腺癌，腺体结构消失，常为实性癌块。

2. 腺棘癌（adenoacanthoma）　又称腺角化癌。镜下特点是腺癌细胞组织中含有成熟分化好的良性鳞状上皮，侵袭性较少，预后较好。

3. 腺鳞癌（adeno-squamous carcinoma）　含腺癌和鳞癌两种成分。多数为分化差的腺癌，鳞癌细胞核异型明显，核分裂象多。侵袭性较强，预后较差。

4. 浆液性乳头状腺癌　癌组织以复杂分支的乳头状结构为主。与卵巢浆液性乳头状腺癌相似，其乳头表面可见成簇的上皮细胞“出芽”和散在成团的游离细胞。此型易早期发生淋巴转移，预后差。

5. 透明细胞癌　肿瘤主要由两种细胞组成，一种为透亮细胞，大而规则，多呈乳头状或小管状排列，胞质透亮，糖原染色（PAS）阳性，核大、深染、核仁明显；另一种为鞋钉样细胞。胞质少，核大、畸形，并突向腺腔内。此型恶性程度较高，具有侵袭性，预后差。

6. 鳞状细胞癌　子宫内膜原发鳞状细胞癌很少见。其发生可能与腺上皮鳞化有关，或直接来源于子宫内膜柱状上皮与基底膜之间的储备细胞。此型预后不良。

肿瘤扩散与手术病理分期

扩散部位

1. 子宫肌层的浸润　由于癌瘤容易通过基底层浸润子宫肌层，从而增加了转移机会，因此组织学诊断肌层浸润的深度很重要。根据肌层浸润的深度分为浅肌层浸润、中肌层浸润及深肌层浸润，而低分化癌者则多数为中肌层或深肌层浸润。

2. 直接蔓延　内膜癌细胞沿子宫内膜蔓延生长，向下至子宫颈管或阴道；向上经子宫角累及输卵管，甚至扩散至盆腔内，亦可经肌层浸润穿透子宫浆膜面，蔓延至输卵管和卵巢，甚至广泛种植于直肠子宫陷凹、腹膜及大网膜。

3. 淋巴转移　当肿瘤浸润深肌层，或扩散至子宫颈，尤其癌组织分化不良时，易发生淋巴转移。子宫底部的癌瘤沿阔韧带上部的淋巴网，经骨盆漏斗韧带至卵巢，向上转移至腹主动脉旁淋巴结；子宫角部的癌瘤可沿圆韧带的淋巴管到达腹股沟淋巴结；位于子宫体下部及扩散至子宫颈管者，可转移至子宫旁、髂内外及髂总淋巴结；子宫后壁的癌瘤沿子宫骶韧带至直肠淋巴结；还可通过淋巴管逆行转移至阴道。

4. 血行转移　多见于晚期患者，癌细胞可经血行转移至肺、肝、骨及脑部。在刮宫或行子宫切除时，由于操作不当或挤压子宫，有可能会促进血行转移。

手术病理分期

由于子宫内膜癌肌层浸润的深度及子宫外扩散的程度，在术前难以准确判断，因此过去的临床分期存在不足之处。FIGO肿瘤委员会于1988年以手术病理分期为依据，提出手术病理分期法（表7-4）。

表7-4　子宫内膜癌手术的病理分期

分期	肿瘤范围
Ⅰ A 期 G123	癌局限于内膜
Ⅰ B 期 G123	侵及肌层≤1/2
Ⅰ C 期 G123	侵及肌层＞1/2
Ⅱ A期 G123	累及宫颈黏膜腺体
Ⅱ B期 G123	侵及宫颈间质
Ⅲ A期 G123	侵及子宫黏膜和（或）附件，和（或）腹腔细胞检查阳性
Ⅲ B期 G123	阴道转移
Ⅲ C期 G123	盆腔和（或）主动脉旁淋巴结转移
Ⅳ A期 G123	癌侵及膀胱和（或）直肠黏膜
Ⅳ B期 G123	远处转移，包括腹腔内和（或）腹股沟淋巴结转移

手术治疗及应用解剖

手术切除的范围

手术治疗仍是子宫内膜癌的主要方法。其手术方式及切除的解剖学范围，应根据病情早晚、病理类型及患者年龄等，选择不同的术式。

1. 筋膜外全子宫切除及双侧附件切除、盆腔淋巴结及腹主动脉淋巴结取样及清除术　ⅠA期患者，可以不清扫腹膜后淋巴结；为预防断端复发，应切除阴道壁1~2 cm。对<40岁患者，探查并经活检证实卵巢未见异常，可保留一侧卵巢，以维持女性生理功能；但对特殊病理类型，如腺鳞癌、透明细胞癌及浆液乳头状腺癌患者，仍应切除双侧附件。对ⅠB及ⅠC期患者，应同时行盆腔淋巴结及腹主动脉旁淋巴结取样或切除术。

2. 广泛性全子宫切除及双侧附件切除、盆腔淋巴结及腹主动脉淋巴结取样及切除术　主要适用于Ⅱ期子宫内膜癌。因癌瘤累及子宫颈，其直接蔓延及淋巴转移途径与子宫颈浸润癌相同。

3. 肿瘤细胞减灭术（cytoreductive surgery）适用于Ⅲ~Ⅳ期患者。包括筋膜外全子宫切除及双侧附件切除、盆腹腔转移灶切除。有条件时，选择性切除盆腔淋巴结及腹主动脉淋巴结。

手术操作解剖要点

1. 筋膜外全子宫切除术　操作要点：①切除范围较常规或标准全子宫切除稍大，术时须暴露子宫旁输尿管（勿打开隧道），将其推向侧方，以保证在筋膜外切除子宫颈，同时需切除阴道壁1.5~2.0 cm（图7-6）；②子宫圆韧带及骨盆漏斗韧带的处理同常规子宫切除；③剪开阔韧带后叶至子宫骶韧带外侧缘，分离宫旁疏松结缔组织，暴露子宫动脉及其下方的输尿管，在其内侧分离、断扎子宫动脉（图7-7）；④剪开直肠子宫陷凹的腹膜反折，分离直肠前壁至阴道后壁2 cm，然后于筋膜外钳夹、断扎子宫骶韧带（图7-8）；⑤分离膀胱宫颈下2 cm，将输尿管推向侧方，于筋膜外钳夹、断扎子宫主韧带及阴道穹隆旁组织；⑥环形切除阴道壁1~2 cm。

2. 广泛性子宫切除及盆腔淋巴结切除术　见第六章第四节。

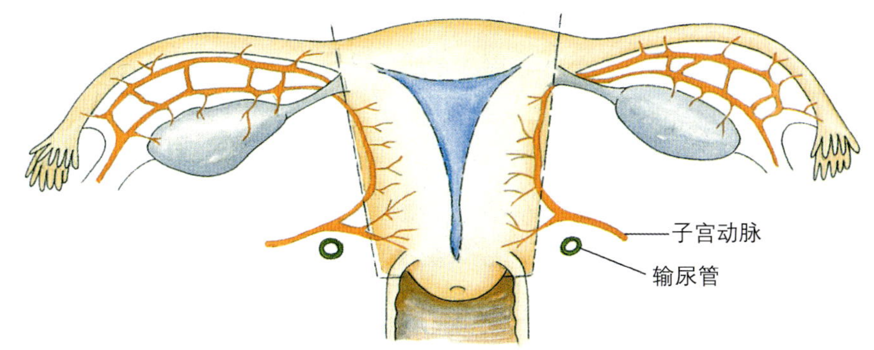

图7-6　筋膜外全子宫切除术（虚线示切除范围）

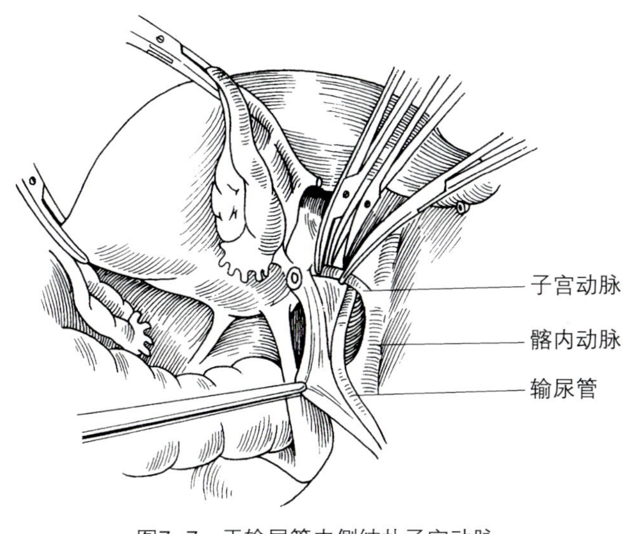

图7-7　于输尿管内侧结扎子宫动脉

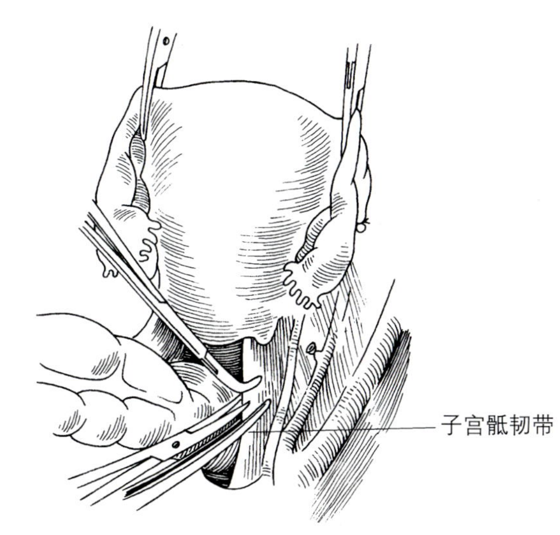

图7-8　结扎子宫骶韧带

3. 腹主动脉淋巴结切除（paraaortic node resection）

（1）腹主动脉的毗邻关系：腹主动脉自膈肌腹主动脉裂孔处开始，沿脊柱左前方下降至第4腰椎体下缘处分为左、右髂总动脉，全长14.5 cm。腹主动脉脏支有成对的肾上腺中动脉、肾动脉及卵巢动脉和下腹成对的腹腔干、肠系膜上动脉和肠系膜下动脉；壁支主要有4对腰动脉。涉及腹主动脉旁淋巴结切除术相关的血管有肠系膜下动脉（第3腰椎水平，由腹主动脉前壁发出）和卵巢动脉（肾动脉起始部稍下方，左侧多自肾动脉发出）。

腹主动脉右侧与下腔静脉相邻，与同名动脉伴行的有髂总静脉、肠系膜下静脉和卵巢静脉等；左交感神经干沿腹主动脉左缘下降。

腰淋巴结沿腹主动脉及下腔静脉周围分布。左腰淋巴结位于腹主动脉周围，分为主动脉外侧淋巴结、主动脉前和主动脉后淋巴结；中间腰淋巴结又称主动脉腔静脉间淋巴结，沿主动脉与下腔静脉之间分布，主要在右肾动脉起始点以下有1~2个；右腰淋巴结位于下腔静脉的周围，分为腔静脉外侧淋巴结、腔静脉前淋巴结和腔静脉后淋巴结。

胸导管起始部呈现膨大，即形成乳糜池。其位于第12胸椎体至第2腰椎体的前面，一般为梭形、圆锥形或星形，相当于腹腔干和肾动脉起始部之间，术中需暴露和分离乳糜池。

（2）手术步骤与解剖层次：腹部切口：腹主动脉旁淋巴结切除范围，下界为腹主动脉分叉处，上界达肾动脉以上2 cm，旁侧以肾或输尿管内缘为界。欲充分暴露手术野，应自剑突下至耻骨联合上缘作腹部正中切口。

后腹膜切口：切除腹膜后主动脉旁淋巴结有两条途径：①从骨盆漏斗韧带断端内侧腹膜切缘开始剪开，经右输尿管横跨髂总血管上方直达小肠系膜根部。②自回盲部下缘1~2 cm处剪开后腹膜，外侧沿结肠旁沟向上延伸至右肾下缘，内侧沿回盲部延至腹主动脉分叉处（图7-9）。将后腹膜掀向左侧，暴露术野。

分离、切除腹主动脉右外侧区淋巴结及脂肪组织：切除范围包括腹主动脉前、腹主动脉与下腔静脉间、下腔静脉前及腰大肌旁的淋巴结。自右肾外侧开始剥离脂肪及淋巴结，连同腰大肌表面疏松结缔组织一起切除。连续向肾内侧分离至肾门，此时应注意勿损伤右输尿管。剪开下腔静脉鞘膜，由上而下轻柔、小心分离后，切除下腔静脉前、外侧及右后肾静脉下方的淋巴结；于距离右肾静脉下3~4 cm处，分离结扎右卵巢静脉（图7-10）；继续向下分离，达髂总静脉的分叉处，将右外侧淋巴结及脂肪组织整块切除（图7-11）。

切除腹主动脉左外侧区淋巴结及脂肪组织：切除范围包括腹主动脉前、外侧及后方的淋巴结。该区域上缘为左肾静脉，内侧为腹主动脉，外侧为输尿管。方法同上，分离切除左肾下方、肾门区及外下方腰大肌表面脂肪结缔组织；于左肾静脉处，分离结扎左卵巢静脉（图7-12）；左肾动脉位于左肾静脉下缘1~1.5 cm处。进一步打开腹主动脉上部鞘膜，由上而下分离切除主动脉前和外侧淋巴结，同时自肾静脉下方、输尿管内侧向下分离至髂总静脉分叉处整块切除（图7-13）。然后用血管拉钩将腹主动脉拉向右前方，切除后方的淋巴结。注意勿损伤肠系膜下动脉（左肾静脉下缘1~1.5 cm处）。

切除乳糜池淋巴干及乳糜池（cisterna chyli）：乳糜池位于左肾静脉下缘，下腔静脉与腹主动脉之间，为胸导管起始部的膨大部。将左肾静脉提起，用血管拉钩将腹主动脉及下腔静脉拉开，分别剪开腹主动脉上部和下腔静脉鞘膜，分离乳糜池周围组织，于其上方（左肾静脉下缘）切断缝扎，然后向下分离，切除乳糜池及其下方的淋巴干（图7-14）。

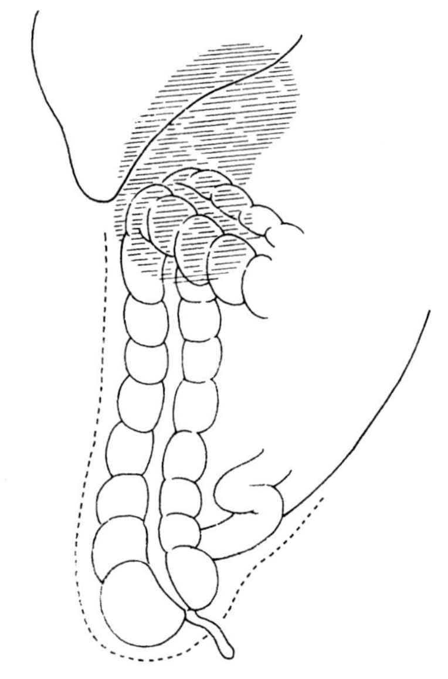

图7-9　沿结肠旁沟剪开后腹膜

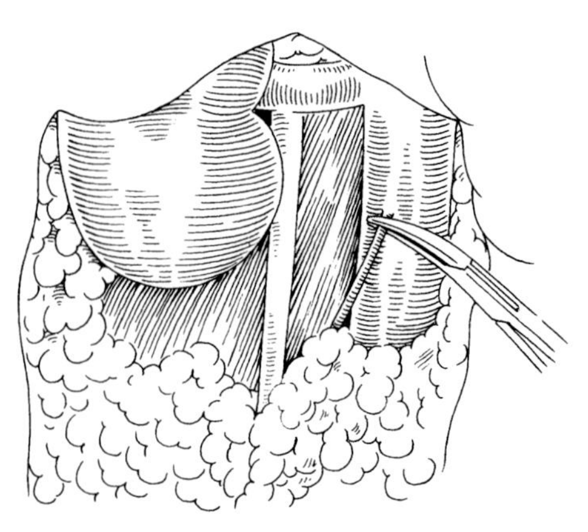

图7-10　结扎切断右卵巢静脉

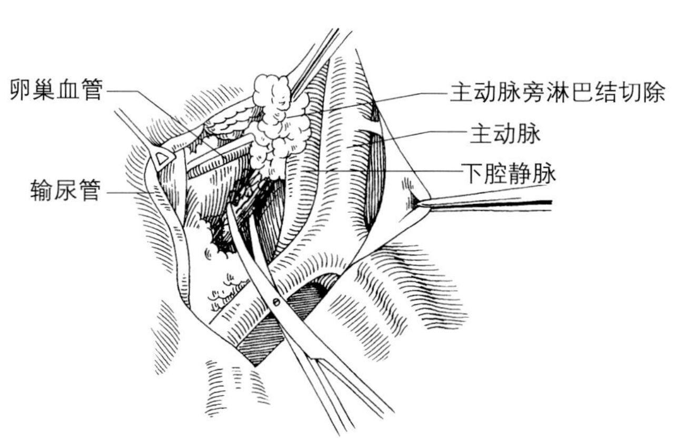

图7-11 分离切除腹主动脉外侧淋巴结

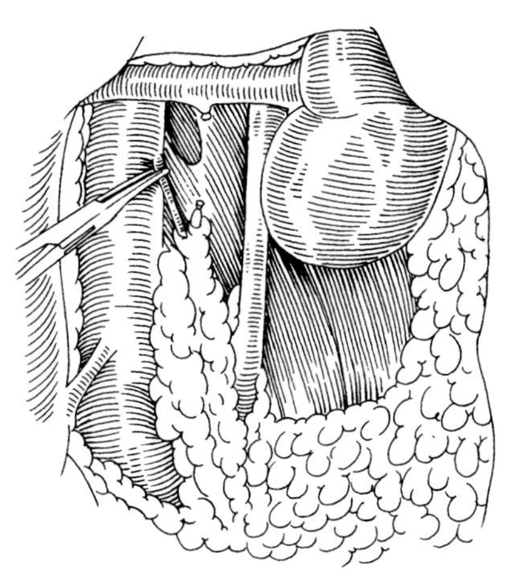

图7-12 结扎切断左侧卵巢血管

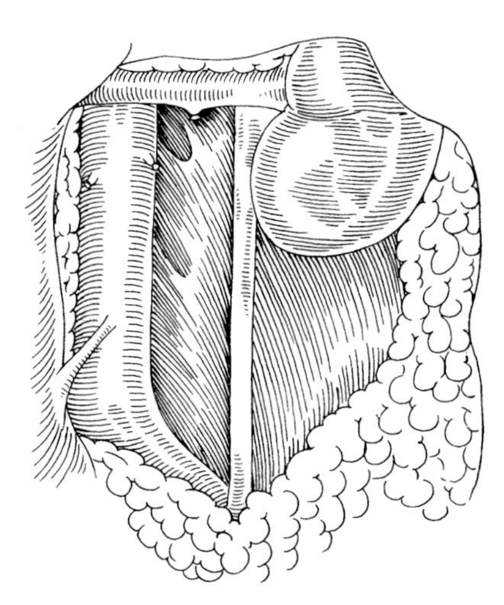

图7-13 切除腹主动脉左外侧淋巴结与脂肪组织

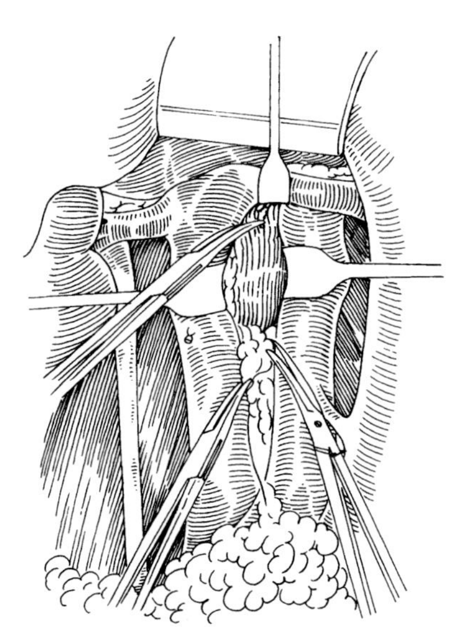

图7-14 切除乳糜池

（3）解剖变异及处理：据Benedetti-panici等报道309例妇科肿瘤手术，腹膜后异常多见，包括马蹄肾1例，双输尿管1例，双下腔静脉1例，环状左肾静脉3例，下极肾动脉6例，下极肾静脉2例，卵巢静脉异位12例，卵巢动脉畸形及异位10例。这些畸形或变异，可能造成手术操作困难，术中必须辨认清楚。腹主动脉淋巴结切除第一步，应看清左肾静脉横跨主动脉前面，输尿管位于外侧方，卵巢血管位置迁移较大，肾动脉位于肾静脉后上方，右肾动脉在下腔静脉后面通过，特别是切除右侧靠近主动脉、下腔静脉淋巴结时有一定危险性，应小心谨慎。有时可见一条或数条右肾副动脉呈弓形分布于肾下极；左肾静脉周围的静脉分支变异尤为多见，术中应仔细分离和止血。

（汤春生　韦德英）

参考文献

1. 张丽珠. 临床生殖内分泌与不孕症. 北京: 科学出版社, 2001.
2. 唐军. 妇科疾病的超声诊断与鉴别诊断. 北京: 中国医药科技出版社, 2006: 84−125
3. 张志毅. 妇癌临床手术学. 上海: 上海科学技术出版社, 1994: 182−186.
4. 陈惠祯, 谭道彩, 吴绪峰. 现代妇科肿瘤治疗学. 武汉: 湖北科学技术出版社, 1998: 192−195.
5. 张惜阴. 临床妇科肿瘤学. 上海医科大学出版社, 1993: 128−136.
6. 曹泽毅. 妇科肿瘤学. 北京: 北京出版社, 1998: 758−762.
7. 张朝佑. 人体解剖学. 北京: 人民卫生出版社, 1998: 840−854.
8. Sliverberg SG, Kurman RJ, Nogales F, et al. Tumours of the Uterine Corpus. Epithelial tumours and related lesions. in Tavassoli FA, Devilee P eds: World Health Organization Classification of Tumours. Pathology and Genetics. Tumours of the breast and female genital organs, Lyon: 2003: 117−145.
9. Mutter GL, Baak JPA. Endometrial precancer diagnosis by histopathology, clonal analysis, and computerized morphometry. J Pathol, 2000, 190: 462−469.
10. Morrow CP, Curtin JP. Gynecologic cancer surgery. New York: Churchill Livingstone, 1996: 676−682.
11. Gal D, Recio FO, Zamurovic D. The new inernational federation of gynecology and obstetrics surgical staging and survival rates in endometrial carcinoma. Cancer, 1992, 69: 200.
12. Malkasian GD, Annvegors JF, Fountain RS. Carcinoma of the endometrium: stagel. Am J obstet Gynecol, 1980, 136: 872.
13. Trimble EL. Management of stage Ⅱ endometrial adenocarcinoma. Obstet Gynecol, 1988, 71: 323.
14. Chen ss. Extrauterine spread carcinoma clinically confined to uterus. Gynecol Oncol, 1995, 21.

8

子宫体的解剖、疾患及手术

子宫体的解剖

子宫的形态结构

子宫（uterus）是女性重要生殖器官，胎儿在此发育生长。子宫为单一的肌性器官，主要由平滑肌构成，壁厚而腔小，富于扩展性。其形状大小、位置及结构，随年龄的不同而异，并受月经周期和妊娠的影响而发生改变。

子宫的形态

成年未孕女性的子宫前后略扁，上宽下窄，呈倒置的梨形。子宫重40~50 g，长7~9 cm，最宽径4~5 cm，厚2~3 cm。生育过的子宫，重量比未生育过的子宫约大1倍，各径和内腔均较大。

子宫一般可分前、后两面和左、右两缘。前面与膀胱相对，称膀胱面，与膀胱之间有膀胱子宫陷凹（vesicouterine pouch）；后面与直肠毗邻，称直肠面，与直肠之间有直肠子宫陷凹（rectouterine pouch），或称Douglas腔；子宫的左、右两侧缘圆隆，称外侧缘，朝向骨盆腔侧壁，有子宫阔韧带附着（图8-1）。

子宫的分部

根据形态结构和功能，一般将子宫分为子宫底、子宫体、子宫颈3部。

1. 子宫底（fundus of uterus）　为子宫的上端，圆凸而游离，位于两侧输卵管子宫口以上（即子宫角以上）的部分，与小肠（回肠）襻相邻接。未妊娠的子宫底位于小骨盆入口平面以下。

2. 子宫体（body of uterus）　为子宫底与子宫颈之间的部分，是子宫最宽大的部分，上宽下窄，前面较平，后面凸隆，下端缩细与子宫峡相接，两侧缘有子宫阔韧带附着。子宫与输卵管相接处称子宫角（horn of uterus）。

3. 子宫峡（isthmus of uterus）　为子宫体与子宫颈阴道上部的上端之间较为狭细的部分，是子宫体与子宫颈间的移行部，实际属于子宫颈的一部分。子宫峡因其比较窄细而得名，在非妊娠期此部不明显，仅长0.6~1 cm；在妊娠期，特别是妊娠中期以后，子宫峡逐渐延伸扩展，成为子宫腔的一部分；妊娠晚期，此部伸展可达7~10 cm，峡壁逐渐变薄，足月临产时已扩展为

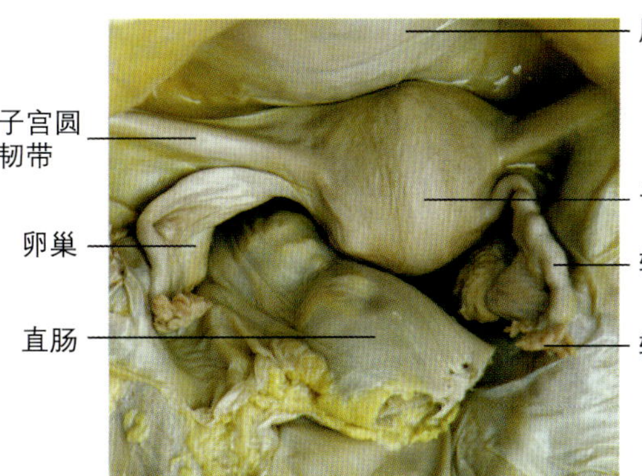

图8-1　女性内生殖器

子宫下段（lower uterine segment）。产科常于此处进行剖宫术，可避免进入腹膜腔，以减少感染的机会，故子宫峡在产科临床中具有重要意义。

4. 子宫颈（neck of uterus）　详见前述。

子宫内腔

据国人资料统计，成年妇女子宫腔全长（由子宫外口至子宫底）为7.03 cm，容量为5 mL。在生育的妇女中，非哺乳者的宫腔长度较哺乳者略长，且生育胎次越多，其宫腔长度越长。子宫的内腔较为狭窄，根据其位置可分为子宫腔、子宫峡管及子宫颈管3部分（图8-2）。

1. 子宫腔（uterine cavity）　位于子宫体内，即子宫体腔。因其内衬子宫内膜，故称子宫内膜腔（endometrial cavity）。子宫腔为底向上、尖朝下的三角形裂隙，表面平滑。底为子宫底的内面，底的两侧各有一口，即输卵管子宫口，通输卵管；尖端向下移行为峡管和子宫颈管。因此，子宫腔向两侧可借输卵管与腹膜腔相通，向下借子宫颈管和阴道与外界相通，但正常情况下子宫

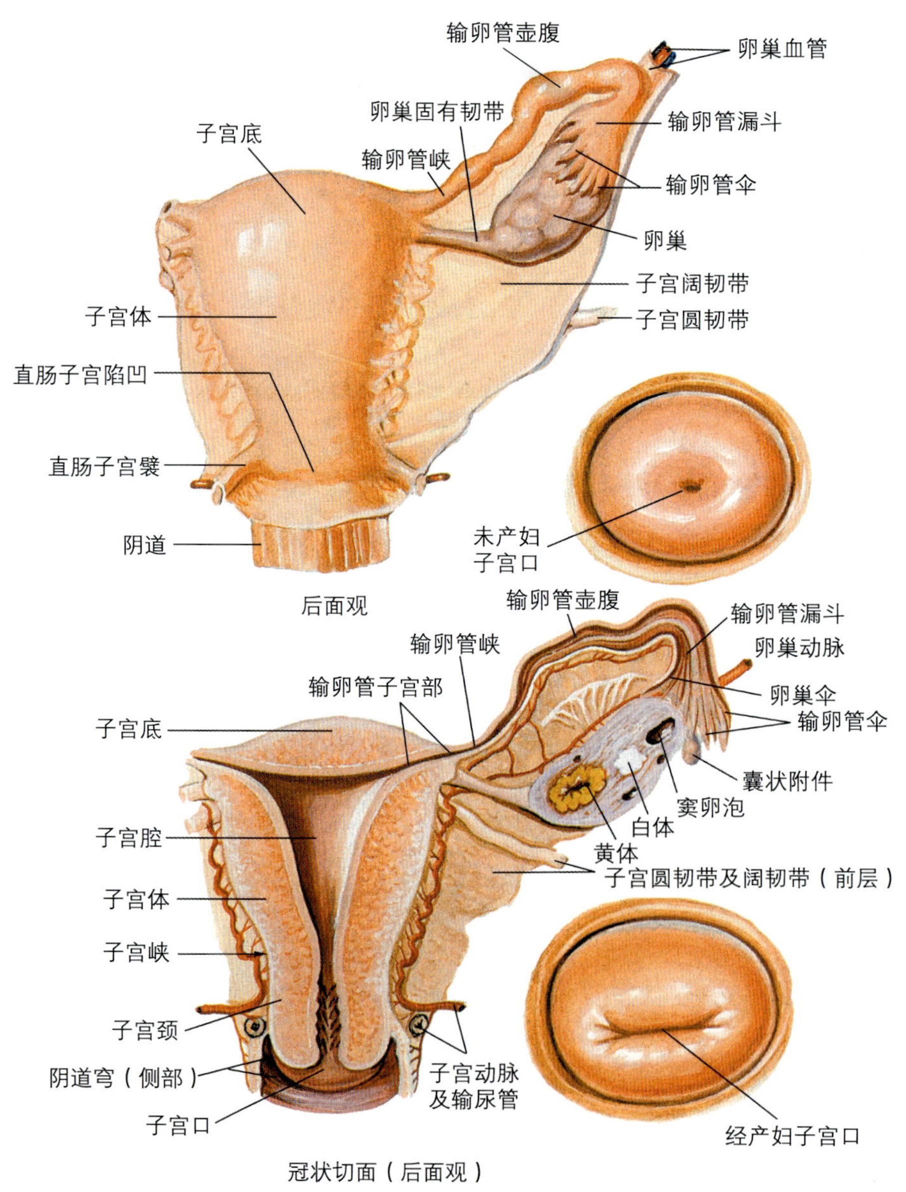

图8-2　子宫腔及子宫附件

腔内充满黏液，这一通道完全被黏液所封闭，特别是在子宫颈管和输卵管段形成了黏液栓，可有效防止感染经该通道扩散至子宫腔和腹膜腔。

经直接测量和X线片测量，子宫腔的形态多为等腰三角形，分别占78.7%和65.5%；X线片测量子宫腔呈菱形者占11.4%，伞形（宫底外凸）者占2.3%，其他为子宫腔下部宽大者；子宫腔底长度与高度的比例约为1：2，子宫腔侧壁的夹角为28.76°（22°~38°），子宫腔底横径为3.08（2.5~3.5）cm。

2. 子宫峡管（canal of isthmus of uterus） 为子宫峡部的内腔，呈漏斗状，为长0.6~1 cm的短管。峡管上口称峡管内口（internal orifice of canal of isthmus），又称子宫内口（internal orifice of uterus）或解剖学内口（anatomical internal os），为子宫腔下端解剖学最狭窄的部位；峡管下口称峡管外口（external orifice of canal of isthmus），与颈管相通，是子宫内膜移行为子宫颈内膜的起始部，故又称子宫颈管内口（orificium internum uteri）或组织学内口（histological internal os）。

3. 子宫颈管（canal of cervix of uterus） 详见前述。

子宫壁的组织结构

子宫壁由内膜、肌层及外膜3层构成。

1. 子宫内膜（endometrium） 由单层柱状上皮和固有层构成。上皮由分泌细胞和散在的纤毛细胞组成；固有层结缔组织较厚，含大量低分化的梭形或星形的基质细胞（stroma cell）、网状纤维、血管和子宫腺（uterine gland）。子宫腺为单管状腺，由上皮下陷而成，近肌层时可有分支。

子宫内膜可分为表浅的功能层（functional layer）和深部的基底层（basal layer）。功能层较厚，自青春期始，在卵巢激素的作用下，发生周期性剥脱出血，即月经（menstruation；mensis）。妊娠后，因胚体植入而继续生长发育为蜕膜。基底层较薄，不参与月经形成，在月经期后能增生修复功能层（图8-3，4）。

2. 肌层（muscular layer） 很厚，由成束或成片的平滑肌构成，肌纤维排列不整齐，肌束相互交织，其间有结缔组织分隔，内含未分化细胞、成纤维细胞、肥大细胞、丰富的血管和弹力纤维。肌层可分黏膜下层、中间层和浆膜下层，但人类的分层不甚明显。

（1）黏膜下层（submucous layer）：较薄，平滑肌以纵行为主，其中杂有少量斜行和环行肌纤维，至输卵管子宫部，形成明显的一层环行肌。

（2）中间层（stratum intermedium）：或称血管层（vascular layer），最厚，平滑肌分为内环行与外斜行，以环行肌为主，并有丰富的血管穿行其间，故称为血管层。

（3）浆膜下层（subserous layer）：较薄，平滑肌以纵行为主，并有少量的环行肌纤维。

子宫的平滑肌纤维长约50 μm，妊娠期平滑肌纤维受卵巢激素的作用，可增长达500 μm以上，且分裂增殖，使肌层显著增厚。结缔组织中未分化的间充质细胞也增殖分化为平滑肌纤维。分娩后，肌纤维迅速恢复正常大小，部分肌纤维凋亡。

3. 外膜 子宫底和子宫体的外膜均为浆膜（serous membrane），即腹膜的脏层。

子宫的年龄变化

子宫的形状、大小及位置，因年龄的不同而异。初生儿及胎儿的子宫位置较高，突出骨盆上口，卵巢和输卵管位于髂窝内，子宫颈特别发育，较子宫体长而粗。初生儿至10岁，子宫发育迟缓，变化不大。近性成熟期，子宫体迅速发育，子宫壁增厚，内腔扩大，子宫渐呈梨形。性成熟期，子宫底凸隆，子宫外口呈显著的横椭圆形，子宫体与子宫颈的长度近乎相等，子宫颈阴道部也增大，棕榈襞较为显著。青年未婚女子和未孕女子的子宫，外观形态无差异。经产妇的子

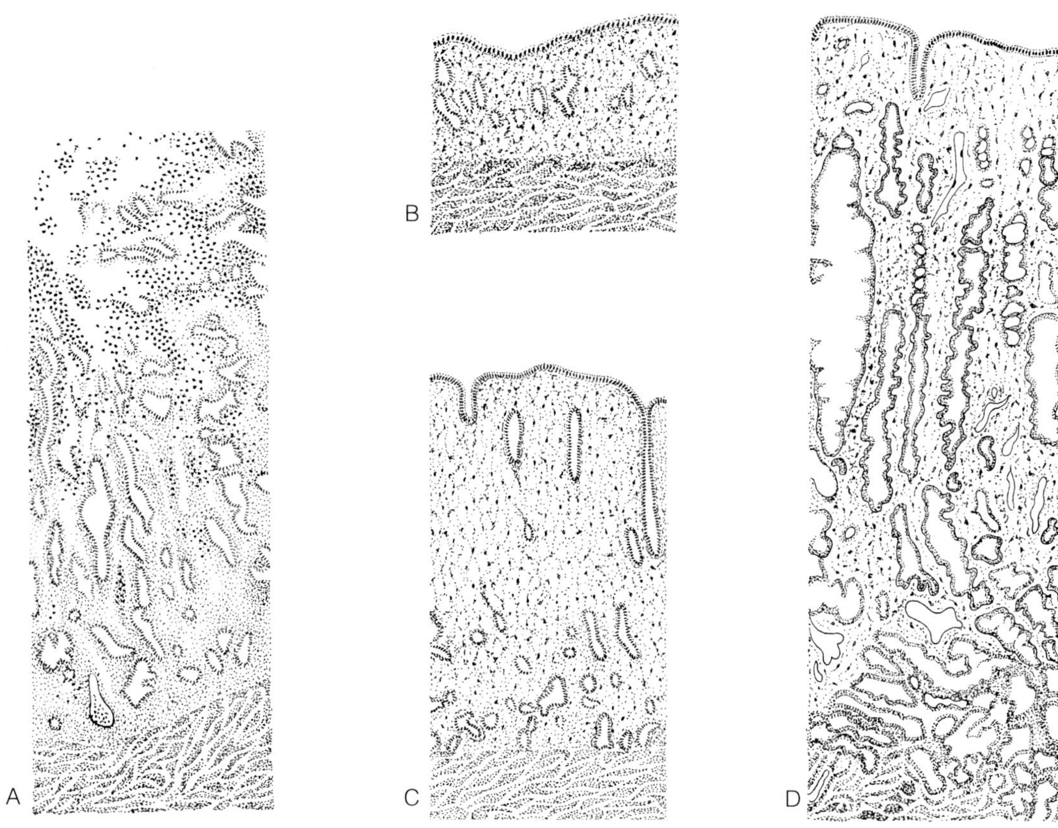

图8-3　子宫内膜周期性变化

A.月经期；B.经后期；C.增生期；D.分泌期

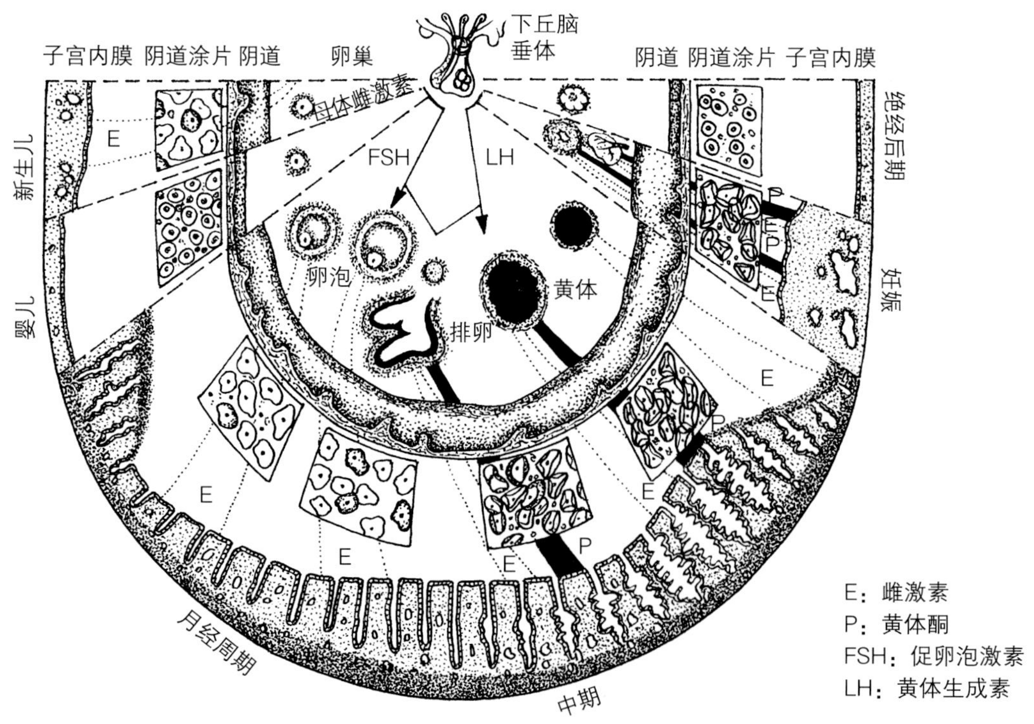

图8-4　神经体液调节与子宫内膜周期性变化的关系

宫较大，内腔扩大呈卵圆形，宫壁肌层显著加厚，重量可增加1倍，子宫颈突入阴道内，子宫外口（子宫口）呈不规则的横裂状。停经后的妇女，子宫逐渐萎缩变小，子宫壁和子宫内膜逐渐变薄，外观形态和组织结构均较育龄期有明显区别。老年妇女的子宫，外观苍白，内膜萎缩，腺体退化，宫体明显缩小，子宫壁变薄且致密，质地较硬，子宫颈尤为显著，子宫颈阴道部逐渐消失。总之，在女性的一生中，子宫这种形态结构的变化是正常的生理现象，与机体不同阶段的性激素水平密切相关，也与月经周期的变化有关。不同年龄组的子宫体与子宫颈的比例不同，婴儿期为1∶2，青春期为1∶1，生育期为2∶1。

子宫的位置和毗邻

子宫居盆腔中央，前为膀胱，后邻直肠，下端接阴道，两侧有输卵管和卵巢（临床统称子宫附件）。未妊娠时，子宫底位于小骨盆入口平面以下，朝向前上方。子宫颈的下端（子宫口）位于坐骨棘平面稍上方。人体直立时，子宫体伏于膀胱后上方。正常成人的子宫呈轻度前倾、前屈位。前倾（anteversion）是指子宫向前倾斜，子宫整体的长轴与阴道的长轴形成一个向前开放的钝角，稍大于90°；前屈（anteflexion）则指子宫体与子宫颈之间形成的一个向前开放的钝角，为170°左右。子宫轻度前倾、前屈位属正常位置，但过度的前倾、前屈或后倾、后屈，均为子宫位置异常，是女性不孕的原因之一（图8–5，6）。

子宫的活动度较大，其位置与姿势受周围脏器，尤其是膀胱和直肠充盈度的影响。当膀胱充盈而直肠空虚时，子宫底向后上方移动，子宫倾度变小，甚至子宫前屈消失；当膀胱空虚而直肠充满时，子宫则略向前下方移动，多呈前屈位，子宫体位于膀胱上方；当膀胱和直肠都充盈时，子宫底上移并趋于伸直。妊娠子宫的位置，随孕期的不同而变化。孕12周前，子宫仍位于骨盆腔内；孕12周末，子宫底可达耻骨联合上缘；孕16周时，子宫底突入盆腔，于耻骨联合上方即可触

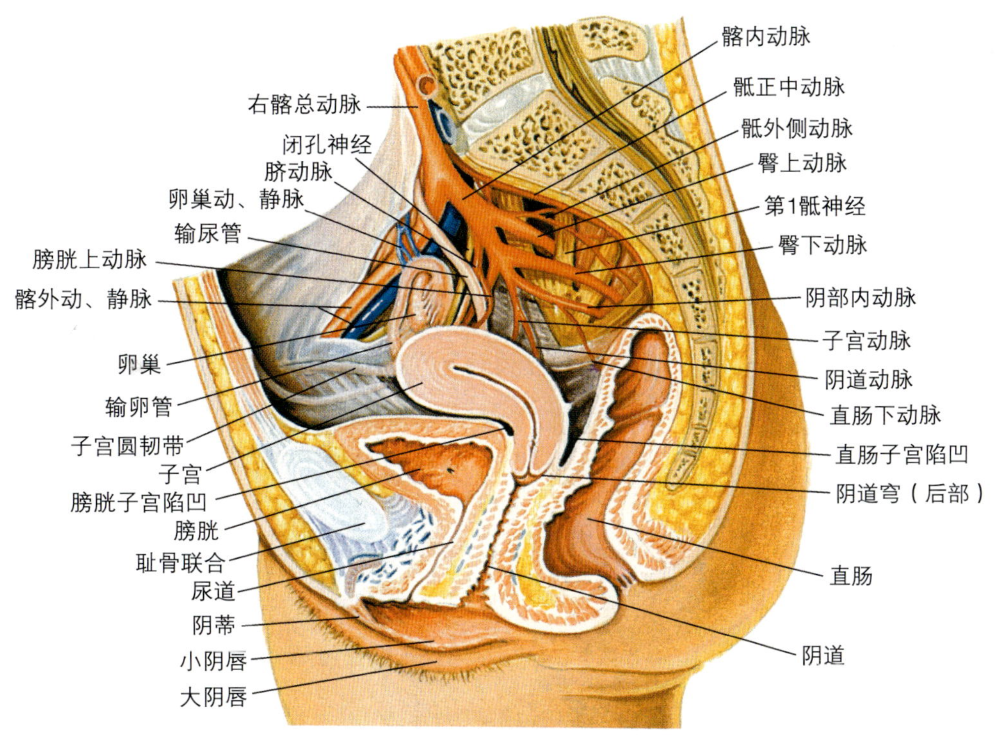

图8–5　子宫的毗邻关系

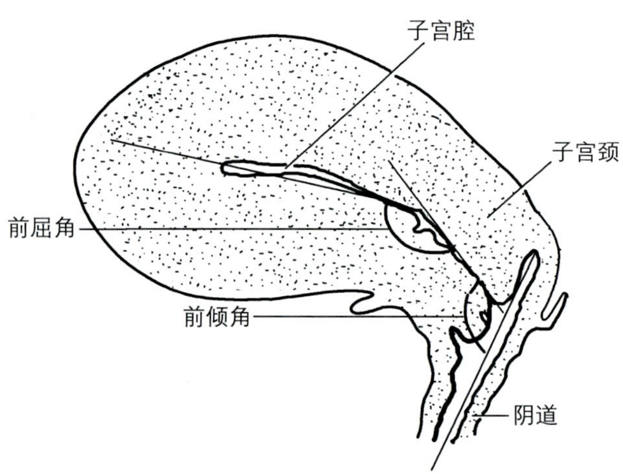

图8-6　子宫的前倾与前屈

及；孕24周末，子宫底可达脐平面；孕32周末，子宫底位于脐和剑突之间；孕36周末，宫底达剑突下方；孕40周时，子宫底略下移，为邻近产期的征兆。

子宫与腹膜的关系：子宫为腹膜间位器官，其前面的下1/3（相当子宫颈阴道上部）及左、右侧缘无腹膜覆盖。膀胱上面的腹膜向后折转至子宫前面，形成膀胱子宫陷凹。该陷凹较浅，凹底约在子宫峡的前面，相当子宫内口平面，临床上多于此处的腹膜外进行剖宫产术。子宫后面的腹膜从子宫体向下覆盖子宫颈，再转至阴道后穹的上面，继而反折至直肠前面，形成一个较深的直肠子宫陷凹，或称Douglas腔。此凹是女性腹膜腔的最低部位，腹膜腔的积液、积血多聚积于此，临床上可通过阴道指诊和阴道后穹穿刺进行诊断和治疗。

子宫的固定装置

子宫的正常位置主要依靠子宫的韧带维持，同时，盆底肌和阴道的托持、周围结缔组织和腹膜皱襞等因素对子宫位置的固定也起很大的作用。此外，盆腔脏器及腹盆腔内压对子宫的位置也有一定的影响。主要的子宫韧带和腹膜皱襞包括以下几种。

子宫阔韧带

子宫阔韧带（broad ligament of uterus）由子宫前、后面的腹膜自子宫侧缘向两侧延伸至盆侧壁和盆底的双层腹膜构成，位于子宫两侧，呈冠状位，分为前叶和后叶，可限制子宫向两侧倾倒。子宫阔韧带近似四边形，其上缘游离，包裹输卵管；下缘附着于盆底，并移行于盆底的腹膜；外侧缘的上部游离，移行为卵巢悬韧带（suspensory ligament of ovary），又称骨盆漏斗韧带（infundibulopelvic ligament），内有卵巢血管、淋巴管及神经等；外侧缘的下部，向两侧延伸至盆侧壁，并与盆壁腹膜相移行。阔韧带的前叶覆盖子宫圆韧带，后叶覆盖卵巢和卵巢固有韧带。阔韧带前、后叶间除上缘有输卵管外，还有卵巢、卵巢冠、囊状附件、卵巢旁体、卵巢固有韧带、子宫圆韧带、结缔组织及子宫动、静脉、淋巴管和神经等。

囊状附件：一个或数个不等，常位于输卵管漏斗附近，是卵巢冠上方向下垂的小豆形有蒂的纤毛上皮小囊，其内含有液体，为中肾管头端的遗迹。卵巢旁体（paroophoron）：居卵巢系膜内，卵巢冠的内侧，卵巢动脉进入卵巢门处，与卵巢冠相比，较近于子宫。它由数条上皮小管和血管球构成，是胚胎期中肾尾侧部中肾小管的遗迹，与男子的旁睾相当。常见于初生儿，5岁以后很少发现，但有时可在显微镜下看到。

两侧子宫阔韧带与子宫共同构成一个隔障，将盆腔分为前后两部，前部有膀胱，后部有直肠及乙状结肠的一部分。子宫阔韧带依其包被的器官，可分为子宫系膜、输卵管系膜和卵巢系膜3部分（图8-7）。

1. 子宫系膜（mesometrium）　为子宫侧缘和盆底之上的三角形腹膜皱襞，内含富于脂肪的疏松结缔组织，称子宫旁组织。此组织在子宫颈周围特别发达，称为子宫颈旁组织（paracervical tissue；paracervix）；其向下连于

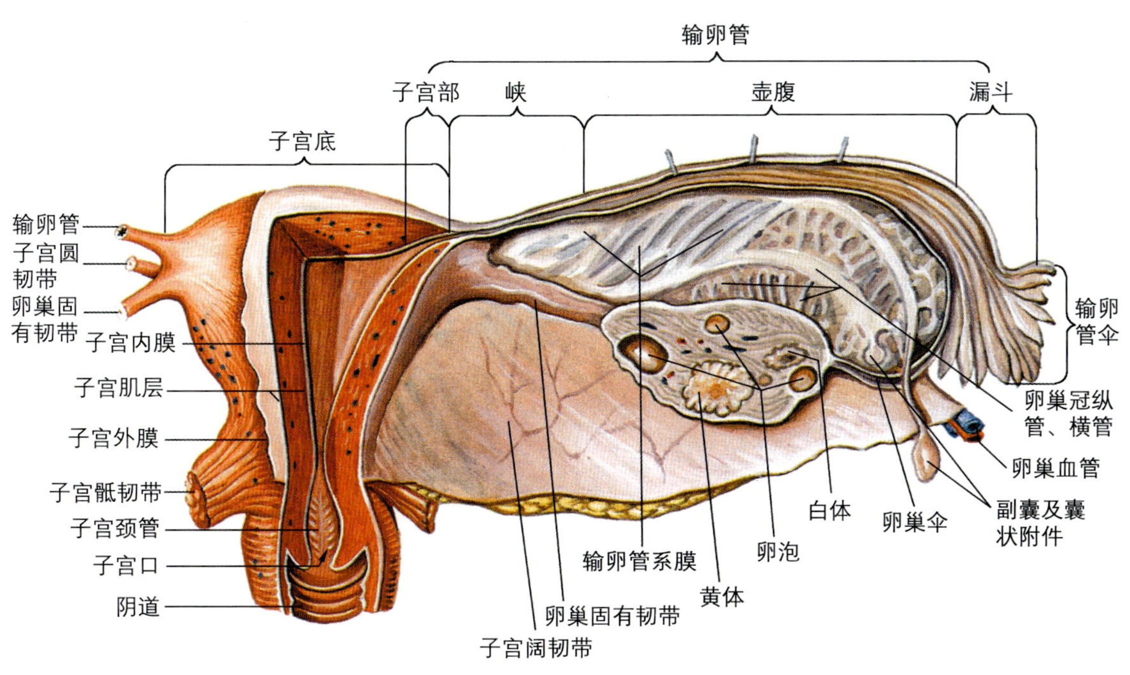

图8-7　子宫、输卵管及卵巢冠状断面

阴道旁组织（paravaginal tissue），向前接膀胱旁组织（paravesical tissue），向后达直肠旁组织（paraproctium）。这些旁组织内含有子宫动脉、输尿管末端以及丰富的静脉丛、淋巴管和神经丛等。旁组织附近器官的病变，易诱发炎症，即盆腔炎。子宫颈与子宫体两侧的子宫旁组织内有丰富的静脉丛，称子宫阴道丛（uterovaginal plexus），此丛在子宫颈与膀胱之间较为密集。

2. 输卵管系膜（mesosalpinx）　是位于输卵管、卵巢系膜根及卵巢固有韧带之间的三角形皱襞，内有卵巢血管、淋巴管、神经及卵巢冠等。

卵巢冠（epoophoron）：又名副卵巢。位于卵巢系膜内，卵巢和输卵管之间的子宫阔韧带两叶中间，由10~20条横小管（ductuli transversi；transverse tubule）和一条卵巢冠纵管（ductus epoophori longitudinalis）构成。各条横小管的一端（卵巢端）靠近卵巢，另一端（输卵管端）以直角汇入卵巢冠纵管。横小管为上皮小管，有分泌现象，其管壁的肌层较厚，对卵巢系膜的紧张度有一定作用。横小管来源于中肾小管，与男子睾丸的输出小管和附睾迷管相当。卵巢冠纵管的构造与横小管相同。卵巢冠纵管较靠近输卵管，并与其平行，为中肾管萎缩遗留的部分，与男子附睾管相当。

3. 卵巢系膜（mesovarium）　为卵巢前缘与阔韧带后叶间的双层腹膜皱襞，内有卵巢血管走行。卵巢系膜内有胚胎残余器官，称卵巢附属器。卵巢门上方有一排短管称卵巢冠，或称卵巢上体。近子宫处也有少量短管，称为卵巢旁体。

子宫圆韧带

子宫圆韧带（round ligament of uterus）是由平滑肌和结缔组织构成的一对圆索状韧带，长12~14 cm，起于子宫体前面的上外侧、子宫角的下方（或输卵管子宫口的下方），在阔韧带前叶的覆盖下向前外侧弯行，依次越过膀胱血管、闭孔血管和神经、脐动脉索以及髂外血管等结构的上方，绕过腹壁下动脉起始部外侧，由腹环进入腹股沟管，出皮下环后分散为纤维束，止于阴阜和大阴唇皮下。此韧带在盆腔内的一段称盆段，此段最长，内含大量平滑肌纤维；跨越髂外血管至腹环的一段为腹段，此段最短；在腹股沟管的一段称腹股沟段，主要为纤维组织，被腹内斜肌与腹横肌游离缘的肌纤维包绕，并与小血管、淋巴管、髂腹股沟神经和生殖股神经的生殖支伴行。子宫圆韧带是维持子宫前倾位的主要结构。子宫圆韧带有淋巴管分布，子宫的恶性肿瘤可经此韧带转移至腹股沟浅淋巴结近侧群。

子宫主韧带

子宫主韧带（cardinal ligament of uerus）又称子宫颈横韧带（transverse cervical ligament），位于子宫阔韧带的下部深面，由纤维结缔组织和平滑肌纤维构成，从子宫颈和阴道侧穹的两侧，呈扇形连于盆腔侧壁，下方与盆膈上筋膜愈着，对于支撑、维持子宫颈的正常位置有重要的作用，是防止子宫脱垂的重要结构。此韧带内有盆内血管、淋巴管和神经等。

子宫骶韧带

子宫骶韧带（uterosacral ligament）由结缔组织和平滑肌纤维构成，其中的平滑肌束又称直肠子宫肌（rectouterine muscle）。子宫骶韧带起自子宫体、颈交界处的后面，向后上弯行绕过直肠的两侧，止于第2、3骶椎前面的筋膜。其表面盖以腹膜，形成弧形的直肠子宫襞（rectouterine fold），或称直肠子宫韧带（rectouterine ligament）。子宫骶韧带向后上牵引子宫颈，与子宫圆韧带协同维持子宫的前屈位，并有防止子宫前移的作用。

耻骨宫颈韧带

耻骨宫颈韧带（pubocervical ligament）又称膀胱宫颈韧带，自子宫颈前和阴道上部，向前绕经膀胱两侧，附着于耻骨后面。有限制子宫后倾和后屈的作用。

腹膜皱襞

腹膜皱襞是子宫与其前面的膀胱、后方的直肠以及两侧骨盆侧壁之间的腹膜反折所形成的皱襞，对子宫的位置也有一定的支持作用，故又称腹膜韧带。主要有子宫膀胱襞和直肠子宫襞等。

1. 子宫膀胱襞（uterovesical fold） 或称子宫膀胱韧带（vesicouterine ligament），是由子宫颈与体结合处前面，移行至膀胱的腹膜皱襞，有防止子宫后屈和后倾的作用。

2. 直肠子宫襞（rectouterine fold） 又称直肠阴道襞（rectovaginal fold），构成了直肠子宫陷凹的侧界，从子宫颈后面，经直肠两侧到达骨盆后壁。该襞内有子宫骶韧带及平滑肌组织，后者起自子宫颈上端的子宫肌层，向后绕直肠两侧，并与直肠肌层交织，止于第2~3骶骨前面，此肌束称直肠子宫肌（rectouterine muscle）。直肠子宫肌有防止子宫过度前倾的作用。

如果上述这些固定装置薄弱或损伤，可导致子宫位置异常或引起不同程度的子宫脱垂（uterine prolapse），此时子宫口低于坐骨棘平面，甚至子宫可脱出阴道口外，严重者膀胱或直肠一起下垂，形成膀胱膨出或直肠膨出。

■ 子宫的血管、淋巴管和神经

动　脉

子宫动脉（uterine artery）相当于男性的输精管动脉，但较其粗大，在妊娠期尤为显著。此动脉是髂内动脉较大的分支，多起自其前干，沿盆侧壁向前内下行，并转向内侧进入子宫阔韧带基底部，于此韧带两层腹膜间内行，距子宫颈外侧约2 cm处自前方横向越过输尿管的盆部，与输尿管交叉（仰位时，动脉在上输尿管在下，故称此交叉为“小桥流水”。子宫切除术于此附近结扎子宫动脉时，需准确分辨两者，以免误伤输尿管），继续向内至子宫颈侧缘。分出降支后，主干沿子宫侧缘迂曲上行达子宫底，称为升支。升支多为1支，也可在不同高度分为2支平行上升，沿途发出许多迂曲的子宫支，分布于子宫体的前、后面。子宫动脉在子宫颈外侧发出：①子宫颈支，多由主干发出，分出数个分支，分布于子宫颈处；其中较大1支的分支，经过子宫颈的前面和后面，与对侧的同名支相互吻合，形成子宫颈冠状动脉。②阴道支，为降支的延续或起自降支，行向内下至阴道上部，分出许多小支至阴道组织和膀胱底的后部。此外，阴道支与子宫颈支在阴道前壁和后壁的中线常形成一纵干，称为阴道奇动脉（azygos arteries of vagina）。

子宫动脉主干（升支）沿途发出20~40条分支，分布于子宫壁，并于中线附近与对侧血管吻合。主干行至子宫角处分为以下几个终支：①底支，分布于子宫底部；②输卵管支，经输卵管系膜至输卵管；③卵巢支，在输卵管系膜内与输卵管平行向外至卵巢，并与卵巢动脉吻合；④子宫圆韧带支，伴随子宫圆韧带，经腹股沟管至外阴部，与阴部外动脉浅支吻合（图8-8）。

子宫的血液供应主要来自子宫动脉，其尚有分支至子宫圆韧带、阔韧带、输卵管、卵巢及阴道等处。子宫动脉的可塑性较大，妊娠时口径增粗，血供增加。子宫动脉的分支进入肌层的血管层后，呈弓状走行，向子宫内膜发出许多分支。此分支在肌层与内膜交界处发出短而直的小分支进入基底层，称基底动脉（basilar artery），可营养基底膜，它不受卵巢激素的影响，不参与月经周期的变化。子宫动脉分支的主干进入功能层后呈螺旋走行，称螺旋动脉（spiral artery；helicine artery；coiled artery）。迂曲的螺旋动脉从基底层直达内膜表层，它对卵巢激素极为敏感，随月经周期而变化。螺旋动脉的分支形成毛细血管网和血窦，然后汇合为小静脉，穿过肌层后汇入子宫静脉（图8-9）。螺旋动脉的终末支与小静脉有两种连接形式：①螺旋动脉穿入功能层后再分为数支，在内膜表层彼此吻合形成毛细血管网，再由此汇集成小静脉；②动、静脉吻合，为独立、较大的血管，于吻合支进入小静脉处扩大成血窦。

静　脉

子宫静脉（uterine veins）伴随同名动脉走行，起自内膜中的小静脉，汇成肌层中较大的子宫静脉属支，合成子宫静脉离开子宫，注入髂内静脉。较粗大的属支有时直接注入髂内静脉；亦

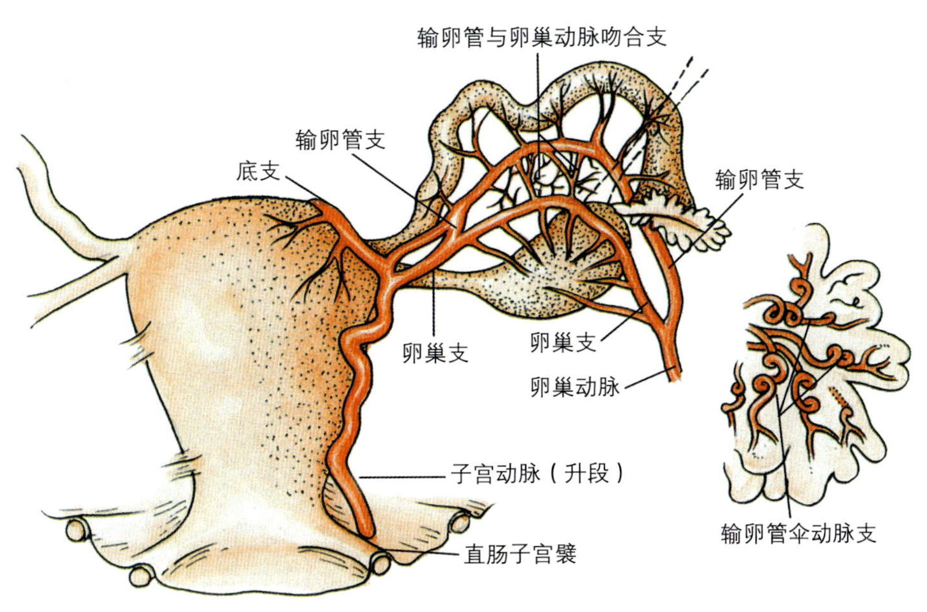

图8-8　子宫动脉

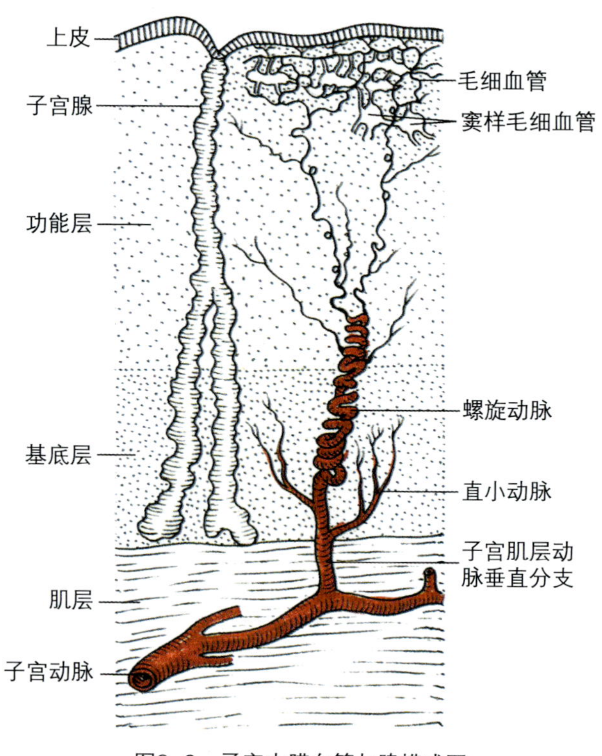

图8-9　子宫内膜血管与腺模式图

或经卵巢静脉入下腔静脉或左肾静脉。子宫静脉于子宫下部的两侧形成子宫静脉丛。此丛前接膀胱静脉丛，后连直肠静脉丛，向下则连接阴道静脉丛，合称子宫阴道静脉丛。妊娠子宫的动脉支，将血液输送到胎盘的绒毛间隙，然后再经子宫静脉回流入髂内静脉（图8-10）。

淋巴管

1. 子宫壁内的淋巴管　子宫壁内有3个淋巴毛细管网，分别位于黏膜、肌层及浆膜内。

（1）内膜层毛细淋巴管网：位于子宫内膜的基底层内，网的构筑与年龄和功能有密切关系。性成熟期，可分为浅、深毛细淋巴管网；经产妇或妊娠期，毛细淋巴管变粗，网眼变小，毛细淋巴管相对密集。此层淋巴回流至肌层毛细淋巴管网。

（2）肌层毛细淋巴管网：淋巴管平行走行于平滑肌纤维束之间。肌层内侧的毛细淋巴管较为纤细而密集，网眼较小；肌层外侧的淋巴管较粗而稀疏，网眼较大。肌层各网间相互吻合，并汇成集合淋巴管，向外与浆膜层淋巴管吻合，注入局部淋巴结。此层毛细淋巴管网仍与年龄及功能有密切关系。

（3）浆膜层毛细淋巴管网：位于浆膜间皮下的纤维组织内，注入浆膜深层的淋巴管丛，汇成集合管，与动、静脉分支伴行，注入局部淋巴结。浆膜层的淋巴管网也可与邻近器官浆膜层的毛细淋巴管形成吻合。

2. 子宫的淋巴回流　子宫的淋巴回流比较广泛，淋巴管自子宫向周围分散走行。

（1）子宫颈淋巴管：依据淋巴流方向分为3组：向外伴随子宫动脉，经输尿管前方，注入髂外淋巴结；向后沿子宫骶韧带，至骶淋巴结；向后外经输尿管后方，回流至髂内淋巴结。

（2）子宫体和子宫底淋巴管：子宫体下部淋巴管与子宫颈淋巴管伴行，回流至髂外淋巴结，或同时注入髂内和髂外两组淋巴结，但偶尔沿卵巢动脉向上注入主动脉旁淋巴结（腰淋巴结）；子宫体上部和底部的淋巴管与输卵管淋巴管一起，伴随卵巢血管，经卵巢悬韧带向上，主要注入主动脉旁淋巴结（腰淋巴结）和髂外淋巴结，也可回流至主动脉前淋巴结或髂总淋巴结；部分子宫底（子宫角附近）淋巴管，主要随子宫圆韧带至腹股沟浅淋巴结，或与子宫圆韧带附近的淋巴管相吻合，注入髂外淋巴结。

（3）子宫邻近器官的淋巴管：子宫体和子宫颈的淋巴管，在阔韧带的基部与膀胱底、体周围的淋巴管及直肠周围的淋巴管丛等形成了广泛的吻合。

因此，进行子宫癌或子宫颈癌根治术时，必须彻底清除髂内外淋巴结、髂总淋巴结和腰淋巴结等，同时尽量清除膀胱、直肠附近的淋巴结及骶淋巴结、腹股沟深浅淋巴结等。

子宫的神经

子宫的神经来自下腹下神经丛（inferior

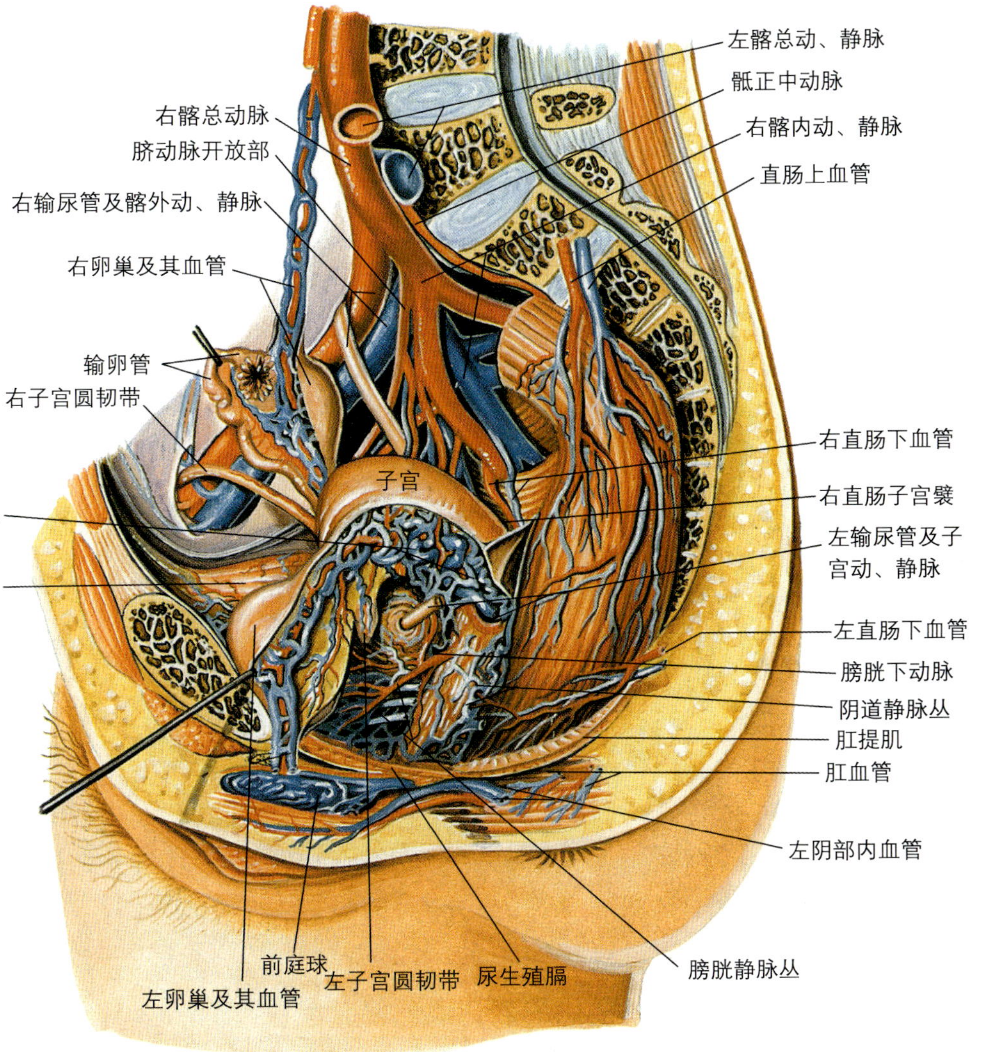

图8-10　子宫静脉与卵巢静脉的回流

hypogastric plexus），即盆神经丛（pelvic plexus）。自此丛发出神经支，于阔韧带基底部两层之间、子宫颈及阴道上部的两侧，形成子宫阴道丛（uterovaginal plexus）。此丛属于混合性自主神经丛，相当于男性的输精管丛及前列腺丛。子宫阴道丛发出神经纤维，一些纤维直接至子宫颈，并伴子宫动脉上行，分布于子宫体及输卵管，与下腹下丛来的输卵管支及卵巢丛来的小支相连接；而另一些纤维随阴道动脉下行，分布于阴道。在丛内子宫颈旁的神经细胞形成小神经节，称为子宫颈神经节（uterocervical ganglion；ganglion cervicale uteri）。

子宫阴道丛内有交感神经及副交感神经两种纤维。交感神经可引起子宫壁内的血管收缩、妊娠子宫的平滑肌收缩、非妊娠子宫的平滑肌舒张，其低级中枢位于T_{11}~L_2节；副交感神经则使子宫血管舒张，而对子宫平滑肌的作用尚不明确，其低级中枢则位于S_{2-4}节。女性激素可影响这两种植物性神经的作用。

至子宫的交感神经节前纤维来自T_{12}~L_2，其节前纤维换元成节后纤维之处尚未确定；至子宫的副交感神经节前纤维来自S_{2-4}，在子宫颈旁的神经节内换元。来自子宫底和子宫体的痛觉传入纤维经交感神经，由子宫阴道丛、腹下丛、腰内脏神经和内脏最小神经，到达T_{12}~L_2的脊髓后角；来自子宫颈的痛觉传入纤维经副交感性盆内脏神经传入，到达$S_{2\sim4}$脊髓后角。

子宫的活动除受上述神经控制外，感觉小体（sensory corpuscles）也参与分娩期子宫收缩的调节，而位于子宫颈旁的Vater-Pacini corpuscles小体和位于子宫颈管内的Dogiel-Krause corpuscles小体在分娩过程中也参与调节子宫对刺激的收缩反应。

（张晓东）

子宫肌瘤及手术

子宫肌瘤是一种起源于子宫肌层平滑肌细胞的良性肿瘤，含有大量的细胞外基质和受挤压的肌纤维，被覆一层很薄的假包膜。按照其生长的部位，子宫肌瘤可被分为肌壁间、浆膜下、黏膜下以及子宫颈肌瘤。

子宫肌瘤具有很高的临床患病率。据统计，在临床就诊的生育期妇女中，25%患有子宫肌瘤。在对因各种指征切除的子宫进行病理检查时，80%的标本具有子宫肌瘤。

子宫肌瘤的主要症状包括月经过多或不正常子宫出血，压迫症状或疼痛，不孕或孕史不良。患有症状子宫肌瘤妇女的年龄大多数在30~40岁。

手术是治疗子宫肌瘤的主要方法。手术治疗的指征主要包括出现不正常子宫出血、疼痛或压迫等症状，不孕或反复流产，可疑肌瘤恶变。对于绝经后出现的子宫增大应考虑手术治疗。

子宫肌瘤手术治疗的方式包括不保留生育功能的子宫切除术，以及保留生育功能的子宫肌瘤剔除术。根据子宫的大小、肌瘤的数目、直径和部位以及手术者的经验和条件，手术可以通过经腹、经阴道、经腹腔镜或宫腔镜等途径完成。本节仅就临床常用的，经腹途径的子宫肌瘤手术做一介绍。

■ 全子宫切除术及解剖学的结构层次

全子宫切除术是治疗子宫肌瘤最常采用的手术方式之一，具有症状缓解彻底，无疾病复发的优点。实施这一术式的基本条件是，患者不要求保留生育功能和子宫。

子宫处于盆腔中央，位于膀胱和直肠之间，大多数呈前倾前屈位。维持子宫正常位置主要依靠周围的韧带和盆底的筋膜、肌肉组织。这些呈对称分布的韧带包括子宫圆韧带、阔韧带、主韧带、宫骶韧带，以及维持子宫与双侧卵巢之间解剖学关系的卵巢固有韧带和骨盆漏斗韧带。

子宫的血液供应主要为子宫动脉。子宫动脉由髂内动脉分出，沿盆壁向下、向前，穿过阔韧带基底部，在子宫内口（峡部）水平距宫颈旁1.5~2 cm处横跨输尿管前方再内行，由此分为上、下两支。上支分布于子宫体和宫底；下支分布于宫颈和阴道上部。

全子宫切除术主要包括切断上述几对韧带与子宫的解剖学关系，结扎子宫动脉，以及从阴道穹隆部切除子宫（图8-11）。手术的并发症主要与子宫的解剖学位置以及与邻近结构的空间位置有关。

手术步骤与解剖要点

1. 切断子宫圆韧带　子宫圆韧带呈细条索状，起于两侧子宫角及输卵管下方，向前下方伸展达两侧盆壁，通过腹股沟管止于大阴唇内。该韧带由结缔组织和来自子宫肌纤维的平滑肌构成，其内有小血管、淋巴管及神经。术者应于靠

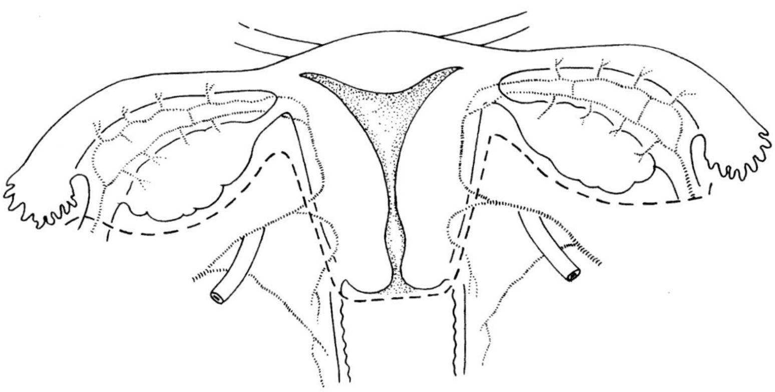

图8-11 全子宫＋附件切除范围

近子宫侧整束缝扎、离断圆韧带（图8-12），以免缝扎不全引起出血。也可钳夹离断后缝扎。

2. 打开阔韧带前后叶 阔韧带从子宫两侧延伸到骨盆侧壁，由双层腹膜皱襞组成，其外侧1/3部分称作骨盆漏斗韧带，在子宫颈旁的部分称为主韧带。阔韧带的双层腹膜结构，依据解剖学位置分别被临床上称为前、后叶，其位于子宫旁的部分通常为无血管区。以电刀或剪刀直接在靠近子宫体旁先后分别打开后，可以清晰地暴露出即将处理的韧带、血管乃至膀胱子宫反折腹膜的结构。

3. 处理卵巢固有韧带（骨盆漏斗韧带） 卵巢固有韧带由结缔组织和平滑肌纤维构成，表面覆盖腹膜形成腹膜皱襞，自卵巢下端连至输卵管与子宫结合处的后下方。在行单纯全子宫切除、保留双侧附件的手术时，与输卵管间质部同时被钳夹离断，双重缝扎。在进行这一步操作时，由于需要处理的组织较多，可以在其下方阔韧带表面的无血管区打孔，然后以大的有齿组织钳整束夹切缝扎，以免出血。

骨盆漏斗韧带又称卵巢悬韧带，为阔韧带的外侧1/3部分，是腹膜形成的皱襞，起自卵巢的上端，止于真骨盆的侧缘。其内含有卵巢的动脉、静脉、淋巴管、神经丛、少量结缔组织和平滑肌纤维。在行全子宫切除、加做一侧或双侧附件切除术时，需钳夹离断，双重缝扎骨盆漏斗韧带。在行某些妇科恶性肿瘤的手术治疗时，需要高位结扎卵巢动、静脉。骨盆漏斗韧带是寻找卵巢动、静脉重要的解剖学标志（图8-13）。

4. 打开子宫膀胱反折腹膜，下推膀胱 子宫为腹膜的间位器官，在宫体的表面有腹膜覆盖形成子宫的浆膜面，在子宫颈的部分则无腹膜覆盖。在子宫峡部的前壁与膀胱之间形成一层疏松的腹膜陷凹，称为子宫膀胱反折腹膜。打开子宫膀胱反折腹膜，顺利下推膀胱是完成全子宫切除术极为重要的一步。如果分离层次正确，可以直接到达子宫颈的表面，只需手指轻推即可将膀胱与子宫分离，极少出血。沿处理圆韧带的断端继续向下打开阔韧带前叶，通常可以寻找到子宫膀胱反折腹膜的正确层次（图8-14）。

5. 夹切缝扎子宫动脉 子宫动脉自髂内动脉分出后于子宫的峡部分为上、下支进入子宫。一般在正确地打开子宫膀胱反折腹膜，下推膀胱后，只需稍微分离宫旁疏松的结缔组织后，即可暴露出需要处理的子宫动脉，夹切后应双重缝扎。子宫动脉是子宫最重要的供血动脉，在完成困难的全子宫切除术时，尽快处理子宫动脉是最有效的止血措施。由于该处血管距输尿管仅1.5~2 cm，在进行此步操作时，应仔细辨认正确的解剖学结构，尽量贴近子宫峡部处理子宫动脉。在完成阔韧带肌瘤或粘连严重的子宫内膜异位症等困难的全子宫切除术时，务必要保证宫旁的解剖学结构清晰。可先剔除阔韧带内肌瘤，或充分松解宫旁的粘连，必要时在仔细辨认输尿管的结构后再处理子宫动脉（图8-15）。

6. 处理子宫主韧带和宫骶韧带　子宫主韧带位于子宫颈两侧，是阔韧带的基底部，内含结缔组织和少许平滑肌纤维，较为致密。由于子宫颈与膀胱的关系密切，在处理子宫主韧带前，应再次下推膀胱，处理时仍需提防输尿管的损伤。可以将子宫牵向对侧，使主韧带具有一定的张力，解剖学结构更加清晰，紧贴子宫颈夹切缝扎。有些绝经期的妇女子宫颈很长，需分数次处理（图8-16）。

宫骶韧带由子宫颈的后上侧方，相当于宫颈内口位置开始，向后绕过直肠两侧，呈扇形伸张止于第2、3骶椎骨膜上，内含结缔组织和少许平滑肌纤维，比较致密，在接近阴道穹隆部的子宫颈处，主韧带与宫骶韧带处于十分接近的前后位置，只需将大的有齿组织钳向后稍稍倾斜，一般可以一并处理。遇有子宫内膜异位症，宫骶韧带

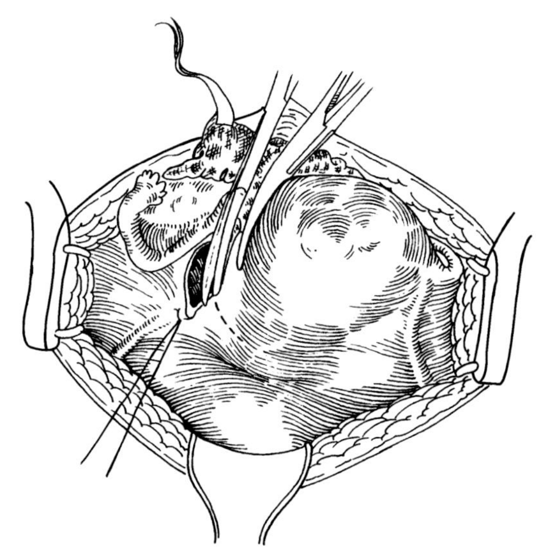

图8-12　切断子宫圆韧带

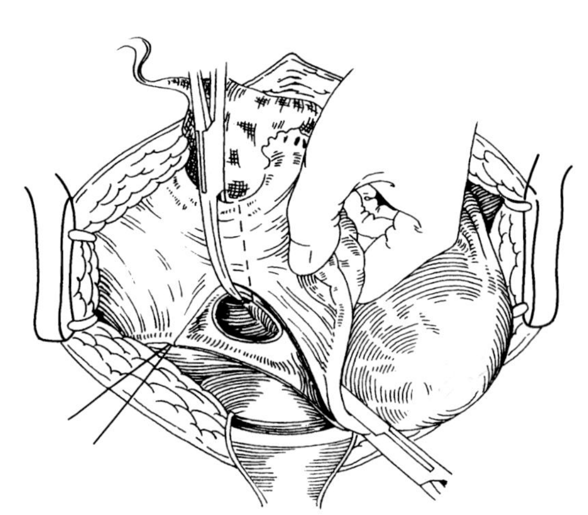

图8-13　处理骨盆漏斗韧带

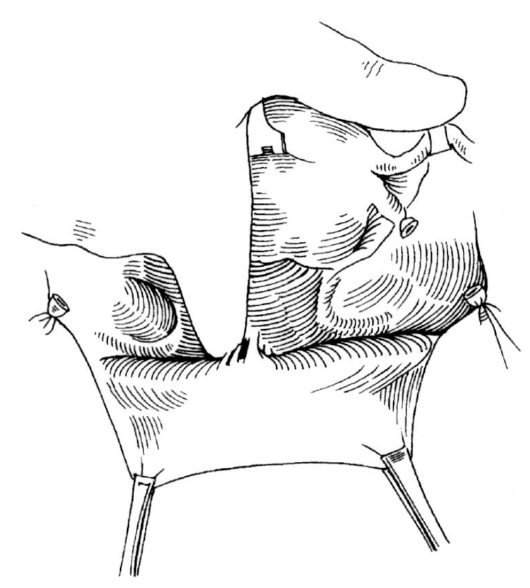

图8-14　用手指分离膀胱

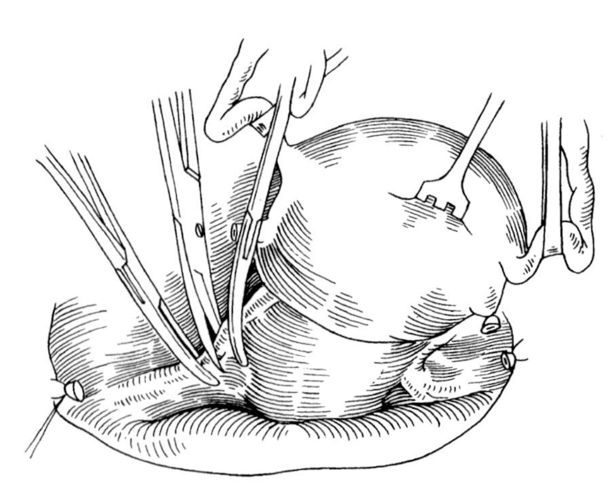

图8-15　切断子宫动脉

明显增粗时，也可单独处理。处理宫骶韧带后，一般已经到达阴道的穹隆部。

7. 环形切开阴道穹隆部，切除子宫　处理完宫骶韧带，一般用双手在子宫颈的前后可以清晰地触及子宫颈的外口。在判断双侧已处理的子宫旁组织与子宫颈外口在同一水平后，可以切除子宫。一般先于阴道穹隆前壁正中做一切口进入阴道，以组织钳夹持切口下缘，再夹住子宫颈的前唇牵拉，使附着于子宫颈处的阴道组织，即阴道的穹隆部充分暴露；然后以剪刀或电刀沿穹隆部环形切开，切除全子宫（图8-17）。取0号可吸收线连续锁边缝合阴道断端（图8-18）。在进行此步操作时，除个别因子宫颈癌前病变切除全子宫的病例，在切开和缝合阴道时，一般应注意尽可能多地保存阴道组织，以免造成术后阴道的缩短。

8. 盆腔腹膜化　从一侧附件处理的残端或骨盆漏斗韧带断端开始，用1号丝线间断缝合盆腔腹膜切口的前后缘，将已处理的各韧带及阴道断端包埋于腹膜外，恢复盆底腹膜面的光滑，防止术后粘连（图8-19）。

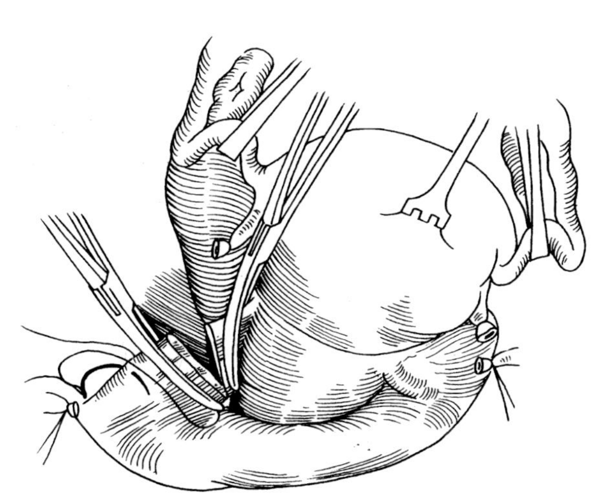

图8-16　钳夹切断子宫主韧带

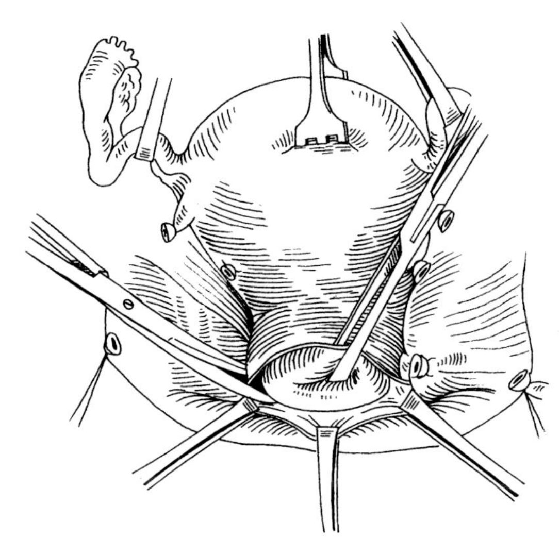

图8-17　牵拉子宫颈，切开阴道壁

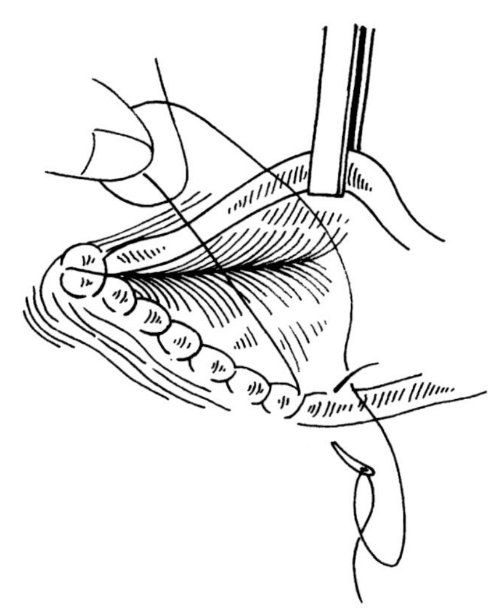

图8-18　开放缝合阴道断端

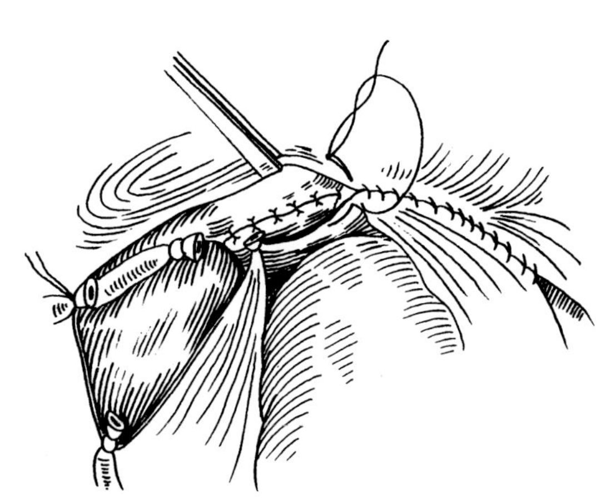

图8-19　缝合后腹膜

手术并发症的预防及处理

全子宫切除术是妇科最常规的手术之一，在手术视野清楚、解剖学结构清晰的情况下，按照手术的要点操作，很少发生并发症。如果盆腔的病变复杂，手术者的经验不足，则可能出现膀胱、输尿管或肠管的损伤。

1. 膀胱损伤　膀胱损伤一般出现在膀胱与子宫颈有粘连的情况下，亦发生在术者下推膀胱的手法不正确时。近年产科剖宫产率明显升高，增加了全子宫切除术时损伤膀胱的机会。在对有剖宫产史的病例实施手术前，应告知患者损伤膀胱的可能性明显增加。在术中经常遇到大网膜粘连于子宫的下段。一般在松解粘连后，应寻找出准确打开子宫膀胱反折腹膜的正确途径。剖宫产术后粘连于子宫颈处的膀胱一般需要以剪刀锐性分离，太贴近子宫颈容易出血，靠近膀胱则容易损伤，其要点需要手术者在长期临床实践中积累经验。一旦出现并发症，应立即予以修补。如果损伤出现在膀胱的三角区，应请泌尿外科的专科医师予以修补。术后保留尿管长期开放10~14 d，置阴道引流管，至拔尿管后无引流量增加时拔除。对于术中未发现的损伤，术后出现膀胱阴道瘘的患者，则应先放置导尿管，请泌尿外科的医师诊断和处理。

2. 输尿管损伤　全子宫切除术时，输尿管的损伤一般出现在特殊部位的子宫肌瘤，如阔韧带肌瘤、子宫峡部或子宫颈肌瘤、粘连重的子宫内膜异位症，或剖宫产术后膀胱粘连得过高、输尿管的解剖学结构改变时。预防该并发症最重要的一点是术者应十分熟悉输尿管在盆腔内的走行，术中时刻警惕损伤输尿管的可能性。对于特殊部位的肌瘤，可以先剔除后，使子宫峡部和子宫颈恢复至正常的解剖结构，充分下推膀胱后，再处理子宫动脉和主韧带。对于粘连重的子宫内膜异位症，在分离粘连时应尽量靠近子宫体钝性分离，避免在解剖不清的情况下盲目夹切。一旦出现术中或术后的输尿管损伤，务必请泌尿外科医师处理。对于术后出现的输尿管阴道瘘，应先行静脉肾盂造影，明确瘘口位置，请泌尿外科医师争取以放置双“J”管的办法保守解决。

3. 肠管损伤　全子宫切除术时的肠管损伤，一般出现在重度的子宫内膜异位症、直肠子宫陷凹完全封闭病例；有时也发生在盆腔多次手术史、粘连重的病例。对于直肠子宫陷凹完全封闭的病例，应在子宫后壁的表面钝性分离，有时组织的纤维化明显，下推分离十分困难。此时，偏离子宫的锐性分离十分容易损伤直肠。对于因良性疾病切除子宫的患者，一旦出现肠管损伤，很少切除肠管，只需进行修补。因此，对于术前检查发现子宫十分固定的内膜异位症患者，应常规准备肠道，以保证出现损伤时一次修补成功。对于术后发现的直肠阴道瘘，则应请胃肠外科的医师处理。某些腹膜外的低位肠瘘可能通过保守治疗好转。

■ 筋膜内全子宫切除术及解剖学的结构层

子宫颈主要由平滑肌组织、血管及弹力纤维等组成。子宫颈的外膜为纤维膜状结构，与肌层之间有一界线，可以剥离开来。筋膜内与筋膜外全子宫切除的主要区别是在处理子宫动脉后，自子宫峡部以下的操作步骤在子宫颈的筋膜内进行。该术式的优点是，可以较多地保留阴道组织，对于有盆腔内严重粘连的患者可以避免术中损伤输尿管、膀胱或直肠。该术式的基本要求应保证宫颈移行带的切除，以避免子宫颈残端癌的发生。

手术步骤

1. 处理子宫圆韧带、阔韧带前后叶、卵巢固有韧带（骨盆漏斗韧带）　步骤与经腹全子宫切除术相同。

2. 打开子宫膀胱反折腹膜，下推膀胱　与经腹全子宫切除术基本相同，下推膀胱的程度可较之稍高。

3. 处理子宫血管　于子宫峡部钳夹、切断、缝扎子宫动、静脉，但缝针一般不穿透筋膜层，以利于下一步操作。

4. 分离子宫颈筋膜　于子宫前壁一侧横行切开子宫颈筋膜层，露出子宫颈肌层后，在筋膜与肌层之间用剪刀行锐行分离后，环行切开筋膜层（图8-20，21）。然后由筋膜内向下继续分离，与肌层完全分离，至宫颈外口稍上方的水平，相当于阴道穹隆部。由于子宫颈两侧筋膜与肌层间为宫旁结缔组织，血供丰富，分离时容易出血。以电刀边切边凝完成这一步骤，可明显减少出血。

5. 切除子宫　子宫颈周围的筋膜充分游离后，牵拉子宫体，子宫颈随之上升，从而使阴道穹隆部暴露于手术野。此时切开阴道壁即可暴露子宫颈（图8-22），然后沿子宫颈旁环形切开阴道穹隆，切除子宫。

6. 缝合阴道断端及子宫颈筋膜　以组织钳提起阴道残端，取0号可吸收线连续锁边缝合（图8-23）。筋膜与阴道断端之间的创面仔细止血

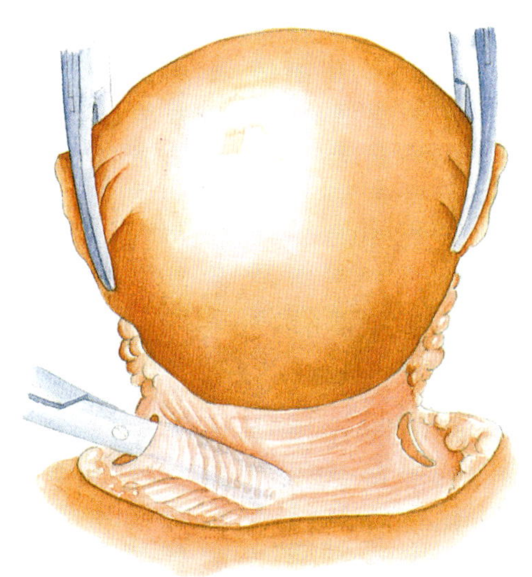
图8-20　用剪刀分离子宫颈前壁筋膜

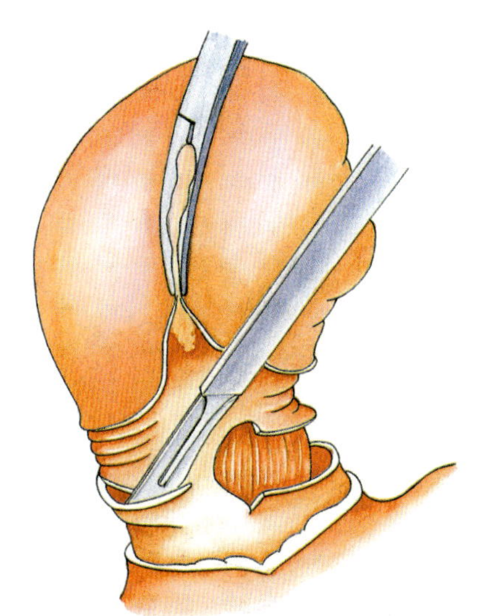
图8-21　切开子宫颈筋膜使子宫颈周围的筋膜

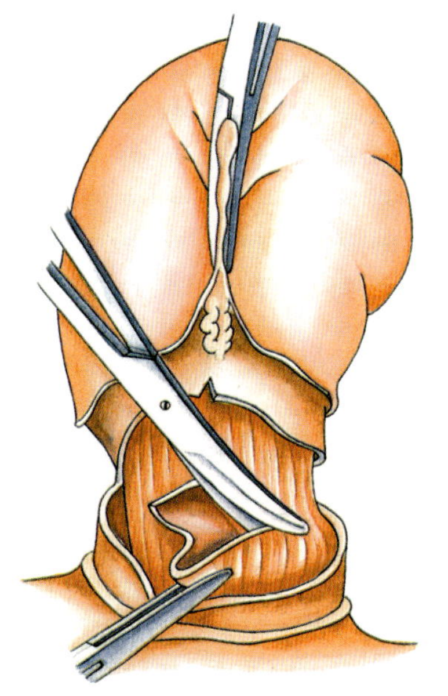
图8-22　于阴道穹隆处切开阴道壁

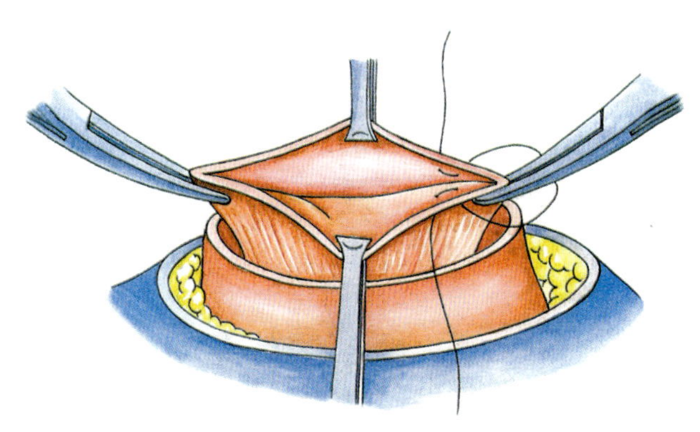
图8-23　缝合阴道断端

后，然后用0号可吸收线或7号丝线间断或连续缝合宫颈筋膜残端（图8-24）。

7. 盆腔腹膜化　同经腹全子宫切除术。

手术并发症的预防及处理

对于盆腔粘连重的患者，采用筋膜内全子宫切除术能够减少膀胱、输尿管以及直肠损伤的机会，并不能完全避免上述并发症。对于困难的盆腔手术，术者应自始至终保持高度的警惕性。在处理子宫动脉，分离邻近器官之间的粘连等关键的步骤时，应保证解剖学结构的清晰。具体的预防和处理措施见全子宫切除术一节。

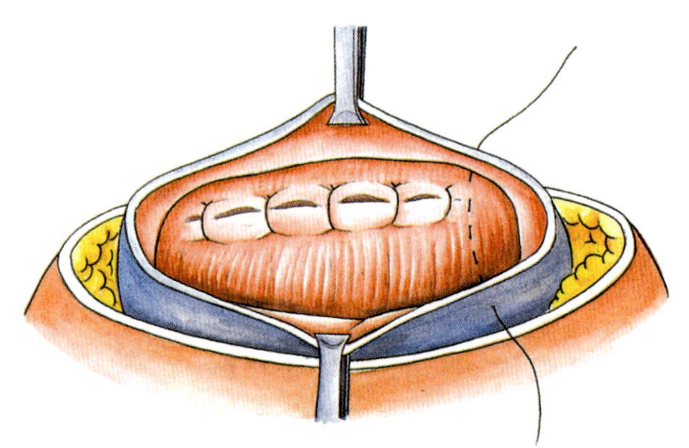

图8-24　缝合子宫颈筋膜

■ 经腹次全子宫切除术及解剖学的结构层次

次全子宫切除术是在子宫峡部或其稍上方切除子宫体，保留子宫颈。此术式不需要切断结扎子宫动脉的下行支、主韧带以及宫骶韧带（图8-25）。手术操作比较简单、快捷，特别适合于情况比较危重的患者，如产后大出血时，手术需在短期内结束，又能达到迅速止血的作用。对于某些十分年轻、要求保留宫颈的患者；个别患者由于盆腔的粘连重、手术者无能力切除全子宫时也可采取子宫的次全切除术。

手术步骤

1. 处理子宫圆韧带、阔韧带前后叶、卵巢固有韧带（骨盆漏斗韧带）步骤与经腹全子宫切除术相同。

2. 打开子宫膀胱反折腹膜，下推膀胱　与经腹全子宫切除术基本相同，下推膀胱的程度够处理子宫动脉即可。

3. 处理子宫血管　于子宫峡部钳夹、切断、缝扎子宫动、静脉。

4. 切除子宫体　推开膀胱，暴露子宫峡部，可用电刀自前壁开始向左右及后壁延伸，切面稍向

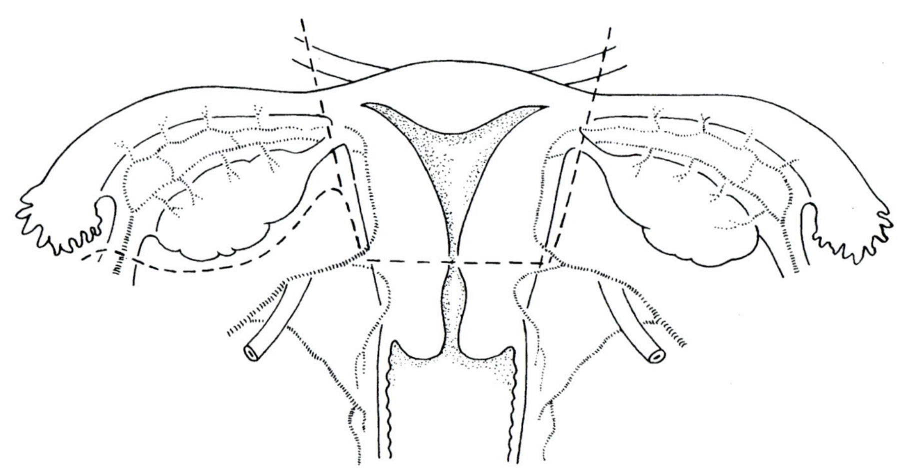

图8-25　次全子宫切除术切除范围

内下方倾斜，呈楔形切断子宫颈（图8-26），边切边以组织钳夹持子宫颈峡部的断端边缘止血。

5. 缝合宫颈　以三角针7号丝线间断“8”字缝合子宫颈残端，一般2针“8”字缝合即可。缝合时要注意缝线应通过楔形创面的全层，以保证前后创面紧密对合，防止术后残端出血（图8-27）。

6. 盆腔腹膜化　见全子宫切除术。

手术并发症的预防及处理

1. 术中并发症　次全子宫切除术的操作步骤虽然比较简单，但也有可能出现膀胱、输尿管以及直肠的损伤。特别在患者出血多、情况十分危急时，医者要保持镇定、清晰、规范的操作，对于预防手术并发症十分重要。一旦出现并发症，其处理的要点与全子宫切除术时相同。

2. 残余子宫颈癌　残余子宫颈癌是次全子宫切除术后最主要的远期并发症。由于缺少宫体组织，规范的手术或放疗都有一定困难。因此，也成为许多临床医师不推荐患者采用此术式治疗子宫良性疾病的原因。预防这一并发症的主要方法是，术前使患者充分知情，常规做宫颈细胞学涂片检查排除宫颈病变，以及术后常规宫颈细胞学筛查，以早期发现和治疗。

■ 子宫肌瘤剔除术及解剖学的结构层次

子宫肌瘤剔除术是一种保留子宫和生育功能的手术，其手术指征特别适合年轻伴有不孕或反复流产者。子宫肌瘤对生育的影响主要为，黏膜下肌瘤影响受精卵着床；肌壁间肌瘤过大造成宫腔变形，影响胎儿和胎盘的植入；妊娠期肌瘤生长迅速，引起肌瘤的变性、疼痛、流（早）产。根据目前循证医学的资料，该术式可以明显提高上述患者术后的妊娠率和分娩率。北京协和医院目前对于这类患者的临床咨询建议是，对于单个瘤直径>4 cm者，最好先剔除肌瘤再妊娠，以减少妊娠及分娩期并发症。近年来，随着就诊者生活理念的改变以及临床医学模式的转变，40岁以上要求保留器官的患者日益增多。

子宫肌瘤按照其解剖学部位可以生长在子宫体的前后壁、阔韧带或子宫颈。按照组织学部位，可分为黏膜下、肌壁间和浆膜下肌瘤（图8-28）。子宫肌瘤主要由增生的平滑肌细胞组成，其中存在少量结缔组织纤维。典型的肌瘤为实质性球形或分叶状结节，与周围组织有明显界限。位于肌瘤周围的肌层受压而形成假包膜，血

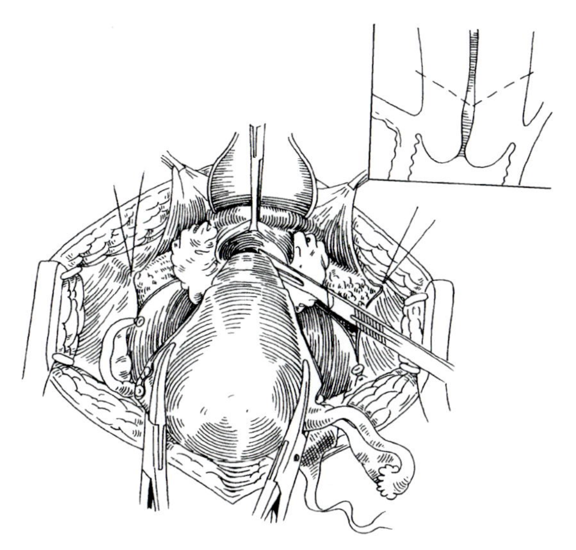

图8-26　切断子宫峡部

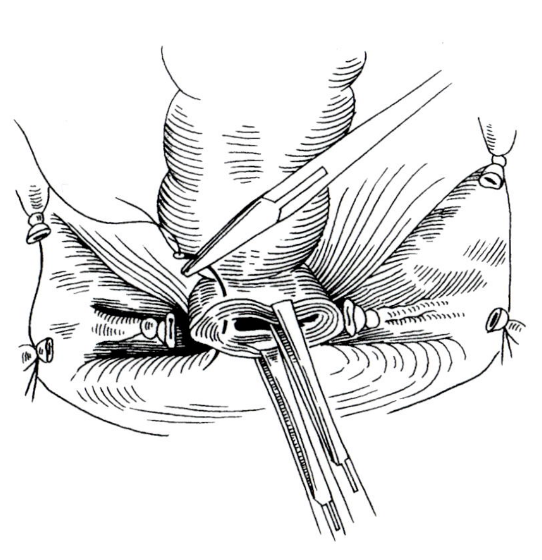

图8-27　缝合子宫颈断端

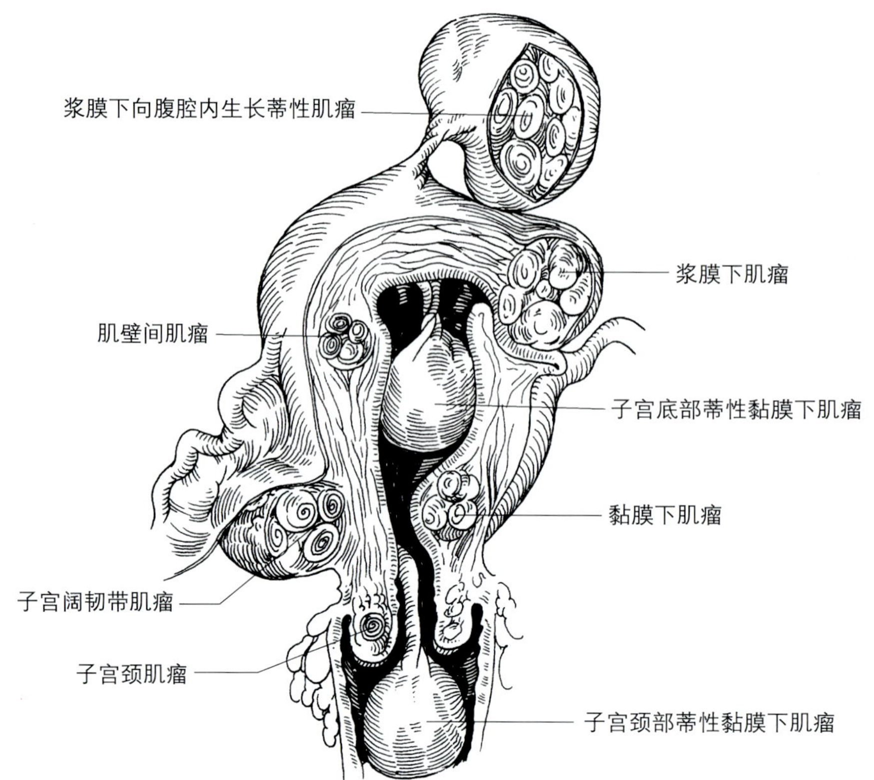

图8-28　子宫肌瘤的种类

管由肌层穿入假包膜供应肌瘤营养，一般肌瘤越大，血管的数目也增多。肌瘤的颜色与硬度，因肌瘤内含有纤维组织的多少而定。含纤维组织多者，肌瘤呈白色且坚硬；含平滑肌组织多时，则色略红，质较软。由于肌瘤为增生的平滑肌纤维相互交叉形成的实性结节，且与周围的假包膜之间有明显的分界和疏松间隙，因此，生长在子宫任何部位的肌瘤均可通过切开肌层及假包膜将肌瘤完整切除。北京协和医院单次手术剔除肌瘤的最多数目为320个。

子宫肌瘤剔除术依据肌瘤生长的部位、大小以及手术者的经验，可以通过经腹、腹腔镜、宫腔镜以及经阴道途径完成。本节仅就经腹途径的手术方式做具体阐述。

手术步骤

1. 腹壁切口的选择　由于子宫肌瘤剔除术主要用于年轻和未生育的患者，在选择切口时，应考虑到因肌瘤复发或剖宫产再次手术时的需要，可采用下腹左旁正中纵行或耻骨联合上方横行切口。

2. 子宫切口的选择　开腹子宫肌瘤剔除术，一般选择纵切口。单发肌瘤的切口，选择肌瘤隆起最明显的部位（图8-29），深达肌瘤的表面。

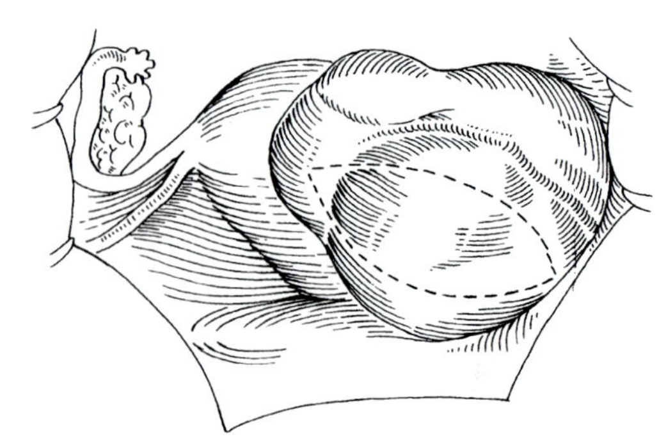

图8-29　肌瘤所在子宫表面梭形切口

多发肌瘤的切口，则应兼顾到从一个切口能够取出多个肌瘤。某些位于前壁峡部或子宫颈内口处的肌瘤，需先打开子宫膀胱反折腹膜、下推膀胱后，再做切口。对于子宫底部肌瘤，选择切口时应注意输卵管间质部与之的解剖学关系，以免引起术后的输卵管功能障碍。

3. 剔除肌瘤　掌握正确的解剖学层次是顺利完成子宫肌瘤剔除术的要点。位于肌瘤周围的肌层受压形成一层假包膜，与肌瘤间有一层疏松的间隙。在子宫做切口，暴露肌瘤后，以巾钳夹住瘤体牵引。之后，沿肌瘤表面逐步切开假包膜，再以手指在肌瘤与周围正常肌层之间的疏松间隙中钝性分离，如因“脱衣样”，很容易将肌瘤剔除，一般出血很少。

对于阔韧带内的肌瘤，术中要特别注意其与输尿管和膀胱的关系。有时输尿管会匍行于大的肌瘤表面，在剔除前需先辨认其走行。紧贴肌瘤表面完成各种操作也是手术的要点。

4. 关闭瘤腔　缝合子宫切口与关闭瘤腔是恢复子宫正常解剖学外观和止血的重要步骤。一般分两层缝合。先以0号可吸收线间断缝合切口全肌层，关闭全部的无效腔；再以3-0号可吸收线连续缝合切口的浆肌层（图8-30，31）。对于一些多发性肌瘤、黏膜下或肌壁间肌瘤，有时完成全层缝合比较困难，每缝合一针都需用手指触摸检查，以保证关闭无效腔。

手术并发症的预防及处理

1. 出血　是子宫肌瘤剔除术最常见的并发症。一般发生在切开子宫体暴露肌瘤时，有的肌瘤血供丰富，情形甚至十分汹涌和危急。减少出血的主要措施包括：①对暴露于切口表面的血管，先电凝处理再切开；②对出血的部位，迅速用组织钳全层夹住被切开的肌层组织；③剔除肌瘤时，掌握正常的解剖学结构，紧贴肌瘤表面操作，一般出血较少；④迅速缝合是减少出血的有力措施；⑤可在双侧阔韧带的无血管区造口，以橡皮管环绕子宫峡部，收紧后以暂时阻断子宫动脉的上行支，达到减少出血的目的。注意对于结扎的止血带应每15分钟开放1次；⑥对于很难控制的出血，必要时可以结扎双侧髂内动脉。

2. 发热和感染　发热是子宫肌瘤剔除术后经常出现的问题，其程度与术中剔除肌瘤的数目及缝合技术有关。无效腔关闭欠佳，局部形成血肿是主要的原因。因此，目前在选择切口时，不再过多地强调从一个切口取出更多的肌瘤，而是兼顾有利于缝合切口、关闭无效腔。及时治疗和纠正贫血也是减少发热和出血的有力措施。

3. 肌瘤复发　子宫肌瘤剔除术后复发是最需向患者知情的并发症。据文献报道，肌瘤

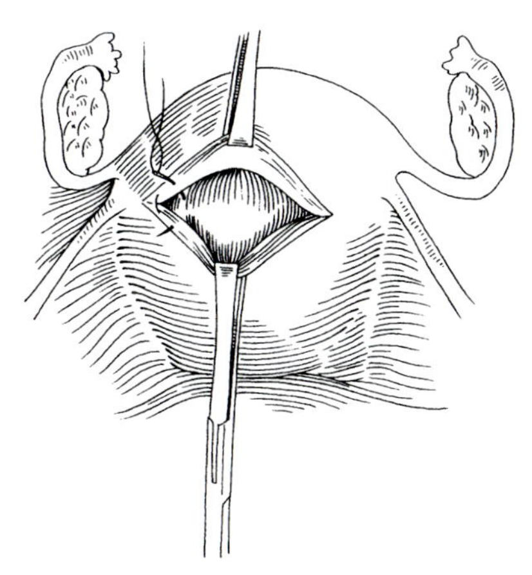

图8-30　缝合瘤腔第一层

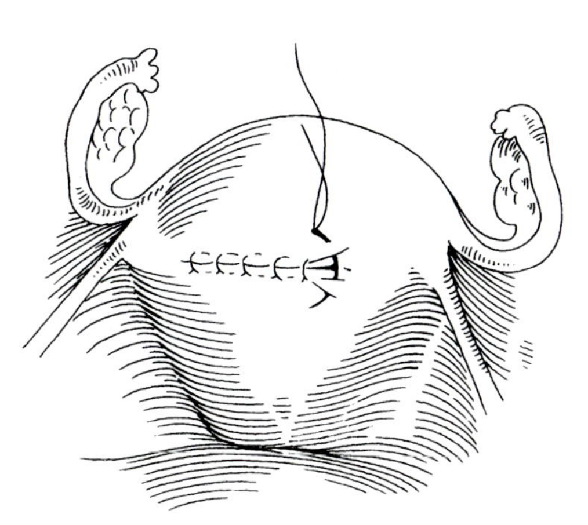

图8-31　缝合浆肌层

剔除术后5年，有50%~60%的患者B超可发现新肌瘤。复发机会与患者的年龄和肌瘤数目有关。根据北京协和医院的资料，单发肌瘤剔除术后的复发率<10%；肌瘤个数>10个时，术后复发率>80%。40岁以上的患者复发率下降。某些术后短期内复发者，可能与小肌瘤在术中未发现有关。对于肌瘤数目过多者，可在术中有意识地切开子宫的全层，进入宫腔。术者以手指仔细触摸子宫全层，以发现肉眼不能辨认的肌壁间或黏膜下肌瘤。

妊娠相关问题

1. 术后妊娠　根据肌瘤的位置和数目，子宫肌瘤剔除术后一般需避孕3~6个月。据文献报道，肌瘤剔除术后妊娠时子宫破裂的发生情况为，每40~211次妊娠中出现1次，其发生率较古典式剖宫产术后低（3.7%）。遇有肌瘤剔除术操作过程困难、进入宫腔以及术后感染等情况，应适当延长避孕的时间。

2. 妊娠合并子宫肌瘤　妊娠期间合并的子宫肌瘤大多数体积不会明显增大，肌瘤的体积增长一般发生在早孕期。大的黏膜下肌瘤和胎盘后方肌瘤对妊娠的影响主要包括疼痛、阴道出血、胎盘早剥、胎儿生长受限以及早产。

应尽可能采取保守的方法治疗妊娠期有症状的子宫肌瘤。对保守治疗不能控制的复发性疼痛可考虑行肌瘤剔除术。小样本的资料表明，妊娠期间的肌瘤剔除术后未发生自然流产。对体积较大的肌瘤，可考虑以剖宫产结束分娩，并行子宫肌瘤剔除术。北京协和医院的经验表明，与阴道分娩和剖宫产相比，在剖宫产的同时行肌瘤剔除术不增加出血量。

子宫肉瘤及手术

子宫肉瘤（Uterine sarcoma）是一组来源于子宫间质、结缔组织或平滑肌的恶性肿瘤，具有多种不同的组织学形态和生物学活性。临床少见，恶性程度高。子宫肉瘤可原发于子宫体或子宫颈，主要的病理组织学类型包括子宫平滑肌肉瘤、子宫内膜间质肉瘤和子宫恶性苗勒管混合瘤。

目前，使用国际妇产科联盟（FIGO）1988年修改的子宫内膜癌手术及病理学分期的方法进行分期（Hacker，1994）。该分期标准为，Ⅰ期：肿瘤局限于子宫体；Ⅱ期：肿瘤侵犯子宫颈；Ⅲ期：肿瘤在盆腔内蔓延；Ⅳ期：肿瘤转移至盆腔以外的部位。

手术是子宫肉瘤最主要的治疗方法。手术范围为全子宫及双附件切除术。为便于临床分期及估测预后，术中应留取腹腔冲洗液，探查盆腔及腹主动脉旁淋巴结活检。即使对于盆腹腔转移的患者，切除子宫仍能有效缓解症状。

■ 手术治疗的基本步骤及解剖学的结构层次

留取腹腔冲洗液

超过70%的子宫肉瘤患者为临床早期。因此，在进入腹腔后，应先留取腹腔冲洗液以满足FIGO分期的要求。一般取生理盐水200 mL注入腹腔，稍加混匀后，经直肠子宫陷凹收集冲洗液。

全面探查盆腹腔

探查的顺序应从盆腔的子宫、双侧附件开始；之后沿顺时针方向，由盲肠、右侧结肠侧沟、升结肠、右肾、肝脏和胆囊，右侧和左侧肝横膈间；至胃、脾脏、横结肠、左肾、降结肠、左侧结肠侧沟、乙状结肠，小肠及系膜；最后，探查盆腔和腹主动脉旁淋巴结。

高位结扎卵巢动、静脉

除年轻患者的早期子宫平滑肌肉瘤外，子宫肉瘤原则上应行双侧附件切除术。鉴于该病血行转移的特点，建议行双侧卵巢动、静脉高位结扎，以发现和阻断血管内的瘤栓。

卵巢动脉是卵巢主要的供血动脉，起始于腹主动脉（左侧可能来自肾动脉），于腹膜后方，沿腰大肌向下行至盆腔，跨越输尿管和髂总动脉下段，随骨盆漏斗韧带向内横行，再经卵巢系膜进入卵巢，进入卵巢门前分出若干分支供应输卵管，其末梢在宫角旁侧与子宫动脉上行支相吻合。与之伴行的双侧卵巢静脉回收卵巢和输卵管系膜内的血流后上行进入下腔静脉。

高位是指在髂总动脉的水平结扎卵巢动、静脉。一般沿骨盆漏斗韧带的走行打开后腹膜，以吸引器钝性分离后，可清楚地暴露卵巢的血管，以手指将其整束牵起。通常输尿管走行于卵巢血管的内侧，贴近髂血管。在辨认出输尿管并见其蠕动后，夹切离断卵巢动、静脉，以7号和4号丝线双重结扎。

切除全子宫

手术步骤见全子宫切除术。

盆腔及腹主动脉旁淋巴结的处理

应根据FIGO分期的要求，对盆腔及腹主动脉旁淋巴结进行探查、活检或选择性切除。对于子宫恶性苗勒管混合瘤和高度恶性子宫内膜间质肉瘤，则应行系统的盆腔及腹主动脉旁淋巴结清扫术。

盆腔淋巴结的切除，是指将髂总、髂外、髂内、闭孔窝等处的淋巴结、脂肪组织，自上而下、自外而内地清除之。其上界为髂总动脉中段（或髂内、外动脉交叉上2 cm），下界达旋髂深静脉表面和腹股沟韧带水平下，外界为髂外动脉外腰大肌表面，内界则为髂内动脉。腹主动脉旁淋巴结清扫术的上界一般为肠系膜下动脉水平。完成该手术操作，要求有足够大的腹壁切口，应达脐上4 cm。

■ 手术并发症的预防及处理

输尿管损伤

高位结扎卵巢动、静脉是妇科手术中最容易损伤输尿管的操作之一。根据卵巢动脉的走行，在髂总动脉的水平正是其跨越输尿管的部位，当术者以手指将卵巢的血管整束牵起时，输尿管可能就在其中。因此，在完成该步操作时，最好在牵出和切断血管前两次检查输尿管，并清楚地看到其蠕动。

此外，在完成盆腔和腹主动脉旁淋巴结清扫术的过程中，始终应将输尿管清楚地暴露在视野中，以防损伤。一旦发现损伤，其处理见全子宫切除术一节。

出　血

高位结扎卵巢动、静脉后，有时仍可发生结扎断端的出血，其主要原因是结扎的部位过于靠近卵巢。根据卵巢动脉的解剖走行，其末端呈分支状供应输卵管。因此，结扎部位越低，越不能整束结扎卵巢动、静脉，从而造成结扎后遗漏血管的出血。

如果掌握好正常的解剖学结构，与子宫肌瘤相比，子宫肉瘤手术的出血量并不明显增多。对于某些术前诊断明确、子宫体积过大的肉瘤，可考虑先期化疗1个疗程，以缩小肿物体积，减少出血；术中迅速结扎子宫动脉亦是止血的良好措施。

在完成盆腔和腹主动脉旁淋巴结清扫术时，最容易出血的部位是闭孔窝，完成该部位的操作需手术者长期积累经验。而清扫时充分地暴露闭孔、清扫的水平在闭孔神经表面以及钝性分离等，都是减少出血的要点。

膀胱及肠管的损伤

见全子宫切除术一节。

子宫肌腺症及手术

子宫肌腺症是一种由子宫内膜的腺体或间质异位至子宫肌层，从而诱发其周围的平滑肌组织增生不良或过度增生，造成子宫增大的疾患。某些患者表现为子宫肌层局限性病变或结节，称为肌腺瘤。子宫肌腺症常见于40~50岁的妇女，患者主要表现为月经过多和痛经，一些年轻的患者可以伴有不孕。

由于子宫肌腺症是一种位于子宫肌层的弥漫性病变，与周围组织没有明显的界线。对于症状明显、经过保守治疗无效的患者，全子宫切除术是唯一能够完全缓解症状的治疗。然而，近年随着要求保留生育功能或年轻患者的增加，保留子宫的子宫肌腺瘤或局部病灶切除术也日益增多。

■ 全子宫切除术

见第2节子宫肌瘤。

■ 子宫肌腺瘤（病灶）切除术

子宫肌腺瘤与子宫肌瘤的主要区别是病灶没有包膜，与周围组织没有界限。多数位于肌腺瘤周围的平滑肌纤维内仍有异位的子宫内膜，组织硬，没有弹性。此外，子宫肌腺症组织的血供不如子宫肌瘤丰富。

基于上述特点，在进行子宫肌腺瘤切除术时，比较难界定手术的边缘，一般以能够有效地缩小瘤体积，切除后的创面可良好关闭为限。切除病变后，由于周围组织的弹性差，缝合时可用0号可吸收线全层连续或间断缝合。

对于某些症状重、子宫体积大，并且要求保留生育功能的年轻患者，可行病灶局部切除术。该手术一般在子宫体的前壁作一个纵行的梭形切口，之后以向下、稍向内的楔形全层切开，切除部分肌腺症组织。能否有效缩小子宫体积取决于梭形切口的大小，两者呈正比。切除的最大界限以能够缝合无效腔，并且使子宫能够良好地塑形为准。缝合技术与子宫肌瘤切除术相同。有时子宫体积过大，可同时行宫体前、后壁的病灶切除术。

单纯的子宫肌腺瘤或病灶局部切除术很难改善患者的生育功能，术后需用GNRH-a 3~6个月，并通过辅助生育技术达到妊娠。如以减少出血或改善痛经为目的，可术后在宫腔内放曼月乐节育器，以进一步增加疗效。

（潘凌亚）

参考文献

1. 河北新医大学《人体解剖学》编写组. 人体解剖学. 北京: 人民卫生出版社, 1980.
2. 苏应宽, 栾铭箴, 汤春生, 等. 妇产科临床解剖学. 济南: 山东科学技术出版社, 2001.
3. 韩永坚, 刘牧之. 临床解剖学丛书. 北京: 人民卫生出版社, 1992.
4. 中国解剖学会体质调查组. 中国人体质调查. 上海: 上海科学技术出版社, 1986.
5. 王根本, 刘里侯. 医用局部解剖学. 3版. 北京: 人民卫生出版社, 1996.
6. 彭裕文. 局部解剖学. 6版. 北京: 人民卫生出版社, 2004.
7. 柏树令. 系统解剖学. 北京: 人民卫生出版社, 2005.
8. 张朝佑. 人体解剖学（上册）. 2 版. 北京: 人民卫生出版, 1998.
9. 苏应宽. 经腹子宫切除术. 见: 苏应宽, 刘新民. 妇产科手术学. 2 版. 北京: 人民卫生出版, 1992: 87-102.
10. 傅才英. 子宫切除术. 见: 傅才英, 吴佩煌, 翁霞云. 手术学全集妇产科卷. 北京: 人民军医出版社, 1995: 217. 232.
11. 胡立, 翁锴庆译. 妇产科手术图谱. 广州: 广东科学技术出版社, 1996: 147, 173.

12. 郁茵华. 子宫肌瘤剔除术154例临床分析. 中华妇产科杂志, 1984, 19: 78.

13. 黄荣丽, 曹冬焱, 黄惠芳. 子宫平滑肌瘤. 见: 连利娟. 林巧稚妇科肿瘤学. 4版. 北京: 人民卫生出版社, 2006: 413–430.

14. 潘凌亚. 子宫肉瘤的临床表现及治疗. 见: 连利娟, 林巧稚妇科肿瘤学. 4版. 北京: 人民卫生出版社, 2006: 479–486.

15. Lefebvre G, Vilos G, Allaire C, et al. The management of uterine leiomyomas. J Obstet Gynaecol Can, 2003, 25: 396.

16. Moore KL, Dalley AF. Clinically Oriented Anatomy. 5th ed. Lippincott Williams & Wilkins. 2006.

17. Kent M, Van De Graaff. Human Anatomy. 5th ed. Inc. The McGraw-Hill Companies, 1998.

18. Crafts RC. A Textbook of Human Anatomy. 2th ed. Inc. John Wiley & Sons, 1979.

19. Buttram VC Jr, Reiter RC. Uterine leiomyomata: etiology, symptomatology, and management. Fertil Steril, 1981, 36: 433.

20. Cramer SF, Patel A. The frequency of uterine leiomyomas. Am J Clin Pathol, 1990, 94: 43.

21. Management of Uterine Fibroids. Summary, Evidence Report/ Technology Assessment: Number 34. AHRQ Publication No.01-E051, January 2001. Agency for Healthcare Research and Quality, Rockville, MD. www. ahrq. gov/clinic/epcsums/ utersumm. htm（Accessed 3/7/05）.

22. Iverson RE Jr, Chelmow D, Strohbehn K, et al. Relative morbidity of abdominal hysterectomy and myomectomy for management of uterine leiomyomas. Obstet Gynecol, 1996, 88: 415.

23. Hillis SD, Marchbanks PA, Peterson HB. Uterine size and risk of complications among women undergoing abdominal hysterectomy for leiomyomas. Obstet Gynecol, 1996, 87: 539.

24. Myers ER, Barber MD, Gustilo-Ashby T, et al. Management of uterine leiomyomata: What do we really know. Obstet Gynecol, 2002, 100: 8.

25. Donnez J, Jadoul P. What are the implications of myomas on fertility: A need for a debate. Hum Reprod, 2002, 17: 1424.

26. Pritts EA. Fibroids and infertility: a systematic review of the evidence. Obstet Gynecol Surv, 2001, 56: 483.

27. Mollica G, Pittini L, Minganti E, et al. Elective uterine myomectomy in pregnant women. Clin Exp Obstet Gynecol, 1996: 23: 168.

28. Leitao MM, Sonoda Y, Brennan MF, et al. Incidence of lymph node and ovarian metastases in leiomyosarcoma of the uterus. Gynecol Oncol, 2003, 91: 209–212.

29. Reed NS. Uterine sarcomas-the biggest challenge. Clin Oncol, 2004, 14: 50–53.

30. Wood C. Surgical and medical treatment of adenomyosis. Hum Reprod Update, 1998, 4: 323.

9

卵巢的解剖、疾患及手术

卵巢的解剖、血液供应及意义

卵巢是女性性腺，位于子宫两侧，内侧以卵巢固有韧带与子宫相连，外侧以骨盆漏斗韧带与骨盆壁相连，该韧带内有卵巢血管、淋巴管和神经穿过。卵巢为实质性器官，由皮质、髓质和卵巢门组成。卵巢皮质是卵巢的主要功能结构，由生殖上皮、处于不同发育阶段的卵泡和间质组成；髓质位于卵巢中间，含有血管、淋巴管、神经纤维和结缔组织。卵巢门位于卵巢的前缘中部，是卵巢血管、淋巴管和神经出入的部位。卵巢的功能是在下丘脑–垂体系统及促性腺激素的作用下，周期性地排卵和分泌性激素。

■ 卵巢的形态和大小

卵巢的形态

卵巢左右各一，呈灰红色，质地柔韧，为扁长圆形。性成熟妇女的卵巢分上下两端、内外两面、前后两缘。内侧面朝向盆腔，与回肠相邻接，称为肠面。卵巢外侧面与盆壁相连接，上端钝圆与输卵管相连接，称为输卵管端。卵巢下端略尖，朝向子宫，称为子宫端。前缘有卵巢系膜附着，称为卵巢系膜缘，此缘较为平直，其中部的裂隙为卵巢门，是卵巢血管、淋巴管和神经出入的部位。后缘游离，称为独立缘或游离缘，较隆凸并朝向后方（图9–1）。卵巢的表面因周期性排卵、黄体形成和结瘢而凹凸不平和色素沉着。

卵巢的大小

正常的卵巢大小系指性成熟妇女的卵巢而言。卵巢大小，左右略有差异，左侧大于右侧，而胚胎期右侧大于左侧。成人卵巢长度左侧为2.93 cm，右侧为2.88 cm。宽度左侧为1.48 cm，右侧为1.38 cm；厚度左侧为0.82 cm，右侧为0.83 cm。双侧卵巢的总重量为14（10~16）g。卵巢从35岁开始逐渐缩小，直至老年期。绝经后妇女的卵巢为生育期妇女的1/2。卵巢大小也与卵泡发育周期变化相关。

卵巢的组织结构

卵巢的组织结构与其周期性卵泡发育、排卵

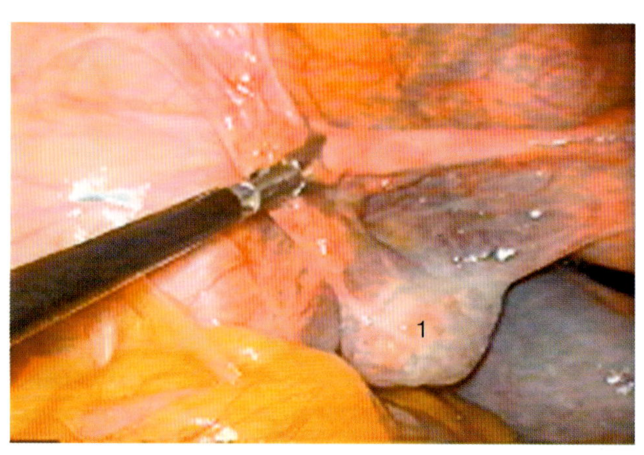

1.卵巢。

图9–1　卵巢的形态（腔镜下观）

和性激素分泌功能相适应，并与下丘脑-垂体单位共同组成女性内分泌系统。

卵巢皮质位于卵巢的外周，占据卵巢大部分，由生殖上皮（即表面上皮）、大小不等的各级发育卵泡，及少量黄体、白体、闭锁卵泡和间质组织组成；卵巢髓质位于卵巢的中央部，主要由血管、淋巴管、神经纤维、平滑肌和少量结缔组织组成（图9-2）。进入卵巢髓质内的小动脉血管发出许多细小分支深入到皮质，围绕发育卵泡的卵泡膜分布，营养卵泡。卵泡膜细小静脉汇合成小静脉反流回髓质，经卵巢门汇入卵巢静脉。淋巴管伴随血管分布。卵巢皮质和髓质之间并无明显的组织界限。卵巢门位于卵巢前缘中部与系膜连接处，是卵巢血管、淋巴管和神经出入的部位。卵巢门区常有胚胎组织残留，包括原始性腺网状体、生殖索细胞、肾上腺细胞和门细胞。受促性腺激素和内外环境因素的刺激，上述细胞可合成和分泌雄激素，并可形成肿瘤。

■ 卵巢的位置与固定

卵巢的位置

卵巢位于腹腔卵巢窝内，其外侧与盆腔侧壁的腹膜相毗邻。卵巢窝位于髂内、外动脉起始部的分叉处，前界为脐动脉索，后界为输尿管和髂内动脉，窝底为闭孔内肌及其筋膜和壁腹膜组成。在窝底部的腹膜外组织中，有闭孔神经、血管经过，其位置排列关系，从上到下分别是神经、动脉、静脉。胎儿卵巢与男性睾丸的位置相似，即位于腰部两侧和肾附近。新生儿卵巢位置较高，略呈斜位。成人卵巢位置较低，其长轴近于垂直位。其上端即输卵管端，位于骨盆入口的稍下方，髂外静脉附近，恰与骶髂关节相对；下端即子宫端，朝下方，居盆底腹膜稍上方，而与子宫角相连接。系膜缘即前缘，位于脐动脉索后方；游离的后缘位于输尿管前方。当妊娠时，由

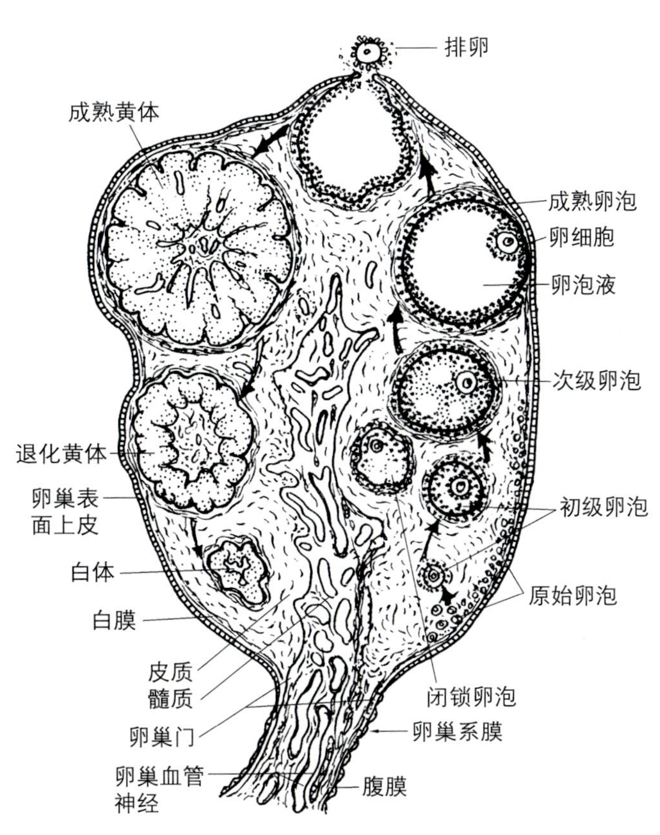

图9-2　卵巢的结构与周期性变化

于子宫增大，位置上移，卵巢的位置也随之改变。胎儿娩出后，卵巢一般不再回到原来的位置。老年妇女的卵巢位置更低。卵巢的位置可随子宫的位置而变动。如当子宫向左侧倾斜时，左侧卵巢位置下移，卵巢的子宫端朝向内方。当子宫向右侧倾斜时，则相反。

卵巢和输卵管的关系：输卵管伞附着于卵巢的上端，而漏斗部则附着于卵巢的后缘上部，壶腹部则位于卵巢前缘的下部。

卵巢的固定装置

卵巢是腹膜腔内器官，由系膜固定于阔韧带后叶内，并由腹膜皱襞和韧带与盆侧壁和子宫相连接（图9-3）。

1. 卵巢系膜　是子宫阔韧带后叶包被卵巢而形成。卵巢系膜是阔韧带后叶连于卵巢前缘的双层腹膜皱襞，较短，内有出入卵巢的血管、淋巴管和神经通过。受卵巢邻近器官（膀胱、肠道）充盈程度的影响，卵巢位置的可动性很大。卵巢系膜底部，即腹膜后有输尿管走行。很多产妇的卵巢静脉血栓形成或血管肥厚，术中可能被误认为是输尿管，此时可轻轻刺激输尿管，观察其蠕动，常可辨清真伪。但如果患者既往有外科手术史或腹膜后感染史，刺激输尿管后发生蠕动的反应则减少或消失。卵巢肿瘤有可能使输尿管向侧方移位，或使输尿管进入卵巢肿瘤壁内。

2. 卵巢悬韧带、骨盆漏斗韧带　是子宫阔韧带外缘上部（或上缘外1/3）的腹膜皱襞，从卵巢输卵管端，向外延伸至骨盆上口，髂总血管分叉处，止于骶髂关节的前方。其中含有卵巢动脉和两条伴行的静脉、淋巴管、卵巢神经丛、少量平滑肌纤维和致密的结缔组织。该韧带较粗大，但松软，表面蓝紫色，呈漏斗状，底部朝向盆壁，对卵巢起一定的固定作用。骨盆漏斗韧带受到炎症浸润时，可使输尿管固定，术中更易损伤输尿管。

3. 卵巢固有韧带　与睾丸引带为同源性结构，由平滑肌和纤维结缔组织组成，内含有血管。该韧带位于卵巢内侧端，在子宫角附近与子宫壁的肌纤维相连接，穿过子宫阔韧带两叶之间，但更贴近后叶，从背侧子宫阔韧带后叶微隆起并形成皱襞。

卵巢的附属器官

卵巢的附属器官是性腺发育过程中残留于卵

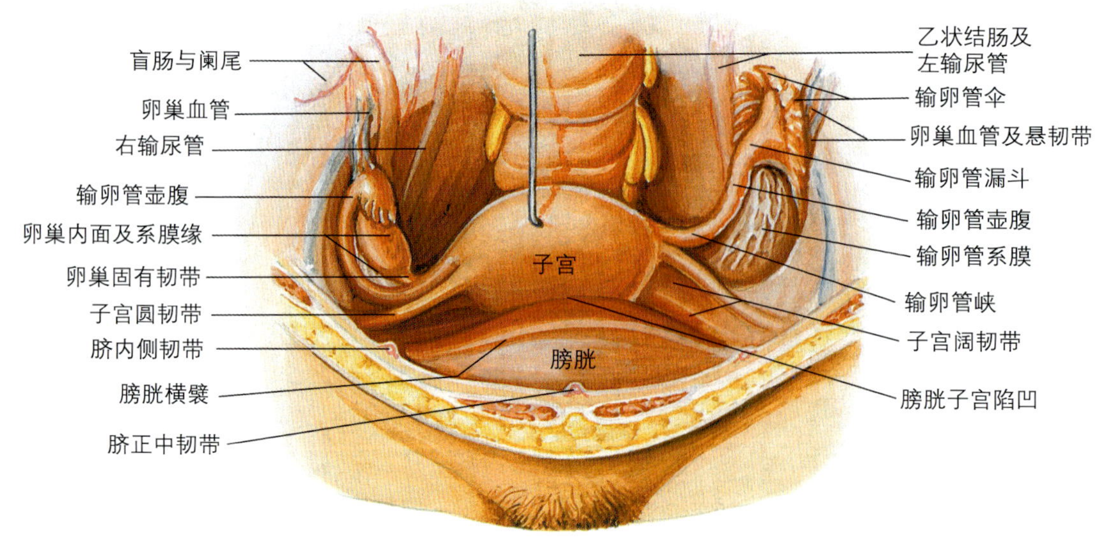

图9-3　卵巢的位置

巢系膜内的胚胎组织，包括卵巢冠、囊状附件和卵巢旁体（图9-4）。

卵巢冠

卵巢冠又称副卵巢，位于卵巢系膜内，由10~20条横行小管和1条卵巢冠纵管构成。横行小管一端靠近卵巢，另一端以直角汇入卵巢冠纵管。横行小管为上皮小管，具有分泌功能，其管壁较厚，与卵巢系膜的紧张度相关；横行小管来源于中肾小管，相当于睾丸的输出小管和附睾管。卵巢冠纵管平行并靠近输卵管，是中肾管退化残留的部分，其相当于男性的附睾管。

囊状附件

囊状附件位于输卵管伞端附近，是卵巢冠上方向下垂的有细蒂的水滴状纤维上皮小囊，内含透明液体，是中肾管头端的遗迹。

卵巢旁体

卵巢旁体位于卵巢系膜内，近子宫角处，由少数上皮小管和血管球组成。卵巢旁体是胚胎期中肾尾侧部中肾小管的遗迹，相当于男性的附睾，常见于新生儿，其于5岁后完全退化，但有时在显微镜下仍可以观察到。

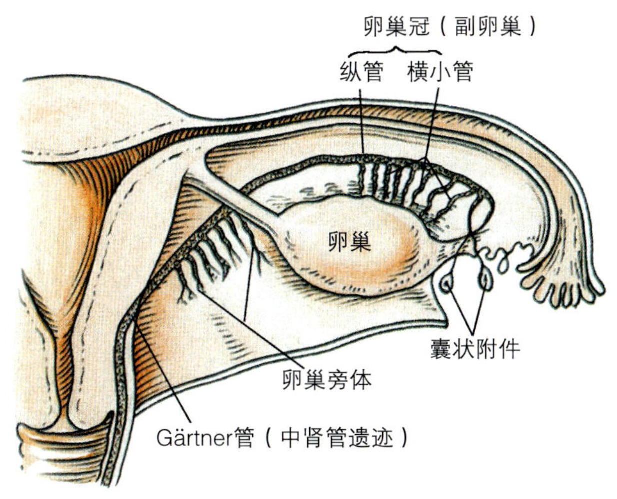

图9-4 卵巢的附属结构

卵巢的血管、淋巴管和神经

血管

右卵巢动脉平右肾动脉的下方，起自腹主动脉，沿腰大肌前面斜向外下，于盆缘处跨过输尿管和右髂总动脉下段，经骨盆漏斗韧带向内横行，穿过卵巢系膜，经卵巢门进入卵巢内，并发出分支供应输卵管，内达子宫角旁，并与子宫动脉的卵巢支相吻合（图9-5）。

左卵巢动脉起自腹主动脉，其走行基本与右卵巢动脉相同。

依据左、右卵巢动脉对卵巢血液供应的状况，卵巢血管可分为4型：Ⅰ型由子宫动脉和卵巢动脉的分支相互吻合共同营养卵巢；Ⅱ型由子宫动脉分支供应卵巢的内侧部，由卵巢动脉供应卵巢的外侧部；Ⅲ型仅由子宫动脉供应卵巢；Ⅳ型仅由卵巢动脉供应卵巢。由于卵巢动脉的分布存在上述差异，故在行输卵管结扎时，应特别注意保护子宫-卵巢间血供的完整性，以免引起卵巢血供障碍，以及日后的卵巢功能失调。

子宫动脉卵巢支和卵巢动脉，先从卵巢门进入卵巢髓质，在其周缘形成动脉丛。然后发出细小分支深入卵巢皮质内，并在卵泡膜和黄体处形成毛细血管网，再从血管网集合成微静脉，进入髓质汇成小静脉，出卵巢门，并在卵巢系膜内形成卵巢蔓状静脉丛。最后集合成为卵巢静脉，其过骨盆缘后多形成2条静脉与卵巢动脉伴行。左卵巢静脉注入左肾静脉，右卵巢静脉注入下腔静脉。

淋巴管

观察发现，卵巢皮质内仅于成熟卵泡的卵泡膜外层有毛细淋巴管网，与卵巢髓质内的毛细淋巴管网相通。髓质内淋巴管伴随血管走出卵巢门，在卵巢系膜内与子宫、输卵管发出的集合淋

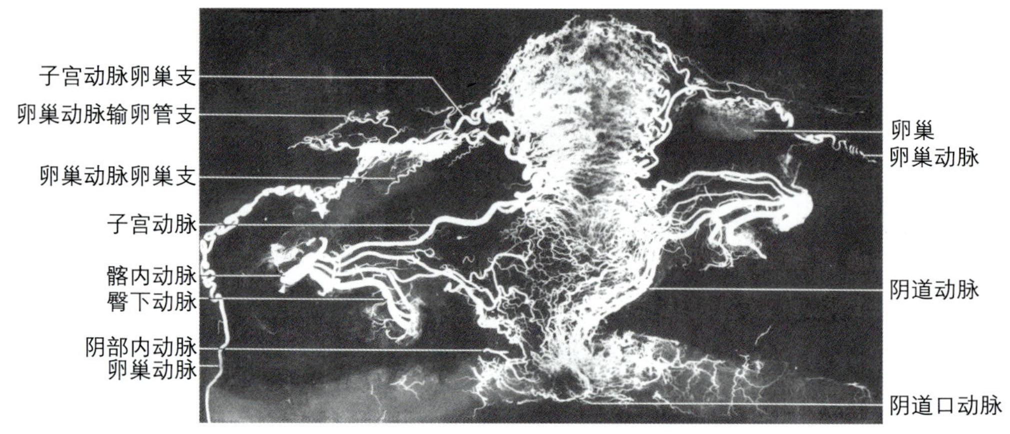

图9-5　女性内生殖器的动脉（造影）

巴管相吻合。因此，当淋巴回流受阻时，一个器官的淋巴可能通过上述的吻合网逆流至另一器官，这也是盆腔器官炎症和肿瘤扩散、转移的重要途径。右侧卵巢的集合淋巴管，沿卵巢动、静脉上行，注入主动脉和下腔静脉之间的淋巴结、下腔静脉外侧淋巴结和下腔静脉前淋巴结。左侧卵巢的集合淋巴管，向上注入主动脉外侧淋巴结和主动脉前淋巴结。一部分淋巴可经阔韧带至闭孔淋巴结。卵巢的淋巴亦可通过子宫及子宫骶韧带至髂内淋巴结，或经子宫圆韧带至髂外淋巴结和腹股沟淋巴结。

神　经

卵巢的神经来自卵巢神经丛和子宫神经丛，与卵巢动脉一同经卵巢门进入髓质，并在髓质内形成神经丛。然后，再由该神经丛发出神经纤维进入卵巢皮质内，多分布于血管壁上。神经纤维在次级卵泡内可形成末梢感受器，在黄体内终止于黄体细胞之间，在闭锁卵泡的内膜中也可见到神经纤维。另外，卵巢生殖上皮和白体都有极细的神经纤维分布。

（丁西来　沈　铿）

卵巢良性肿瘤

分类

上皮性卵巢肿瘤

来源于卵巢表面的表面上皮，而表面上皮来自原始的体腔上皮，具有分化为各种苗勒管上皮的潜能。若向输卵管上皮分化，则形成浆液性肿瘤；向宫颈黏膜分化，则形成黏液性肿瘤；若向子宫内膜分化，则形成子宫内膜样肿瘤。

生殖细胞肿瘤

良性肿瘤主要为成熟囊性畸胎瘤，怀疑畸胎瘤术前应查血清AFP、HCG，以排除未成熟或其他恶性生殖细胞肿瘤成分。术中看到的毛发、油脂、牙、骨是成熟的表现，而其他可疑的实性部分应送冰冻检查。>50岁的畸胎瘤患者，最好常规行冰冻检查，因其恶性变或鳞癌变的平均年龄是51岁。成熟囊性畸胎瘤有20%发生于双侧，故对侧应该常规切开探查。

性索间质肿瘤

约占卵巢肿瘤的5%。性索间质来源于原始体腔的间叶组织，可向男女两性分化。性索向上皮分化，则形成颗粒细胞瘤或支持细胞瘤；向间质分化，则形成卵泡膜细胞瘤或间质细胞瘤。此类肿瘤常有内分泌功能，故又称功能性卵巢肿瘤。较常见的良性肿瘤为纤维瘤，单侧居多，中等大小，表面光滑或结节状，切面灰白色，实性、坚硬。镜下见由梭形瘤细胞组成，排列呈编织状。偶见患者伴有腹水或胸腔积液，称梅格斯综合征（Meigs syndrome），肿瘤切除后，胸腔积液、腹水自行消失。

■ 并发症

蒂扭转

为常见的妇科急腹症，约10%卵巢肿瘤并发蒂扭转。好发于瘤蒂长、中等大、活动度良好、重心偏于一侧的肿瘤（如畸胎瘤）。常在患者突然改变体位时，或在妊娠期及产褥期子宫大小、位置改变时发生蒂扭转。卵巢肿瘤扭转的蒂由骨盆漏斗韧带、卵巢固有韧带和输卵管组成。发生急性扭转后静脉回流受阻，瘤内极度充血或血管破裂瘤内出血，致使瘤体迅速增大，后因动脉血流受阻，肿瘤发生坏死变为紫黑色，可破裂和继发感染。其典型症状是突然发生一侧下腹剧痛，常伴恶心、呕吐甚至休克，系腹膜牵引绞窄所致。妇科检查扪及肿物张力大，压痛，以瘤蒂部最明显。有时不全扭转可自然复位，腹痛随之缓解。蒂扭转一经确诊，应尽快行剖腹手术，术时应在蒂根下方钳夹后再将肿瘤和扭转的瘤蒂切除，钳夹前不可将扭转回复，以防栓塞脱落。

破　裂

约3%卵巢肿瘤会发生破裂，破裂有外伤性和自发性两种。外伤性破裂常因腹部受重击、分娩、性交、妇科检查及穿刺等引起；自发性破裂常因肿瘤生长过快所致，多为肿瘤浸润性生长穿破囊壁。其症状轻重取决于破裂口大小、流入腹腔囊液的性质和数量。小囊肿或单纯浆液性囊腺瘤破裂时，患者仅感轻度腹痛；大囊肿或成熟畸胎瘤破裂后，常致剧烈腹痛，伴恶心呕吐，甚至导致内出血、腹膜炎及休克。妇科检查可发现，腹部压痛、腹肌紧张，可有腹水征，原有肿块摸不到或扪及缩小低张的肿块。疑有肿瘤破裂应立即剖腹探查，术中尽量吸净囊液，并涂片行细胞学检查，清洗腹腔及盆腔，切除标本送病理学检查，尤其注意破口边缘有无恶变。

感　染

较少见，多因肿瘤扭转或破裂后引起，也可来自邻近器官感染灶，如阑尾脓肿扩散。临床表现为发热、腹痛、肿块及腹部压痛、腹肌紧张及白细胞升高等。治疗应先应用抗生素后，手术切除肿瘤；若短期内感染不能控制，宜即刻手术。

恶　变

卵巢良性肿瘤可恶变，恶变早期无症状故不易被发现。若发现肿瘤生长迅速，尤其是双侧性，应疑恶变。因此，确诊为卵巢肿瘤者应尽早手术。

■ 手术治疗及相关解剖

若卵巢肿块直径小于5 cm，疑为卵巢瘤样病变，可短期观察。一经确诊为卵巢良性肿瘤，应手术治疗。根据患者年龄、生育要求，以及对侧卵巢情况决定手术范围。年轻、单侧良性肿瘤应行患侧卵巢囊肿剔除或卵巢切除术，尽可能保留正常卵巢组织和对侧正常卵巢；即使双侧良性囊肿，也应争取行囊肿剔除术，保留正常卵巢组织。若卵巢肿瘤发生蒂扭转致组织坏死，应行患侧卵巢输卵管切除术。围绝经期妇女卵巢肿瘤，可行单侧附件切除或子宫及双侧附件切除术。术中剖开肿瘤肉眼观察区分良、恶性，必要时做冰冻切片组织学检查以明确性质，确定手术范围。若肿瘤大或可疑恶性，尽可能完整地取出肿瘤，防止囊液流出及瘤细胞种植于腹腔。巨大囊肿可穿刺放液（图9-6），待体积缩小后取出，穿刺前须保护穿刺周围组织，以防囊液外溢，放液速度应缓慢，以免腹压骤降发生休克。

卵巢肿瘤剔除术

卵巢肿瘤生长在卵巢组织内，随着肿瘤生长，正常卵巢组织常被挤压至一侧，两者有较明显的界限。利用这一解剖特点将肿瘤剔除，并保留下正常的卵巢组织。卵巢肿瘤剔除术适用于年轻患者单侧或双侧卵巢肿瘤。

卵巢肿瘤剔除前，首先要观察卵巢肿瘤表面血管分布情况、光滑程度、是否完整、有无粘连，初步判断一下性质，然后了解肿瘤与正常卵巢组织的界限，正常卵巢组织所占比例有多少，最后确定切口的位置。切口一般沿血管分布较少的区域，与输卵管平行（图9-7），弧形切开卵巢皮质。切开深度要适宜，过浅会引起剥离困难；过深则可能切破瘤壁，造成囊内容物外流。剔除过程中可用中指、食指夹住卵巢门血管，以减少出血。贴肿物包膜行锐性或钝性分离，使肿物与正常卵巢组织分开，分离达肿物基底处，用止血钳钳夹之，切出肿物。剥离面止血后，用可吸收线缝合消灭无效腔，褥式缝合卵巢皮质切口。卵巢肿瘤剔除术的主要并发症是局部血肿形成。对囊腔较深者，采用两层缝合法消灭无效腔，以减少局部形成血肿。

腔镜剥除囊肿的手术原则与开腹相同，将卵巢囊肿剥除，或将囊内容物吸出或取出后，将囊皮撕剥，使之完全剔除。创面电凝止血，可不缝合。明显的出血也可在镜下缝合。

输卵管卵巢切除术

适用于卵巢肿瘤体积较大、正常卵巢组织极少，或卵巢肿瘤发生蒂扭转组织坏死者。卵巢良性肿瘤需手术切除卵巢时，一般不保留同侧输卵管，主要目的是防止保留下来的输卵管可能招致感染和宫外孕。如卵巢肿瘤并发蒂扭转，输卵管卵巢已发生坏死；估计已形成静脉血栓者，保留输卵管可能会出现较严重的并发症，甚至有生命危险。该术式应注意下面几个问题。

1. 腹部切口大小的选择　切口大小应根据卵巢肿瘤体积大小而定，原则上以能完整挖出肿瘤为度，避免肿瘤包膜因挖出而致破裂。亦有人

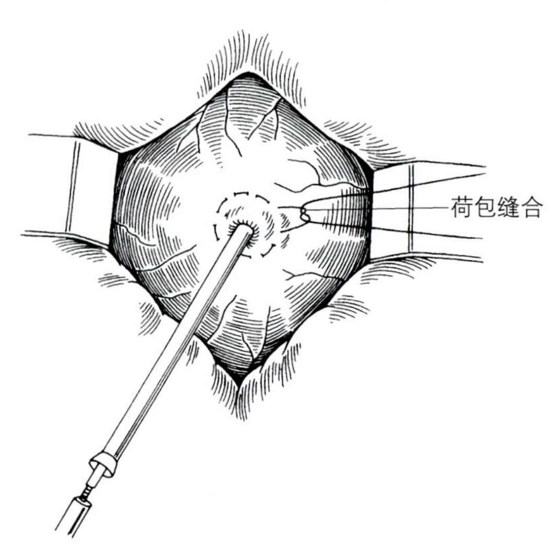

图9-6　吸管吸出液体

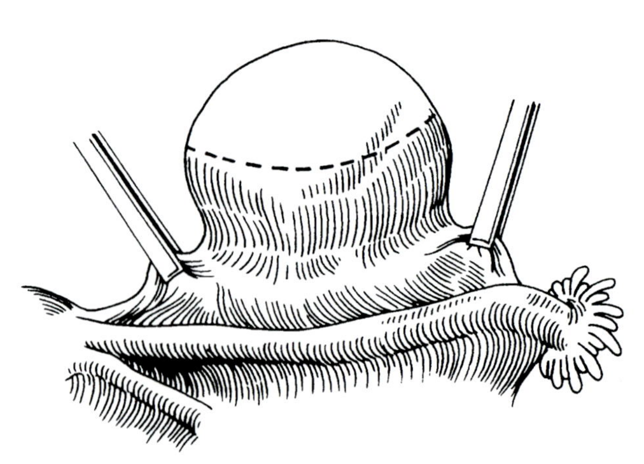
图9-7　卵巢切开位置

主张，对于巨大卵巢囊肿，采用小切口穿刺抽吸囊内液体，或在囊壁上行荷包缝合，将吸引管放入囊腔内，连接吸引器放出液体，待囊肿体积缩小后，从小切口处取出囊肿壁。如将巨大卵巢肿瘤完整挖出，动作要缓慢，麻醉师应密切观察血压、心率变化，防止因腹压骤减，血液向内脏倾流，心脏暂时不能代偿，而发生急性心力衰竭。对大的肿物宜采用腹部纵切口为妥。

2. 预防损伤输尿管　卵巢肿瘤较小且与周围脏器无粘连，手术切除较易进行，一旦肿瘤较大，并与周围有广泛粘连，手术难度相应增大，易造成周围脏器的损伤。输尿管损伤较多见，通常发生在结扎骨盆漏斗韧带时。由于增大的卵巢与盆壁腹膜紧密粘连，使卵巢悬韧带短缩，骨盆漏斗韧带变宽，当上提卵巢时，卵巢悬韧带和输尿管可能一并上提，此时盲目结扎，极易造成输尿管损伤及误扎。输尿管在骨盆入口缘先位于卵巢悬韧带的内侧，由于卵巢悬韧带逐渐下行内移于输尿管前方，故输尿管下行于该韧带的后方且构成卵巢窝的后界。因此，在钳夹骨盆漏斗韧带时，要仔细观察骨盆漏斗韧带和输尿管的关系、输尿管的走向以及有无蠕动等。也可用手指触摸，了解输尿管的位置及走向。右侧输尿管在髂外动脉前方进入骨盆腔，左侧输尿管位于乙状结肠系膜根部的深面，跨过左髂总动脉进入盆腔，双侧输尿管均沿骨盆侧壁由后外向前内侧下行。局部解剖关系熟悉后，再断扎骨盆漏斗韧带，也可剪开骨盆漏斗韧带腹膜，将血管单独游离出来再断扎更为稳妥（图9-8）。

3. 肿瘤粘连的处理　分离粘连应从粘连较少、容易分离的部位开始，分离方法可采用钝分法、锐分法，或两者结合。粘连比较疏松者，可采用钝性分离；对于粘连严重，界限尚清楚，多采用锐性分离；在特殊情况下，对于粘连牢固，较难分离，应紧贴病变组织侧分离，不要损伤周围正常组织和器官。

4. 卵巢肿瘤蒂扭转的处理　可疑卵巢肿瘤蒂扭转时，一旦明确肿瘤存在，均应施行剖腹探查术，无须观察和等待其自然缓解，否则会贻误病情。手术及时，卵巢无坏死及恶变情况，可行囊肿剥除术。若卵巢蒂扭转紧且圈数多，或手术迟延，卵巢已呈紫黑色，则必须行附件切除。术时不应先予回复扭转，以免引起栓塞，在扭转部位以下根部钳夹并切断肿瘤蒂部切下标本（图9-9）。怀疑恶性者，应送冰冻切片，以决定手术范围。

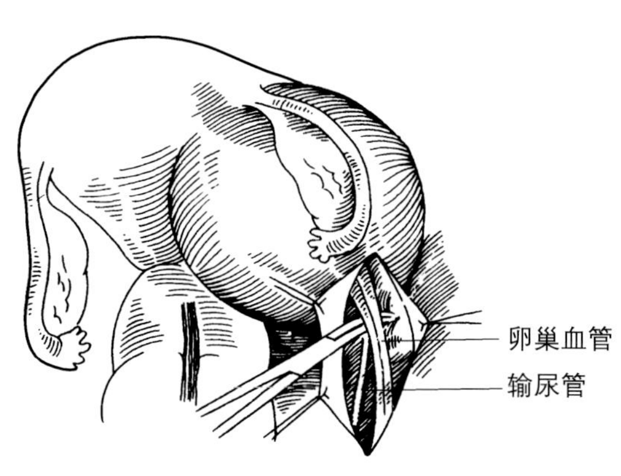

图9-8　显露输尿管

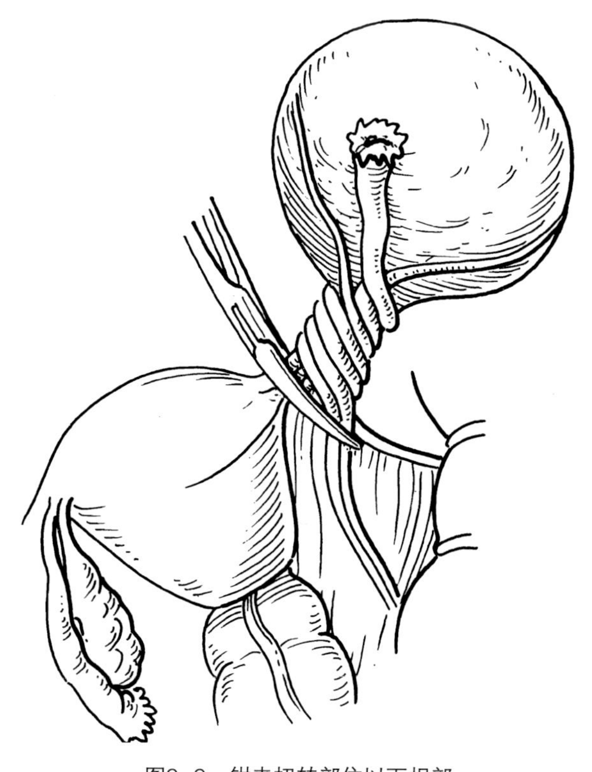

图9-9　钳夹扭转部位以下根部

全子宫双侧附件切除术

适用于绝经妇女，单侧或双侧卵巢肿瘤患者。有关全子宫双侧附件切除术见第8章。

卵巢切开探查术

主要适应证为一侧卵巢肿瘤切除，需了解对侧卵巢性质者。目前已很少因多囊卵巢综合征行卵巢楔形切除术。

手术方法：用左手食指、中指夹持卵巢系膜缘，上提固定卵巢，且可暂时阻断卵巢血供，减少出血（图9-10）。使其游离缘向上，然后在系膜缘的缘脊用手术刀沿卵巢纵轴方向做一纵形切口，深达卵巢髓质近卵巢门处（深度达短轴的1/2~2/3）（图9-11），检查剖面有无病变，也要用手指将两半片卵巢仔细触摸，并做一细狭楔形切除，组织送病理检查。当然有乳头、结节或可疑部位亦应送检。用1号丝线或3-0号肠线间断或连续扣锁缝合卵巢切口（图9-12，13）。

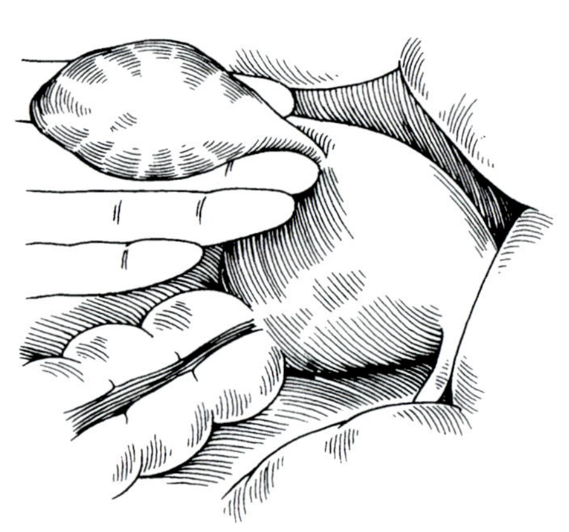

图9-10　手指固定卵巢

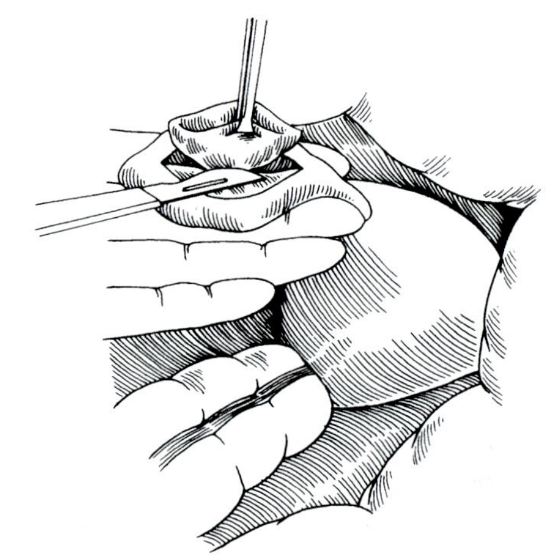

图9-11　楔形切开

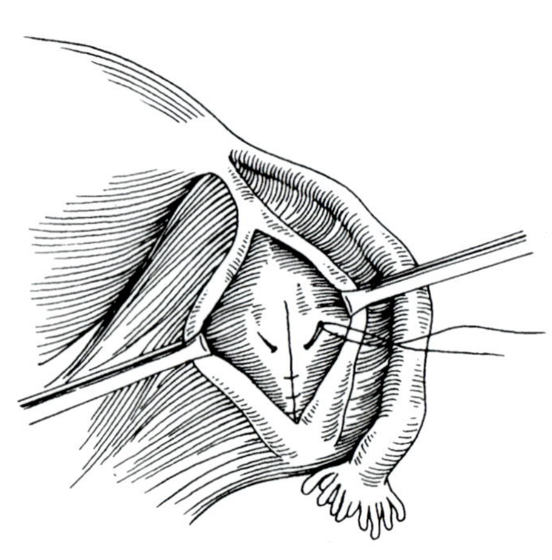

图9-12　缝合基底部

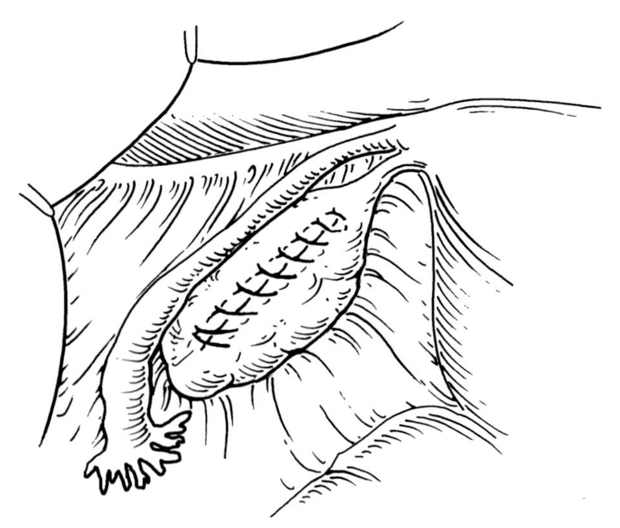

图9-13　间断扣锁缝合卵巢切口

（丁西来　沈　铿）

卵巢瘤样病变

卵巢瘤样病变是指卵巢的一类非肿瘤性病变，包括滤泡囊肿、黄体囊肿、多囊性卵巢、输卵管卵巢囊肿、子宫内膜异位囊肿以及卵巢冠囊肿等。

滤泡囊肿

多发生在育龄妇女，多见于月经初潮不久或围绝经期妇女。其直径可达3~8 cm，单发，壁薄透明，表面光滑，囊腔内充满液体。此类囊肿可能由于成熟滤泡未破裂或持续增长，使滤泡液潴留而形成。滤泡囊肿形成后致卵巢体积增大，患者处在月经前期或有月经延期，可见宫颈黏液量多、稀薄，即可做出临床诊断。一般无症状，多数囊肿在4~8周自然消失。若囊肿破裂，可表现下腹痛，并伴有阴道流血、宫颈黏液，B超可辅助诊断，应与异位妊娠破裂鉴别，必要时可行腹腔镜检查或剖腹探查。

滤泡囊肿可建议口服避孕药促进囊肿消失，如月经来潮后囊肿不消失或持续存在超过2个月，则不应视为滤泡囊肿，而应剖腹探查，切除肿瘤送检。

黄体囊肿

正常和妊娠期黄体直径小于2 cm，若黄体直径达2~3 cm，称囊状黄体；直径大于3 cm，则称黄体囊肿。当囊状黄体或黄体囊肿退变，转变为玻璃样变的结缔组织，但仍保持囊腔及囊腔内液体，其直径在2~3 cm，称囊状白体；直径大于3 cm，称白体囊肿。

黄体囊肿多发生于育龄妇女，多为单侧的孤立性囊肿，表面光滑，壁薄，半透明，呈琥珀色，直径很少大于4 cm，罕见超过8 cm。由于囊肿持续分泌孕激素，可使月经延迟或经期延长、淋漓不净。若囊肿破裂可出现下腹痛，多数在月经中期或月经前发病。有凝血障碍的妇女易发生黄体囊肿破裂。

黄体囊肿无临床症状时无须处理，多数可自行消退。若发生破裂，可行卵巢楔形切除或卵巢修补术。

卵巢冠囊肿

系指在输卵管系膜内，已退化的副中肾管与卵巢之间的一组纵行管，自身分泌液体而形成的囊肿。其特点是单侧性，单房、壁薄、生长缓慢。囊肿位于输卵管和卵巢之间，使输卵管变长变细，使卵巢移位。卵巢冠囊肿较小时一般无症状。妇科检查时在子宫左上方或右上方可扪及囊性肿块，呈圆形或卵圆形，活动度可。如B超发现在囊肿的下方有正常卵巢组织时可明确诊断。较大的卵巢冠囊肿可行囊肿剥除术。

卵巢单纯囊肿

当不能肯定卵巢囊肿囊壁内衬上皮性质者称为卵巢单纯囊肿，除滤泡来源外，可能为浆液性囊肿上皮脱落所致。单纯囊肿为单房薄壁内含清亮液体。囊壁为纤维结缔组织，内衬扁平上皮或上皮已完全消失。一般囊肿直径＞5 cm，表面光滑。治疗一般行囊肿剔除术。

卵巢子宫内膜异位囊肿

卵巢是子宫内膜异位症的好发部位，50%为双侧性。由于异位内膜反复出血，而形成单个或多个潴留性囊肿，囊肿大小不一，囊肿表面呈紫褐色，囊壁厚，囊内容物为暗褐色的糊状液体，状似巧克力液体，故又称卵巢巧克力囊肿。

由于内膜异位囊肿周期性出血，囊内压不断增高，使囊壁出现小裂隙，而致微量血液渗出，刺激局部组织形成纤维化，造成卵巢与周围组织粘连。手术分离囊肿与周围组织粘连非常困难，囊壁往往破裂。如果直视下分离粘连难度大，宁可剥破囊肿，尽可能地避免损伤肠管，尤其电凝病灶时特别要防止损伤输尿管。

巧克力囊肿破裂发病时间多在经期或行经前期，典型表现为突发剧烈下腹痛，逐渐延及全腹，可伴有低热和轻度白细胞升高，一般无闭经或不规则出血史。患者有明显腹部肌紧张、压痛和反跳痛，盆腔检查常因腹肌紧张，仅能隐约触及固定的宫旁囊性肿物，有时可在直肠子宫陷凹查到触痛的结节。未经及时处理的病例，随着时间的推移，症状有自动缓解的趋势。腹腔穿刺或阴道后穹隆穿刺，获得稀释的巧克力样液，即可明确诊断。除个别病例症状较轻、囊肿很小或病情已自动缓解者外，均应尽早施行手术治疗，以避免或减少异位内膜病变继发种植和因囊液刺激引起腹腔粘连。手术原则与一般子宫内膜异位症相同，术中应做到：彻底清除溢入腹腔的巧克力液；尽可能地切除盆腹腔内的一切异位内膜病灶；对年轻或不育患者，应尽力分离粘连，以保留并改善生育功能。

■ 卵巢重度水肿

卵巢重度水肿是发生于青少年的一种罕见瘤样病变。由于水肿液在卵巢间质内潴留，分离正常的卵泡及间质组织，致使卵巢明显增大。发病原因可能由于卵巢系膜扭转，影响卵巢淋巴及静脉的回流，水分淤积于卵巢所致。少数由于卵巢皮质内间质细胞增生，使卵巢体积和重量增加而导致扭转。

卵巢重度水肿多数为单侧卵巢受累，受累卵巢直径11.5（5.5~35）cm，最大重量达2 400 g。卵巢质软，表面光滑，呈苍白或粉红色，有光泽，不透明。约49%受累卵巢发生部分性或完全性扭转，有扭转时卵巢可因卒中而呈暗紫色。切面湿润，常有淡黄色液体溢出。皮质浅层可见稀疏囊泡。镜下卵巢白膜完整，皮质浅层纤维增生，浅层下大片水肿组织包围残留的正常卵巢结构，包括各期卵泡和偶见黄体与白体。水肿区域附近间质内，有时可见灶性黄素化细胞或灶性纤维增生；髓质区淋巴管、血管高度扩张。

多数患者表现为下腹痛，伴有腹部胀大，也有呈急腹痛者。部分患者有月经不规则或闭经。10%有男性化症状，血清睾酮水平增高。妇科检查可扪及附件肿块，90%卵巢呈单侧性增大，约有半数患者有部分或完全性卵巢扭转，肿块直径11 cm大小。有报道卵巢重度水肿伴有胸腔积液、腹水等Meign's综合征表现。

治疗方式要根据卵巢肿大程度，卵巢系膜有无扭转，系膜血管有无栓塞，对侧卵巢是否正常，有无内分泌异常情况，患者要求生育与否。一般可行卵巢楔形切除术，送冰冻切片病理检查，以明确诊断，然后行卵巢多点穿刺放液术，因为卵巢重度水肿的原因多为间断性扭转引起，故辅加卵巢固定术。如卵巢扭转坏死，行输卵管卵巢切除术。

■ 多囊卵巢综合征

多囊卵巢综合征主要由于体内雄激素过多及持续性无排卵所致，临床表现为闭经、不孕、多毛、肥胖，伴有双侧卵巢多囊性增大及包膜增厚。双侧卵巢对称性增大，可为正常的1~3倍。卵巢保持原来的外形，表面灰白色，饱满，光滑，不见白体萎缩痕迹。切面显示白膜增厚，白膜下一排囊性卵泡，自数个至数十个不等，直径0.2~0.6 cm，囊内含清亮液体。

治疗方法主要是促进排卵，减少雄激素生成，治疗不孕。以药物治疗为主，无效时可在腹腔镜下将各卵泡穿刺、电凝或激光，使卵泡液外溢，血中雌激素、孕激素可下降，通过反馈作用使FSH上升，LH/FSH比值改变，从而卵泡发育成熟及排卵。目前不主张行卵巢楔形切除术。

输卵管卵巢囊肿

输卵管炎症常波及卵巢，两者可相互粘连形成炎性肿块，或输卵管伞端与卵巢粘连贯通，液体渗出积聚形成输卵管卵巢囊肿，也可由输卵管卵巢脓肿的脓液被吸收液化而成。由于炎性改变，卵巢与输卵管失去正常形态与功能，并与周围组织发生粘连，给手术切除带来一定困难。

妊娠期卵巢瘤样病变

妊娠期偶见卵巢瘤样病变使卵巢增大，巨大者直径可达20~30 cm。有时很像赘生性肿瘤，但产后可自行消失。妊娠期卵巢瘤样病变包括卵巢黄素囊肿、妊娠黄体瘤、异位蜕膜、妊娠期大型孤立的滤泡囊肿黄素化、卵巢颗粒细胞增生、卵巢门细胞增生等。妊娠期大型孤立的滤泡囊肿黄素化为单个巨型黄素化囊肿，直径约25 cm，须与囊性颗粒细胞瘤鉴别。卵巢颗粒细胞增生体积小，为多发性，局限在萎缩的滤泡内。异位蜕膜表现为卵巢表面许多灰白或紫色大小不等的蜕膜结节或囊肿，大体酷似肿瘤，腹膜上亦可有类似结节而像肿瘤种植结节。

卵巢黄素囊肿

卵巢黄素囊肿多与血内高水平的人绒毛膜促性腺激素（HCG）有关，故多见于葡萄胎、绒毛膜癌和双胎妊娠等，亦可见于单胎妊娠。双侧卵巢表面分叶状，切面可见多发性黄素化滤泡囊肿，体积中等大或巨大，最大直径可达35 cm，囊壁光滑，淡黄色，囊腔内含清液或琥珀色液体，偶为血性液体。镜下囊壁由颗粒细胞和卵泡膜细胞组成，颗粒细胞常退变脱落，残留少量或无黄素化。而卵泡膜细胞则显著增生和黄素化。各囊间有薄薄的纤维结缔组织将其分隔。间质常水肿并伴有灶性间质细胞黄素化。

黄素囊肿很少有临床症状，偶有囊内出血而有腹痛，或有多毛，如黄素囊肿发生扭转或破裂可引起急腹痛症状。在医源性卵巢过度刺激综合征（OHSS）所见到的卵巢改变，亦为多囊性黄素化滤泡囊肿，中度及重度患者可有腹水、胸腔积液、浮肿、尿少、血液浓缩等典型症状。妊娠期卵巢黄素囊肿应排除胎盘滋养细胞疾病，如绒毛膜癌和胎盘部位滋养细胞肿瘤。

黄素囊肿可自然退缩或吸收，一般不需要处理。如黄素囊肿扭转引起急腹痛时，则需行腹腔镜或剖腹探查，如扭转时间不久，卵巢外观无很大变化，可以抽去囊液自然复位；如有缺血坏死，则需切除该侧卵巢。

妊娠黄体瘤

妊娠黄体瘤可能由闭锁卵泡的黄素化卵泡膜细胞发展而来，与过量HCG刺激有关。但妊娠黄素瘤很少伴有滋养细胞疾病，且常发生在妊娠后期，此时HCG水平较妊娠早期低，故提示激素亦非本病唯一的发病因素。分娩后妊娠黄素瘤可自行消退。妊娠黄体瘤2/3病例为单侧性，半数以上病例呈多灶性，表现为卵巢内实性、多发性妊娠黄体瘤，体积可很小，也可增大至直径20 cm。妊娠黄体瘤呈圆形或分叶状，切面无包膜，边界清，实性，质软似鱼肉状，色淡黄或棕色，常因灶性出血而呈囊性变。镜下病灶区由形态一致的多边形细胞组成，细胞大小介于黄素化颗粒细胞和卵泡膜细胞之间，排列成片，偶见排列成索状或巢状。超微结构显示，产生类固醇激素的细胞特征。妊娠黄体瘤可产生雄激素，使血内睾酮水平升高，25%的患者中期妊娠后有男性化表现。胎盘能促使雄激素芳香化，如雄激素过多且超过胎盘清除阈值，或胎盘功能衰退时，血清内足量的睾酮可促使女婴男性化，2/3出生的女婴亦有男性化表现。产后增大的卵巢开始消退，在产后几周卵巢可恢复正常大小，再次妊娠时妊娠黄体瘤可复发。

妊娠黄体瘤一般在剖宫产手术时发现，多发性结节可行活检冰冻切片检查，如确诊为妊娠黄素瘤，可保守治疗。一般产后数周能自行消退，预后良好。

（丁西来　沈　铿）

卵巢恶性肿瘤手术及相关解剖

卵巢恶性肿瘤是病死率极高的妇科恶性肿瘤。近30年来，卵巢恶性肿瘤的诊断与治疗一直是我国妇科肿瘤领域研究的重点内容，并取得可喜的进展。化疗方案的改进，使卵巢恶性生殖细胞肿瘤可达到根治性的疗效。手术技巧的提高，新型化疗药物的问世，也给卵巢上皮癌的治疗带来多重生机。尽管卵巢上皮癌患者的5年生存率并无明显提高，但患者的近期生存情况和生活质量明显改善。

手术是卵巢恶性肿瘤最主要的治疗手段之一。卵巢恶性肿瘤的手术目的、范围和操作应根据肿瘤的组织学类型、临床分期以及具体情况而定。对早期卵巢癌均应行全面分期探查术，主要的目的是准确分期，这对判断预后、指导术后治疗均有重要意义。对卵巢生殖细胞恶性肿瘤，不论期别早晚，均应施行保留生育功能的手术。但对上皮性卵巢癌施行保留生育功能的手术（保留子宫和对侧附件），应该谨慎和严格选择。肿瘤细胞减灭术主要适用于晚期卵巢癌，满意的肿瘤细胞减灭术（残余瘤直径<2 cm）可明显改善患者的预后。中间性肿瘤细胞减灭术可促使减灭术之成功，提高肿瘤细胞减灭术的质量，但并不改善患者的预后。对“二探”手术的临床价值，近年来也有较多的争论。对晚期卵巢癌“二探”的结果可用来指导今后的治疗，但是“二探”阴性的卵巢癌还会有50%的复发，“二探”对卵巢癌患者是否有治疗价值受到质疑。

■ 卵巢上皮性癌

卵巢癌在发病早期，即通过盆腹腔种植和淋巴系统转移两条主要途径，从原发器官向外扩散。经验证明，即使已有广泛转移的晚期患者，通过一次彻底的手术，仍有治愈可能。为此，卵巢癌的手术选择几乎不受任何限制，绝大多数病例，特别是初次接受治疗者，都应得到一次手术切除的机会。

早期卵巢上皮癌应行全面确定分期的手术，包括腹水或腹腔冲洗液细胞学检查，全面探查盆、腹腔，大网膜和阑尾切除，全子宫和双附件切除（卵巢动静脉高位结扎），盆腔及腹主动脉旁淋巴结清扫，对可疑病灶及易发生转移部位多处取材作组织学检查等。保留生育功能的手术应是谨慎和严格选择的，必须具备以下条件方可施行：①患者年轻，渴望生育；②Ⅰa期；③细胞分化好；④对侧卵巢外观正常、剖探阴性（有争议）；⑤有随诊条件。亦有主张完成生育后视情况再行手术切除子宫及对侧附件。

晚期卵巢癌应行肿瘤细胞减灭术，尽最大努力切除卵巢癌之原发灶和转移灶，使残余肿瘤直径小于2 cm，必要时切除部分肠曲或脾等，这样残存肿瘤能被化疗药物消除而不至于产生耐药。对手术困难者，可在组织学活检确诊后先行1~2个疗程先期化疗后再手术。卵巢上皮癌第1次手术彻底性与预后密切相关，应尽量切除所有肉眼可见和可触及的病灶，为以后的化疗提供适合的条件。

卵巢癌肿瘤细胞减灭术的设计基于以下几个目的：①完整切除肿瘤或尽可能地减少残留肿瘤：对于早期患者，切除肿瘤可望获得长期生存，甚至治愈；晚期患者，肿瘤常累及子宫及对侧附件、直肠子宫陷窝、大部分盆腔腹膜、小肠及系膜、乙状结肠或直肠和大网膜、膈、脾脏以及盆腔、腹主动脉旁淋巴结等，给手术彻底切除增加了难度。若能最大限度地切除肿瘤，使残留肿瘤直径小于2 cm，可提高患者的生存率。由于减少了肿瘤负荷量，解除了机体的免疫麻痹状态，有利于调动机体免疫功能，增加对化疗的敏感性，故肿瘤减灭术能为化疗提供一个最适合的条件。临床上50%~90%的晚期卵巢癌患者，通过肿瘤减灭术可使残留肿瘤直径≤1 cm，但小肠或大肠的广泛转移、肝实质转移、腹腔转移结节以及肝门等处转移灶通常不能切除干净。患者的预后与残留肿瘤直径相关。有人统计，残留肿瘤直径小于2 cm者平均生存时间较残留肿瘤大于2 cm者长2~3倍，无肉眼可见残留肿瘤者生存时间要长于残留肿瘤直径大于1 cm者，且残留肿瘤直径越大，其生存时间越短。Curtin认为，肿瘤减灭术的效果取决于残留肿瘤的大小和数目，而与肿瘤切除了多少无关。Farias、Eisner等对112例卵巢癌行理想的肿瘤细胞减灭术（残留肿瘤≤0.5 cm），随访24个月观察发现，Ⅱ~Ⅲ期患者生存率为65%，Ⅰ期生存率为93%；肠道上有残留肿瘤者生存率为66%，膈上有残留肿瘤者为77%，盆腔或大网膜有残留者为81%。另外，有弥漫性残留病变者仅为48%，无残留病变者为93%，中间组为76%。因此，为改善患者的预后，提高生存率，手术者应力争最大限度地切除肿瘤，减少残留肿瘤。②便于临床分期及病理诊断更准确：打开腹腔，直视下了解盆腹腔病变的范围，有无腹水，肿瘤为单侧或双侧，实性还是囊性，包膜是否完整及与周围组织的关系，是否累及肠管和膀胱等。并按卵巢癌腹腔内扩散的特点进行探查（图9-14），应仔细探查高危区，如左右结肠旁沟、右横膈右部、肝、肾、脾、大网膜、肠系膜、腹膜、盆腔及腹主动脉淋巴结等。必要时取活检或快速冰冻切片检查，可做出准确的病理组织学诊断及组织分级，无疑对制订手术或以后的治疗方案都是极为重要的。对于术前不能做出正确诊断者，手术探查对鉴别诊断也是必要的。③去除并发症：晚期卵巢癌患者，由于肿瘤生长迅速，机体消耗增多，出现恶病质，当肿瘤对化疗不敏感时，可借助于手术切除肿瘤及坏死组织。并发肠梗阻或输尿管、肾盂积水以及癌性浸润粘连引起的疼痛等，只有通过手术才能解除。

复发性卵巢癌的手术治疗价值尚有争议，主要用于以下几方面：①解除肠梗阻；②对二线化疗敏感的复发灶的减灭；③切除孤立的复发灶。对于复发癌的治疗多数只能缓解症状，而不是为了治愈，生存质量是最应该考虑的因素。

盆腔肿瘤减灭术

盆腔肿瘤减灭术包括切除一侧或双侧卵巢、子宫以及盆腔内病灶。由于上皮性卵巢癌双侧机会多（可达65%），故一旦确诊就应切除双侧卵

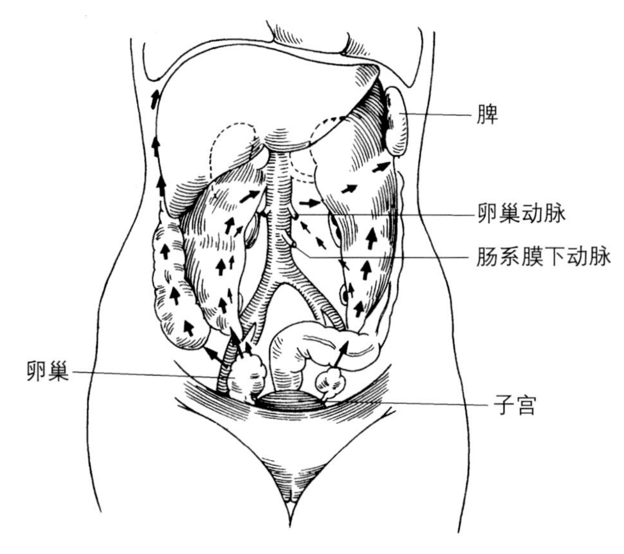

图9-14　卵巢癌的扩散

巢及子宫。即使卵巢外观正常，仍有12%~18%镜检显示为癌，同时16%~18%的卵巢癌转移至子宫，因此，应予以同时切除。对于年轻的上皮癌患者，可考虑保留对侧正常卵巢，但应为Ⅰa期患者。有条件的医院最好行卵巢楔形切除，冰冻切片检查阴性者可予以保留。

盆腔肿瘤减灭术的设计是基于卵巢癌累及腹膜一般较表浅，侵犯邻近器官实质亦很少，腹膜后间隙保存良好，组织疏松，界限清楚。由于继发性水肿使组织间隙容易分离，故从腹膜外间隙进行操作，切除肿瘤，更符合肿瘤减灭术的原则。根据上述特点，盆腔肿瘤减灭术应从腹膜后切除盆腔内病灶以及内生殖器官（图9-15）。将盆后壁腹膜以“卷地毯”方式，由两侧向中线方向游离。如果膀胱受累，可从膀胱顶部剥下病灶（图9-16）；如直肠受累，可将肿瘤自直肠壁上分离，最后将子宫和肿瘤连同盆腔腹膜整块切除。

如果肿瘤与直肠、乙状结肠粘连不易分离时，可按逆行子宫切除进入阴道后间隙，到达直

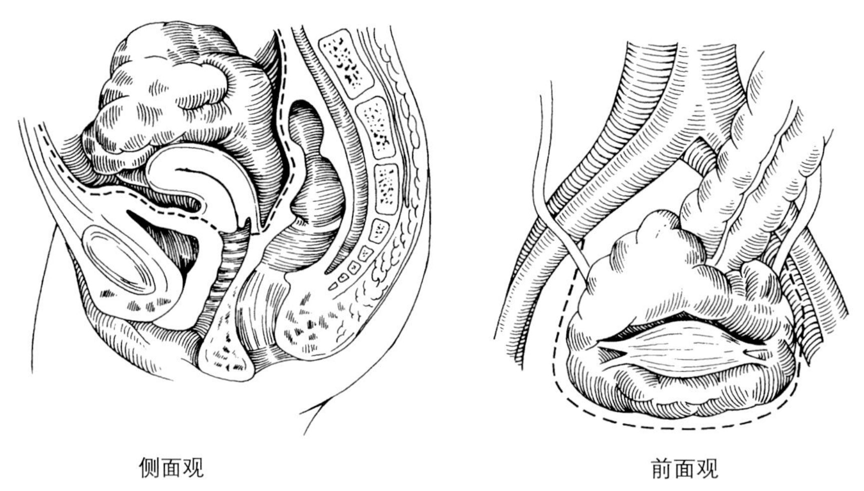

图9-15　盆腔肿瘤减灭术范围

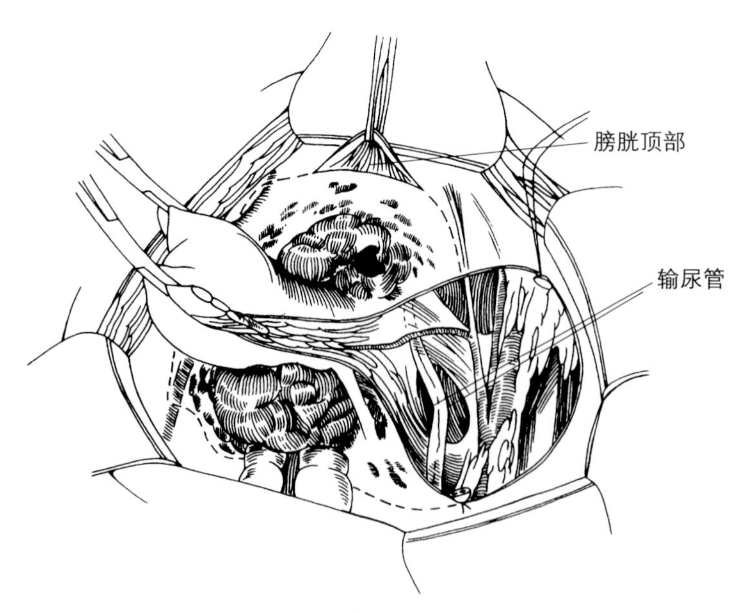

图9-16　从膀胱顶部剥除病灶

肠子宫陷凹肿瘤与肠管粘连部位（图9-17）。若肿瘤仅累及肠管浆膜层，将肿瘤从直肠、乙状结肠上分离切除，可使患者免于肠切除。当直肠、乙状结肠前壁受累较重时，肠管损伤常难以避免，应立即横行关闭缺损处，用丝线间断两层缝合。侵犯范围更广泛时，则行肠管部分切除和肠吻合术（图9-18）。多数研究表明，Ⅲc、Ⅳa期肠切除率为20%~50%，其中直肠、乙状结肠或乙状结肠切除占30%，小肠切除占10%，近侧大肠切除占10%。一般而言，卵巢恶性肿瘤手术治疗中大肠或小肠的切除超过50%，将难以保证安全，且肠吻合超过2~3处也太危险，并发症机会

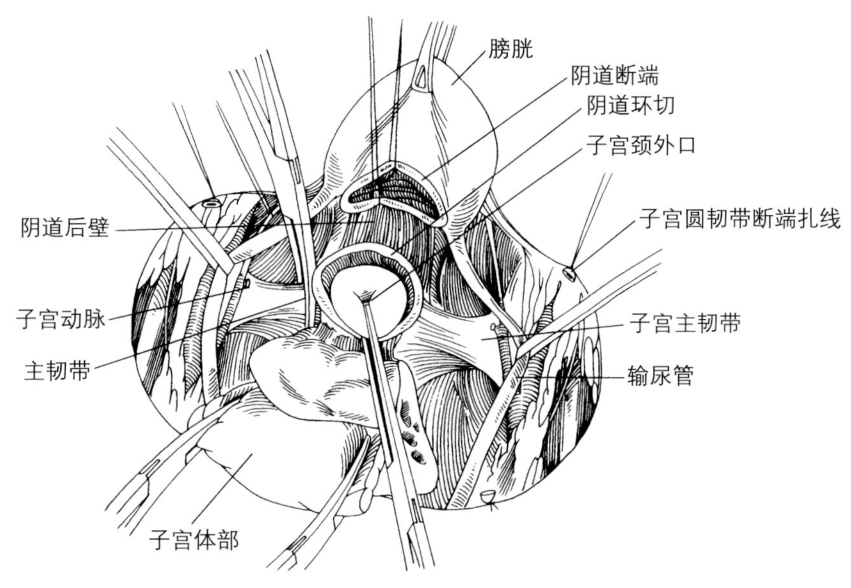

图9-17　逆行子宫切除

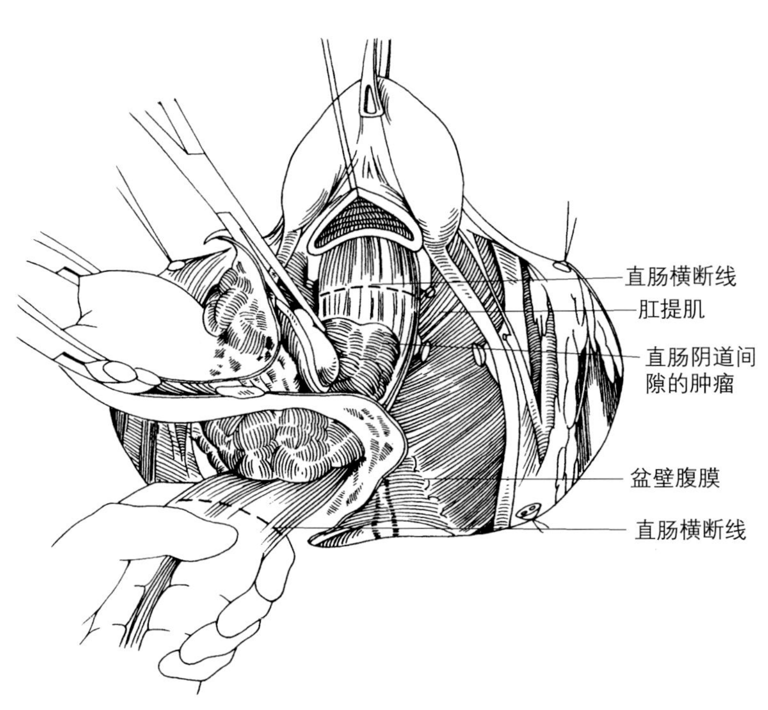

图9-18　直肠乙状结肠切除范围

将大大增加，如败血症、肠梗阻等。对难以达到理想的肿瘤减灭术，不应盲目扩大手术范围。因此，卵巢癌的手术原则是在彻底性基础上，注重患者的生理和生活质量。

大网膜切除术

大网膜是卵巢恶性肿瘤最常见的转移部位，可达50%以上，因此，在卵巢癌肿瘤减灭术中，大网膜切除已列为常规。多数学者认为，大网膜切除具有以下优点：①减少腹腔肿瘤负荷；②减少腹水的产生；③减轻术后腹痛症状；④利于术后化疗或放疗。

手术要点：①先提起大网膜露出横结肠，由于胃结肠韧带的左侧部分薄而长，网膜内走行的胃网膜左、胃网膜右血管之间的吻合支较少，故应于此并沿横结肠反折处，用电刀切开网膜后叶（图9-19）。于胃结肠韧带后叶和横结肠系膜前叶之间，分离进入网膜囊，分离时须避开横结肠系膜前叶中的结肠中动脉，防止损伤。②大网膜转移灶常沿横结肠向脾曲扩散，在分离时切口一定要够大，切忌暴力牵拉横结肠脾曲，以防撕裂脾包膜。也可把降结肠游离，使脾曲下降，便于肿块的暴露和切除。③如果胃结肠韧带有转移灶，可从胃附着处行大网膜全部切除。有人主张，从胃结肠韧带高位横切大网膜，必要时双重结扎胃短动脉、胃网膜左动脉和胃网膜右动脉，并处理胃大弯侧血管弓。处理胃大弯侧血管时，结扎一定要牢固，以防术后滑脱造成腹腔内出血；术后早期插胃管，进行减压防止胃扩张。

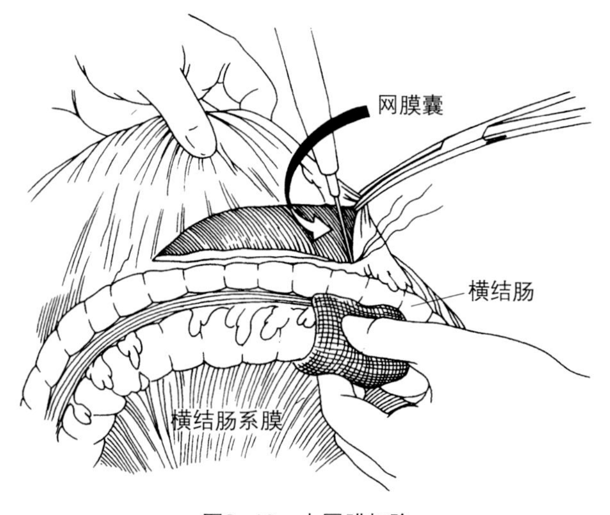

图9-19　大网膜切除

盆腔腹主动脉旁淋巴结切除术

淋巴转移与淋巴引流有关，卵巢的淋巴引流主要有3个途径：①上行路线，即从卵巢门发出4~10条集合淋巴管，沿卵巢蒂、骨盆漏斗韧带上行，横跨输尿管、髂外或髂总血管，直至肾下极，注入腰淋巴结或腹主动脉淋巴结。②下行路线，即卵巢一部分集合淋巴管可沿阔韧带走向盆壁，进入髂内、髂外、髂间及髂总淋巴结。先前认为，卵巢淋巴引流的下行路线只是在上行的流路受阻时方可反流至下行，但实际上，上下行途径当同时存在时，这可以解释卵巢癌淋巴转移至盆腔及腹主动脉旁淋巴结几乎有概率相等之现象。③沿圆韧带引流至髂外尾部及腹股沟淋巴结，该情况较少。

卵巢癌有高达50%以上的淋巴结转移率，淋巴结转移又是Ⅲ期的重要指标，无论是分期手术抑或肿瘤细胞减灭术，都强调腹膜后淋巴结清除。它包括盆腔淋巴结及腹主动脉旁淋巴结清除，后者要达到腹主动脉分叉处上3~4 cm，即肠系膜下动脉分支水平。

横膈病灶切除

卵巢癌患者横膈常有肿瘤转移，有时转移病灶可融合在一起，形成团块。Griffiths和Frinkler报道，18%的Ⅲ期患者和41%的Ⅳ期患者横膈种植灶直径>1 cm。并且认为卵巢癌患者盆腔外转移2/3以上累及膈肌，且多在右侧。

手术要点：①膈切除术，切口要够大，手术野充分暴露。根据膈上病灶的多少决定切除范围。一般在膈前部近肋缘或更近的腹膜上做切口，并沿此切口分离，扩大腹膜和膈肌间隙（图

9-20）。注意局部解剖关系，避免损伤下腔静脉和肝脏撕裂。②手术结束前要仔细检查横膈，确认有无损伤，一旦损伤应在其周围行袋状缝合闭合缺损处，防止术后膈疝发生。

脾切除术

卵巢恶性肿瘤似乎易在脾包膜和脾门处种植，故脾切除术已是肿瘤减灭术不可缺少的一部分。脾切除时须牢记以下重要的解剖要点：①脾后面与肾上腺和Gerota筋膜相接；②脾动脉来自腹腔干，在脾门处通常有2~3个分支；③75%的患者胰尾在脾门或距脾门1 cm以内处与脾接触。

手术要点：①游离并充分暴露脾（图9-21）。②从胃结肠韧带处进入网膜囊，暴露胰腺前面的腹膜和胃脾韧带的后面。胃脾韧带内含有胃短动脉，在脾肾韧带下方有脾血管和胰尾，手术应注意其完整性，分离胃短动脉时注意勿伤及胃。③切开脾肾韧带腹膜，可见脾动脉沿胰腺上缘行走，先游离、结扎脾动脉分支，再钳夹、结扎动脉下方粗大的脾静脉。分别结扎（双重）脾动脉和脾静脉可预防动静脉瘘发生，另外，由于先结扎脾动脉，有利于脾脏的血液返回体循环。④脾床不需常规引流。如胰腺受到损伤，或胰腺部分切除，或术中止血不理想，术后置闭合式引流装置，引流胰液直至胰腺愈合。术后监测淀粉酶，直至测定值正常后方可拔除引流管。

腹膜转移灶切除

卵巢恶性肿瘤盆腹腔腹膜壁层种植很常见，尤其是盆腔后壁腹膜和肠系膜，有时种植灶融合成较大的斑块。将腹膜种植灶剥除可以减少腹腔肿瘤的负荷，提高肿瘤减灭术的疗效。卵巢癌患者的膈右部、Morison窝及左、右结肠旁沟和盆腔腹膜是最常受累及的部位。

手术要点：①腹膜种植灶剥除常采用电刀，既利于剥除，又便于止血。②壁腹膜和肠系膜种植灶剥除后创面无须特殊处理。③剥离盆腔腹膜时，要注意避开输尿管；剥离Morison囊时，应注意肾脏、肾上腺、十二指肠、下腔静脉和肝十二指肠韧带；剥离Clisson包膜，可切除肝表面的种植灶。通常小肠广泛种植、肝门和肝十二指肠韧带处的转移灶很难切除。

卵巢交界性肿瘤

对于卵巢交界性肿瘤标准初次手术应与浸润性卵巢癌相同，即按手术分期来进行，包括全子宫双附件切除、大网膜切除、盆腔及腹主动脉旁淋巴结清扫、腹腔冲洗液检查癌细胞、多点活

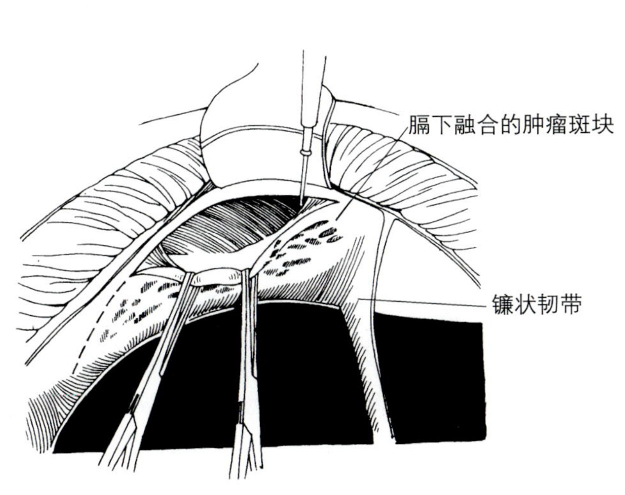

图9-20　膈病灶切除

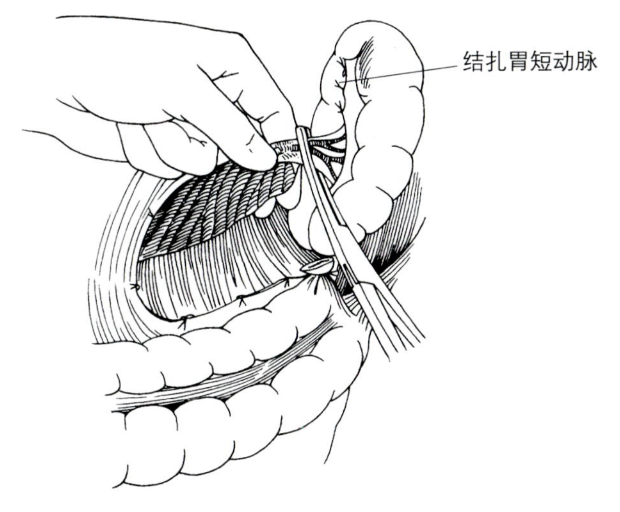

图9-21　脾切除术

检、肿瘤切除术，必要时行肿瘤细胞减灭术。黏液瘤建议切除阑尾。对交界性瘤手术治疗的目标，不能仅满足于使残留肿瘤直径<1~2 cm，而应力求将肿瘤完全切除，为达此目标可多次施术。切除潜在的肿瘤浸润器官是重要的，因淋巴结转移者预后并未明显恶化，有学者主张早期可不行淋巴结活检。

交界性瘤患者较年轻，常有保留生育功能的要求。交界性瘤FIGO Ⅰ期的保守性手术复发率为6.8%，与广泛手术组无明显差别，可见保守性手术是可行的。保留生育功能的手术方式一般为患侧附件切除术。至于对侧卵巢应否剖视，尚有争论，要根据具体情况而定，如浆液性双侧性有29%，而黏液性较少。

卵巢交界瘤大多数复发为晚期复发，78%在5年后甚至10~20年后复发。复发的肿瘤一般仍保持原病理形态，即仍为交界性肿瘤，复发的肿瘤一般仍可切除。

恶性生殖细胞肿瘤

与卵巢上皮癌相比，卵巢恶性生殖细胞肿瘤较少见，占卵巢恶性肿瘤的5%~15%。主要有未成熟畸胎瘤、内胚窦瘤和无性细胞瘤等，虽为恶性，但对化疗敏感，且未成熟畸胎瘤可向良性逆转，故治疗结果有明显改善。生殖细胞肿瘤常发生于年轻女性，故将来的生育是首要考虑的问题。对恶性生殖细胞肿瘤的处理，目前多倾向于保留子宫及对侧附件。这决定于：①肿瘤较少累及对侧卵巢，复发多不在盆腔；②恶性生殖细胞肿瘤对化疗非常敏感；③未成熟畸胎瘤有向成熟转化的特点。

保留生育功能的手术适应证可不受期别的限制，对Ⅰ期患者只切除患侧附件、大网膜及腹膜后淋巴结；Ⅱ、Ⅲ、Ⅳ期患者，如子宫和对侧附件正常，可行患侧附件切除、转移灶切除、大网膜及腹膜后淋巴结切除，保留子宫和对侧卵巢。如果对侧卵巢外观正常，不主张常规进行活检。手术困难者，必要时先期化疗后手术。

对于恶性生殖细胞肿瘤复发者，应积极再次手术切除，常可获得良好结果。

性索间质肿瘤

卵巢纤维瘤、卵泡膜细胞瘤和硬化性间质瘤是良性的，可按良性处理；颗粒细胞瘤、间质细胞瘤、环管状性索间质瘤是低度或潜在恶性的。性索间质肿瘤多数是单侧发生，年轻早期患者可行单侧附件切除及分期术。对已经完成生育的女性，适合行手术分期和全子宫双附件切除；晚期患者行肿瘤细胞减灭术。

该类肿瘤有晚期复发的特点，应长期随访。复发后应积极再次手术切除，常可获得良好结果。

卵巢转移瘤

体内任何部位原发性癌均可能转移到卵巢，常见原发性癌有乳腺、肠、胃、生殖道、泌尿道等癌。库肯勃瘤（Krukenberg tumor）即印戒细胞癌，是一种特殊的转移性腺癌，原发部位为胃肠道，肿瘤为双侧性，中等大，多保持卵巢原状或呈肾形。一般无粘连，切面实性，胶质样。镜下见典型的印戒细胞，能产生黏液，周围是结缔组织或黏液瘤性间质。预后极差。

卵巢转移瘤的处理取决于原发灶部位，需多学科共同诊治。手术不可能根治，大多数情况下不宜手术，治疗应集中在有效缓解和控制症状。如原发瘤已切除且无其他复发迹象，转移局限于盆腔者，可采用原发性卵巢恶性肿瘤的手术方法，即行全子宫双附件切除，同时尽可能地切除盆腔转移瘤，术后配合化疗或放疗。如患者身体情况很差或术中发现腹腔内转移十分广泛，可行双附件切除。

（丁西来　沈　铿）

卵巢的移位及移植

卵巢移位术及相关解剖

为保留年轻的早期子宫颈癌患者的卵巢功能，提高存活质量，施行卵巢移位术可避免术后因接受放疗而造成卵巢功能的损害，从而免除因内分泌功能紊乱所带给患者的痛苦。对不能手术的年轻患者，亦可考虑在放疗前行卵巢移位。

解剖要点

带血管的卵巢移位术，主要涉及子宫阔韧带外侧方延伸至骨盆壁的骨盆漏斗韧带及卵巢动、静脉的解剖关系。卵巢动脉自腹主动脉发出（左侧可来自左肾动脉，左卵巢静脉回流至左肾静脉），于腹膜后沿腰大肌前下行至盆腔，经骨盆漏斗韧带进入卵巢门。由于卵巢血管蒂长，游离后易于转位，使卵巢移位于盆腔以上，可避免放射线损害。

操作步骤及结构层次

靠近卵巢内侧缘切断输卵管及卵巢固有韧带，于骨盆漏斗韧带两侧剪开浆膜，充分游离卵巢动、静脉长达10 cm左右，间断缝合血管外面之浆膜，使血管包绕其中；然后于腹膜外将卵巢移位于结肠旁外侧，相当于髂嵴上2 cm水平，用4号丝线固定于腹壁上，或通过腹壁洞穴置于皮下或腹外斜肌筋膜下方。

为远离术后盆腔常规放射野，避免照射卵巢，有人主张将卵巢动、静脉游离长达15 cm，再把卵巢牵移固定到腹主动脉分叉上3 cm水平处后腹膜上；同时在卵巢纵径两端各固定一银夹，以利于术后观察卵巢位置。无论卵巢移位于何处，都要求操作得当，注意避免卵巢血管损伤、扭曲、成角、张力过大及卵巢扭转、下垂等，以减少术后并发症发生。

卵巢移位术的依据及临床意义

过去行宫颈癌根治术时，不问年龄和临床期别，一律切除卵巢。随着宫颈癌诊治水平的提高，平均寿命的延长，在根治肿瘤的同时，还要考虑患者的心理和内分泌功能紊乱，以提高生存质量。因此，对年轻的早期子宫颈癌患者，如何保存其卵巢功能已成为一个重要课题。根据子宫颈癌的生物学行为及卵巢血管的结构特点，使带血管蒂的卵巢移位术的临床应用展示广阔的前景。

首先应肯定，早期子宫颈癌患者很少有卵巢转移。Milton收集文献资料表明，早期子宫颈鳞癌有卵巢转移者，不超过1%，并认为与子宫颈前面有较厚的膀胱宫颈韧带对癌肿的浸润起到一定的屏障作用有关。子宫颈癌以淋巴转移多见，血行转移少见。中山医科大学报道的631例子宫颈癌术后病理检查中，仅遇1例（Ⅱ期）单侧卵巢转移；Smith报道309例子宫颈癌有卵巢转移者6例，其中Ⅱ期4例，Ⅲ期和Ⅳ期各1例。

有些学者认为，子宫颈腺癌常侵犯基质较深，易浸润血管，因此，与子宫颈鳞癌相比具有更大的卵巢转移倾向。Tabata等报道，278例子宫颈鳞癌患者无1例卵巢转移，而48例子宫颈腺癌患者中，卵巢转移6例（12.5%）。Sutton分析，Ⅰb期子宫颈癌990例，鳞癌770例中有卵巢转移4例（0.5%），腺癌121例中卵巢转移2例（1.7%）。因此，对40岁以下的Ⅰa~Ⅱa期子宫颈鳞癌术后有可能追加盆腔放疗者，施行卵巢移位术是合理的、安全的。该技术还可应用于单纯放疗的年轻早期子宫颈癌患者，即在放疗前将卵巢移出放射野以外的侧腹壁。

从子宫颈癌卵巢移位术后盆腔放疗对卵巢功能的影响来看，也证实了卵巢移位术临床价值。

Bider等对10例年轻早期子宫颈癌患者施行腹壁后外侧卵巢移位术，术后2~3周接受总剂量60 Gy的放疗，放疗后测定性激素正常；而对照组7例放疗后测定FSH和LH值上升，E_2值下降；椎名等报道，39例子宫颈癌患者施行了侧腹上部卵巢移位术，放疗后86.2%患者保持了卵巢功能，最长者达5年11个月。由于卵巢对放疗极敏感，其功能的保留直接与卵巢照射剂量有关。有人发现，剂量0.6 Gy以下，卵巢功能不受影响；如剂量>8 Gy则使卵巢功能丧失。一般移位的卵巢，在进行盆腔放疗时，卵巢接受的照射剂量仅为总剂量的1%~3%，但仍主张放疗时要遮挡卵巢。

此外，还有一点要说明，卵巢悬吊与卵巢移位术的概念及其目的不同。卵巢悬吊，指在子宫切除时遇有保留的卵巢位置过低（骨盆漏斗韧带松弛），下垂于盆腔深部，甚至近达直肠子宫陷凹，为预防术后因卵巢静脉淤血、回流不畅而引起下腹部疼痛或坠胀不适等病症，一般主张将切下的附件断端（卵巢固有韧带），用细丝线间断缝合1~2针，固定于圆韧带断端上方或附近侧壁腹膜上，使卵巢位置上移，而不需游离骨盆漏斗韧带内的卵巢血管。但悬吊时应注意避免卵巢血管扭曲。

■ 卵巢移植及相关解剖

卵巢移植在临床可分为自体移植、同种同系移植及同种异体移植。前者又分为卵巢薄片移植及带有血管吻合的自体卵巢移植。卵巢薄片移植属组织种植，不需做血管吻合，因此手术简单，创伤小，患者易于接受。但因缺乏正常血供，存活时间短。自体卵巢移植较自体卵巢组织埋藏为优。同种同系移植是指遗传基因型完全相同或基本相似的个体间的移植，如孪生子女间的移植。带血管的异体卵巢移植由于存在排异问题，不易推广，需长期服用免疫抑制药物，会引起抗体免疫系统功能损害导致继发性病变。卵巢移植不同于心、肝、肾等重要脏器移植，卵巢仅属维持内分泌功能及产生卵子的器官，有无卵巢威胁不了患者的生命，且临床上有一些行之有效的女性激素替代疗法及各种人类辅助助孕技术，使异体卵巢移植技术的应用受到限制。近几年来，胚胎脏器或组织细胞悬浮物已广泛应用于临床，一些胚胎小脏器移植获得了成功，对开展胎儿卵巢移植提供了便利。因胎儿卵巢容易获得，其表面相容性抗原少，移植成活后胚胎组织细胞可继续生长，相信卵巢移植会有广阔前景。

解剖要点

卵巢动脉长度为195.5 mm（左侧为167.5 mm，右侧为184.4 mm）。卵巢动脉起始于第2腰椎水平，由腹主动脉侧壁发出（左侧可发自左肾动脉），斜向外下方，与输尿管伴行。在骨盆入口处，越过髂外血管前方入盆，经卵巢悬韧带两叶之间，沿输卵管下方行进于其系膜中，分出3~5支，经卵巢门进入卵巢。

卵巢静脉左侧长179.6 mm，右侧长122.1 mm，直径为4.8 mm。卵巢静脉起于卵巢实质，经卵巢悬韧带两叶之间上升，至韧带附着骨盆处，合成2条静脉，达盆缘上方2~3 cm处合成1条，左侧者入肾静脉，右侧者直接入下腔静脉。

卵巢系膜长29.7 mm，宽11.6 mm，卵巢固有韧带长、宽、厚分别为18.6 mm、5.1 mm、2.8 mm，卵巢悬韧带长36~37 mm，宽8~9 mm。

新生儿卵巢的大小为10 mm × 4 mm × 2 mm。

解剖依据

利用卵巢动、静脉较长的特点，不切断卵巢动、静脉，可把卵巢移位于放射线照射野之外；而带血管的卵巢移植术则根据患者病情需要，卵巢可被移植于不同部位。卵巢动脉系腹主动脉（左肾动脉）的分支，距主干20 cm以上，血流压力较小，卵巢与子宫、输卵管、阔韧带有较多交通支及丰富的静脉回流系统，便于卵巢移植。选择合适的供血血管非常重要，受体供血血管常选择腹壁下动脉、胸外侧动脉、肩胛下动脉或旋股外侧动脉。

腹壁下动脉起于髂外动脉，腹壁下静脉止于髂外静脉，均走行于壁腹膜表面，其动脉管径与卵巢动脉相近，静脉管径小于卵巢静脉。它的位置恒定，位于腹壁表面，相当腹股沟韧带中、内1/3交界处与脐的连线，易于暴露。

胸外侧动脉起于腋动脉，胸外侧静脉止于腋静脉（图9–22），沿胸小肌下缘向下内方走行于胸廓侧面。动脉直径1.5 mm左右，静脉略粗些，管径略细于卵巢动、静脉。其位置表浅，易于暴露，适合于将卵巢移植于乳房下。

肩胛下动脉为腋动脉的最大分支，与同名静脉一起沿肩胛下肌向后下方走行2~3 cm，又分旋肩胛动脉和胸背动脉，在腋下弧形切开，暴露肩胛下动、静脉，适于将卵巢移植于乳房或腋下。

卵巢移植手术与相关解剖

1. 卵巢薄片移植术　卵巢薄片移植以自体卵巢为佳。移植部位可选择在乳房下、腹直肌内、股四头肌内等比较表浅的部位。将欲植入的卵巢以含有抗生素的液体浸洗后，沿卵巢纵轴在皮质部切取厚2~3 mm的薄片。在移植部位造穴成功后，将卵巢薄片展平放置其内。注意移植部位创面应彻底止血，防止术后血肿及继发感染，影响卵巢薄片成活。

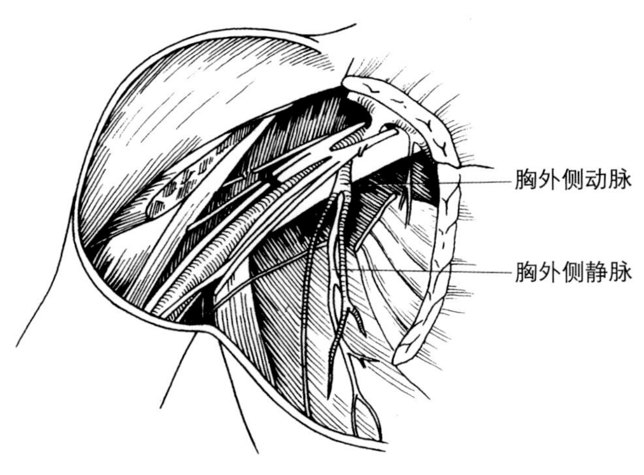

图9–22　胸外侧动、静脉

2. 带血管的卵巢移植　移植可为一侧或两侧卵巢，一般认为移植一侧即可，因为卵巢的代偿功能好。手术程序是先行卵巢移植，后行癌的根治术及盆腔淋巴结清扫术。这样可以缩短被切下的卵巢在体外存留的时间，增加其成活机会，又能减少医源性扩散的因素。

带血管的卵巢移植部位以胸外侧和腹股沟区较为理想，因这两个部位较隐蔽，皮下脂肪组织丰富、疏松，易容纳移植组织。若移植对象为子宫颈癌患者，移植部位以胸外侧区的乳房下为优。因这些患者常有盆腔淋巴结转移，或日后有癌肿复发、转移，需行放疗，而此处远离盆腹腔，放疗不致使移植卵巢遭到破坏。其次，乳房内脂肪丰富、柔软，对卵巢保护好，受压小。利用胸外侧动、静脉做吻合血管，不会影响乳房本身及胸大肌的血液供应（图9–23，24）。此外，乳房下移植术后的感染机会较腹股沟区少。将卵巢移植入腹股沟部优点是手术野接近，在该部位股动脉及大隐静脉不同口径的分支与属支多，便于选择，手术野表浅，易于操作，有利于缩短卵巢离体时间。若选择腹股沟区为受区，用腹壁浅血管与卵巢血管吻合，卵巢埋于浅筋膜的深处（图9–25）。

卵巢移植术中应先断离卵巢，沿卵巢动、静脉走行方向剪开骨盆漏斗韧带之腹膜，小心游离卵巢动、静脉，注意保留一部分血管周围的疏松结缔组织，游离至动脉管径较大处，长8~10 cm。若供血血管选用胸外侧动、静脉，可在乳房外侧腋前线处纵行切开，长约6 cm，暴露出胸外侧动、静脉后，断离卵巢血管。以含25 U/mL肝素生理盐水灌洗卵巢血管，保留一条口径与胸外侧静脉相当的卵巢静脉，其他静脉结扎，卵巢动、静脉和胸外侧动、静脉行端对端吻合术后，证明卵巢血液循环已恢复，须仔细止血，将卵巢固定于乳房外侧皮下，若供血血管选用肩胛下动、静

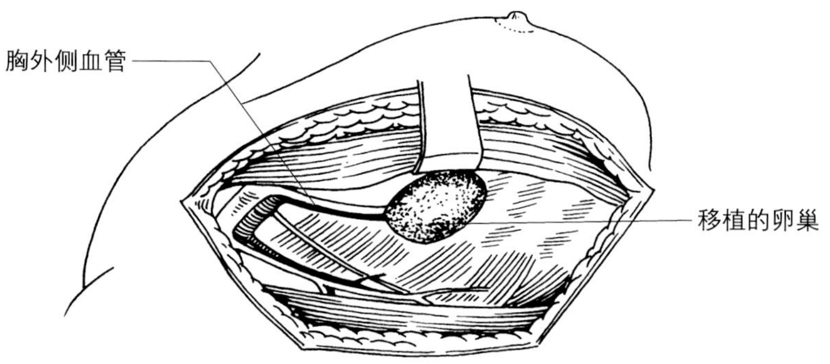

图9-23　卵巢移植至乳房外侧

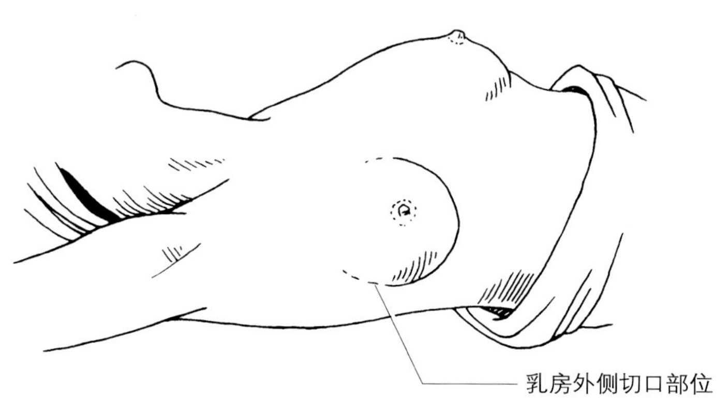

图9-24　乳房外侧切口

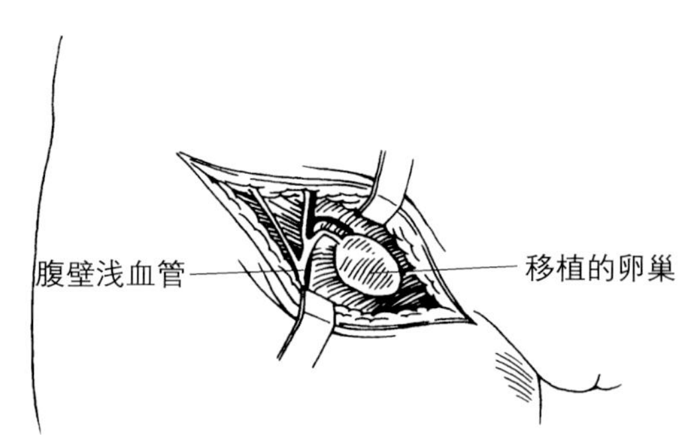

图9-25　卵巢移植至腹股沟部

脉，可在腋下做弧形切口，暴露血管，卵巢植入部位同前。

带血管异体卵巢移植方法同自体卵巢移植。选择卵巢供者以孪生姐妹为佳，其次依次为异卵孪生、姐妹、母亲及血缘相关的亲属。

3. 胎儿卵巢移植　胚胎脏器移植具备以下优点：①移植物容易获得；②经培养的胚胎组织细胞可继续生长；③其表面相容性抗原少，抗原性弱等。但胎儿卵巢动、静脉外径较细，难以吻合，且细血管吻合后易发生栓塞。国内方祥源等（1991）观察了60例女性7个月~足月胎儿标本的卵巢血供和卵巢大小，指出卵巢动脉自起始至卵巢外缘的长度，左侧为4.5 cm，右侧为4.7 cm。其起始处外径右侧为0.8 mm，左侧为0.7 mm。腹主动脉和左肾动脉分支外径分别为5.0 mm、2.7 mm。下腔静脉、肾静脉和肾静脉属支外径分别为5.8 mm、3.7 mm、3.3 mm，卵巢静脉注入处至卵巢外缘长度，右为4.5 cm，左为4.6 cm。卵巢静脉注入处外径右侧为1.4 mm，左侧为1.4 mm。从而指出可选择腹主动脉、下腔静脉带卵巢动、静脉作为供体血管，为以胎儿为供体的吻合血管的卵巢移植提供了解剖学资料。

有报道，将胚胎卵巢制成细胞悬浮液或胎儿卵巢剪成直径为1 mm左右的碎块，注入或植入靠近固有韧带的系膜内，该处结缔组织疏松，易于放置。

（丁西来　沈　铿）

参考文献

1. 郎景和. 妇科手术笔记. 北京: 中国科学技术出版社, 2002: 51-58.
2. 连利娟. 林巧稚妇科肿瘤学. 北京: 人民卫生出版社, 2006: 543-691.
3. 王世阆. 卵巢疾病. 北京: 人民卫生出版社, 2003: 197-300.
4. 宋若峰, 俞圣琦, 林瑞芝, 等. 卵巢移植. 中华器官移植杂志, 1990, 11(1): 9
5. 方祥源, 窦忠新, 陈秀清. 以胎儿为供体卵巢移植的应用解剖. 中国临床解剖学杂志, 1991, 9(3): 158.
6. 傅才英, 吴佩煜, 翁霞云. 手术学全集（妇产科卷）. 北京: 人民军医出版社, 1995: 198-208.
7. 苏应宽, 刘新民. 妇产科手术学. 2版. 北京: 人民卫生出版社, 1992: 195-208.
8. 张朝佑. 人体解剖学. 2版. 北京: 人民卫生出版社, 1998.
9. 韩永坚, 刘牧之. 临床解剖学丛书, 腹、盆部分册. 北京: 人民卫生出版社, 1992.
10. 王风龙, 郑英, 任芬若, 等. 妇产科最新治疗. 天津: 天津科技翻译出版公司, 1992: 246-255.
11. 余任风, 赵香滨, 高晶雅, 等. 吻合血管的自体卵巢移植. 中华显微外科杂志, 1993, 16(2): 144.
12. 林秋华. 吻合血管的卵巢移植. 中国重建外科杂志, 1989, 3(1): 53.
13. Monaghan Jm, Lopes T, Naik R. Bonney's Gynaecological Surgery. 10th ed. (tenth). Blackwell Science, 2004: 202-215.

10

输卵管解剖、疾患及手术

输卵管解剖

■ 输卵管解剖结构

输卵管（fallopian tubes）由双侧副中肾管（paramesonephric tubes，Müllerian tubes）头端（近心端）发育而来，左右各一，为细长、弯曲、圆形的管道，内侧端与子宫角相通，外侧端呈伞状游离并靠近卵巢（图10－1）。输卵管长8~14 cm，平均为9.5 cm（左侧12.3 cm，右侧9.8 cm）。输卵管系膜宽敞，活动度较大，因此输卵管可随子宫位置的变化而上下、左右游动和蠕动性收缩，以便捕捉和输送卵子。输卵管为卵子和精子相遇和受精的部位，受精卵由输卵管的内向蠕动而被输送到子宫腔内。

根据输卵管的结构和形态可分为以下4部分（图10－2）。

间质部（interstitial portion）

位于子宫角宫壁内的部分，又称子宫部，长1~1.5 cm，走向弯曲呈“S”状。间质部与峡部间的连接部（uterotubal junction，UTJ）管腔狭窄，内径0.5~1.0 mm，最狭窄处为200 μm。

峡部（isthmic portion）

为间质部向外侧延伸部分，细而直，长2~4 cm，管腔较窄，管径为2~3 mm。

壶腹部（ampulla）

为峡部向外侧延伸和膨大部分，管壁菲薄，管腔宽大并弯曲，与峡部连接处直径为1~2 mm，管径为5~6 mm，愈近远心端愈宽大，甚达10 mm。

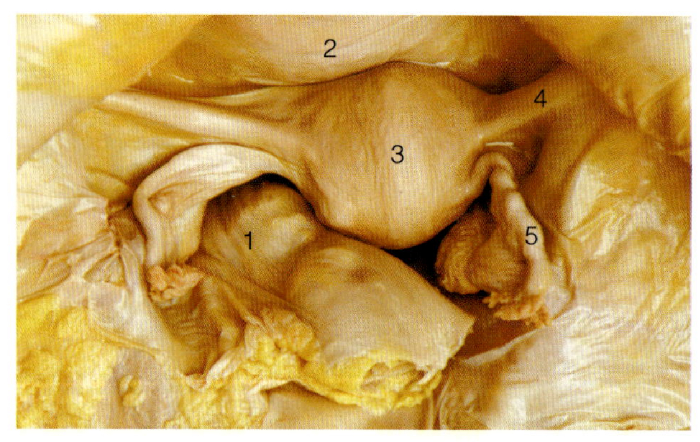

1.直肠；2.膀胱；3.子宫；4.子宫圆韧带；5.输卵管。

图10－1 输卵管的位置

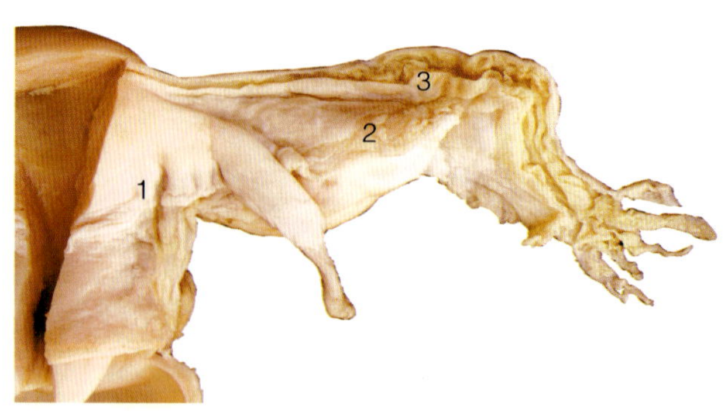

1.子宫；2.子宫圆韧带；3.输卵管（纵行切开）。

图10－2 输卵管的形态

壶腹部长5~8 cm，占输卵管全长1/2以上，是精卵结合的部位。

漏斗部（infundibulum）或伞部

输卵管最外侧端扩大部，即输卵管远端开口处，呈漏斗状，开口并游离于腹腔内。输卵管漏斗部周缘为多个放射状不规则突起，形成输卵管伞。伞部长为1~1.5 cm（左侧为1.55 cm，右侧为1.61 cm）。伞部内侧面覆盖为黏膜，为纵行黏膜襞，向内移行为漏斗部黏膜纵襞。输卵管伞中最长的黏膜纵襞与卵巢输卵管端相近，称为卵巢伞。

输卵管组织结构

输卵管壁由内分别为黏膜层、肌层和浆膜层。

黏膜层

由单层高柱状上皮组成。上皮细胞分为纤毛细胞、无纤毛细胞、楔状细胞及未分化细胞4种。纤毛细胞占20%~30%，呈高柱状，每个细胞的腔面有50余条纤毛，可进行麦浪式漂浮状蠕动。正常情况下输卵管内膜每平方毫米须覆盖500个纤毛细胞，才能维持正常的蠕动、输送卵子和受精卵作用。无纤毛细胞占55%~65%，也具有分泌输卵管液功能。楔状细胞可能为无纤毛细胞的前身，具有支持、固定输卵管作用，同时具有分泌输卵管液功能。未分化细胞亦称为游走细胞，为上皮储备细胞，可分化为以上不同的功能细胞。

输卵管黏膜层众多的纵行皱襞，可使输卵管管腔具有一定的伸展性。黏膜皱襞具有二级和三级分支突起，越靠近壶腹部黏膜皱襞分支越复杂，而越靠近峡部和间质部越短少。输卵管黏膜无黏膜下层，上皮细胞下仅有一层疏松的纤维结缔组织组成的固有膜，内含有血管、淋巴管网和无髓鞘神经纤维。壶腹部血管特别丰富。输卵管妊娠时，固有膜的结缔组织可能转化为蜕膜细胞。

肌　层

输卵管肌层分为内、中、外3层。内层为靠近黏膜的固有肌层，由3组不同走向的肌束交织在一起，其中内、外层为相互交叉的纵行肌束，中层肌纤维交错构成网状。外层纵行肌由20多条纵行肌束组成，并延伸到输卵管伞端。纵行肌束向心性蠕动收缩，具有拾卵和输送受精卵的功能。子宫和输卵管连接处的肌肉，是子宫三层肌肉组织与输卵管肌层的交汇处，具有括约功能；分布其间的肾上腺素能神经末梢，调节输卵管输送精子和受精卵功能，以及防止月经血、滋养细胞和蜕膜细胞进入输卵管和腹腔的作用。

输卵管肌肉组织存在多种激素受体和神经纤维，受雌激素、黄体酮、催产素、前列腺素和神经介质的调控，其收缩活性呈周期性变化，如月经期间收缩最强烈，排卵后收缩减弱。输卵管蠕动主要由伞部向峡部方向蠕动，但也有相反方向的逆蠕动。

浆膜层

为腹膜的一部分，亦即阔韧带的上缘。浆膜层与肌层结合疏松，容易分离。输卵管与卵巢之间的阔韧带部分，称为输卵管系膜，其内含有供应输卵管及卵巢的血管，当受到损伤或扭曲时，可能影响输卵管及卵巢的功能。

输卵管功能

输卵管具有分泌输卵管液、维持精子获能、拾卵、受精、早期胚胎发育和输送受精卵的功能。输卵管内膜的组织、形态、纤毛细胞的分泌和蠕动功能受卵巢激素的影响呈明显的周期性变化。纤毛运动在卵泡期晚期最活跃，雌激素促进纤毛细胞的增生和功能，增强输卵管收缩，引起峡部“闭锁”。孕激素引起输卵管峡部松弛，会减少纤毛细胞生成，增强纤毛蠕动，促进受精卵向子宫内输送。另外，输卵管内膜分泌的前列腺素E_1（PGE_1）和PGE_2可引起输卵管肌肉松弛，而$PGF_{2\alpha}$促进输卵管蠕动，雌激素对抗而增强其作用。

输卵管黏膜上皮细胞分泌的浆液与血管渗出液混合形成输卵管液，其分泌质量具有周期性变化。每日分泌量为0.1~20 mL，色淡黄、透明、无味，含有球蛋白、血浆铜蓝蛋白、乙酰化酶、乳酸脱氢酶、糖蛋白，且钾、氯离子浓度高于血清，以上变化有利于精子获能、受精和早期胚胎发育。输卵管液的分泌于围排卵期增加，并流向腹膜腔内，有利于精子的输送；围排卵期流向子宫腔，有利于受精和早期胚胎的输送。

输卵管的血管、淋巴管和神经

输卵管动脉起源于卵巢动脉和子宫动脉，即卵巢动脉输卵管支、子宫动脉输卵管支和子宫底支的输卵管峡支（见图9-5）。

输卵管的血管

1. 卵巢动脉　右侧卵巢动脉由腹主动脉前壁发出，左侧可来自左肾动脉，经骨盆漏斗韧带内行，经卵巢系膜进入卵巢门。在输卵管系膜内分出若干支供应输卵管，其末梢血管在子宫角部与子宫动脉卵巢支吻合。卵巢动脉输卵管支分出1~2支伞支，沿输卵管系膜向外侧走行至伞部，然后分成3~5支，分布于输卵管伞部，并与子宫动脉的输卵管支吻合。

2. 子宫动脉　子宫动脉至子宫角处时，分为子宫底支（分布于子宫底部）、卵巢支（与卵巢动脉末梢吻合）及输卵管支（分布于输卵管）。输卵管支的起始形式包括4种：①输卵管支与子宫底支共干，占86%；②输卵管支单独发自子宫动脉升支，占64%；③输卵管支为2支者，1支为共干起始，另1支单独由升支发出者，占2%；④输卵管有2~3支起始于子宫与卵巢动脉吻合环上，由环上每支各发2支，沿输卵管长轴向内或外侧走行，并且相互吻合。由上述分支再发出20~30支，与输卵管长轴垂直，各支间互相吻合，包围着输卵管壁分布。

3. 输卵管峡支　为子宫底部分支（2~3支），分布于输卵管峡部，与输卵管支吻合。

4. 输卵管静脉　朝向两个方面汇合，一部分汇成输卵管支与子宫动脉输卵管支伴行，再次汇合后，注入子宫静脉；另一部分由输卵管静脉支汇入卵巢静脉。

子宫底和子宫体上部的静脉在输卵管子宫端与子宫圆韧带起端之间汇集成数条小静脉，从子宫角浅出。其数量少者1条，多者5条，在子宫角附近相互汇合而再分，分而又合，形成静脉丛，然后汇合成1~3条静脉干，即子宫静脉输卵管支，与输卵管平行，行于输卵管系膜内，在此有输卵管静脉汇入，经卵巢门前方，于卵巢上方转入卵巢悬韧带中，接受卵巢静脉丛后移行为卵巢静脉。由子宫角附近的静脉丛导出的较大静脉干，是卵巢静脉的主要组成部分。与输卵管峡部中点相对应处，子宫静脉输卵管支的外径为3.7 mm。输卵管峡部中点与输卵管静脉的间距为6.3 mm。输卵管手术时应注意，不要损伤或扭曲输卵管静脉，否则将导致子宫或盆腔脏器的静脉回流不畅，改变盆腔血流动力学，影响输卵管、卵巢功能或发生盆腔淤血症。

输卵管的淋巴管

输卵管和卵巢的淋巴管主要是伴随卵巢动、静脉走行，其集合淋巴管向上注入腰淋巴结。卵巢集合淋巴结位于腹主动脉和下腔静脉的前方，左侧卵巢的局部淋巴结位于腹主动脉的前方或外侧。右侧卵巢集合淋巴管注入的淋巴结在下腔静脉的外前方，左侧的则位于腹主动脉的前方或后方。一般认为，输卵管和卵巢的集合淋巴管仅向上注入腰淋巴结。近年来的研究证明，其有上下两条流路，上行于腰淋巴结为其主要流路，而下行至盆腔淋巴结的流路，只有在主要流路受阻时才出现。输卵管的集合淋巴管可在卵巢系膜处卵巢下丛，与卵巢的集合淋巴管汇合，再上行至腰淋巴结。由于淋巴瓣膜的作用，输卵管和卵巢的淋巴不能通过吻合支相互逆流。但当集合淋巴管被阻塞时，则有可能出现逆流现象，造成逆行淋巴转移，在临床上应予以注意。

输卵管的神经

输卵管神经来源于骨盆神经丛（副交感神经与交感神经）和卵巢神经丛。卵巢神经丛经卵巢门进入卵巢，在子宫阔韧带内形成小支，分布于输卵管。输卵管除有交感神经系统和通过腹下神经丛发出的长肾上腺素能纤维及近子宫阴道交接处神经元发出的短肾上腺素能纤维控制其肌肉活动外，还含有丰富的传入感觉神经纤维。

从盆腔脏器传入的神经纤维进入T_{10}~L_2，手术牵拉或损伤输卵管可通过以上脊髓节段反射性引起下丘脑下部-垂体-卵巢轴的功能障碍和月经改变。输卵管壶腹部的神经来自卵巢神经分支，输卵管峡部神经则来自子宫的神经分支，峡部神经纤维分布最密集，如切断或挫伤该部位神经末梢，可引起输卵管蠕动功能异常。

（赵兴波）

输卵管检查

输卵管通液检查

适应证

1. 不孕症（女性排卵及男方精液正常）疑有输卵管阻塞。
2. 输卵管复通术后疗效评价，并防止近期粘连阻塞。
3. 子宫腔注药防止粘连。
4. 轻度输卵管粘连的液压分离治疗。

禁忌证

1. 原因不明的发热，体温>37.5℃；内、外生殖器官急性炎症，如阴道炎、宫颈炎，或慢性盆腔炎急性、亚急性发作。
2. 月经期或不规则阴道出血。
3. 可疑子宫腔内妊娠、异位妊娠或刮宫术后。
4. 合并严重的全身性疾病，如心脏病、肺功能不良等，不能耐受手术者。
5. 疑有子宫腔内恶性肿瘤（行输卵管通畅检查可能促进癌细胞扩散）。

注意事项

1. 通液时间应选择在月经干净后2~5 d，术前3 d避免性生活。
2. 术中所用生理盐水应尽量与体温接近，以免过冷的液体刺激输卵管发生痉挛，或术前30 min肌内注射阿托品0.5 mg，以减少输卵管痉挛。
3. 注液时要下牵Foley导管球囊或上推锥形导管头部，紧贴子宫颈，避免或减少液体溢出。
4. 术后1~2周内禁止性生活及盆浴。

操　作

1. 排空膀胱后取膀胱截石位。
2. 常规消毒外阴、阴道，铺无菌洞巾，双合诊了解子宫位置、大小及附件情况。
3. 放置阴道窥器暴露子宫颈，消毒阴道、子宫颈，以宫颈钳钳持宫颈前唇。

4. 探针确定子宫颈管的方向（勿探至宫底），沿颈管方向置入导管。选用Foley导管时3~5 mL生理盐水充盈球囊，适度下牵。

5. 将注射器接在导管末端，缓慢注入液体20~50 mL。推注液体时，注意阻力大小（可接在压力计上测压），根据宫颈液体溢出或反流的量了解患者下腹部疼痛情况。

输卵管通液的液体

静脉用温生理盐水30~50 mL，可加入庆大霉素4~8万U、地塞米松5 mg，或加透明质酸酶1 500 U。加入亚甲蓝便于观察液体溢出情况，加入透明质酸钠，疏通后有预防粘连的作用。

输卵管通液导管

临床常用的分为锥形导管、气囊导管和吸杯导管。

1. 锥形导管　传统的锥形导管为金属制硬导管，管径4 mm，距顶端1 cm处有一锥形硬橡胶或金属塞子，附有一调节螺丝，可上下调节顶端长度，辅以宫颈钳使宫颈口密闭。该型导管更适用于疑有子宫畸形的患者，如子宫纵隔、双角子宫等。

2. 气囊导管　包括Foley导管和子宫双腔管两种，为硅橡胶或聚乙烯制成的双腔管，长26~40 cm，末端有侧孔，距顶端1 cm处有一气囊，容积2~3 mL，可充水或充气。近年生产的一次性的Foley导管，含韧性导丝，更易插入宫颈内口。气囊导管放置简便，插管失败率低，几乎无创伤，导管放置成功后，可将窥器及宫颈钳撤除。

3. 吸杯导管　放置锥形导管和气囊导管均需使用宫颈钳，一方面可致患者疼痛，又有致输卵管痉挛的缺点，吸杯导管则克服了此不足。初期的吸杯导管（Malmstrom吸杯导管）主要由导管和吸杯两部分组成，导管为金属或硬质塑料制成，顶端包以不同大小的锥形或橡树果壳状橡胶塞，吸杯位于锥体底部，塑料或铝制，有3种规格（直径不同），以适应不同大小的子宫颈，底部引出一细管以抽吸负压，使吸杯牢固地吸附于子宫颈上，固定子宫颈，且密闭效果好，并可将前倾或后倾的子宫拉直。吸杯导管密闭效果好，不影响子宫下段及子宫颈管的观察，顶端非金属制，损伤小，不易穿孔，但不适于宫颈过小及肥大者，导管较贵，操作较复杂。

输卵管通液的判断

1. 输卵管通畅　注液体20 mL无阻力，或开始有一定阻力，后阻力消失，无液体回流，患者无腹痛。

2. 输卵管通而不畅　注液体有阻力，或开始有较大阻力，后阻力仍存在但变小，有少量液体回流，患者感到轻微腹痛。

3. 输卵管阻塞　注液体阻力大，注液不足8~10 mL即不能再推注液体，液体回流多，患者腹痛明显；注入20 mL后出现阻力，液体回流，患者腹痛明显，提示输卵管积水。

输卵管造影检查

子宫输卵管造影（hysterosalpingography，HSG）检查是将显影剂注入子宫及输卵管，使之充盈在X线下显影摄片，以确定宫腔大小、形态、有无病变，输卵管的走向、形态、是否通畅或其梗阻之部位与性状。HSG可准确地观察子宫腔大小和形态，可清楚地显示大多数子宫畸形，包括单角子宫、纵隔子宫、双角子宫和双子宫影像。此外，也可发现子宫黏膜肌瘤和子宫腔粘连。

指　征

1. 不孕症　排卵功能正常的女性不孕，疑子宫输卵管因素所致不孕，或通液术证实输卵管通畅异常后再行造影，借此来确定阻塞位置和手术可能性，以供治疗参考。

2. 原因不明的习惯性流产　评估子宫的大小、形态，借以明确子宫发育异常，如子宫腔有无畸形、子宫颈内口是否松弛、子宫腔粘连、子宫腔占位性病变等。

3. 生殖器结核　临床上疑为结核病变者也可用造影术来诊断，但在结核活动期禁用。

4. 子宫腹壁瘘　了解剖宫产后子宫切口愈合不良或形成腹壁子宫瘘的情况，或剖宫产后形成的膀胱–子宫–阴道瘘。

方　法

1. HSG的适宜时间及禁忌证　与子宫输卵管通液检查相同。HSG于月经结束后2~5 d施行，以免感染和血块残留于子宫腔内干扰检查，HSG应避免在计划妊娠周期内进行。此外，产后6个月内、刮宫或宫颈锥形切除30 d内避免造影，以免引起并发症。

2. 造影前准备　为预防碘造影剂过敏，应特别询问既往有无碘剂过敏史。40%的碘化油，一般可做碘皮试；76%泛影普胺，需行静脉过敏试验。即使过敏试验阴性，在造影过程中仍可出现各种反应。目前，临床多用76%泛影普胺或其注射用水稀释液。HSG前30 min服用非类固醇抗炎药物可减轻检查时疼痛，但无须服用较强的镇痛药和镇静药。

3. 具体操作　Foley气导管插入子宫颈不宜过深，以免子宫颈显影不全或完全不显影。抽吸泛影葡胺不可混有气泡，一般用20~50 mL泛影葡胺稀释液，缓慢推注，或用注液枪。同时透视观察，碘摄片或录像记录造影过程。

透视动态观察过程中，应适时调整患者体位（操控摇篮床或告知患者改变体位），纠正因子宫位置不同，尤其是子宫过度后屈时而产生的盲区或影像重叠，减少诊断不准确率。

对精神紧张或在透视过程中发现子宫输卵管痉挛者，可肌注阿托品0.5~1.0 mg解痉，30 min后再造影。

如检查剖宫产后子宫壁愈合情况，须行侧位拍片。检查腹壁子宫阴道瘘管时，宜自腹部瘘孔注入造影剂，以了解瘘孔情况。阴道闭锁或狭窄形成小孔者可将通气导管头或用静脉插管插入孔内注入造影剂。

造影后应嘱患者休息1 d，半月内禁止性生活和盆浴。预防性抗生素应用是有益的，给消炎药3~5 d。患者在确诊后，应针对病情及时治疗。

4. 减少放射损伤　HSG检查必须严格按照操作规程进行。为减少放射损伤，应尽量缩短放射线时间。HSG暴露放射线时间一般仅为20~30 s，对机体损伤很小。通常仅需摄片2~3张（充盈子宫腔时、输卵管充盈时和对比观察其他部位）。如子宫腔充盈不良或输卵管显影不清时可追加摄片，但一般无助于提供更多信息，反而有增加放射线暴露的风险。

HSG并发症

1. 感染　阴道宫颈炎症上行播散感染，造影剂污染引起盆腔腹膜炎症或盆腔脓肿或原有输卵管炎，经激惹而急性发作。

2. 油栓　若造影剂为40%的碘化油，因子宫腔或输卵管内有创面，距月经期过短，推注压力过大，造影剂可进入血管内，产生血管栓塞。目前，临床上使用泛影普胺水溶性造影剂，不会产生栓塞现象。

3. 输卵管破裂　推注压力过大或输卵管原有病变，可导致输卵管黏膜破裂。如少量出血刺激腹膜，可有轻度腹痛，常误为盆腔感染或腹膜炎；出血严重者，可出现如异位妊娠破裂内失血的症状。

4. 腹膜造影剂小囊肿或肉芽肿　部分患者因造影剂刺激腹膜引起腹痛，水溶性造影剂吸收很快。碘化油吸收较慢，易引起异物性囊肿或粘连，形成异物肉芽肿较少见。

5. 碘过敏反应　患者对碘过敏可发生头部红斑、呕吐、呼吸困难、血压下降、休克及惊厥等症状，应紧急静注地塞米松等抗过敏药物、加压吸氧、开放静脉输液管道等。

子宫、子宫颈、输卵管正常影像

如造影剂迅速进入盆腔内，表示输卵管通畅；不能在盆腔显影者，多表示输卵管阻塞；输卵管部分显影者，更提示输卵管梗阻。

1. 子宫颈管影像　未产妇与经产妇不同，经产妇较宽松。正常宫颈管直而光滑，由于内口收缩，介于子宫腔与颈管之间形成一狭窄部。

2. 子宫腔影像　正常的子宫腔形态是左右对称的倒三角形，靠近子宫角的底部较宽大，子宫外形和子宫腔规整和光滑。因子宫位置不同而异，一般为三角形，边缘呈凹形，收缩时弯度更强，偶呈直线形，很少见外凸形。边缘形态取决于子宫是在弛缓还是收缩状态。子宫生理收缩时在造影图像上有复杂的变化，显著痉挛时可呈不规则形态。子宫角间质部的子宫平滑肌收缩时，子宫角呈圆形，而输卵管子宫口在其远侧端呈一小三角或扇形。

3. 输卵管腔影像　始于子宫角，呈细线状，向骨盆外侧方走行，长6~15 cm。在开始端有一小的圆形粗大部分，系由输卵管向心蠕动所形成（有时由于输卵管生理蠕动使造影剂呈念珠状），易误为结核性输卵管炎所引起的多发性狭窄。在壶腹部稍变宽，后突然以不规则粗大浓影结束。正常输卵管很柔软，呈回旋状向上或向下，或在子宫的前后方，并可见输卵管内皱襞的影像。

子宫、子宫颈、输卵管异常影像

1. 子宫腔异常影像　不同的子宫畸形具有不同的特征性影像。

（1）子宫腔位置异常：如高度前倾前屈或后倾后屈时，宫腔呈横圆形。

（2）子宫腔形态异常：如单角子宫、纵隔子宫、双角子宫、马鞍子宫等。单角子宫的子宫腔偏向左侧或右侧，为单角形狭小宫腔及其输卵管。纵隔子宫和双角子宫的下段相似，而子宫上部则被退化不全的纵隔分为两部分，形成双角形宫腔或两个分离的子宫腔，使子宫形态呈Y形。有时，纵隔子宫和双角子宫难以区分，而需要进行更精确的检查确诊，包括阴道超声、超声子宫造影、磁共振和腹腔镜检查。假如子宫造影时，造影管插入高于纵隔分离处，则仅能显示出一个子宫角部，此时纵隔子宫和双角子宫极易与单角子宫相混淆。双子宫的影像学诊断，必须有两个分离的子宫腔，也常发现对侧有不同长度的阴道纵隔。

（3）子宫内膜过度增生：子宫腔增大，边缘呈细小不规则波浪形，或为模糊的阴影。

（4）子宫黏膜下肌瘤或息肉：表现为子宫腔内不同大小和形态的造影剂充盈缺损，很易诊断。但如遇宫腔内有黏液或血块，空气泡或稽留的小块胎盘息肉，也可发生相同的影像。大的肌瘤可使宫腔改变形态，容量增大。结合B超检查或宫腔镜，易鉴别诊断。

（5）子宫腔粘连：子宫腔粘连则表现为宫腔形态不规整、充盈缺损，严重者子宫腔粘连，宫腔完全闭合而不显影。多发生于人工流产术后，尤其是无痛人流。根据黏着的部位可分为子宫腔黏着与子宫颈管黏着。子宫腔黏着有完全性和部分性两种。完全性黏着为子宫腔全部黏着，少见。部分性黏着可分为中间性与边缘性，以中间性多见。边缘性以右侧壁子宫内口稍上部位多见，主要因手术者多用右手持吸管（刮匙）所致。

子宫腔黏着症的造影像显示轮廓锐利的阴影缺损，形状奇特，不规则，并不因造影时所施压力和造影剂的量而变化。但若子宫高度前屈或后屈，则子宫腔与子宫颈影像重叠不清。可用宫颈钳牵引宫颈，或操控摇篮床，或改变患者体位获得清晰的影像。

2. 子宫颈管异常影像

（1）子宫发育不全：子宫颈狭窄、僵硬或呈圆桶状扩张。

（2）子宫颈管息肉：子宫颈管内的息肉，使子宫颈管扩张。造影时可发现明显的充盈缺损，因息肉大小而不同。使用Foley导管时，因插入较深，息肉不易发现，锥形头的硬型导管，能显示完整的颈管影像。

（3）子宫颈过长或宫颈痉挛：有些病例颈管非常大，有时子宫颈管痉挛呈一条细线。可能合并子宫内口完全或不完全痉挛，以致颈管难以插入。

（4）子宫颈内口松弛：内口较一般松而大，无生理内口狭窄影像。

（5）子宫颈管憩室：在宫颈组织内有造影剂进入的小囊状空腔。

3. 输卵管发育异常影像　可见过长或过短的输卵管、异常扩张的输卵管、输卵管憩室、双输卵管口等。

4. 输卵管闭塞影像　多由于慢性输卵管炎所致。因阻塞部位不同，造影像各异。

（1）子宫角部闭塞，输卵管全部不显影：应与以下两种情况鉴别。①输卵管痉挛，多发生在输卵管角部。因输卵管痉挛而造影剂不能通过，与病变阻塞的图像完全相同。常误诊为输卵管阻塞，而患者不久即能妊娠。故对精神紧张的患者，在造影前应做适当处理。②输卵管未充盈像，因宫腔过大，注入造影剂量较少，不能充盈整个子宫腔，输卵管亦不能显影。

（2）输卵管峡部闭塞：仅输卵管间质部显影。

（3）壶腹部末端粘连：整个输卵管显影，但伞端无造影剂排出。

（4）输卵管积水：造影剂充盈于扩张的输卵管，壶腹部尤为明显。

5. 输卵管与周围组织粘连影像　输卵管伞部与周围组织有疏松粘连，造影剂可自伞部流入粘连间隙呈花蕾状。

6. 卵巢肿瘤侧的输卵管影像　卵巢肿瘤可引起输卵管伸长及形态和位置的改变。如造影剂自输卵管伞部排入腹腔可弥散于肿瘤表面，而使肿瘤显影。

造影后24 h摄片

如选用碘化油造影剂，应在造影后24 h再摄片并与初摄片对照，观察造影剂的弥散情况。选择水溶性造影剂泛影普胺，因其黏稠度低、通过性强、吸收快，无须再次摄片。

子宫输卵管结核影

子宫输卵管结核在X线片上具有特殊影像，因此，采用组织学及细菌学检查不能明确诊断者，可通过造影检查辅助诊断。

1. 子宫　子宫腔轮廓不规则，边缘呈锯齿状，虫蛀状改变，有充盈缺损或小壁龛。偶有粘连变形，高度狭窄，呈树枝或分叶状，有时造影剂自子宫腔创面进入宫壁及盆腔血管而显影。

2. 输卵管

（1）输卵管僵直如锈钉或锈铁丝状，有时僵硬兼有扭折。

（2）节段性狭窄，显影的输卵管粗细不匀，凹凸不平，隔一段即有充盈缺损，呈念珠状阴影，24 h摄片亦不消失，与输卵管生理蠕动不同。

（3）输卵管伞部呈菊花蕾状，乃因输卵管伞部与周围组织有疏松粘连所致。

（4）双侧输卵管峡部阻塞仅有间质部阴影，如翘起的小辫子状。

（5）输卵管溃疡，输卵管壁有结核性溃疡，以致造影剂进入输卵管间质内呈小点状影像或出现瘘管及憩室。

3. 盆腔　常见盆腔内有不规则钙化点。钙化点常位于输卵管邻近或其阻塞端前方。

HSG的评价

研究发现，假阴性（非真正梗阻）和假阳性（非真正通畅）均可发生，假阴性多于假阳性。HSG注射造影剂时可引起子宫角部痉挛，即引起子宫收缩和输卵管间质部暂时关闭，以防止造影剂进入输卵管远端，以致被误认为输卵管近端梗阻。HSG也可发现一侧输卵管通畅，而另一侧输卵管近端梗阻。虽然可真的存在一侧输卵管梗阻，但造影剂注射导管位置不当，妨碍输卵管充盈也是常见的原因。因此，非显影的输卵管多是正常的。HSG假阳性结果的发生，是输卵管造影剂过度充盈，而被误认为输卵管通畅。造影剂通过通畅的输卵管进入腹腔，积聚在输卵管伞端周围，有时可被误认为输卵管伞端梗阻。

HSG作为检查输卵管通畅试验，与腹腔镜比较，仅是诊断不孕的中度敏感的方法（当输卵管口开放时，确定输卵管通畅）和较高的特异性（精确判断输卵管通畅）。临床观察表明，当HSG诊断为输卵管梗阻时，仍有可能（60%）实际为输卵管通畅；而当HSG证实为输卵管通畅时，则仅有较小的可能（5%）实际为输卵管梗阻。对于HSG结果，不同的医生可能会出现不同的解释。因此，如果HSG提示输卵管不通畅时，最好由训练有素的医生进行HSG重新阅片。如HSG双侧输卵管均通畅，则自然妊娠可能性很大，因此期待疗法是合理的选择；双侧输卵管不通畅则自然妊娠可能性很小，而一侧输卵管通畅，妊娠率仅轻度降低。因此，在制订整个不孕症治疗计划之前，特别是进行腹腔镜检查之前应先行HSG检查。

常见的HSG图像

1. 子宫畸形HSG示意图（图10-3）。

2.子宫输卵管结核HSG示意图（图10-4）。

3.常见临床案例（76%泛影普胺或其稀释液）。

（1）子宫形态正常，双侧输卵管通畅（图10-5）。

（2）子宫畸形（图10-6~8）。

（3）子宫腔部分粘连缺失，双输卵管通畅（人工流产术后）（图10-9）。

（4）输卵管梗阻或通而不畅（图10-10~14）。

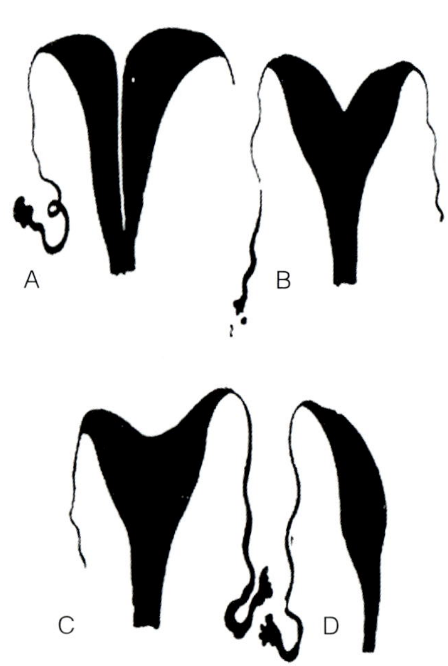

图10-3　子宫畸形HSG示意图
A.中隔子宫；B.双角子宫；C.马鞍形子宫；D.单角子宫

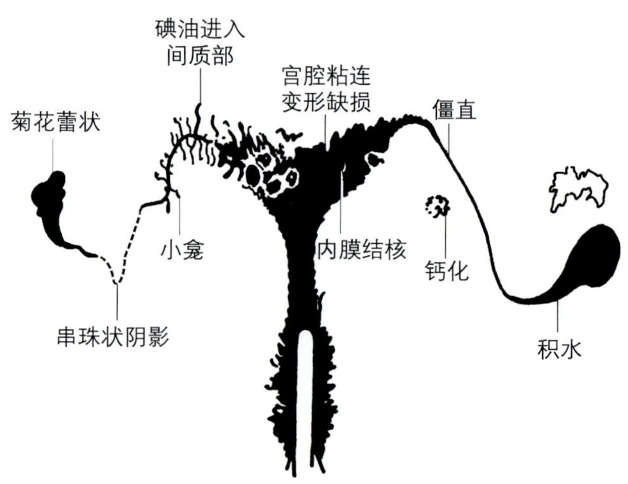

图10-4　子宫输卵管结核HSG示意图

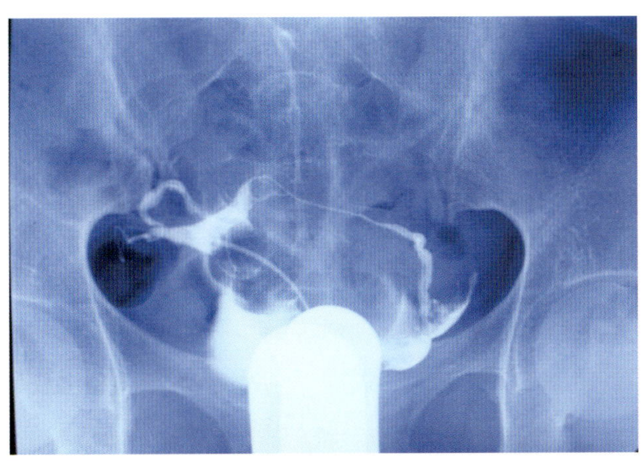

图10-5　子宫正常形态

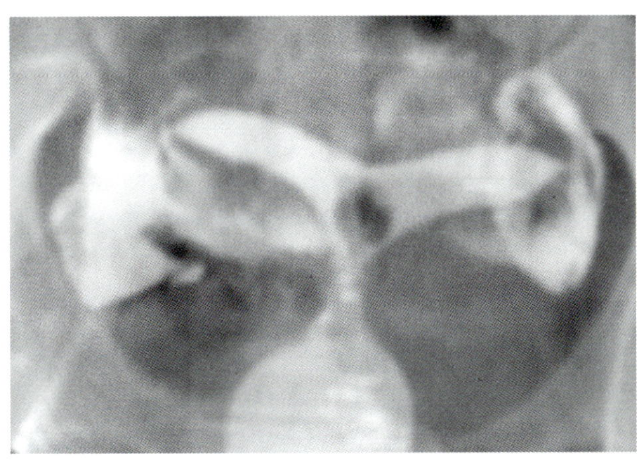

图10-6　双角子宫

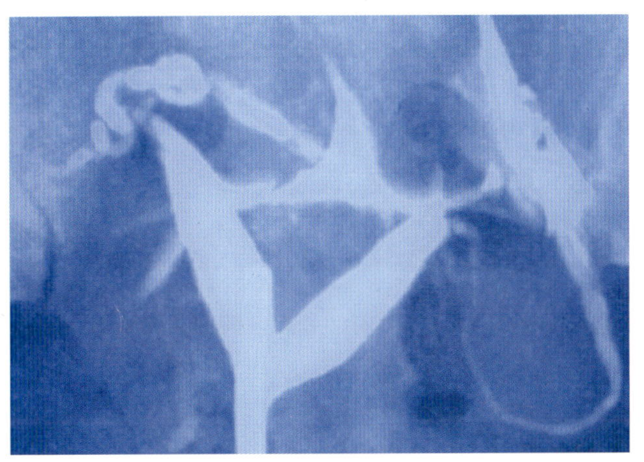

图10-7　单宫颈双子宫

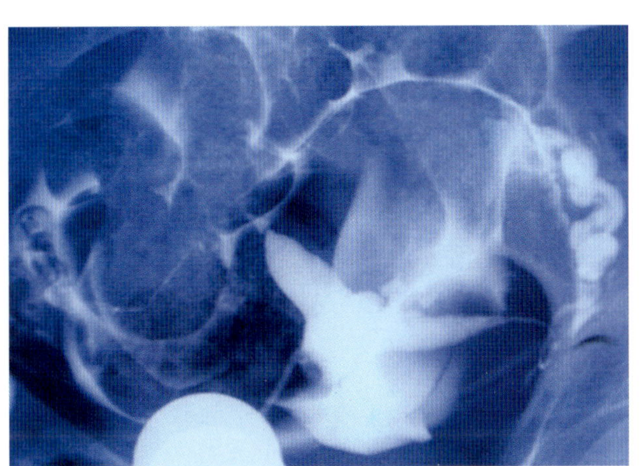

图10-8　马鞍形子宫

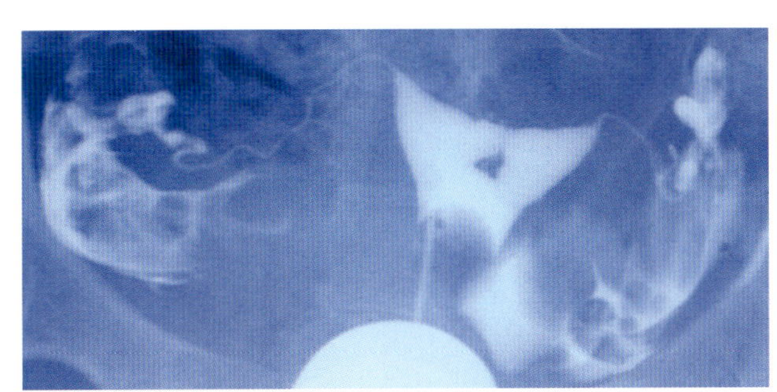

图10-9　子宫腔部分粘连缺失

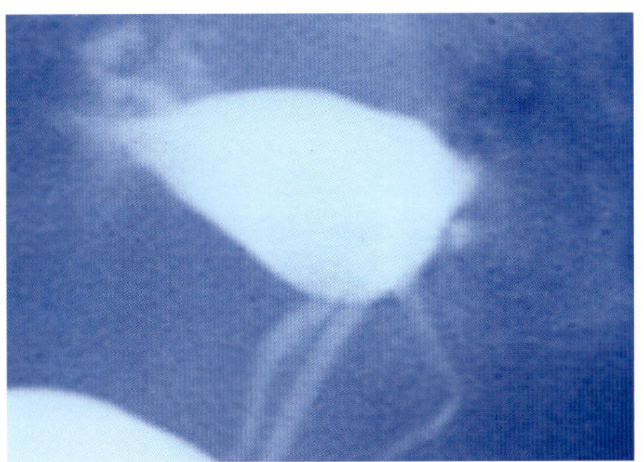

图10-10　双侧输卵管间质部梗阻

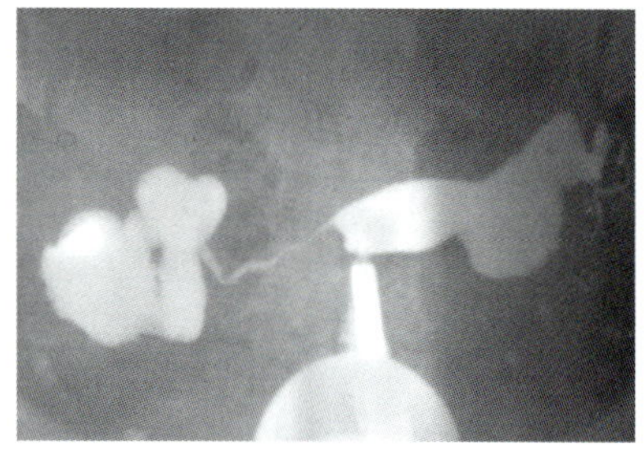
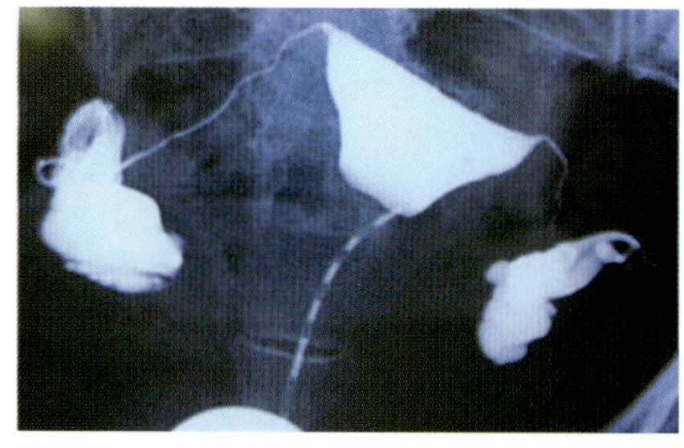
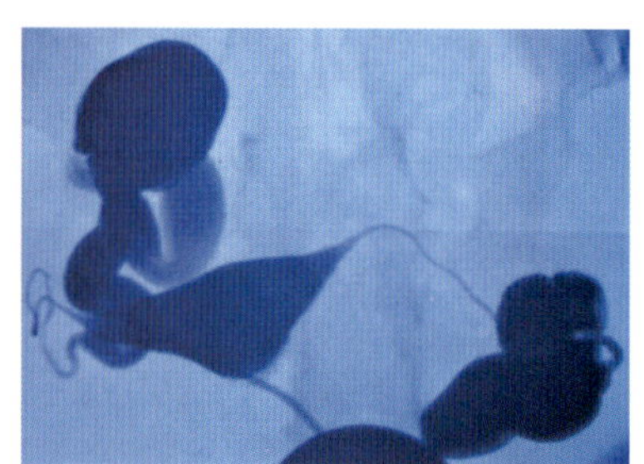

图10-11　双侧输卵管伞端闭锁，不通畅

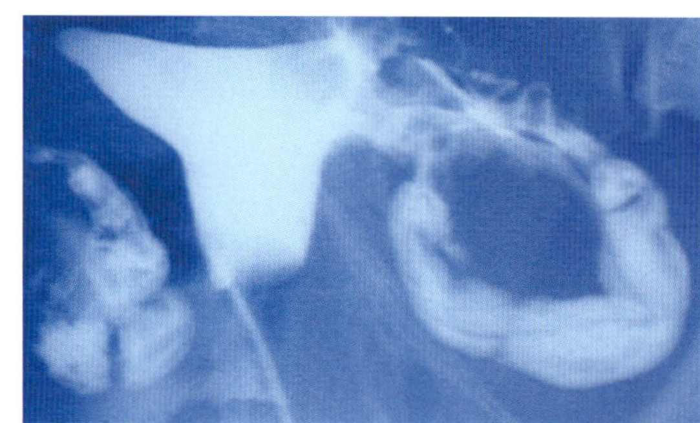
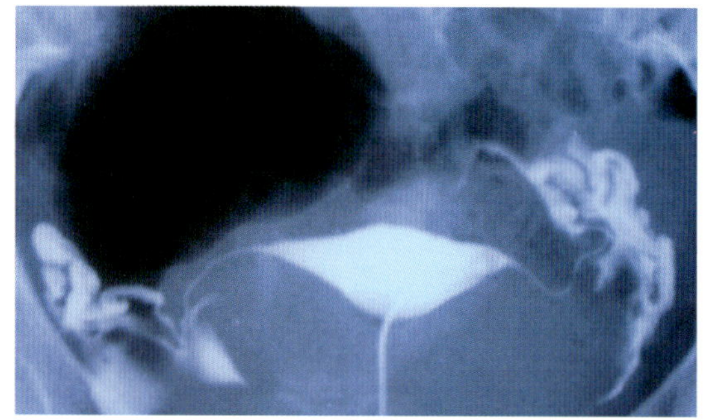

图10-12　双侧输卵管伞端不全闭锁，通而不畅

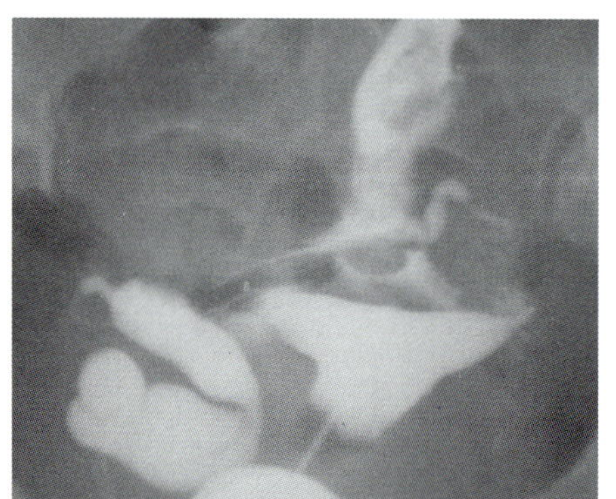
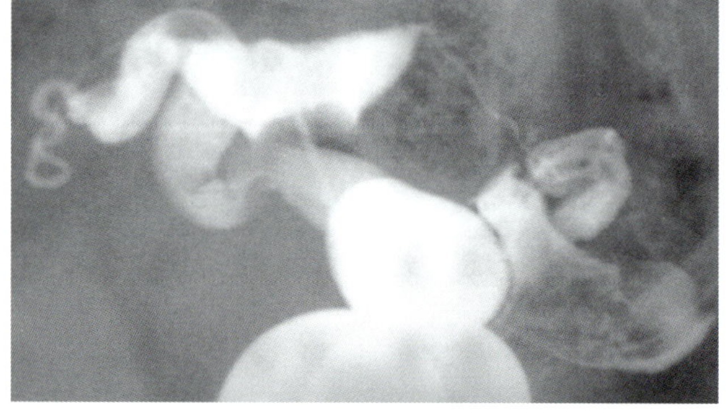

图10-13　右侧伞端闭锁——输卵管积水，左侧通而不畅（腹腔镜松解粘连后受孕）

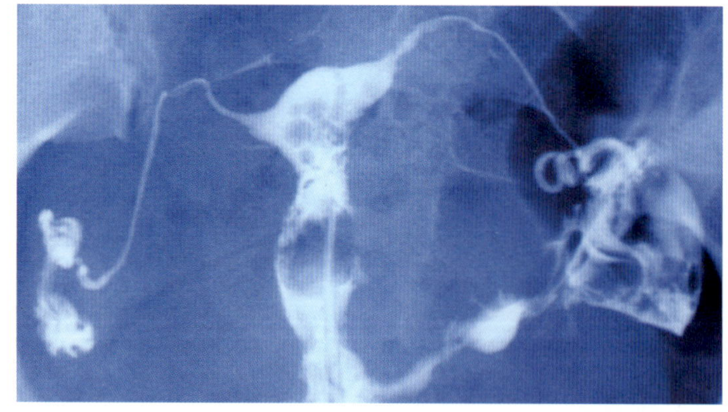

图10-14　输卵管僵直，右伞端闭锁不通，左侧通而不畅

逆行性输卵管插管检查

逆行性输卵管插管检查是在X线、超声或宫腔镜指导下，通过阴道、宫颈和子宫腔，将输卵管导管插入子宫输卵管开口处和间质部内，检查输卵管通畅度的方法。

局部解剖

正常输卵管子宫开口处，对称性位于两侧子宫角部，其向外延伸为输卵管间质部，其走行或呈直线型、拐角型或窦状，长1.5~2.5 cm，管腔直径0.4~1 mm（图10-15）。

输卵管间质部具有开启或关闭输卵管子宫开口的括约功能。研究表明，子宫角部的输卵管间质部间存在一个高压带，长为1.2 cm，呈现“子宫输卵管括约肌”功能，即可呈现为“输卵管-子宫抑制性反射”，即使输卵管开口处处于扩张状态；或呈现为“输卵管-子宫兴奋反射”，使输卵管开口处处于关闭状态。以上不同的功能状态受内外环境因素、生殖激素和神经刺激的影响。

子宫在盆腔的位置和方位存在个体差异。正常子宫呈前倾前屈位，其与骨盆轴间角度为15°~30°（图10-16）。同样，子宫中轴与输卵管开口间距离和夹角也受宫腔大小及形态的影响，即两侧输卵管子宫开口并非完全对称（图10-17）。因此，选择性输卵管插管应根据以上变化进行适当调整，以提高成功率。

技术要点

逆行性或选择性输卵管插管，是通过阴道、子宫颈、子宫腔，将导管插入一侧或双侧输卵管子宫开口和输卵管间质部内，注入液体（进行选择性输卵管通液或造影）或插入导管、导丝（选择性输卵管疏通术）检查输卵管通畅度的方法，其兼有诊断（输卵管通液或造影）和治疗（输卵管疏通、成形、配子移植和黏堵）的双重作用。

逆行性输卵管插管检查，可避免常规输卵管通液或造影时因子宫角部痉挛、输卵管角部黏液和子宫内膜碎片堵塞引起的输卵管“假性梗阻”现象。其诊断准确性较高，也具有微创、简便、重复性和可接受性好等优点。

操作步骤

患者排空膀胱后，取膀胱截石位，双合诊了

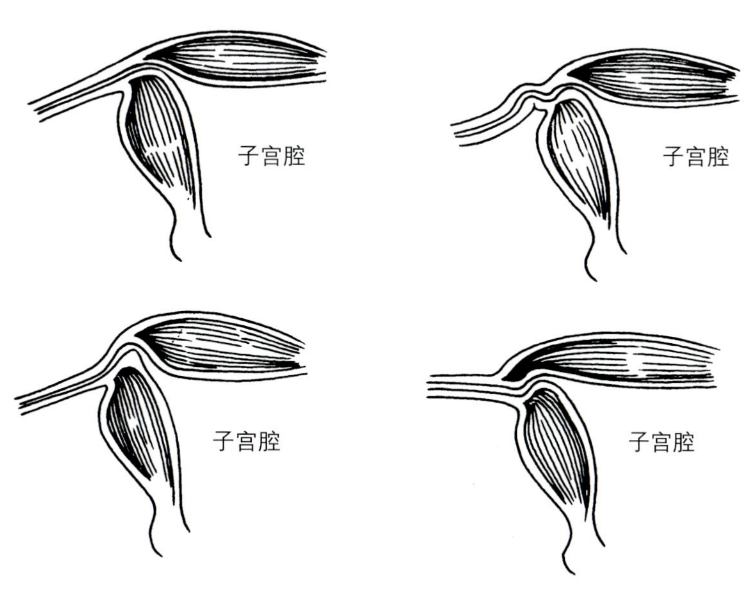

图10-15　输卵管间质部走行类型

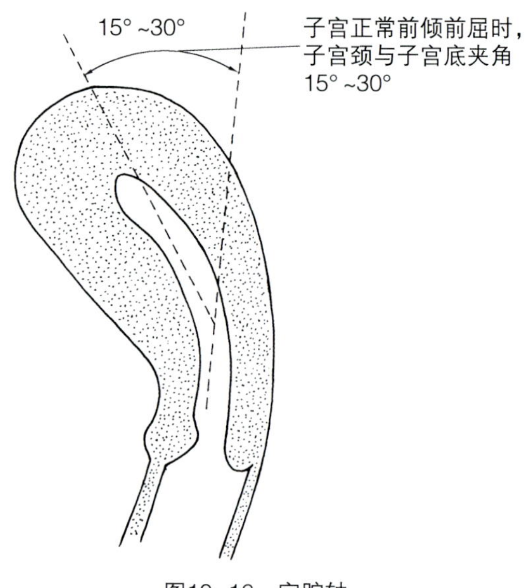

图10-16　宫腔轴

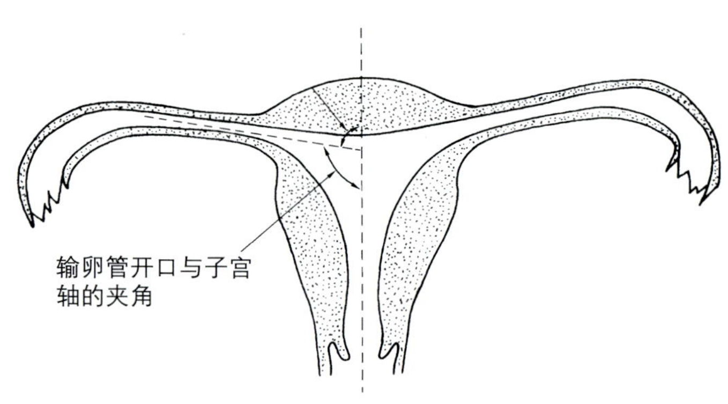

图10-17　输卵管子宫开口与子宫轴夹角

解子宫大小及位置，消毒外阴、阴道、子宫颈，放置窥器，宫颈钳夹持子宫颈前唇，用探针探子宫腔深度及方向。

逆行性输卵管插管导管可为金属导管、气囊导管、同轴导管和助孕技术用输卵管插管导管（Janson-Andersen系统）。手术操作可在X线荧光屏下、B超引导下进行，或“手感插管”（盲插），或宫腔镜直视下进行。

将输卵管导管沿子宫腔轴向插至子宫底部，而后将导管后撤约0.5 cm（因子宫底与两侧子宫角部连线距离约为0.5 cm），再将导管弯曲的末端转向，逆行插入输卵管侧子宫角部。通过金属导管将硬膜外导管或输尿管导管（5.5 F）插入一侧输卵管子宫开口内0.5~1 cm，通过该导管向输卵管内注入液体（亚甲蓝0.5 mL、庆大霉素8万U、生理盐水10 mL和透明质酸酶1 500 U），若注入液体无阻力、无外溢，说明插管成功，该侧输卵管通畅。而后缓慢将导管撤除。对侧同样操作。

如插入输卵管导管后，注入液体阻力较大、外溢较多，提示插管未成功，或该侧输卵管不通畅或梗阻。可同时撤出内、外导管，换另一角度的外导管重新插管，但最多试插2次，以免损伤输卵管。

■ 超声子宫输卵管造影

超声子宫输卵管造影（sonohysterosalpingography，SHSG）

类似于HSG，用声学造影剂替代碘造影剂。在超声检查下注入造影剂，观察其在子宫输卵管及直肠子宫陷凹的影像，是诊断输卵管通畅性的另一种方法。

20世纪80年代末90年代初，超声诊断造影剂的开发、应用，以及彩色多普勒超声诊断仪（color Doppler image，CDI）的推广，使超声下评价输卵管通畅性的准确性大大提高。

声学造影剂

一般分为正性造影剂和负性造影剂。负性造影剂是生理盐水，声像图显示输卵管呈低回声区；正性造影剂是丰乳糖悬浮液及过氧化氢等，声像图上显影呈增强回声。

SHSG方法

在超声引导下，先向子宫腔内注入生理盐水，可见子宫腔扩张，然后注入造影剂，随即观察两侧输卵管内有无微气泡形成的低回声区或增强回声区。在整个过程中，缓慢持续注入造影剂，并注意推注过程中阻力的大小。输卵管通畅程度分为通畅、通而不畅、堵塞。

SHSG判定通畅的标准

必须观察到子宫输卵管结合部气泡流过，并在输卵管中流动，尤其是自远端流出，应在卵巢周围看到流入腹腔的气泡强回声区及液性暗区。当推注时阻力较大并有明显疼痛时，稍等片刻，若阻力仍未减小，且输卵管内未见增强气泡回声或低回声，液体部分从子宫颈口反流入阴道，则认为输卵管堵塞。由于生理盐水等为低回声介质，超声下不能直接观察其在子宫输卵管内的流动及显示情况，只能通过观察直肠窝内有无液体来间接推断输卵管是否通畅，且对其形态及具体堵塞部位无法确定，而确诊输卵管的梗阻部位正是治疗输卵管不通的关键，所以经超声下子宫输卵管造影检查目前在临床上应用受到限制。

SHSG注意事项

因子宫偏移或位置不正而使一侧输卵管发生扭曲，可影响超声观察；如输卵管较细，且不在同一平面时，微泡回声在两侧输卵管流道的全过程，不宜一次全部观察记录，必要时应分次观察记录。

SHSG的评价

诊断子宫腔病变的敏感性高于HSG，已成为诊断输卵管通畅性的常用方法。SHSG诊断输卵管通畅以直肠子宫陷凹出现积液为依据，但却不能提供输卵管结构变化信息和确定是一侧或两侧输卵管通畅。新的超声显影剂含有能受超声刺激产生微波的表面活性物质，可提高诊断输卵管通畅性的敏感性，但在二维超声仪纵切和横切扫描时，仍不能同三维超声那样清楚的显影。

超声诊断技术的进步已显著提高了声像子宫输卵管造影的确诊率。三维阴道超声检查可观测内生殖器的立体结构影像，而彩色多普勒可清楚地观察到液体通过输卵管的影像。即使如此，声像子宫输卵管造影在短时间内仍不能完全替代传统的HSG检查。

阴道超声液相腹腔镜和生育镜

阴道超声液相腹腔镜（transvaginal hydrolaparoscopy，THP）

THP是在传统的陷窝镜技术基础上发展起来的新技术，即在局部麻醉下，通过后穹隆穿刺向腹腔内注入≥200 mL生理盐水，然后应用特殊设计的内镜套管（30° 弯曲角）插入直肠子宫陷窝观察内生殖器。在此基础上进行子宫输卵管通液术，评估输卵管的通畅性。

生育镜（fertiloscopy）

是液相腹腔镜的进一步发展，即在宫腔镜检查基础上，联合液相腹腔镜检查。可进行输卵管通畅和染色试验。欧洲生育镜的早期研究发现，生育镜和腹腔镜的检查结果密切相关。应用特殊设计的双极探针，通过手术套管进入腹腔可治疗轻度子宫内膜异位症，松解轻微的粘连和进行卵巢打孔治疗，但是仍不能代替传统的腹腔镜治疗明显的盆、腹腔疾病。

生育镜的作用至今不明确。主要的问题不是生育镜能否替代传统的腹腔镜，用于诊断低危的输卵管病变，而是查体、阴道超声、声像子宫造影和HSG检查正常，无任何症状的不孕妇女，在进行治疗前，是否需要进行内镜检查。

输卵管镜

输卵管镜（falloposcopy）是一种对输卵管管腔内部结构进行细微可视检查的内镜。子宫输卵管碘油造影（HSG）、超声下子宫输卵管造影术

（SHSG）、腹腔镜下输卵管通液染色等检查方法虽然能了解输卵管的外观形态及管腔的通畅情况，但是难以评价输卵管拾卵、运卵功能及管腔内微观结构形态。近20年来，随着微型内镜光学技术的进展，经不同途径进入输卵管管腔，检查输卵管内部状况的器械相继问世。其应用价值逐渐为临床接受并不断改进发展。

输卵管设备和器械

常用的输卵管镜检查器械有以下两种，并通过灌注装置、冷光源、内镜电视摄像系统来观察输卵管腔内情况。

1. 同轴型（coaxial method）输卵管镜系统　类似传统的心内科介入导管（图10-18）。用于输卵管镜检的宫腔镜外径仅3.3 mm，镜长30 cm，前端具有韧性可弯曲，有1.8 mm操作孔，可放置聚四氟乙烯导管，外径1.2 mm，长40 cm，末端Y形连接器一边连接外径0.5~0.8 mm、镜长1~1.5 m的输卵管镜；并可放置外径为0.3~0.8 mm导丝，其头端是具有一定顺应性的铂金丝头，可避免损伤输卵管黏膜。另一边为冲洗接头。输卵管镜可视距离为2 mm，两点间分辨距离为10 mm，放大倍数50倍。

2. 线性外展导管型（linear everting cathetersystem）　目前被认为是同轴型的改进型（图10-19）。此检查系统包含内、外两根导管体（直径0.8 mm，2.8 mm），且在远端头部内外两根导管体与一聚乙烯扩张膜相连，内外两根导管体间隙内液压增大可使膜膨胀成气球，在膜内加压的情况下，不断向前推进内导管，使膜像铺地毯一样或从输卵管开口处慢慢在整个输卵管腔内铺开。输卵管镜通过内导管并随膜的推进而达整个输卵管腔，并逆行显示输卵管开口及其整个腔内微型结构。它与前者相比，优点就是可以减少输卵管的损伤，有时无须麻醉和子宫颈扩张，无须腹腔镜或宫腔镜辅助，门诊即可完成，易被接受。

输卵管镜应用的适应证、禁忌证与并发症

1. 适应证

（1）输卵管近端或远端可疑病变引起不孕的探查和治疗。

（2）不明原因不孕的输卵管探查。

（3）输卵管异位妊娠的诊断及指导处理。

（4）配子输卵管内移植（GIFT），胚胎移植（IVF-ET）。

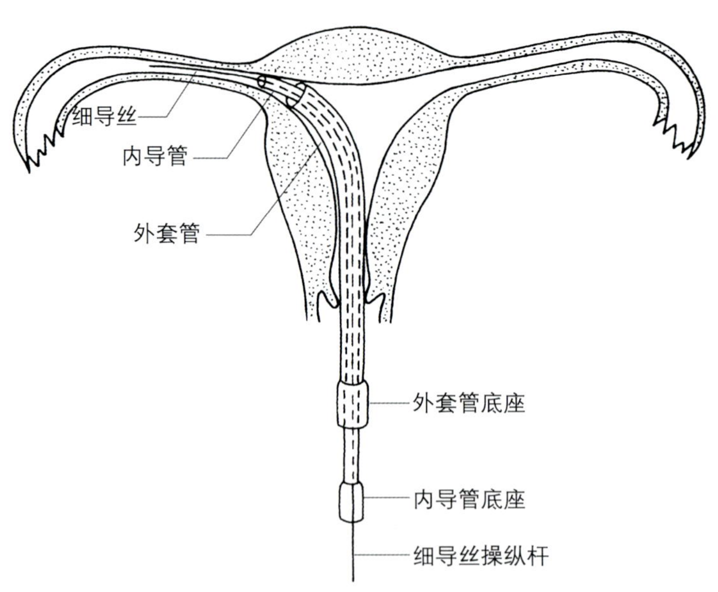

图10-18　同轴型输卵管镜。输卵管镜通过软性宫腔镜手术通道插入输卵管

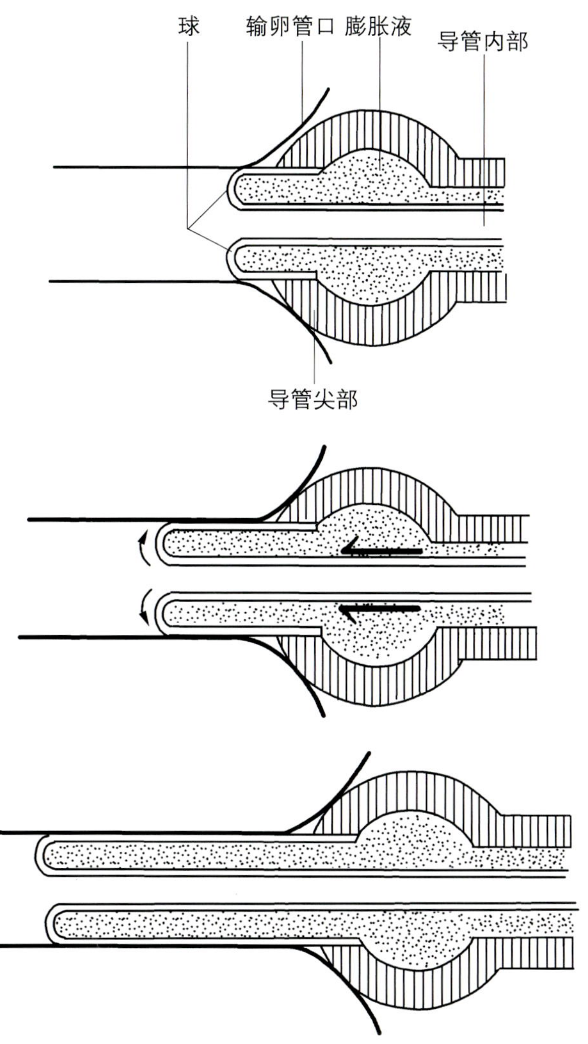

图10-19 线性导管外展型输卵管镜的“翻转”机制

（5）碘油或碘水过敏不适合进行子宫输卵管造影患者。

（6）绝育手术。Conceptus公司发明了一种同轴传递装置，利用小铂丝线圈置入血管瘤进行治疗，改良这种装置用于进行经子宫颈的输卵管绝育手术（输卵管节育器）。

2. 禁忌证

（1）盆腔活动性感染。

（2）子宫活动性出血。

（3）对局麻药物过敏体质者，或不能耐受局部或全身麻醉者。

（4）严重的子宫腔粘连，或较大的黏膜下肌瘤。

（5）存在未经矫治的不孕原因。

3. 并发症　主要并发症是输卵管穿孔。Kerin报道，输卵管部分或全部穿孔发生率为3%~10%，无须特殊处理，且无远期后遗症。

经宫颈输卵管镜的检查方法

1. 检查前的准备　最合适的检查时间是月经周期中的卵泡中期，此时输卵管开口明显，子宫和输卵管内膜均不厚，亦无经血妨碍视野。

2. 麻醉　术前应用镇静剂，一般不需麻醉。

3. 手术操作　取膀胱截石位，常规消毒。

（1）同轴型输卵管镜：用乳酸林格液灌注膨宫，宫腔镜检查先了解子宫腔形态，并找到输卵管开口。在距离输卵管开口（UFO）3 mm处，引导铂丝（0.3~0.8 mm）经子宫输卵管开口（UTO）插入输卵管，直至遇上阻力或已插入15 cm或患者出现不适感。特氟隆导管（直径1.2~1.3 mm）经由引导铂丝插入输卵管到相同深度，撤除导丝，置入输卵管镜。在输卵管镜与光源、摄像头、录影装置等连接后，即可逆行观察输卵管腔内的图像。取出输卵管镜及宫腔镜，退出前再次检查有无输卵管及宫腔损伤、出血，检查完毕后徐徐退出镜管。

（2）线性外展导管型输卵管镜：内外两根导管体与扩张膜的间隙间液压增大时，使膜膨胀成球状；在膜内口压力情况下，看到输卵管口后，牵拉相连膜，使外导管外翻展开，内导管不断向前推进，将输卵管镜与扩张的膜一起进入整个输卵管腔（由于输卵管镜前进的速度是扩张膜的2倍，所以术中需注意勿损伤内镜），膜呈地毯式慢慢地在整个输卵管腔铺开，直到已行进10 cm或出现阻力，此时可逆行观察管内情况。输卵管镜随着膜的推进而相应推进，达到整个输卵管腔，同样可逆行观察管内情况。

输卵管镜下图像

输卵管腔内有许多纵行皱襞、血管绒毛样

突起、管腔分泌物及黏液。灌注液体使管腔膨开，通过输卵管镜可窥见管腔内黏膜形态及功能情况。

1. 输卵管管腔解剖生理特点

（1）输卵管内口：在膨宫状态下，输卵管内口直径1.0~1.5 mm，呈圆形或卵圆形，在月经第6~10天易见，此外输卵管有收缩动作，一般间隔8~15 s，持续2 s，如括约肌样收缩。

（2）间质部：长1.5~2.5 cm，直径0.8~1.4 mm，是输卵管的最狭窄部分，开口处可见4~6条扁平的纵皱襞，呈浅红色，稍弯曲。

（3）峡部：长2~3 cm，直径1~2 mm，可见4~6条低矮纵形皱襞，呈不规则波浪运动，近端可见排列整齐的腺体开口，在排卵期受卵巢激素的影响，分泌黏液。并能看到此处输卵管节律性收缩，呈40°~60°弯曲。

（4）壶腹部：通过峡部进入壶腹部，镜下形态有明显的变化。长5~10 cm，近端1~2 cm，管腔直径1.5~4 mm，远端长8 cm，管腔直径扩大至8~10 mm。内膜皱襞呈纵形，除粗大的初级皱襞外，可见较小的含血管的次级皱襞，呈白色状突起漂浮于输卵管液中，呈不规则波浪运动，管腔上皮由浅红色转成鲜红色。

（5）伞部：此部具有丰富血管的上皮。皱襞低平，内膜上皮呈大红色。当镜面超越伞端时，可见到卵巢、肠管或网膜形态。

2. 输卵管管腔病理变化　镜下不仅能见到上述正常的黏膜上皮及血管图像，由于炎症或子宫内膜异位症等引起输卵管粘连、狭窄、纤维化、阻塞，也可表现粘连皱缩，色泽苍白，最常见的是厚薄不一的腔内非阻塞性粘连、不同程度的狭窄、梗阻、息肉、黏液栓，管腔扩张、皱襞消失。

3. 检查结果评估　1992年Kerin等制定的分类和评分表，对输卵管镜检查结果进行标准化。该表以输卵管通畅程度、上皮情况、血管情况、粘连情况、扩张程度、腔内容物等作为评分标准：1分为正常，2分为轻到中度病变，3分为严重病变。将两侧输卵管分为4段，每侧输卵管总分20分为正常；21~30分为轻度到中度腔内病变，经治疗后多数能自然妊娠；>30分为重度病变，治愈机会很小。Kerin认为，至少有一条输卵管正常者，其1年后自然妊娠率为21%。

输卵管镜的评价

输卵管镜能更精确地检查整条输卵管，且能评估拾卵、运送受精卵的功能，如对输卵管腔内的疾病进行评分和分类，为原因不明性不孕症诊断及输卵管妊娠病因分析提供线索。如果输卵管通畅且考虑为输卵管管腔病变造成的长期不孕，可进行输卵管镜检查。

由于输卵管镜易产生苍白图像：冲洗不充分，镜头与腔内阻塞物或粘连接触，镜头探出导管鞘1 mm以上，以及将输卵管镜往前推进观察时图像不清晰。其次，临床上发现的大量轻微病变，如微小腔内粘连、息肉，尚未得到组织学证实。

输卵管镜操作比较麻烦，而且只能显示输卵管内部的组织结构情况，目前在临床上即便明确了输卵管局部病变的性质，也很少有相应有效的治疗方法。了解输卵管是否通畅，其作用小于输卵管造影检查，并且没有造影检查简便。如果有输卵管间质部和峡部梗阻，输卵管间质部堵塞输卵管镜无法进入输卵管，亦无法进行输卵管相应检查。输卵管峡部的堵塞使输卵管镜只能了解堵塞部位近子宫端的病变情况，复通问题不解决，这对于受孕没有实际意义。

一般输卵管镜只是对输卵管通畅不孕的补充检查，也就是说如果输卵管通畅，其他检查也正常，考虑输卵管黏膜病变，预测为输卵管性不孕或容易患宫外孕的患者可以进行输卵管镜检查。从文献检索可看出，有关输卵管镜近10年的研究已很少。

（赵兴波）

输卵管绝育术

输卵管是精子、卵子结合为受精卵的部位，采用手术切断、结扎和药物阻塞等方法可达到永久性避孕的目的，称为输卵管绝育术。全世界大约有1.8亿女性施行了输卵管绝育术。美国2002年在30~34岁实行避孕措施的女性中有28%选择了输卵管绝育术。输卵管绝育术因其安全、可靠、一劳永逸的优点，在全世界的人口控制中发挥了重要的作用。

输卵管结扎术是传统的、安全有效的女性绝育术。20世纪70年代，开始研究非手术绝育方法，采用化学药物腐蚀黏堵输卵管；80年代，采用聚氨酯铋等高分子栓堵剂，研究可逆性非手术输卵管绝育术，其循证性研究仍在进行。

■解剖依据

按照脏器被覆腹膜多少，可将脏器分为腹膜内位器官、腹膜间位器官和腹膜外器官。腹膜被覆脏器的不同情况，对选择各种脏器手术的路径时，具有重要临床意义。输卵管属于腹膜内位器官，经腹手术时必须打开腹膜腔，又因输卵管位居盆腔，与直肠子宫陷凹相毗邻，并借以输卵管子宫口与外界相通，所以行输卵管绝育术，可通过经腹壁、经阴道以及经宫颈3个途径来施行。

经腹输卵管结扎术

1. 切口选择　耻骨联合上纵切口或横切口。切口长度和部位依子宫大小、位置而异：①正常子宫或早孕人工流产后结扎者，于耻骨联合上3 cm处做纵切口。横切口则不应低于耻骨联合上3 cm；②中期妊娠引产后子宫较大者，或剖宫产后子宫与前腹壁有粘连而位置变化者，切口应略高于子宫底；③对产后子宫，应先按摩子宫使其收缩后，于子宫底下1.5~2 cm处向下做切口。

2. 子宫复位　为便于提取输卵管，手术时宜将后屈子宫复成前位。有多种方法，常用的有以下3种。

（1）手指复位法：食指进入腹腔，触及子宫体后壁后，向外侧滑行，钩住卵巢固有韧带，将子宫拨向前方，然后伸达子宫体后部，将子宫体向前上方顶起，即可复成前位。

（2）卵圆钳复位法：将扣合的无齿卵圆钳放入盆腔，从耻骨联合后下方沿膀胱顶部滑向子宫前壁，绕过子宫底至子宫后壁，并进入直肠子宫陷凹，然后张开卵圆钳两叶，使两卵圆孔间相距2~3 cm，同时将钳柄部向耻骨联合方向提起，将子宫体拨至前位。

（3）皮肤拉钩复位法：将皮肤小拉钩放入盆腔，触及子宫体后，滑向于宫后壁，轻轻向上钩起子宫，取出拉钩，用食指将子宫复成前位。

3. 提输卵管常用3种方法　①指板法（图10–20）；②卵圆钳取管法（图10–21）；③输卵管吊钩取管法（图10–22）。指板法用手指操作，感觉灵敏，提管准确率高，便于探查及发现盆腔异常情况，及时做出适当处理。无论采用何种方法，提出输卵管后，均需用无齿镊子交替夹取输卵管各部，直至见到伞端，证实为输卵管后再行结扎。

4. 结扎方法

（1）抽芯近端包埋法：用两把鼠齿钳钳夹输卵管峡部系膜无血管区，间距约2 cm，拉直输卵管，将生理盐水注入浆膜下，然后在输卵管游离缘，并与之平行切开浆膜约1.5 cm，用弯蚊式钳分离并游离出该段输卵管，两端用蚊式钳钳夹，剪去两钳之间输卵管段约1 cm，用4号丝线缝扎近端，并用该线把近端包埋缝合在系膜内，最后缝合两层浆膜至远端输卵管，并结扎之。把

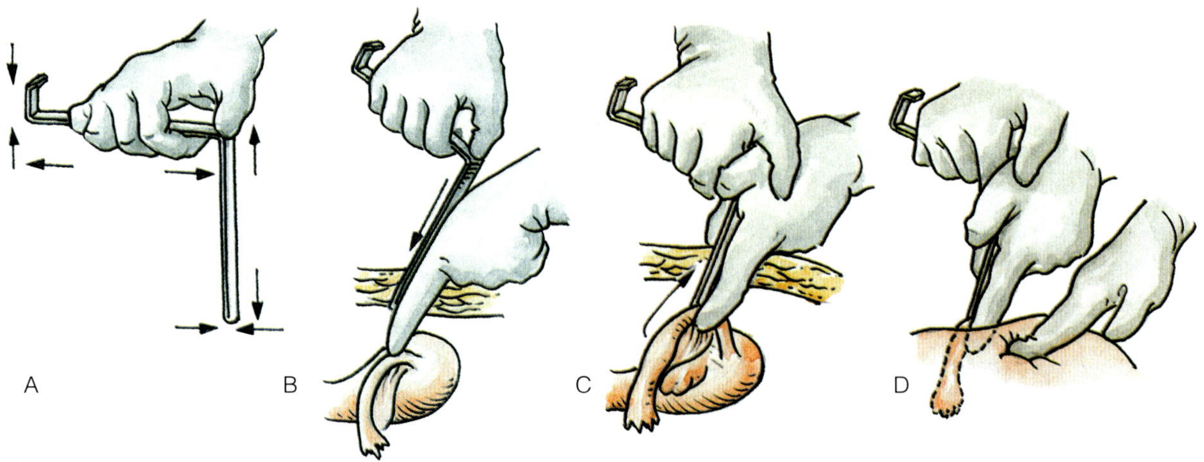

图10-20　指板法

A.握拳姿势持板；B.将板紧贴食指外侧进入腹腔；C.输卵管夹在指板之间，轻轻提起；D.输卵管提出切口外

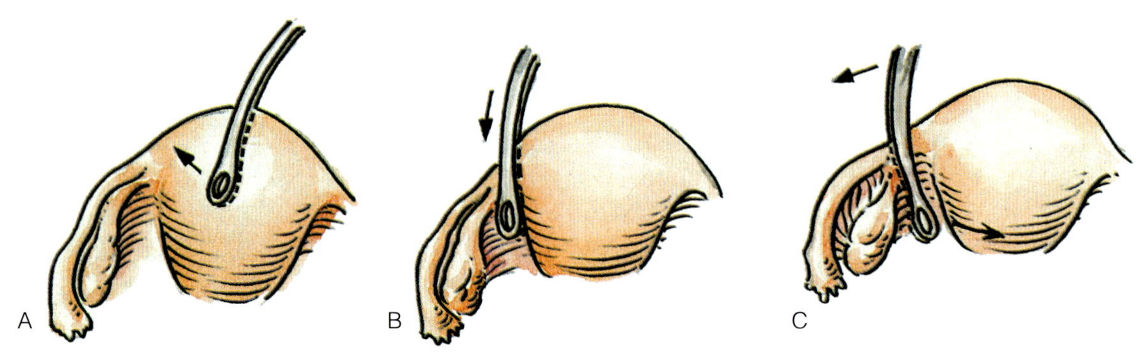

图10-21　卵圆钳取管法

A.卵圆钳滑至子宫角部；B.卵圆钳分开后达输卵管峡部；C.卵圆钳钳头旋动，钳头将子宫推向一侧

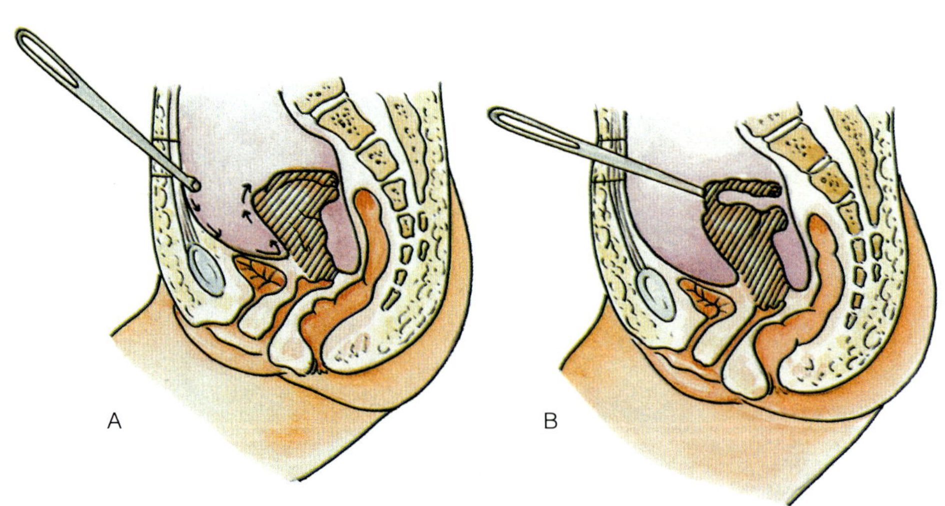

图10-22　输卵管吊钩取管法

远端输卵管留在系膜外，检查无出血后取下鼠齿钳，将输卵管送回腹腔，同法处理对侧输卵管（图10–23）。

（2）Uchida法：此法与上法基本相同，浆膜切口比抽芯包埋法较小，切口呈环形，管芯抽出，两端结扎，切除后缩回，再缝合浆膜，两断端均包埋在浆膜内。

（3）输卵管双折结扎切除法（Pomeroy法）：用鼠齿钳轻轻提出输卵管峡部，使输卵管折叠，在距折叠顶端1.5~2 cm处，用直血管钳夹出一痕迹，用7号丝线分别缝扎，然后在线结上约0.5 cm处剪去输卵管，同法处理对侧（图10–24）。此法损伤了部分输卵管系膜，影响卵巢–输卵管–子宫的血循环微环境，因剪除部分输卵管，端端管径相差较大，复通吻合时较困难。

（4）输卵管夹绝育法：操作步骤基本上与输卵管结扎相同，只是用金属夹代替线扎，方法简便，需复通时成功率高。目前国内常用金属夹有银夹、镍钛记忆合金夹。银夹长有6.2 mm及5.5 mm两种规格，以适应粗细不等的输卵管；宽为2.5 mm，厚为0.6 mm，呈门字形。银夹内面有纵行的子母槽，夹端有子母线扣，夹臂内间隙为

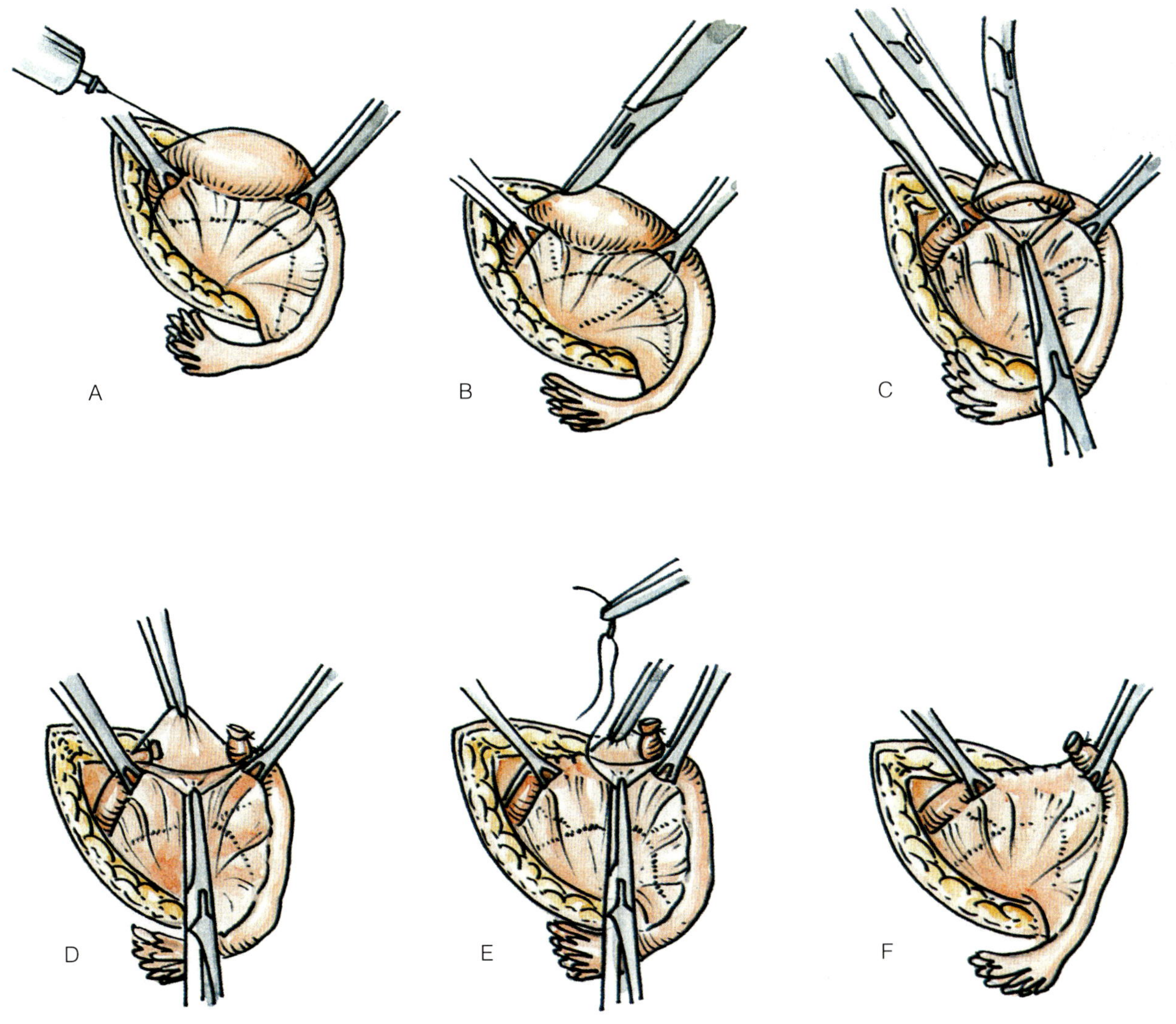

图10–23　抽芯近端包埋法

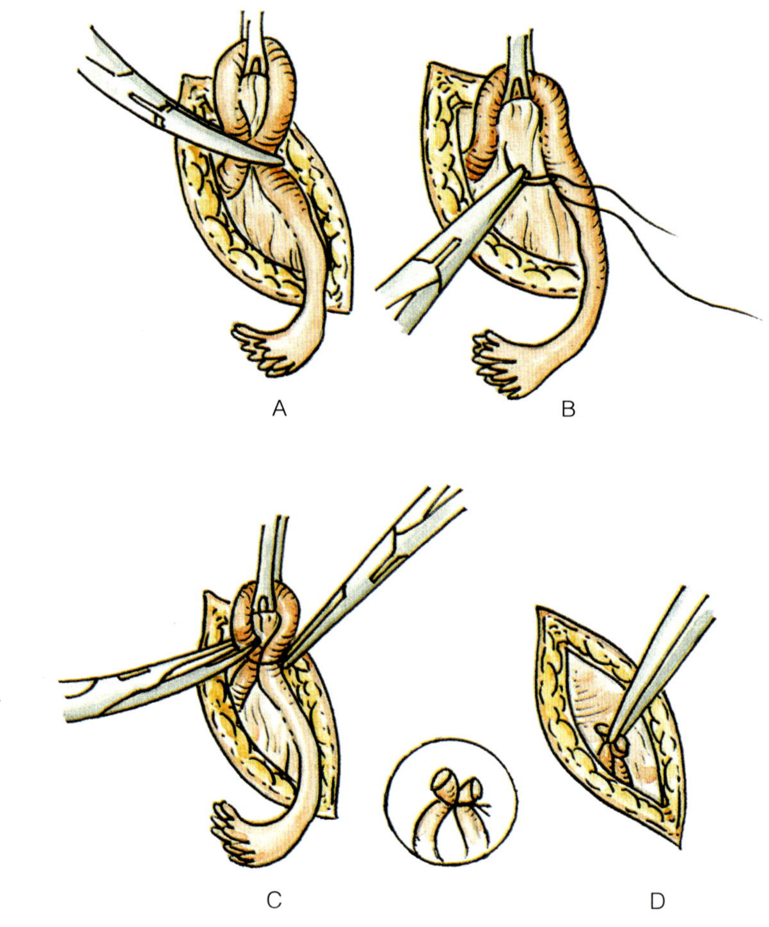

图10-24 输卵管双折结扎切除法

A.以中弯止血钳挤压造成糙面；B.以肠线做贯穿结扎；C.在结扎线上0.5 cm处切除输卵管；D.断端处理后放回腹腔

0.12~0.2 mm，以容纳压扁的输卵管，两臂张力为90~100 g。

将输卵管峡部用鼠齿钳固定，将距子宫角2.5~3 cm处的输卵管峡部，用小弯钳预夹出一凹痕，右手持已置好银夹的银夹钳，钳嘴朝向峡部凹痕处，管径全部置于张开的夹内，慢慢扣紧钳柄，使银夹紧夹于输卵管上（图10-25），松开银夹钳，检查输卵管是否被完全夹闭；如夹合不满意，可在附近再补夹一个。将输卵管送回腹腔，同法处理对侧。

镍钛记忆合金夹的方法是将夹放于冰水内，两臂自动张开，用蚊式钳将两臂分至3 mm宽，套于输卵管峡部，助手用10 mL 40℃左右的生理盐水冲洗夹子，该夹两臂即自动关闭夹紧输卵管，认为合适后，将输卵管送回腹腔。

经腹腔镜输卵管绝育术

经腹腔镜绝育术可分为电凝绝育和机械性绝育两大类。电凝绝育因其不够安全且失败率高，故已基本不用；机械性绝育法中，近年来以输卵管圈和夹绝育术应用较多，其操作方便、迅速、安全，尤以硅橡胶环价格低，应用最广。

1. 器械设备

（1）腹腔镜：附有5 mm操作孔的腹腔镜（1个穿刺点）或外科通用腹腔镜系统（2个穿刺点）。

（2）套扎器：为双圆筒套环器，其外筒较内筒短5 cm，外筒可推至与内筒平齐。筒内装有取输卵管的单抓钳，该抓钳在操纵下，能伸出筒外或缩回筒内（图10-26）。

（3）硅胶环：由硅橡胶制成，内径1 mm，外径3.5 mm，厚2.2 mm，含5%硫酸钡以便显影，具有100%弹性记忆。硅胶环的安装是将特制的塑胶圆锥扩张器套上硅胶环（图10-27），送至底端，将扩张器底部套进装环器的内筒，将硅胶环移向套环器内筒上。

2. 术前准备　清洗脐凹、脐周围及下腹部，留置导尿管。

3. 套环步骤

（1）置入腹腔镜：受术者取平卧位或截石位，局部消毒、铺无菌巾，在局麻下，于脐孔下缘处，用皮巾钳提起两侧皮肤或用手抓起腹壁，安全气腹针穿入腹腔。当针穿入腹腔时，感知落空感，并闻及咔哒声。置盛有生理盐水的注射器外鞘，如水平面持续下降，证实针在腹腔内。连接充入二氧化碳，气体流速为0.5~1 L/min，平衡气压维持在14~16 mmHg，手术台摇成15°~30°头低臀高位。在脐孔处穿刺进镜，或在侧下腹穿刺第2个5 mm Trocar点。举宫器辅助，有利操作。

（2）寻找及抓取输卵管：看到并抓取输卵管，在其峡部距子宫角3 cm处伸出单抓提取该部（图10-28）。

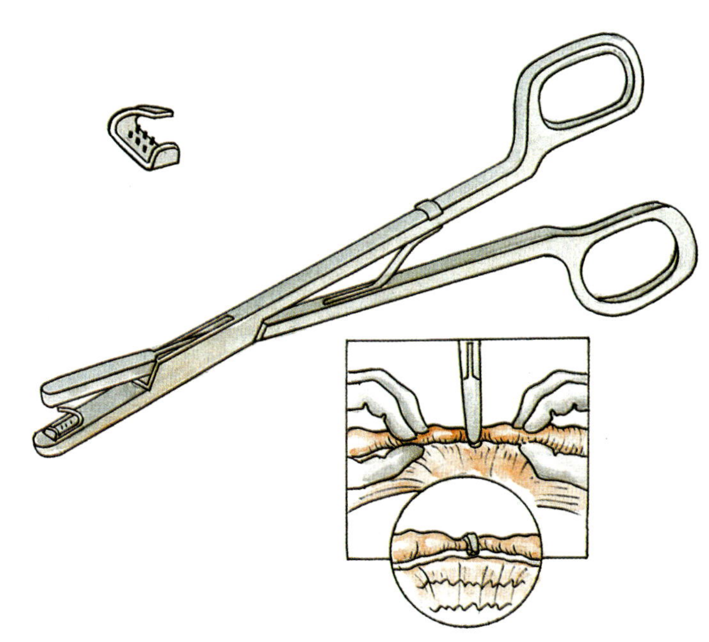

图10-25　输卵管银夹绝育术

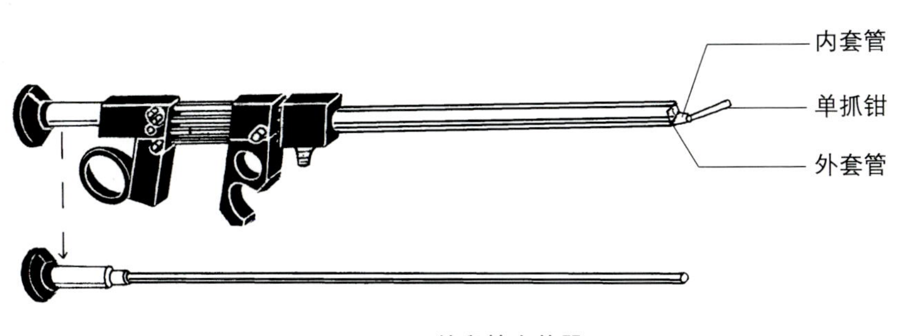

图10-26　输卵管套扎器

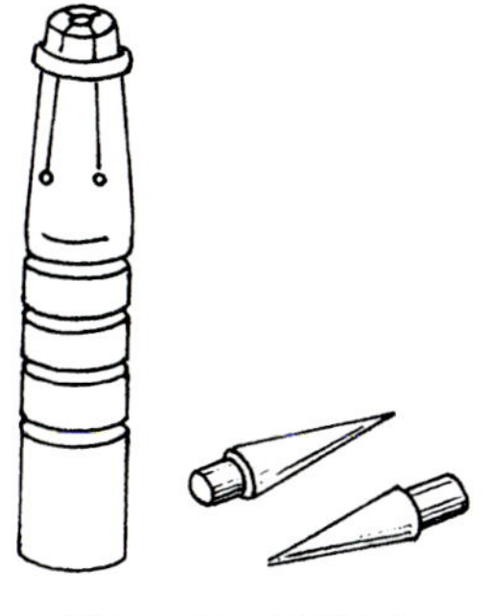

图10-27　硅胶环

（3）套扎输卵管：套管推下套扎器外管，使输卵管峡部双折襻进入内套管，而硅橡胶环则紧套扎两段输卵管（图10-29）。

（4）抽回外套管，松解单抓，缝闭穿刺点，手术完毕；同法处理对侧。

经阴道输卵管结扎术

膀胱子宫陷凹和直肠子宫陷凹是腹膜腔的最低位置，均与阴道前、后穹隆相间隔，因此通过切开阴道前、后穹隆，打开腹膜腔行输卵管结扎术。麻醉可用局麻，也可用低位硬膜外麻醉，后者麻醉效果更好。

1. 阴道前穹隆切开结扎术

（1）导尿排空膀胱，并探查膀胱附于子宫颈前方之下缘的位置，在其下约0.5 cm处做一横切口，长约3 cm，切口深度恰在子宫筋膜层，紧贴子宫颈向上推，使膀胱与子宫颈分离而达腹膜反折，剪开腹膜进入盆腔。

（2）用直角拉钩暴露切口，用无齿卵圆钳沿子宫角寻找输卵管，直至见到输卵管伞端，确认无误后再行结扎。

2. 阴道后穹隆切开结扎术

（1）于子宫颈外口后唇与阴道黏膜交界下0.5~1 cm处，横行切开阴道后壁2~3 cm，下推直肠，暴露直肠子宫陷凹腹膜，剪开腹膜进入盆腔。

（2）寻找和结扎输卵管，同前穹隆切开结扎。

经子宫颈化学药物黏（栓）堵输卵管绝育术

其作用机制是使用腐蚀剂和硬化剂引起化学性炎症反应，使输卵管黏膜发生粘连堵塞、肉芽组织增生，最后形成瘢痕组织将输卵管管腔完全堵塞，从而达到绝育的目的。手术操作为将药物注入宫腔内，使其流入输卵管，或通过宫腔镜或盲插法注药于宫角处。大部分因黏堵后输卵管再生导致复通，或其本身引起的化学性腹膜炎等严重并发症而遭废弃，目前常用的有阿的平。

1. 苯酚胶浆及苯酚糊剂黏堵输卵管绝育术　1986~1990年由上海等地医院和计划生育科研所组成5个研究分中心，对8%阿的平苯酚糊剂（PAP）和显影苯酚胶浆（PM）用于输卵管注药绝育术的有效性和安全性进行5年随访研究，结果第60个顺序月的粗累计失败率PAP组为4.61%，PM组为11.87%，PAP的节育效果显著优于PM，97.7%受术者进行了宫颈刮片检查，均未发现有可疑癌细胞或癌细胞，也未发现与黏堵剂有关的潜在疾病。

（1）注药后输卵管病理变化：可分为3个阶段。①急性炎性反应期。注药24 h后，管腔黏膜层充血水肿，继之坏死，炎细胞渗出，以中性白细胞为主，脱落的坏死组织和炎症渗出物可以完全或不完全阻塞管腔。②异物肉芽肿期。注药后

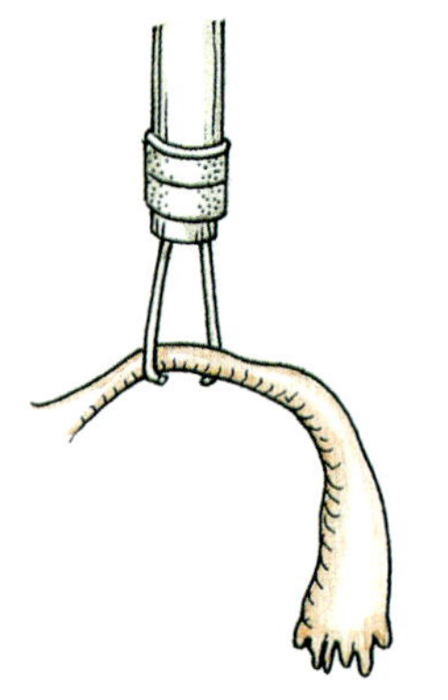

图10-28　抓取输卵管

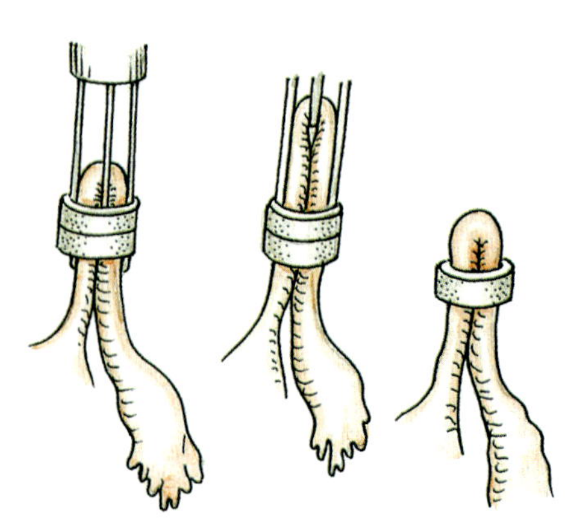

图10-29　套扎输卵管

2周左右，组织水肿消退，中性粒细胞减少，巨噬细胞和异物巨细胞生长，形成异物肉芽肿，使管腔基本闭塞。③纤维结瘢期。注药后1个月左右，异物肉芽肿渐渐被纤维细胞代替，最终形成瘢痕组织，完全阻塞输卵管管腔。

（2）注药方法：①宫腔镜注药法。术前30 min肌注阿托品0.5 mg，以5%葡萄糖液作为膨宫介质。操作方法：窥器暴露并固定子宫颈，探测子宫腔深度，适当扩张子宫颈，然后将宫腔镜沿子宫腔方向插到子宫颈内口水平，5%葡萄糖液膨宫（80~150 mmHg），在宫角顶端可见到输卵管子宫口，形态多为圆形、椭圆形，确定输卵管子宫口后，在宫腔镜观察下将外径1.4 mm、内径0.8 mm的塑料管插入输卵管子宫口，经塑料管向输卵管注入酚红或亚甲蓝液10 mL，如阻力小且无水回流宫腔，则表示输卵管通畅，可向塑料管内注入黏堵剂0.06~0.08 mL。②B超监视下插管注药法：暴露、消毒子宫颈，用探针探测子宫腔长度、倾度及屈度；根据子宫的倾屈度，调整金属导管的弯曲度，使其适应子宫腔及子宫角的角度，塑料管插入金属导管超过导管头5 mm（即塑料管前端进入输卵管间质部的深度），另一端的塑料管折叠以示标记线，将塑料管撤回至导管内；然后将导管经子宫颈轻轻地、顺着子宫腔的方向放入子宫腔底部，转向一侧子宫角，对准子宫角的输卵管子宫口处，此时可感觉导管头部有一种“固定感”，如将塑料管轻轻地、顺利地推进至标记线处（即进入输卵管间质部5 mm），初步表明插管准确，经塑料管注入无菌生理盐水10 mL，无菌生理盐水经颈管或导管另一端流出，且注入的阻力不大，则可注入黏堵剂0.06~0.08 mL，注药速度应缓慢，注完一侧后取出导管和塑料管，更换塑料管作对侧输卵管注药（图10-30），整个操作过程在B超监视下进行。术后行盆腔X线摄片，双侧输卵管内药物充盈的显影长度均达≥1.5 cm者为注药成功。

无论哪种方法，对哺乳期子宫操作应轻柔，因为哺乳期子宫内膜菲薄，宫壁脆弱，塑料管易插入肌壁间产生窦道。

2.氰基丙烯酸甲酯（methy cyanoacrylata，MCA）黏堵输卵管绝育术　MCA是一种组织黏合剂，接触水分后能由液体状态聚合为固体。在聚合过程中会产热而灼伤组织。当MCA聚合为固体时，能毁坏全层输卵管上皮，经6周左右MCA逐渐发生生化降解而使组织产生瘢痕。

Richart、Neuwirth等设计出一套Femcept输药装置，专用于注入MCA以填塞输卵管（图10-31）。它是一个双腔注射器，一腔注入MCA，另一腔注入空气使适合于宫腔形态的囊能同时膨胀，占据宫腔大部分，使MCA能迅速进入输卵管内，否则MCA将在宫腔内聚合固化。操作时将药管内装入MCA 0.6 mL，进入输卵管的MCA约为0.2 mL。

巴西等国多中心临床应用800例，阻塞成功率为65%~88%。MCA中加入X线显影剂后，不仅能显影检查，还可使聚合作用延缓而提高成功率。

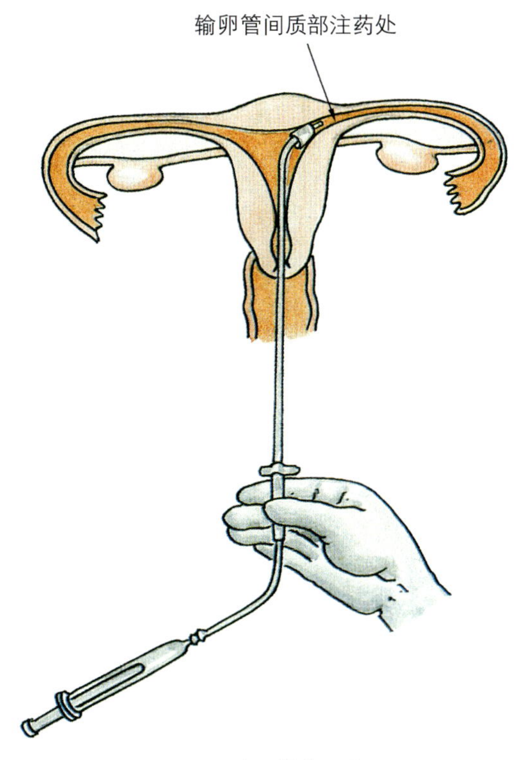

图10-30　注药操作示意图

3. 聚氨酯铋栓堵输卵管绝育术　1986~1990年由苏应宽教授主持研制的50%聚氨酯铋无水乙醇溶液，是一种新型高分子栓堵剂，能显影，常温下呈固体，加温至70℃以上呈流体状，即可注用。1987年山东258例2年观察成功率为80.23%（207例），失败19.77%（51例）。一次性带气囊医用塑料双腔导管，气囊膨胀后位于注射管中心部，便于栓堵剂流向两侧（图10-32）。

动物实验表明，用聚氨酯铋栓堵后，输卵管绝大多数黏膜皱襞消失，黏膜上皮主要呈压迫性萎缩或有变性，炎症反应轻微，栓堵剂与管壁不发生紧密粘连。输卵管复通后的光镜和电镜观察表明，随着复通时间的延长，输卵管黏膜的纤毛细胞与分泌细胞逐渐恢复正常形态，功能得以逐渐恢复而复孕。动物实验提示，聚氨酯铋栓堵法具有可复性。

操作方法：暴露子宫颈，宫颈钳夹持子宫颈外口前唇。用探针测量子宫腔长度和屈度。若子宫颈口较紧，以5号及6号宫颈扩张器扩张子宫颈，继而植入一次性带气囊医用塑料双腔导管，向气囊内缓慢注入4~5 mL空气，用止血钳夹住通气管，保持气囊膨胀堵于子宫颈管内口处。把事先放入热水中的栓剂安瓿（温度在70℃以上）取出，消毒锯开，用10 mL注射器抽吸6~8 mL聚氨酯铋乙醇溶液，通过注药管，缓慢注入宫腔，至受术者感到下腹两侧有酸胀，表示栓剂已进入输卵管，即可停止注射。松开止血钳，气囊立即缩小，取出导管，纱布拭净自子宫腔流出的剩余栓堵剂，术后行盆腔X线摄片。

4. 阿的平（quinacrine）栓堵输卵管绝育术　阿的平又名喹喃克林、麦帕喹宁，为传统抗疟药。由于其易致皮肤黄染和可能引起神经中毒症状等不良反应，现已被氯喹等药物所取代。近年来研究表明，输卵管局部应用阿的平可使用药部位粘连封堵，从而达到绝育目的。一项对印度694例的研究表明，阿的平用于输卵管绝育术，5年累计失败率为2.5%。一项对巴基斯坦1 000例的

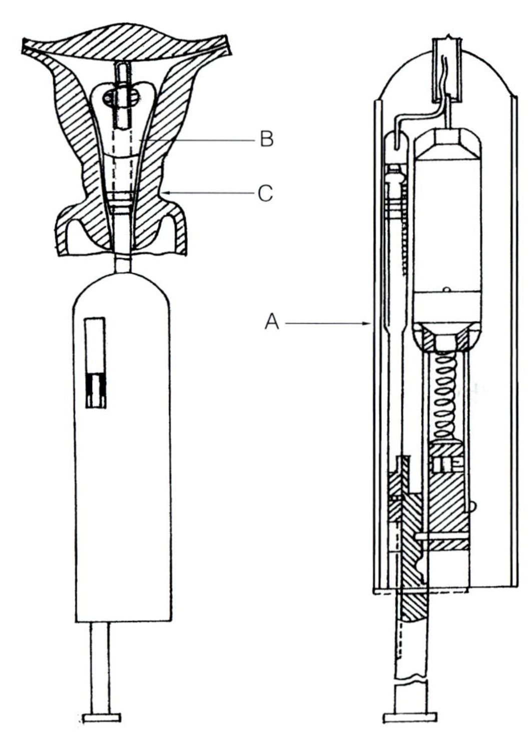

图10-31　Femcept输药装置
A.装药液小筒；B.气囊；C.子宫

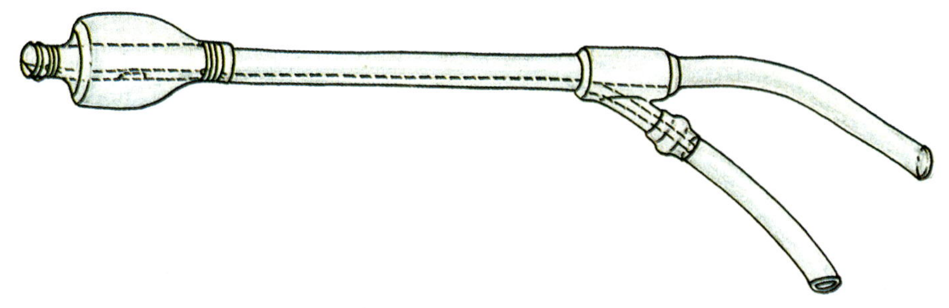
图10-32　一次性带气囊医用塑料双腔导管

随访表明，阿的平用于输卵管黏堵术4年的累计失败率为2%，已成为巴基斯坦卡拉奇地区最常用的绝育方法。印度尼西亚一项术后8年的随机对照研究表明，单次黏堵术后8年的累计妊娠率为14.3%，双次黏堵术后无意外妊娠，认为双次黏堵术效果更好。

输卵管节育器（intratubal contraceptive device，ITCD）

该节育器为国内研制的医用高分子材料栓，呈箭形，总长40 mm，总直径1 mm，呈扁柱体形，末端有一十环形的弹性记忆线圈。15例受试者放置ITCD，共观察581周期，除2例自然脱落外，余下13例在观察期间均未采取其他避孕措施，无1例怀孕，2例自然脱落。

ESSURE的组成是柔软的不锈钢内芯包绕聚乙烯纤维，外套弹力镍钛合金螺旋圈。原理是植入输卵管后外层的镍钛合金圈膨胀紧贴输卵管壁，而聚乙烯纤维则可诱导周围输卵管壁的纤维组织增生，增生的纤维组织在3个月内可完全闭塞输卵管腔从而达到绝育的目的。Kerin等进行的一项对227例妇女前瞻性、国际多中心合作研究表明，ESSURE植入成功率为88%，失败的原因包括输卵管狭窄、闭塞、痉挛、扭曲等解剖学原因以及植入物穿孔、放置不到位等原因。24个月后随访结果表明，98%的受试者耐受性良好，36个月随访无1例妊娠。此项研究的局限在于，随访时间短、缺乏同已有的其他绝育方法的对照等。西班牙一项研究认为，ESSURE用于输卵管绝育安全、有效、方便。2002年10月美国食品和药品管理委员会正式批准ESSURE为首个经子宫颈宫腔镜方法植入的输卵管绝育装置。

输卵管结构和功能保护

输卵管的功能保护

在排卵期，输卵管肌肉、输卵管系膜及卵巢固有韧带等均出现收缩。输卵管弯曲成弓形，其伞部与卵巢接近，并覆盖在卵巢表面的卵泡顶端。输卵管伞端的大量纤毛与卵丘直接接触，将卵子捡拾入输卵管腹腔口，同时通过输卵管肌肉蠕动和纤毛摆动将精子和卵子分别从相反方向输送至壶腹部，并创造一个适宜环境，有利于精子获能并穿透卵子，结合为受精卵。受精卵在输卵管内发育分裂，等待子宫内膜发育适于受精卵着床时，运送受精卵进入子宫腔。

输卵管结扎术是家庭计划生育的一种措施，故应考虑到以后复孕的可能性，而复孕的成功率在很大程度上取决于结扎部位和损伤输卵管范围。文献报道，峡–峡吻合术后，受孕率最高，峡–壶、壶–壶次之，峡–壶腹远端吻合术后受孕率较低，伞端造口术复孕率最低。这是因为峡部黏膜少，易于吻合，而壶腹部黏膜皱襞丰富，口径较大，峡–壶吻合时由于口径相差悬殊，黏膜皱襞外漏易致吻合困难，且壶腹部又是受精场所，功能易受影响。其次输卵管吻合术后的输卵管长度与复孕也有很大关系，吻合后输卵管长度在5 cm以上者复孕率高，小于4 cm者会影响受精卵过早进入子宫腔着床，与子宫内膜发育不同步，导致宫内妊娠失败。因此，输卵管绝育术结扎部位应选择在峡部，切莫将有拾卵功能的伞部切除结扎。切除输卵管长度应控制在1~1.5 cm为宜。在峡部用单把蚊式钳夹，两侧缝扎后，原位切断，分别包埋的方法，对解剖的影响最小。

卵巢功能的保护

输卵管结扎术是否会影响卵巢功能，迄今仍有争议。因为卵巢功能的调节是一个复杂的生理过程，受到血管、神经、内分泌等多种因素的影响。但多数结果表明，结扎术后特别是采取Pomeroy法扎管，部分妇女卵巢功能受损，表现为雌激素、孕激素分泌不足，黄体功能不全，月经失调，影响了输卵管吻合术后的受孕率。

组织学观察表明，随着卵泡的生长发育，在卵泡膜区内形成大量的新生毛细血管，使发育中的卵泡得到充足而有效的促性腺激素，促使其发育和排卵，排卵后的黄体，仍需大量血液供应。无黄体血流量的4~6倍才能维持正常黄体的功能。

输卵管、卵巢血液供应，均来自子宫动脉和卵巢动脉发出的输卵管支和卵巢支，其分支在输卵管系膜内相互吻合形成丰富的血管网。卵巢的动脉供应有4种类型：Ⅰ型为卵巢动脉主干与子宫动脉卵巢支在卵巢门附近吻合，共同营养卵巢；Ⅱ型为卵巢主要由卵巢动脉供应；Ⅲ型为卵巢主要由子宫动脉供应；Ⅳ型为子宫动脉和卵巢动脉分别供应卵巢的内、外侧半（图10-33）。因此，输卵管结扎术损伤子宫动脉卵巢支是否出现术后卵巢功能障碍及其影响程度，固然取决于患者的卵巢血供类型。如卵巢血供属子宫动脉优势型，则就严重影响卵巢功能。此外，输卵管、卵巢神经均来自卵巢丛和子宫阴道丛，伴血管走行，输卵管、卵巢间质、卵泡和黄体均有神经纤维及其末梢，这些神经将生殖器官与中枢神经相联系。因此，在行输卵管绝育术时，应当尽量选择对系膜内血管、神经损伤小的术式，如原位切断包埋、抽芯包埋、各种输卵管夹法，同时在术前对受术者做好咨询工作，消除受术者对手术的恐惧和顾虑，减少对中枢神经的刺激而导致的下丘脑-垂体-卵巢轴的功能紊乱，来保护卵巢功能。

盆腔静脉循环的特点及保护

盆腔静脉循环特点：中、小动脉多伴有2~3条同名静脉，卵巢静脉甚至可多达5~6条，形成蔓状静脉丛，弯曲在子宫体两侧后方，直至它们流经骨盆缘前才形成成双或单一的卵巢静脉。子宫、卵巢、输卵管的静脉有许多吻合支，在输卵管系膜内，有子宫静脉和卵巢静脉起始部间的吻合，并形成环状静脉循环，再与外侧的卵巢静脉丛相吻合。分布于盆腔脏器的各静脉丛，汇集成两支以上的静脉，流入粗大的髂内静脉。盆腔静脉壁薄，缺乏由筋膜组成的外鞘，没有瓣膜，缺少弹性，穿行在盆腔疏松的结缔组织之中，流动

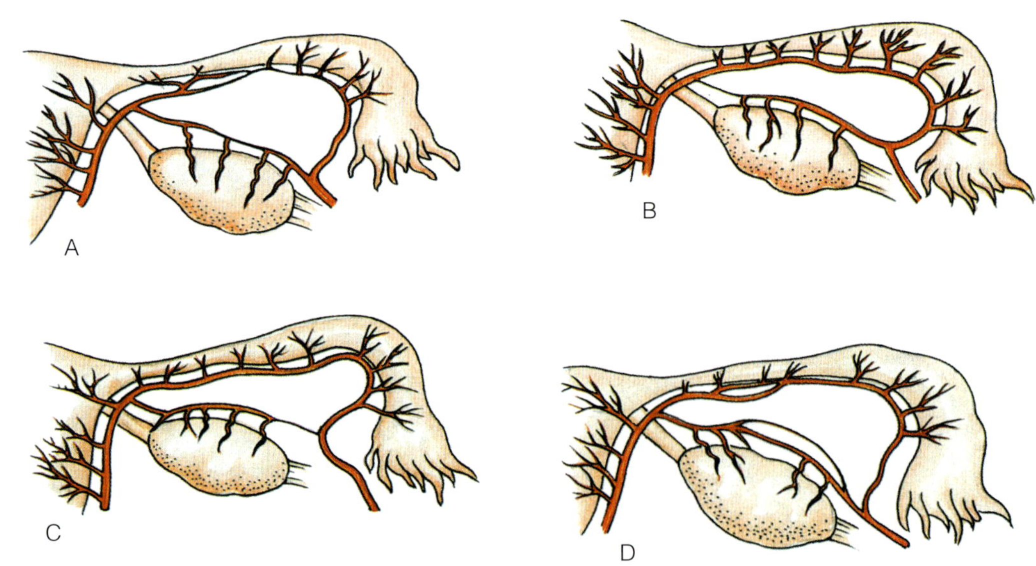

图10-33　卵巢血液供应类型

A.子宫动脉卵巢支与卵巢动脉主干在卵巢门附近吻合，占72.5%；B.卵巢动脉在输卵管子宫端与子宫动脉直接吻合，卵巢主要由卵巢动脉供给，占3.8%；C.子宫动脉卵巢支与卵巢动脉的一个小侧支吻合，卵巢主要由子宫动脉供给，占10%；D.子宫动脉卵巢支与卵巢动脉各分两支形成襻状，占13.7%

缓慢，因而容易扩张和形成众多弯曲的静脉丛，这些都是盆腔静脉血流淤滞的解剖学基础。此外，生殖器官、膀胱和直肠三个系统的静脉丛彼此相通，且又缺乏瓣膜，只要其中一个系统的静脉循环障碍，就会影响其他两个系统。任何使盆腔静脉流通不畅或阻塞的因素，均可造成盆腔静脉淤血。出现低位腰痛、下腹痛（尤其在经前过度劳累、久站或性交后加重）、性感不快、月经改变、白带增多和极度疲劳感等一系列症状。腹腔镜观察发现，绝育术后盆腔痛中，盆腔淤血症占8.62%，表现输卵管系膜血管扩张、增粗，直径可达0.8~1 cm，子宫阔韧带内静脉怒张、迂曲，可呈静脉瘤样表现。

解剖变异及处理

输卵管解剖变异极少见，且有的解剖变异如输卵管发育不全、闭锁畸形、中部节段状缺失等直接导致不孕症。需提及的是单侧输卵管阙如，如单角子宫伴有一发育正常输卵管，可以正常妊娠分娩。因此，在行输卵管绝育术时发现仅有一侧输卵管时，应把子宫提出，详细检查，确为单角子宫、单侧输卵管阙如，方可放弃，避免漏扎。同样在非手术输卵管堵塞绝育术时一侧成功，另一侧寻找不到输卵管口时，应做子宫造影来确诊。此外，输卵管发育异常中较常见的一种是副输卵管，单侧或双侧，即在正常输卵管附近有一小型输卵管，有伞部，近侧端有管腔与主输卵管管腔相通或不相通，遇见这种情况，结扎部位应取两个管腔相通处的近端。

意外损伤及预防

膀胱损伤

1. 原因　膀胱位于盆腔前部，腹前壁的腹膜向下延伸，到膀胱上面和两侧缘。腹膜在膀胱顶处与膀胱结合紧密，在膀胱体的两侧与膀胱结合疏松。当膀胱充盈时，顶部上升突入腹膜腔，腹壁与膀胱之间腹膜反折亦随之被推移到耻骨联合上方，此时膀胱前壁则直接与腹前壁相接（图10-34），而输卵管绝育术切口位置较低，切口小，视野窄。若术者疏于鉴别，就会将膀胱误认为腹膜而被切开，造成膀胱损伤。

2. 预防

（1）切口位置不低于耻骨联合上3 cm。

（2）术前排空膀胱，如有尿潴留，应放置导尿管。

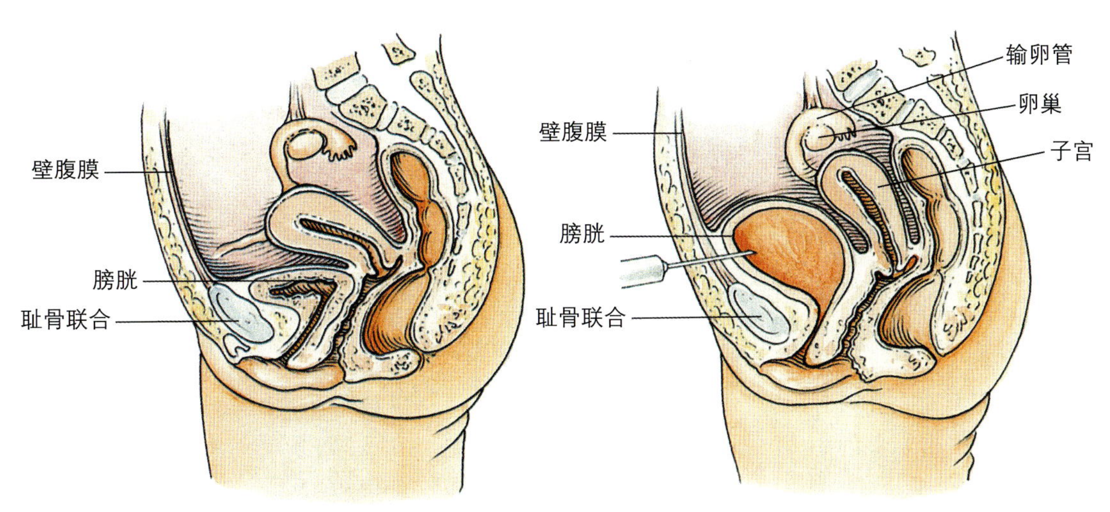

图10-34　膀胱与腹膜的关系

（3）术中应仔细辨认腹膜，腹膜薄而光滑，呈半透明状，外面覆有疏松结缔组织和脂肪，在肥胖女性腹膜前外脂肪较厚。手术时，用手指探入分离的腹直肌的下面，轻巧地将腹膜前脂肪做钝性分离，可触及一层有韧性和弹性的膜，膜下空虚并可触及肠管，即为腹膜。可用止血钳虚夹腹膜并提出腹壁，直视下，光泽度和透明度好，就可确认。而膀胱是一肌性囊状器官，组织较厚，光泽度差，手感为非膜状感觉。钳夹时，受术者有向外阴部放射性牵拉痛并有尿意感。

（4）在同一处经几次切开腹膜仍未进入腹腔时，或该处血管丰富，组织较厚，可能已接近膀胱组织，应更换部位，可向切口上端重新提取腹膜。

（5）切口部位注射局部麻醉药不宜过多、过深，以免麻醉药液浸润膀胱肌层，造成术中难以分辨结构层次，引起误伤。

肠管损伤

1. 原因

（1）误将肠管夹在腹膜折叠内而被切开。

（2）在未知腹膜腔已被打开的情况下，误将肠管壁当作腹膜切开。

（3）用器械钳提取输卵管时误伤肠管。

2. 预防

（1）提起腹膜后，在直视下，助手用另一把止血钳虚夹对侧相距1 cm处之腹膜，交替夹松腹膜1~2次，以便使夹起的肠壁滑下。

（2）用拇指、食指揉搓两层腹膜，感觉光滑有滑润感，组织较薄，内无异物，用剪刀挑视，可透过剪刀影，方可剪开微孔，空气进入腹腔后肠管受大气压作用，自然下沉退缩，再扩展切口。

（3）受术者取头低仰卧位，提取输卵管时，嘱受术者做收腹呼气动作，可使肠管移向上腹部。

（4）提取输卵管时，应用无齿卵圆钳，只能虚夹，不能扣紧。

输卵管系膜出血与血肿

1. 原因

（1）解剖方位不清，反复寻找提夹，提管困难（如输卵管系膜较短，或输卵管与阔韧带有粘连等），用力不当会导致输卵管系膜撕裂，引起出血。

（2）在切开输卵管系膜游离输卵管时或缝合系膜时，未避开血管而误以损伤或穿破血管，未及时结扎。

（3）因两层系膜间组织疏松，如有出血，很快会形成血肿。

2. 预防

（1）掌握子宫、输卵管的局部解剖方位，不管用何种方法提取输卵管，动作要准确轻柔。

（2）子宫后倾屈较重需要复位时，不能用力过猛。采用卵圆钳复位有困难时，应改用手指复位。

（3）结扎部位，应尽可能选择在输卵管峡部无（少）血管处。

（4）结扎部位如伴有平行血管而又无法分开时，可考虑与输卵管同时分离，一起结扎。

（5）结扎部位尽可能避开伴有“T”形的血管区域，无法避开时可先将纵行血管缝扎。

（6）缝合系膜时，应注意避让系膜的血管。

■ 腹腔镜绝育术损伤及预防

1.穿刺损伤肠管和血管　多因气腹建立不好或原有肠粘连而误伤肠管；注气针穿刺过深或方向过于垂直，有可能损伤腹腔内大血管。穿刺时掌握好深度、方向和力度，是预防损伤的关键。充气针如误刺入其他组织或血管时，可发生皮下气肿、大网膜气肿，甚至二氧化碳气栓塞。因此，充气时一定要严格按照手术操作步骤进行，确认气腹针进入腹膜腔后方可充气。

2. 子宫穿孔、子宫颈撕裂　均因放置举宫器时粗暴或使用不当所致。所以在放置子宫举宫器、推摆及牵拉子宫时用力应得当，对哺乳期施术的患者更需小心。

3. 输卵管断裂及系膜出血　多因牵拉输卵管过度所致。牵拉时，将腹腔镜向输卵管方向靠近，可以预防。

输卵管绝育术问题讨论

各种输卵管绝育术的利弊

输卵管绝育术是一种计划生育措施，是在健康女性身上进行的手术，因此要求输卵管绝育术安全、简便、绝育成功率高、费用低；同时又对输卵管损伤小，便于术后复通。

1. 经腹输卵管绝育术　国内普遍采用的经腹壁小切口指扳法提管的输卵管结扎术，最为安全、有效、经济。

2. 经阴道结扎术　优点是术中对肠道干扰少，术后无腹部瘢痕，恢复较快；缺点是手术野小，技术要求高，术时对邻近器官损伤机会较多，术后感染率略高。

3. 经腹腔镜绝育术　是一种安全、有效、并发症少、费用高的绝育方法，在国外已应用20多年。但它需具备腹腔镜系统，掌握该项技术。而国内有相当多的临床医师对经腹壁小切口绝育手术操作技术娴熟，故此项绝育术在国内未能普遍开展。

4. 各种输卵管夹绝育术　优点是处理输卵管的操作简便，缩短手术时间，不切断输卵管及其系膜；夹体小，对输卵管组织损伤小、瘢痕少，有利于术后复通；在机体内夹子表面形成光滑的纤维组织膜，与周围脏器粘连机会少，并发症少。缺点是绝育效果不如输卵管结扎术稳定。结扎方法中以抽芯近端包埋法的失败率最低，结扎部位在峡部无（少）血管区，对输卵管损伤小，对系膜内血管、神经损伤亦少；术后再行输卵管吻合术，采用显微外科技术，复通率高，受孕率也高。

5. 输卵管黏堵和栓堵绝育术　优点是无须开腹，消除了患者的紧张心理，输卵管黏堵术使用的苯酚药物的腐蚀作用多限于内膜表层，使上皮组织产生凝固性坏死，而肌层和浆膜层无坏死现象，不损伤输卵管系膜内的血管，但有时可因剂量掌握不好，导致苯酚从输卵管溢入盆腔，使盆腔组织腐蚀，并产生化学炎性增生反应，以致盆腔粘连。且在复通术中，发现输卵管破坏范围广，切除的阻塞输卵管段比结扎输卵管段长，吻合后保留的输卵管长度短，影响受孕率。聚氨酯铋是高分子栓堵剂，对输卵管壁无腐蚀作用，与输卵管管壁不紧密粘连，取出栓堵剂后，输卵管组织形态、功能经过一段时间均可恢复正常，不损伤输卵管系膜内血管、神经，因此聚氨酯铋输卵管栓堵术，有望成为一种比较理想的、非手术的、无创伤的、可复通的输卵管绝育术，易被妇女接受。因其技术另需要专业培训，此技术局限于科研层面，未能广泛开展。

输卵管绝育术后妊娠率

输卵管绝育术后妊娠率即失败率，文献报道不一，为0.2%~2.0%。若发生异位妊娠破裂，后果较为严重。输卵管结扎术失败常与术者局部解剖不清及操作不规范有关，常见原因有：①输卵管断端再通；②输卵管腹腔瘘；③误将子宫圆韧带当成输卵管结扎；④仅结扎了一侧输卵管；⑤新生伞。

分析形成上述情况原因：①分娩后、引产后、人工流产后，同时行输卵管结扎术，妊娠期输卵管肌细胞与结缔组织肥大、血流量增多、输卵管肿胀增粗，输卵管结扎术后，组织缩复，导致缝扎处缝线松脱或输卵管夹松脱，造成输卵管断端再通。②结扎线过紧，可勒断输卵管或输卵管夹夹断或夹破输卵管，形成瘘管。③结扎部位在输卵管壶腹部，壶腹部管腔直径大、黏膜多，结扎不够紧；或因输卵管较粗，输卵管夹相对较小，输卵管未被完全夹全；或因输卵管夹的两臂合拢不到位，间隙过宽，管腔未被夹闭，造成输卵管绝育术后妊娠。④与手术方法有关，抽芯包埋法失败率最低，Pomeroy法略高，伞切法最高。⑤发生在输卵管结扎术后当月内的输卵管妊娠常与结扎时间有关，在月经后半期，特别是近排卵后结扎，此时卵子已在输卵管壶腹部受精，结扎后，受精卵进入子宫腔受阻，造成输卵管妊娠。

降低失败率的措施：①熟知子宫、输卵管局部解剖。②加强术者责任心，术中提出输卵管，必须见到伞部后再行结扎术，避免误扎，结扎部位以选峡部为好。③结扎输卵管选用4号缝线较适宜，根据输卵管粗细和是否充血、水肿等情况，决定打结松紧程度；缝合浆膜的线不能穿过输卵管。④选择最有效的结扎方法。⑤结扎时间应在月经净后2~5 d。⑥输卵管形态、粗细因人而异，因此，应依据输卵管的粗细程度来选择输卵管夹的型号，上夹时两臂合拢应到位。

输卵管绝育术后盆腔痛

输卵管绝育术后盆腔痛是输卵管绝育术常见的并发症，究其原因：①盆腔感染、粘连；②输卵管结扎手术引起的盆腔血管形态学及血流动力学改变；③可能与受术者的心理障碍有关。王振海对264例输卵管结扎术后盆腔痛患者，经腹腔镜检查，76%有病理情况存在，其中盆腔炎症、粘连、大网膜粘连共占83.17%，盆腔静脉淤血综合征占12.4%，子宫内膜异位症占4.5%。

迄今为止，传导盆腔痛的神经尚不十分清楚，可能既有躯体神经系的，也有内脏神经系的。该两个神经系统的神经经过许多神经丛进入下胸部至骶部之间脊髓内。来自盆腔内的传入纤维，一部分随躯体神经行走，另一部分通过内脏神经，随交感神经或副交感神经行走。内脏传入神经和躯体传入神经一样也具有节段性分布，且与相同节段或邻近节段的躯体传入神经发生联系。因此，当某一内脏发生病变时，除内脏疼痛外，还常在体表相关区域出现疼痛，这种现象称牵涉性疼痛。支配输卵管的神经中枢在第10~12胸髓节和第1腰髓节的侧角及第2~4骶髓节的骶中间外侧核，故输卵管疼痛的牵涉痛常见部位在耻骨联合上方和腹股沟区或在背部髂嵴上缘水平。卵巢疼痛牵涉到第10胸髓节，常见牵涉痛部位在脐稍下方之两侧和背部髂嵴上缘水平。子宫疼痛牵涉到脊髓节段为T_{10}~L_1及$S_{1\sim4}$，因此，牵涉疼痛区为腹部的脐上方、脐稍下方以及背部的骶骨上半并向侧面延伸至臀部。

因此，输卵管绝育术后，心理性盆腔痛与有内生殖器病变的器质性疼痛，可以做出鉴别。心理性疼痛定位不准确，多变的转移性或全身性痛，疼痛性质不定，呈持续性，疼痛传导奇异，不以解剖部位为界限，疼痛感觉随情绪变化而改变，疼痛可持续数周、数月，甚或数年；而器质性疼痛有明确的疼痛点，疼痛性质为锐痛、痉挛性痛，多呈间歇性，疼痛沿一定神经传导通路放射，疼痛与情绪变化无关，随着疾病的转归疼痛加重或消失。故女性内生殖器传入神经节段性分布及牵涉性痛，是输卵管绝育术后盆腔痛诊治的解剖学和生理学的依据。

理想的输卵管绝育术，应该是高效、安全、简单易操作、具有良好的可接受性，术后恢复快、不留瘢痕，且具有潜在的可逆性。输卵管绝育术从需要腹部外科手术切断结扎输卵管到经子宫颈的物理、药物阻断输卵管，直至目前的可复性机械性栓子，体现了微创、简便及可复性的思路。随着技术的发展和新材料出现，寻找生物相容性与组织反应性更加协调的理想输卵管栓塞材料，以及更好的设计方案，进一步提高有效性、安全性、经济性、可复性，将是今后输卵管绝育研究的重点方向。

（赵兴波）

输卵管再通术

适应证和禁忌证

适应证

子宫输卵管造影诊断为输卵管阻塞的不孕患者。

禁忌证

1. 输卵管壶腹部远端、伞端阻塞者。

2. 子宫角部严重阻塞，输卵管吻合术后阻塞者，已确诊为结核性输卵管阻塞者。

3. 其他子宫输卵管造影的禁忌证。

吸杯式同轴导管输卵管疏通术

器械设备

吸杯式同轴导管由以下部分组成。

1. 中心导管　导管头为橡树果状韧性塑料管，远端逐渐缩小。顶端外径为5.0 mm，可顺利通过子宫颈外口。

2. 中心导管外套管　前端为半透明塑料吸杯，杯内有抽气小管贴附在中心导管外侧，供抽气时形成的负压，使吸杯紧紧吸附在宫颈上，以封闭子宫颈和牵引子宫。吸杯直径分别为35、30、25，可根据子宫颈大小选择应用。

3. 同心导管　有F9、F5.5、F3三种，经中心导管近端插入，远端达子宫颈管内口。

4. 超选择导管　P5.5，可经同心导管送入子宫角部。

5. “J”丝　“J”形韧性金属导丝，直径约1.8 mm。

6. F3导管及超软导丝　直径<1 mm。

操作步骤

1. 术前准备同常规子宫输卵管造影。

2. 患者术前30 min肌内注射阿托品0.5 mg，平躺于X线检查床上，取膀胱截石位，常规消毒、铺巾，窥阴器暴露子宫颈，消毒阴道和子宫颈。

3. 将中心导管前端插入子宫颈外口，上推外套管及吸杯，使吸杯套在子宫颈上，抽负压使吸杯牢固吸附于子宫颈外面。

4. 取下阴道窥器，经中心导管将四导管导入子宫颈内口处；再经四导管引入F5.5及“J”丝，在X线指导下由“J”丝引导，将F5.5导管放置于一侧子宫角部，试将导丝向前推进1~2 cm，抽出导丝，经导管注入少量76%泛影葡胺，进行选择性输卵管造影。

以上操作过程中，牵引外套管适当调整子宫体与子宫颈间角度，有利于将F5.5导管顺利插入子宫角部输卵管开口处。该导管是否能成功插入子宫角部也与其弧度是否适合子宫角部形态有关，为此可根据患者的具体情况、热塑性调整该导管的插入角度。

5. 若输卵管不显影或部分显影，则通过F5.5导管引入F3导管及超软导丝，运用导管扩张分离，若前进尚顺利，可用生理盐水加压冲洗，导管导丝分离和注射生理盐水交替使用，感到阻塞部已疏通，最后经选择性输卵管造影证实，并注入少量抗生素和氢化可的松（图10-35，36）。

经子宫颈气囊输卵管修复术（transcervical ballon tuboplasty，TBT）

器械设备

1. 外套管　直径5 mm，附有前、后两个15 mm长的气囊。

2. 中导管　系直径2.5 mm的弯曲导管，可经外套管插入。

3. 中央导管　管径1 mm，末端有一气囊2~3 mm，管旁附有一条0.6 mm的软导丝尖，可起到分离粘连的作用。

操作步骤

1. 术前准备同上。

2. 患者在荧光屏下取截石位，消毒、铺巾、放置窥阴器，以宫颈钳牵拉子宫颈前唇，将外套管经子宫颈口插入宫腔内，注入空气膨胀前气囊，下牵套管使之堵塞子宫颈内口，然后注气膨胀位于子宫颈管内的后气囊，以阻塞子宫颈管，同时稳固前气囊。经管腔注入水溶性造影剂做子宫输卵管造影，显示输卵管阻塞与否及阻塞的部位。

3. 在X线荧光屏透视下，经外套管插入中导管至子宫角部，先后行两侧选择性造影术，进一步对照TBT前HSG的结果是否一致。

4. 经中导管引入中央导管，进入输卵管间质部，交替注入生理盐水或造影剂，观察阻塞部位是否疏通。如阻塞部位在峡部，导丝先进入，继而膨胀气囊，使其先于导丝发挥撑胀作用。

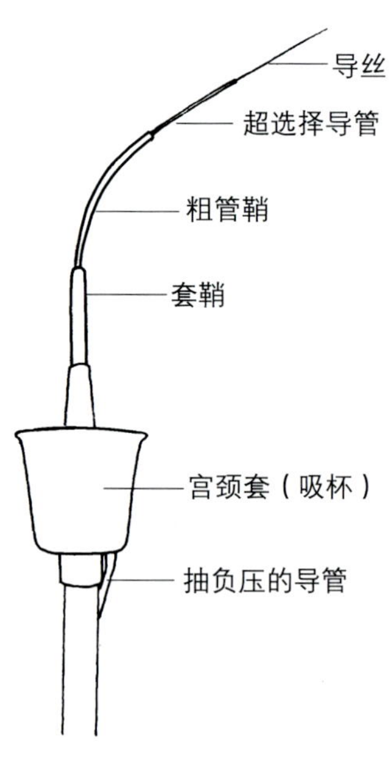

图10-35　真空同轴导管子宫输卵管造影装置示意

手法插管输卵管疏通术

器械设备

1. 外套管　系薄壁金属导管，外径3 mm，内径约2 mm，管远端也为一弯头，长为3 cm，末端塑成不同弯度以适应子宫角形态。

2. 内导管　可选用直径约2 mm的塑料管、硬膜外导管或输尿管导管。

3. 细导丝或J形导丝也可采用用于经阴道配子输卵管移植的导管系统。

操作步骤

1. 术前准备同子宫输卵管造影术。

2. 患者取膀胱截石位，消毒、铺巾。窥阴器暴露子宫颈，将金属导管（选择适当弯度）插入子宫腔底后，略后退，头部向一侧滑行进入子宫角部，一般可达输卵管口。

3. 将内导管经金属导管插入间质部输卵管近端，注入液体或造影剂，行选择性输卵管通液术或造影术。

4. 经内导管引入金属导丝，行疏通术。此外，超声下选择性输卵管插管造影及疏通术，其特点是采用超声显影导管系统，在超声仪器下进行，避免医师及患者暴露于X射线造成损伤。

5. 手术意外及预防　①子宫内膜损伤：各种导管均有可能引起子宫内膜损伤，特别是金属导管。因此，应尽量选用光滑和柔软的导管。操作时

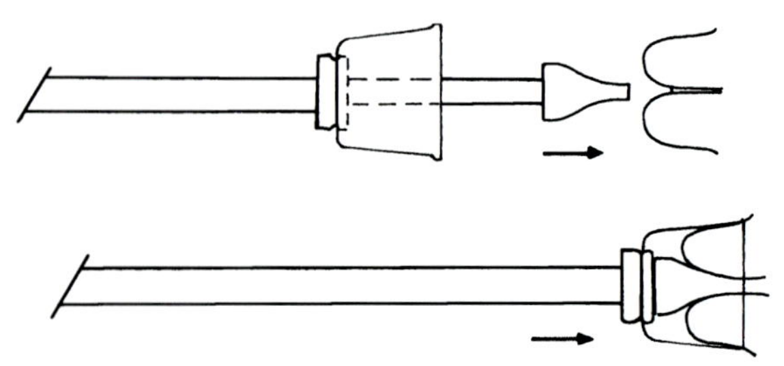

图10-36　真空同轴导管子宫输卵管造影装置操作示意

应手法轻柔，避免反复多次插管。②输卵管损伤：插入输卵管的导丝和导管均可损伤输卵管，多为输卵管浆膜下穿孔。为此，在疏通输卵管时应用力适当，遇到阻力时不可强行推进导丝及导管。

■ 子宫输卵管吻合术

适应证

子宫输卵管吻合术，即输卵管子宫内移植术，适用于输卵管间质部妊娠子宫角部楔形切除后、输卵管间质部阻塞、药物黏堵绝育后要求复孕者。施行该类手术的前提是输卵管远侧段（壶腹部和伞部）正常，长度至少在5 cm以上。

操作步骤

1. 确定输卵管梗阻部位　先自输卵管伞端插入软性导管，注入亚甲蓝液以确定输卵管阻塞部位。沿纵轴垂直剪开输卵管浆膜层，向两侧游离输卵管，于阻塞段远心端（亚甲蓝液显示盲端处）切断输卵管，远侧段输卵管内置入导管。

2. 切除闭锁的输卵管区段　游离近心阻塞段输卵管，直至子宫角部，电凝或结扎系膜内出血点。在子宫角部，即输卵管进入子宫处，卧式“Y”字形切开子宫肌层（图10-37）。切口长0.5 cm，深度达输卵管子宫口处，以便充分暴露欲游离和切除闭锁的间质部输卵管，并使子宫角内口与通畅的输卵管远心断端保持在同一平面上，以便进行吻合缝合。

提起闭塞的输卵管远心端，沿间质部走行。用弹簧剪锐性游离间质部输卵管，此时可见较粗大、纵横交错的子宫平滑肌纤维，与较光滑、纤细、呈灰白色的间质部输卵管肌层紧密相连。间质部输卵管由子宫角偏后方（可见该部位在子宫角表面略膨隆）穿入子宫角肌层，斜或弯向前，向子宫腔侧走行，达输卵管入子宫口时，输卵管腔向子宫前壁方向移行。当向子宫腔深部游离间质部输卵管有落空感时，即提示到达输卵管子宫连接部，由此处切除间质部的输卵管。可见输卵管子宫口，并窥见子宫内膜。一般该管位于子宫角正中偏前方，即该处子宫前壁较后壁略薄（图10-38）。

3. 输卵管子宫内移植　由远心侧通畅段输卵管的近侧断端引出导管，由输卵管子宫口插入宫腔内做支架，用6-0号无创伤可吸收缝线，间断缝合输卵管子宫口与输卵管断端黏膜肌层4针。子宫肌层切口用3-0号无创伤可吸收线间断缝合1~3针。输卵管浆膜层创缘与子宫浆肌层用6-0号无创伤可吸收缝线间断缝合。输卵管内导管由腹壁引出，或盘卷在子宫腔内，术后经阴道取出。

注意事项

子宫输卵管吻合术因需切开血运丰富的子宫肌层，因此为预防出血，可事先用压脉带环绕子

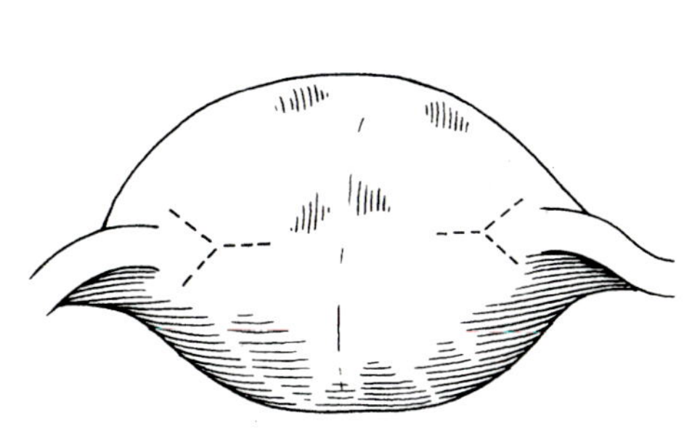

图10-37　Y形切开

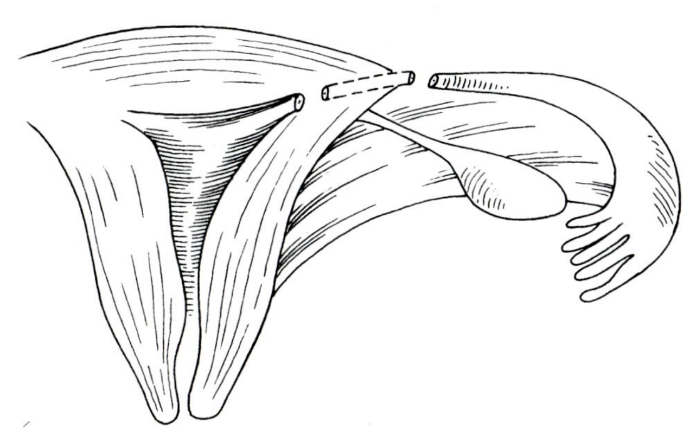

图10-38　子宫输卵管吻合

宫峡部，阻断子宫血流后再行手术；另外，也可缝扎子宫侧壁子宫动脉上行支分支及静脉以减少子宫切口出血。

术中寻找输卵管子宫口非常重要。当游离间质部输卵管接近输卵管子宫口时变软或有空虚感，恰好在闭塞段末端切除间质部输卵管。若游离过深，则切口创面较大。可在游离间质部输卵管向子宫角深处多游离1~2 mm。然后，剪刀向外侧移行2 mm后，剪除闭塞段间管。如此，输卵管子宫口可形成像“树桩”样管腔，与通畅段输卵管近侧断端吻合时，在显微镜下可保持在同一平面上，如同端对端输卵管吻合一样，易于对位缝合。

手术时间应选择在月经干净后2~5 d，即卵泡期进行。因黄体期受孕激素影响，盆腔血管处于充血状态、卵巢丛血流量增加5~6倍，同时凝血功能减退，因此手术容易损伤输卵管系膜血管引起出血。

输卵管伞端成形术

输卵管伞端成形术适用于粘连、管口闭锁或形成环状狭窄，伞端黏膜组织大部分未破坏者。输卵管积水者，须具备壶腹部输卵管正常存在，管壁无明显增厚，黏膜皱襞粗大。

术中需在伞端粘连部位或盲端，行放射状切开，应避开血管，将黏膜外翻与浆膜层固定（图10-39），须注意输卵管伞黏膜面与卵巢的关系。当输卵管伞形成后与卵巢间卵巢悬韧带延长时，应连续缝合将之缩短，以利于恢复输卵管伞拾卵功能。

输卵管周围粘连松解术

该术适用于输卵管周围粘连引起的不孕症。腹腔镜下分离解除纤维素形成的粘连带，解脱被束缚的输卵管，恢复其功能。开腹手术，效果相同。

腹腔镜放大了组织层次，用剪切或双极电切分离卵巢表面的粘连，以暴露卵巢皮质，单极凝（切）均易损伤卵巢。同时，应将整个盆腔包括盆壁、直肠子宫陷凹以及子宫周围的粘连全部分离，才能使排卵、捕捉卵子和输送生殖细胞等功能活动恢复正常。

输卵管再通术问题讨论

显微外科手术优于开腹手术

输卵管再通术可概括为两类：一类为开腹手术，另一类为显微外科微创性手术（包括输卵管镜、宫腔镜和腹腔镜）。临床观察证实，显微外科手术优于常规开腹手术。手术显微镜下操作，

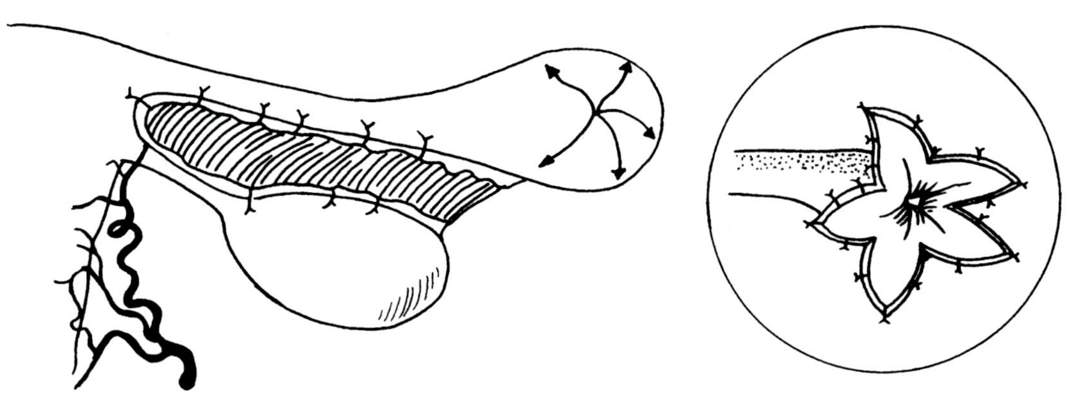

图10-39　输卵管伞端成形术

准确、轻柔、组织对合好、损伤小；另外，显微镜下进行子宫角输卵管吻合术，可较好地处理子宫角部输卵管与子宫肌层的正常解剖关系。因此推荐显微外科手术。

年龄和输卵管结扎时间

年轻女性再通术成功率高于年长女性（>35岁）。电镜观察发现，输卵管结扎术后，近端输卵管内膜纤毛细胞脱落，炎症反应发生率显著增高，内膜组织结构损害程度随结扎年限和年龄而增加，同时生育力也明显降低。

不同手术指征

输卵管峡部手术结扎后，输卵管复通率最高，可达95%以上。输卵管炎症性梗阻成功率较低。盆腔粘连和输卵管损伤的影响，以盆腔无粘连或粘连不严重、输卵管损伤较小者复通术的成功率较高。伞端切除行造口术者，由于拾卵功能受到影响，其术后受孕率较低。

病变和吻合部位

由于输卵管峡部肌层肥厚、黏膜低平、易于对合，因此吻合成功率较高。其次为壶腹部-壶腹部吻合，两者成功率分别为94.73%、83.33%。

再通术后输卵管长度与复孕的关系

术后输卵管长度大于5 cm者效果较好，至少保留正常壶腹部输卵管。

手术经验和术后管理是手术成功的重要因素

手术后加强护理观察，适时行输卵管通液或造影可评价手术效果，也可早期发现异常并及时诊治，并提示治疗与输卵管因素相关的疾病，以提高复孕率。

（赵兴波）

输卵管肿瘤

输卵管良性肿瘤和瘤样病变

输卵管瘤样病变

1. 输卵管积水（hydrosalpinx）

2. 输卵管积脓（pyosalpinx）

3. 峡部结节性输卵管炎（salpinhydatid isthmica nodosa）

4. 子宫内膜异位症（endometriosis）

5. 腺肌病（adenomyosis）

6. 泡状附件（hydrated of Morgagni）

输卵管良性肿瘤（表10-1）

1. 囊性畸胎瘤（cysticteratomas）

2. 神经膜瘤（neurilemmoma）

3. 腺瘤样瘤（adenomatoid tumor）

4. 浆液性囊腺瘤（serous cystoadenoma）

5. 血管瘤（hemangioma）

6. 平滑肌瘤（leiomyoma）

表10-1 输卵管良性肿瘤

腺瘤样瘤（adenomatoid tumor）
平滑肌瘤（leiomyoma）
畸胎瘤（teratoma）
囊性畸胎瘤（cystic teratoma）
实性畸胎瘤（solid teratoma）
纤维瘤（fibroma）
纤维腺瘤（fibroadenoma）
乳突瘤（papilloma）
脂肪瘤（lipoma）
血管瘤（hemangioma）
淋巴管瘤（lymphangioma）
间皮瘤（mesothelioma）
中肾瘤（mesonephroma）

临床病理

输卵管腺瘤样瘤、血管性肌瘤或网织内皮瘤，为输卵管平滑肌层内生长的肿瘤，大小不一，可发生扭转或变性，因其易与输卵管腺癌相混淆，故切除后应送病理检查。输卵管囊性畸胎瘤可发生扭转、破裂或恶性变。

输卵管内皮细胞过度增生，多伴有卵巢女性化肿瘤（颗粒细胞瘤、卵泡膜细胞瘤）；输卵管内皮细胞不典型增生，则多伴有输卵管炎症、卵巢和子宫内膜的良性肿瘤和恶性肿瘤。其中卵巢低度恶性（LMP）浆液性肿瘤常伴有输卵管炎症，酷似输卵管癌。输卵管内皮细胞增生性病变远比输卵管癌多见，并非为输卵管癌前病变。产后女性输卵管间变性乳突状瘤（metaplastic papillary tumor）虽具有交界性浆液性囊腺瘤病理特征，但生物学特性仍为良性。

输卵管旁囊肿（paratubal cysts）或泡状附件，系位于输卵管伞端的小型囊肿，来源于副中肾管或间皮细胞。该囊肿多在盆腔手术时意外发现，且多见于生育期女性。浆液性输卵管旁囊肿罕见。Samaha和Woodmff（1985）分析79例，仅3例为双侧对称性间皮细胞肿瘤，其直径为6~20 cm，为良性肿瘤。

输卵管上皮类肿瘤和软组织肿瘤罕见。浆液性纤维腺瘤（serous adenofibromas）多发生于输卵管伞端，其组织结构类似于卵巢相应的肿瘤。输卵管腺瘤（adenoma）、乳头瘤（papillomas）和腺肌瘤则罕见。输卵管平滑肌瘤为常见的软组织肿瘤，类似于子宫肌瘤，也可发生退行性变。多数输卵管平滑肌瘤体积较小，也可呈现为浆膜下、肌壁间或黏膜下肌瘤等类型，且常与子宫肌瘤同时发生。上皮型平滑肌瘤（smooth muscle tumors of epithelioid type）诊断较为困难，必要时可行电镜检查，以观察其特有的肌纤维（myofibrils）、稠密小体（densebidies）和饮液作用（pinocytosis），或应用免疫组化技术检测中间纤维（intermediate filament）和中胚叶蛋白（desmin）。

治疗原则

未生育女性行单纯肿瘤切除，已生育女性行患侧输卵管或附件切除术。

■ 输卵管恶性肿瘤

病理分类

输卵管恶性肿瘤罕见，占全部妇科恶性肿瘤的0.1%~0.5%。原发性输卵管癌多为腺癌，少数为肉瘤和妊娠性绒毛膜癌。转移性输卵管癌多来自子宫内膜癌、卵巢癌、乙状结肠癌和膀胱癌等。输卵管恶性肿瘤分类见表10-2。

表10-2 输卵管恶性肿瘤分类

原发性
腺癌（adenocarcinoma）
乳头状腺癌（papillar adenocarcinoma）
乳头-囊泡状腺癌（papillar-alveolar adenocarcinoma）
囊泡-髓样腺癌（alveolar-medullary adenocarcinoma）
肉瘤（sarcoma）
绒毛膜癌（choriocarcinoma）
继发性或转移性
卵巢癌（ovariancarcinoma）转移
转移结肠癌（colonalcarcinoma）转移

临床病理

原发性输卵管腺癌占全部妇科恶性肿瘤的0.3%（范围0.1%~0.5%），多见于不孕、低生育力或孕产次较少的妇女。平均发病年龄为55岁。发病年龄高峰期位于40~60岁，但患病年龄分布十分广泛，可从14~87岁。

输卵管癌典型的症状是不规则性或阵发性腹痛，并伴有输卵管积液，而当阴道排出稀薄浆液性分泌物后，输卵管包块和腹痛顿然消失。2%~3%存在盆腹腔肿块，1%~3%存在腹水。比较而言，多数患者有持续性或间歇性阴道排出大量黄色或琥珀色类似于尿液或浆液性水样分泌物，乃至常常将输卵管癌误诊为膀胱阴道瘘。极少数患者无任何症状，而在妇科检查时触及附件包块，或阴道细胞学异常，或输卵管结扎、子宫切除时，意外发现输卵管癌。

原发性输卵管腺癌常见类型为乳头状浆液性癌（papillary serous carcinoma），其中单侧发生者占70%，双侧者占20%~25%，双侧发生率无明显差异。肿瘤可为乳头状、腺瘤状、实质性，而混合性多见。肿瘤分化程度不一，约半数病例为低分化性（G_3）肿瘤。除腺癌外，其他病理类型的输卵管恶性肿瘤约占全部输卵管恶性肿瘤的4%（0~20%）。

手术探查时可见一侧或双侧输卵管远侧端的梭状、囊性或实质性肿块，极易与输卵管积水或输卵管积脓相混淆。早期癌变的输卵管仅轻度增粗或增大，仅当切开输卵管腔时才发现管腔内肿瘤。肿瘤充满输卵管管腔，呈灰色或浅黄色；肿瘤组织质地柔软，呈肉芽状或乳头状，易碎；也可表现为实质型肿块或溃疡型癌灶。肿瘤出血和坏死较常见。有时，在实质性肿块内可包含有囊性肿瘤。切开输卵管壁时应仔细检查肿瘤浸润的情况，或有黏膜下浸润而无肌层浸润，或有浅肌层浸润，或深肌层浸润，或穿透输卵管浆膜层。晚期输卵管癌常浸润至卵巢和子宫浆膜层，并与之广泛粘连。输卵管子宫内膜样腺癌、鳞状细胞癌、透明细胞癌、玻璃细胞癌（glassy cell carcinoma）、腺鳞癌（adenosquamous carcinoma）、移行细胞癌、黏液癌和妊娠性绒毛膜癌颇为罕见。

转移途径

输卵管实质组织内具有丰富淋巴管网将输卵管内膜、肌层和浆膜层相沟通。淋巴管网输出干则突入输卵管系膜内，并与卵巢下淋巴管丛相交通。输卵管淋巴管网主要输出通道则是沿骨盆漏斗韧带上行于肾脏下极水平注入左右腰淋巴结，该引流通道也是输卵管癌的主要转移途径。输卵管附属的淋巴管也经阔韧带间隙引流入髂内淋巴结，少数注入臀上淋巴结。了解输卵管淋巴管分布和引流途径，对于理解输卵管癌的转移规律十分重要。偶尔，输卵管癌经淋巴管旁路首先转移至腹股沟淋巴结。

输卵管癌主要经淋巴转移，其次经盆腔腹膜直接蔓延或浸润生长，后者或经输卵管伞端脱落的肿瘤细胞团进入腹腔内，或肿瘤穿透输卵管浆膜层而进入邻近的盆腔腹膜。一旦形成腹膜种植癌灶，其进一步扩散方式类似于卵巢癌。而盆腔内最常见的转移部位为卵巢和子宫。

输卵管癌转移的临床特征：①早期转移可伴有腹痛和阴道流血；②淋巴转移为主；③淋巴转移既是远处转移的重要方式，也是引起肿瘤复发的主要形式；④晚期复发常见，隐匿而无痛，见于早期癌术后或经铂剂为主化疗后的患者。最初转移的部位多为输卵管外侧2/3处，即壶腹部和伞部。肿瘤向外周突出，输卵管管径增粗而形成梭状肿块。如肿瘤引起输卵管伞端闭锁，则形成类似于输卵管积水、输卵管卵巢积脓或其他类型的肿块。

输卵管癌可直接向腹腔内扩散或经淋巴转移，但腹水发生率（22%）低于卵巢癌。腹主动脉淋巴结转移率为33%。复发癌也可见于锁骨上、盆腔、腹主动脉、腹股沟和腋窝淋巴结转移。复发癌中1/3~1/2有淋巴结转移，其中腹股沟淋巴结转移最常见。Frigerio（1993）统计表明，不同临床分期输卵管癌淋巴结转移率也不尽相同，如Ⅰ期、Ⅱ期、Ⅲ期癌腹水细胞学阳性率分别为27.2%（3/11）、20%（2/10）、87.5%（7/8）。腹腔内扩散可为肿瘤细胞经输卵管伞端排放之结果，如输卵管伞端闭锁则可防止肿瘤向腹膜腔内扩散。另外，输卵管癌也可穿过输卵管壁直接向腹膜腔内扩散，而局部浸润生长可转移至卵巢、子宫、乙状结肠和其他盆腔内器官。

临床分期

目前尚无国际统一的输卵管癌临床分期，而多数文献所采用的分期方法是参照卵巢癌分期制定的分期方法（表10-3）。

表10-3 输卵管癌手术的病理分期系统（FIGO，1992）

分期	临床病理特征
0期	原位癌（肿瘤仅限于输卵管内膜层）
Ⅰ期	肿瘤仅限于输卵管内
Ⅰa	肿瘤仅限于一侧输卵管，并浸润至内膜下层或肌层，但尚未穿透输卵管浆膜层，无腹水
Ⅰb	肿瘤已累及双侧输卵管，并浸润至内膜下层或肌层，但尚未穿透输卵管浆膜层，无腹水
Ⅰc	肿瘤为Ⅰa或Ⅰb，肿瘤已穿透输卵管浆膜层，或腹水细胞学（+），或腹水冲洗液中查到癌细胞
Ⅱ期	肿瘤累及一侧或双侧输卵管，并有盆腔扩散
Ⅱa	肿瘤已扩散，和（或）转移至子宫或卵巢
Ⅱb	肿瘤已扩散至腹腔内其他器官
Ⅱc	肿瘤为Ⅱa或Ⅱb，腹水细胞学（+），或腹水冲洗液中查到癌细胞
Ⅲ期	肿瘤累及一侧或或双侧输卵管，伴有盆腔腹膜外种植，或后腹膜淋巴结转移，或腹股沟淋巴结转移，肝表面转移为Ⅲ期，肿瘤限于真盆腔内，组织学证实有小肠或大网膜转移
Ⅲa	肿瘤限于真盆腔内，无区域性淋巴结转移，组织学证实腹膜表面有镜下肿瘤浸润者
Ⅲb	肿瘤累及一侧或双侧输卵管，组织学证实腹膜表面有腹膜转移，癌灶＜2 cm，无区域淋巴结转移
Ⅲc	腹膜转移癌灶＞2 cm，后腹膜或腹股沟淋巴结转移
Ⅳ期	肿瘤累及一侧或双侧输卵管，伴有远处转移，胸腔积液（+）并查到癌细胞者为Ⅳ期，肝实质转移为Ⅳ

上述临床-病理分期也存在一定缺点，主要是分期过细和过于繁琐。其临床或病理指标不能完全沿袭卵巢癌分期，因输卵管的组织结构、临床表现和转移途径均不完全与卵巢癌相同。输卵管癌临床病理分期的目的在于指导临床治疗和评价预后。据此，也派生出其他分类方法，如Erez分期（1967）（表10-4）。

表10-4 输卵管癌Erez 分期（1967）

分期	临床表现
Ⅰ期	肿瘤仅限于输卵管内，包括输卵管内膜和肌层浸润
Ⅱa期	肿瘤已浸润至浆膜层，但尚未扩散到邻近器官
Ⅱb期	肿瘤直接浸润至盆腔和腹部周围器官，包括盆腔内器官转移
Ⅲ期	肿瘤盆腔外转移，但尚无腹膜内器官转移
Ⅳ期	肿瘤腹腔外转移

■ 手术原则

输卵管癌手术方式和范围基本参照卵巢癌分期手术原则。Ⅰ期和Ⅱ期输卵管癌行全子宫、双侧输卵管、卵巢和大网膜切除。腹主动脉旁淋巴结切除应包括近侧端淋巴结，因输卵管癌的淋巴引流或转移与卵巢癌相同，即经卵巢静脉伴行的淋巴管上行至腹主动脉淋巴结。因此，手术时除检查肿瘤系单侧或双侧性外，尚应确定淋巴结切除的范围和高度。输卵管癌细胞减灭术或肿瘤负荷缩减术与卵巢癌基本相同。

输卵管癌除非有子宫转移，否则无须行广泛性子宫切除。但盆腔和腹主动脉旁淋巴结，甚至包括腹股沟淋巴结切除则有必要，因输卵管癌时淋巴转移的途径和范围较卵巢癌更广泛。同时，推荐进行后腹膜淋巴结切除，尤其是早期输卵管癌；晚期输卵管癌则应最大可能地切除所见肿瘤，将残留癌灶减少到最小范围。Eddy等（1984）回顾性分析证实，术后平均生存时间，无明显残留癌灶者与残留癌灶>2 cm者有显著差异。观察证实，如同卵巢癌一样，尽量减少残留癌灶，对于降低术后复发和改善预后有重要意义。

非腺癌性输卵管恶性肿瘤包括恶性副中肾管混合瘤（malignant Müllerian mixed tumors，MMMT）、原发性输卵管肉瘤、恶性淋巴瘤、恶性畸胎瘤、滋养细胞肿瘤和转移性肿瘤手术原则均与输卵管腺癌相同。

（赵兴波）

参考文献

1. 苏应宽, 栾铭箴, 汤春生, 等. 妇产科临床解剖学. 济南: 山东科学技术出版社, 2001.
2. 李继俊. 临床妇科内分泌学和不孕. 7版. 济南: 山东科学技术出版社, 2006.
3. 崔艳国, 李晓红, 初兆荣. 输卵管镜检查输卵管阻塞性不孕3例报告. 中国内镜杂志, 2003, 9(10): 12-14.
4. 胡小良, 徐宏里, 汪丹妮, 等. 生育镜在不孕症诊治中的应用. 中华妇产科杂志, 2005, 40(12): 840-843
5. 崔亚男, 胡兴照, 黄玉新, 等. 改良型银夹提高输卵管绝育术成功率的研究. 中国妇幼保健, 2007, 22(1): 114-116.
6. 王苏梅, 邱毅. 输卵管绝育术研究进展. 中国妇幼保健, 2007, 22(18): 2 583-2 585.
7. 曾庆乐, 陈勇, 李彦豪, 等. 介入性输卵管绝育术的研究现状及进展. 中国医学影像学杂志, 1999, 7(1): 66-67.
8. 李素春, 冯缵冲, 俞顺明, 等. 新型输卵管节育器的研制及临床探索性研究. 生殖与避孕, 2000, 20(3): 121-123.
9. Wong AY, Walker SM. Falloposcopy a prerequisite to the proper assessment of tubal infertility. Hong Kong Med J, 1999, 5(1): 76-81.
10. Kerin J, Daykhovsky L, Grundfest W, et al. Falloposcopy.

A microendoscopic transvaginal technique for diagnosing and treating endotubal disease incorporating guide wire cannulation and direct balloon tuboplasty. J Reprod Med, 1990, 35(6): 606−612.

11. Bauer O, Diedrich K, Bacich S, et al. Transcervical access and intra-luminal imaging of the fallopian tube in the non-anaesthetized patients preliminary results using a new technique for fallopian access. Hum Reprod, 1992, 7(Supp 11): 7−11.

12. Surrey ES, Adamson GD, Nagel TC, et al. Multicenter feasibility study of a new coaxial falloposcopy system. J Am Assoc Gynecol Laparosc, 1997, 4(4): 473−478.

13. Kerin JF, Williams DB, San Roman GA, et al. Falloposcopic classification and treatment of fallopian tube lumen disease. Fertil Steril, 1992, 57(4): 731−741.

14. Kiss H, Egarter C, Wenzl R. Falloposcopy after prostaglandin treatment of tubal pregnancy. A rch Gynecol Obstet, 1995, 256(2): 107−109.

15. Kerin JF. Transcervical tubal endoscopy: Falloposcopy. In: Grudzinskas JG, Chapman MG, Chard T, et al. The Fallopian Tube. Clinical and Surgical Aspects, London: 1994: 95−109.

16. Rimbach S, Bastert G, Wallwiener D. Technical results of falloposcopy for infertility diagnosis in a large multicentre study. Hum Reprod, 2001, 16(5): 925−30.

17. Bilgrami M, Shah L. Marie Stopes Society, Pakistan: 1 000 cases of quinacrine sterilization(QS). Int J Gynaecol Obstet, 2003, 83(Suppl 2): S125−127.

18. Agoestina T. 8-year follow-up in a randomized trial of one vs two transcervical insertions of quinacrine pellets for sterilization in Indonesia. Int J Gynaecol Obstet, 2003, 83(Suppl 2): 129−131.

19. Kerin J, Cooper J, Price T, et al. Hysteroscop ic Sterilization using a micro-inset device: results of a multicultural Phase Ⅱ Study. Human Rep roduction, 2003, 18(6): 1 223−1 230.

20. Cooper JM, Carignan CS, Cher D, et al. Microinsert Nonincisional Hysteroscopic Sterilization. Obstetrics & Gynecology, 2003, 102(1): 59−67.

21. Ubeda A, Labastida R, Dexeus S. Essure: a new device for hysteroscopic tubal sterilization in an outpatient setting. Fertil Steril, 2004, 82(1): 196−199.

22. Ba I C, cull I, pati S. Counseling Issues in Tubal Sterilization. American Family Physician, 2003, 67(6): 1 287−1 294.

11

女性生殖器官发生学、畸形学及矫治

女性生殖器官的发生发育

正常的性分化发育是一个有序的过程，涉及受精时合子内染色体遗传性别的成功确立、由遗传性别确立的性腺性别、由性腺性别调控的性激素性别及由性腺和性激素调控的内外生殖器官及表型性别。在青春期，性别特异的第二性征发育强化并凸现了这种性差异表现。性分化发育过程由无数个位于性染色体和常染色体的不同基因通过不同的机制调节，包括组成因子、性腺甾体、肽类激素和组织受体等。两种性别的早期胚胎具有未分化的相同始基，并有女性化的遗传倾向，除非有男性化因子的积极作用。如果没有Y染色体上睾丸组织基因的影响，胚胎期未分化的性腺将发育为卵巢；女性身体的性结构（内外生殖道）分化不依赖于性腺激素，在缺乏胎儿睾丸的情况下，无论是否存在有卵巢，均可发生。

■ 性腺的发生、分化与发育

人胚第5周时，左、右中肾嵴内侧的表面上皮下方间充质细胞增殖，形成一对纵行的生殖腺嵴。不久，生殖腺嵴的表面上皮向其下方的间充质生出许多不规则的细胞索，称初级性索（primary sex cord）。胚胎第4周时，位于卵黄囊后壁近尿囊处有许多源于内胚层的大圆形细胞，称原始生殖细胞（primordial germ cell）。它们于第6周经背侧肠系膜陆续向生殖腺嵴迁移，约在1周内迁移完成，原始生殖细胞进入初级性索内，形成具有双向潜能的性腺，在此过程中，甾体生成因子1（sterodogenic factor 1，SF1）和Wilms肿瘤1（WT1）起重要作用。

1. 睾丸的发生　若原始生殖细胞及生殖腺嵴细胞膜表面均具有组织相容性Y抗原（histocompatibility Y antigen，H-Y抗原）或睾丸决定因子（testicular determing factor，TDF）时，原始生殖腺才向睾丸方向发育。一般情况下，性染色体为XY的体细胞胞膜上有H-Y抗原，而性染色体为XX的体细胞胞膜上则无H-Y抗原，故具有Y性染色体的体细胞，对未分化生殖腺向睾丸方向分化起决定性作用。人胚第7周，在H-Y抗原的影响下，初级性索增殖，并与表面上皮分离，向生殖腺嵴深部生长，分化为细长弯曲的襻状生精小管，其末端相互连接形成睾丸网。第8周时，表面上皮下方的间充质形成一层白膜，分散在生精小管之间的间充质细胞分化为睾丸间质细胞，并分泌雄激素。在人胚第14~18周，间质细胞占睾丸体积一半以上，随后数目迅即下降，出生后睾丸内几乎见不到间质细胞，直至青春期才重现。胚胎时期的生精小管为实心细胞索，内含两类细胞，即由初级性索分化来的支持细胞和原始生殖细胞分化的精原细胞。生精小管的这种结构状态持续至青春期前。

2. 卵巢的发生　原始生殖腺有向卵巢方向

分化的自然趋势。若体细胞和原始生殖细胞的膜上无H-Y抗原，则未分化性腺自然向卵巢方向分化。卵巢的形成比睾丸晚。人胚第10周后，初级性索向深部生长，在该处形成不完善的卵巢网。随后，初级性索与卵巢网都退化，被血管和基质所替代，成为卵巢髓质。此后，生殖腺表面上皮又形成新的细胞索，称次级性索（secondary sex cord）或皮质索（conical cord），它们较短，分散于皮质内。约在人胚第16周时，皮质索断裂成许多孤立的细胞团，即为原始卵泡。原始卵泡的中央是一个由原始生殖细胞分化来的卵原细胞，周围是一层由皮质素细胞分化来的小而扁平的卵泡细胞。卵泡之间的间充质组成卵巢基质。胚胎时期的卵原细胞可分裂增生，并分化为初级卵母细胞。足月胎儿的卵巢内约有100万个初级卵泡，尽管在母体促性腺激素的刺激下，有部分卵泡可生长发育，但它们很快退化，而大多数的初级卵泡一直持续至青春期前。胚胎期卵巢的发育不一定需要2个X。在45，X个体的原始生殖细胞移行至生殖腺嵴与有丝分裂均正常。原始生殖细胞周围需有卵泡细胞保护。45，X个体可能缺乏这种保护，卵泡耗损快，到出生时几乎已没有卵泡（图11-1）。

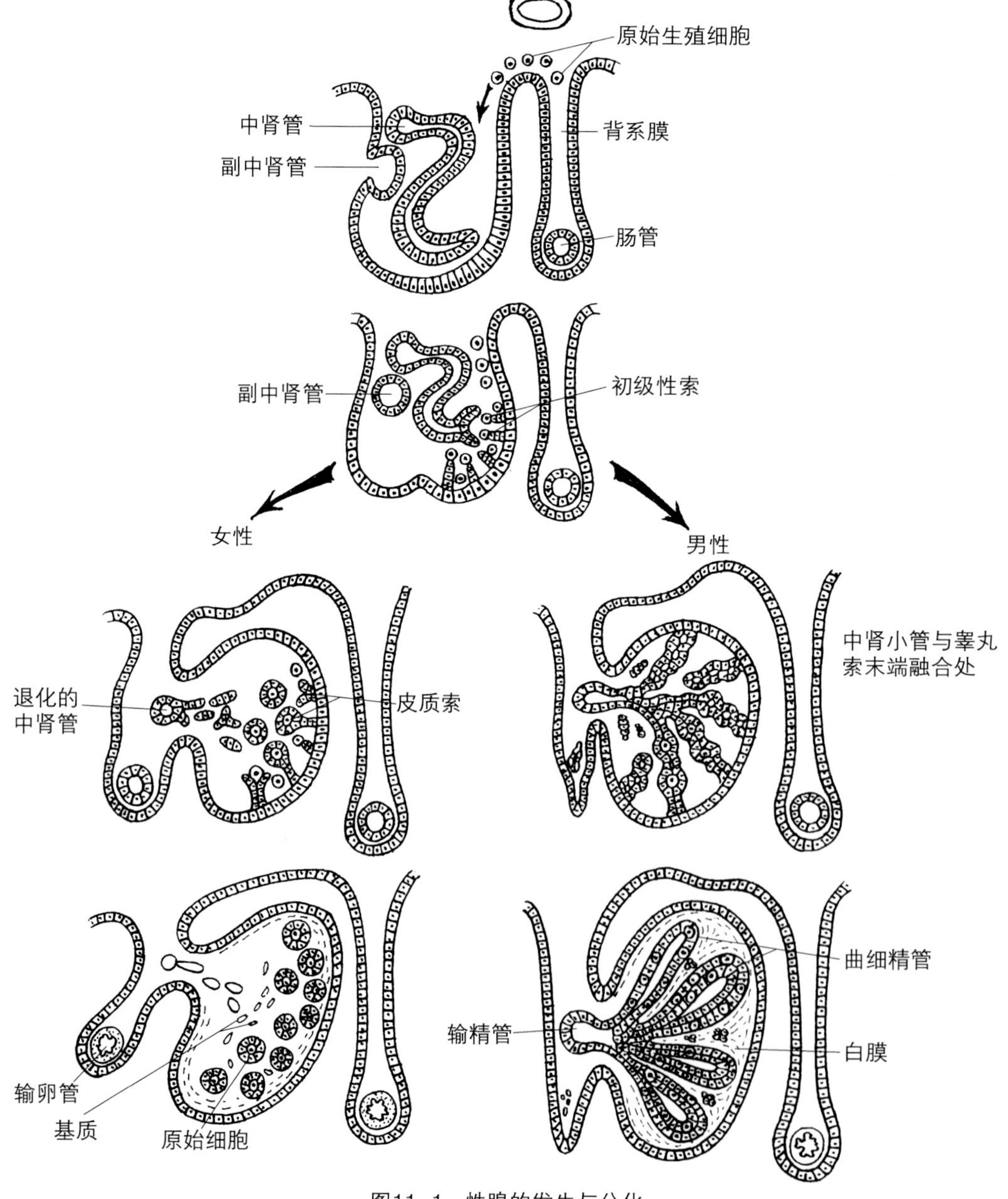

图11-1　性腺的发生与分化

■ 男性和女性内生殖器官的发生、分化与发育

未分化期人胚第6周时，男女两性胚胎都具有两套生殖管，即中肾管（mesonephric duct，又称Wolffian管）和副中肾管（paramesonephric duct，又称Mullerian管）。副中肾管由体腔上皮内陷卷褶而成，上段位于中肾管的外侧，两者相互平行；中段弯向内侧，越过中肾管的腹面，到达中肾管的内侧；下段的左、右副中肾管在中线合并。副中肾管上端呈漏斗形开口于腹腔，下端是盲端，突入尿生殖窦的背侧壁，在窦腔内形成一隆起，称窦结节（sinus tubercle），又称Müller结节。中肾管开口于窦结节的两侧。中肾管和副中肾管的分化和发育，决定于睾丸分泌的睾酮和副中肾管抑制因子（mullerian inhibiting factor，MIF）的作用。

1. 睾酮　妊娠后约7周睾丸内出现间质细胞，约8周时开始产生睾酮。中肾管在睾酮的作用下分化为附睾、输精管与精囊（图11-2）。

2. MIF　孕5周睾丸曲细精管内的支持细胞产生MIF，为一种糖蛋白，可抑制副中肾管上皮的增殖从而使副中肾管退化。没有MIF，副中肾管不退化而发育为输卵管、子宫和阴道上段。受精后约62天时，MIF分泌量即足以抑制副中肾管，

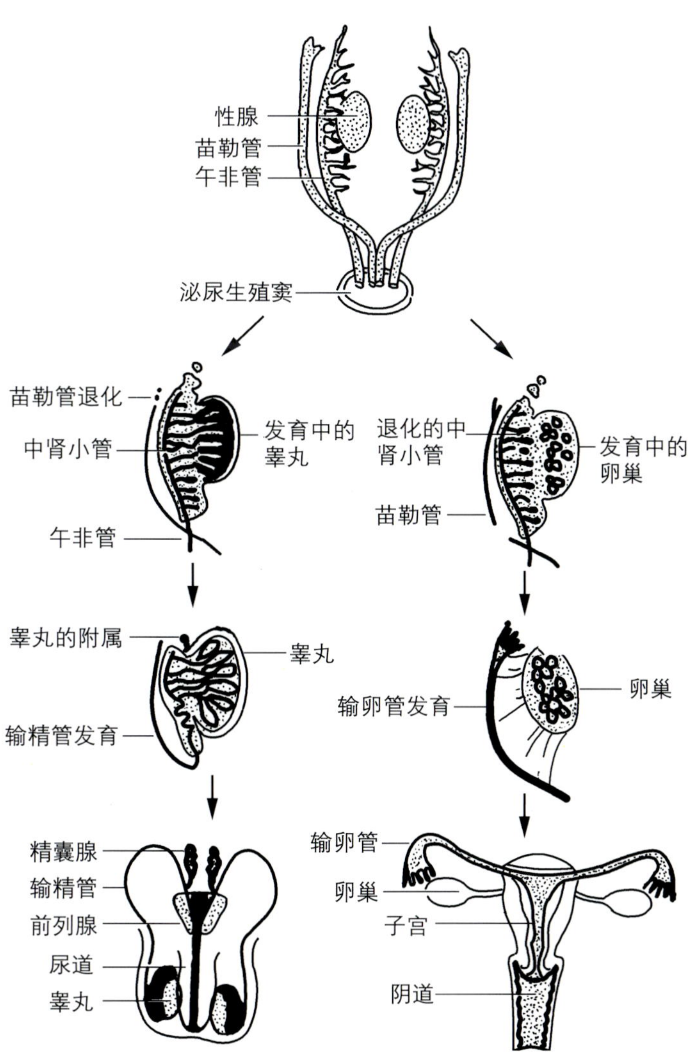

图11-2　内生殖器的发育

到77天时完成抑制作用。出生后2年内，睾丸仍能产生少量的MIF。

女性内生殖器的发育不需要卵巢或其他激素。即使没有性腺，生殖器也发育为女性。没有MIF的影响，副中肾管将从头向尾形成输卵管、子宫和阴道上段（图11-3，4）。

3. 单侧作用　有意思的是睾丸间质细胞产生的睾酮只对同侧中肾管有效，睾丸支持细胞产生的MIF亦只对同侧副中肾管有效。其原因尚不清楚，是与睾酮和MIF的旁分泌作用有关，还是与局部产生的睾酮和MIF浓度有关尚不清楚。

女性外生殖器官的发生发育

1. 来源　在胚胎的未分化期第5周时开始形成，生殖结节是尿生殖膜头侧的隆起，尿生殖褶是尿生殖膜形成的内侧纵行隆起，阴唇阴囊隆起是尿生殖膜形成的外侧纵行隆起，至第10周时已可分辨性别。

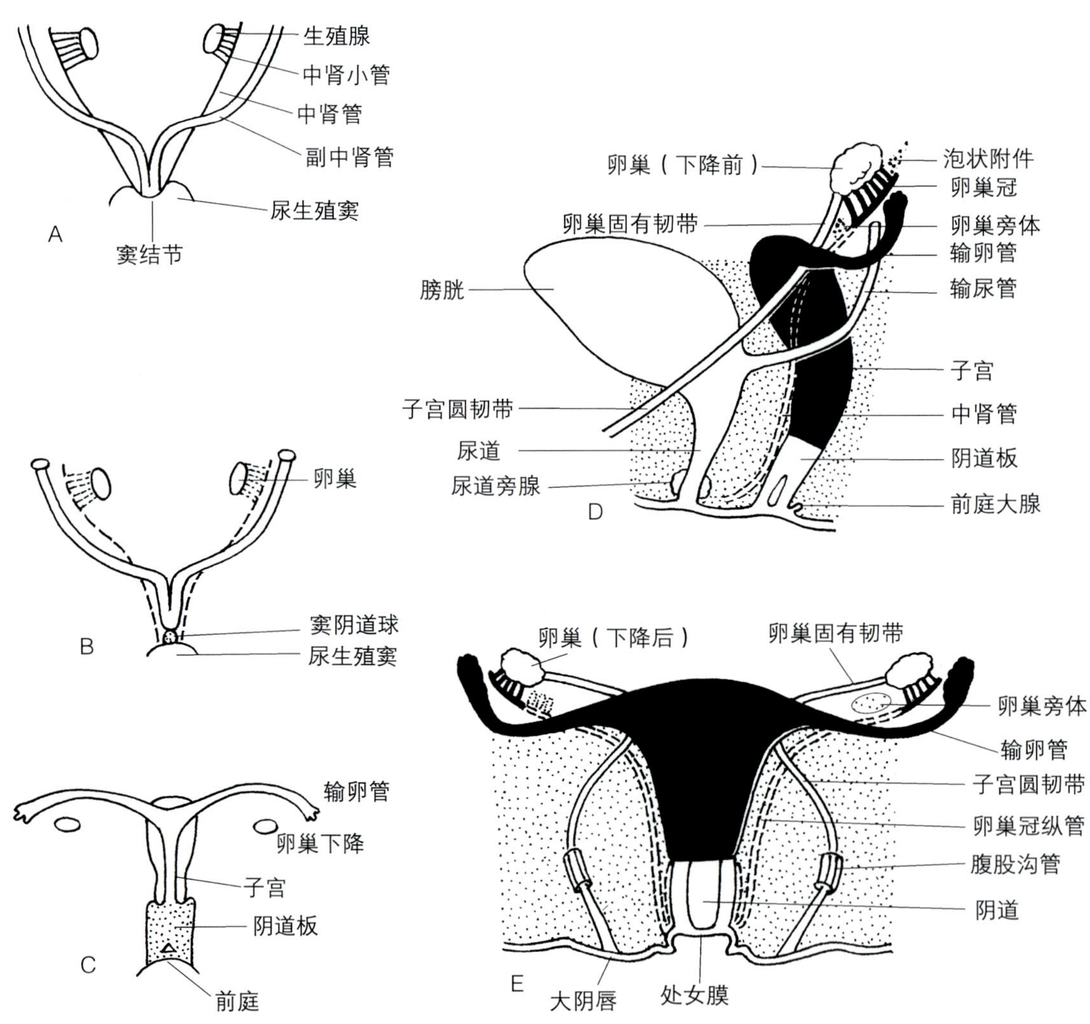

图11-3　图解子宫和阴道的形成过程

A.妊娠第9周，子宫纵隔的消失；B.妊娠3个月末，请注意窦阴道球组织；C.新生儿期，副中肾组织的空泡化，形成上部分阴道和穹隆，窦阴道球的空泡化形成下部分阴道。出生前，处女膜贯通

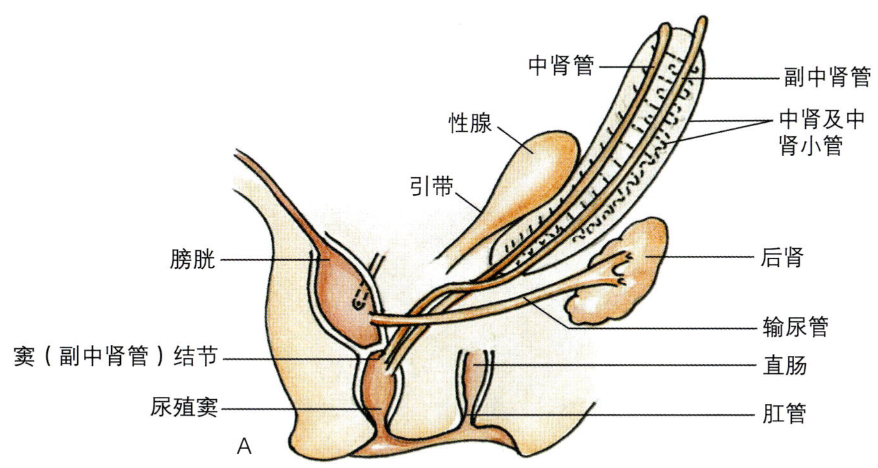

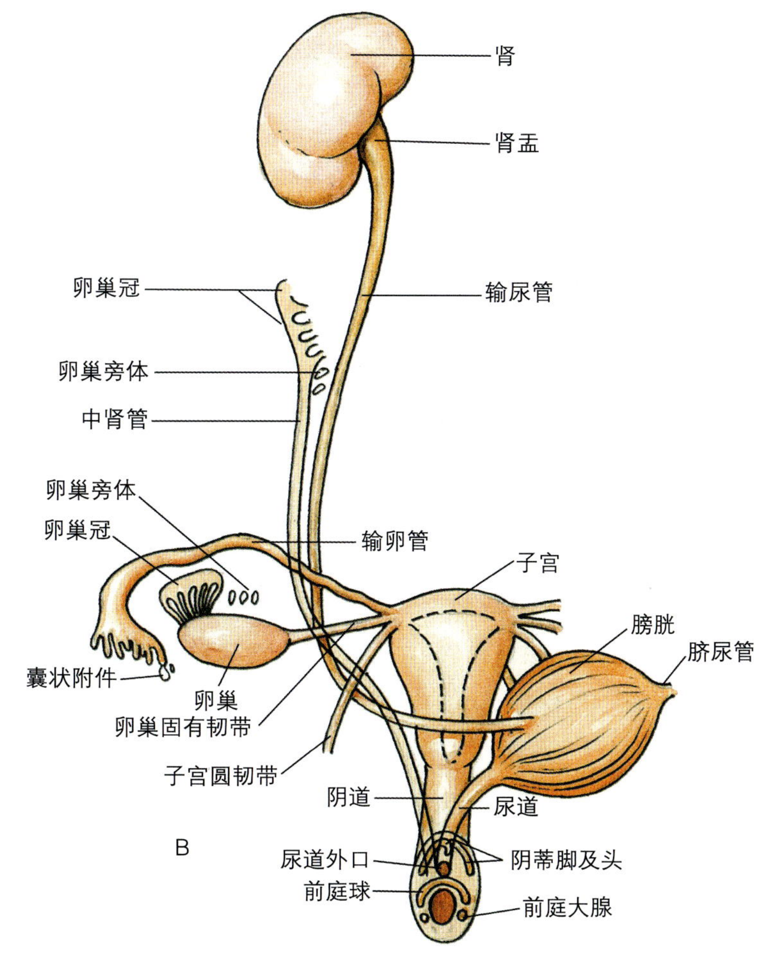

图11-4 图解子宫和阴道的形成过程

A.在胚胎的第2个月末女性生殖道的发育，即副中肾或米勒结节，以及子宫腔的形成；B.卵巢下降后的生殖道。唯一残留的中肾管系统是卵巢冠，卵巢旁体以及Cärtner囊肿

2. 双氢睾酮的作用　男性外生殖器与前列腺的分化发育，依赖于在局部由睾酮经5α还原酶转化为双氢睾酮（dihydrotestosterone，DHT）。在DHT的作用下，生殖结节增大形成阴茎龟头，男性的尿道褶在中线完全融合形成尿道海绵体部和海绵体，生殖隆起增大融合为阴囊，尿生殖窦分化形成膀胱、尿囊、前列腺、尿道膜部和尿道阴茎部。当雄激素作用不足时，外生殖器将仅有部分男性化表现，如小阴茎、尿道下裂、阴囊部分融合等，个别可有阴道盲端，而导致外生殖器性别模糊。DHT在70 d时起作用，使尿道褶融合而关闭为中缝，74 d时尿道沟已完全闭合。在120~140 d（18~20周）时外生殖器的分化已全部完成（图11－5）。

女性外生殖器的发育不需要卵巢或其他激素。即使没有性腺，生殖器也发育为女性。没有DHT的影响，外生殖器将发育为女性，生殖结节稍增大形成阴蒂，尿道褶发育为小阴唇，生殖隆起发育为大阴唇。尿生殖窦形成尿道、阴道下段和前庭，与上段相通。若婴儿性腺为卵巢或条索样性腺，无论性染色体是什么，出生时外生殖器为女性。

3. 时效性　若女性胎儿在孕10~12周前受内源性或外源性雄激素增高的影响，外阴将发生不同程度的男性化表现，如男性阴茎、尿道下裂、阴囊部分融合等。孕20周后外生殖器已完成分化，若再受增高的雄激素影响，将仅表现为阴蒂增大。

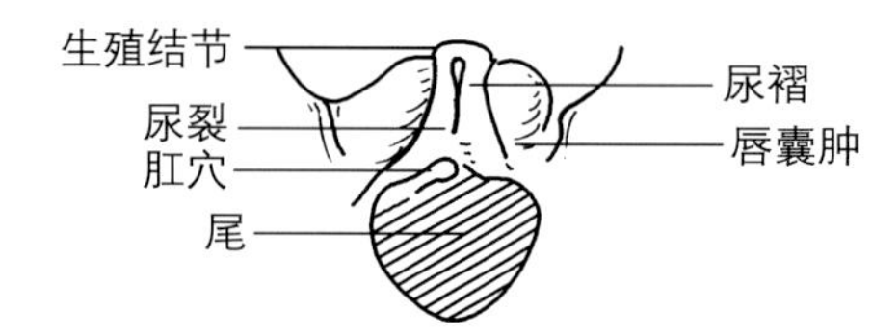

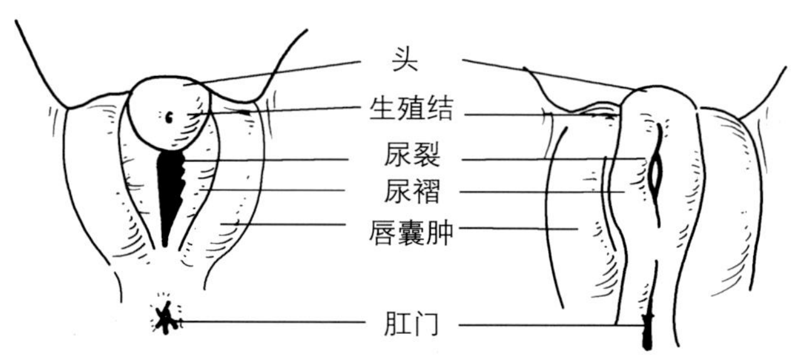

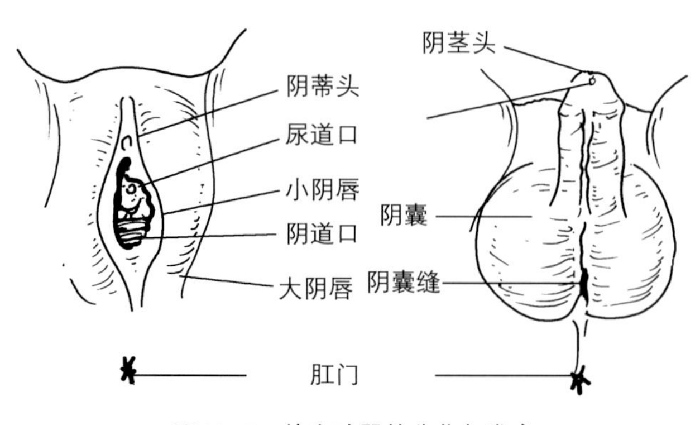

图11－5　外生殖器的分化与发育

（郎景和　田秦杰）

外阴的发育异常、损伤修补术

外阴发育异常的分类

女性外阴发育异常的主要原因是雄激素作用的异常，临床上可表现为外生殖器性别不清、阴唇融合、阴道与尿道开于一口。

Prader根据外阴不同程度的男性化，将外阴异常分为5型（图11-6）。

Ⅰ型：阴蒂稍大，阴道与尿道口正常。

Ⅱ型：阴蒂较大，阴道口为漏斗型，但阴道与尿道口仍分开。

Ⅲ型：阴蒂显著增大，阴道与尿道开口于一个共同的尿生殖窦。

Ⅳ型：阴蒂显著增大似阴茎，阴茎基底部为尿生殖窦，类似尿道下裂，生殖隆起部分融合。

Ⅴ型：阴蒂似男性阴茎，尿道口在阴茎头部，生殖隆起完全融合，此型常误认为有隐睾与尿道下裂的男性。

外阴发育异常的病因

外生殖器性别不清将影响正确的性别确定，是性发育异常常见的表现和就诊原因。从1976~1996年，北京协和医院共收治各种性发育异常患者450例，其中有外生殖器性别不清共105例，占23.3%。外生殖器性别不清主要是与雄激素异常有关，其临床表现多种多样，临床诊断和鉴别较为复杂。根据病因，可将外生殖器性别不清的原因分为3大类，即雄激素过多、雄激素不足和性腺分化异常（表11-1），其中先天性肾上腺皮质增生、不完全型雄激素不敏感综合征和真两性畸形最常见。近年来发现，罕见的有外生殖器性别不清的病种包括部分型17α-羟化酶缺乏和部分型单纯性腺发育不全。

表11-1　外生殖器性别不清105例的分类（2001）

类型	病例数（*n*）	百分比（%）
雄激素过多		
先天性肾上腺皮质增生	55	52.4
早孕期外源性雄激素过多	1	1.0
雄激素不足		
不完全型雄激素不敏感综合征	28	26.5
睾丸退化	3	2.9
性腺分化异常		
真两性畸形	13	12.4
45，X/46，XY性腺发育不全	5	4.8
合计	105	100.0

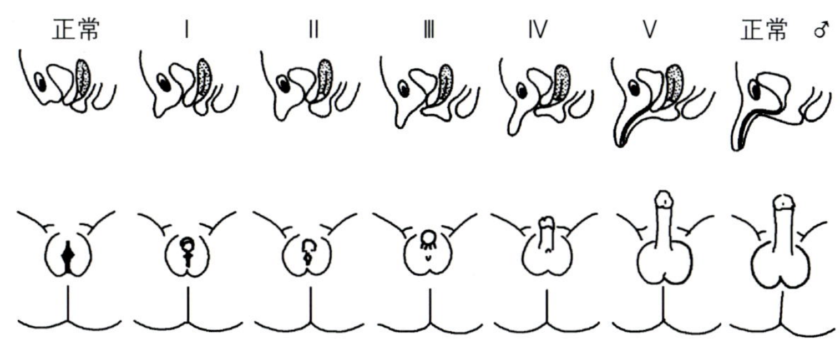

图11-6　根据外阴不同程度的男性化，Prader将外阴异常分为5级

1. 雄激素过多　是对遗传性别为女性（46，XX）的患者而言。最常见的是先天性肾上腺皮质增生，占女性外生殖器性别不清的一半以上，其外生殖器可见到Prader分型中的各种类型（图11-7，8）。先天性肾上腺皮质增生是一种常染色体隐性遗传病，性染色体为46，XX，性腺为正常卵巢，有子宫和输卵管。主要是由于肾上腺皮质在合成类固醇激素过程中缺乏某种酶而产生过多的雄激素，其中常见的有21与11羟化酶缺乏。少见的原因包括早孕期外源性雄激素过多，如母亲盼男婴心切，而在早孕期服用大剂量雄激素，多表现为阴茎短小，阴唇融合，阴囊内无性腺（图11-9）。

2. 雄激素不足　是对遗传性别为男性（46，XY）的患者而言。病因包括常见的不完全型雄激素不敏感综合征、少见的睾丸退化和部分型17α-羟化酶缺乏症。不完全型雄激素不敏感综合征是一种较常见的男性单基因性发育异常，核型为

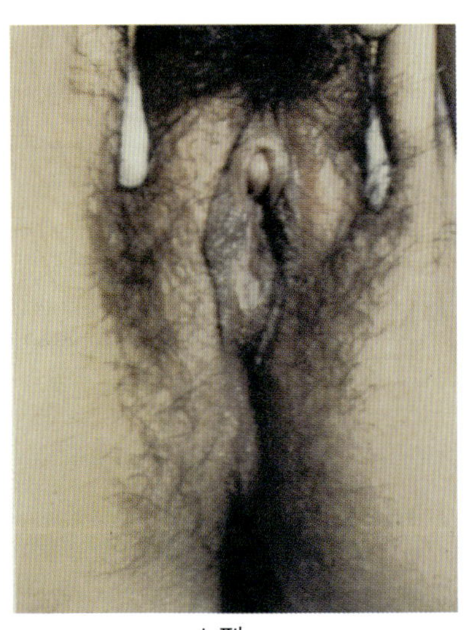
Ⅰ型

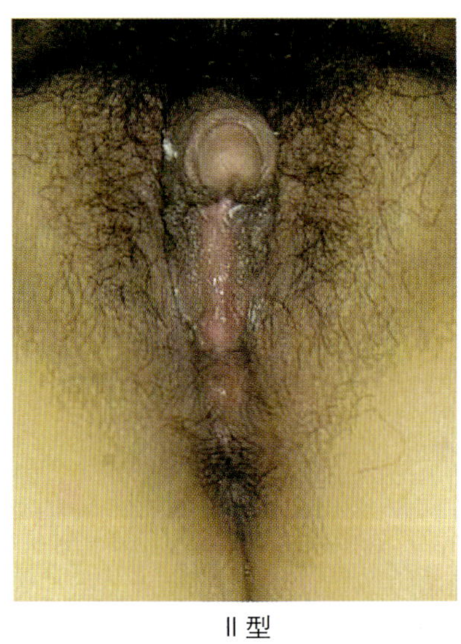
Ⅱ型

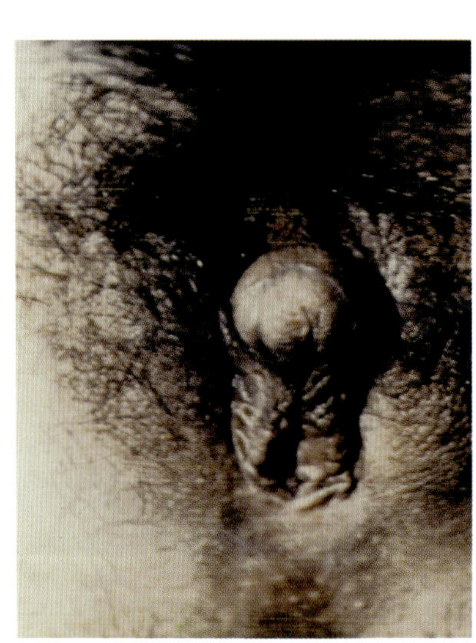
Ⅲ型

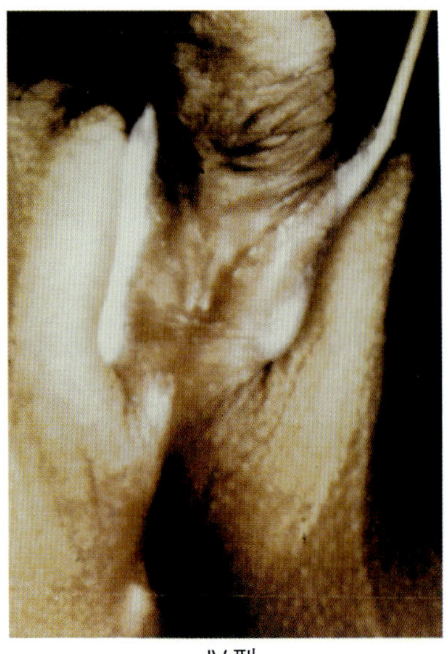
Ⅳ型

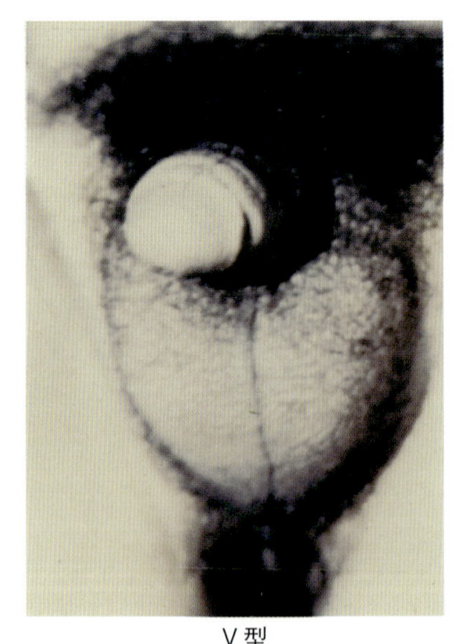
Ⅴ型

图11-7　先天性肾上腺皮质增生的各型外生殖器表现

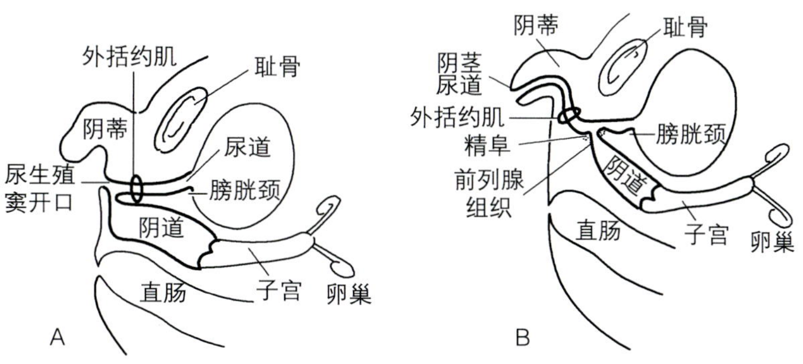

图11-8 女性先天性肾上腺增生患者下段尿道各种不同的解剖结构变异情况
A.阴道和尿道分别开口于尿生殖窦，在尿道括约肌的下方；B.高度男性化的下段尿道，在尿道外括约肌和膀胱颈之间的假精阜部位，阴道开口在尿道近端。对于低位阴道，会阴切开或皮瓣法阴道成形术都可以获得一个满意的阴道。对于高位阴道，必须进行造穴人工阴道成形术

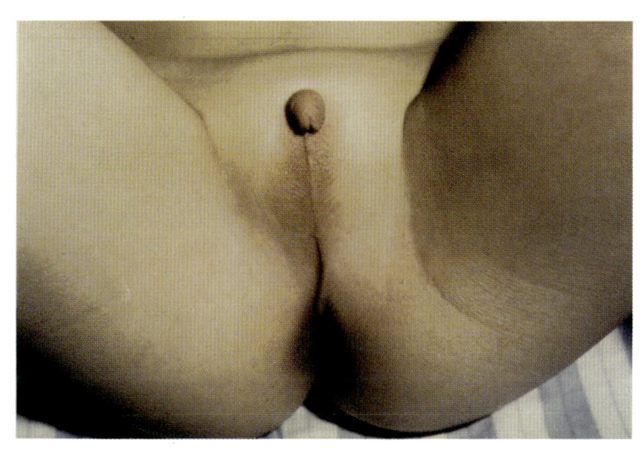

图11-9 早孕期外源性雄激素过多的外生殖器表现

46，XY，双侧性腺为睾丸，睾酮分泌正常，由于雄激素受体异常导致雄激素的正常效应全部或部分丧失。雄激素功能全部丧失表现为女性外生殖器但无子宫；部分丧失外生殖器可有类似先天性肾上腺皮质增生的各期表现（图11-10）。睾丸退化临床较为少见，染色体为46，XY，外生殖器表现为曾受睾酮的影响，阴唇融合成阴囊，阴蒂稍增大，尿道口在阴蒂根部，属男性胚胎早期的表现，其病因为胚胎期睾丸退化，不再分泌睾酮而外生殖器未进一步发育（图11-11）。部分型17α-羟化酶缺乏症是一种常染色体隐性遗传性疾病，也是先天性肾上腺增生的一种，是由于CYP17基因突变引起的。患者可因外生殖器性别不清、原发闭经、高血压、低血钾而就诊（图11-12）。

3. 性腺分化异常　常见的有真两性畸形（染色体可为46，XX或46，XY）和45，X/46，XY性腺发育不全。真两性畸形的特征是性腺具有卵巢与睾丸两种性腺组织。性腺可以是单独的卵巢或睾丸，亦可以是卵巢与睾丸在同一性腺内（卵睾）。外生殖器的形态变化很大，一般表现为发育不良的男性，有尿道下裂、单侧有阴囊及性腺（图11-13）。45，X/46，XY性腺发育不全的染色体为45，X/46，XY。患者有发育不全的睾丸和条索状性腺，多有典型的Turner综合征表现，不少患者可有阴蒂肥大（图11-14）。

外阴发育异常的矫治

1. 会阴切开术　适用于有阴道而外阴体高或小阴唇融合的患者（图11-15）。

2. 保留血管神经的阴蒂整形术　现在意识到阴蒂是一性敏感器官，对达到和维持满意的性欲、性高潮具有重要的作用，故已摒弃以往的简

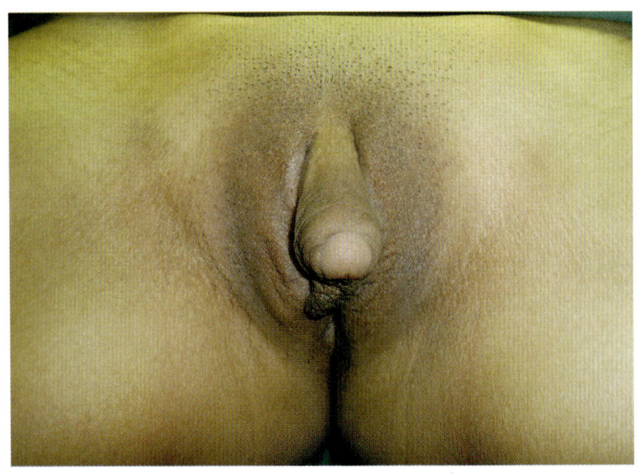
图11-10　不完全型雄激素不敏感综合征的外生殖器表现

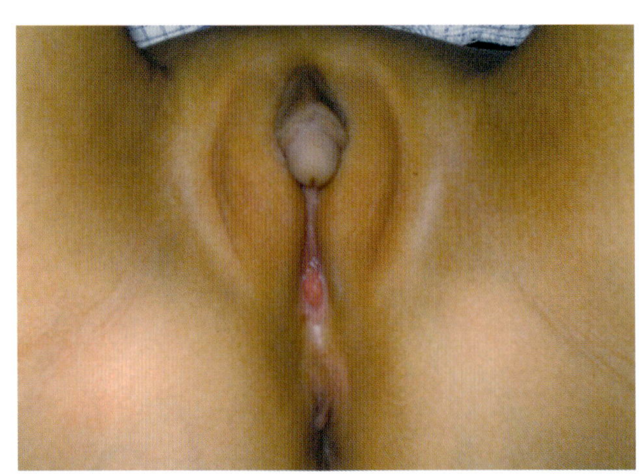
图11-11　睾丸退化的外生殖器表现

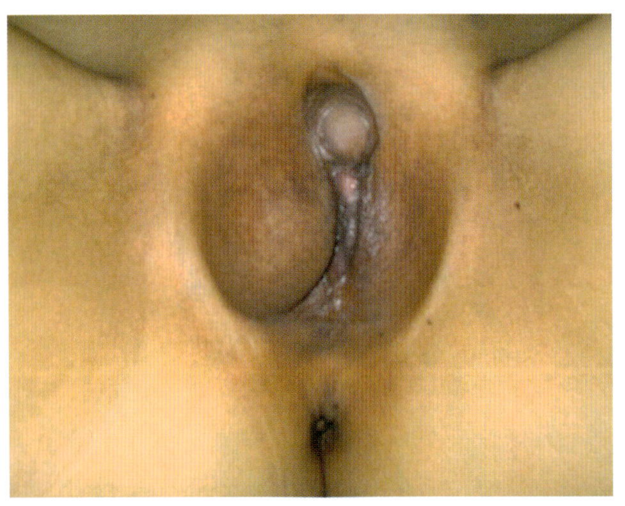
图11-12　部分型17α-羟化酶缺乏症的外生殖器表现

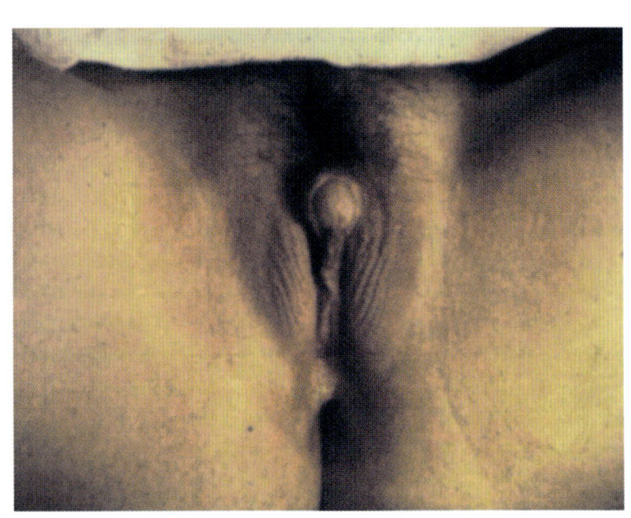
图11-13　真两性畸形的外生殖器表现

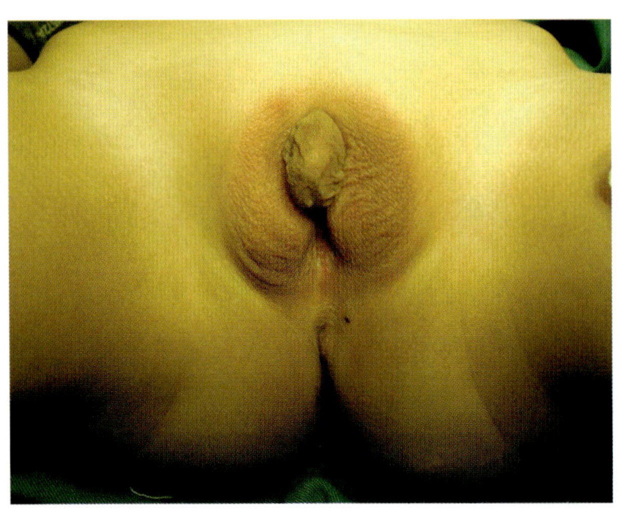
图11-14　45，X/46，XY性腺发育不全的外生殖器表现

单阴蒂切除术，而改为保留血管神经的阴蒂整形术（图11-16）。需要切除大部分海绵体和近端腺体的上皮成分，使剩余的阴茎头形成“阴蒂”。可使用阴蒂包皮进行小阴唇成形。

3. 皮瓣法阴道成形术　此种手术方式只适用于尿道和阴道低位汇合，离尿道括约肌较远（图11-17）。先制作皮瓣，而后切开一小段尿生殖窦，掀起皮瓣。切开阴道后壁用于移植会阴皮瓣。切开阴道后壁最安全的方法是将一个手指放在直肠中作为指引。此类病例均应进行肠道准备以防止肠道分泌物污染术野，此外还需在直肠中

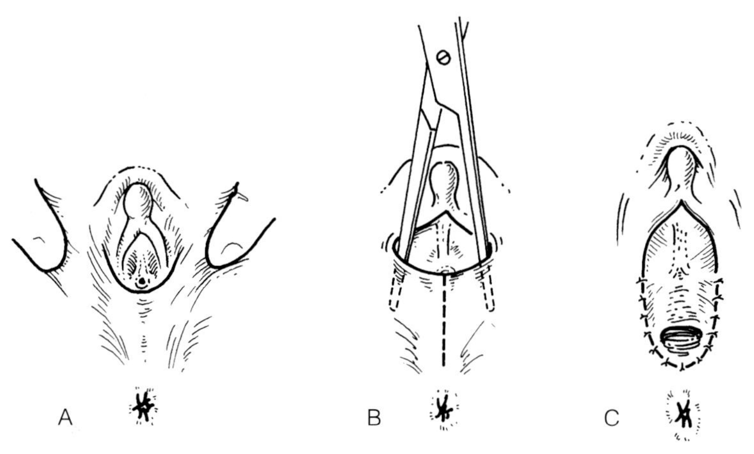

图11-15　会阴切开阴道成形术

A.小阴唇融合遮蔽了阴道口的后半部分；B.纵向切开；C.横向缝合

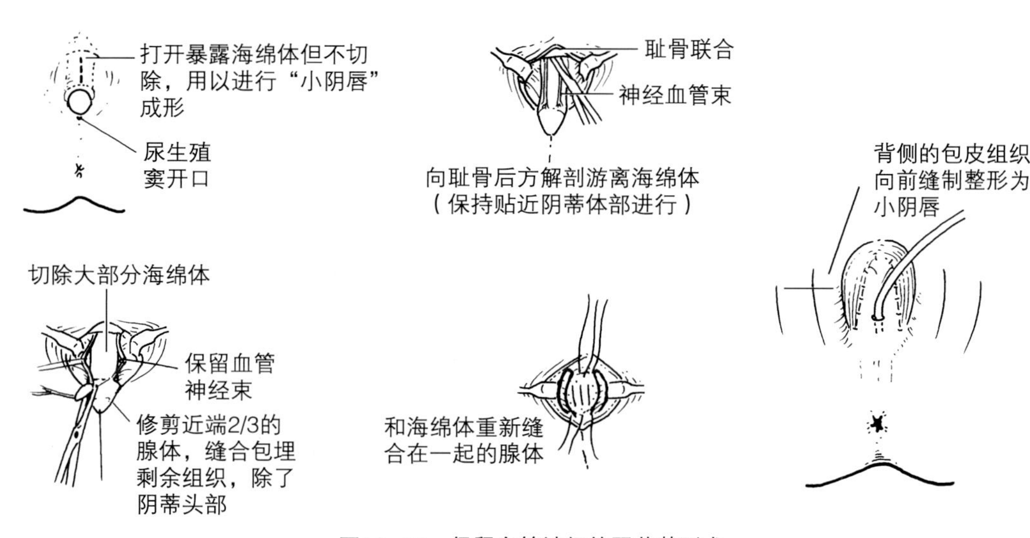

图11-16　保留血管神经的阴蒂整形术

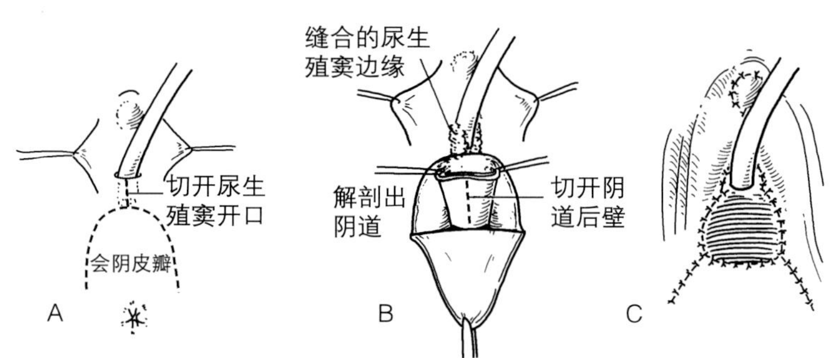

图11-17　皮瓣法阴道成形术

A.制作皮瓣；B.掀起皮瓣；C.已经完成的阴道成形术

放置一块聚维酮碘浸泡的纱布进一步预防污染。最后完成阴道成形术。

对于高位阴道，手术较复杂。患者取膀胱截石位，在阴道放置Fogarty球囊导管；使球囊扩张，并且轻轻下拉，将其放置于阴道在尿生殖窦的入口部位。夹闭球囊确保它不会回缩，撤出膀胱镜。向后切开尿生殖窦，达到一个合适的长度。在肛门前方做一个倒“U”形切口，充分暴露。此类手术均应进行肠道准备，以防止肠道内容物污染术野，此外还需在直肠中放置一块聚维酮碘浸泡的纱布进一步预防污染。在直肠前方进行切开直到切到阴道部位时，始终需要将一个手指放在直肠中作为指引，确保手术的安全性。在重新接触会阴伤口之前需要更换手套。通过轻柔的牵引Fogarty导管，可以准确判断阴道和尿道的连接处，横行切开阴道下段，就会暴露球囊，撤出球囊，可以看到阴道在尿生殖窦的开口。没有必要用带子环绕阴道，这样反而会造成尿道损伤。如果能在腔内直视下操作，就可以更加精准地分离阴道。通过尿道口将Fogarty导尿管放置到膀胱中后，缝合尿道。注意避免造成管腔的狭窄。在缝合部位常有不成熟的前列腺组织，通常进行双层缝合以避免在阴道和尿道之间形成瘘孔。进行第二层缝合时，我们一般利用邻近的前列腺组织或阴唇的脂肪垫；再解剖游离阴道获得一个满意的阴道长度。制作会阴皮瓣，拉到阴道穴道中。

（郎景和　田秦杰）

阴道畸形与矫治

女性生殖道的发育是一个非常复杂的过程，包括细胞的分化、移行、融合及部分凋亡机制调控下的腔化过程。任何一步或多个步骤的异常会导致多种发育异常或结构变异。

阴道畸形的分类

1. 先天性无阴道　外阴前庭或尿生殖窦处无阴道形成。

2. 处女膜闭锁　出生前，处女膜应贯通。如有阴道形成，但处女膜未贯通，称为处女膜闭锁（图11-18）。

3. 阴道纵隔　阴道内有从子宫颈到阴道口之间的不全组织分隔形成，包括从子宫颈到阴道口的完全纵隔和左右有贯通的不全纵隔。也有合并阴道横隔的阴道纵隔（图11-19）。

4. 阴道横隔　副中肾管组织的空泡化，形成上部分阴道和穹隆，窦阴道球（阴道板）的空泡化形成下部分阴道，以后贯通。如尿生殖窦和苗勒管的融合和（或）管腔化失败，将形成阴道横隔。大约46%的阴道横隔位于阴道上段，40%位于中段，14%位于阴道下段。可有完全性横隔，也可能是不完全性横隔（图11-20）。

5. 阴道斜隔　以往曾被描述为“双子宫合并一侧阴道不通”或“双子宫合并一侧阴道积血”。现被称为阴道斜隔综合征。其特征包括：

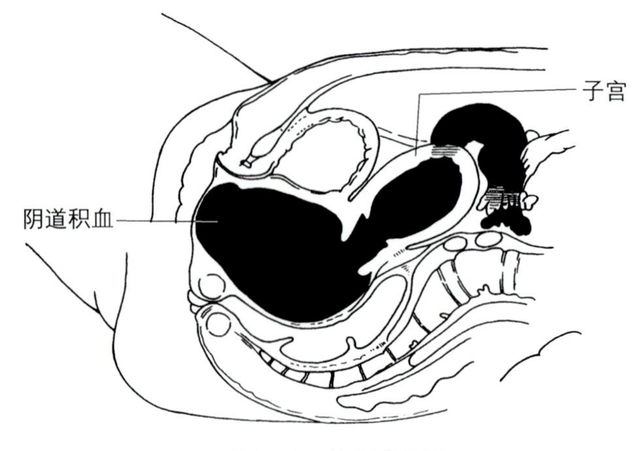

图11-18　处女膜闭锁

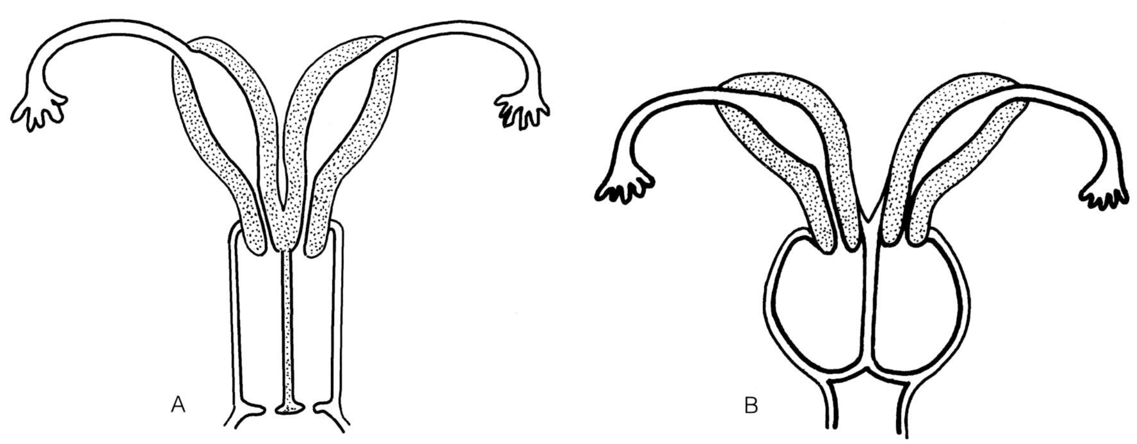

图11-19　阴道纵隔
A.完全性阴道纵隔，可合并双子宫、双子宫颈；B.不全阴道纵隔合并阴道横隔

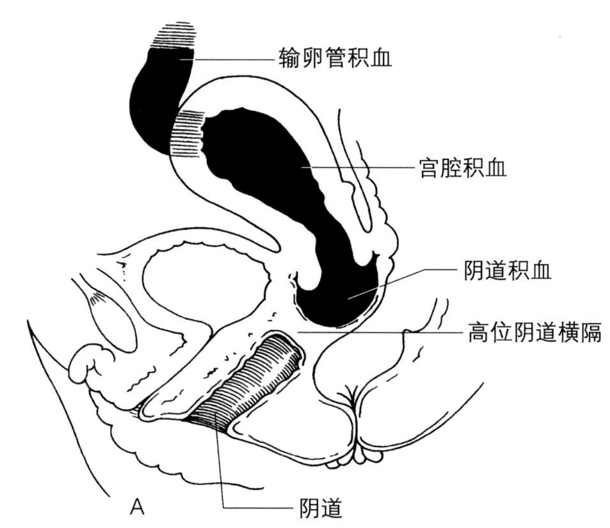

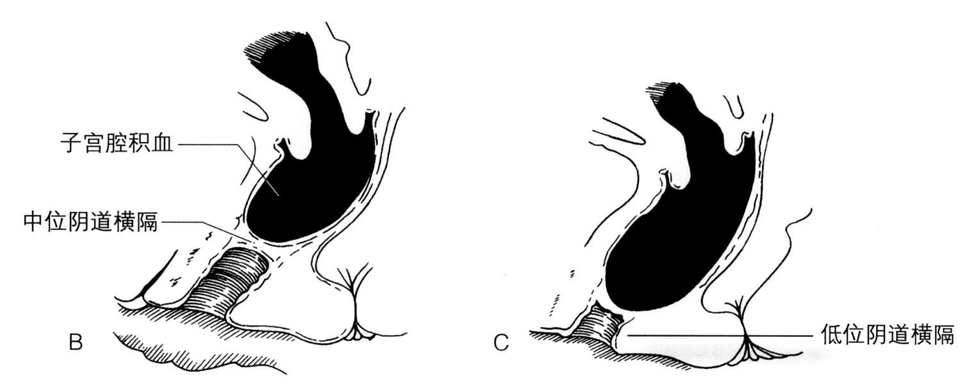

图11-20　阴道横隔
A.高位阴道横隔；B.中位阴道横隔；C.低位阴道横隔

①有两个发育很好的子宫，亦有双子宫颈；②阴道斜隔，使一侧子宫颈被掩盖；③常合并有斜隔一侧的肾阙如或其他泌尿系畸形，可以通过超声或造影发现。

根据解剖特点，可将阴道斜隔分为3型：Ⅰ型是无孔道的，表现子宫及斜隔后积血，发病年龄较轻，因为经血聚集无引流渠道。Ⅱ型之斜隔上有小孔道，但仍有引流不畅，发病稍晚，感染后易形成隔后脓肿。Ⅲ型较少见，虽斜隔无孔，但在双子宫颈间有瘘管，经血可向对侧流溢，但引流不畅，也容易有脓肿形成（图11-21）。

6. 阴道闭锁（atresia of vagina） 为泌尿生殖窦及苗勒管末端发育异常而未形成贯通的阴道所致。患者表现为外阴发育正常，阴道下段或全长闭锁，伴或不伴宫颈发育异常，通常子宫体发育正常，有有功能的子宫内膜，输卵管及性腺发育正常。

（1）阴道闭锁的发生机制及分类

1）阴道闭锁的发生机制：尚不清楚，目前被广为接受的假说是苗勒管-泌尿生殖窦起源。胚胎发育早期苗勒管末端形成苗勒管结节，向尾端增生形成阴道索。与此同时，泌尿生殖窦后方两侧内胚层细胞增生形成一对窦阴道球，向头端生长，阴道索和窦阴道球相接处细胞增生成为实性阴道板，之后阴道板中央逐渐出现腔隙，于第17周末完成管腔化（图11-22A）。

也有学者提出不同看法，认为阴道是由沃尔夫管和苗勒管结节发育而成。沃尔夫管末端发育成阴道壁，苗勒管末端的苗勒管结节形成最初的阴道壁黏膜上皮，后逐渐被鳞状上皮取代（图11-22B）。

上述阴道胚胎发育过程中某些环节异常，即可能导致相应类型的阴道闭锁。

2）阴道闭锁的分型：分为2型。Ⅰ型阴道闭锁，即阴道下段闭锁，患者有发育正常的阴道上端、子宫颈及子宫体，内膜有功能（图11-23A）。Ⅱ型阴道闭锁，即阴道完全闭锁，多合并子宫颈发育异常，宫体发育正常或虽有畸形但内膜有功能（图11-23B）。

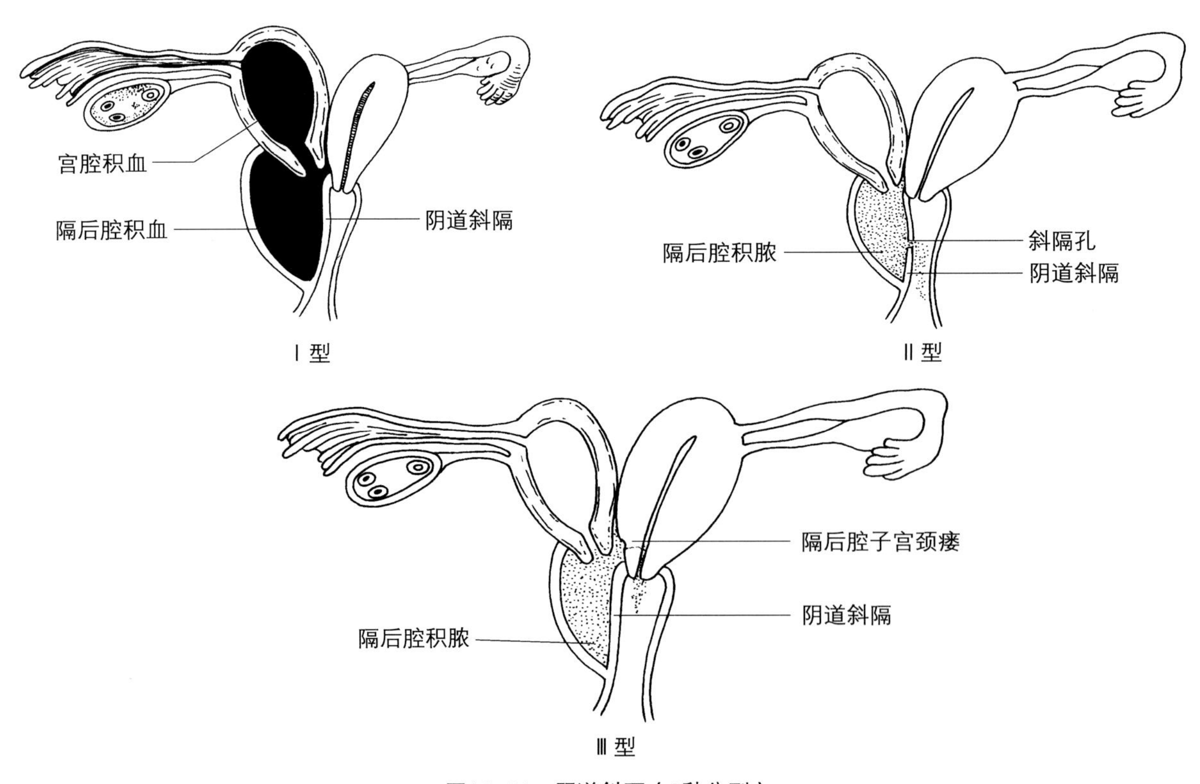

图11-21 阴道斜隔（3种分型）

Ⅰ型：无孔阴道斜隔；Ⅱ型：有孔阴道斜隔；Ⅲ型：无孔阴道斜隔、隔后腔子宫颈瘘

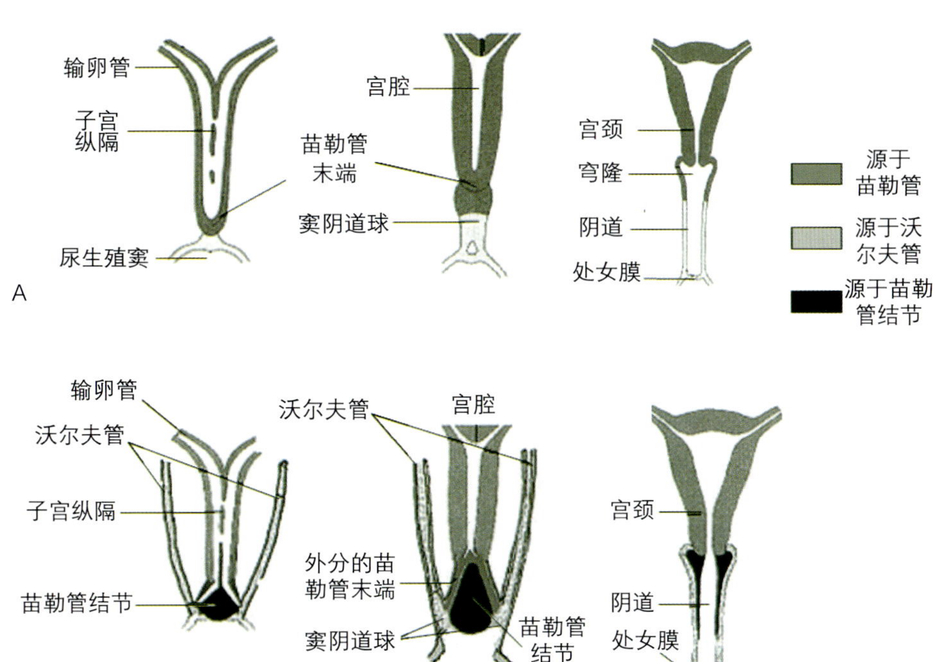

图11-22　阴道胚胎发育两种假说示意图
A.经典理论；B.沃尔夫管起源假说

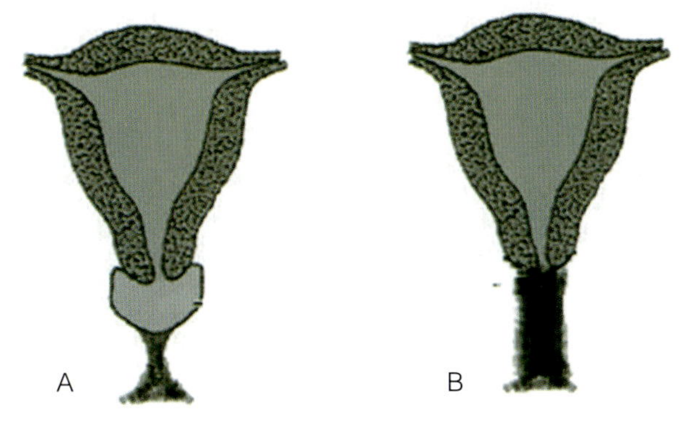

图11-23　阴道闭锁分类
A. Ⅰ型阴道闭锁；B. Ⅱ型阴道闭锁

（2）阴道闭锁的鉴别诊断：主要与以下生殖道畸形鉴别。

1）MRKH综合征（Mayer-Rokitansky-Kunster-Hauser syndrome，MRKH）：是双侧副中肾管发育不全所致。人群发病率为1/4 000~1/5 000，患者表现为先天性无阴道伴无子宫或始基子宫，卵巢发育及外阴结构通常正常。患者表现为原发性闭经，但由于无子宫或子宫发育不良，通常没有经血梗阻造成的周期性腹痛、盆腔包块等症状及体征。盆腔超声和MRI有助于协助鉴别诊断（图11-24）。

2）处女膜闭锁（vaginal atresia）：系阴道末端的泌尿生殖窦组织未腔化所致。由于处女膜无孔，经血排出受阻，可导致子宫、输卵管积血，继发盆腔子宫内膜异位症或感染，故临床常表现为周期性腹痛，专科检查肛诊时可扪及阴道内囊性肿块，部分患者处女膜向外突出，呈紫蓝色。与阴道闭锁相比，处女膜闭锁患者的腹痛症状较轻，经血聚集形成的包块主要位于阴道内，患者宫腔积血程度较轻，仅少数患者出现子宫明显增大。肛查扪及盆腔包块下缘较阴道闭锁患者更低，后者通常外阴外观正常，阴道前庭可见正常的处女膜环。查体盆腔超声和核磁可协助诊断。

3）阴道横隔（transverse vaginal septum）：为两侧副中肾管会合后的尾端与尿生殖窦相接处未贯通或部分贯通所致。阴道横隔很少伴有泌尿系统和其他器官的异常，横隔可位于阴道内任何部位，但以上、中段交界处为多见，其厚度约为1 cm。阴道横隔可分为无孔型（也称完全性横隔，图11-25A）及有孔型（也称不完全性横隔，图11-25B）。前者多位于阴道下部，临床表现与部分阴道闭锁类似，查体及手术中探查有利于两者鉴别。后者隔上有小孔，横隔多位于阴道上段，患者通常表现为痛经及性交困难，少数患者分娩时发生梗阻性难产才发现阴道横隔，多数通过查体及手术探查可予以鉴别。

4）小阴唇融合（synechia vulva，labia fusion）：主要表现为青春期月经正常来潮，但发现经血和尿液自同一孔道流出，常被误认为是“周期性血尿”。融合的小阴唇遮蔽尿道口和阴道外口的程度可不同，偶尔伴有泌尿系统感染，青春期后可伴阴道或宫腔积血、盆腔包块。查体见会阴开口与正常肛门开口之间被覆1层会阴皮肤组织，阴道前庭和尿道、阴道开口被其掩盖。检查可及正常子宫、子宫颈及双侧附件，较少合并其他苗勒管发育异常（图11-26）。

7. 阴道狭窄　可因阴道损伤或医源性原因导致阴道形成瘢痕、粘连；或因缺乏性激素刺激导致阴道发育不全，不能完成满意的性生活。

阴道畸形的矫治

1. 先天性无阴道　该畸形的矫正是在尿生殖窦或舟状窝、在膀胱和直肠的间歇人工制造一个封闭的穴道，形成人工阴道。常用的方法包括顶压法、造穴法和Williams法。

（1）顶压法：是一种直接用模型在发育较好的外阴舟状窝向内顶压的方法。对于有一定深度外阴舟状窝的患者，在婚前只要使用适当的模具，逐渐使外阴舟状窝变得足够深和宽就可以满足正常的性生活。

对于外阴舟状窝发育不好的患者，也有另外一种顶压法，需通过手术完成。现在较有名的称

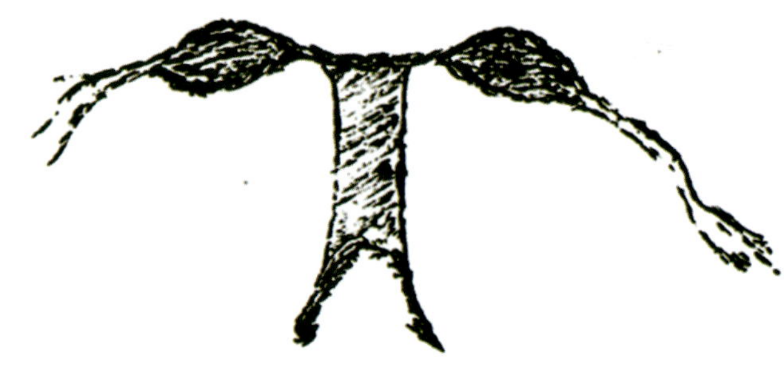

图11-24　MRKH综合征解剖示意图

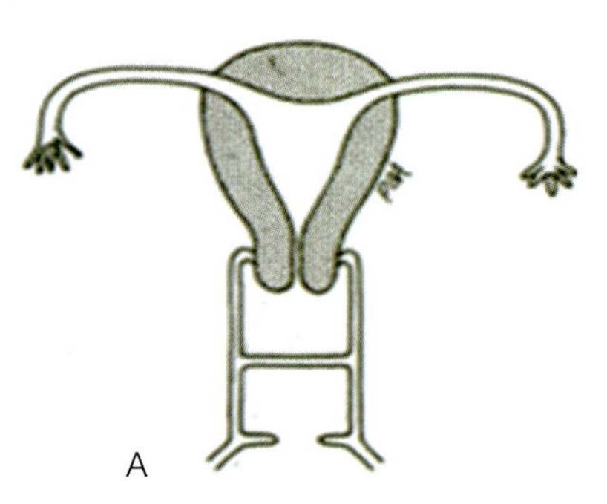

图11-25　阴道横隔示意图
A.完全性阴道横隔；B.不完全性阴道横隔

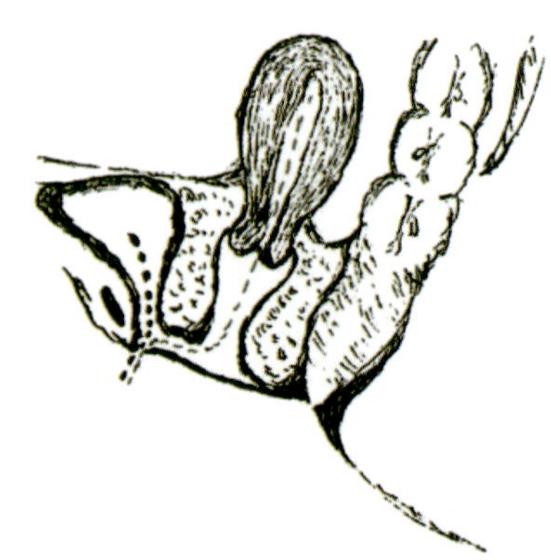

图11-26　小阴唇融合解剖示意图

为Vechietti法，它是1965年由Giuseppe Vecchietti医生首先发明使用的方法。用“扣线”缝穿膀胱直肠间的黏膜（即舟状窝或假性处女膜组织）从腹壁引出，每日向上拉升，以形成穴道。最初是通过开腹手术，1992年起开始又经腹腔镜下进行。

全麻下行常规腹腔镜检查，使用一根Stamey针带2根1-0号的Mersilene缝线，外套1个直径2 cm的丙烯酸扩张器，经假处女膜穿过腹壁进入腹腔，注意避免膀胱和直肠损伤。将两侧的小Trocar退至腹膜外间隙。将持针器由小Trocar经腹膜前间隙向下到达膀胱直肠褶侧方，经此处将缝线通过腹膜外“隧道”拉至前腹壁，同法处理对侧。将2根线的末端与牵拉器相连。随后可进行膀胱镜检查和直肠检查，以排除损伤和缝穿。牵拉器每日对等增加张力，每日的速度为1~1.5 cm，从而将扩张器拉进膀胱直肠间隙而形成一个新的阴道。患者一般需住院7~10 d，此间间隙增加张力，阴道足够长时，可在全麻下取出缝线。术后1、2、6、12个月定期随诊。牵拉器现在亦有新的改进（图11-27~29）。

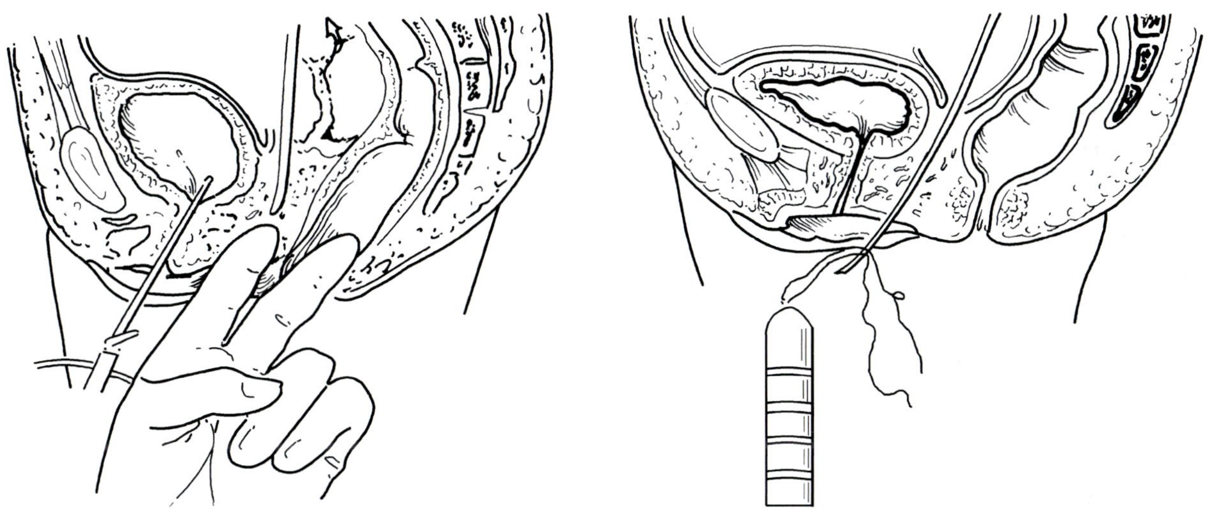

图11-27 开腹的Vechietti法阴道成形术手术步骤示意图

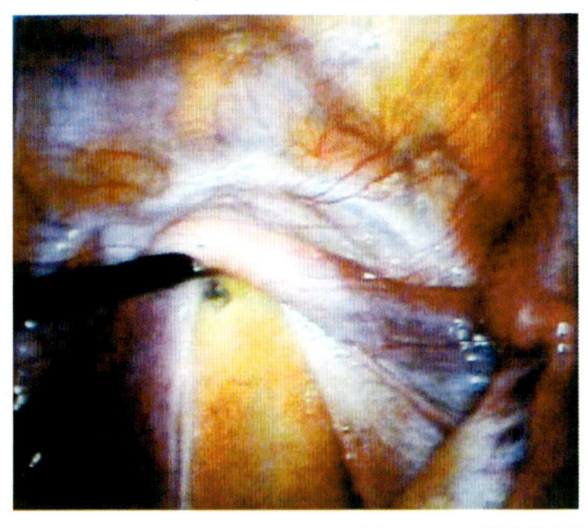

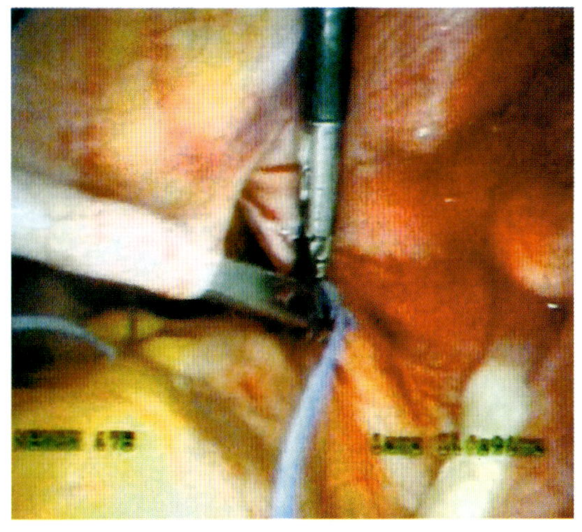

图11-28 腹腔镜下的Vechietti法阴道成形术

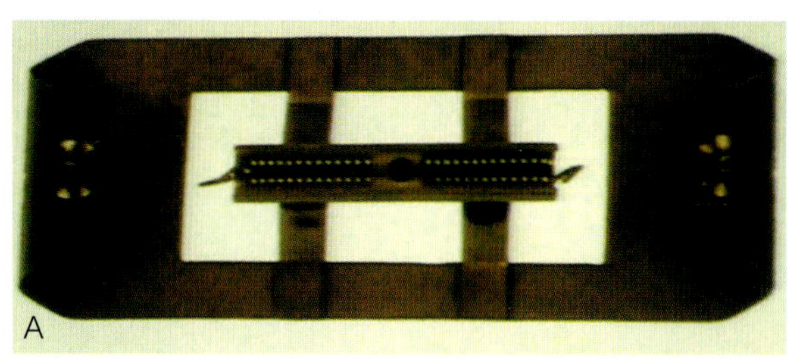

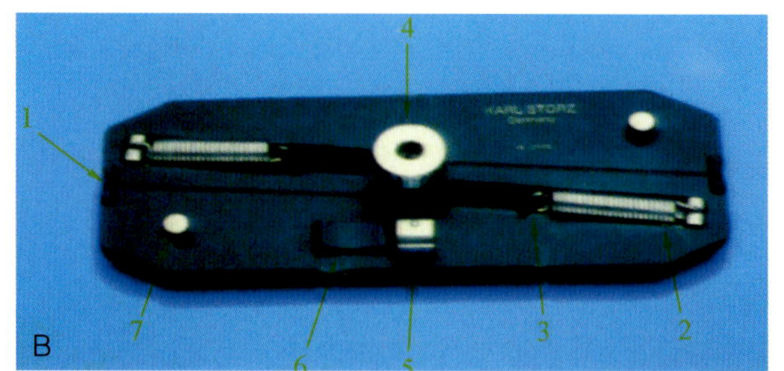

图11-29 牵拉器

A.旧式牵拉器；B.新式牵拉器

（2）造穴法：适用于外阴舟状窝发育不好的患者，需人工形成穴道。手术时在前庭黏膜正中做1~2 cm长的浅横口，再以弯钳向上分出小腔，然后以手指钝性分离。术中可将一指放在直肠、一导尿管放在尿道膀胱中做指引。不可勉强分离、不可粗暴分离，层次对则易分，不对则难，找好层次，避免副损伤。穴道以直径3~4 cm、长度8 cm为宜，可将窥具放入测试，适中，不必求其宽长（图11-30）。减少出血，除非明确小血管用电凝或结扎，渗血处压迫即可。

人工造穴后必须选择适当的方法，使穴道上皮化，否则很容易挛缩、缩短或闭合，形成肉芽、瘢痕，影响人工阴道的效果，或造成失败。现有多种方法解决这一难题。

1）皮瓣移植法：人工造穴后用皮瓣铺衬，以形成由皮片组成的阴道。皮片可从大腿、背部、腹部等部位取，也可将两侧小阴唇劈分之后向内卷入。

2）生物膜法：做好穴道后，用羊膜（羊膜法）、人工合成生物膜或腹膜（腹膜法）做内衬。这些膜都不可能永久生长，但可起到生物敷料作用，加速人工阴道的表皮化作用，较为简单。

羊膜法最为简单、实用。将新鲜分娩出的羊膜以生理盐水洗净，将绒毛膜和羊膜分开，将羊膜放到加有抗生素的生理盐水中2 h以上即可使用。在造穴完成后，在可拆卸的金属窥具外表面套上两层消毒后的乳胶安全套，将制备好的羊膜包在安全套外面（光面向外）后放置到穴道内，将宫纱经窥具填入塞紧后，结扎安全套外口，修剪多余的羊膜，将可拆卸窥具的前后两叶分别取出，皮针缝合大阴唇，手术结束。10~14 d后拆线，换硬模具。如其间有发热和脓性阴道分泌物，随时打开。羊膜法的主要问题是需要较长时间的换模具，中间不能中断放模具，至少半年，3~6个月多可达到满意的效果，直到阴道

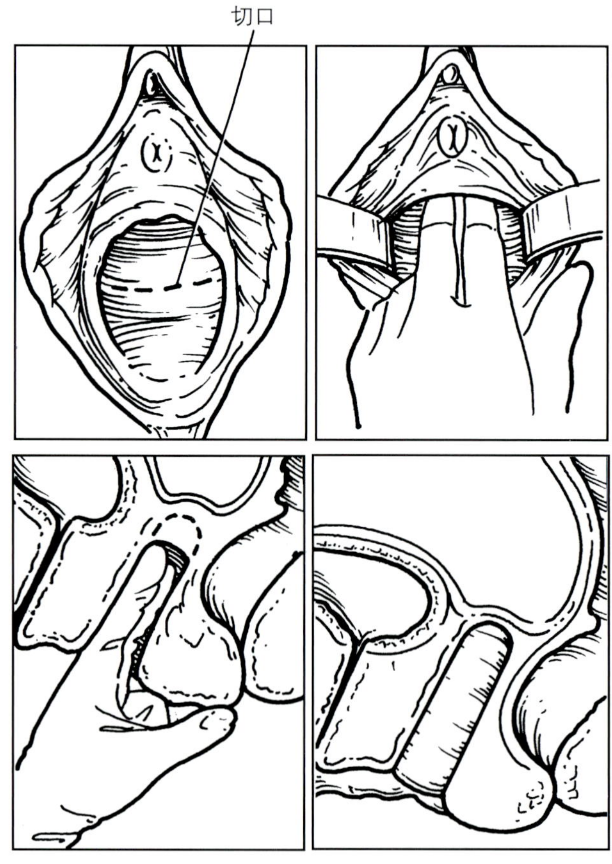

图11-30 阴道造穴示意图

的完全表皮化。

腹膜法较羊膜法复杂一些，但其优点是阴道表皮化速度较快。下面造穴同其他方法。可经开腹或经腹腔镜处理腹膜。打开相当于子宫位置的膀胱腹膜反折（或切除始基子宫后的阔韧带前后叶），由上向下游离腹膜片，将充分游离的腹膜片，如旗袍“开气儿”一样向下剪开，从而使腹膜前后两片翻转进入穴道，“开气儿”的腹膜形成4个顶角分别缝合在前庭的上下方；穴道的顶端先全层缝闭，并在其旁做两道平行之浅切口，形成创面，然后再缝合一层来“封顶”。两边之腹膜裂隙间断缝合，实现腹膜化（图11-31）。

（3）结肠转代法：人工穴道完成后，用一段结肠（多用乙状结肠，也有用升结肠）转代成阴道。需要行肠切除吻合，术后阴道黏膜柔软，有皱襞，湿润，长度宽裕，但分泌物可能气味重（图11-32）。

（4）魏氏法（Williams法）：适用于膀胱直肠没有空间，或因手术失败或不愿接收上述方法者，而借助向外构建外阴阴道的方法。其方法是沿大阴唇内侧做一个U字形切口，两侧各从尿道外口旁开4 cm左右。U字形的高度便是未来阴道外伸的长度。切开皮肤后，应向内潜行分离，从而使皮肤得以游离活动，才能缝合成“皮管”。然后缝合。第1层将两边的创缘于正中缝拢，结打在阴道管内；第2层缝合皮肤和皮下组织，下方可以带一些会阴体肌，以增强其支持力量。此法形成的人工阴道可容2指，一般可有4~5 cm深（图11-33）。

2. 处女膜闭锁　建议在青春期月经初潮后进

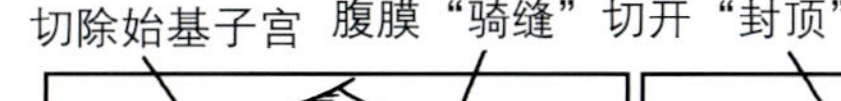

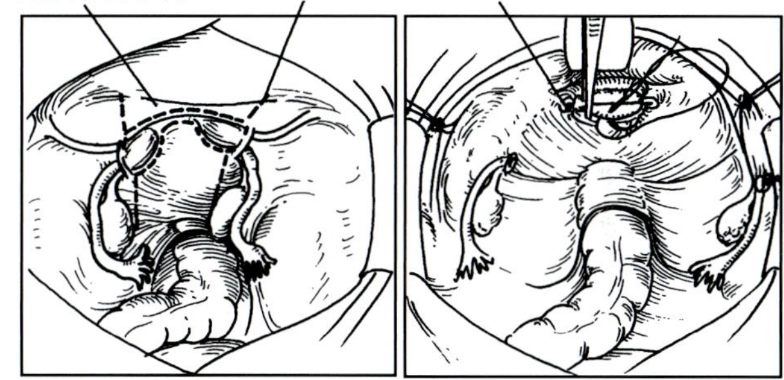

图11-31　腹膜法阴道成形术

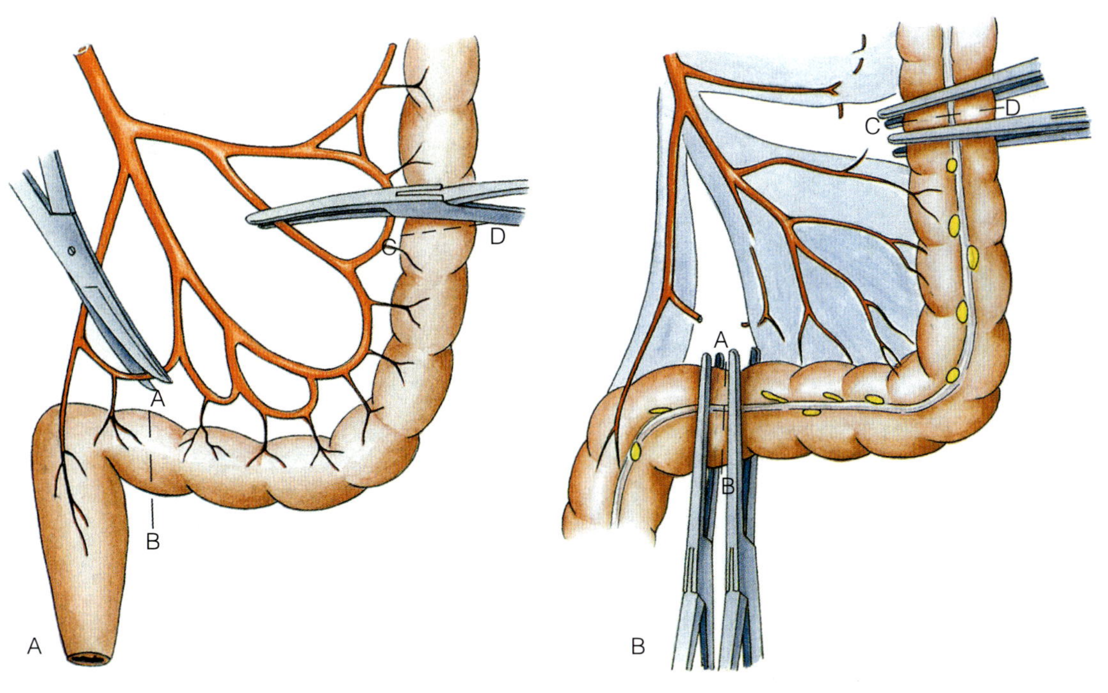

图11-32　结肠转代法阴道成形术

A.手术设计；B.游离肠段

行手术切开。手术以来月经时操作为佳，因为可以通过大针穿刺，抽出陈旧积血，以明确阴道部位，固定大粗针，并以此指引，使用尖刀片做十字切开后，进而在靠近处女膜环的位置椭圆形修剪切开的处女膜，引流出陈旧月经血（如图11-34），造出一个接近正常大小的阴道口，将阴道黏膜和处女膜环缝在一起，可避免切缘重新粘连造成再次闭锁。

3. 阴道纵隔　如不影响性生活或阴道分娩，可以不处理；但对合并有阴道横隔的需进行切除。选月经干净后，经阴道手术。可用两把大Kocher钳夹闭纵隔前后缘，完全切除纵隔，使用可吸收线连续缝合残余纵隔边缘（尽可能少），使剩余的正常阴道黏膜重新贯通起来。顶端可采用类似切除方法。对合并有阴道横隔的先切除横隔，再切除纵隔。

4. 阴道横隔　多在青春期后，女孩出现症状时进行处理。对完全封闭性横隔，类似于处女膜闭锁的切开处理方式，手术过程包括切开薄的横隔、切除横隔、将上段和下段阴道黏膜端端吻合。对不完全封闭性横隔，多在婚后妇科检查时发现，偶有在分娩过程中产程不顺时检查发现。造成经血不畅、痛经或不育的，可手术切除不全横隔；分娩过程中发现的不全横隔，可在横隔变得较薄时切开，术时注意勿伤及胎儿（图11-35）。

5. 阴道斜隔　需手术治疗。理想的方式是经阴道切开斜隔，使隔后子宫颈与阴道腔接通，消除梗阻。Ⅰ型病变，隔后腔积满经血，术时可先以粗针穿刺，如有回抽经血，证明针头位置正确，可沿穿刺针顺阴道纵轴方向切开斜隔，并修去多余隔膜以充分暴露隔后子宫颈，断面以可吸

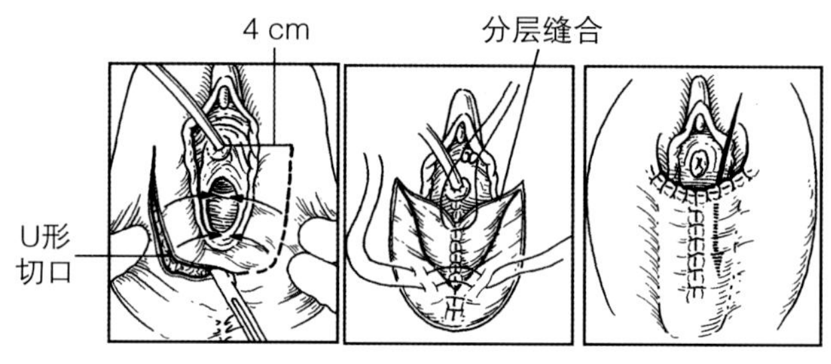

图11-33　Williams法阴道成形术

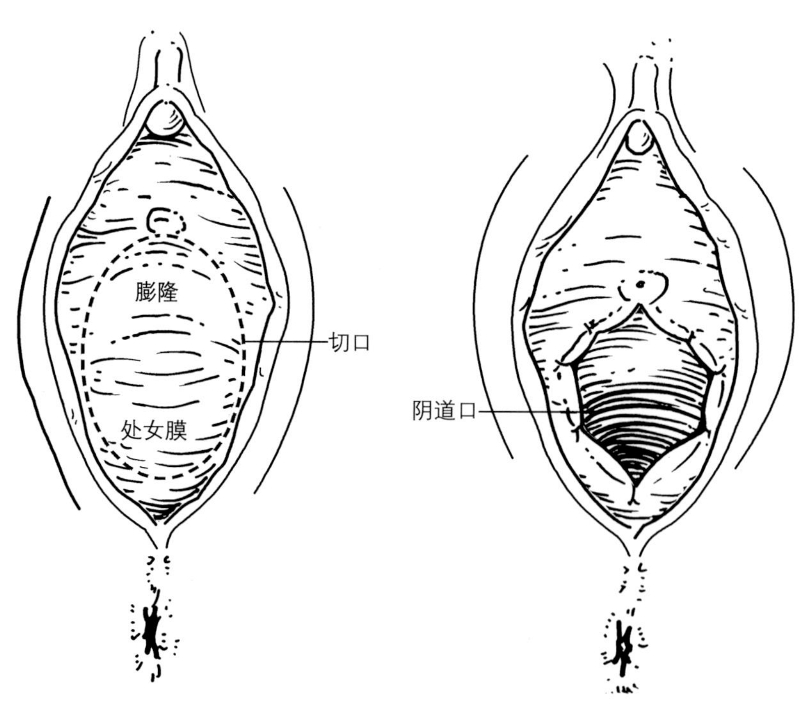

图11-34　处女膜闭锁切开术

收线间断缝合止血。Ⅱ型病变，隔上已有小孔，沿孔切开斜隔即可。Ⅲ型病变处理与Ⅰ型类似，颈管上的瘘孔应同时修补。

6. 阴道闭锁

（1）上段：通常建议手术切除梗阻的子宫，因为此种畸形很难通过重建手术获得良好的预后。也有个别通过重建手术妊娠的报道，但风险很大，易发生反复梗阻、感染的风险。

（2）下段：月经初潮后，由于受阻的血液和分泌物不断积蓄在阴道上段，导致盆腔或腹部包块（图11-36），需要手术去除梗阻，手术的最佳时机是在阴道积血最严重时。手术时，在处女膜环所在的位置横向切开占据阴道下段的纤维组织，到达隆起的阴道上段，引流梗阻的部位，找到正常的阴道黏膜，将扩张的上段阴道组织下拉到阴道口（图11-37），固定缝合（间断缝合）到处女膜环的位置。术后需使用阴道模具防止阴道狭窄的发生，以后可有生育的机会。

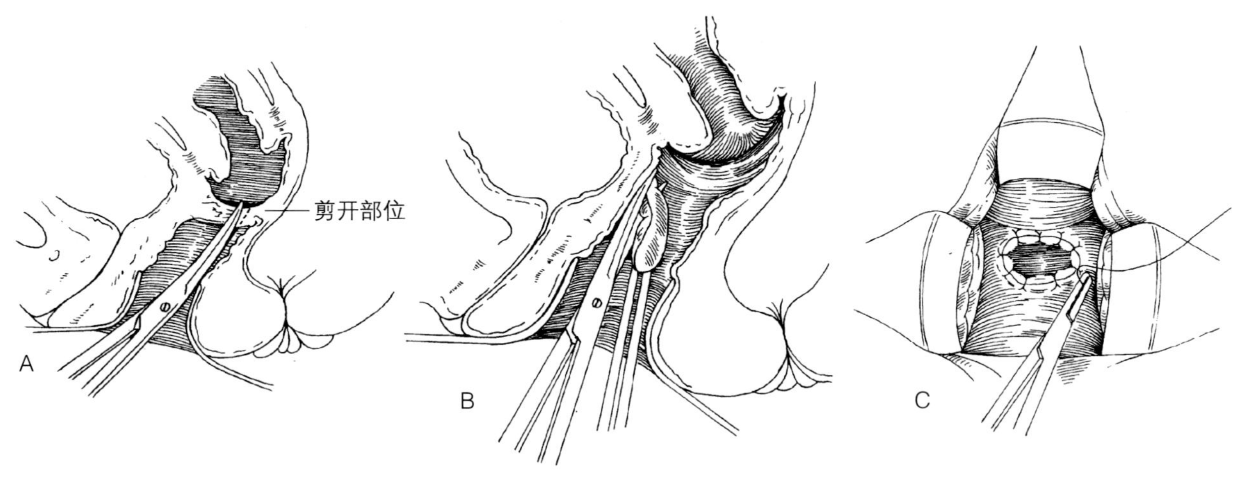

图11-35 阴道横隔切除术

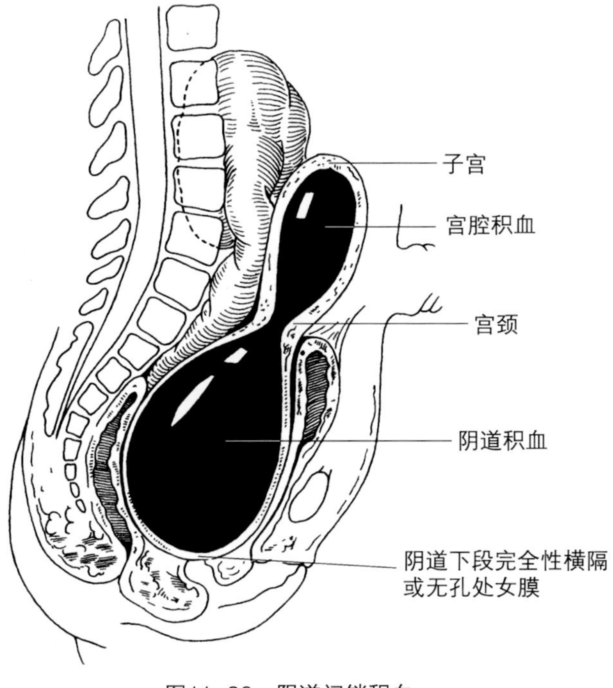

图11-36 阴道闭锁积血

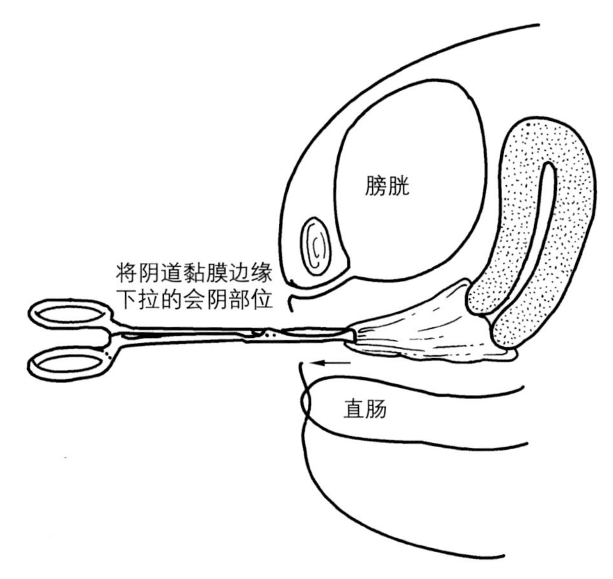

图11-37 阴道闭锁切开整形术

（郎景和 田秦杰 王 姝）

子宫畸形及矫治

子宫畸形的分类

1988年，美国生殖学会（American Fertility Society，AFS）将子宫畸形分为7大类，现临床仍采用这些分类法（表11-2）。

表11-2　ASRM分类系统

Ⅰ型：苗勒管发育不全	
	A. 阴道发育不全（子宫可能正常或也存在多种畸形）
	B. 子宫颈发育不全
	C. 子宫底部发育不全
	D. 输卵管发育不全
	E. 以上多种畸形合并存在
Ⅱ型：单角子宫	
	A. 两侧子宫腔相互连通（存在内膜腔）
	B. 两侧子宫腔不连通（存在内膜腔）
	C. 残角子宫没有内膜腔
	D. 没有未发育的残角子宫
Ⅲ型：双子宫	
Ⅳ型：双角子宫	
	A. 完全性双角子宫（双侧子宫分离直达宫颈内口）
	B. 部分性双角子宫
Ⅴ型：纵隔子宫	
	A. 完全性纵隔子宫（纵隔直达宫颈内口）
	B. 部分性纵隔子宫
Ⅵ型：弓形子宫	
Ⅶ型：乙底酚药物相关的畸形	
	A. “T”字形子宫
	B. “T”字形子宫宫角处扩张
	C. 各种变异形状的“T”字形子宫

Ⅰ型：苗勒管发育不全型

A. 阴道发育不全（图11-38，39）

B. 子宫颈发育不全（图11-40，41）

C. 子宫和子宫颈均发育不全（图11-42）

D. 输卵管发育不全（图11-43）

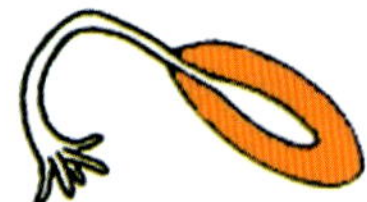
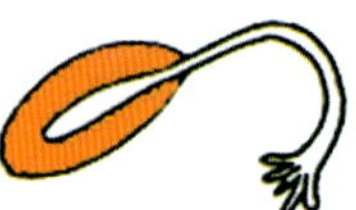
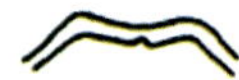

图11-38　阴道发育不全，有未发育的残角子宫

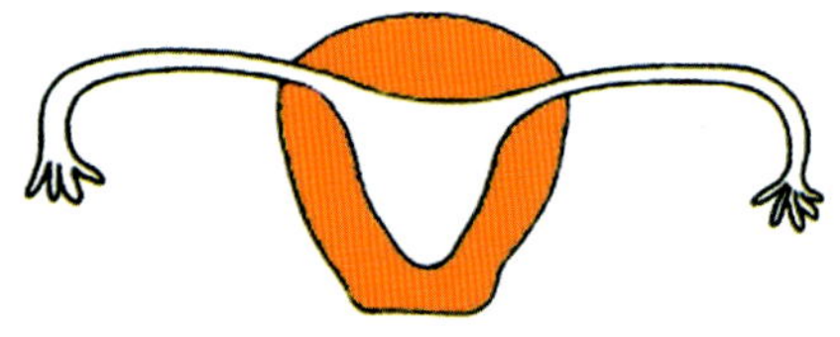
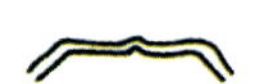

图11-39　阴道发育不全，合并宫颈发育不全

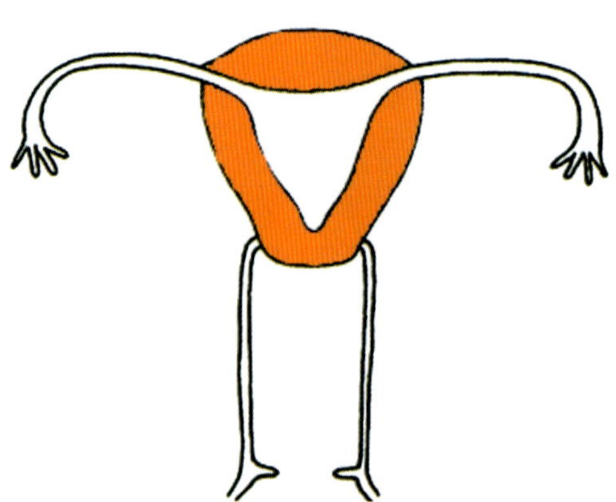

图11-40　子宫颈发育不全，阴道正常

Ⅱ型：单角型（Unicornuate）

A. 交通型：两侧子宫腔相互连通（存在内膜腔）（图11-44）

B. 不交通型：两侧子宫腔不连通（存在内膜腔）（图11-45）

C. 无腔型：残角子宫没有内膜腔（图11-46）

D. 无子宫角型：没有未发育的残角子宫（图11-47）

Ⅲ型：双子宫型（图11-48，49）

Ⅳ型：双角型

A. 完全型：双侧子宫分离直达宫颈内口（图11-50）

B. 不完全型（图11-51）

Ⅴ型：子宫纵隔

A. 完全型：纵隔直达宫颈内口（图11-52）

B. 不完全型（图11-53）

Ⅵ型：弓状子宫（图11-54）

Ⅶ型：DES药物相关子宫，包括“T”字形子宫（图11-55）、“T”字形子宫宫角处扩张（图11-56）和各种变异形状的“T”字形子宫（图11-57）。

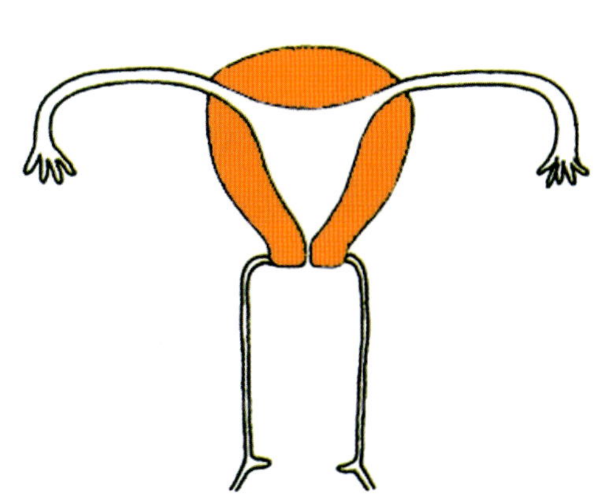

图11-41　子宫颈发育不良，阴道正常

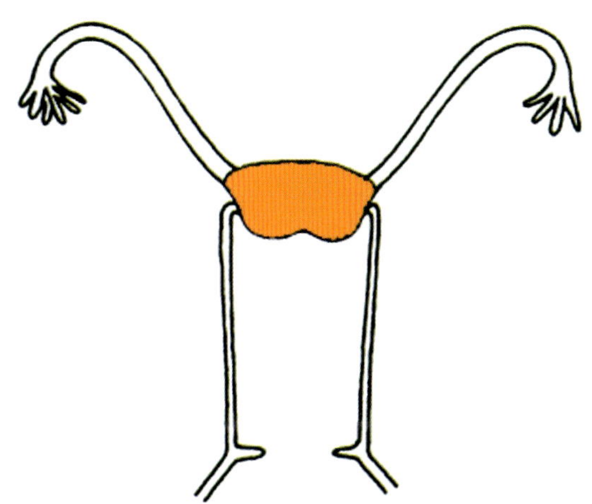

图11-42　子宫底和子宫颈均发育不良

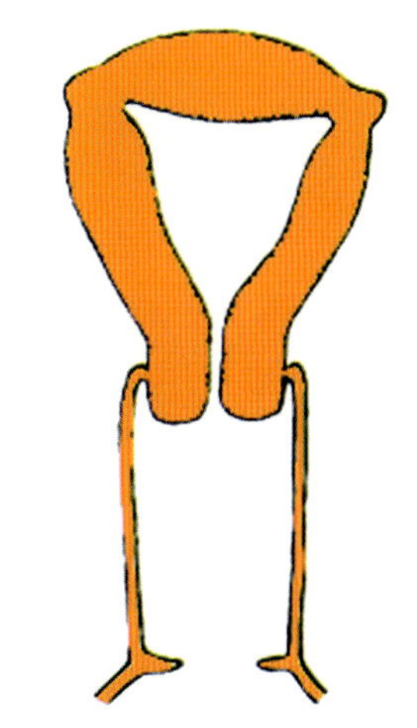

图11-43　输卵管发育不全

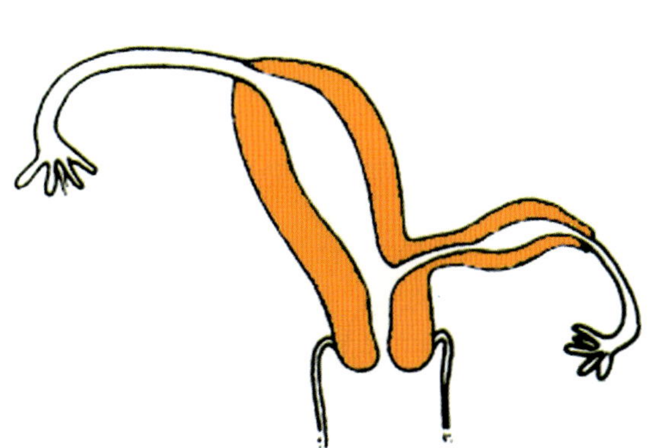

图11-44　单角子宫和残角子宫的子宫腔相连

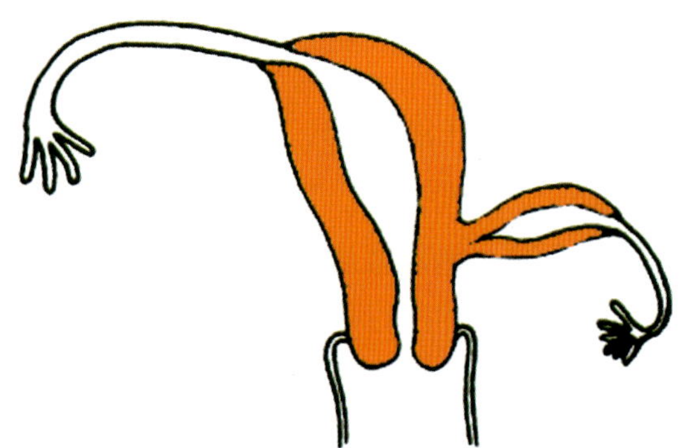
图11-45　单角子宫和残角子宫融合在一起，但子宫腔不相通

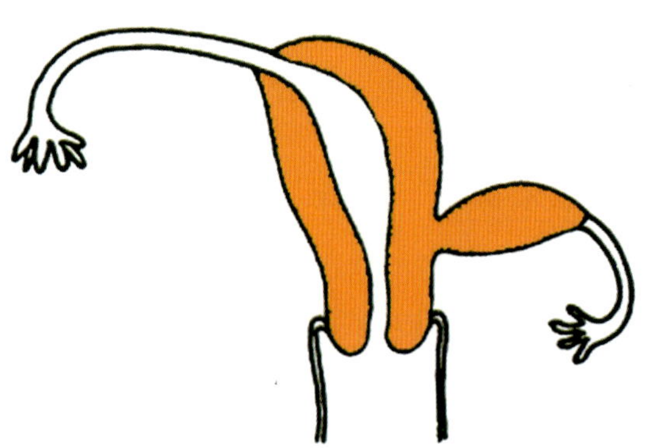
图11-46　单角子宫和残角子宫融合在一起

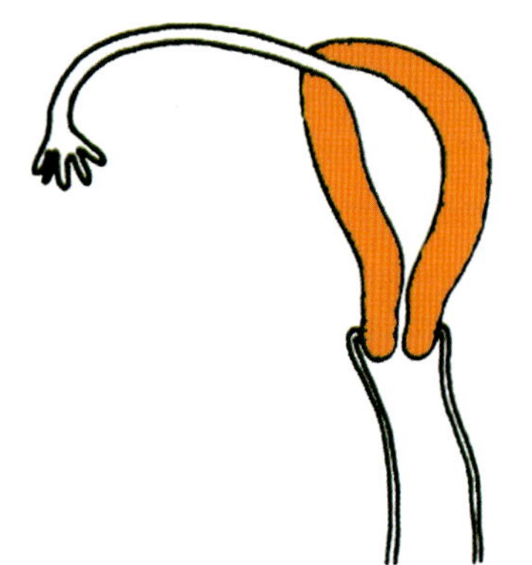
图11-47　单角子宫

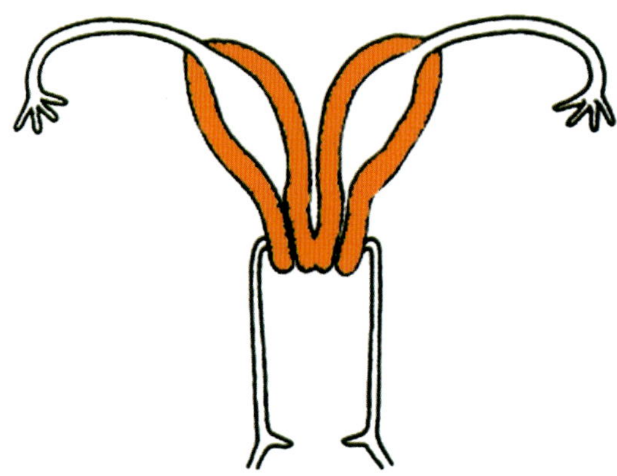
图11-48　双子宫、双子宫颈，阴道正常

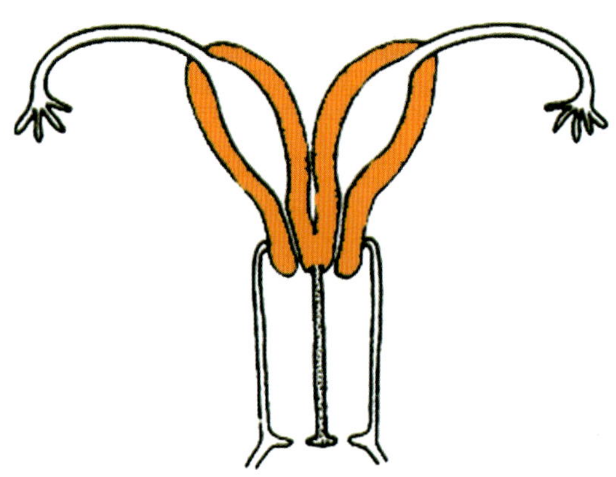
图11-49　双子宫、双子宫颈，完全型阴道纵隔

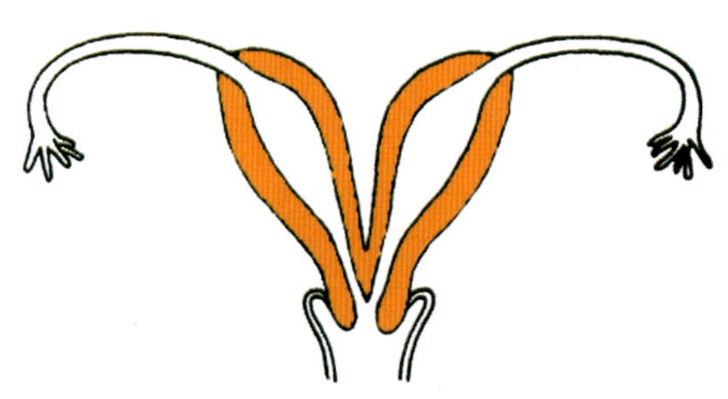
图11-50　双角子宫：完全型

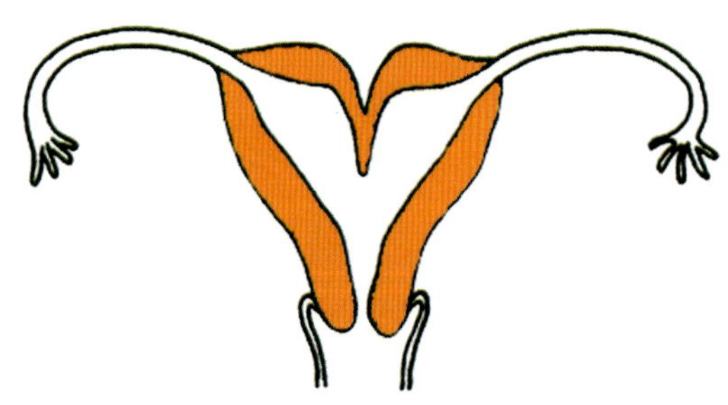
图11-51　双角子宫：部分型

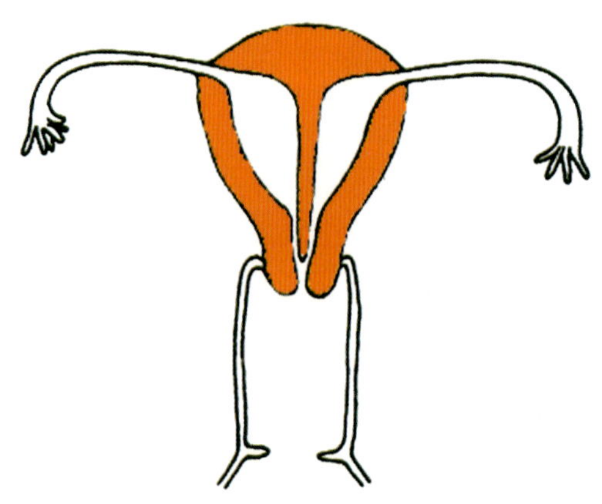
图11-52　纵隔子宫：完全型

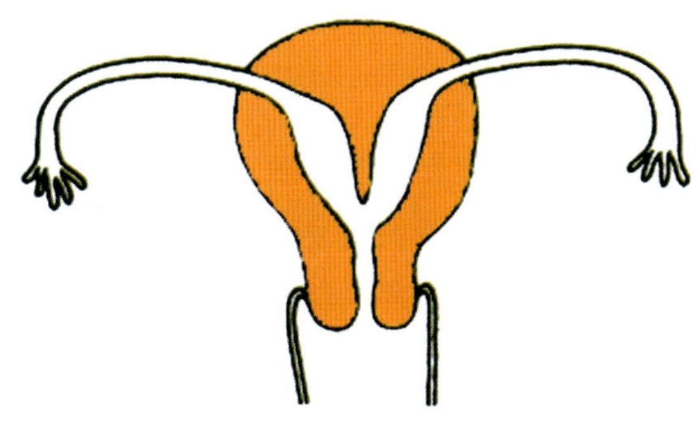

图11-53　纵隔子宫：部分型

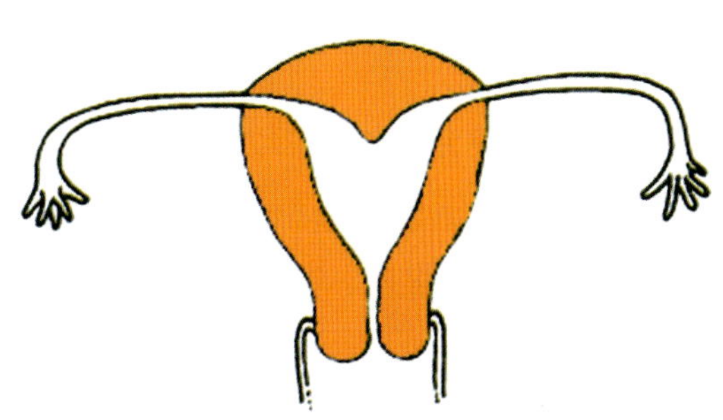

图11-54　弓形子宫

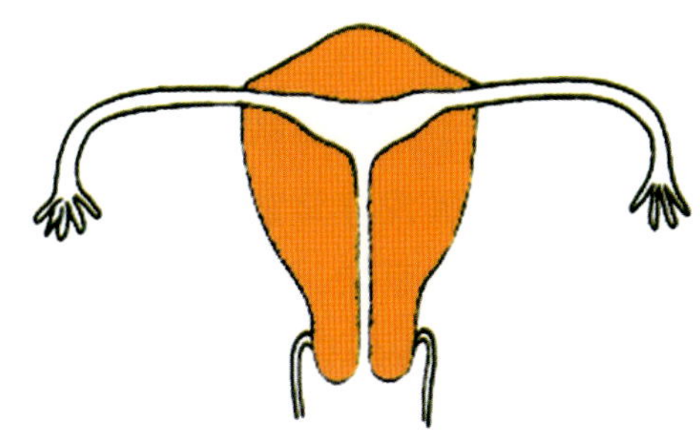

图11-55　“T”字形子宫

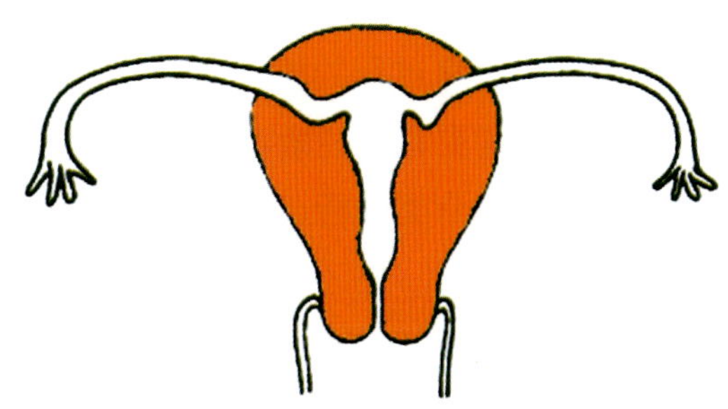

图11-56　“T”字形子宫宫角处扩张

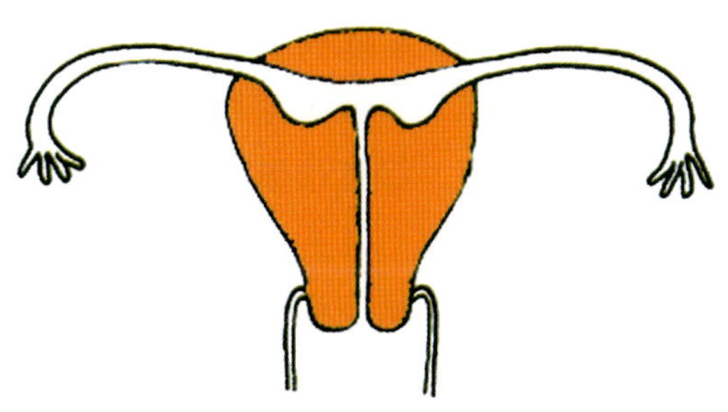

图11-57　各种变异形状的“T”字形子宫

■ 子宫畸形的矫治

1. 子宫发育不全或不发育型　此类子宫多无功能，行人工阴道成形术时多需先切除发育不全或不发育的子宫。

2. 单角型子宫　多在体检或手术中发现，如胚胎种植在交通型发育不良的子宫侧，需开腹或经腹腔镜手术切除发育不良的一侧子宫；存在内膜腔、两侧宫腔不连通的单角型子宫，可能出现周期性或慢性盆腔疼痛，可通过腹腔镜诊断和切除梗阻的非交通性残角子宫；其他类型则不需特意手术切除，可在进行其他腹腔手术时顺便切除。

3. 双子宫　多数不需要手术干预，一般不影响生育力；合并完全型阴道纵隔、影响性生活者可进行纵隔的切除。

4. 双角子宫　可有足月妊娠，但晚期流产或早产的风险增加；如妊娠失败，考虑系子宫腔不够大引起，可开腹或宫腹腔镜联合行双角型子宫宫腔融合术，可能增加妊娠的成功率。

5. 子宫纵隔　妊娠第9周，子宫纵隔应消失，大多数不需要手术干预；如果患者有疼痛、反复流产、不育或早产，需手术治疗。目前宫腔镜下切除子宫纵隔已成为标准的治疗方式，术后可放置避孕环并加用大剂量雌激素3个月，可防止术后的子宫腔粘连。

6. 弓状子宫　因多数不影响妊娠，故多数不需处理；如需处理，同纵隔处理方法。

7. 乙底酚（DES）药物相关子宫　DES因对肝脏影响较大，故不主张继续使用，可防止DES药物相关子宫的发生。

（田秦杰　冷金花　郎景和）

子宫颈畸形

女性生殖系统发育异常中，宫颈畸形发病率低，且常与子宫或阴道畸形相伴出现。关于宫颈畸形的文献多为个案报道，其发病概率不详。

子宫颈畸形与胚胎发育学

传统宫颈胚胎发育理论

对宫颈胚胎发育过程的探究，有助于正确诊断宫颈畸形和探索更有效的矫治方法。相反，对于各种宫颈畸形的分类分析也是研究宫颈胚胎发育的重要手段。

传统的胚胎发育理论认为，两侧苗勒管远端于中线部融合，最先融合部位即发育成宫颈，其后融合的苗勒管最末端膨大形成苗勒管结节，后者再与泌尿生殖窦后壁的窦阴道球融合形成阴道板。与此同时，两侧苗勒管上段由融合处向头端逐渐融合直至形成子宫体和子宫底，未融合部分即发育成两侧输卵管，该融合过程形似剪刀，单向进行。融合而形成的纵隔随后沿同一方向从宫颈水平向头端进行重吸收。该假说能较合理地解释以下临床现象：①宫颈由两侧苗勒管末端融合形成，阴道为其尾端的苗勒管结节发育而来，二者关系非常密切，宫颈阴道畸形常相伴出现。Grimbizis等总结了1900~2004年文献报道的116例贯通异常的宫颈畸形，其中72%（60/83）宫颈阙如伴阴道上段或全段闭锁；1997年，Fujimoto回顾并报道了58例宫颈闭锁病例，52%合并阴道上段或全段闭锁。甚至有学者认为从胚胎发育的角度，真正的宫颈阙如必定伴有阴道全段或上段闭锁，因为如果宫颈未形成，阴道上部也不能发育。经典的教科书也以此为据，将宫颈畸形分为两大类，一类为宫颈阙如，子宫下段缩窄终止于腹膜，多伴下生殖道闭锁而为盲端；第二类为宫颈发育不全（图11-57）。正如Grimbizis等报道的，后一类患者多存在正常阴道（97%，32/33）。②宫颈是两侧苗勒管融合与重吸收的起点，故临床上常见双宫颈合并双子宫，或宫颈纵隔合并子宫纵隔（伴或不伴阴道纵隔）（图11-58A、G）。

新宫颈胚胎发育理论

然而，随着MRI、CT、超声以及内镜技术的广泛应用，对女性生殖道畸形的诊断更加准确。近来发现有些苗勒管发育异常既无法归入美国生殖医学会推荐的分类系统，也不能用传统胚胎发育模型来解释。自1994年McBean和Brumsted报道双宫颈合并纵隔子宫以来，有多个报道描述了类似的子宫宫颈发育异常（通常合并阴道纵隔）（图11-58D）。Shirota和Dunn等还分别报道了双宫颈双阴道合并单子宫畸形（图11-58F）。此外，还有报道描述了宫颈纵隔伴双子宫、宫颈阴道纵隔伴双角子宫，双宫颈纵隔子宫伴峡部交通等（图11-58I、H）。以上这些生殖道畸形尽管少见，但它们对宫颈甚至整个苗勒管系统发育的传统理论提出了挑战。

Müller等提出的女性生殖道发育假说却在相当程度上适用于各种畸形。妊娠10周，两侧苗勒管下端在宫颈峡部与泌尿生殖窦之间的部分开始融合，该融合的部位即形成宫颈和峡部的管腔。该部位上端的两侧苗勒管分别向两端继续融合，

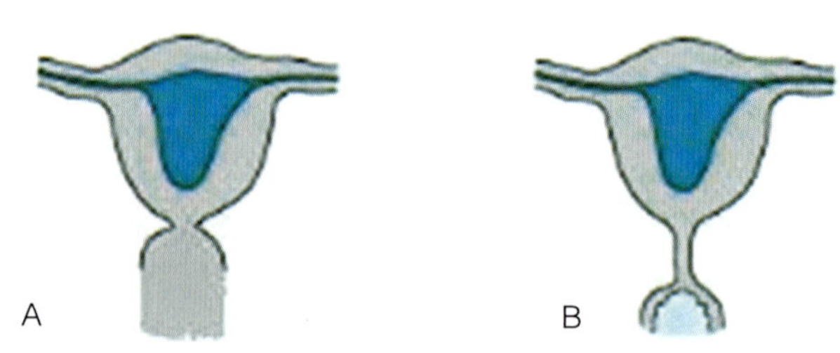

图11-57　宫颈畸形
A.宫颈阙如；B.宫颈发育不良

由此形成纵隔的重吸收也始于宫颈峡部水平，再向两端进展。Müller等认为苗勒管上部和下部的融合是两个独立的过程。McBean和Brumsted基本认同Müller胚胎发育假说，即苗勒管融合始于中部，随后融合和重吸收向两端同时进展。若继初始部位融合后，上端和下端两部分苗勒管的融合和重吸收出现停滞或不均衡，所导致的畸形可表现为从双角子宫合并双宫颈到正常子宫合并宫颈和阴道纵隔的一系列生殖道异常。其中，文献报道最多的双宫颈双阴道伴子宫纵隔，即可能由于苗勒管完成向头端的融合后，该方向的重吸收却未能继续进行，而尾端苗勒管的融合和重吸收均未进行。此外，Acien等报道的6例“未分类”生殖道畸形，分别代表苗勒管在峡部融合后，上下两端分离的两侧苗勒管在不同的时间点上融合和吸收障碍。

目前报道不同类型的子宫合并宫颈阴道畸形，通常以宫颈峡部为界。双子宫或纵隔子宫若存在两侧交通，通常也位于峡部水平（图11−58）。各类生殖道畸形可能源于宫颈峡部以上和/或以下的苗勒管发生融合和/或再吸收异常，伴或不伴苗勒管结节发育障碍。既往女性生殖道畸形的分类方法仅依据苗勒管发育过程中的融合或再吸收缺陷的程度，而未将苗勒管发育的节段性考虑在内。

Acien等观察雌性小鼠胚胎发现，受孕后15天可见苗勒管和沃尔夫管之间形成的交叉，即原本位于外侧的苗勒管向尾端生长的同时于腹侧越过沃尔夫管向中线靠拢。其后，内聚的两侧苗勒管末端最终相遇并融合。外侧的沃尔夫管向尾端生长的同时向内侧靠拢，最终与苗勒管相接并融合。最为有趣的发现是，两侧苗勒管合二为一部分的尾端，苗勒管又再次向外侧分离生长，直到与外侧的沃尔夫管远端上皮相接相融。以此为

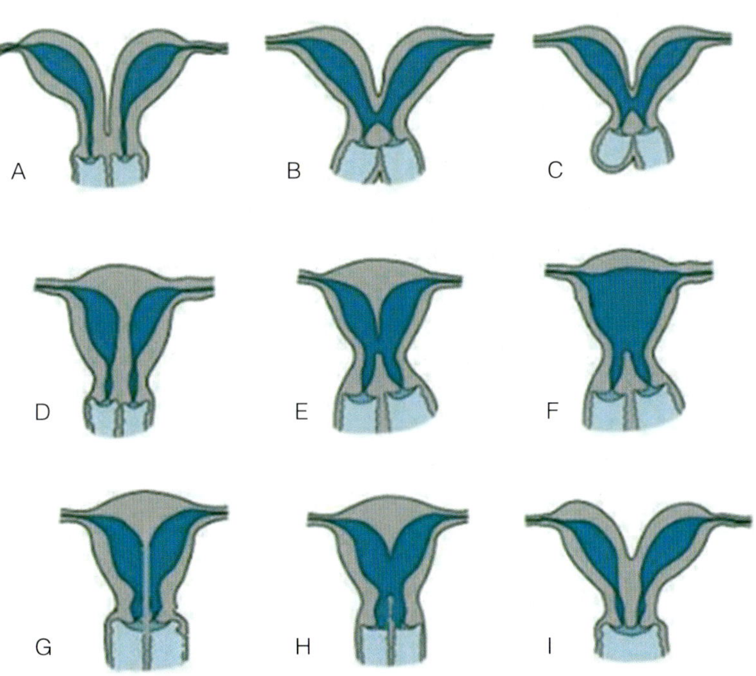

图11−58　双子宫颈畸形

A、B.双宫颈双阴道双子宫，不伴/伴宫颈峡部交通；C.双宫颈双子宫双阴道一侧阴道闭锁伴宫颈峡部交通（阴道斜隔Ⅲ型）；D、E.双宫颈双阴道伴纵隔子宫，不伴/伴宫颈峡部交通；F.双宫颈双阴道伴单子宫；G、H.宫颈阴道纵隔子宫子宫纵隔，不伴/伴峡部交通；I.宫颈纵隔伴双子宫

据，Acien等将苗勒管分为三部分：内聚部、融合部和外分部，分别对应输卵管和子宫体、宫颈峡部和宫颈（图11-59A）。Bok和Drews等人也在体外培养的小鼠胚胎观察到，苗勒管在中线部位与对侧融合后，向远端继续生长的部分向外侧分离（图11-59B）。

此外，关于苗勒管结节也有新的观点提出。苗勒管结节在阴道形成中的重要作用无可争议，但对其具体来源却有不同认识。研究小鼠胚胎发现，苗勒管外分部尾端的实性细胞团增生形成苗勒管结节，它以外分的苗勒管为顶，一对窦阴道球为底；两侧是沃尔夫管，前方为尿生殖窦（图11-60A）。而传统理论认为，苗勒管结节是两侧苗勒管末端合二为一后，其尾端直接膨大形成（图11-60B）。上述两种假说都提示宫颈与阴道发育密切相关，但实验表明苗勒管末端与苗勒管结节在结构上相对独立，因此似乎更能兼顾说明临床上发现的宫颈发育不良却伴有正常子宫体和阴道的病例。

综上所述，宫颈发育新假说如下：苗勒管的融合始于宫颈峡部，内聚部苗勒管完成融合和间隔重吸收形成子宫体，而外分部的上端即为宫颈

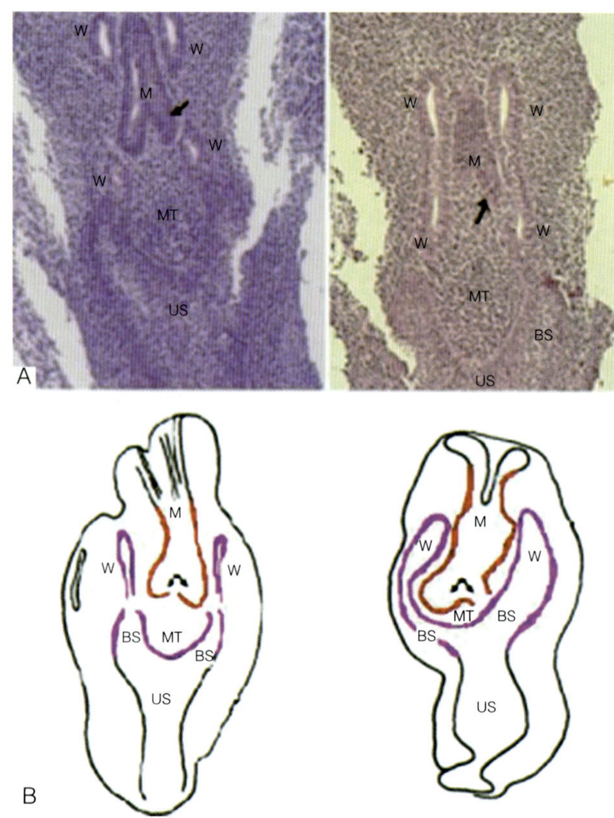

BS=窦阴道球；M=苗勒管；MT=苗勒管结节；US=泌尿生殖窦；W=沃尔夫管；箭头=外分苗勒管末端即宫颈

图11-59　小鼠胚胎纵断面。两侧苗勒管融合后其尾端又向外生长彼此分离，并向位于其外侧的沃尔夫管末端靠近相接。而苗勒管尾端增生的实性细胞团形成苗勒管结节，头端为两侧外分的苗勒管，外侧为远端沃尔夫管，前方为泌尿生殖窦

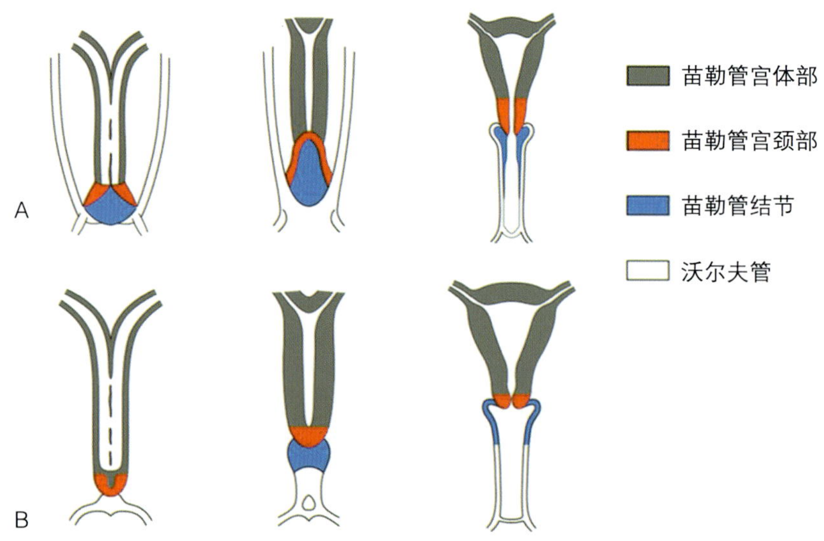

图11-60　宫颈发育假说

A.新宫颈发育假说：苗勒管的融合始于宫颈峡部，内聚部苗勒管完成融合和间隔重吸收形成子宫体，而外分部的上端即为宫颈内口，下端为宫颈外口；B.传统宫颈发育假说：两侧苗勒管远端于中线部融合，最先融合部位即发育成宫颈

内口，下端为宫颈外口（图11-60A）。随后的融合和重吸收向头端和尾端分别进展，同时宫颈尾端的苗勒管结节参与形成阴道。

宫颈发育在整个女性生殖道发育过程中起着极为关键的作用。了解宫颈胚胎发育机制，对于发现、理解宫颈，甚至其他女性生殖道畸形有重要的意义，在此基础上有助于临床进行更为准确的诊断、分类和处理。

子宫颈畸形的分类

AFS子宫颈畸形分类（1998）

子宫颈畸形一直缺乏完整统一的分类体系。1998年，AFS首次提出子宫颈畸形分类，见表11-3。

表11-3　子宫颈畸形分类

	分类
宫颈发育异常	子宫颈未发育 子宫颈完全闭锁 子宫颈管狭窄 子宫颈角度异常 先天性子宫颈延长症伴宫颈管狭窄 双子宫颈等宫颈发育异常

ESHRE/ESGE宫颈畸形分类（表11-4）

表11-4　ESHRE/ESGE宫颈及阴道畸形分类

C_0	正常子宫颈
C_1	纵隔子宫颈
C_2	双（正常）子宫颈
C_3	一侧子宫颈发育不良
C_4	（单个）子宫颈发育不良 子宫颈未发育 子宫颈完全闭锁 子宫颈外口闭塞 条索状子宫颈 子宫颈残迹

子宫颈畸形新分类

1. 单子宫颈畸形

（1）子宫颈未发育（cervical agenesis）：替代其他名称如“先天性无子宫颈”“子宫颈阙如”（图11-61A）。

（2）子宫颈完全闭锁（cervical atresia）：替代曾用名称如“子宫颈发育不良”。阴道检查可见或可触及正常或发育不良的子宫颈阴道部结构（图11-61B1~B3）。

（3）子宫颈管口闭塞（cervical os obstruction）：宫颈外口闭塞，但宫颈管腔存在，宫颈管内膜发育正常，宫颈内口发育正常（图11-61C）。

（4）条索状子宫颈（cervical cord）：阴道检查不可见宫颈外口，但可触及子宫颈阴道部结构，宫颈为一实性无管腔的条索，顶端与子宫腔

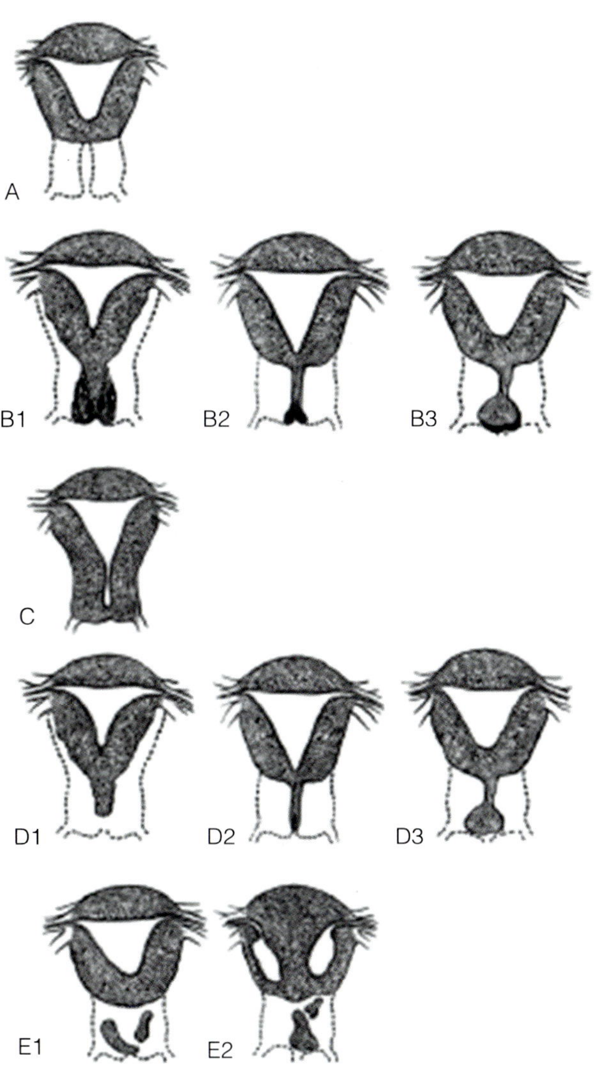

图11-61　子宫颈发育异常的类型

相同（图11-61D1~D3）。

（5）子宫颈残迹（fragment of cervix）：妇科查体类似于条索状子宫颈，超声或MRI提示宫颈阙如，局部可见不规则肌性结节（图11-61E1、E2）。

2. 双子宫颈畸形

（1）双子宫颈双子宫畸形：图11-58A、B双宫颈双阴道双子宫，不伴/伴宫颈峡部交通；图11-58C双宫颈双子宫双阴道一侧阴道闭锁伴宫颈峡部交通（阴道斜隔Ⅲ型）。

（2）双子宫颈单子宫畸形：图11-58D、E双宫颈双阴道伴纵隔子宫，不伴/伴宫颈峡部交通；图11-58F双宫颈双阴道伴单子宫。

（3）子宫颈纵隔畸形：图11-58G、H宫颈阴道纵隔子宫子宫纵隔，不伴/伴峡部交通；图11-58I宫颈纵隔伴双子宫。

子宫颈畸形的矫治

对子宫颈畸形的处理一直是临床上非常棘手的问题。有功能性子宫的宫颈阙如或闭锁患者，需手术重建宫颈或贯通宫腔和阴道，以解除梗阻引流经血，同时缓解继发的子宫内膜异位症。然而，多数患者在术后短期内即出现宫颈粘连，反复再通加重局部瘢痕形成无益于维持宫颈管贯通，很大一部分患者最终需要切除子宫。宫颈的成形手术一直都是生殖道畸形矫治中的难题。亟待解决首要的问题是如何维持人工成形或贯通的宫颈通畅，更理想的情况是重建宫颈管腺上皮，恢复其分泌黏液的生理功能。为此，研究正常及发育异常子宫颈解剖、其相伴的其他生殖道畸形，以及胚胎发育学形成机制，对于理解子宫颈畸形、准确诊断、恰当治疗有重要意义。

（王　姝）

参考文献

1. 郎景和. 妇科手术笔记. 北京: 中国科学技术出版社, 2006.

2. Emans SJ, Laufer MR, Goldsteinop DP. Pediatric and Adolescent Gynecology. lippincott willims and wilkins, 2005.

3. The American Fertility Society. The American Fertility Society classifications of adnexal adhesions, distal tubal occlusion, tubal occlusion secondary to tubal ligation, tubal pregnancies, Mullerian anomalies, and intrauterine adhesions. Fertil Steril, 1998, 49: 944.

4. Fujimoto VY, Miller JH, Klein NA, et al. Congenital cervical atresia: report of seven cases and review of the literature. Am J Obstet Gynecol. 1997;177(6): 1419-25.

5. Jordan JA, Albert Singer. Cervix (2nd edition). Massachusetts: Blackwell, 2006: 3.

6. Dunn R, Hantes J. Double cervix and vagina with a normal uterus and blind cervical pouch: a rare müllerian anomaly. Fertil Steril, 2004, 82(2): 458-459.

7. Shirota K, Fukuoka M, Tsujioka H, et al. A normal uterus communicating with a double cervix and the vagina: a müllerian anomaly without any present classification. Fertil Steril. DOI: 10. 1016/j. fertnstert, 2008-09-042.

8. Grimbizis GF, Tsalikis T, Mikos T, et al. Successful end-to-end cervico-cervical anastomosis in a patient with congenital cervical fragmentation: case report. Hum Reprod. 2004, 19(5): 1204-10.

9. Fujimoto VY, Miller JH, Klein NA and Soules MR. Congenital cervical atresia: Report of seven cases and review of the literature. Am J Obstet Gynecol, 1997, 177: 1419-1425.

10. Connolly G, Devaney D, Mckenna P. A case of cervical dysgenesis. J Obstet Gynecol, 2004, 24: 322-333.

11. Rock J, Johns H. Telinde's operative gynecology (10th edition). Philadelphia: Lippincott Williams & Wilkins, 2008: 563-565.

12. Oppelt P, Have MV, Paulsen M, et al. Female genital malformation and their associated abnormalities. Fertil Steril , 2007, 87: 335-342.

13. Marten K, Vosshenrich R, Funkek M, et al. MRI in the evaluation of müllerian duct anomalies. J Clin Imaging, 2003, 27: 246–350.

14. McBean JH, Brumsted JR. Septate uterus with cervical duplication: a rare malformation. Fertil Steril , 1994, 62: 415–7.

15. Patton PE, Novy MJ, Lee DM, et al. The diagnosis and reproductive outcome after surgical treatment of the complete septate uterus, duplicated cervix and vaginal septum. Am J Obstet Gynecol, 2004, 190: 1669–78.

16. Heinonen PK. Complete septate uterus with longitudinal vaginal septum. Fertil Steril, 2006, 85: 700–705.

17. Pavone ME, King JA, Vlahos N. Septate uterus with cervical duplication and a longitudinal vaginal septum: a müllerian anomaly without a classification. Fertil Steril, 2006, 85: 494e9– 494e10.

18. Chang AS, Siegel CL, Moley KH, et al. Septate uterus with cervical duplication and longitudinal vaginal septum: a report of five new cases. Fertil Steril, 2004, 81: 1133–1136.

19. Fatum Mohammad, Rojansky N, Shushan A. Septate uterus with cervical duplication: rethinking the development of müllerian anomalies. Gynecol Obstet Invest, 2003, 55: 186–188.

20. Acién P, Acién M, Sánchez–Ferrer L. Müllerian anomalies "without a classification" : from the didelphys–unicollis uterus to the bicervical uterus with or without septate vagina. Fertil Steril DOI: 10. 1016/j. fertnstert, 2008–01–079.

21. Sánchez–Ferrer ML, Acién MI, Sánchez del Campo F, et al. Experimental contributions to the study of the embryology of the vagina. Hum Reprod, 2006, 21(6): 1623–1628.

22. Bok G and Drews U. The role of the wolffian ducts in the formation of the sinus vagina: an organ culture study. J Embryol Exp Morphol, 1983, 73: 275–295.

23. 中华医学会妇产科分会. 关于女性生殖器官畸形统一命名和定义的中国专家共识. 中华妇产科杂志, 2015, 50(9): 648.

24. 中华医学会妇产科分会. 女性生殖器官畸形诊治的中国专家共识. 中华妇产科杂志, 2015, 50(10): 729–733.

12

盆腔内泌尿、消化器官

盆腔脏器分属泌尿系统、生殖系统和消化系统。它们在盆腔内大致的排列关系是泌尿系统器官在前，消化系统器官在后，而生殖系统器官基本上位于两者之间。

泌尿系统器官

■ 膀胱

1. 膀胱的形态　膀胱（urinary bladder）是储存尿液的肌性囊状器官，伸缩性很大，其大小、形状和位置均随其充盈程度有所变化，其容量也随年龄、性别及个人而不同。正常成年人膀胱的容量为300~500 mL，最大容量可达800 mL。当容量达500 mL以上时，由于膀胱壁的张力过大可产生疼痛感，并可放射到腹前壁下部、会阴及阴茎的皮肤，因为这些部位的神经分布和支配膀胱的神经来源于同一脊髓段。新生儿的膀胱容量约为成人的1/10；老年人由于膀胱肌紧张力降低，容积增大；女性膀胱容量较男性小。

膀胱空虚时呈三棱锥形，分为体、底、顶和颈四部，各部间没有明显界限（图12-1）。膀胱有上面、后面及两个下外侧面。上面呈三角形，两外侧缘为由顶至外侧角的连线，后缘为两外侧角间的连线。下外侧面向前下外方，与盆膈（pelvicdiaphragm）相接。顶端尖细，朝向前上方，称为膀胱尖（apex of bladder），并有与脐相连的脐正中韧带，又称脐尿管索，为胚胎早期脐尿管的遗迹。脐尿管下部的管腔可终生存在，衬以移行上皮，可与膀胱相通。底部呈三角形，朝向后下方，称为膀胱底（fundus of bladder）。尖和底之间的大部分称为膀胱体（body of bladder）。膀胱的下部变细，称为膀胱颈（neck of bladder），在男性与前列腺相接触，在女性与尿生殖膈相接触。颈下端有一开口，为尿道内口（internal urethral orifice），通尿道。上述所描述的膀胱形状，在活体是不典型的。在一般情况下，膀胱内均储存着少量尿液，其形状近似球形，但是也常受周围脏器的影响而变形。小儿空虚的膀胱呈梭形，其底多不显著；当膀胱充满时呈梨形；女性膀胱因受子宫，尤其是妊娠子宫的影响，前后稍扁平，横径加大。

空虚的膀胱黏膜皱襞甚多，这些皱襞随膀胱的充盈而消失。但在膀胱底的内面有一三角形的区域，由于缺少黏膜下层，黏膜与肌层紧密相连，因而无论在膀胱空虚或膨胀时，始终光滑平坦，称为膀胱三角（trigone of bladder）。膀胱三角的前下角，在成年男性，特别是中年以后，由于前列腺中叶的增大而受到挤压，随即产生一纵嵴状的隆起，即膀胱悬雍垂，在女性不显著。膀胱三角的尖向前下续为尿道内口，两侧角为双侧的输尿管口。两侧输尿管口之间的黏膜形成一横行皱襞，称为输尿管间襞（interureteric fold）。膀胱镜检时，此间襞为一苍白带，可作为寻找输尿管口的标志。间襞后上方的凹陷当膀胱肌紧张力减低时，剩余的尿液可潴留其中。膀胱三角为肿瘤和结核的好发部位，有重要的临床意义。膀胱壁的肌层甚厚，可分为外纵、中环和内纵3层，但各层间界限不明显。在膀胱颈处肌层增厚环行围绕尿道内口，称为尿道内括约肌（膀胱括约肌）。膀胱属腹膜间位器官，其前壁、侧壁和底的下部均无腹膜覆盖。

2. 位置与毗邻　成年人的膀胱位于小骨盆腔的前部，前方有耻骨联合，后方在男性有精囊腺、输精管壶腹和直肠，女性为子宫和阴道（图12-2）。膀胱空虚时，膀胱尖不超过耻骨联合上缘；而充满时，膀胱尖则高出耻骨联合平面以

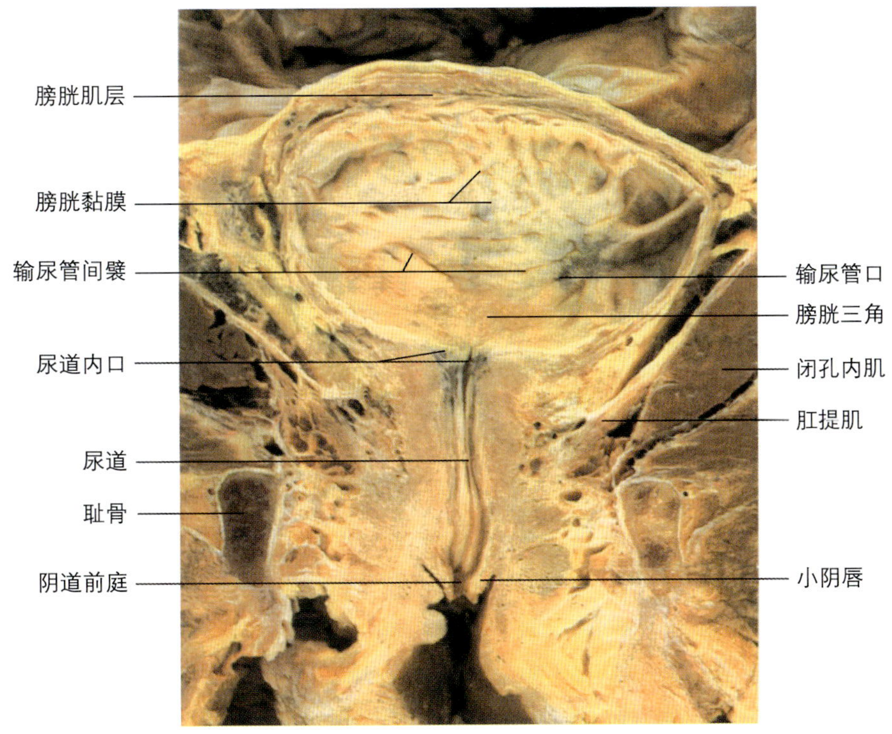

图12-1　膀胱的形态（冠状切面）

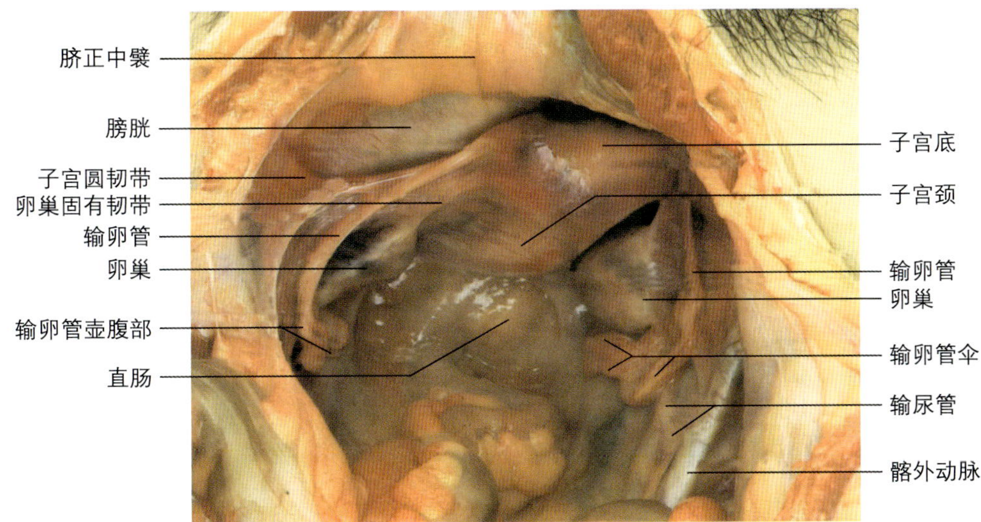

图12-2　膀胱的位置（上面观）

上。此时由腹前壁折向膀胱上面的腹膜反折缘也随之上移，使膀胱前下壁直接与腹前壁相接触。因此，当膀胱充盈时，在耻骨联合上方进行膀胱穿刺，可不通过腹膜腔，不会损伤腹膜。新生儿的膀胱比成年人的高，大部分位于腹腔内，随着年龄的增长和骨盆腔的发育，其位置逐渐下降。在女性，收缩的膀胱与男子略有不同。膀胱底没有腹膜，借富有静脉的疏松结缔组织与阴道前壁和子宫颈紧密接触。上面几乎全被腹膜遮盖，与子宫阔韧带的腹膜前叶相连续，于膀胱后缘附近，在子宫内口的平面上，腹膜向后上方移行于子宫体前面的腹膜。子宫体多位于膀胱后上方，膀胱与子宫之间，有膀胱子宫陷凹（rectouterine pouch），较深，凹底距肛门约3.5 cm，与阴道后穹隆之间仅隔以阴道后壁和腹膜，是女性在站立或坐位时腹膜腔的最低点，故腹膜腔内的积液多聚积于此，临床上可进行直肠穿刺或阴道后穹隆穿刺以诊断或治疗。

膀胱颈无论男女都较固定。膀胱两侧借致密的结缔组织连于盆筋膜腱弓。在女性，膀胱颈和尿道上部与耻骨和肛提肌之间，借结缔组织束相连，该束称为耻骨膀胱韧带，共3条。中间的1条名为耻骨膀胱中韧带，两侧的名为耻骨膀胱侧韧带。耻骨膀胱韧带发育不良，为女性导致尿失禁的因素之一。

3. 血管、淋巴回流和神经

（1）动脉：膀胱上动脉（superior vesical artery）起自髂内动脉的脐动脉，向下走行，分布于膀胱上、中部。膀胱下动脉（inferior vesical artery）起自髂内动脉前干，沿盆侧壁行向下，分布于膀胱下部、精囊、前列腺及输尿管盆部等。

（2）静脉：膀胱的静脉在膀胱下部的周围形成膀胱静脉丛，最后汇集成与动脉同名的静脉，再汇入髂内静脉。

（3）淋巴管：膀胱的淋巴管多注入髂外淋巴结，亦有少数膀胱的淋巴管注入髂内淋巴结和髂总淋巴结。

（4）神经：膀胱的交感神经来自第11、12胸和第1、2腰脊髓节段，经盆丛随血管分布至膀胱，使膀胱平滑肌松弛，尿道内括约肌收缩而潴尿。副交感神经来自第2~4骶脊髓节段，经盆内脏神经到达膀胱，支配膀胱逼尿肌，是与排尿有关的主要神经。膀胱排尿反射的传入纤维也是通过盆内脏神经传入。

■ 输尿管盆部与壁内部

1. 盆部　输尿管腹部左侧越过髂总动脉的末端，右侧越过髂外动脉的始段入盆腔。入盆腔后则成为输尿管盆部（pelvic part of the ureter），沿盆腔侧壁先行向后下，至坐骨棘平面再转向前内。坐骨棘平面以上部分为壁部，以下为脏部。脏部的行程男女有显著不同。男性输尿管盆部的脏部首先向前、内、下方，经直肠前外侧壁与膀胱后壁之间，经输精管后外侧，以直角互相交叉，然后至输精管的内下方，经精囊顶稍上方，从外上方向内下方斜穿膀胱壁，开口于膀胱三角的外侧角。女性输尿管盆部的壁部，在跨过髂内动脉的前方处，除位于卵巢的稍后方并构成卵巢窝的后界外，其他与男性相同。其脏部向前内方，经行于子宫阔韧带基底附近的结缔组织内，至子宫颈和阴道穹隆两侧，距子宫颈约2.5 cm处，从子宫动脉的后下方绕过，经阴道侧穹隆的稍上方，在子宫颈阴道上部外侧约2 cm处向前行，然后斜向内侧，经阴道前面至膀胱底。行子宫切除术时，外科医师必须记住子宫动脉在子宫阔韧带基部与输尿管的毗邻关系，结扎没有分离干净的子宫动脉容易损伤输尿管。

输尿管盆部的血液供应有不同的来源，接近膀胱处有来自膀胱下动脉的分支，在女性也有子宫动脉的分支分布；其静脉经上述动脉的同名静脉汇入髂内静脉，淋巴注入髂内淋巴结，神经来自盆丛。

2. 壁内部　输尿管膀胱壁的一段，称为壁内部（intramural part of the ureter），长约1.5 cm，是输尿管最狭窄处。当膀胱充盈时，膀胱内压增加，壁内部的管腔被压扁，加之输尿管的蠕动，从而阻止膀胱内的尿液逆流。

输尿管盆部的始部和壁内部管腔较小，结石常滞留于这两个狭窄处。

消化系统器官

直肠

1. 形态和结构　直肠（rectum）位于盆腔内，为消化道的终末段。其上端在第3骶椎水平续于乙状结肠，向下沿第4~5骶椎和尾骨的前面下行，在穿盆膈处移行为肛管。直肠全长约11 cm，其行程在矢状面上有两个弯曲：骶曲和会阴曲。骶曲（sacral flexure）与骶骨盆面的曲度一致，凸弯向后；会阴曲（perineal flexure）在尾骨尖处，凸弯向前。另外在冠状面上，直肠还有3个向侧方的弯曲，但不甚恒定。一般中间较大的一个弯曲凸向左侧，上、下两个突向右侧。在插直肠镜或乙状结肠镜时应注意这些弯曲，以免损伤肠壁。直肠下段肠腔膨大，称为直肠壶腹（ampulla of rectum），腔内常有3个由环形肌和黏膜形成的半月形皱襞，称为直肠横襞（Houston瓣），这些横襞在直肠扩张时尤为显著。上直肠横襞位于乙状结肠与直肠移行部的左侧壁上，距肛门约13 cm，偶尔该皱襞可环绕肠腔1周，在这种情况下，肠腔可程度不同的被缩窄。中直肠横襞最大且较恒定，在壶腹上方的前右侧壁上，距肛门约11 cm，相当于腹膜反折的水平。它内部的环形肌层特别发达，所以常称为肛门第三括约肌。通过乙状结肠镜检查确定肿瘤与腹膜的位置关系时，常以中结肠横襞为标志。下直肠横襞位置不恒定，多位于直肠左后壁，约距肛门8 cm。当直肠充盈扩张时，该皱襞常可消失；而排空时，则较显著，有阻挡粪便的作用。了解上述3个横襞的方向和位置，对于临床进行直肠或乙状结肠镜检时有一定的意义。

2. 位置和毗邻　直肠的上1/3有腹膜覆盖在其前面和两侧面，属腹膜间位；中1/3仅前方有腹膜覆盖故属腹膜外位；下1/3全无腹膜覆盖。男性直肠前壁下部和中部与前列腺、输精管壶腹和精囊腺相邻，上部隔直肠膀胱陷凹与膀胱底相邻；女性直肠前壁下部与阴道相邻，上部隔直肠子宫陷凹与阴道上段和子宫颈相邻（见图12–2）。

直肠后方借疏松结缔组织与骶骨、尾骨和梨状肌邻接，在疏松结缔组织中有骶正中血管、骶外侧血管、骶丛、骶静脉丛、骶交感干及奇神经节等。直肠两侧的上部为腹膜腔的直肠旁窝，下部与盆丛、直肠上血管、直肠下血管及肛提肌等邻接。

3. 直肠的血管、淋巴管和神经

（1）血管：直肠上部的动脉来自肠系膜下动脉的直肠上动脉。该动脉经乙状结肠系膜根入盆腔，到第3骶椎高度分为左、右两支，分别行于直肠两侧壁并发支供给直肠壁各层。直肠下部接受来自髂内动脉的直肠下动脉的分支。骶正中动脉发出小支经直肠后面分布于直肠后壁。

直肠的静脉首先在黏膜下层和外膜分别形成直肠内静脉丛和直肠外静脉丛，两者之间有丰富的吻合。

（2）淋巴管：直肠上部的淋巴管首先注入直肠旁淋巴结，然后入肠系膜下淋巴结；直肠下部的淋巴管随直肠下血管注入髂内淋巴结，部分向后注入骶淋巴结。

（3）神经：支配直肠的交感神经来自肠系膜下丛和盆丛，副交感神经来自盆内脏神经，它们随直肠上、下血管到达直肠。

（刘　伟）

膀胱输尿管损伤的处理

膀胱损伤及相关解剖

既往分娩损伤是造成尿瘘的主要原因，近年来由于产科质量的提高，妇科手术损伤已跃居首位。妇产科手术容易引起输尿管下段、膀胱损伤。医源性输尿管损伤在子宫切除术、根治性子宫切除术、剖宫产术中的发生率为0.15%~1.10%，医源性膀胱损伤导致膀胱阴道瘘也比较常见。

膀胱解剖要点

膀胱位于盆腔前部、耻骨联合后方，尖端借膀胱脐正中韧带连于脐部。膀胱空虚时呈锥状体，其尖端为膀胱顶，后下部为膀胱底，顶、底之间为膀胱体，下方连接尿道处为膀胱颈。当膀胱充盈时可呈球形，位置上升，达耻骨联合上缘以上。

膀胱顶部有腹膜覆盖，向后移行达子宫前壁，两者之间形成膀胱子宫陷凹。膀胱前外侧面与子宫及阴道前壁上1/3相邻，靠近子宫峡部处，腹膜与子宫之间有疏松结缔组织，子宫切除时，打开膀胱子宫反折腹膜，下推膀胱应在此间隙进行，可做到出血少，易于分离。如分离层次不正确，分离过浅或过深，均可造成出血，甚至损伤膀胱。

妇产科常见膀胱损伤原因

1. 妇科手术操作误伤

（1）妇科小切口手术切开腹膜时误伤膀胱。

（2）经腹或经阴道手术，如子宫切除术、宫颈肌瘤手术时分离膀胱宫颈间隙误伤膀胱。

（3）先天性无阴道，行阴道成形术打穴道时误伤膀胱。

（4）既往剖宫产以及子宫下段破裂修补术，存在粘连，损伤膀胱。

（5）盆腔肿瘤侵及膀胱，分离时造成膀胱损伤。

（6）哺乳期、围绝经期及绝经后妇女膀胱萎缩性改变，手术时损伤膀胱。

（7）慢性尿潴留，误将充盈的膀胱当作卵巢肿瘤而手术致伤。

（8）其他因素，如外伤、拉钩过深、用力过大、腹腔镜操作、子宫托嵌顿、膀胱结石等。

2. 产科及计划生育手术损伤膀胱

（1）产程过长膀胱受压时间过久，局部组织缺血坏死，形成瘘管。

（2）剖宫产误伤，尤其是腹膜外剖宫产、分离膀胱顶部易造成损伤。

（3）毁胎性手术误伤膀胱。

（4）输卵管结扎术，不易辨认腹膜和膀胱交界区域而损伤。

（5）人工流产手术损伤膀胱。

膀胱损伤的临床表现

1. 术中可见膀胱黏膜外露，如术前放置了导尿管，可在术中发现导尿管球囊。

2. 术野有淡红色血水样或清亮液体不断溢出，导尿管引出血性尿液，应考虑膀胱损伤。

3. 术后阴道分泌物呈水样、量多，或导尿管无尿或尿少。

4. 经尿道向膀胱注入稀释至0.5%亚甲蓝生理盐水溶液200~300 mL，如阴道内有亚甲蓝溢出即可确诊；如遇小而不易发现的瘘口，可首先在阴道内填塞无菌纱布后再向膀胱注入亚甲蓝生理盐水溶液，若在无菌纱布顶端见到蓝染，可诊断膀胱损伤。

膀胱损伤的预防

1. 经腹手术　手术前需排空膀胱，防止开腹时膀胱底抬高误将膀胱当作腹膜切开。分离膀胱子宫反折腹膜时，首先应术中注意观察膀胱和腹膜各自的特点。前者为肌性组织，血管丰富，切开时易出血；后者为膜状组织，分离腹横筋膜和腹膜外脂肪后，可呈半透明状，无血管或血管较细。打开时，用血管钳钳夹膀胱侧的反折腹膜缘并向前上方提起，保持一定张力，以使膀胱宫颈间隙易于分离。术者沿此间隙以手指或剪刀的凸面，向下游离膀胱，前方以前穹隆为度，侧方以侧穹隆为度。既往剖宫产以及子宫下段破裂修补术者，有时结缔组织与子宫颈紧密粘连，此时不可强行钝性分离，而先以剪刀分离，然后用手指或剪刀的凸面完成推移膀胱的过程，分离时尽量靠近子宫侧（图12-3~5）。

2. 经阴道手术　在分离时膀胱子宫颈间隙易误伤膀胱，偶尔也有阴道上叶拉钩上提过深及用力不当误伤膀胱；子宫脱垂时，膀胱随之下降，忽视该点也易损伤膀胱，因此正确寻找膀胱子宫颈间隙至关重要。手术前应常规导尿，使膀胱缩小以露出膀胱子宫颈间隙，一般膀胱子宫颈间隙以手指触摸即可确定，当界限不清时，可借助金属导尿管插入膀胱内来辨认。沿膀胱沟横行剪开，锐性分离膀胱子宫颈筋膜，即可进入膀胱子宫颈间隙。

3. 其他情况　滞产胎先露下降受阻，膀胱受压时间过长，局部组织缺血坏死，日后形成瘘管，多见于骨盆狭窄、头盆不称、宫缩乏力等。对于有滞产，估计膀胱受压时间较长者，产后应常规检查软产道，必要时安置导尿管。

膀胱损伤的处理

1. 术中发现膀胱损伤的处理　术中一旦发现

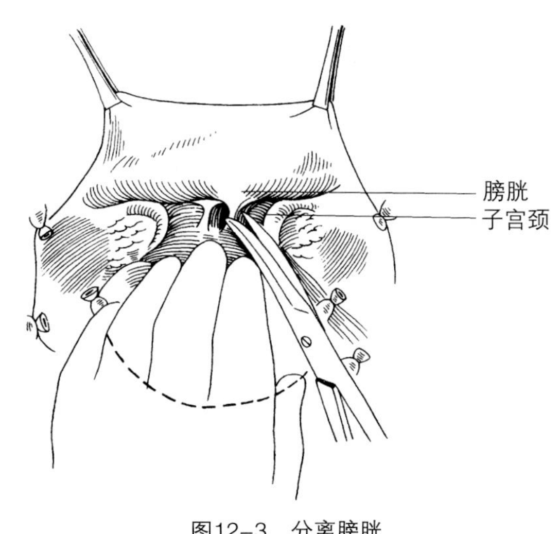

图12-3　分离膀胱

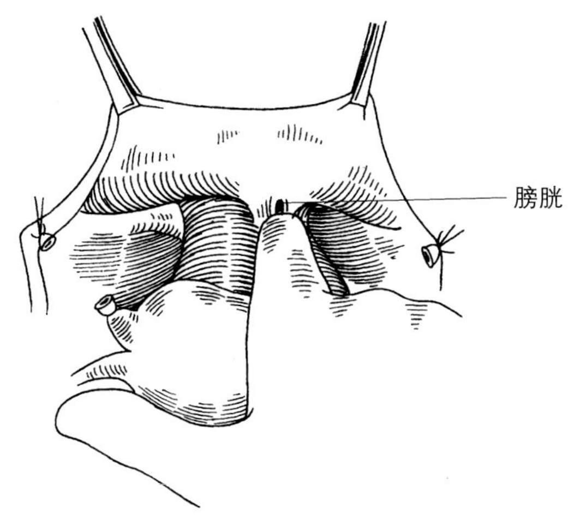

图12-4　手指推离膀胱

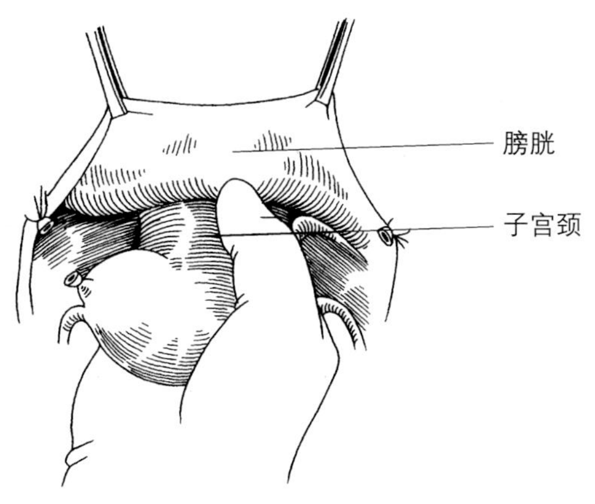

图12-5　一手拇指与中指、食指触摸宫颈，了解膀胱是否离开宫颈

膀胱破损，应立即使用2-0号可吸收线连续修补（图12-6）；术后留置导尿管1周，持续开放；术后第3天1∶5 000呋喃西林液低压膀胱冲洗，每日1次，至拔除导尿管；合理应用广谱抗生素预防感染，注意会阴部清洁，外阴擦洗，每日1次。

要点：缝合伤口时注意不能太靠近两侧输尿管开口，以免术后伤口水肿造成输尿管出口梗阻；更不能缝合输尿管开口，必要时可置入输尿管导管。膀胱伤口浸泡于尿液中，缝合必须严密，止血充分。

2. 术后发现膀胱损伤的处理　术前检查，包括确定瘘口的位置，若直视下可找到瘘口，应注意瘘口与周围组织的解剖关系，尤其注意与尿道、输尿管开口的毗邻关系，防治术中副损伤。如直视观察不能确诊，可经导尿管注入膀胱100~200 mL 0.5%亚甲蓝生理盐水溶液确定是否存在瘘口。对于瘘口位置较高者，可使用膀胱镜检查确诊，并明确瘘口与输尿管开口的关系。

膀胱损伤修补术的手术要求：术后发现需保守治疗3个月，待瘘口局部形成、炎性反应基本消失后再行修补。手术可采用经腹或经阴道途径完成，由于膀胱损伤位于阴道部，经腹途径操作属于深部盆腔操作，并无明显优势，故膀胱修补多采用经阴道手术，优点是简单、暴露直接、操作方便；术前常规放置导尿管。

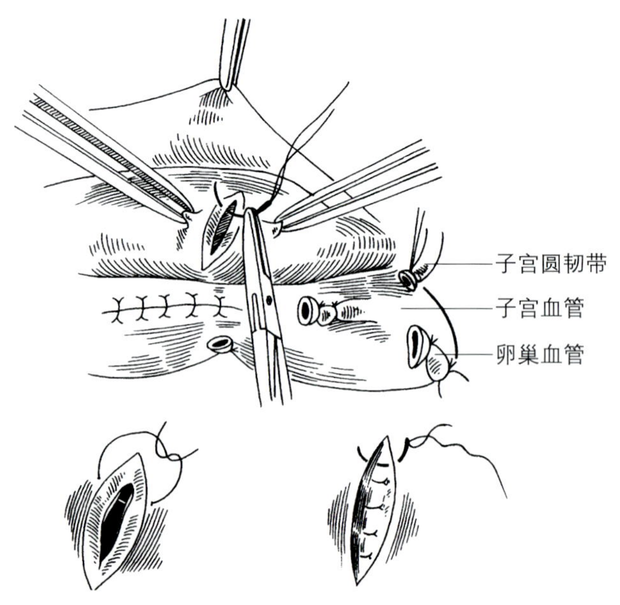

图12-6　膀胱损伤修补术

手术方式选择：传统采用的离心分离法成功率较低，采用向心分离法修补瘘口后，手术成功率明显升高。

关键步骤：采用向心分离法修补瘘口，周围组织需游离充分，充分游离后，瘘口局部可自行靠拢，缝合时无张力；瘘口及分离后的阴道壁采用“十”字形交叉分别缝合，必要时可加固减张缝合阴道壁；缝合可采用2-0号可吸收线连续缝合，保证吻合口组织血供良好。

输尿管损伤及相关解剖

输尿管解剖要点

输尿管起自肾盂，沿腰大肌前方下行，周围有疏松的结缔组织构成的输尿管鞘。右侧输尿管跨过髂外动脉起始部前方进入盆腔；左侧输尿管位于乙状结肠系膜根部的深面，跨过左髂总动脉。而后由后外向前内侧下降，经子宫阔韧带基底部，距子宫颈约2 cm处，从子宫动脉后下方绕过后进入膀胱宫颈韧带（或称为隧道），隧道的具体走向：自子宫颈阴道上部外侧2 cm处前行斜入内侧，经阴道前方进入膀胱壁，斜行1.5~2 cm后，开口于膀胱三角底部的外侧角。

周围走行血管与输尿管关系：卵巢动脉由腹主动脉分出，并沿腹膜后、腰大肌前方下行进入骨盆腔，跨过输尿管与髂总或髂外动脉，经骨盆漏斗韧带向内行，再经过卵巢系膜进入卵巢门。子宫动脉由髂内动脉分出，向前下方行进至子宫外侧，于距宫颈内口水平约2 cm处横跨输尿管而达子宫侧缘，分出子宫体支和子宫颈阴道支（图12-7）。这些血管的分支均会合于输尿管鞘膜，保障输尿管血供。

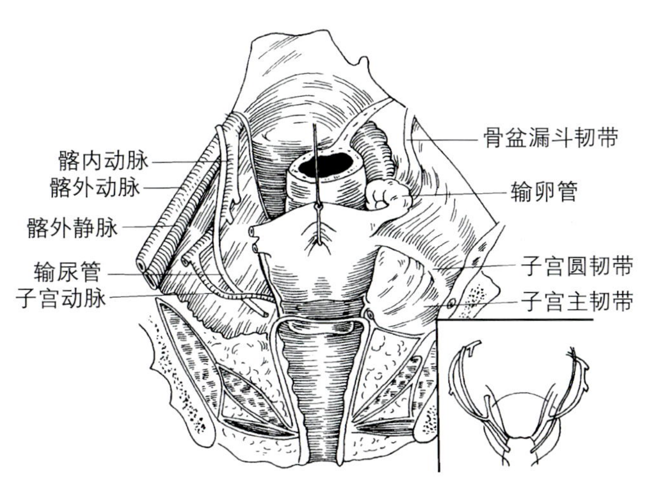

图12-7 子宫动脉与输尿管的关系

妇产科常见输尿管损伤原因

1. 妇科手术操作误伤

（1）子宫颈癌、卵巢癌手术盆腔淋巴结清扫时误伤盆腔段起始部输尿管。

（2）高位处理骨盆漏斗韧带时误伤输尿管。

（3）子宫阔韧带肌瘤或囊肿切除时误伤输尿管。

（4）处理子宫动、静脉或处理子宫骶韧带或主韧带时误伤输尿管。

（5）子宫颈癌根治术处理膀胱宫颈韧带时误伤输尿管。

（6）缝合后腹膜时误伤输尿管。

（7）微创手术，如经阴道手术或腹腔镜手术时误伤输尿管。特别是需要分离盆腔粘连的手术时；同时不可忽视的是能量手术器械，如超声刀、单极或双极电凝、高频电刀等电手术器械对输尿管的辐射损伤。该类损伤有时术中不易发现，局部组织受热损伤后发生迟发损伤，术后出现输尿管局部坏死，形成瘘口。

2. 产科及计划生育手术等损伤

（1）滞产致输尿管长时间受压，局部发生缺血坏死，形成输尿管阴道瘘。

（2）剖宫产时子宫下段横切口撕裂，缝合时误伤或误缝输尿管。

（3）输卵管结扎术误将输尿管认为是输卵管提起缝扎，或人工流产术误伤输尿管，均较罕见。

输尿管损伤的临床表现

1. 术中发现　输尿管壁锐性破损所致，可见手术野流出多量淡红色或基本清亮液体，仔细探查输尿管走行部位可发现无出血的管状断端并有液体溢出。并行靛胭脂试验，可发现损伤部位流出蓝色液体；如输尿管被结扎，在其结扎的上端表现充盈变粗，输尿管蠕动到结扎处便停止，此时可穿刺膨胀段输尿管，见蓝色尿液可确诊。

2. 术后发现　若双侧输尿管被结扎，术后立即无尿，血尿素氮和肌酐上升，出现尿毒症体征，背痛、双侧肋脊角触痛，甚至肾衰竭；一侧输尿管被结扎，出现患侧背痛及肾区叩痛，其他症状及实验室检查不明显；当输尿管壁受损、感染、缺血、继发坏死，常于术后9~11 d发生输尿管漏。输尿管漏的症状主要表现为漏、痛、胀、热、块。①漏：内漏为漏孔与阴道不通，尿液直接漏于盆腔，后果严重；外漏为漏孔与阴道相通，尿液经阴道流出，形成输尿管阴道瘘。②痛：因腹膜直接受尿液刺激所致。③胀：尿液刺激肠管后，抑制肠蠕动，出现肠胀气导致腹胀，术后排气后再发生肠胀气应警惕输尿管漏的发生。④热：尿液渗入盆腹腔，腹膜刺激或继发感染可出现发热。⑤块：尿液刺激局部炎性增生，组织包裹、粘连，形成盆腔包块。可采用静脉肾盂造影、经尿道逆行膀胱输尿管造影、MRI协助诊断。

妇产科医源性输尿管损伤的预防

牢记输尿管走向，辨认解剖关系，是预防医源性输尿管损伤的关键。就不同手术易损伤处介绍预防措施如下。

1. 经腹手术　子宫切除术时，处理子宫动静脉及主韧带时最易损伤输尿管，操作时要充分游离膀胱子宫颈间隙，下推膀胱至子宫颈外口下方，这样可使输尿管向外侧游离。处理主韧带时将子宫牵向一侧，于子宫颈内口水平处，输尿管与子宫动脉交叉的内侧断扎子宫血管，再以长血管钳紧靠子宫颈侧壁钳夹断扎子宫主韧带内侧。另一种方法是分离暴露阔韧带后层向子宫旁走行的一段输尿管，一次钳夹切断子宫血管及子宫旁组织（图12-8）。若处理该段时发生出血，切忌盲目钳夹止血误伤输尿管。处理子宫骶韧带时，分离直肠侧窝后，向外侧推开邻近的输尿管防止误伤（图12-9）。

广泛子宫切除术易误伤输尿管。手术时注意保护输尿管鞘膜，防止输尿管缺血坏死。处理膀胱宫颈韧带（输尿管隧道）时，找到子宫动脉与输尿管之间的隧道入口的凹陷处，向输尿管侧推开鞘膜，沿输尿管方向分2~3次断扎韧带前层，不可一次钳夹过多组织。切断前层后可看到输尿管走行，辨认输尿管、膀胱壁和阴道壁的解剖关系，由后层下方分离穿出，切断缝扎后层。该处静脉丛丰富，若出血最好采用压迫止血，慎用缝扎止血。

子宫内膜癌手术中高位处理骨盆漏斗韧带时，需提起漏斗韧带，看清输尿管走向后在血管下方缝扎或钳夹。或识别输尿管，认清其与卵巢动、静脉之间的关系时再钳夹、缝扎，都是防止输尿管损伤的有效措施。

较大的阔韧带肌瘤、附件粘连性包块、子宫内膜异位症等往往有输尿管粘连移位，必须辨别输尿管与切除组织之间的关系，防止误将输尿管一起钳夹、切断。

其他如放疗后输尿管可受到不同程度的损伤；绝经后患者，生殖器官萎缩，弹性差，术中输尿管可因提拉而误伤。因此，对此类患者，手术中不可提夹输尿管，也不能用橡皮管等牵引输尿管以防误伤。

2. 腹腔镜手术　经腹手术易损伤输尿管，腹腔镜手术同样易损伤此处，尤其是在子宫内膜异位症，容易发生输尿管、宫骶韧带中线移位现象，所以掌握腹腔镜手术技巧尤为重要，若粘连过重，最好术前放置输尿管导管。另外，防止过度电凝止血，尽量少用单极电凝，考虑双极电凝后用“冷”剪刀，减少热损伤。

3. 经阴道手术　经阴道子宫切除时，注意充分推开膀胱、输尿管，处理主韧带时紧贴子宫方向切断主韧带可避免损伤输尿管。经阴道（次）广泛子宫切除处理膀胱宫颈韧带时，用手指仔细触摸输尿管走向，钳夹膀胱宫颈韧带的深度不可过深，约为触摸深度的1/3，分次钳夹、切断膀胱宫颈韧带的内层及外层，如术前放置输尿管导管则明显利于手术分离输尿管。

4. 其他情况　在剖宫产及输卵管结扎术中，注意不可盲目提拉、钳夹，剖宫产时子宫多为右

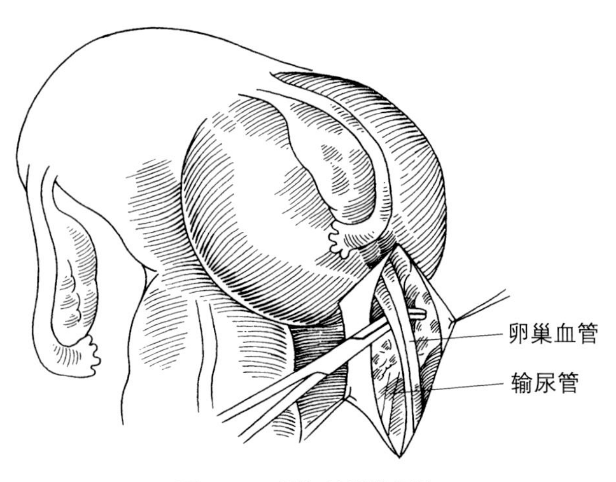

图12-8　仔细显露输尿管

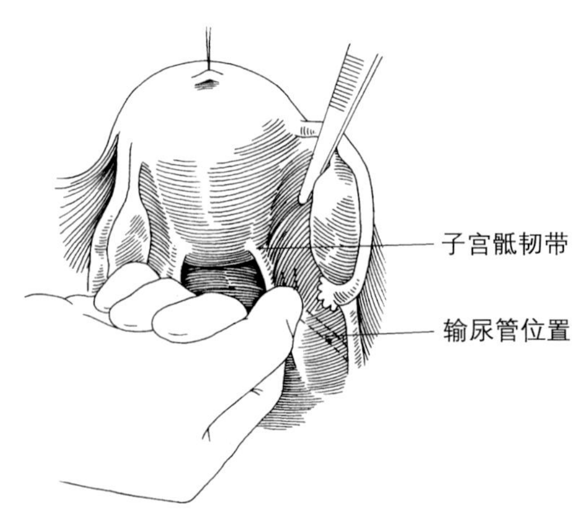

图12-9　子宫骶韧带与输尿管的毗邻

旋，缝合时注意勿把输尿管缝扎，纠正子宫位置、辨别解剖关系后再操作。

输尿管损伤的处理

1. 术中发现者　如输尿管误扎或误夹，应立即解除；若输尿管颜色及蠕动情况正常可放置输尿管支架10~12 d，无须其他处理。输尿管已切断或解除结扎后色泽无法恢复、蠕动改变出现输尿管积水，需切除损伤部位，行输尿管端端吻合或输尿管膀胱吻合术，内置双“J”管支撑，吻合口应大而无张力，断端血供良好，黏膜对黏膜且无扭曲，以防止术后输尿管狭窄。其中输尿管膀胱吻合术成功率高，不易出现术后输尿管吻合口狭窄。

2. 术后发现者　由于输尿管损伤后果严重，术后一旦发现，必须尽早处理。术前需行膀胱镜检查及逆行造影，明确损伤侧别与漏口位置。经膀胱镜行患侧输尿管插管，放置输尿管支架，3~6个月取出。若输尿管插管失败，应尽早手术，需行输尿管端端吻合或输尿管膀胱吻合。术中放置双“J”导管，术后6个月取出。若双侧输尿管高位损伤，不能吻合者，可取血管的回肠，行回肠代输尿管术。若患者全身或局部条件不宜修补或吻合者，为保护肾脏功能，需行肾脏造口术。

（宋　磊）

肠道并发症的预防和处理

妇科手术并发症是每个从事妇产科临床工作的妇产科医师所必须面临的问题，对其处理的正确与否直接关系到患者的预后，以及以后可能面临的法律诉讼。

应该说并发症的发生是一直存在的，有的是可以预防的，有的则是在所难免的。但是对于那些在所难免的并发症，可能会通过某些努力将其降至最低。

21世纪以来，妇科手术已经进入了内镜时代或微创时代，腹腔镜和宫腔镜的广泛应用，使得其不仅可以出色地完成疾病的诊断，更重要的是完全可以胜任绝大多数妇科良性疾患手术，甚至部分恶性肿瘤手术。由于腹腔镜和宫腔镜手术的广泛开展，使得某些特有的并发症时有发生，处理不及时或不正确，常会带来严重后果，有的甚至是致命的。

无论是开腹手术，还是腹腔镜手术，还是宫腔镜手术，脏器损伤都应是最重要的并发症。而在器官损伤的并发症中，以输尿管和肠管损伤最为严重，并且影响更加深远。如果未及时发现或处理不及时或处理不正确，常会发生严重的感染、瘘、脏器功能损失等，同时也会造成患者生理和心理方面的严重影响。

肠管损伤是妇科手术中非常严重的并发症，它既需要我们提高警惕和手术技能来预防其发生，也需要足够的训练和丰富的经验来处理。应该说，如果所有的妇科医师都能够接受良好的有关肠道手术的训练（预防和修补），这种并发症将会大大地降低，遗憾的是绝大多数妇产科医师没有经过这方面的培训。

易发生肠管损伤的危险因素主要包括：①肥胖；②子宫内膜异位症；③多次腹部手术史；④盆腔炎性疾患；⑤恶性肿瘤史；⑥高龄。

预防和处理是有关肠管损伤的两个主要问题。预防非常重要，是我们应该认真去做的，尤其是遇到大量的粘连时应该如何正确处理，减少肠管的损伤；处理则是补救措施，是减少并发症带来严重后果的重要部分，如肠穿孔的修补、部分肠管切除、术前术后的处理。

肠道准备

肠道准备是减少感染和肠瘘发生的有效手段。大量的临床实践反复证明了术前肠道准备的优点，即对意外肠管损伤予以修补时，肠道准备能够明显地减少感染和吻合口瘘的发生。

对于选择性肠管手术患者，术前应该予以肠道准备，这是标准的外科手术原则。正是基于这个原因，多数妇产科手术，如盆腔包块、子宫内膜异位症、恶性肿瘤等疾患，术前应该进行肠道准备，而对于某些特殊的病例，尤其是术前即考虑到术中有可能会伤及肠管的病例，充分的肠道准备以及有经验的外科医生应是非常必要的。

近年来，个别学者曾质疑过肠道准备的必要性，并指出对枪伤所致结肠穿孔尽管未进行肠道准备，但是多数可以成功治疗，并据此认为肠道准备似乎没有必要。

肠道准备包括机械性清洁和抗生素应用。

1. 机械性清洁　机械性清洁是十分必要的，它可有效减少肠腔内的粪块及肠道内细菌的总量。厌氧菌是结肠内的主要菌群，据估计肠道内每克粪便微生物的密度是10^{10}个，而一旦发生了肠穿孔，流出的结肠内容物将污染腹腔，并且污染的细菌将超过400种。

过去的肠道准备主要包括：①饮食准备，一般由半流质逐渐过渡到清流质，最后禁食，这个过程需要3~5 d。②泻药，一般于术前3 d开始。③灌肠剂，通常术前1 d需要大量的灌肠剂，即所谓的清洁洗肠。这种用于大手术肠道准备十分耗时，患者顺应性差，术前营养状况严重不足，并且伴有肠管胀气和水肿。目前，聚乙二醇（polyethylene glycol）和磷酸钠（sodium phosphate）方法是最常用的肠道准备方法。目前很难说哪种方法更好，不同医师有不同的喜好。但由于磷酸钠有造成电解质平衡失调的可能，对合并明显肝、肾、心脏疾患的患者，前者更好。

2. 抗生素（antibiotics）　术前肠道准备时抗生素的应用非常重要，它能够明显降低肠腔内细菌浓度，进一步减少术中的沾染，使术后腹腔内脓肿及伤口感染的可能性均明显降低。对于手术本身的抗生素应用，通常认为预防性应用效果较好。

抗生素的推荐使用方法：①术前1 d，给予不易吸收的口服抗生素，如新霉素或红霉素各1 g，分别于术前1 d的1 PM，2 PM和11 PM口服。也可以应用庆大霉素。②手术即将开始前，静脉给予1~2 g的二代头孢菌素或相当的喹诺酮药物。③术后：一般按上述同等剂量继续给予3次即可。但大量实验证明，仅术后应用抗生素效果十分有限，如手术中出现明显的肠内容物溢出，则需继续静脉应用抗生素至术后5 d。

妇科手术肠管损伤的特点

妇科手术所致的肠管损伤主要包括以下几种：①肠管浆膜和浆肌层受损；②肠管全层受损（进入肠腔）；③肠襻多处受损；④肠系膜受损。

肠管损伤可发生于不同的妇科手术。研究发现，在进入腹腔时及/或进入腹腔时的粘连分解最容易发生肠管损伤。在某些特殊情况下，虽然手术较小，肠管损伤也时有发生，如诊刮引起的子宫穿孔或腹腔镜手术。充分了解肠管受损发生的时机及其特点，有助于肠管损伤的预防。

当进入腹腔时，应时刻警惕损伤粘连于腹膜下的肠襻，这是最容易发生肠管损伤的地方；另外，由于特殊的解剖学关系，肠管经常会和盆腔内的器官发生粘连，尤其是在某些特殊的疾病如子宫内膜异位症或严重的盆腔感染等，常会造成十分严重的粘连，手术分解这种严重的粘连是极具挑战性的。分解盆腔粘连是造成肠管损伤的常见原因，肠管常会和直肠子宫陷凹或子宫后壁粘连，由于盆腔空间十分有限，常会干扰手术中的显露，影响粘连的分解。

腹部手术史和肥胖的患者极易发生肠管损伤，是易发生肠损伤的高危因素。在一项含有270例患者的研究中，所有手术患者既往均有手术史。其中52例（19%）发生了肠管损伤，这些发生肠管损伤患者前次手术次数平均为3.3次，且具有更高的体重指数（25.5/21.9）；由于多数患者的年龄都达到或超过60岁，因此年龄可能是另一高危因素。

腹腔镜手术中的肠管损伤时有发生，但最容易发生肠管损伤的时机是进入trocar的时候，另外盆腔内的操作也时有发生。目前可视trocar可以很好地预防穿刺时的损伤，因为医生可在进入trocar时很容易看清腹壁的每一层。

电手术器械的应用给手术带来了方便，但如果不小心仍可导致肠管损伤，尤其是单极电凝引起的热损伤，其损伤范围与我们大体上看到的不同，更加广泛。双极电凝的应用明显减少了热损伤，但也不能认为双极是完全安全的，过分或不合理的使用仍然会引起损伤。

子宫穿孔导致的肠损伤似乎不可能发生，但确有其事。刮宫时发生子宫穿孔不少见，尤其是月份较大的钳刮时，肠管损伤也确有发生，尤其是当肠襻与子宫发生粘连时。极个别的情况下，也有将肠管牵拉至阴道内并行开腹手术修补的报道。因此，钳刮时尤其要时刻警惕这种恶性事件的发生，特别是妊娠的子宫。

■ 粘连分解

粘连是很多疾病的常见原因，如盆腔疼痛、不育、肠梗阻等，由于粘连使得这些疾病的手术治疗更加困难。粘连可以表现为膜状、致密、厚不透明，很重要的一点是粘连的严重程度常常与其表现的症状不平行。

粘连分解是极有章法的，它是造成肠管损伤的主要原因，也是预防肠管损伤的重要环节。分离粘连时应该注意以下几点。①保持张力：活动粘连于盆腔器官之肠襻，并保持张力，这样易分清界限；②充分暴露；③沿着肠管的长轴仔细操作；④避免成角：最后要将粘连成角的肠管完全分解开，防止以后肠梗阻的发生。

粘连发生的原理

当组织发生损伤，纤维素将沉积于腹膜和脏器的浆膜面，纤维素被成纤维细胞浸润的程度以及随后的纤维化程度决定了粘连的致密程度。任何有损纤维蛋白溶解的过程均不利于粘连的解决。

粘连的易发因素

盆腔手术经常会遇到粘连，有很多因素可能与粘连的产生有关。粘连的易发因素：①盆腹腔手术史：再次手术将有50%~90%的患者有粘连；②肥胖：也易发生粘连；③感染；④出血；⑤放射；⑥化学刺激；⑦子宫内膜异位症。

分解粘连的技术

掌握分解粘连的正确方法，是预防肠管损伤的重要措施。

1. 保持适度的张力，有助于判断粘连的界限。适度的牵拉肠管，动作应该十分轻柔，但又要保持一定的张力，这样更容易判断肠管与粘连器官的界限，有利于用剪刀和解剖刀分离粘连；过度牵拉肠襻及粗暴操作可能会造成肠管破裂，以及肠内容物的外溢。

2. 尽量避免钝性分离。避免用钝性分离的方法分离粘连，否则肠管的浆膜会被撕裂，甚至会撕破肠壁至肠腔。但如果粘连是透明的，这时可用手指轻柔地将其分解，当然这时也可用锐性分离的方法，首先用剪刀尖将粘连剪开一个“窗口”，随后沿着这个窗口将粘连进一步分解开来。

3.正确判断安全解剖平面。注意判断安全解剖平面十分重要，一般来讲，粘连带与腹膜相连的部位有一定的张力时，可清楚地判断其界限，这就是安全解剖平面或切开平面。

分离严重粘连的顺序

分离严重的粘连是极具挑战性和诱惑性的，应该按照一定的顺序进行。

前次盆腹腔手术史和慢性盆腔炎常会引起较严重的粘连，分离这样的粘连将是一个漫长而细致的过程。草率行事将是非常危险的，会明显增加术后并发症的发生。通常对于这样的粘连是按照下面的顺序进行分解的。①将腹壁完全和肠管分开：从切口两侧将前腹壁从粘连的肠管表面解剖开来，随后继续分解粘连达两侧，直至清楚地看到升降结肠。②将小肠与盆腔器官完全分开：分解粘连于盆腔器官表面的小肠，直至将其从盆腔内分离出来。这个原则同样适用于那些分解粘连非常困难的病例。即分解粘连应该从简单的部位开始，这样有助于盆腔器官和粘连肠管关系的判断。③将小肠间的粘连彻底分解：一旦将小肠自盆腔分解出来，下一步的工作就是分解小肠间的粘连，尤其要注意那些成角、变窄的肠管，以减少术后肠梗阻的发生。④将乙状结肠和直肠与盆腔器官粘连完全分解开来。

■ 肠管损伤的处理

浆膜层和浆肌层损伤的处理

浆膜损伤是肠壁最外层的损伤，代表脏腹膜完整性的破坏。浆膜层损伤最常见于进入腹腔的一刻或钝性分解致密粘连时。另外，恶性肿瘤和子宫内膜异位症常会伴有致密的粘连，尤其是后者，将肠管自肿瘤表面或内膜异位症病灶分离时常发生浆膜层甚至浆肌层的损伤。

1. 小片的浆膜层剥脱无须修补　如果肌层和黏膜层保持完整，对非常微小或小片的浆膜剥脱无须修补，因为修补的缝线可能会增加将来的粘连。

2. 浆肌层受损需要修补　如果黏膜已经暴露，那么浆膜层和肌层均需要修补。否则，此处的肠壁将变得十分脆弱，极易发生肠穿孔。浆肌层的修补一般较容易，多采用小针、4-0号细丝线间断缝合即可，应该注意缝合时不要穿过黏膜。

3. 大片的浆肌层剥脱肠管切除最佳　如果肌层损伤面积较大时，如由于肿瘤或子宫内膜异位症使得肠管与其发生紧密粘连或浸润，当将其从子宫内膜异位症和肿瘤表面分解开时，极易发生肠管大片浆肌层的撕脱，这种情况修补起来十分棘手。这时最好的办法是将损伤严重的肠管切除，并且予以吻合。

肠管穿孔的处理

肠管穿孔如果没能被及时发现或及时修补，那将成为灾难性的并发症。及时发现肠穿孔才是处理的关键。

肠穿孔通常发生于两种情况：一是手术进入腹腔时，二是困难的粘连分解过程中，尤其是广泛的粘连时。在某些情况下如前次盆腹部手术史、高龄应该特别注意。

1. 预防为主，减少损伤　对于有过手术史的患者，尤其是经过原来的瘢痕进入腹腔时，最好的办法是将切口延长至原切口的两极以外，那样有可能避免损伤粘连于腹膜下的肠襻。仔细地打开筋膜和腹膜外脂肪，暴露出腹膜，进入腹腔前，将腹膜提起，以食指和拇指仔细触摸腹膜下是否存在肠管。

2. 仔细检查，避免遗漏　对于困难的粘连分解来说，发生一处或几处肠管损伤或穿孔并非少见。因此，关腹前一定要仔细检查，以排除有任何遗漏未处理的肠损伤。

检查的顺序：一般应该从Treitz韧带开始，一直到回盲部，将肠管仔细检查一遍，通常用手对手的方式检查，以免遗漏。对于小肠来讲，空肠和回肠没有截然的界限，然而，从空肠到回肠肠腔的直径越来越小，血管弓越来越多，肠壁越来越薄。另外，检查结肠的完整性，尤其应该把重点放在乙状结肠和直肠，也应该仔细检查肠系膜，以免影响肠壁的血运。

3. 立即修补，减少污染　一旦发生或发现肠穿孔，应该立即予以修补，以减少由于肠内容物外溢引起的污染。关闭肠腔之前，应该仔细检查伤口边缘的肠壁情况是否会影响其愈合，如果发现边缘不新鲜或有缺血坏死，应该将其去除，再进行修补。如果结肠损伤，常常会导致较明显的污染，尤其是没有肠道准备者，因此关闭肠腔后进行彻底地冲洗是十分必要的。

4. 正确的缝合，减少隐患　小的穿孔通常要缝合两层关闭，第一层缝合通常采用3–0号可吸收合成缝线全层缝合，确保黏膜对合良好，最重要的是这层是防水层，保证不会发生肠液的外漏。第二层的缝合多采用4–0号丝线间断缝合浆肌层的方法。另外，很重要的一点就是肠管的缝合线应该和肠管的长轴相垂直，否则会发生肠腔狭窄。即使肠管的伤口是沿着肠管的长轴扩展几厘米，仍应该按照以上原则进行修补，以保证肠腔的充分。

5. 请外科医师会诊是必要的。

肠切除

对于一般的妇科医师来讲，似乎行肠切除和肠吻合有一定困难。如果没有经验，应该请外科医师会诊。

1. 肠切除的指征　①肠管受损超过周径的50%；②肠管某段多处损伤；③肠管某段系膜血管受损。

2. 放置引流　不管是肠损伤还是肠切除，均进入肠腔，均有可能发生肠内容物的外溢，尤其是结肠更应该引起重视，因为细菌沾染机会更大。因此，术后腹腔内彻底地灌洗十分重要。另外，放置盆腔引流也是必不可少的。

细菌的沾染以及腹腔内的游离血液均增加了盆腹腔的感染机会。因此，从战略的眼光来看，放置引流可明显预防盆腹腔脓肿的发生。并且在发生吻合口瘘的情况下，它可以将外漏的肠内容物引流出来，同时可以通过引流管形成窦道，避免了再次手术。

3. 开始进食的时间　对于接受了腹部手术，尤其是肠道手术的患者何时开始进食，有不同的看法。由于迫于床位紧张的压力，更多医师尝试早进食。现在一些人主张早进食以利于术后的恢复，Fanning 和Andrews术后早进食并不增加吻合口瘘、吻合口裂开和吸入性肺炎的发生率，但是恶心发生率好像稍多。

一般认为开始进食的指征有两个：①明确听到肠鸣音是开始进食的指征；②根据肠修补的类型而定。

（1）微小修补后的进食：如果肠管损伤仅是微小的，如仅是浆膜层的撕破或粘连分解时浆膜层受损，常不需要放置胃管。患者术后可正常进食，如同无肠管损伤。当听到肠鸣音时，可开始清流，如果能够耐受，可逐渐开始进食，似乎没有必要等到肠道功能完全恢复。

（2）其他肠切除和肠修补：当肠管损伤较严重而不得不行大片的肠修补或肠切除时，术后进食应该十分谨慎。为减轻肠胀气和减少吻合口瘘，应放置胃管。不要给患者任何食物，直至可明显地听到肠鸣音并且顺利排气。随后将胃管夹闭24 h，拔除胃管，开始进流食，如果没有发生恶心、呕吐和腹胀，开始逐渐进食。这个过程通常需要1周。

（吴　鸣）

前盆腔、后盆腔及全盆腔器官挖除术

盆腔器官挖除术（pelvic exenteration）是相当复杂的手术，适用于盆腔复发的子宫颈癌患者，对晚期子宫内膜癌和卵巢癌累及膀胱或直肠者，亦可选择此种手术。盆腔器官挖除术不是一个姑息疗法，仅用于有较大治愈机会的患者。最重要的是应避免采取保守的方法，即保留尿路和肠道的完整性，而未能保证围绕肿瘤行广泛切除，从而失去治愈的机会。因此，手术医师必须熟悉盆腔解剖，包括盆腔复杂的筋膜面、血管及盆腔脏器之间的毗邻关系，术中应准确判断病变侵及的范围和切除的可能性；有时，尚需请外科医师协助完成手术。

因手术创伤大，并发症多，以下情况不宜手术：①患者健康状况差、年龄过大，对施行此术及其后的治疗有心理的和身体的问题；②严重肾损害；③盆腔外转移；④肿瘤浸润骨质，侵及坐骨嵴区，并有坐骨神经痛或腿水肿。

前盆腔器官挖除术

切除范围

前盆脏器官挖除术（anterior pelvic exenteration）适用于癌瘤侵及膀胱者。手术范围包括根治性膀胱切除、根治性子宫切除、双侧输卵管切除、卵巢切除、双侧盆腔淋巴结清除术以及回肠代膀胱重建术。

膀胱的应用解剖

膀胱是一个肌性囊状贮尿器官，其形态和位置随充盈程度不同而异。膀胱的前上方称膀胱顶，后下方为膀胱底，尖与底之间的大部为膀胱体。膀胱的最下部为膀胱颈，颈的下端有尿道内口。膀胱上面被有腹膜，前面贴近耻骨联合，后方与子宫颈、阴道相邻。空虚的膀胱完全位于盆腔内。膀胱底由富有静脉的疏松结缔组织与子宫颈和阴道前壁密切接触，膀胱上面的腹膜与子宫阔韧带的前叶相连续；在膀胱与子宫之间的腹膜反折，形成膀胱子宫陷凹；膀胱前隙的两侧界，为耻骨膀胱侧韧带，膀胱颈直接与尿生殖膈相连，向下连于尿道，尿道内口相当于耻骨联合后面的中点以下或下缘水平。

膀胱的血供主要由髂内动脉前干的膀胱上、下动脉分布，还有来自闭孔动脉和臀下动脉的膀胱支以及子宫动脉和阴道动脉分支；静脉不与动脉伴行，在膀胱壁内和其表面构成丰富的静脉丛，在其下外侧面汇集成膀胱静脉，注入髂内静脉；膀胱丛向后方与子宫阴道丛交通，向前与阴部静脉丛相连。手术时必须熟悉这些结构的层次，以免造成损伤出血。

手术步骤与解剖结构

1. 探查　仔细探查腹部器官有无转移，必须特别注意肝、网膜和主动脉旁淋巴结的情况，如发现转移则中止手术关闭腹腔，如只是淋巴结阳性，仍可继续手术，但必须认识到患者预后更为严重。下一步则是有条理地评估盆腔器官和肿瘤是否能够切除。发现任何可疑之处均需活检，立即将组织标本送做快速病理检查。只有术前极其仔细的检查才能避免不适当的手术。

2. 腹膜外淋巴结清除术　与子宫颈浸润癌相同。

3. 切断双侧输尿管　于盆腔淋巴结清除后，提起剪开的腹膜内侧面，很容易将输尿管游离出来，在靠近膀胱处钳夹切断之。注意勿损伤输尿管外面的鞘膜，以免影响输尿管的血供。

4. 游离膀胱　在耻骨联合后方，用手指分离膀胱周围脂肪组织，连同腹膜推向膀胱顶部，此时，可见膀胱前壁表面有静脉迂曲；切断、结扎近膀胱处脐正中韧带及两侧方的脐外侧韧带，向下分离膀胱与盆侧壁之间的膀胱旁组织。

5. 分离直肠　将子宫牵向前上方，剪开直肠子宫反折处的腹膜，用手指或剪刀分离直肠阴道间隙至阴道穹隆以下3~4 cm，同时分离直肠侧窝间隙。

6. 切断、缝扎子宫骶韧带　尽可能靠近骶骨处钳夹、切断，一般分两次处理。

7. 断扎子宫主韧带　分离膀胱侧窝，充分暴露主韧带前面，向外侧牵开输尿管，于靠近盆壁处钳夹、切断主韧带，用10号丝线缝扎。

8. 切断尿道与阴道　沿盆侧壁向下游离尿道周围结缔组织，分别切断、缝扎两侧耻骨膀胱侧韧带（pubovesical lateral ligament）及阴道旁组织。此时膀胱与子宫已被充分游离，于耻骨联合下缘处切断尿道，子宫颈下3 cm处切断阴道。前盆腔器官切除后，盆底显露尿道、阴道断端和直肠前壁。

9. 游离、切取一段回肠　于距回盲部8~10 cm处，分离切除回肠襻15 cm，保留肠动脉及动脉弓，以保证肠管的血液供应。

10. 回肠断端吻合　用拇指和食指检查吻合口大小，以拇指通过为宜。

11. 缝合游离段回肠近端　用4号丝线间断或连续缝合游离回肠段近端，间断包埋缝合肠管浆膜与肌层（图12-10）。

12. 游离输尿管　在骨盆入口处适当游离两侧输尿管，将左侧输尿管经腹膜后、乙状结肠系膜根部牵出。

13. 输尿管回肠吻合　在游离回肠段近端适当部位的肠系膜对侧缘上做两处环形开口（图12-11），全层间断缝合，植入输尿管吻合后，必须检查局部无张力（图12-12，13）。

14. 回肠腹壁造瘘　于右下腹部做一3 cm左右切口，进入腹腔，将游离的回肠远端从切口拉出腹壁外约4 cm，缝合固定，以便装置尿袋。注意将输尿管回肠吻合口置于腹膜外，并将回肠系膜游离缘与侧腹膜缝合，以防发生内疝。最后将回肠的近端（封闭端）固定于后腹膜。

并发症

早期并发症包括尿瘘、肠瘘、肠梗阻、肾盂肾炎，以及造口并发症如回缩、狭窄和坏死。

晚期并发症可分为两大组：一组是有关肾

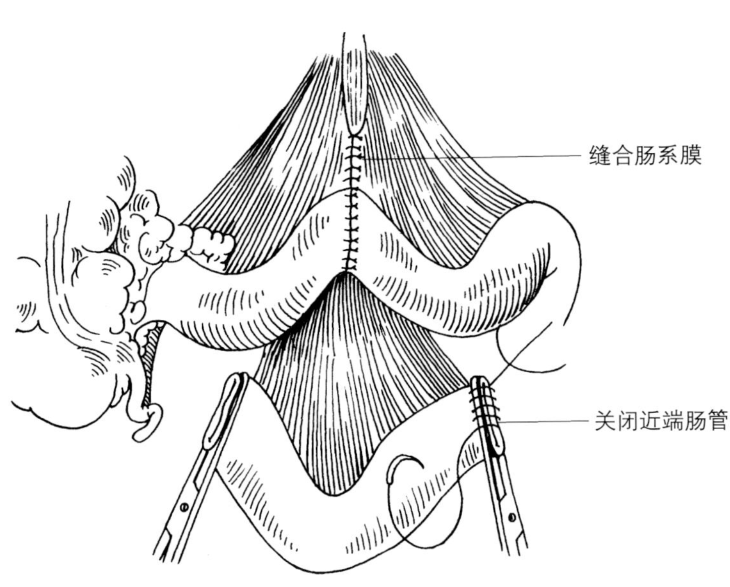

图12-10　缝合游离段回肠近端

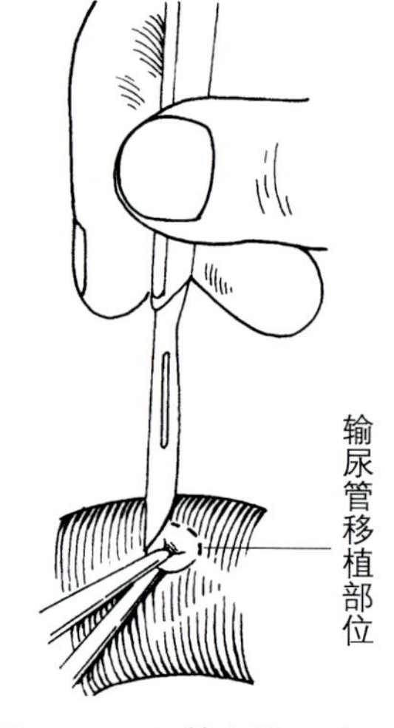

图12-11　肠管上做环形开口

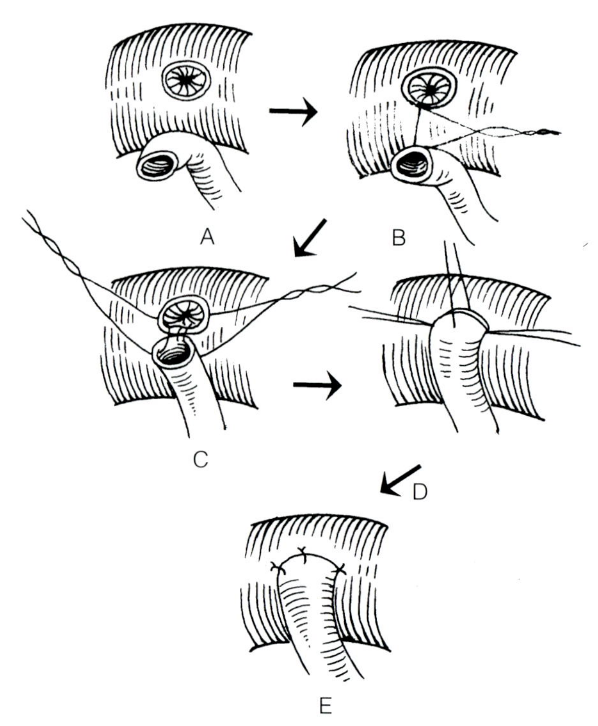

图12-12　输尿管回肠吻合程序

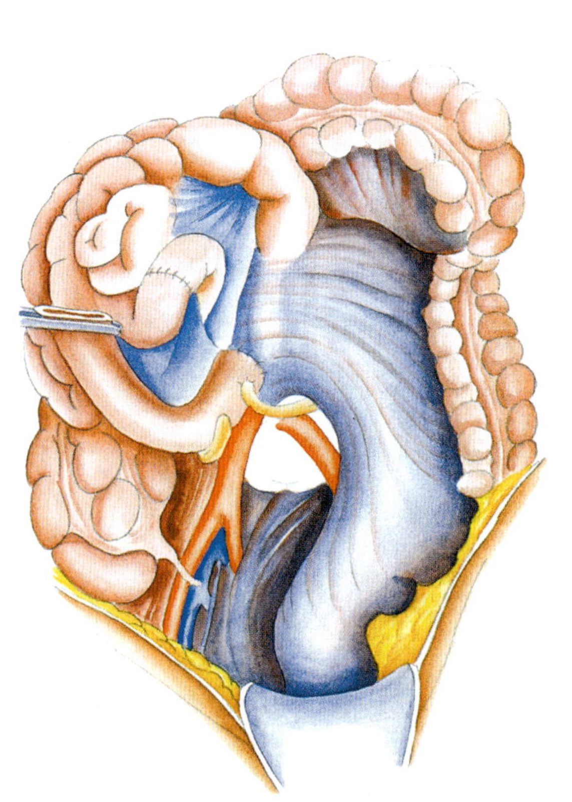
图12-13　输尿管回肠吻合

的，包括肾盂肾炎、肾盂积水和结石形成等；另一组是有关造口的并发症，包括狭窄、溃疡及回缩。

后盆腔器官挖除术

切除范围

后盆腔器官挖除术（posterior exenteration），主要适用于晚期子宫颈癌侵及直肠或子宫颈癌治疗后（放疗或手术）中心部位复发累及直肠者。手术切除范围包括盆腔淋巴结清除术、根治性子宫切除术、直肠切除及乙状结肠造瘘术。

直肠的应用解剖

直肠位于盆腔内，全长约16 cm，上端在第3骶椎处与乙状结肠相接；以盆膈为界，上部肠腔膨大，称直肠壶腹；壶腹的下端肠腔变窄，并穿过盆膈终止于肛门，此段称为肛管，长约4 cm。

直肠前面腹膜反折线以上，隔着直肠子宫陷凹与阴道后穹隆及子宫颈相邻；在反折腹膜以下与阴道后壁相邻接；直肠的后面借疏松结缔组织与骶骨、尾骨、梨状肌和肛提肌等相连；直肠两侧有致密的直肠侧韧带与盆侧壁相连。直肠的血供较丰富，上部由直肠上动脉供血，下部及肛管则由直肠下动脉和肛动脉供血。

手术步骤与结构层次

1. 探查　方法与前盆脏器官挖除术相同。

2. 盆腔淋巴结清除　方法与子宫颈浸润癌根治术相同。

3. 游离、切断乙状结肠　分离输尿管并向外侧牵开，将乙状结肠推向右侧，提起肠系膜，游离、切断直肠上动脉，剪开乙状结肠系膜至骶岬处（图12–14）。注意系膜内含有脂肪组织和血管，应分别切断结扎。然后在预计的切除线上切断乙状结肠，缝合关闭断端，以免粪便污染。

4. 游离直肠　直肠固有筋膜与盆壁筋膜之间为疏松结缔组织间隙，可以手指伸入间隙内行钝性分离，向下达尾骨尖及肛提肌（图12–15），应避免用力进入盆壁筋膜的深面，防止损伤骶前静脉丛及骨盆神经丛。

5. 切断、缝扎子宫骶韧带　用剪刀或手指分离直肠侧窝，游离子宫骶韧带外侧缘，靠近骶骨处分两次切断、缝扎（图12–16）。

6. 断扎子宫主韧带　将输尿管向外侧牵开，以手指分离膀胱侧窝与子宫主韧带前面之间隙，充分暴露后，于靠近盆壁处钳夹、切断、缝扎主韧带（图12–17）。

7. 切断直肠侧韧带　直肠两侧有宽阔的致密结缔组织带，称直肠侧韧带。以手指在直肠侧方分离、暴露此韧带后，分次切断、缝扎，直至肛提肌上面，此时直肠被充分游离出来。

8. 切断直肠远侧端　于远离直肠肿瘤3 cm处，切断肠管，直肠残端缝合形成盲端。

9. 切断阴道　于肿瘤下方3~4 cm处，横断阴道，切除子宫，缝合阴道残端。如果盆腔内肿瘤已被彻底切除，亦可应用直肠吻合器行乙状结肠–直肠低位吻合术。

10. 乙状结肠造瘘（sigmoid colostomy）　将乙状结肠近端拉出左下腹切口外3~4 cm，把腹膜与乙状结肠系膜、脂肪垂及肠浆膜间断缝合固

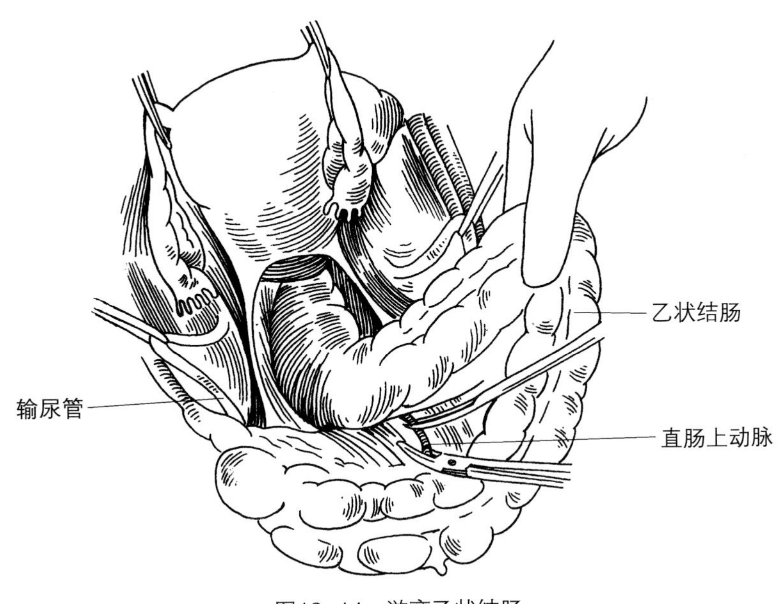

图12–14　游离乙状结肠

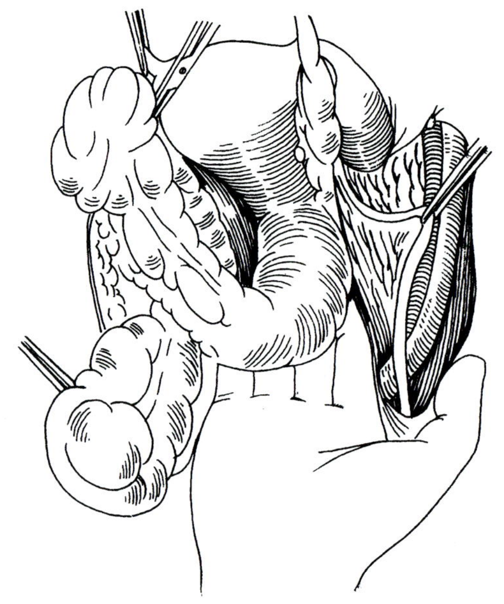

图12-15 游离直肠

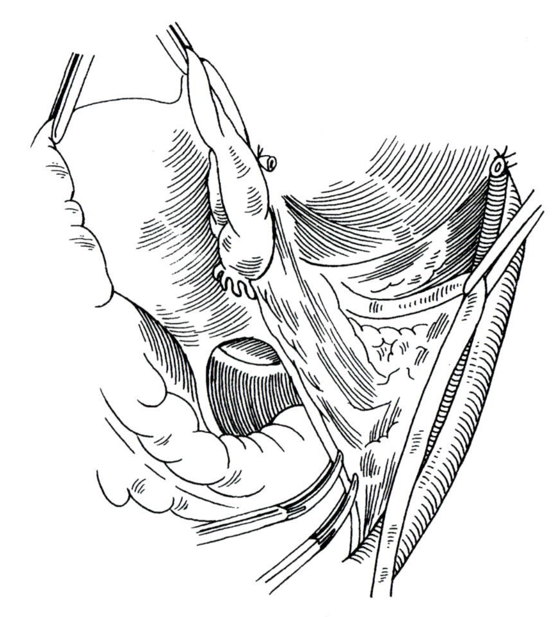

图12-16 切断、缝扎子宫骶韧带

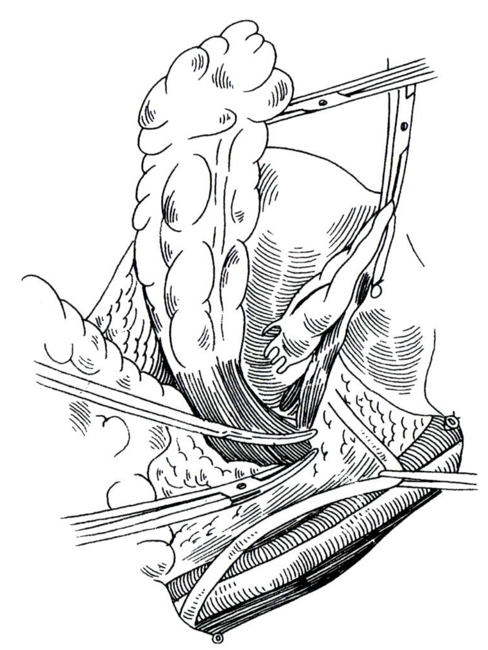

图12-17 断扎子宫主韧带

定；将乙状结肠系膜游离缘与侧腹壁缝合，以防止发生内疝；再将皮肤切口边缘与肠管断端外翻缝合固定。

在安置造口时必须考虑以下几点：①通过腹壁时，必须垂直于腹壁走行，避免因组织各层错位而使之狭窄。②开口必须足够宽大，能容2指；在此处应切开足够大小的皮肤和筋膜；但通过腹壁的经路过于宽松，则也有造口脱垂或造口旁疝的危险。③乙状结肠节段既不能太长也不能太短。如太短则有坏死和狭窄的危险；如太长则可脱垂。

遇有癌肿侵及阴道下段或直肠下部时，尚需阴-腹联合手术，施行阴道和直肠全部切除术。

并发症

并发症有肠坏死、瘘形成、结肠脱垂、造口狭窄、邻近造口形成疝等。为预防肠坏死和瘘形成，至关重要的是在缝合结肠时应避免有张力；如造口发生坏死，则应立即再行手术做新的造口，每日用涂有润滑剂的手指扩张造瘘口避免狭窄。

全盆腔器官挖除术

切除范围

全盆腔器官挖除术（total exenteration）主要适用于子宫颈癌手术或放疗后中心复发累及膀胱

和直肠者。手术切除范围包括盆腔淋巴结清除、根治性子宫切除、双侧输卵管卵巢切除、直肠切除和全膀胱切除以及输尿管移植、乙状结肠（或回肠）代膀胱和结肠造瘘人工肛门等。

手术步骤与组织结构层次

1. 探查　方法与前盆脏器官挖除术相同。

2. 盆腔淋巴结清除　方法与子宫颈癌根治术相同。

3. 游离输尿管下段　于靠近膀胱处切断输尿管，注意勿损伤输尿管鞘膜，以免影响保留输尿管的血供。

4. 游离膀胱　于耻骨联合后方分离膀胱周围结缔组织，可见膀胱前壁表面有静脉迂曲，注意结扎止血。分别切断脐正中韧带及两侧方的脐内侧韧带。

5. 游离切断乙状结肠　提起乙状结肠并牵向右侧，分离切断直肠上动脉，切开乙状结肠系膜延至骶岬水平，然后切断乙状结肠远侧端。注意乙状结肠的外侧与左侧髂外动、静脉和闭孔神经等相邻，后面接近髂内动、静脉和输尿管等。

6. 游离直肠　提起直肠，在直肠固有筋膜与盆壁筋膜间隙内，以手指钝性分离达尾骨水平，遇有致密结缔组织膜时，用剪刀直视下剪开，避免损伤骶正中静脉和骶静脉丛。直肠前、后壁分离后，暴露直肠侧韧带，分次切断、缝扎。

7. 切断子宫骶韧带和子宫主韧带　靠近骶骨和盆壁处，分别切断、缝扎子宫骶韧带和子宫主韧带。

8. 切断阴道和尿道　方法同前盆腔器官挖除术。

9. 切断直肠　在预计切除线上，切断肠管，缝合直肠残端（图12–18）。如果肿瘤累及阴道下部或直肠末端时，则需经腹–外阴联合手术，完成阴道和直肠全部切除术（图12–19）。

10. 乙状结肠代膀胱　切取乙状结肠13~15 cm，保留乙状结肠动脉及靠近肠壁的弓形血管，缝合该段乙状结肠近端；输尿管乙状结肠吻合的方法及其远端腹壁造瘘（右下腹部）与回肠代膀胱术相同（图12–20）。

11. 乙状结肠或降结肠左下腹壁造瘘（人工肛门）　同后盆腔器官挖除术。

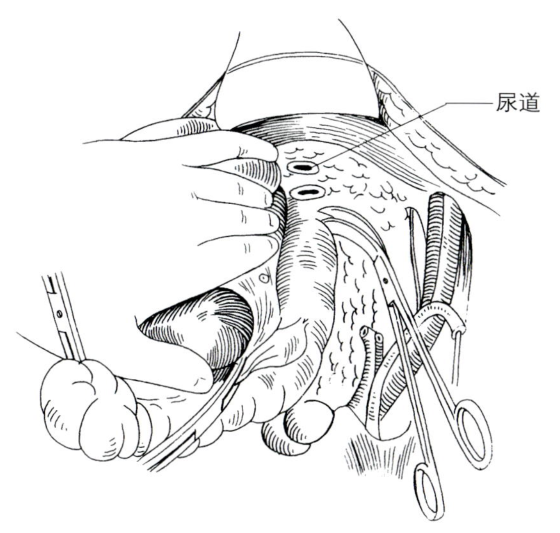

图12–18　切断直肠

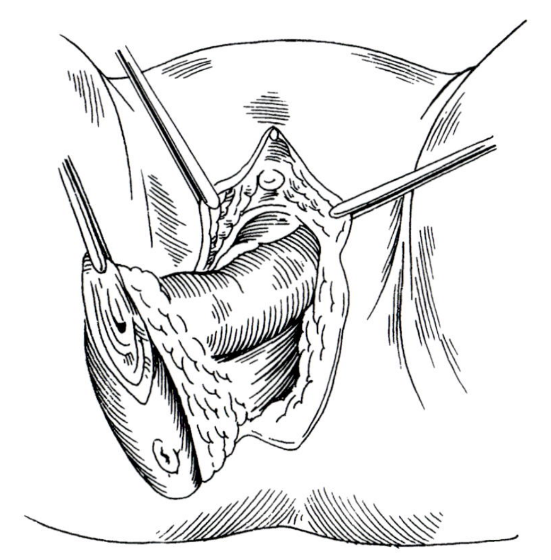

图12–19　经外阴切断阴道和直肠

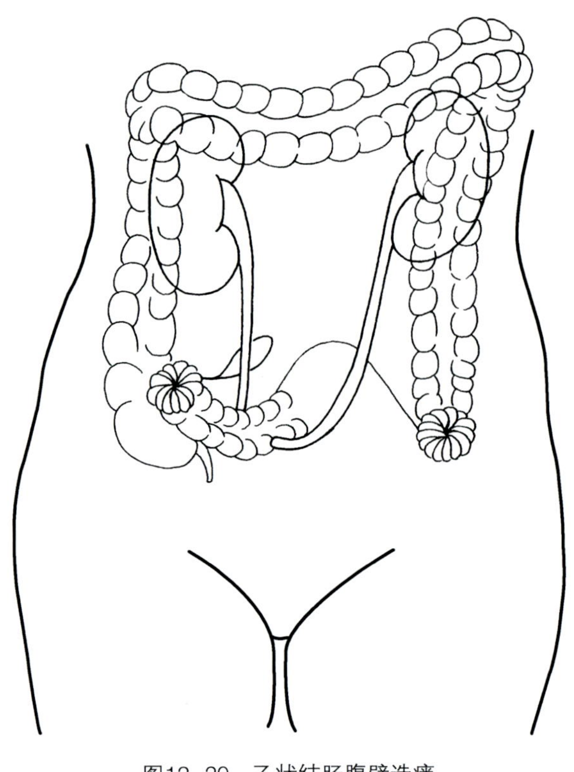

图12-20　乙状结肠腹壁造瘘

（沈　铿）

盆腔深部子宫内膜异位症相关的临床解剖问题

子宫内膜异位症（内异症）是生育年龄妇女的多发病、常见病，发病率呈明显上升趋势，可达10%~15%，占普通妇科手术的30%以上。有研究估计目前全世界内异症患者超过1.76亿。内异症所引起的痛经、下腹痛和性交痛、不育，严重地影响妇女的健康和生活质量。内异症的发病机制不清，病变广泛，形态多样，且有浸润、转移和复发的恶性生物学行为，成为难治之症。目前治疗主要是根据不同患者的临床问题来选择治疗方式（problem-guided therapy）。与子宫内膜异位症相关的临床解剖问题主要可以概括为以下几个问题。

■ 深部浸润型子宫内膜异位症的临床解剖特点

盆腔的子宫内膜异位症分为腹膜型、卵巢子宫内膜异位囊肿型和深部浸润型子宫内膜异位症（deep infiltrating endometriosis, DIE）。深部浸润内异症（deep-infiltrating endometriosis, DIE）指浸润深度大于等于5 mm的内异症，常常累及重要脏器如肠道、输尿管及膀胱等。DIE与疼痛症状密切相关，影响患者的生存质量。大部分DIE病灶位于后盆腔，北京协和医院的资料显示：98.35%的DIE病灶位于后盆腔。其中67%病灶位于宫骶韧带，表现为宫骶韧带变粗、缩短和结节；12%病灶位于直肠子宫陷凹，表现为直肠子宫陷凹变浅或消失；12.7%病灶累及直肠阴道隔，可触及阴道穹隆的触痛结节；2.85%病灶位于直肠及乙状结肠，可伴有受侵肠道壁僵硬结节；3.8%的病灶累及输尿管或与输尿管致密粘连。

■ 深部浸润型子宫内膜异位症的分型

从1921年Sampson首次描述了内异症囊肿以来的近100年中，内异症临床分型的研究和评估从来没有停止过。由于内异症病变广泛、形态多样，临床症状多样，诞生了众多的分型。内异症分型的演变也反映了对内异症临床问题不断认识。至今子宫内膜异位症仍然没有达到国际共识，并且能够很好地与患者症状、生育结局相符合的临床分期。Acosta 1973年提出将内异症分成浅表型腹膜病变和卵巢内膜异位囊肿。美国生育协会（American Fertility Society）在此基础上于1979年提出了内异症的临床分期，并于1985年、1996年两次修订了这个分期（revised American Fertility Society Scoring, rAFS）。这是目前全世界临床上最普遍使用的内异症临床分期。这个评分系统仍然是以浅表病灶和卵巢内异症囊肿为主要的分型对象，强调了盆腔粘连的影响力。它对浅表性病灶的分值权重比较低，对卵巢内异症囊肿分值权重相对高，根据卵巢内异症囊肿的大小设定不同的分值，盆腔直肠窝的粘连程度分值权重最高。根据这个分型系统，绝大多数I型和II型的患者是浅表性病灶，Ⅲ型和Ⅳ型患者则是单侧或双侧大的卵巢内异症囊肿。rAFS分型仍然有它的局限性。首先它是一个术者的主观评分，而且可重复性差。有研究报道同一术者中rAFS再评分的相关性为0.38，而不同术者间为0.52，最大的差异发生在对卵巢囊肿和直肠窝封闭程度的评分中。更为重要的是，rAFS分期对于患者妊娠结局、疼痛症状、复发的预测没有很好的相关性，与疼痛最为密切的深部浸润型病灶在rAFS系统中没有得以重视。随着对DIE的认识不断扩展和深入，现行的rAFS分期的片面性越来越明显，从而出现一系列的新的分型系统来补充rAFS分期。

1992年Koninckx基于发生学的理论提出的分型将浸润型病灶与腹膜外的腺肌瘤区分开，将子直肠凹陷DIE分为3型：Ⅰ型：圆锥形浸润病灶；Ⅱ型：深部病灶，表面有广泛粘连，可能为肠道受牵引而形成；Ⅲ型：大部位病灶位于腹膜下方，侵犯直肠阴道隔，为外在性腺肌瘤 。2001年Martin等将DIE分为宫颈后、阴道直肠凹陷以及直肠阴道隔3种。宫颈后内异症包括阴道直肠凹陷前部分、阴道后穹隆、宫颈后方的后腹膜区；阴道直肠凹陷内异症包括阴道壁、直肠壁、直肠子宫陷凹；而直肠阴道隔内异症指腹膜内无明显病灶，病灶位于腹膜外的孤立病灶。2003年法国的Chapron根据盆腔DIE的解剖分布特征，提出DIE的手术分型，将盆腔部位的DIE分为前部（A）和后部（P）：A 包括膀胱反折和膀胱病变，P又分为P_1（宫骶韧带病灶）、P_2（阴道病灶）和P_3（肠道病灶）。P_3又分为无阴道浸润（V－）、有阴道浸润（V+） 以及多发肠道病灶。

2005年提出的ENZIAN分型是所有内异症分型中最为复杂的分型，旨在对DIE、腹膜后病灶以及盆腔其他器官内异症进行分型，从而作为rAFS分型的补充。ENZIAN分型根据3个轴向或水平，把后盆腔归纳为A、B、C3个腔，并根据病变的严重度进行分类。其表示的符号：E代表有内异灶，数字表示病变的大小，数字后的小写英文字母表示病变的解剖部位，若是双侧病变则用两个小写英文字母表示。A是代表直肠窝和阴道的纵轴的病变：E_1a为孤立的直肠窝病灶；E_2a为病变累及阴道上1/3；E_3a为病变累及阴道中1/2；E_4a为病变累及阴道下1/3；B代表子宫骶韧带和主韧带的病变：E_1b为孤立的骶韧带结节小于1 cm，E_1bb代表双侧E_1b；E_2b为病灶直径大于1 cm；E_3b为病变累及主韧带，排除输尿管积水；E_4b病灶累及主韧带至盆壁和（或）输尿管积水；C代表直肠和结肠病灶：E_1c代表孤立的直肠阴道隔病灶；E_2c代表直肠受累直径小于1 cm；E_3c代表直肠病灶大于1 cm小于3 cm，排除肠梗阻；E_4c表示直肠病灶大于3 cm和（或）肠梗阻。此外，FB为膀胱DIE，FU为输尿管DIE，FI为小肠DIE。Haas

在219例接受腹腔镜手术的内异症患者中比较了ENZIAN分型和rAFS分型，研究发现ENZIAN分型有助于描述盆腔DIE病灶，但是由于该分型过于繁琐、细微，同样也没有很好地反应患者的不育，从而没有得到妇科医师们的广泛接受和使用。

北京协和医院对177例盆腔后DIE（PDIE）研究中，将临床症状和腹腔镜手术治疗纳入分型的依据，对其临床分型做了初步探讨：根据病灶是否累及阴道穹隆和直肠将PDIE分为3型。①单纯型：即未累及穹隆或直肠的DIE，包括骶韧带、直肠子宫陷凹的病灶；②穹隆型：浸润阴道穹隆的DIE；③直肠型：后盆腔病灶累及直肠伴或不伴穹隆浸润。结果发现3种类型DIE临床症状之间有一定的特征性，穹隆型患者性交痛、肛门坠胀的发生率高，而直肠型患者排便痛的发生率增加，病程最长。在手术治疗中，直肠型手术时间最长、完全切净率最低，穹隆型术中出血量较多，这两种类型手术的难度均明显大于单纯型的患者。这样的分型定义清晰，手术中容易界定，临床操作性较好。但协和分型中对肠道DIE的分型还需进一步细化，长期效果还需要进一步随诊观察，合理性尚需进一步验证。

■ 子宫内膜异位症中的重要器官的解剖变化

子宫内膜异位症病灶的病理特点是异位的内膜和间质细胞引起病变部位的反复出血炎性反应，最终形成纤维化结节病灶。因此致密的粘连和纤维化瘢痕挛缩、对邻近器官的牵拉造成邻近器官的移位是子宫内膜异位症常见的盆腔解剖特征，这也是内异症术中输尿管、肠道等严重副损伤发生的主要原因。

1. 子宫内膜异位症患者盆腔直肠解剖的变化　DIE病灶可以累及肠道，其中最易累及的是结直肠。卵巢囊肿型和腹膜型内异症患者盆腔也往往表现为直肠子宫陷凹粘连和变浅，DIE累及直肠的患者直肠子宫陷凹可以表现为完全封闭。因此内异症，特别是累及结直肠的DIE腹腔镜手术术后并发症的风险明显高于其他卵巢良性囊肿的腹腔镜手术。同时，变浅和完全封闭的直肠子宫陷凹也会掩盖DIE病灶。因此，内异症手术第一步是分离粘连、恢复解剖，之后才是病灶的切除。

2. 子宫内膜异位症患者盆腔输尿管解剖的变化　泌尿系内异症的发生率并不高，在内异症中约占1%，其中又以膀胱内异症更为多见。因此内异症患者盆腔输尿管的解剖变化更多地是被周围的内异症病灶粘连、牵拉。直肠子宫陷凹的病变、骶韧带DIE、直肠阴道隔DIE可向周围组织浸润、侵犯，加上周围纤维组织增生，瘢痕形成，易造成DIE宫旁结构紊乱、纤维化，继而挛缩，并与侧盆壁腹膜粘连，牵拉输尿管失去正常解剖形态。所以子宫内膜异位症、子宫肌腺症患者的宫旁结构往往表现为增厚、缩短、纤维化瘢痕，宫旁组织与输尿管关系密切。DIE患者输尿管解剖变异可分为两种：输尿管紧贴骶韧带走形，即“中线移位”；有时侧盆壁的粘连严重，输尿管可以紧贴输卵管和卵巢下方，即“外周移位”。其解剖结构的改变无疑增加了手术难度及并发症发生的危险性。

■ 子宫内膜异位症手术中的神经解剖

盆腔神经丛分为下腹上丛和下腹下丛，其中行走的神经纤维包括交感神经的传出、传入纤维，以及来自盆腔内脏神经（S_2~S_4）的副交感神经纤维。这是一个致密的神经和神经节网，覆盖髂内血管的分支。这些盆腔神经的通路，最终分为3个部分。子宫阴道丛：支配子宫、阴道、阴蒂、前庭球的运动感觉，其走行由内侧向外侧跨过髂血管和宫骶韧带、主韧带；直肠中丛：支配直肠的运动，其走行为沿着直肠中血管在直肠的外侧下行8~10 cm；膀胱丛：支配膀胱和尿道的感觉运动，沿膀胱血管走行，其中支配输尿管的神经在宫骶韧带外侧距离输尿管2 cm处进入宫旁组织。过去曾有子宫骶韧带神经切断术治疗严重的子宫内膜异位症疼痛，但术后疼痛缓解时间短，易复发，现在已经不作为一线的手术治疗方式。目前认为深部浸润型病灶与内异症疼痛的关系最为密切，内异症病灶的切净程度与术后疼痛的缓解显著相关。但需要注意的是，盆腔的神经纤维都行走在DIE手术切除可能损伤的部位。尤其双侧骶韧带DIE结节、较大的直肠阴道隔DIE和直肠DIE时，手术切除这些部位的DIE组织，往往可能因为分离双侧直肠旁间隙、游离双侧输尿管或切除双侧骶韧带DIE而损伤盆腔神经，造成患者术后的急性尿潴留，更严重的是发生慢性尿潴留。DIE患者的盆腔特点往往是粘连重、解剖结构紊乱，病灶处纤维瘢痕化改变，术中识别和保护神经具有很大的困难，这是内异症手术中需要注意的一个临床解剖问题。北京协和医院报道过一例深部浸润型内异症患者术后的慢性尿潴留。

DIE腹腔术后慢性尿潴留的发生与DIE的部位和手术切除范围有密切的关系。所有的文献报道和本例都是发生在后盆腔DIE的病例中，尤其以结直肠、直肠阴道隔和双侧骶韧带DIE切除为著。Kovoor等报道126例DIE腹腔镜术后4例慢性尿潴留的发生，详尽分析了患者的病灶部位与尿潴留发生的关系，发生尿潴留的患者其DIE病灶都具有浸润深、病灶大的特点，分别为骶韧带DIE侵及坐骨棘、直肠阴道隔DIE直径3 cm、双侧骶韧带DIE分别直径3 cm向盆壁浸润并累及输尿管、直肠阴道隔DIE同时合并双侧骶韧带DIE。Dubernard等对86例后盆腔DIE患者腹腔镜术后进行了Bristol女性下尿路症状的问卷调查，结果发现这些DIE患者术后有不同程度的排尿症状，并且这些症状在结直肠部分肠段切除同时切除双侧骶韧带DIE的患者中最为明显。双侧骶韧带DIE切除患者术后排尿不尽的发生率（45.5%）明显高于无或单侧骶韧带DIE的患者（22.2%）。

内异症，尤其是深部浸润型子宫内膜异位症，因为其病理生理特点对患者的盆腔解剖结构产生了较大的破坏，虽然是良性疾病，但手术的难度、副损伤的风险并不亚于妇科恶性肿瘤，因此清楚地认识到内异症盆腔解剖的特点对于提高手术疗效，减少避免手术副损伤都是非常重要的。

（冷金花　戴　毅）

参考文献

1. 柏树令. 系统解剖学. 北京: 人民卫生出版社, 2005.
2. 王怀经. 局部解剖学. 北京: 人民卫生出版社, 2005.
3. 张朝佑. 人体解剖学. 2版. 北京: 人民卫生出版社, 1998.
4. 钟世镇. 临床应用解剖学. 北京: 人民军医出版社, 1997.
5. Bassil S, Nisolle M, Donnez J. Complications of endoscopic surgery in gynaecology. Gynaecological Endoscopy, 1993, 2: 199–209.
6. Burke P, Mealy K, Gillen P, et al. Requirement for bowel preparation in colorectal surgery. Br J Surg, 1994, 81: 907–910.
7. Fanning J, Andrews S. Early postoperative feeding after major gynecologic surgery: evidence-based scientific medicine. Am J Obstet Gynecol, 2001, 185: 1–4.
8. Hill D, Maher P, Wood C, et al. Complications of operative hysteroscopy. Endoscopy, 1992, 1: 185–189
9. Kane MG, Krejs GL. Complications of diagnostic laparoscopy in Dallas. Gastrointestinal Endoscopy, 1984, 30: 237–240.
10. Lindemann HJ. Complications of Hysteroscopy. Antwerp: Presented to European Society of Hysteroscopy, 1986.
11. Taylor PJ, Gordon AG. Practical Hysteroscopy. Oxford: Blackwell Scientific Publications, 1994: 89–98.
12. Krebs H. Intestinal injury in gynecologic surgery: a ten-year experience. Am J Obstet Gynecol, 1986, 155: 509–514.
13. Miettinen RPJ, Laitinen ST, Makela JT, et al. Bowel preparation with oral polyethylene glycol electrolyte

solution vs. no preparation in elective open colorectal surgery. Dis Colon Rectum, 2000, 43: 669−677.

14. Monk BJ, Berman ML, Montz FJ. Adhesions after extensive gynecologic surgery: clinical significance, etiology, and prevention. Am J Obstet Gynecol, 1994, 170: 1 396−1 403.
15. Nichols RL, Smith JW, Garcia RY, Waterman RS, et al. Current practices of preoperative bowel preparation among North American colorectal surgeons. Clin Infect Dis, 1997, 24: 609−619.
16. Rock JA, Jones HW. Intestinal tract in gynecologic surgery. In: TeLinde RW, Rock JA, Jones HW, eds. Telinde's Operative Gynecology. 9th ed. Philadelphia: Lippincott Williams & Wilkins, 2003, 1 239−1 272.
17. Van Der Krabben AA, Dukstra FR, Nieuwenhuijzen M, et al. Morbidity and mortality of inadvertent enterotomy during adhesiotomy. Br J Surg, 2000, 87: 467− 471.
18. Zmora O, Pikarsky AJ, Wexner SD. Bowel preparation for colorectal surgery. Dis Colon Rectum, 2001, 44: 1 537−1 547.
19. 郎景和. 子宫内膜异位症研究的深入和发展. 中华妇产科杂志, 2010, 45(4): 241−243.
20. Adamson GD, Pasta DJ. Endometriosis fertility index: the new, validated endometriosis staging system. Fertil Steril, 2010, 94(5): 1 609−1 615.
21. 郎景和. 关于子宫内膜异位症的再认识及其意义. 中国工程科学, 2009, 11(10): 140−145.
22. Sampson J. Peritoneal endometriosis due to the menstrual dissemination of endometrial tissue into the peritoneal cavity. Am J Obstet Gynecol, 1927, 14: 422−469.
23. 戴毅, 冷金花, 郎景和, 等. 后盆腔深部浸润型子宫内膜异位症临床病理特点及手术治疗效果. 中华妇产科杂志, 2010, 45(2): 93−98.
24. Adamson GD. Endometriosis classification: an update. Curr Opin Obstet Gynecol, 2011, 23(4): 213−20.
25. Johnson NP, Hummelshoj L, Adamson GD, et al. World Endometriosis Society consensus on the classification of endometriosis. Hum Reprod, 2017, 32(2): 315−324.
26. Acosta AA, Buttram VC, Jr. , Besch PK, et al. A proposed classification of pelvic endometriosis. Obstet Gynecol, 1973, 42(1): 19−25.
27. Koninckx PR, Martin D. Treatment of deeply infiltrating endometriosis. Curr Opin Obstet Gynecol, 1994, 6(3): 231−41.
28. Martin DC, Batt RE. Retrocervical, retrovaginal pouch, and rectovaginal septum endometriosis. J Am Assoc Gynecol Laparosc, 2001, 8(1): 12−17.
29. Chapron C, Fauconnier A, Vieira M, et al. Anatomical distribution of deeply infiltrating endometriosis: surgical implications and proposition for a classification. Hum Reprod, 2003, 18(1): 157−161.
30. Tuttlies F, Keckstein J, Ulrich U, et al. ENZIAN−score, a classification of deep infiltrating endometriosis. Zentralbl Gynakol, 2005, 127(5): 275−281.
31. Ruffo G, Sartori A, Crippa S, et al. Laparoscopic rectal resection for severe endometriosis of the mid and low rectum: technique and operative results. Surg Endosc, 2012, 26(4): 1 035−1 040.
32. 中华医学会妇产科学分会子宫内膜异位症协作组. 子宫内膜异位症的诊治指南. 中华妇产科杂志, 2015(3): 161−169.
33. 戴毅, 张俊吉, 纪志刚, 等. 深部浸润型内异症腹腔镜术后慢性尿潴留一例报告及文献复习. 中华妇产科杂志, 2013, 48(5): 379−380.
34. Kovoor E, Nassif J, Miranda−Mendoza I, et al. Long−term urinary retention after laparoscopic surgery for deep endometriosis. Fertil Steril, 2011, 95(2): 803 e9−12.
35. Dubernard G, Rouzier R, David−Montefiore E, et al. Urinary complications after surgery for posterior deep infiltrating endometriosis are related to the extent of dissection and to uterosacral ligaments resection. J Minim Invasive Gynecol, 2008, 15(2): 235−240.

13

盆腔的血管、淋巴管和神经

盆腔的血管

骨盆的血管是腹主动脉（abdominal aorta）及下腔静脉（inferior vena cava）的分支与属支。主动脉与下腔静脉叉位于骶岬之上，主动脉叉的夹角成人约为60°，女性平均为63.68°，略大于男性。左、右髂总血管与髂外血管沿盆缘走行，髂内（腹下）血管是盆内脏器与盆壁的重要血管；盆部的淋巴结与淋巴管一般沿血管分布走行。这些结构一般都位于壁腹膜与腹、盆内筋膜之间，即腹膜外组织中。盆部的神经来自腰丛的腰骶干，以及起于盆内的骶、尾丛；自主神经主要是骶交感神经干及盆内脏神经等，它们一般都位于盆壁肌及其筋膜之间，即盆筋膜壁层之外。

主动脉叉（aortic bifurcation）的体表投影：位于脐平面左下1~2 cm处，该点与左右髂嵴最高点连线中点和正中线的交点相当；髂总动脉分叉点适在骶髂关节对盆缘处，也与棘间线与耻骨结节垂线的交点相当；腹股沟点即髂外动脉末端的标志。

■ 动脉

1. 骶正中动脉（median sacral artery）　起自腹主动脉末端上方0.1~1.4 cm处的后壁上（图13-1），成年人的以0.3~0.5 cm者居多，占52%。发出后，在第4、5腰椎体、骶骨和尾骨前面下降，最后终于尾骨球。全程行于骶前筋膜之后，并被腹膜遮盖。其前方有左髂总静脉、骶前神经等经过。它发出第5腰动脉、4对骶外侧支及直肠支。其伴行静脉终于左髂总静脉。在行腹主动脉旁淋巴结取样时，应避免骶骨中部血管及左髂总静脉的损伤。

2. 髂总动脉（common iliac artery）　腹主动脉的两大终末支，在第4腰椎体或第4~5腰椎体之间行向下外，髂总动脉末端分叉部管壁较薄，手术分离时易损伤出血。

左髂总动脉较右侧稍长且细，女性的为4.30 cm；腹下丛、左右输尿管、乙状结肠及其系膜根和直肠上血管等经过其前方，卵巢血管于输尿管外侧越过入盆。其后方邻接第4、5腰椎体及其椎间盘，同名静脉及交感干位于动脉与椎体之间。髂总动脉外侧与腰大肌相邻，内侧与同名静脉伴行。

右髂总动脉较左侧者稍短、略粗，其长度成人女性为4.5 cm。腹下丛、右输尿管经过右髂总动脉末端或髂外动脉起端之前；右侧尚有回肠襻邻接其前方。后方有第4、5腰椎体及其椎间盘；右髂总动脉上端后方，与左、右髂总静脉末端及下腔静脉起始部，以及右交感神经干等相毗邻；在第5腰椎体与腰大肌之间有闭孔神经、腰骶干及髂腰动脉分支等相邻。在外侧上部与下腔静脉起端和右髂总静脉末端相邻接；外侧下部为腰大

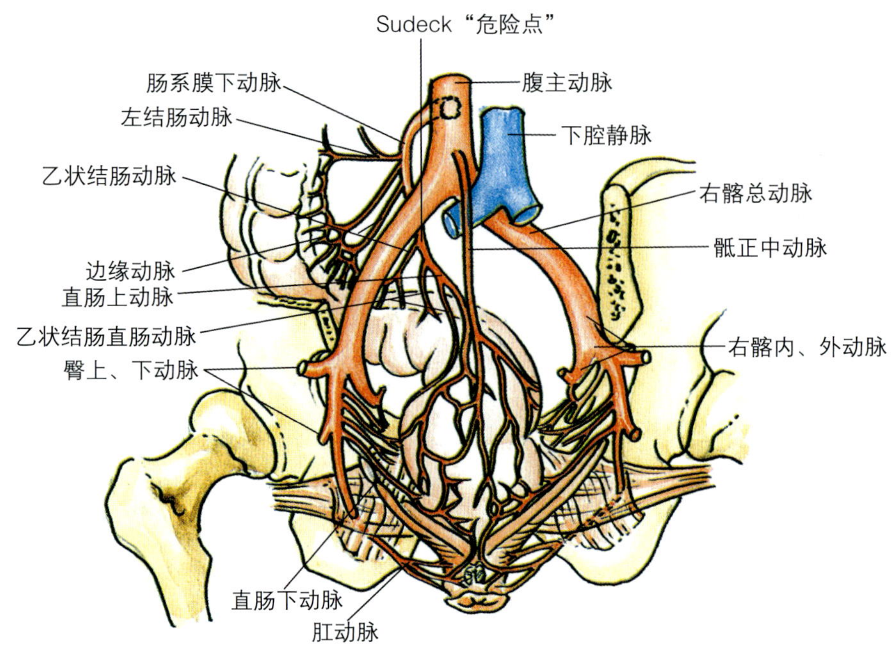

图13-1　骶正中动脉

肌。内上与左髂总静脉末端相毗邻，下部有同名静脉伴行。

左、右髂总动脉约于骶髂关节处分为髂内、髂外动脉，但左、右髂总动脉分为两终支的高度有差别。一般右侧者分叉高于左侧者较多，低于左侧者较少，左、右同高者约占一半。髂总动脉尚发出若干小支至腹膜、腹膜外组织、输尿管及腰大肌等。

3. 髂内动脉（internal iliac artery）　又名腹下动脉（hypogastric artery），起于髂总动脉叉，平骶髂关节前方。下行至坐骨大孔上缘处，分为前、后两干，长约4 cm。在盆缘处越过腰骶干及髂内、外静脉前方入盆，继经腰大肌及闭孔神经内侧。其后方有同名静脉伴行；内侧与腹膜之间有输尿管越过入盆；在输尿管外侧有骨盆漏斗韧带（卵巢悬韧带）及其中的卵巢血管经过；在女性隔腹膜与卵巢、输卵管相贴。髂内动脉是骨盆腔侧壁与后壁的分界标志。髂内动脉结扎是控制子宫、阴道大出血或妇产科盆腔手术时发生大出血时一种有效的手术措施。

髂内动脉前干分支主要供血于盆腔脏器，后干主要分布于盆壁。

髂内动脉的分支：①脏支包括脐动脉与膀胱上动脉、子宫动脉、直肠下动脉和阴部内动脉及阴道动脉等；②壁支有髂腰动脉及骶外侧动脉；③下肢及会阴分支有臀上动脉、臀下动脉、闭孔动脉等。

（1）脐动脉（umbilical artery）：起自前干，是胚胎期运送胎儿静脉血到胎盘去的血管干。降生后，此血管远端大部分闭锁，成脐内侧韧带（medial umbilical ligament），即脐动脉闭塞部；其近侧部为脐动脉开放部，发支输尿管及膀胱上部。

（2）阴部内动脉（internal pudendal artery）：多数与臀下动脉共干，起于前干者占55.3%，单干起始者占44.2%，偶与臀上动脉共干起始者占0.5%。经梨状肌下孔、坐骨小孔至坐骨肛门（直肠）窝外侧壁，于坐骨结节上方约2.5 cm，行经阴部管（pudendal canal；Alcock canal）向前，在管内与同名静脉和阴部神经的分支伴行，阴蒂背神经居动脉上方，会阴神经行于其下方。先后穿经会阴深隙、会阴浅隙之后，最后分为阴蒂背动脉和阴蒂深动脉两个终支，沿途发支至会阴部有关结构。

（3）闭孔动脉（obturator artery）：多数为1支（98.6%），少数为2支，起始部位比较分散，一般是髂内动脉前干的分支（33.7%），起始于脐动脉稍下方，沿盆侧壁前行，经盆内筋膜与壁腹膜之间，上有同名神经下有同名静脉伴行，达盆壁前、中1/3交界处，穿闭膜管出骨盆，分为前支和后支，前支至股内侧的内收肌群，后支至髋关节、股方肌。

有时闭孔动脉阙如，可见副闭孔动脉（accessory obturator artery）。凡直接或间接起自髂外动脉或股动脉者，均为副闭孔动脉，其出现率按侧数统计约为17.95%。副闭孔动脉多数经股环外侧至闭膜管出盆者，占62.12%；经股环内侧者，占28.03%；经股环中间者，可占9.85%。行闭孔淋巴结清扫术时，应注意识别副闭孔动脉，以免损伤后造成闭孔窝内出血。

4. 髂外动脉（external iliac artery）　在骶髂关节前面，起自髂总动脉分叉处，沿腰大肌内缘行向下外至腹股沟中点处，经腹股沟韧带（内、中1/3交界处）后方的血管腔隙入股，续于股动脉。左、右髂外动脉略有不同。左侧的长为9.3~10.55 cm，右侧的长为9.9~11.28 cm；乙状结肠位于左髂外动脉、静脉腹侧；而由髂外动脉起端前面，有右输尿管和回肠末端经过；卵巢血管、子宫圆韧带、生殖股神经的生殖支，均经过髂外血管前方；旋髂深静脉过髂外动脉末端注入髂外静脉。髂外动脉后方与髂外静脉上段、腰大肌内缘及其腱相毗邻，髂外动脉下段的内侧有髂外静脉伴行。它们的外侧与腰大肌和髂筋膜相邻接。髂外血管的内外侧及前方有各组淋巴结和淋巴管排列。其主要分支如下。

（1）腹壁下动脉（inferior epigastric artery）：平腹股沟韧带稍上或后方，起自髂外动脉远端、腹股沟韧带深面，少数可起于股动脉（8.24%）。经子宫圆韧带及腹股沟管腹环内侧行向上内方，初经腹膜与腹横筋膜之间，继穿该筋膜，经弓状（半环）线之前，入腹直肌鞘后层与腹直肌之间，升至脐部，分支进入该肌内，与腹壁上动脉、下部肋间动脉的分支吻合，是腹前壁深层动脉间侧副循环途径之一。该动脉的分支有：①子宫圆韧带动脉，与圆韧带伴行，并与阴部外动脉的分支吻合；②耻骨支，经股管上口之前或后方至耻骨后面，并与闭孔动脉的耻骨支吻合。此吻合支有的异常粗大，代替了正常闭孔动脉的分布范围，即称为副闭孔动脉。

（2）旋髂深动脉（deep iliac circumflex artery）：女性多数平腹股沟韧带后方起自髂外动脉，少数起于股动脉。沿腹股沟韧带后方，上达髂前上棘处，穿腹横肌沿髂嵴行经该肌与腹内斜肌之间。其分支与髂腰动脉支吻合；其皮支与旋髂浅动脉、臀上动脉、旋股外侧动脉的升支构成盆内、外动脉间的侧支吻合。

■ 静脉

左、右髂总静脉是收纳盆部和下肢静脉血的总干。髂总静脉（common iliac vain）由髂外静脉和髂内静脉（腹下静脉）在骶髂关节前方组成。其长度左侧的约为2.9 cm，右侧的约为3.1 cm。左髂总静脉与同名动脉伴行，并居其内侧，向正中线上升至右髂总动脉的后方，与右髂总静脉结合。右髂总静脉初在同名动脉后方，垂直上行，至第5腰椎体的右前方，右髂总动脉的外侧，与左髂总静脉汇合成下腔静脉。髂总静脉一般出现瓣膜者占68%，缺乏瓣膜者占32%，接受髂腰静脉，左髂总静脉还收纳骶正中静脉。

1. 髂内静脉（internal iliac vein）　是髂总静脉最大的属支之一，起始于坐骨大孔的上部，经同名动脉后内侧上行，至骶髂关节前方与髂外静脉汇合成髂总静脉。据国人资料，髂内静脉长约3.0 cm，近端宽径约0.9 cm。髂内静脉的属支有脏支与壁支，与髂内动脉的分支相当。壁支中除髂腰静脉可汇入髂总静脉末段或髂内静脉外，其余属支均入髂内静脉。脏支起于盆腔脏器，先于各脏器周围形成静脉丛，再集合成静脉干，最后汇入髂内静脉。盆部的静脉丛包括阴部静脉丛、膀胱静脉丛、直肠静脉丛及子宫阴道静脉丛。这些静脉丛大多位于盈虚变化很大的脏器周围的疏松结缔组织中，静脉丛的壁很薄，其面积为动脉的10~15倍，彼此吻合的静脉丛，如同网篮一样围绕各脏器。在静脉之间，有动脉穿过，呈海绵状间隙。由于以上特点，静脉丛损伤后压迫、缝扎止血时，应慎重处理。

2. 髂外静脉（external iliac vein） 平腹股沟韧带下缘后方，续接股静脉起始，沿小骨盆上口外缘与同名动脉伴行向上。左髂外静脉全程行经动脉的内侧；右髂外静脉初经动脉内侧，向上逐渐转向动脉的后方。在骶髂关节之前与髂内静脉汇合组成左、右髂总静脉。髂外静脉经过固有子宫圆韧带和卵巢血管跨过，全长被腹膜覆盖。其属支有腹壁下静脉、旋髂深静脉和耻骨静脉。这些静脉均与同名动脉行程一致，常有两支伴行静脉。在清扫盆腔淋巴结沿腰大肌分离髂总及髂外血管时，应避免损伤薄弱的静脉壁；同时注意损伤起自髂血管前中部的腹壁动静脉；并保留髂外血管外侧的生殖股神经，若损伤该神经可导致术后腹股沟及股内侧的不适。

3. 骶正中静脉（median sacral vein） 由骶骨前面两支静脉汇合而成，并与同名动脉伴行上升，汇入左髂总静脉，有的注入髂内静脉。其外径约3 mm。属支有：①直肠支，以3支最多见，是直肠静脉的回流途径之一；②骶骨支；③骶外侧支。后者分别从左右侧注入骶正中静脉，该属支向两侧分别与骶外侧静脉相交通。骶正中静脉在骶骨前面借其属支与骶外侧静脉之间形成广泛吻合且致密的静脉丛，称为骶前静脉丛。该丛前方与直肠静脉丛交通，后方经椎体静脉与椎内静脉丛相交通。这些静脉内多无瓣膜，血液回流呈双向性。所以骶正中静脉或其属支损伤，即可引起骶前出血及椎内静脉丛出血。前者可结扎骶正中静脉的直肠支，是防止骶前出血的重要手段；而椎内静脉丛出血，切忌钳夹、结扎等止血法，而应以涂骨蜡填塞止血为宜。

4. 脊柱静脉（veins of vertebral column） 也称为椎静脉系，位于脊柱全长，按其所在部位可分为椎外与椎内静脉丛（图13-2），以及位于椎体骨松质内的椎体静脉窦等。

椎体静脉的口径以第1、2骶椎的静脉较粗，尾椎、骶椎的椎体静脉口径为0.2~0.5 cm。它一端以直角连于椎前静脉丛，即骶前静脉丛；另一端在骨膜下椎体的浅部，主要形成静脉窦结构，其支连于椎体骨松质间隙。由于椎静脉丛缺乏瓣膜，椎体静脉口径较粗、吻合广泛等特点，构成了椎体静脉损伤后骨孔大量涌血的解剖学基础。如果损伤骶骨远侧部0.2 cm口径的椎体静脉，出血量明显增多；如损伤一支或数支口径为0.2~0.4 cm的椎体静脉，若不及时有效止血，即可引起低血容量休克；切忌采用钳夹或结扎等手段，而应涂骨蜡填塞之。Batson于1940年即通过X线造影法，于不同标本用不同浓度，通过不同的

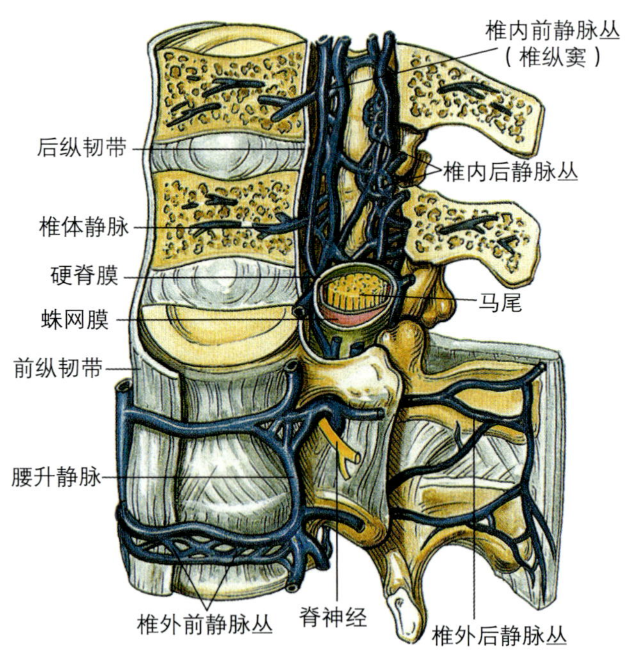

图13-2 脊柱静脉系

静脉灌注，在透视下发现椎静脉丛是全身除肺静脉系、腔静脉系和肝门静脉系以外的“第四静脉系”，是血液储存库之一。椎静脉系是一个大而低压的血库，损伤后不仅出血严重，而且对盆部恶性肿瘤远处转移具有重要意义，又是重要的静脉系间的侧支循环路径之一。

盆腔静脉缺少静脉瓣，直立时盆腔为躯干的最低部位，血液不易回流入心，致使盆内形成静脉淤血。如当髂内静脉干及其属支等破裂，可加剧盆腔出血的严重性。

另外，盆腔小动脉多伴有2~3条以上的伴行静脉，这是盆腔静脉回流的特点。①卵巢的静脉与同名动脉伴行，形成蔓状静脉丛，可多达5~6条，经卵巢悬韧带内越过盆缘，右侧注入下腔静脉，左侧注入左肾静脉，是长程的盆部静脉与下腔静脉间的侧支循环途径之一。②直肠上静脉起自直肠静脉丛，伴同名动脉左侧上行，越过盆缘，经乙状结肠系膜根部，续于肠系膜下静脉，该静脉是门-腔静脉系间侧支循环路径之一。

5. 上、下腔静脉间侧支循环途径　上、下腔静脉系间的交通颇为广泛，可有以下的侧支循环途径（图13-3）：①腰静脉是下腔静脉的属支，可经奇静脉系注入上腔静脉。②腹壁下静脉是髂外静脉的属支，正常经髂总静脉注入下腔静脉；

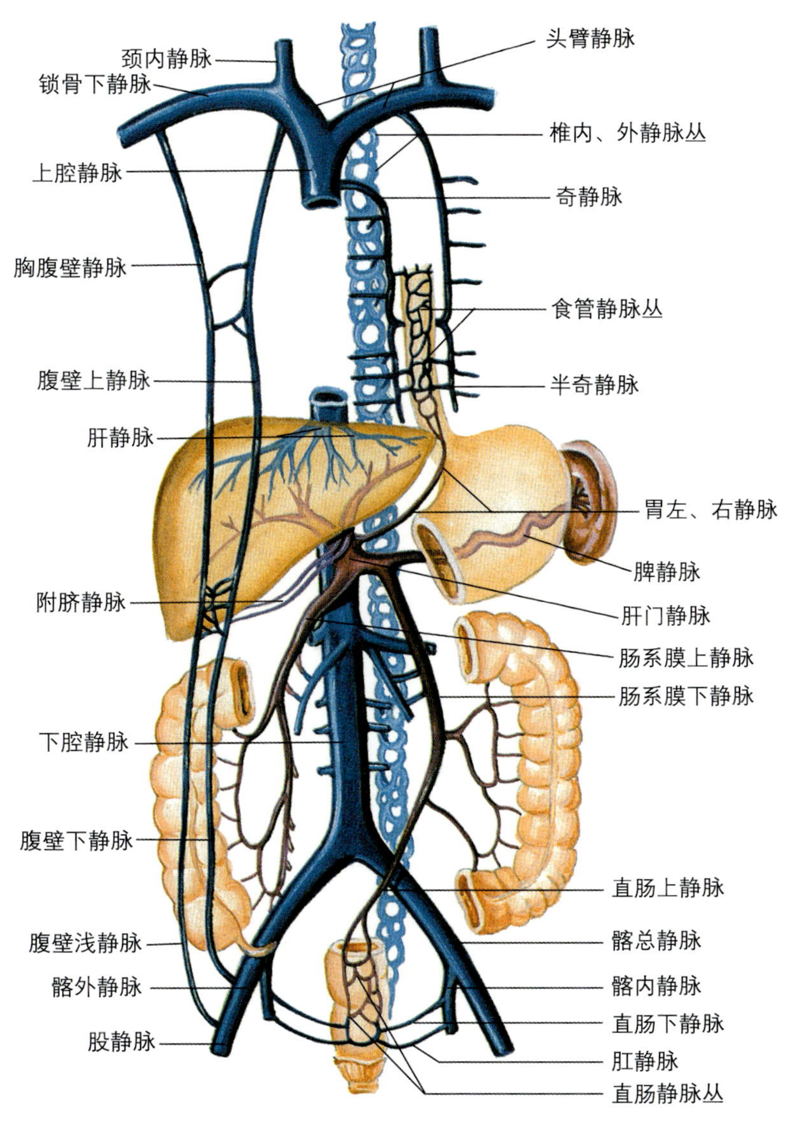

图13-3　上、下腔静脉间的吻合

又可经腹壁上静脉、胸廓内静脉、头臂静脉于上腔静脉交通。③腹壁浅静脉是股静脉的属支，经髂外静脉、髂总静脉入下腔静脉，又可经胸腹壁静脉、腋静脉、锁骨下静脉、头臂静脉，最后注入上腔静脉。④膈下静脉直接入下腔静脉；又可借心包膈静脉、头臂静脉，与上腔静脉交通；尚可经肌膈静脉、胸廓内静脉、头臂静脉与上腔静脉相连通。⑤椎静脉丛（脊柱静脉），一方面经腹、盆部的静脉丛回流入下腔静脉；另一方面可经肋间静脉、奇静脉连通于上腔静脉。因此。上、下腔静脉系间，椎静脉丛是一条重要的静脉侧支循环途径。

6. 肝门静脉系与上、下腔静脉之间的侧支循环途径　当肝门静脉血回心受阻时，将依靠肝门静脉系与腔静脉系间的吻合支，经腔静脉系将肝门静脉系的血液导流至心脏。

（栾铭箴　王　波　郎景和）

前哨淋巴结的显示及意义

近20年来癌症的手术治疗及范围有了许多进展和改变。如乳腺癌的Rotter-Halsted手术越来越多地被保乳手术所替代，术后辅以放化疗；外阴癌的手术越来越趋向于保守和个体化治疗。因为淋巴结转移是癌症早期扩散转移的特征之一，肿瘤细胞先从原发灶随淋巴引流到该区域的第一站淋巴结，继之向上一级淋巴结转移，很少发生“跳跃式转移”。所以区域淋巴结状态的评估是确定肿瘤分期、估计预后、决策辅助治疗的依据。多数实体恶性肿瘤的手术中，区域淋巴结的切除是手术的一部分。目前认为，未发生转移的淋巴结链仍然有正常的防御功能，可阻滞癌症的进一步扩散。前哨淋巴结（sentinel lymph node，SLN）是原发肿瘤淋巴引流区域内，肿瘤细胞发生转移时必经的第一站淋巴结。通过SLN的活检可了解整个淋巴引流区域的肿瘤转移情况，理论上讲如SLN活检为阴性，则该区域内其他非前哨淋巴结也应该是阴性。前哨淋巴结活检术（sentinel lymph node biopsy，SLNB）可以预测区域淋巴结的转移情况，避免不必要的广泛淋巴结清扫术，从而缩短手术时间，降低术后病发率和并发症的发生，提高患者生存质量。SLN可通过淋巴绘图（lymphatic mapping）识别。这种方法是在原发恶性肿瘤周围注射某种生物活性染料或放射性示踪剂，其随淋巴引流到区域淋巴结，从而使最先接受引流的前哨淋巴结的位置显露，而后通过目检或特殊的仪器辨认。90年代初随着新型生物活性染料的问世，核医学技术的发展及肿瘤个体化治疗的提出，国内外对于SLN临床意义进行了广泛的研究。目前SLNB在乳腺癌和皮肤黑色素瘤手术治疗中的应用已日趋成熟，在有些癌症中心已成为这些肿瘤规范治疗的一部分。SLN在头颈部肿瘤、妇科恶性肿瘤、胃肠道恶性肿瘤研究也初有成效。

SLN研究的历史背景

1960年，Gould等在关于腮腺癌的一篇报道中首先使用名词SLN。1977年，Cabanas及同事将SLN的概念引入到阴茎癌的治疗中。他报道了80例阴茎癌的患者，在阴茎上注射蓝色染料，用淋巴造影（lymphography）的方法辨认并切除阴茎背侧的淋巴管，随之发现一组最先蓝染的淋巴结称为SLN。同时提出对阴茎癌的患者可预先行SLN活检，如证实SLN无转移，则无须立即行广泛淋巴结切除术。1992年，Morton等将SLN检测的方法引入皮肤黑色素瘤治疗中。在手术开始前将0.5~1 mL的专利蓝注入肿瘤周围组织。染料通过肿瘤部位的淋巴引流至SLN，82%（194/237）的SLN被成功识别和切除，假阴性率小于1%。1993年，Alex和Kraig等借助锝标记的放射性胶体用于确认黑色素瘤的SLN。术前采用淋巴闪烁造影术（lymphoscintigraphy）和术中手提式的伽马探头提高了对SLN的检出率。同年，Krag等报道，用锝^{99}标记的胶体用于乳腺癌患者SLN检测的实验研究，其SLN的检出率达81%。

1979年，Di Saia等首先提出外阴癌的SLN，认为腹股沟浅淋巴结可能是外阴淋巴引流首先到达的淋巴结，可担当SLN。

1992年，Barton等采用锝^{99}标记的三硫化锑（antimony trisulphide）胶体注射到肿瘤周围，然后用淋巴闪烁造影术了解外阴癌的淋巴引流状态，但术中并未确认SLN。

1994年，Levenback等首次报道了用异硫蓝（isosufan blue）术中进行淋巴绘图，检测外阴癌患者SLN的可行性研究，认为该方法可识别77%病例中的SLN。之后，Levenback又扩大该研究（改进）检测技术，使SLN的未检出率在5年中从16%降低到7%。侧边型的外阴癌SLN的辨识率为90%，中心型的外阴癌为69%。

1997年，De Cesare等首次在术中应用伽马探头检测SLN。

1998年，Terada等报道在术前用锝^{99}标记的人血白蛋白注射到肿瘤周围，然后用动态淋巴闪烁造影术确定SLN的位置，并联合术中应用异硫蓝注射到肿瘤周围相同部位检测SLN。在切除的7个SLN中有6个被蓝染，这些SLN被确认为“热”结节。5例中仅1例因SLN病理发现有转移而行腹股沟淋巴结清扫术。2年后，Terada再次报道这5例患者情况，除SLN阳性者对侧复发再行对侧淋巴结切除术外，其余4例SLN无转移者均无复发。同时他在病理检查上采用系列切片和免疫组化方法对复发者前次切除的对侧淋巴结重新进行检查，发现其存在微转移（micrometastases），提出可采用SLN活检结合“超分期”病理诊断技术处理早期外阴癌。

1999年后，又陆续报道子宫颈癌和子宫内膜癌SLN检测的可行性及准确性的研究，建立了在这些肿瘤中采用活性染料结合放射性示踪剂定位SLN的模式。在子宫颈癌SLN研究最为关注的问题，是SLN能否全面、准确地反映盆腔淋巴结的状态。

SLN检测的解剖学基础

来自大、小阴唇和阴蒂的浅淋巴管注入腹股沟下浅淋巴结，来自阴蒂的深淋巴管注入腹股沟深淋巴结。有少数淋巴管沿阴蒂背静脉与来自尿道上端和膀胱的淋巴管汇集注入髂内淋巴结，来自阴道下部和阴唇的淋巴管除注入腹股沟淋巴结外，也有的注入骶淋巴结和髂总淋巴结。外阴有一层浅毛细淋巴管网，各部毛细淋巴管网相互吻合并在中线处与对侧交通，毛细淋巴管注入深层淋巴管，汇集成数条较大的淋巴管，沿大阴唇走向前方，至阴阜的外下方转向外注入腹股沟浅淋巴结，其输出管注入腹股沟深淋巴结，或直接注入髂外淋巴结或闭孔淋巴结。来自阴唇前部及阴蒂的一部分淋巴管也会直接注入腹股沟深淋巴结或闭孔淋巴结。外阴少数淋巴管沿圆韧带进入腹股沟管。

腹股沟浅淋巴结位于股三角皮下组织的深部分为上、下两组。上浅淋巴结组5~10个，与腹股沟平行，位于筛筋膜、阔筋膜和Scarpa筋膜之间。腹股沟下浅淋巴结组4~5个在大隐静脉两侧垂直分布，主要接纳来自下肢的淋巴。腹股沟深淋巴结2~3个，位于筛筋膜之下、股静脉内侧延伸入股管。最近侧的深淋巴结位于股管内常称为Cloquet淋巴结。腹股沟深淋巴结接纳腹股沟浅淋巴结的淋巴管，同时接纳下肢的深淋巴管。腹股沟深淋巴结注入髂外淋巴结链或闭孔淋巴结链。

子宫内膜间质内的毛细淋巴管网，在性成熟期后分为浅、深两层毛细淋巴管网，其与肌层内的毛细淋巴管网相通。肌层内的毛细淋巴管位于平滑肌纤维束间的结缔组织内。各肌层内的毛细淋巴管网之管径与网眼大小不同，但相互吻合并汇合成集合淋巴管。浆膜毛细淋巴管在浆膜间皮下的纤维组织内，注入其深面的淋巴管丛，由此丛发出的集合淋巴管，伴行于动、静脉的分支注入局部淋巴结。肌层与浆膜层的集合淋巴管相互吻合交通。

子宫底和子宫体上2/3部发出集合淋巴管经阔韧带上部，与输卵管及卵巢的淋巴管汇合，沿卵巢血管上行，在肾下端平面转向内注入腰淋巴结。如结扎骨盆漏斗韧带，阻断上述淋巴管，则子宫底部分集合淋巴管，沿子宫圆韧带经腹股沟管注入腹股沟淋巴结。子宫体下1/3部淋巴管向外穿经阔韧带基底部至盆侧壁注入髂血管淋巴结，部分穿过主韧带注入闭孔淋巴结。子宫颈淋巴管可向3个方向走行：向外沿子宫动脉注入髂外淋巴结；向后外侧的淋巴管注入髂内、闭孔、髂总淋巴结；向后走行的淋巴管经宫骶韧带注入骶淋巴结。注入两侧髂内和髂外淋巴结的淋巴输出管大部分注入髂总及腰淋巴结，部分向后注入骶淋巴结或主动脉下淋巴结。子宫的淋巴管与膀胱、直肠的淋巴管间互有交通。

■ SLN检测的标记物与技术

1. 生物活性染料示踪法　常用的生物活性染料有异硫蓝（isosufan blue）、专利蓝V（patent blue V）、亚甲蓝（methylthionium blue）、淋巴蓝（lymphazurin）等。术前在肿瘤周围注射一定量的生物活性染料，使肿瘤引流局部区域内的淋巴管和淋巴结蓝染，最先着色的淋巴结即为SLN。各种染料的注射方法和用量无统一标准，一般用1~2 mL，术前20 min被注射到肿瘤周围。其中专利蓝V和异硫蓝与淋巴结结合的稳定性较好。该方法操作简单，无放射性污染。但染料所用剂量与时间难以掌握，染料可能在短时间进入下一级淋巴结，影响对SLN的准确辨识。检出率与医生经验有关，因为目检带有一定的主观性，可能遗漏常规引流区以外的SLN。因术中需直视下辨认寻找蓝染的淋巴结，故手术切口较大。少数患者对染料过敏。在一项多中心的研究中，Ansink曾单用异硫蓝检测51例患者的SLN，检测率仅为56%，提示单用活性蓝识别SLN并不可靠。尤其是当SLN位置较深时，小切口不易发现深部淋巴结。

2. 放射性核素示踪法　术前24 h在肿瘤周围注射放射性核素标记物，因淋巴系统有清除异物的功能，此药物随淋巴管分布至附近的淋巴结，药物在首站淋巴结内滞留数小时。注射后同一天利用放射性核素引发的γ射线进行淋巴闪烁成像，粗略判定SLN的位置，并在体表标记SLN的数目和位置。术中应用γ探测仪检测组织内的高计数热点，探测到的“热”结节即为SLN。术中切除SLN后对术野的放射活性再次探测，确定所有SLN被切除。常用的核素标记物有锝^{99}标记的硫胶体、锑胶体、人血白蛋白和右旋糖酐等。理想的核素标记物至少应达到两个标准：①局部注射后可由淋巴系统吸收，迅速到达并积聚在第一站淋巴结；②对机体的放射性损伤较低。该方法SLN识别率高，手术创伤小，检测技术易于掌握。但需要核医学仪器及设备，术前准备复杂，在体内肿瘤注射部位的高放射活性会对γ探头的探测造成干扰；当原发肿瘤接近SLN位置时，也会给探测造成干扰影响其定位。

3. 生物活性染料–放射性核素联合示踪法　采用联合方法可弥补单一方法的缺陷，提高SLN检出率。在乳腺癌，使用生物活性染料–放射性核素联合方法。

■ SLN的病理检查

完成SLN的识别与切除后，最为关键的是对SLN的组织病理学检查和评估。术中对SLN的快速冰冻检查虽可以初步判断淋巴结有无转移，但敏感性不高，准确率约80%，对微转移诊断的假阴性率可达70%。标准HE染色可为临床提供基本的病理信息，但有可能遗漏微小转移灶。有学者提出，采用连续病理切片及免疫组织化学染色可提高微转移的诊断率。连续切片法指将整个淋巴结石用蜡包埋后，每隔250 μm，连续切5片。在子宫颈癌中行细胞角蛋白免疫组化染色（1% AE1/AE3），可发现孤立的肿瘤细胞（isolated tumor cell）或小簇状的转移灶。但也有学者认为，连续切片已提高了微转移检出率，免疫组化不能额外发现新的微小转移灶。这些附加的病理学检查技术的价值仍有争议。有研究发现，连续切片联合免疫组化的方法可对阴性的SLN进行“超分期”病理检查。根据美国癌症联合委员会新的分期系统，在乳腺癌中，微转移癌的定义为转移灶>0.2 mm而≤2 mm。对于≤0.2 mm的转移灶称为孤立瘤细胞。Barrange等采用连续切片和免疫组化方法对18例子宫颈癌患者的SLN和非SLN进行检测，发现5例患者的8枚SLN为阳性（18.2%），106枚非 SLN未发现有转移。故认为连续切片能反映微转移的状态。

SLN活检在外阴癌中的应用研究

外阴癌占所有妇科恶性肿瘤的4%，以鳞状细胞癌最常见，占80%以上。在英国每年约有1 000例新发病例，每年因外阴癌的死亡者超过350例。据美国癌症协会统计资料显示，2005年有3 870例新发病例，有870例死于该病。腹股沟淋巴结转移是外阴癌重要的预后因素，以往早期外阴癌的标准术式包括外阴广泛切除术加双侧浅、深腹股沟淋巴结清扫术。早期外阴癌淋巴结转移率为20%~30%，70%~80%的患者并不能从淋巴结切除中获益。术后并发症使患者住院时间延长，其中约85%发生刀口裂开。GOG的一项研究报道，术后刀口感染及裂开率为29%，24%~70%的患者出现慢性下肢水肿及蜂窝织炎等远期并发症。目前，外阴癌的手术趋向于个体化治疗，手术范围趋向于保守，在不影响预后的前提下，根据病情的具体情况选择恰当的术式，尽量缩小手术范围，针对性地选择腹股沟淋巴结清扫的病例，减少手术创伤和并发症；尽量保留外阴的生理结构，改善生活质量已成为共识。

常规的临床检查不能准确地判断淋巴结有无转移。无创伤性的检查如CT、MIR、PET等在评估腹股沟淋巴结转移状态存在局限性。SLN的检测技术为早期外阴癌的个体化手术治疗提供了新的思路。

因SLN检测与活检的指征选择不当可能导致其检出率下降，增加假阴性率的发生。多数学者认为，外阴癌患者接受SLN活检的指征：①FIGO Ⅰ~Ⅱ期；②肿瘤直径小于4 cm，未累及尿道、阴道或肛门；③病理证实为鳞癌，浸润深度>1 mm；④腹股沟无固定淋巴结。

1979年，Di Saia等提出腹股沟前淋巴结可能担当着外阴癌的前哨淋巴结，建议如腹股沟浅淋巴结无转移，则可不清扫腹股沟深淋巴结及盆腔淋巴结，但事实证明他的建议存在错误。因为120例用该法处理的患者中，5.8%的腹股沟浅淋巴结无转移者术后出现腹股沟部的复发。复发间期为7个月（2.9~17.9个月），较外阴局部的复发时间更早，后者复发间期为35.9个月，如此短的复发间期提示可能腹股沟部有转移的淋巴结未被完全切除。1992年Stehman等报道，在121例腹股沟浅淋巴结无转移的患者中，腹股沟部复发率为7.3%。而接受传统的彻底的腹股沟淋巴结清扫术者，腹股沟部复发率＜1%。这些结果提示，简单地把腹股沟浅淋巴结作为SLN并不能完全代表其区域淋巴结转移情况。

Puig-Tintoré等（2003）报道，采用锝^{99}标记的nanocolloid联合异硫蓝或亚甲蓝的方法，对26例外阴癌患者进行SLN检测，并对SLN进行超薄连续切片的“超分期”病理检查和细胞角蛋白（cytokeratin）的免疫组化染色。结果显示，SLN的检出率为96%（25/26），其中采用活性蓝SLN识别率为88%，而放射性示踪法为96%。19例（76%）的SLN为单侧，6例（24%）为双侧。8例的9枚SLN发现有转移（30.7%）。其中微转移率为38%，而非SLN的转移率为3.3%（7/239）。当SLN为阴性时，非前哨淋巴结未出现转移。所有患者随访18.5 ± 9.4个月，证实SLN检测的可靠性，阴性预测值（predictive value of a negative sentinel node）为100%。SLN多位于Camper筋膜之下。

在Robison（2006）等报道的一项外阴癌SLN切除与标准的腹股沟淋巴结切除术的对比研究中显示，34例被纳入SLN检测及活检的研究，共切除52枚SLN。完全淋巴结切除组（complete lymph node dissections，CND）共切除284枚淋巴结。总计336枚淋巴结中发现66枚发生转移，SLN组9枚，CND组57枚。用“超分期”病理检查技术发现，在CND组淋巴结中的转移灶大小平均为4.35 mm，而SLN组为2.52 mm，但两者差异并无统计学意义。其中8个淋巴结中存在微转移。Louis-Sylvestre等的研究表明，对于中线型或近中线部位的外阴癌，即使淋巴造影提示为单侧淋巴引流，也应进行双侧腹股沟淋巴结切除。他报道17例癌灶居外阴的中线或近中线部位者，其中8例为T_1期，9例为 T_2期。用专利蓝染色发现仅14例能满意地检出SLN，阴性预测值也为100%。有5例SLN为阳性，13例在应用淋巴闪烁造影时发现为外阴淋巴单侧引流。有3例未发现SLN，最后证明是其淋巴结有大块转移阻塞了淋巴管，使放射性核素或蓝色染料不能到达局部淋巴结。很多研究还发现，有时可见蓝染的淋巴管通向未着色的淋巴结，有学者认为这些淋巴结也应视为SLN。理论上讲如首站淋巴结被肿瘤转移，形成淋巴回流旁路，则放射性核素或活性生物染料可通过淋巴回流旁路到达下一站淋巴结中，从而导致假阴性的产生。2006年，Terada等在一份回顾性研究中报道，21例T_1期的外阴癌患者应用生物活性染料-放射性核素联合示踪法识别SLN，共切除了27枚SLN。其中3例患者发现SLN阳性，随访4.6年均复发，2例死于该病。

■ SLN在子宫颈癌治疗中的应用研究

盆腔淋巴结转移是影响子宫颈癌预后的重要因素。有无淋巴结转移是临床选择术后辅助放化疗的重要依据。在早期子宫颈癌ⅠA2期盆腔淋巴结转移率为8%，而无大块癌灶的ⅡA期为26%。对于大部分无盆腔淋巴结转移的子宫颈癌患者，术中要承担淋巴结清扫术带来的风险，如血管神经损伤，术后还可能发生下肢淋巴性水肿、盆腔淋巴囊肿、膀胱功能障碍等远期并发症；同时淋巴结的切除有可能破坏淋巴结链对癌细胞的免疫屏障功能。随着对体表恶性肿瘤SLN检测研究的开展，1999年Echt等首次将SLN检测技术用于子宫颈癌的研究，此后对SLN在技术上不断完善和改进，对宫颈癌的应用研究逐渐深入。目前虽已有很多研究证明子宫颈癌的SLN检测与活检的可行性，但盆腔淋巴结清扫术仍是标准治疗的一部分。

1. 子宫颈癌SLN的检测技术　生物染料示踪法中最常用的是异硫蓝和专利蓝，因为其在周围组织中弥散较少。一般将染料注入子宫颈的3，6，9，12点的4个象限。注射剂量一般为2~4 mL，过多易引起染料外渗；注射深度为0.5 cm，有研究证明，染料注射深度影响SLN的检出率。Wydra等对60例ⅠB~ⅡA的宫颈癌患者随机分组，一组注射深度为0.5~1.0 cm，一组做浅层注射。结果显示，所有显像的SLN被识别。深部注射组90%双侧淋巴结显像，而浅层注射组100%双侧淋巴结显像，提示浅层注射较深部注射有更高的检出率。

Dargen等报道，单用专利蓝作为示踪剂在腹腔镜下检测SLN，其识别率为100%。

用放射性核素锝^{99}标记的胶体作为示踪剂一般用量为1.0~1.5 mL，术前注射，并在注射后30 min内行动态淋巴闪烁造影检查。但术前淋巴显像对子宫颈癌的SLN进行准确定位有一定困难，因子宫颈癌的SLN一般位于盆腔深部，检测时常受子宫颈注射部位放射性核素的影响。术中用手提式或腹腔镜用γ探测仪探测放射性“热结节”指导SLN的识别与活检。联合法可优势互补，提高SLN的检出率。影响子宫颈癌SLN检测的因素：①示踪剂的注射剂量，注射量过少易导致识别SLN时遗漏，过多易外渗或散染；②多数研究者采用子宫颈4个象限点的注射，阴道穹隆处注射易致错误SLN检出；③注射时间与手术探查时间的间隔，间隔时间过短不利于检测，Dargent等建议间隔时间应大于20 min；④腹腔镜下检测并切除SLN，腹腔镜操作时间长，染料易扩散到非SLN；⑤手术者的技术经验。

2. 子宫颈癌进行SLN检测的指征　①主要适用于临床检查无区域淋巴结转移的早期患者；②子宫颈局部癌灶大于4 cm，子宫颈局部无正常组织；③妊娠期发生子宫颈癌的患者；④术前已行放化疗者，有可能改变淋巴结的引流状态。

3. 子宫颈癌SLN应用研究进展　1971年，Plent及Friedman曾对子宫颈癌的淋巴引流进行系统详细的描述，即从子宫颈间质→子宫颈浆膜淋巴网→子宫旁淋巴结→盆腔淋巴结→髂总淋巴结→腹主动脉旁淋巴结。但子宫颈癌的淋巴引流为多向性，子宫颈淋巴管可向3个方向走行，即向外沿子宫动脉注入髂外淋巴结，向后外侧的淋巴管注入髂内、闭孔、髂总淋巴结，向后走行的淋巴管经子宫骶韧带注入骶淋巴结或主动脉下淋巴结。故虽然理论上子宫旁淋巴结应为子宫颈淋巴最先到达的淋巴结，应为子宫颈癌的SLN，但多数研究提示子宫颈癌的SLN多位于髂内、外及闭孔淋巴结。国内李斌、吴令英等的一项研究表明，在95枚宫旁淋巴结（parametrial lymph node，PLN）中，69枚因被亚甲蓝染色而被识别，可作为宫旁组织中的SLN。应用生物染料法识别SLN的研究中，PLN未被发现的原因为PLN体积小，直径为0.46 cm，多深藏于宫旁组织中，60%沿子宫动脉走向分布。也有学者认为，PLN漏检的原因是临床医师和病理科医师忽视所致，且PLN靠近子宫颈原发癌灶，其放射性噪声影响其检出。

Malur等应用联合法对50例子宫颈癌进行SLN检测，结果显示，染料法SLN检出率为78%，假阴性率为16.6%；放射性胶体示踪法检出率为100%，阴性预测值为100%。

假阴性率是SLN预测准确性的关键，假阴性结果可能导致不恰当的治疗。

Rob等对183例ⅠA1~ⅡA子宫颈癌患者进行SLN研究，其中100例采用专利蓝染色法，83例采用专利蓝联合锝^{99}标记的胶体白蛋白法检测。其中联合法的SLN检出率为96.39%，特殊面检出率（specific side detection rate，SSDR）为93.37%，而单用专利蓝组检出率为80%，SSDR为71%。Rob等认为，SSDR较每位患者SLN的检出率更准确地反映SLN的状态。462枚SLN中约45%位于髂外血管区，42.6%位于闭孔上区，4.8%位于髂总血管区，4.6%分布于骶前，3%位于子宫旁组织中，腹主动脉旁未发现SLN。在44枚阳性的前哨淋巴结中髂外血管区占38.6%，闭孔区占45.5%，髂总区占6.8%，骶前占4.5%，子宫旁占4.5%。Di Stefano等采用亚甲蓝示踪法进行淋巴绘图及SLN识别，在50例ⅠA2~ⅡA的早期子宫颈癌患者中检出86枚SLN，其中60%为双侧，40%为单侧。55%的SLN位于髂外区，38%在闭孔区。20%的患者发现有25枚淋巴结转移，其中13枚SLN，12枚非SLN。切除面（by side of dissection）的阴性预测值为98.4%。

子宫内膜癌SLN研究现况

子宫内膜癌发病率呈上升趋势，在英国每年

有6 000例新发病例，1 500例患者死于该病。约75%的患者确诊时为早期。在发生淋巴结转移的患者中，约50%仅有盆腔淋巴结转移，30%有盆腔及主动脉旁淋巴结转移。在内膜癌的手术治疗中，选择能从淋巴结切除中获益的患者及淋巴结切除的范围仍然有矛盾的方面。全面的盆腔淋巴结切除术中有血管及输尿管损伤的风险，术后可能发生淋巴囊肿和下肢淋巴性水肿。在常规病理检查中不到一半的高危患者并无淋巴结的转移。因为子宫复杂的淋巴回流，以及术前很难将放射性示踪剂注射到子宫体，使子宫内膜癌SLN检测的可行性和准确性仍然存在问题。目前，多将示踪剂注射到子宫颈部位，或在术中注入子宫体的浆膜下，或术前将示踪剂通过宫腔镜注射到子宫内膜。染料法有较高的漏检率。Delaloye等应用联合法在宫腔镜下将专利蓝和锝^{99}标记的胶体白蛋白注射到肿瘤下面的内膜下层，对60例子宫内膜癌患者进行SLN的检测，其中包括54例（90%）子宫内膜腺癌，4例（7%）浆液性乳头样腺癌，2例癌肉瘤。93%的患者宫腔镜下能满意地显示肿瘤部位。47例行开腹手术、13例行腹腔镜手术进行SLN检测与切除。15例单用放射性示踪剂检测出SLN，单用蓝色染料仅1例的SLN可识别。33例的SLN采用联合法检出。有11例未检出SLN，可能与子宫腔压力不足以使病灶显示、内膜在诊断性刮宫时被破坏、示踪剂注入血管内有关。9例发现有淋巴结转移，其中5例患者为SLN转移。SLN位置与癌灶的位置无明显关系。在切除的824枚淋巴结中有180枚被确定为SLN。作者认为，采用联合法在宫腔镜下注射示踪剂检测子宫内膜癌患者的SLN是可行的，能提高淋巴结转移的诊断率，有可能缩小手术范围。Niikura等应用锝^{99}标记的植酸盐（^{99m}Tc-labeled phytate）在术前1 d通过宫腔镜将其注入子宫内膜下进行淋巴闪烁造影，围绕肿瘤周围示踪剂分4个点被注入内膜，如癌灶为多灶性或弥漫性充满整个子宫腔，则分别在子宫底、前壁、后壁、左侧壁、右侧壁注入示踪剂于内膜下。20例中SLN平均检出数目为3.7枚（1~9枚），5例SLN仅位于主动脉旁区，2例SLN位于盆腔，13例SLN同时在主动脉旁区和盆腔检出。切除的淋巴结通过连续切片和抗细胞角蛋白（anti-cytokeratin）免疫组化染色，发现3例有SLN的微转移，1例发现孤立的肿瘤细胞。非前哨淋巴结的微转移率为0.3%（4/1 350）。

Frumoviz等采用联合法对18例高危子宫内膜癌患者进行SLN检测，在术中将示踪剂注射到子宫底部位的浆膜下肌层及前后壁中线处子宫底下2 cm的位置。其中8例检出了共计13枚SLN。多位于子宫旁、闭孔及髂内区、髂外血管区、髂内外分叉处，有2枚在主动脉旁，认为在子宫底浆膜下注射示踪剂识别SLN并不可取。Barranger等采用联合技术对17例子宫内膜癌患者进行SLN检测，其中Ⅰ期16例，Ⅱ期1例。均在术前1 d将放射性硫化胶体注入子宫颈旁4个部位，术中注射专利蓝到子宫颈的3点及9点处。所有患者在腹腔镜下进行SLN识别与切除，术中用内镜式γ探头探测“热”结节或蓝染的淋巴结。16例（94.1%）检出SLN，平均每例检出2.6枚。共切除42枚，39枚为同时显示热结节和蓝染，3枚只显示为热结节，无仅蓝染的淋巴结。10例为双侧SLN，6例为单侧SLN。SLN最常见的部位在髂外内侧。因为术中未发现主动脉旁有SLN转移，故均未行主动脉旁淋巴结切除。5例患者的10枚SLN发现转移。免疫组化染色发现6枚SLN有微转移，1枚有孤立的肿瘤细胞。

SLN检测与活检的临床价值在乳腺癌和体表黑色素瘤的治疗中已被肯定，其提供了可信的淋巴结状态，避免了广泛淋巴结切除术带来的风险和并发症，有效降低了术后病发率。近年，SLN活检在妇科恶性肿瘤中的应用研究逐渐深入，许多小组病例的研究结果证实，SLN技术在外阴癌处理中的可行性与可信性；在早期子宫颈癌治疗中的应用也初有成效，在子宫内膜癌中的研究尚处于探索阶段。但在SLN技术作为恶性肿瘤标准化治疗前仍需要大组病例、多中心的前瞻性随机对照研究，以确保SLN活检代替传统的广泛淋巴结切除不会影响患者的生存率。SLN技术有待于进一步改进及标准化；对SLN采用连续切片、免疫组化染色及分子生物学技术可提高恶性肿瘤淋巴结微转移的检出率，但其临床意义对患者预后的影响还有待于进一步深入研究。

（贾双征　王　波）

腹主动脉下段暂时阻断术

腹主动脉阻断技术较多用于血管外科手术。DeBakey等于1965年首先报道分离主动脉及其内脏动脉后采用钳夹法阻断其主动脉血流，以控制胸主动脉瘤的大出血，但其手术病死率高达26%；Bradham于1969年应用Foley尿管插入髂总动脉后，在腹主动脉瘤上方应用钳夹法阻断血流，切除腹主动脉瘤获得成功；随后Crawford采用Fogarty气囊导管插入各内脏动脉阻断血流，同时钳夹腹主动脉后切除动脉瘤；国内冯友贤等用长型水囊腔内阻断腹主动脉，切除2例巨大腹主动脉瘤获得成功；汤春生、苏应宽等自20世纪末开始采用低位腹主动脉暂时性阻断术控制妇科肿瘤手术中大出血和产后子宫大出血，均获满意效果。近年此技术广泛应用于切除腰椎、骶骨肿瘤及骨盆肿瘤，均能有效控制术中出血。

■ 解剖基础

1. 腹主动脉（abdominal aorta）　为胸主动脉的延续。在第12胸椎下缘前方略偏左侧，经膈的主动脉裂孔进入腹膜后隙，沿脊柱左前方下行，至第4腰椎下缘水平分为左右髂总动脉（图13-4）。腹主动脉全长14~15 cm，其前面为胰、十二指肠升部及小肠系膜根等；后面为第1~4腰椎及椎间盘；右侧为下腔静脉；左侧为左交感干腰部。腹主动脉的分支按供血分布区域分为脏支和壁支，其中脏支又分为不成对的脏支包括腹腔干（celiac trunk）、肠系膜上动脉（superior mesenteric artery）、肠系膜下动脉（inferior mesenteric artery）。

成对的脏支包括肾上腺中动脉（middle suprarenal artery）、肾动脉（renal artery）、卵巢（睾丸）动脉（ovarian artery），壁支有膈下动脉（inferior phrenic artery）、腰动脉（lumbar artery）、骶正中动脉（middle sacral artery）。

2. 侧支循环　腹主动脉阻断后，盆腹腔各动脉间存在多途径的侧支循环，主要包括：①肠道间的侧支循环通路。肠系膜下动脉的终末支（直肠上动脉）与来自髂内动脉的分支（直肠下动脉与肛动脉）相吻合，形成腹部血管与盆腔内血管的侧支循环通路。②卵巢动脉（起自腹主动脉上端或肾动脉）与子宫动脉（髂内动脉分支）的卵

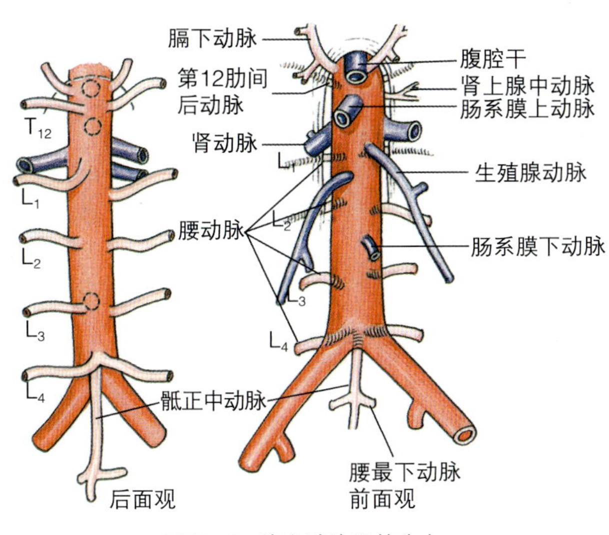

图13-4　腹主动脉及其分支

巢支吻合，形成卵巢与生殖器动脉间的侧支循环通路。③腹、盆壁浅深动脉间的侧支循环通路。通过腰动脉和骶正中动脉形成腹盆壁后部的动脉侧支循环；通过髂内外动脉的壁支与腹壁浅动脉的分支吻合，形成腹前壁的侧支循环。④臀上动脉与腹主动脉的肋下、肋间动脉的吻合。⑤臀上、下动脉与髂外动脉的股深动脉的吻合。⑥骶外侧动脉与骶正中动脉的吻合。⑦腹壁下动脉的耻骨支与闭孔动脉之间的吻合等吻合支的存在。因此，暂时阻断腹主动脉下段，盆腹腔之间形成广泛侧支循环通路，不会造成肝肾功能损害和盆腹腔脏器和下肢的循环障碍。

腹主动脉阻断方法

目前，常用的腹主动脉阻断的方法主要有球囊导管阻断术（aortic balloon catheter occlusion）和前路腹膜外低位腹主动脉阻断，其中后者又可分为线绳硅胶阻断法、手指压迫法、主动脉压迫器阻断法等。

球囊导管阻断术

1. 步骤

（1）插管与造影：会阴部备皮，常规铺无菌巾，穿刺部位局部浸润麻醉，采用Sendinger技术行右股动脉穿刺，放入8F导管鞘，通过鞘管引入6F Pig-tail导管，行腹主动脉造影，测量腹主动脉内径，了解双侧肾动脉开口位置及确定球囊放置部位，观察病灶血供情况（图13-5，6）。

（2）置球囊、预阻断：使用Angiostart TOP 1 250 mA血管机配置的径线测量软件计算阻断部位腹主动脉的直径，选取直径大于测量数值1~2 mm的双腔球囊导管，在导丝引导下通过鞘管进入腹主动脉，将球囊置于腹主动脉靠近髂总动脉分叉处，并造影确认球囊在肾动脉和肠系膜动脉远端。定位后，将球囊内空气抽吸干净，向球囊内注入生理盐水或造影剂，多次造影显示至该动脉刚好被完全阻断，以造影剂不向远端流动且不阻断双侧肾动脉血流为佳，记录充盈球囊导管的生理盐水或造影剂的剂量。密切观察和询问患者有无不适。预阻断成功后，在皮肤穿刺点固定导管并做醒目标记。国内有学者采用在球囊放置后通过超声监测双侧肾动脉血流情况来进一步确定球囊位置（图13-7）。

（3）术中阻断：术中准备切除肿瘤时，用与预阻断相同剂量的生理盐水或造影剂将导管的球囊充盈，完全阻断下腹主动脉，并用C臂X线机确认球囊位置及形态。触摸患者足背动脉波动消

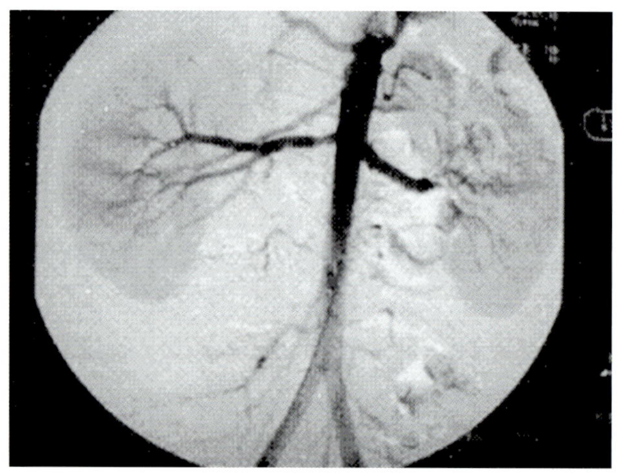

图13-5　腹主动脉造影，测量腹主动脉内径及了解双侧肾动脉开口位置和球囊放置部位

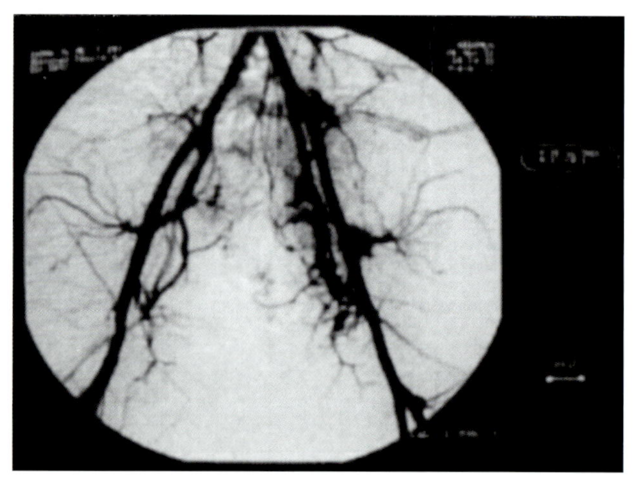

图13-6　腹主动脉造影，了解病灶血供情况

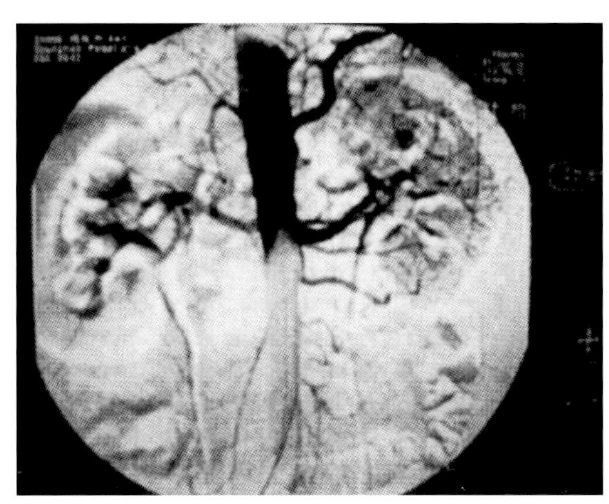

图13-7　球囊导管预阻断及造影

失后，将手术台调至轻度头低位（约10°），等待1~2 min，让静脉充分回流后开始切除肿瘤。国内外资料提示，每次阻断腹主动脉40~60 min是比较安全的时限，必要时恢复血流15 min再进行第2次阻断。术中持续导尿，严密观察尿量，若每小时尿量少于30 mL，则应注意双侧肾动脉血流是否被阻断，应检查球囊是否向上移位。停止阻断时，分次、缓慢抽出球囊内生理盐水或造影剂，以免由于下腹主动脉的突然畅通导致大量血液涌入下半身，循环血容量骤然下降，造成血流动力学的突然改变，导致一过性血压降低或波动。同时预防性加快输液速度，用热盐水纱垫填压创面和术野。

（4）拔除球囊导管：术后即可拔出导管，穿刺部位采用弹性“8”字绷带持续加压包扎24 h，严密观察穿刺部位出血情况及下肢运动、感觉情况。记录24 h液体出入量，了解肾功能情况。

2. 优点　①球囊导管腹主动脉阻断术可一过性阻断腹主动脉血流，可有效减少并控制盆腔内出血，降低手术风险，保障手术的安全实施。②术前造影可了解肿瘤血供情况及球囊阻断血流情况，不增加患者痛苦。③术野干净，解剖清晰，肿瘤边界易判断，瘤组织易辨认，肿瘤易彻底切除，也可减少肿瘤种植播散的机会。④由于连续阻断时间不超过45 min，减少了出现脊髓或周围神经损伤、下肢缺血性损伤、局部缺血性疼痛、性功能障碍等并发症的可能性。

3. 缺点及并发症　①球囊导管腹主动脉阻断术费用高、介入技术要求高。②球囊导管上移阻断双侧肾动脉血流后可造成急性肾衰竭。③在搬动患者时术中球囊导管可能出现下移，球囊进入一侧髂总动脉后，如未被发现而充盈球囊，则可能因球囊直径大、髂总动脉内径小而造成髂总动脉损伤。④术中如损伤腹主动脉内膜，可发生腹主动脉附壁血栓，特别是有动脉粥样硬化等血管疾患者，球囊对腹主动脉壁的压力越大，压迫时间越长，发生率越高。⑤导管较粗，穿刺部位形成血肿。⑥长时间阻断主动脉血流，可造成脊髓缺血性损伤或周围神经损伤、下肢缺血性损伤、性功能障碍及撤钳综合征等。

4. 注意事项　①腹主动脉造影：置球囊前需先行腹主动脉造影以测量腹主动脉内径，观察腹主动脉壁有无病变，显示肾动脉位置及肿瘤供血动脉情况。②始终保持球囊导管在腹主动脉内的恰当位置是最关键的问题。③球囊大小的选择：根据术中腹主动脉影像，测量腹主动脉内径，选择直径大于该值1~2 mm的球囊。球囊直径过小，血流阻断不完全；球囊直径过大，易损伤腹主动脉壁。④球囊内压力的选择：在预阻断中，观察球囊效果的同时，留意感觉手推注射器的压力及注入生理盐水或造影剂量。⑤放置球囊前需抽净内含空气，以防气囊破裂造成气栓。⑥球囊放置的位置：球囊必须放置在双侧肾动脉水平以下和腹主动脉分叉以上，置好球囊后，充盈阻断并复查造影，确认双侧肾动脉血流不受影响，并在穿刺部位标记导管刻度，缝合固定导管。⑦术后观察：肿瘤切除手术完成后，即可在穿刺部位采用弹性“8”字绷带持续加压包扎24 h，严密观察穿刺部位出血情况及下肢运动、感觉情况。记录患者24 h液体出入量，了解肾功能情况。

5. 禁忌证　①穿刺部位存在感染，有严重凝血机制异常；②心肝肾等主要脏器功能障碍；

③恶性肿瘤全身转移等。对合并高血压、动脉粥样硬化、下肢血管性病变者慎用。

前路腹膜外低位腹主动脉腔外阻断（低位腹主动脉阻断）

该术是一种在直视下于双侧髂总动脉分叉稍上方（2~3 cm）低位阻断腹主动脉，从而达到减少术中出血的方法。常用的阻断方法有以下几种。

1. 线绳硅胶阻断法（图13-8）

（1）步骤：①选取左侧大麦氏切口向内2 cm切开皮肤，上边可达脐上4~5 cm，下边可达耻骨上缘，逐层切开腹壁各层进入腹腔，用一长钳夹一"花生米"轻柔推开腹膜后脏器，显露输尿管、髂内血管及髂总血管，沿髂总动脉向上达腹主动脉分叉处再向上分离3 cm左右，完全游离出腹主动脉鞘。②助手协助术者将要剪开的腹主动脉鞘两端轻轻提起，方便术者用小组织剪剪开鞘膜。腹主动脉鞘血供丰富，操作时应紧贴腹主动脉鞘，及时小心止血，自右向左直视下游离腹主动脉和右后方下腔静脉间隙，避免损伤腹主动脉和下腔静脉壁。③放置阻断带并套入硅胶橡皮管：可用弯直角钳由主动脉、下腔静脉间隙，经主动脉后方穿至左外侧，将一根长20 cm，宽1 cm的消毒棉带，绕过腹主动脉，自其后方牵出，再将阻断带两端提起，套入硅胶管内。提起阻断带两端，用止血钳钳夹固定，等待阻断时机。④阻断时，收缩阻断带压紧腹主动脉，然后用止血钳钳夹阻断带加压橡皮管。阻断后以检查髂总动脉及髂内动脉搏动消失为准。⑤手术操作完毕，要严密观察出血情况，一般状况平稳的患者可逐渐松开止血钳，查清出血情况后，逐一结扎出血点，撤去阻断带及硅胶管，恢复腹主动脉再通，以避免立即放松阻断带引起的血肿、粘连、感染加重。

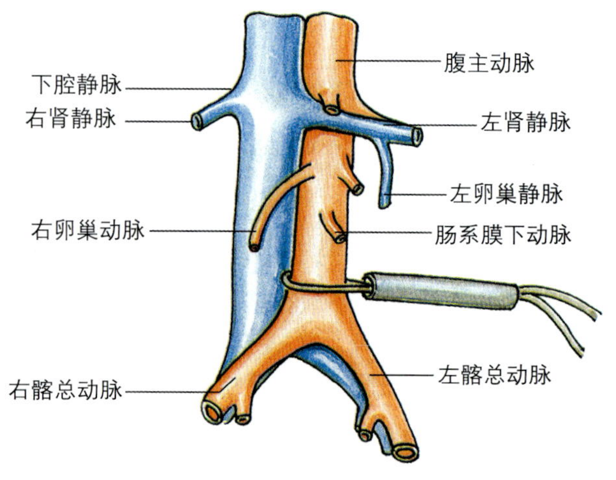

图13-8　线绳硅胶阻断法

（2）阻断时机：阻断时机可有以下几种。①立即阻断，对于体积特别大，血供特别丰富的肿瘤，一般于手术开始前加以阻断。②先将阻断工作预备好，等肿瘤切除时观察出血情况再定。③对于一些恶病质患者耐受性差，如血红蛋白过低者可先行腹主动脉阻断后立即输血，待初步纠正失血状态后进行手术切除肿瘤。

（3）优点：①线绳硅胶低位腹主动脉阻断技术是目前临床上广为应用的一种方法，止血效果显著，术中能减少50%以上的出血量。②腹主动脉容易定位，解剖清楚，技术要求相对较低，能较全面地阻断盆腔及双下肢动脉血流，不因交通支的作用而降低阻断效果，尤其适用于较高部位、体积较大的盆腔肿瘤的切除手术。③由于低位腹主动脉阻断选择在肾动脉远端，对卵巢的血供无影响，减少了卵巢的缺血性损伤。④术前无须介入造影或栓塞，大大降低了患者的费用。

（4）缺点：①该技术对于骶骨肿瘤，需在原手术部位另做切口，加大了手术创伤；②下腔静脉壁薄，容易被损伤；③套扎主动脉时，可能因套扎线过细或套扎力量过大，使腹主动脉损伤，造成严重后果。

（5）适应证：严格来讲，任何腹部或盆腔手术中，若发生意外大出血，经常规止血方法无效时，均可考虑实施低位腹主动脉阻断术。尤其适用于较高部位、体积较大的骶骨肿瘤切除手术，以及子宫颈癌、绒毛膜癌手术、产科大出血等出血较多的手术。

（6）阻断时间：低位腹主动脉阻断只是暂时阻断腹主动脉的血流，连续阻断时机不宜过长，国内外资料一般认为40~60 min是比较安全的时限，但汤春生等认为在妇科手术时阻断腹主动脉下段20~25 min较为合理。在此阻断时间内密切观察患者的生命体征和尿量。如需长时间阻断，则需中间用纱布覆盖创面，恢复血供10~15 min，再行第2次阻断。

2. 手指压迫法　妇科手术时为了寻找盆腔内血管损伤部位或因意外损伤髂总动脉、髂外动脉、髂内动脉等大血管，可迅速暴露腹主动脉下段，以屈曲的食指中节或拇指指腹平压腹主动脉，暂时阻断血流，此法可作为在无条件或来不及进行常规腹主动脉阻断术情况下采取的一个应急措施。此外，对于不可控制的产后出血者，可以采用体外主动脉压迫法，以有效地控制出血，赢得时间进行复苏。具体方法：于脐孔上方以握紧的拳头紧紧压迫腹主动脉，以下肢血压降低或下肢无血压同时股动脉搏动消失为动脉阻断成功的标志，但成功阻断动脉血流者有明显的不适感，全身血压无明显升高。主要用于严重的、威胁产妇生命的产后大出血的急救措施。

3. 主动脉压迫器阻断法　主动脉压迫器为一头端呈半圆马鞍形的金属器械，宽度约1 cm，柄长13 cm，马鞍形内径5.5 cm，弧度最高点3 cm，可以骑跨在腰椎体上，从而阻断腹主动脉下段血流。此法无须游离主动脉，避免了损伤邻近血管的危险。不足之处为采用主动脉压迫器时，需要专人负责，可能妨碍术者操作。

（贾双征　王　波）

静脉内平滑肌瘤病

静脉内平滑肌瘤病（intravenous leiomyomatosis，IVL）是起源于子宫的一种特殊类型的良性平滑肌肿瘤，是子宫肌瘤向脉管内生长或由脉管壁本身的平滑肌组织增生后突向管腔内的肿瘤，常生长在子宫或下腹部静脉腔内或淋巴管内，并顺着静脉回流系统，侵入下腔静脉或心脏内，大约10%的患者出现心脏症状，严重的可以引起猝死。生物学行为类似恶性肿瘤沿脉管生长。IVL是一种少见的中胚叶细胞肿瘤，其主要病理特点是平滑肌细胞超出子宫范围沿脉管呈结节样蔓延生长。肿瘤的病理形态学为良性，但疾病进展可以机械性地阻塞下腔静脉、右心房或肺动脉，导致猝死。

1896年，Birch-Hirschfeld首次报道具有静脉内平滑肌瘤病特点的临床病例。1975年，Norris等将此病描述为组织学良性的平滑肌细胞在血管腔内结节样蔓延生长，并提出了静脉内平滑肌瘤病（IVL）的诊断名词，迄今为止在英文文献中约有200例的病案报道。1907年，Durch标本解剖时发现了第1例伴有心脏受累的ICL（intracardiac leiomyomatosis，ICL），现文献已有100多例报道（Castelli，2006）。

IVL的发病机制至今尚不清楚，对其发生和发展主要有两种学说：一种认为静脉内平滑肌瘤来源于血管外的平滑肌瘤向血管内生长；另一种认为起源于血管壁平滑肌向静脉腔内发展。而近来的研究表明，IVL多起源于具有染色体畸变的t（12；14），（q15；q24）突变的子宫平滑肌瘤，并认为过量复制12q15-qter或14q24-qter的缺失可能是肌瘤侵入血管内和过度增殖的原因。Merchant等在子宫肌层内观察到一种特殊的血管结构——动脉自由漂浮在裂隙样的空间中，进一步的研究证明这些空隙是静脉管腔，故认为子宫肌层内的这种血管内血管的特殊结构对IVL的发生、发展有重要意义。已有研究证明，IVL对激素有反应，绝经前妇女病变进展明显，切除卵巢、激素阻断或自然绝经后病变常常逐渐消退，并且多数IVL的复发与保留卵巢有关，提示雌激素与IVL的生长有着密切关系。

■病理改变

1. 大体形态观察　子宫不规则增大，表面有不规则、大小不等的结节；剖开子宫，切面见肌壁间有大小不等的肿块，单个或多个，呈典型的平滑肌瘤表现，即结节状，肿块切面灰白色，漩涡状，质韧，界清；或呈不规则状，并伴有水肿、质软，烂肉状、囊性变，界限欠清者中的一种或几种，以水肿最为常见。在其周边可见“蠕虫状”或“棉絮状”肿瘤组织（直径0.3~3.5 cm）穿行于肌壁间，灰白或紫褐色，呈蠕虫状、腊肠样、条索状或分支状穿行于肌壁间的腔隙内，与血管外肌瘤相延续。结节切面呈漩涡状或不明显，质地可软如海绵或硬如橡胶，有的则较有弹性；结节四周可有明显的腔隙；肿瘤呈蠕虫状、条索状或分支状等方式生长，取出后留下圆形、内壁光滑的腔隙；有时可见肌瘤似栓子样突入扩张的脉管内。肿瘤可局限于肌壁内，穿透肌壁进入子宫旁静脉。

2. 光镜下所见　肿瘤组织学与一般的平滑肌瘤一样，由良性平滑肌瘤细胞组成，IVL具有诊断意义的特征是肿瘤表面被覆一层内皮细胞，生长在静脉内。可见到与子宫平滑肌瘤相似的各种不同程度的增生和变性，细胞形态正常，无核分裂象或仅有少量核分裂象（<2/HP）。肿瘤内有厚壁的小血管。瘤细胞梭形，束状排列，疏密不均，胞质嗜酸，核大小不等，可见奇异核及核内空泡，核分裂象罕见，间质可有水肿、黏液变性及透明变性，伴浆细胞浸润，瘤组织内部分血管的血管壁平滑肌增生向管腔内呈乳头状突起。分类参照子宫平滑肌瘤，以普通型多见，其他特殊类型如富于细胞性、奇异性、上皮样及脂肪平滑肌瘤等少见。大部分的IVL平滑肌细胞分化好，没有或很少有深染的核，核分裂极少见，从形态学考虑，此肿瘤应属于良性的平滑肌瘤。IVL的病理诊断要点是，必须符合良性平滑肌瘤的形态特征即无细胞核异型性，且核分裂象<2/10 HP。若核分裂象2~5/10 HP应考虑平滑肌瘤具有潜在恶性。核分裂象>5/10 HP则考虑平滑肌瘤侵入血管内。

静脉内脂肪平滑肌瘤病（intravenous lipoleiomyomatosis，LPL）是少见的由脂肪和平滑肌组成的肿瘤，为IVL的一特殊亚型，至今仅有5例报告（Bilyeu等，2006）。Sakamoto等（2004）则报道1例伴有严重钙化的ICL，系子宫切除术后30年静脉造影发现，自左髂静脉延伸至心脏，再次术后病理报告为静脉内平滑肌瘤伴有钙化。

3. 组织切片免疫组化特殊染色显示　IVL的瘤细胞波形蛋白（vimentin）弥漫性表达阳性，结蛋白（desmin）、平滑肌肌动蛋白（SMA）、MyoDl，进一步证实了它的平滑肌起源。部分或全部PR（+）、ER（+）、CD_{34}（+）、PCNA（+）或Ⅷ因子（+），S-100、EMA、CD_{10}和Ki-67（-）。肿瘤表面的内皮细胞CD_{31}、CD_{34}阳性，这是病理诊断静脉内平滑肌瘤病的重要依据。

陈等最近的研究表明，与子宫平滑肌瘤相比较，在IVL标本中，透明质烷（hyaluronan）及其受体CD_{44}均显著升高，这种升高提示肿瘤的高度血管原性和侵袭性；另外发现bFGF表达增高。近年，在免疫组化检查中，CD_{44}、CD_{10}、钙调素结合蛋白（h-caldesmon）等标记物的研究备受关注。

■临床表现

临床资料显示，患者均为女性，发病年龄

21~80岁，平均45岁。90%为绝经前的经产妇，未育者和妊娠合并IVL者少见。与子宫肌瘤发生有密切关系，多数患者有子宫肌瘤病史或子宫切除史。

静脉内平滑肌瘤病临床上少见，临床表现无特异性，一般术前不易诊断。临床症状不典型，可有月经过多或腹部包块。按照肿瘤累及的部位，临床表现大致可分为3类。

1. 与盆腔包块相关的症状　腹部肿块或盆腔压迫感，尿频，直肠压迫感，阴道不适等。也可出现子宫平滑肌瘤的常见症状，如月经紊乱（包括经量增多，经期延长，周期缩短且进行性加重等）、腹痛、贫血等常见症状。包块过大，则可能出现排便困难而致尿潴留、便秘等。

2. 与静脉栓塞有关的症状　波及盆腔静脉及下腔静脉时，可出现与静脉栓塞有关的症状，如下肢或下腹部胀痛不适、水肿、腹水、布加综合征、不典型的胃肠不适和肝酶升高等。

3. 与心脏及肺脏相关的症状　如静脉回流障碍、胸闷、心悸、充血性右心衰竭、间歇性晕厥，呼吸困难等症状；如出现肺栓塞或因心脏内肿瘤堵塞流出道，可发生猝死。

盆腔检查子宫呈不规则增大，可向子宫旁延伸。盆腔内相应部位可扪及增生的包块，局部可出现压痛。波及下腔静脉、右心和肺脏者可有不同的栓塞表现、心脏杂音及肺部体征。

■ 诊断

IVL较为罕见，临床无特殊症状，术前难以确诊。临床医师往往认识不足，容易误诊。本病多与典型的子宫肌瘤同时存在，临床易忽视肌瘤血管内浸润的存在。本病有时只表现为心脏受累，此时很容易被误诊为心脏的原发肿瘤，而先行心脏手术。故目前仅少数病例于术前确诊，大多数于术中或术后确诊。该病确诊主要依靠病理检查，术前诊断则有赖于临床医师对本病的认识。由于IVL存在肺栓塞的潜在危险性，如能术前明确诊断，对手术方式的选择、手术中处理及术后的恢复至关重要。

该病早期临床表现无特异性，多数患者因月经异常和盆腔包块而就诊；亦有部分患者一直无症状，在其延伸至下腔静脉、右心房之前，症状十分隐匿，不易被早期发现，直到有栓塞症状或因累及心脏出现并发症方才就诊。对于子宫肌瘤患者合并下肢静脉血栓症状者或有心脏受累表现者，要高度怀疑IVL。

当IVL伴有大血管（包括右心内占位及肺部）受累时，临床医师可能只关注到受累部位的病变治疗，而忽略了原发病灶。对于既往有子宫肌瘤病史或肌瘤手术史，或现合并有子宫、盆腔包块者，应高度怀疑本病的可能。临床医师诊断该病时，要根据病史、症状及体征，充分利用影像学检查协助诊断，以全面了解患者病变的范围。

在影像学检查方面，X线胸片、心脏超声、CT、MRI、动脉或静脉造影等均有助于诊断。超声检查作为诊断子宫肌瘤的常规手段，同样是发现IVL患者子宫及子宫旁肿瘤的简便方法。B超可见子宫（多发性）肌瘤的常见表现，如子宫增大，壁间或浆膜下有单发或多发肌瘤结节。静脉内肌瘤穿透肌层进入子宫旁静脉时，超声下部分表现为肌瘤内部呈结节状或旋涡状分布，内部血管呈条索状或树枝状，对静脉内平滑肌瘤的诊断起提示作用。另外，可能发现肾盂积水或输尿管积水表现。彩色多普勒超声检查髂静脉和下腔静脉的血流，可见实质性中等或低等回声团块充填，团块回声欠均，其内可见不规则片状暗区。发现血流的充盈缺损可以提示静脉内栓塞可能，也提示IVL病变累及下腔静脉。索条状回声常跨越较大范围，可以自髂静脉起始，部分累及肾静脉。静脉内平滑肌瘤常超过10 cm，呈梭形，回声不均匀，与其他器官分界清楚。少数向腔外生长，但不侵犯主动脉。

通过超声心动图或经食管超声检查可以观察累及心脏的情况。当下腔静脉内平滑肌瘤侵及右心时，超声检查可于右心内见细条状回声，但一般不附于房室壁上，活动度较大，舒张期向三尖瓣移动，阻塞三尖瓣口，甚至进入右心室。侧动探头常可见细条状回声与下腔静脉内索条状回声相连为一体。经食管超声心动图是明确诊断和确定心脏累及范围的必要检查，其敏感性和准确性优于普通超声心动图。

CT和MRI检查可发现不均质、中低回声的不规则肿块，栓子样图像可从下腔静脉向上延伸达右心房，这些可用于进一步的支持诊断。一般认为，MRI是较好的辅助检查手段，MRI优于CT在于其不仅可以明确病变波及范围，而且显示肿瘤在血管内的特征，与管壁是否有粘连及粘连部位；对确定手术范围和方式具有指导意义。如MRI检查发现血管内肿块与子宫相连，则易于明确IVL诊断。

有学者建议，诊断为右心房（室）肿瘤同时合并既往子宫切除史或子宫平滑肌瘤的女性患者，应常规进行盆腔和髂静脉及腔静脉的检查。在超声诊断此病时，如发现右心异常回声，一定要扫查下腔静脉，并向下追踪扫查，观察是否有长条状回声与之相连，并扫查盆腔有无子宫肌瘤。

如经过术前认真仔细检查，仍不能够明确诊断IVL，可在术中仔细观察并及时送病理检查对静脉内平滑肌瘤病做出明确诊断。在术中观察到盆腔静脉内蚯蚓样、结节样的肿瘤或观察到自子宫肌瘤向外延伸出的腊肠样弹性肿瘤组织时，应考虑到诊断为本病的可能，并立即行术中快速病理检查，以明确诊断。

■ 鉴别诊断

IVL的确诊依靠病理镜下结果，本病主要与以下几种疾病鉴别。

1. 恶性子宫肿瘤　最主要是和子宫内膜间质肉瘤鉴别，主要依赖病理诊断，包括细胞形态和免疫组化等。

IVL在组织学上呈良性改变，但却有近似恶性肿瘤的生物学行为。其生长常可超出子宫，通过卵巢静脉、髂静脉，到达下腔静脉，甚至达到肝静脉，右心、肺动脉，要注意区别良性与恶性平滑肌瘤。尽管有时肉眼能分辨肿瘤生长于血管内，仍需与能侵入血管内的恶性肿瘤相鉴别，以防过度治疗。IVL不具备侵袭能力，多数标本细胞学性质温和，细胞不存在或存在轻度核异质，分裂指数低。多数病例累及一侧血管，子宫静脉多于卵巢静脉。其一般通过子宫静脉和卵巢静脉上行经下腔静脉至心脏，也有的不经过子宫或卵巢的静脉，直接通过髂血管上行，本病的发展为连续性。

内膜间质肉瘤起源于子宫内膜，往往累及内膜，由单一的内膜间质细胞呈弥漫型分布，无嗜伊红细胞质，核分裂象较多，部分可出现上皮或腺样结构。肿瘤内的血管小、壁薄且弥散。平滑肌肉瘤的细胞有异型性，核分裂象>10/10 HP，伴血管浸润肉眼通常不易察觉，显微镜下可发现血管内浸润。子宫平滑肌肉瘤的血管和心脏转移多表现为断续性，且多有肺部转移。

IVL标本中，透明质烷（hyaluronan）及其受体CD_{44}均显著升高，CD_{44}在子宫内膜和子宫肉瘤细胞不表达。此外，CD_{10}作为子宫内膜间质细胞高度特异性标记物，h-caldesmon作为子宫平滑肌细胞分化的特异性标记物也可协助鉴别IVL与子宫内膜间质肉瘤（ESS）或子宫肉瘤。IVL瘤细胞表达PR和（或）ER，提示血管内平滑肌瘤是雌激素依赖性肿瘤，但鉴别诊断意义不大，不过可预测肿瘤对激素治疗的反应，有助于制订适宜的治疗方案。

2. 良性或交界性子宫平滑肌肿瘤　IVL未累及髂静脉、股静脉、下腔静脉，未出现相应血管阻塞症状时，其主要临床表现极似子宫平滑肌瘤，应注意鉴别。

应注意与子宫肌瘤的多种变异类型相鉴别。Jordan等（2002）列举常见子宫肌瘤的多种变异类型及其特征，约为18种类型（包括IVL）。其鉴别诊断及确诊仍依靠影像学检查及病理诊断，要注意有时两种类型并存的可能性。如分隔性平滑肌瘤表现为增生的平滑肌呈挤压性舌状物突入周围的子宫肌层，偶可突入阔韧带及盆腔，与静脉内平滑肌瘤病的生长方式相似，注意肿瘤的穿行特点及免疫组化CD_{34}或Ⅷ因子阳性可供鉴别；当肌瘤水肿或充血明显时，还要与绒毛叶状分割性子宫平滑肌瘤及平滑肌瘤伴有结节周围的水肿变性相鉴别。Cohenl（2007）报道IVL患者合并良性转移性平滑肌瘤。

3. 右心肿瘤　如黏液瘤、纤维瘤和肉瘤等。这些肿瘤多不伴有下腔静脉内病变，90%心房黏液瘤发生在左心房。ICL主要是右心房或心室受累，但实际ICL第一诊断往往来自尸检，单纯超声心动图常将其误诊为原发性的心脏肿瘤。

4. 肾脏恶性肿瘤伴下腔静脉或髂静脉转移　该病有肾癌病史或肾脏占位病史，症状有血尿，胁腹部疼痛，肢端肿大等，很少有肺栓塞。Ghersin首次报道了侵及右卵巢静脉的病例。

5. 布加综合征　肝大、腹水较为严重，胸腹壁静脉曲张，尤其大、小隐静脉曲张明显。腹部超声和下腔静脉造影可以明确诊断。

6. 其他　IVL还应与脉管相关肿瘤、血栓等相鉴别。脉管相关肿瘤是起源于动脉、静脉或淋巴管道内皮、平滑肌细胞或脉管外膜细胞的增生肿物。体格检查一般不能诊断，要通过行CT、MRI、超声检查、放射学检查、动脉造影及静脉造影等一系列检查才能够诊断。良性者导致管腔阻塞、深静脉栓塞、下肢肿块、睾丸肿块及肠梗阻等；恶性者则可因肿瘤局部侵袭致病率更高，发生转移则病死率增高。良性者亦可因泌尿系统、肠道梗阻的继发改变或继发于深静脉栓塞的肺栓塞而死亡。

对临床表现为深静脉血栓的患者，术前应行盆腔血管检查，排除IVL。

至于其他恶性肿瘤的血管转移，因多有原发灶的临床表现，鉴别并不困难。

治疗

手术治疗

手术是最主要的治疗方法。彻底切净肿瘤是成功治疗的关键。肿瘤切除不干净，可导致复发和再次手术。成功的手术切除肿瘤可获得长期的生存时间。IVL患者术中、术后早期可发生严重的腹膜后出血。切开管壁取出肿瘤的方法是较好的、彻底的手术切除方法，这要求正确的外科手术操作及血管移植修复重建学的专业知识。对于有子宫肌瘤合并下腔静脉栓塞或心脏异常表现的患者，要高度怀疑IVL并提示临床医师做好充分术前准备。如术中能明确判断，将静脉壁缝合悬吊或及时结扎，可避免大出血的可能。

1. 手术方式选择　有文献报道认为，静脉内平滑肌瘤病患者行全子宫加双附件切除术预后好、复发少。由于该肿瘤细胞中富含ER，内源性雌激素在复发中起一定作用，故对不能完全切除的肿瘤病例，卵巢不宜保留。IVL基本的治疗原则是手术彻底切除病变。由于肿瘤细胞表达ER、PR，对无生育要求者，在切除子宫时多主张切除双侧附件，且术后不行激素替代治疗。以往复发者大多保留了卵巢，现已证明IVL是激素依赖性肿瘤，卵巢可增加其复发机会。所以，即使病变未超出子宫者，亦应行全子宫及双侧附件切除术。亦有作者认为，静脉内平滑肌瘤局限于肌壁者行全子宫切除术，已穿透肌壁达浆膜者行全子宫、双附件切除术，术后定期随访。同时，要结合患者年龄、生育或其他要求选择相应的术式。在术中应仔细探查髂血管及分支内有无瘤栓；瘤栓切除前，先结扎瘤栓末端处的血管，防止术中瘤栓迁移和残留。对手术无法切净者，建议行肿瘤向心端血管结扎，防止瘤栓进入下腔静脉。

对于病变超出子宫外，达子宫旁阔韧带、髂静脉、下腔静脉甚至右心者，应根据具体情况，决定手术方式。利用心肺分流术、低温或体外循环等技术，可一次性经胸和经腹同时或分次将肿瘤切除干净。另外，若术前检查提示血管内的肿瘤黏附于血管壁上，可能去除困难。因此包括静脉移植或静脉重建在内的充分的术前准备是十分必要的。尽管有成功将肿瘤从血管内拉出的报道，但也有因强行牵拉导致血管壁撕裂而致患者死亡的教训，所以术中应避免强行牵拉肿瘤，除非术前检查确定肿瘤与血管壁无任何关系。

2. ICL的手术治疗　手术难度主要由瘤栓与血管壁粘连程度而非瘤栓的长度决定。因为肿瘤常合并有盆腔的原发病变，所以完整切除肿瘤包括胸腔和盆腹腔两部分手术。手术一般先行开胸经心房取栓，再行盆腹腔肿瘤切除。这两个手术既可在低温体外循环条件下一次完成（one-stage surgery），也可间隔4~6周分次进行（two-stage surgery）。早期多采用二期手术，先行体外循环下心脏内肿瘤部分切除术，2~6周后经腹切除剩余下腔静脉内肿瘤并行子宫及双侧附件切除术。近年来，人们越来越多地采用一期手术完全切除，经随访证实手术效果与二期手术相似。目前多采用的手术方式是，建立体外循环时放弃下腔静脉插管，选择在肿瘤延伸侧的对侧，即健侧股静脉插管；术中先切除心脏内肿瘤，同时下腔静脉内的肿瘤应尽量切至肾静脉水平以下；再经腹部，在肝静脉水平以下阻断下腔静脉，并行子宫及双侧附件切除及静脉内取栓术。对于选择一期还是二期手术方案，有学者认为，当肿瘤过大，或与下腔静脉、右心房有广泛粘连时应采用二期手术。有学者发现，由于该肿瘤表面有光滑的内皮覆盖，很少与静脉或右心粘连，而且肿瘤的蒂都较细小，建议行一期手术，并在右心房内完整地牵拉出肿瘤。但此法操作不可靠，盲目性较大，不为胸心外科医师所接受。有的IVL黏附于血管壁，术中任何粗暴的牵引肿瘤，都可能导致肿瘤残留或自黏附点位置的血管撕脱，危及患者的生命。术前可行经食管超声心动图、CT、MRI等检查，以完全估计其黏附情况。

此外，研究表明该肿瘤的复发与转移不仅与手术切除有关，并与卵巢保留密切相关，所以即使未发现子宫卵巢原发病变，亦建议行子宫及附件切除术。在开腹切除子宫及附件同时，直视下切除下腔静脉内的残余肿瘤，比经右心房牵拉摘除肿瘤的风险小得多。由于心房瘤栓一般较大，仅经腹腔途径取出是很危险的，一般需要胸腹联合手术。

药物治疗

IVL是雌孕激素依赖性肿瘤，其药物治疗主要集中在抗雌激素治疗，主张在手术治疗后辅以抗雌激素治疗。当估计外科手术不能完全切除肿瘤时，可术前应用抑制肿瘤生长使其体积缩小，便于术中完全切除。目前IVL抗雌激素治疗药物包括他莫昔芬、甲羟孕酮、GnRH激动剂（GnRHa）等。临床观察其具有抑制静脉瘤栓生长，使肺部转移灶或肿瘤暂时退缩等作用。也有人采用促性腺激素释放激素拮抗剂治疗，效果也较理想。

Kokawa等报道1例绝经3年的患者，术前血雌二醇（E_2）水平高达208 ng/mL，同时肿瘤细胞高表达ER，术后E_2迅速降至绝经后正常水平。作者认为，高E_2和ER可能影响静脉内平滑肌瘤的生长和侵袭。本组1例应用甲羟孕酮治疗，用药期间残存肿瘤未完全消退，但停药后肿瘤无明显生长。由此可见，抗雌激素治疗可作为不能手术、术后残留肿瘤或术后高风险复发患者的辅助治疗，国外已经有成功的报道。但也有学者认为，生长速度快的肿瘤对抗雌激素治疗无效。

其他治疗

有报道对残留病灶结扎或栓塞所有营养血管，病灶可自然退化。

IVL合并妊娠

Marom等报道了1例孕8周时发现IVL病变波及下腔静脉者，孕14周时MRI和超声心动图提示病变已达右心房，严密随访至孕36周，经剖宫产术分娩一健康活婴。之后，分两次完全切除肿瘤，术后病理确诊为IVL。说明妊娠合并IVL，可在严密随访下，将手术推迟至分娩后进行。

复发和随诊

IVL易复发，尤其是肿瘤切除不完全者和保留卵巢者；复发时间长短不等，短者第一次手术后6个月，长者到术后30年。肿瘤复发的时间和瘤栓切净程度关系密切。但目前尚无复发率的确切报道。对于复发病例，必要时可再次手术。

IVL术后需长期随诊。二维超声检查具有无创、准确、简单、易行的优点，可作为长期随访的基本方法。术后应定期复查盆腔B超、超声心动图、静脉造影及腹部CT等。可每3个月复查腹部超声和行妇科三合诊检查，每年进行一次CT或MRI检查，以尽早发现复发。

IVL的预后取决于其是否能被完整切除，手术彻底切除后可长期存活，而切除不净可带瘤存活或复发。令人遗憾的是，复发的病例在最初的外科诊治时往往没有及时地联想到子宫外扩散的存在，少数患者因蔓延至肝静脉、心、肺而引起死亡。外科、妇产科及放射科医师遇到IVL患者，应想到血管内延伸的可能，也包括子宫平滑肌瘤伴有静脉内血栓的患者，这样才尽可能地降低病死率。手术应尽量彻底切除肿瘤；不能完全切除者，如果ER、PR阳性，建议切除卵巢或手术后给予雌激素拮抗剂。

（黄翠萍　王　波）

盆腹腔的淋巴结、淋巴造影及淋巴灌注

盆腹腔淋巴回流

女性内外生殖器官具有丰富的淋巴管及淋巴结。内生殖器淋巴分为盆部淋巴结和腰淋巴结；外生殖器淋巴分为深、浅两部分，即腹股沟浅、深淋巴结。

盆部淋巴结

依据其所在部位分为盆壁（壁侧）淋巴结及盆部内脏（脏侧）淋巴结。

1．盆壁淋巴结（pelvis-parietal lymph node）　位于盆壁内面，多沿盆部的动、静脉主干及其分支排列，可分为髂总淋巴结、髂外淋巴结、髂间淋巴结及髂内淋巴结4群。

（1）髂总淋巴结（common iliac lymph node）：位于髂总动、静脉的周围，可分为髂总内侧、髂总中间、髂总外侧淋巴结和主动脉下淋巴结。接受髂外、髂间、髂内和骶淋巴结的输出淋巴管。收纳来自下肢、会阴、外生殖器及盆内脏器的淋巴。右侧髂总淋巴结的输出淋巴管多注入主动脉腔静脉间淋巴结，部分注入腔静脉前、腔静脉外侧淋巴结；左髂总淋巴结的输出淋巴管多注入主动脉外侧淋巴结，部分注入主动脉前淋巴结和主动脉腔静脉间淋巴结。

（2）髂外淋巴结（external iliac lymph node）：沿髂外动、静脉排列。可分为髂外外侧、髂外中间、髂外内侧及髂外后淋巴结4群。接受腹股沟淋巴结的输出淋巴管，收纳来自下肢、会阴部、肛门和外生殖器的淋巴，还收纳子宫颈和子宫体下部、阴道上部、膀胱等处的淋巴。髂外淋巴结输出淋巴管注入髂总和髂间淋巴结。

（3）髂内淋巴结（internal iliac lymph node）：分布于该动脉主干及其分支的周围，有闭孔、臀上、臀下及骶淋巴结。收纳子宫颈、子宫体下部、阴道上部、中部、臀部、会阴部、股后部、骨盆后壁、直肠等处的淋巴；集合淋巴管注入髂间、髂外、髂总淋巴结。部分注入主动脉下淋巴结。

（4）髂间淋巴结：位于髂总动脉发出髂外与髂内动脉的分叉部位，有1~2个淋巴结。接受髂外、髂内淋巴结及盆腔器官旁淋巴结的输出淋巴管；收纳来自下肢、会阴、外生殖器、肛门及腹壁下半、腰背部淋巴。髂间淋巴结的集合淋巴管注入髂总淋巴结。

2. 器官旁淋巴结（脏侧淋巴结） 多位于盆内脏器周围，沿髂内动脉的脏支分布，淋巴结的数目、大小不恒定。可分为膀胱旁淋巴结（paravesical lymph node）、子宫旁淋巴结（parauterine lymph node）、阴道旁淋巴结（paravaginal lymph nide）及直肠旁淋巴结（pararectal lymph node）。

膀胱旁淋巴结分为膀胱前淋巴结（prevesical lymph node）和膀胱外侧淋巴结（lateral vesicallymph node）。前者位于膀胱前方，沿膀胱上动脉的前支分布；后者位于膀胱外侧面，在闭锁的脐动脉周围分布。该组淋巴接受膀胱和阴道的集合淋巴管，其输出淋巴管注入髂内和髂间淋巴结。

子宫旁淋巴结位于子宫颈两侧的子宫旁组织内，接受子宫颈和子宫体下部的集合淋巴管，其输出淋巴管注入髂间或髂内淋巴结。

阴道旁淋巴结沿子宫动脉阴道支配布，接受阴道上部和子宫颈的集合淋巴管，其输出淋巴管注入髂内淋巴结。

直肠旁淋巴结位于直肠旁的疏松结缔组织内，分为上、下两群，主要接受直肠壶腹部淋巴，直肠上群的输出淋巴管注入肠系膜下淋巴结，下群的输出淋巴管注入髂内淋巴管。

腰淋巴结群（即主动脉旁淋巴结群）

腰淋巴结（lumbar lymph node）位于腹膜后间隙内，沿腹主动脉和下腔静脉周围分布，30~50个，按其位置分为3群：左腰淋巴结群（left lumbar lymph node）、中间淋巴结群（intermediate lumbar lymph node）及右腰淋巴结群（right lumbar lymph node），各淋巴结群借淋巴管相交通。

主动脉外侧淋巴结（lateral aortic lymph node）及主动脉前淋巴结（preaortic lymph node）收纳左卵巢、左输卵管、子宫底左侧半、左肾、左肾上腺及左侧输尿管的集合淋巴管；接受左髂总淋巴结及主动脉下淋巴结的输出淋巴管。有时腹腔淋巴结及肠系膜上、下淋巴结的输出淋巴管也注入主动脉前淋巴结。主动脉外侧淋巴结的输出淋巴管形成左腰淋巴干。主动脉前淋巴结的输出淋巴管注入主动脉外侧淋巴结及主动脉腔静脉间淋巴结。

主动脉后淋巴结（postaortic lymph node）主要接受左髂总淋巴结及主动脉外侧淋巴结的输出淋巴管。主动脉后淋巴结的输出淋巴管形成左腰淋巴干或入乳糜池。

中间腰淋巴结亦即主动脉腔静脉间淋巴结（interaortic lymph node）收纳右卵巢、右输卵管、子宫右半、右肾上腺及肾的集合淋巴管，接受髂总淋巴结、腔静脉前淋巴结和主动脉前淋巴结的输出淋巴管。

腔静脉前淋巴结（precaval lymph node）及腔静脉外侧淋巴结（lateral caval lymph node）收纳右侧的卵巢、输卵管、子宫底右侧半、右肾及肾上腺的集合淋巴管，接受右髂总淋巴结的输出淋巴管；腔静脉前淋巴结的输出淋巴管注入主动脉腔静脉间淋巴结及腔静脉外侧淋巴结。后者的输出淋巴管注入腔静脉后淋巴结或直接注入右腰淋巴干。

腔静脉后淋巴结（poetcaval lymph node）接受右髂总及腔静脉外侧淋巴结的输出淋巴管，而后其输出淋巴管形成右腰淋巴干。

■ 淋巴造影术

淋巴造影术（lymphography，LG）是指通过某种途径使对比剂（造影剂）进入淋巴管及淋巴结，并通过影像学的方法使淋巴管及淋巴结显像，用于淋巴系统疾病的诊断及治疗的技术。早在1933年，Hudaek及MeMaster应用酸性湖蓝制成的等渗液行皮下注射使淋巴管染色，以观察皮肤淋巴管的形态及淋巴反流状况。1952年，Kinmonth首先报道了碘油直接淋巴管造影，对研究淋巴水肿的发病机制、诊断、鉴别诊断及治疗具有重要意义。在以后的几十年中，Kinmonth法直接淋巴管造影被广泛用于临床。我国从20世纪60年代起，陆续有这方面的报道。直接淋巴管造影作为一种创伤性的检查手段，必须切开皮肤和淋巴管内插管，操作复杂，不宜重复检查。而且油性造影剂对淋巴管壁有化学损害作用，因而有可能加剧淋巴水肿。因此，许多学者在20世纪80年代初陆续报道了间接淋巴管造影。1983年，Partseh报道Lotasul（一种非碘类水溶性造影剂）注入皮下组织可显示毛细淋巴管、集合淋巴管和淋巴干的形态。新型造影剂“伊索显”的出现，使间接造影得以迅速发展，并在许多方面有取代直接造影的趋势。与直接造影相比，间接造影操作简便、无创、便于重复并且不会损害淋巴管。其特点是能充分显示毛细淋巴管和细小淋巴管的形态，但对粗大淋巴干和淋巴结的显影不如直接造影。1977年Ege应用锝标记的硫化锑胶体颗粒进行乳腺内淋巴显像，诊断乳癌转移，并首次提出淋巴闪烁造影（lymphangioscintigraphy）对于诊断淋巴系统疾病有很大价值。淋巴闪烁造影原理是将大分子的放射性颗粒注入组织间隙后，这些颗粒可进入毛细淋巴管内并随淋巴液向心移动，此时应用γ照相仪显像，可以显示放射性颗粒流行的途径及分布，从而观察淋巴管、淋巴结的形态。进入20世纪80年代后，淋巴闪烁造影被逐渐地广泛应用于多个领域。近年来，随着对妇科恶性肿瘤淋巴转移规律的认识，以及临床影像学检查技术的不断发展，又出现了正电子发射断层摄影术（positron emission tomography，PET）及PET-CT、CT淋巴造影术（CT lymphography，CTLG）、MR淋巴造影术（MR lymphography，MRLG）和核素淋巴造影术（lymphoscintigraphy，LSG）。早期的淋巴造影术主要是用于诊断恶性淋巴瘤、肢体慢性淋巴水肿、乳糜外溢及其他系统恶性肿瘤淋巴结转移的诊断。目前在妇科领域多用于生殖道恶性肿瘤、盆腔及腹膜后淋巴结转移的诊断，辅助临床分期，为选择必要的辅助治疗提供依据。

淋巴造影术的方法

分为直接法和间接法。直接法是将对比剂直接注入淋巴管内，然后行X线摄片来显示淋巴管。该法显影清晰，高位淋巴结亦可显示，要求术者有熟练的解剖及操作基础，是传统的方式。

间接法包括：①静脉注射法，将造影剂注入静脉，随着淋巴液的形成，造影剂进入淋巴管及淋巴结。理论上该方法可以使全身淋巴结显影，但因其在体内不同淋巴结分布不均匀且代谢慢，较少用于盆腔淋巴造影。②体腔/间质注入法：将对比剂注入体腔或皮下组织，使之被淋巴吸收而显影。例如：钆制剂Gd-EOB-DTPA（gadolinium-ethoxybenzyl-diethylenetriamin），Gadomer-17m及Gadodiamide Injection（钆双胺注射液即欧乃影）等。该法操作简单易行，与CT、MRI等影像技术结合逐渐应用于临床。

淋巴造影术的操作步骤

双足背淋巴管造影法：在患者1、2趾蹼间皮肤做局麻，皮下注射指示剂专利蓝或亚甲蓝溶液约0.5 mL，待足背皮下显现放射状蓝色淋巴管线后，在清晰的淋巴管处的相应部位做一小切口，分离皮下组织，暴露蓝染的淋巴管，在蓝染淋巴管中，选取一条管径较粗、位置适宜的淋巴管，将其表面的脂肪组织轻轻剔除，暴露0.3~0.5 cm长的一段，在淋巴管的远侧端先缝一结扎线，但不收紧结扎，此线只做淋巴管穿刺时的牵引，以固定淋巴管，便于穿刺。在淋巴管的近侧端再缝一结扎线，以备淋巴管穿刺成功后结扎固定穿刺针头。用27~30号头皮针由远侧向近侧小心穿刺淋巴管，穿刺不易过深，否则容易穿透淋巴管，最好在放大镜或手术显微镜下进行穿刺。收紧近端结扎线固定针头，并用胶布固定好连接针头的聚乙烯管，以防注射过程中针头脱出。缓慢注入造影剂，每侧肢体注入4~6 mL造影剂，速度为0.1~0.2 mL/min。术后常规摄片2次，即注射完毕及24 h后各摄片1次，应同时投照前后位及侧位。

亦有学者认为，足背淋巴管纤细，穿刺造影操作较复杂，失败病例多，提出胫前淋巴管途径穿刺造影及腹股沟淋巴结穿刺造影，其可提高成功率，患者术后皮肤切口愈合时间较足背切口短。

适应证

1. 女性生殖道恶性肿瘤，如可疑腹股沟淋巴结、盆腔淋巴结或腹膜后淋巴结转移者，术前淋巴造影术有助于确定手术范围，增加淋巴结清扫术的彻底性。

2. 术前明确淋巴结病变的性质，确定淋巴结是否转移，帮助估计预后，确定分期。

3. 初步定位后，也可指导经腹股沟或腹穿行淋巴结活检，以进一步明确诊断。

4. 在盆腔淋巴清扫中，对照淋巴造影，确定病变淋巴结有无残留，以提高手术治愈率。

5. 需对行放疗的患者，根据造影提示，确定放射照射的范围、剂量。

禁忌证

1. 下肢软组织炎，尤其是趾间感染、严重的蜂窝织炎和淋巴结炎者。

2. 碘剂过敏者。

3. 合并心、肺、肝、肾功能衰竭者。

4. 近期接受肺部放疗、急性血栓性静脉炎的患者，应禁做此手术。

注意事项

1. 术前需行碘过敏试验及麻醉剂过敏试验，过敏者不宜造影。

2. 双足的皮肤有感染者如霉菌感染等，需控制感染后才能手术。

3. 穿刺造影过程中需注意皮肤切口不易过深，否则容易切断淋巴管，导致造影失败；注意止血，尽量保持手术野的清洁；淋巴管深面的结缔组织尽量不要分离，尽量减少对淋巴管的刺激，以免造成淋巴管收缩，便于淋巴管的固定。

4. 术后平卧，抬高患肢促进淋巴回流。

5. 在造影过程中，由于结扎了部分淋巴管，阻碍了部分淋巴回流，患者常双足肿胀、疼痛。故应在局部肿胀的部位轻轻按摩，使局部压力增加，促进淋巴回流，加速水肿消退，减轻疼痛；如果疼痛严重者，可予镇痛剂对症处理。

淋巴造影术的影像学表现及结果判定

盆腔淋巴系统的显影分两个阶段。①充盈期或淋巴管期：即造影剂灌注完毕后的摄片，此时盆腔淋巴管基本充盈。正常淋巴管直径为0.25~1.0 mm。②储藏期或淋巴结期：注射造影剂24 h后，一般盆腔淋巴结即显影完全。正常淋巴结呈椭圆形，数目和大小个体差异较大，一般横径<1.5 cm，同一患者两侧数目大致相同。淋巴结周边界限较清晰，常相连成链。

一般将下述征象视为异常：

1. 淋巴管期 ①淋巴管扩张：淋巴管增粗，直径>2 mm。②淋巴管迂曲：淋巴管仍在相应部位，但中断、扭曲迂折。③淋巴管绕行：淋巴管有反流，侧支循环形成，有时可见造影剂有远处“逃逸”征象。④造影剂滞留：24 h后仍存在于淋巴管内或组织中，呈点滴状或不规则分布。

2. 淋巴结期 ①淋巴结增大：横径>1.5 cm。②淋巴结充盈缺损：边缘性缺损直径>5 mm，或缺损占该淋巴结1/3以上。③淋巴结破坏：充盈明显不均，形状不规则、破碎或虫蚀状。④相应的淋巴结数目减少或完全消失。充盈缺损可作为直接的X线征象，其他为间接征象。

根据X线征象与术后病理相对照，提出淋巴造影的诊断标准：凡同时各出现1项或1项以上淋巴管及淋巴结间接征象，或只有淋巴结充盈缺损者，均认为淋巴结有转移存在，为阳性，否则为阴性。

淋巴造影术的局限性

淋巴造影术有较高的特异性和敏感性，但也有很多局限性：①造影剂难以充满闭孔及骶骨前淋巴结，而造成一些盲区。②操作复杂，淋巴结显示范围受淋巴引流通路限制，腹膜后区高位淋巴结常显影不充分；淋巴结内直径<3~5 mm的转移灶X线平片显示困难，完全被肿瘤浸润的淋巴结亦不能显影，故可出现假阴性。③任何能使正常淋巴结组织被替代的因素均可造成淋巴结内出现充盈缺损现象，如炎症引起的淋巴结内纤维组织增生、淋巴结内脂肪组织浸润，以及造影技术原因造成的淋巴结内造影剂充盈不全等，均可导致假阳性。④如淋巴管出现梗阻，则造影剂不能到达淋巴结。⑤淋巴结微小浸润灶可能不影响淋巴结显影而造成假阴性。

淋巴造影术的不良反应和并发症

1. 在注入造影剂时，沿淋巴管走行方向有麻胀感，如注射过快或压力过大更为明显，注射停止后可消失。

2. 切口延期愈合和切口感染，感染发生率为10%~15%。

3. 淋巴造影术后可出现低热，一般不超过38℃，48 h可自行消退。

4. 肺栓塞 可引起一过性肺栓塞，一般无临床症状，偶有发生严重栓塞，表现为高热、咳嗽、呼吸困难、发绀、血压下降等，胸片可见细小的造影剂，与注射量过大、压力过高及速度过快有关，对症治疗后缓解。

淋巴造影术在妇科恶性肿瘤诊断中的应用

淋巴转移是妇科恶性肿瘤转移的重要途径，直接关系到临床期别的判定、治疗选择和预后。对于恶性肿瘤淋巴结转移的患者，影像学检查仅能发现增大的淋巴结，对于体积正常的转移淋巴结常常漏诊。淋巴造影术能观察淋巴结内部结构，有助于发现正常大淋巴结内的小病灶，有助于鉴别良性反应性淋巴结肿大和淋巴结肿瘤。

前哨淋巴结与淋巴管显影

见本章第2节。

淋巴化疗的途径

淋巴化疗的途径包括黏膜下注射、淋巴结注射和淋巴管灌注。最理想的给药途径应为淋巴管灌注，抗癌药直接进入淋巴系，达到恒定持久的药物浓度，而且进入血液循环药量极少，最大限度减少或避免了全身毒性和不良反应。Carr等用5-Fu淋巴管灌注治疗转移性乳腺癌大鼠模型，证明可治愈或阻止淋巴结转移。Tarrats等采用经淋巴管灌注抗癌药物治疗卵巢癌、子宫体癌、子宫颈癌，临床部分缓解，淋巴结内的转移灶呈选择性坏死，正常淋巴结的形态得以保存；并且部分患者的原发癌灶发生坏死。但淋巴管灌注化疗前需行局部淋巴管造影，操作较复杂，一定程度上限制了临床应用。因消化道黏膜下含有丰富的淋巴管网，黏膜下注射主要用于消化道恶性肿瘤的淋巴化疗，术前经内镜黏膜下注射药物使区域淋巴结内药物累积来提供有效的抗癌效应。Akamo等在胃癌根治术前分别经癌周黏膜下注射阿霉素脂质体（Lipo-ADR）及静脉推注ADR水溶剂，结果发现前者淋巴结内ADR浓度高于后者，差异有统计学意义。Hagiwara等对8例早期胃癌患者在根治术前内镜下于癌灶及邻近胃壁注射活性炭吸附药物，手术切除标本行病理检查以观察疗效，结果在50%（2/4）的转移淋巴结以及63%（5/8）的原发癌灶中证实存在变性和（或）坏死，证实了术前局部注射吸附化疗药物的活性炭对原发癌灶以及潜在的淋巴结转移具有明显的化疗效果。

淋巴化疗过程中需要注意的问题

1. 化疗药物的选择应考虑所选化疗药物作用的机制以及对局部的刺激和毒性作用。

2. 化疗药物作用的机制不同，对淋巴结转移肿瘤细胞的理想杀伤效果所需时间会有所区别。淋巴化疗疗效的产生需要最低化疗时限。

3. 是否选用淋巴化疗，应根据术前对疾病临床分期的评估及患者的实际情况确定。

4. 恶性肿瘤是全身性疾病，淋巴化疗不能完全代替全身化疗。

5. 淋巴化疗经初步的试验及临床研究证明是有效的，其效果受包括化疗药本身在内的多方面因素的影响，故不应该看作可以完全代替诸如手术对转移淋巴结清扫等治疗方法，而应该视为治疗的有益补充。

（梁淑美　张　萍　王　波）

盆腹腔的神经及骶前神经、子宫神经切断

盆部的神经

腰丛的分支

1. 闭孔神经（obturator nerve）　由第2~4腰神经前支组成，从腰大肌内侧缘向下，经髂总血管与骶髂关节之间，但未与骶翼接触，其与腰骶干之间隔以髂腰动脉，穿腰大肌筋膜后入小骨盆，紧贴耻骨行向位于盆侧壁前、中1/3交界处的闭膜管内口处，闭孔神经内侧有髂内血管及输尿管。闭孔神经将盆侧壁分为上部即裸露的耻骨，下部为闭孔内肌及其筋膜，但神经未穿该肌与筋膜，经闭膜管时，分为前后两支，出管后入股内侧区。

2. 副闭孔神经（accessory obturator nerve）　出现率为3.44%。国内有人报道为29%。起于第3、4腰神经前支，也有起自第5腰神经前支者，沿腰大肌内缘下行，跨过耻骨上支，在耻骨肌深面分为3支。分支入耻骨肌、髋关节，另一支与闭孔神经前支连接，有的该神经是唯一支配耻骨肌的神经。

3. 生殖股神经（genitofemoral nerve）　由第1腰神经前支小部纤维及第2腰神经前支大部组成。穿腰大肌在其前面下行，沿髂总动脉外侧，在输尿管的后方分为股支与生殖支。后者在女性与子宫圆韧带伴行，穿过腹股沟管，分支至大阴唇。清扫髂外淋巴结时，注意勿伤该神经，以免影响感觉功能。

骶丛（sacral plexus）

由腰骶干、第1~3骶神经前支及第4骶神经前支的一部分组成（图13-9）。

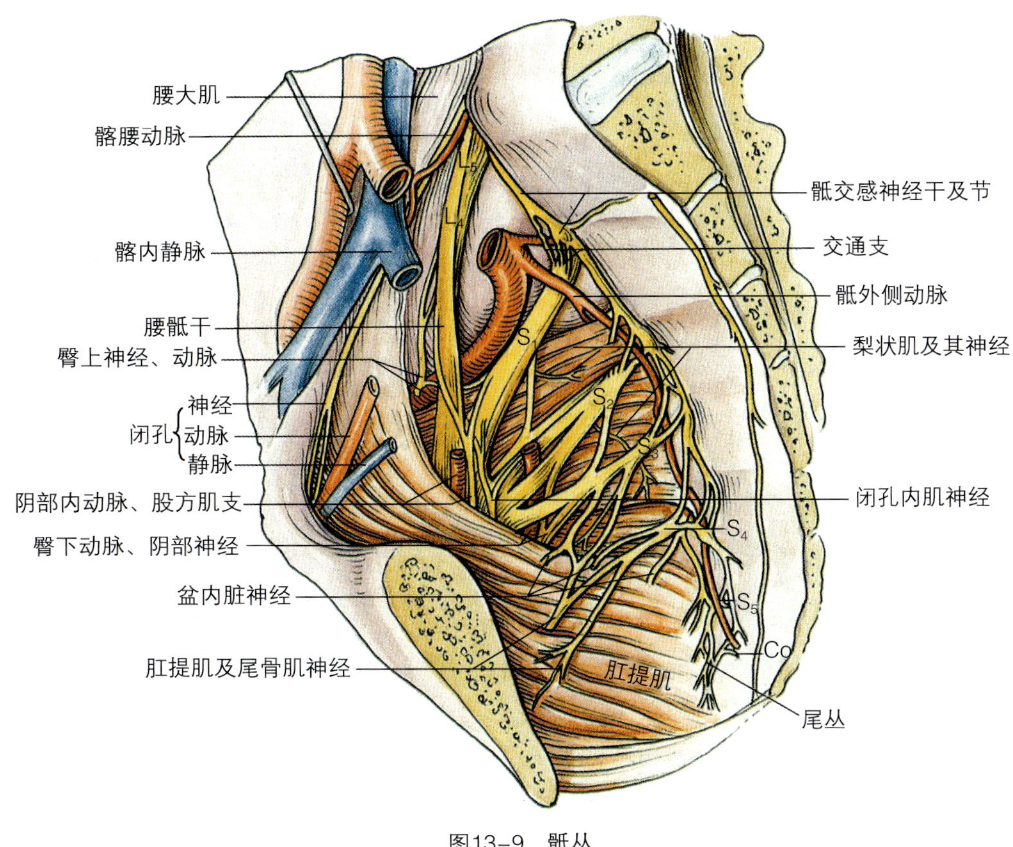

图13-9 骶丛

1. 腰骶干（lumbosacral trunk） 由第4腰神经前支小部及第5腰神经前支全部合成。位于腰大肌后内侧，贴近骶翼，经髂总血管后方，达闭孔神经内侧，两者间隔以髂腰动脉。下行入小骨盆后，与第1、2骶神经前支连接，构成骶丛上干。腰骶干越盆缘时，经过骶翼的前方。

2. 骶丛的位置关系 骶丛（见图13-9）位于盆腔后壁，梨状肌的前面；在盆壁筋膜及髂内动脉多数分支的后方，输尿管于骶丛前面经过，其间隔以髂内血管的分支与属支，左侧骶丛前面有乙状结肠，右侧与回肠襻相接触。臀上、下动脉穿过骶丛后出盆腔至臀区。臀上动脉夹在腰骶干与第1骶神经前支之间，或第1、2骶神经前支之间；臀下动脉则夹在第1、2骶神经前支之间，或第2、3骶神经前支之间。骶丛略呈三角形，其尖向坐骨大孔下部集中，移行为坐骨神经。分娩时，如产程过长，胎头压迫一侧或双侧骶丛，可导致肢体瘫痪。

3. 尾丛（coccygeal plexus） 主要由第5骶神经及尾神经前支组成，第4骶神经前支小部加入该丛。这些小支从骶管裂孔穿出，从外侧绕至前面穿尾骨肌达盆面结合成尾丛，发肛尾神经分布于尾骨附近的皮肤。

自主神经及神经丛

1. 上腹下丛（superior hypogastric plexus） 又名骶前神经（presacral nerve），主要由交感神经组成。位于第5腰椎及骶岬前方，主动脉叉之下，伴骶正中血管下行入盆。其纤维来自腹主动脉丛、肠系膜下丛，以及第3、4腰交感神经节的内脏神经。该丛成分比较复杂，包括：①到盆部诸脏器的交感神经的节后纤维及小的交感神经节；②传导膀胱与子宫痛觉的传入纤维；③经该丛上行至乙状结肠及降结肠的副交感神经的节前纤维等。上腹下丛向下分为左、右腹下神经（或丛），在直肠壶腹两侧和盆内脏神经共同组成下腹上丛。

交感神经干骶部与腰部续连，有3~4个骶交感神经椎旁节，有时多至6个，经过髂总血管后方，越过盆缘行向下内，经骶前孔内侧，左右两交感干最后终于尾骨前方的奇神经节；各椎旁节间有节间支相连成交感干神经骶部；左右节间也有横支相连。骶部交感神经干无白交通支，只有灰交通支，脏支也很少。

2. 下腹下丛及盆内脏神经　下腹下丛（inferior hypogastric plexus）又名盆丛（pelvic plexus）。由上腹下丛分出的左、右腹下神经（丛）在髂内动脉内侧的腹膜外组织内下行，其分支连接左、右下腹下丛；长约2.5 cm，为大而致密的自主神经丛，紧贴于直肠壶腹及子宫颈两旁，其外侧为髂内血管支的内侧，某些支须穿过该丛才能到达支配的脏器。因此，手术时一方面可以根据盆内血管识别盆丛的位置，另一方面在条件许可时，切除应紧靠脏器侧进行，以免损伤位于脏器两侧的盆丛，从而尽量避免术后该脏器功能障碍。该丛包含交感与副交感神经纤维和传入神经纤维，由该丛发出的神经纤维，沿髂内动脉的分支伴行，形成次级神经丛，随动脉分布于脏器。在丛内有细小的神经节存在。构成的次级丛如下：①子宫阴道丛（uterinovaginal plexus），位于子宫阔韧带两层之间的基底部，子宫颈及阴道上部的两侧。纤维来自下腹下丛，丛内有不少神经细胞。由此丛发出的纤维，伴阴道动脉下行，穿子宫颈横韧带分布于阴道，一些纤维直接至子宫颈；也有的纤维伴子宫动脉上行，分布于子宫体及输卵管，还与下腹下丛来的纤维及卵巢丛的小支相连接。在丛内子宫颈旁的神经细胞形成小神经节，称子宫颈神经节（uterine cervical ganglion）。至阴道的神经可来自盆丛下部及子宫阴道丛，沿阴道动脉及其分支分布于阴道壁、前庭球的勃起组织及阴蒂、尿道、前庭大腺。阴蒂海绵体丛（cavernous plexus of clitoris）主要来自子宫阴道丛。子宫阴道丛的纤维成分：交感神经的节前纤维来自脊髓第12胸节及第1腰节侧角，换元位置尚难确定，其作用使子宫及血管收缩。副交感神经节前纤维来自脊髓第2~4骶节副交感核；在子宫颈神经节换元，其作用可能引起子宫及血管舒张。子宫颈的痛觉纤维经盆内脏神经传入，其胞体位于上部骶神经的脊神经节内。子宫体的痛觉纤维，走在交感神经内，经上腹下丛及腰内脏神经传入脊髓。②膀胱丛（vesical plexus），位于膀胱两侧，来自盆丛，并有第3、4骶节的副交感纤维经盆内脏神经至此丛内。由此丛发出纤维沿膀胱动脉分为膀胱上、下神经，分布于膀胱的上、下部。膀胱壁及内括约肌接受交感和副交感神经的双重支配；外括约肌受阴部神经支配。每种神经都有传入和传出纤维。副交感神经传出冲动引起膀胱逼尿肌收缩和内括约肌松弛，引起排尿功能；交感神经传出纤维对膀胱的作用不够明显，但能使内括约肌紧张性加强，有阻止排尿的作用，此外还可使膀胱的血管收缩。阴部神经传出冲动引起外括约肌收缩，引起膀胱尿胀的感觉，由副交感传入纤维传导；膀胱过度膨大时的痛觉由盆内脏神经纤维传入。尿道的感觉则由盆内脏神经及阴部神经传入纤维传导。③直肠下丛（inferior rectal plexus），来自盆丛的上部，伴直肠下动脉至直肠，并有纤维与直肠上丛相连接。纤维向下分布于肛门内括约肌。直肠与肛管的神经支配，来自直肠上丛、直肠下丛及肛神经。交感神经的传出纤维使直肠舒张，肛门内括约肌收缩；副交感神经传出纤维使直肠收缩及肛门内括约肌舒张。肛神经的运动纤维支配肛门外括约肌随意舒缩；其感觉纤维分布于肛管下部。直肠的刺激和疼痛冲动经盆内脏神经纤维传入脊髓。实验证明，对膀胱、尿道及直肠等脏器的平滑肌作用不够显著，而副交感神经则是这些盆腔器官的主要控制者。后者既是这些脏器平滑肌的运动神经，又是这些脏器括约肌的抑制神经，因而排尿、排便主要由副交感神经控制，所以当脊髓骶节中部或其以上损伤，即可导致大、小便失禁。当子宫颈癌手术时，应注意勿伤副交感神经纤维及传入神经纤维，它们与排便、排尿的反射活动有关。齿状线附近的区域，常认为是敏感的便意感受区，伤后可导致急锐便意消失，会出现感觉性排便失禁。盆内脏神经的副交感纤维，经阴部神经使阴蒂螺旋动脉舒张，从而阴蒂勃起，如伤及此神经，可导致阴蒂不能勃起。

（栾铭箴　王　波　郎景和）

骶前神经切断术

女性慢性盆腔疼痛尤其是原发性痛经和继发性痛经，是妇科常见病之一，其发生率为43%~90%。慢性盆腔痛（chronic pelvic pain，CPP）是指引起任何类型持续6个月或以上的盆腔疼痛。它是一类严重影响患者生活质量的妇科常见症状，由于其病因复杂，药物或物理治疗的有效率较低，疼痛的反复发作也给患者带来痛苦。早期对顽固病例多通过开腹手术治疗，有子宫神经去除术（uterine nerve ablation）和骶前神经切断术（presacral neurectomy）两种术式，以破坏子宫颈的大部分痛觉神经纤维，减轻或治愈患者疼痛。Jaboulay和Ruggi（1899）最早报道了行骶前神经切断术治疗痛经及中央性盆腔痛。20世纪60年代起，一些药物相继问世，如口服避孕药、非甾体抗炎药。其中口服避孕药、孕激素的周期疗法、假孕疗法、达那唑、促性腺激素释放激素（GnRH）的假绝经疗法等，对缓解盆腔疼痛及痛经有明显疗效，但停药后很快复发，且仍有20%~25%的患者对药物治疗无效，仍需要手术治疗。Perez于1990年首先报道了腹腔镜下骶前神经切断术（laparoscopic presacral neurectomy）。此后，随着腹腔镜技术的不断提高和开展，以及腹腔镜手术具有手术创伤小、住院时间短的优点，LPSN被广泛用于保守治疗无效的盆腔疼痛患者。

相关解剖学基础

髂内三角（inter-iliac triangle）是指两侧髂总动脉间的区域，底为骶骨岬，两侧边为髂总动脉，顶为腹主动脉分叉处。该三角内重要的解剖结构如下。

1. 骶前神经　是位于腹膜后髂内三角的神经纤维，这些神经纤维包埋于疏松结缔组织内，其形状存在个体差异，大多数形成神经丛，少数仅形成单根神经。骶前神经为交感神经丛，实际为上腹下神经丛（superior hypogastric plexus），其纤维来自腹主动脉丛、肠系膜下丛及第3、4腰交感神经节的内脏神经。位于第5腰椎及骶岬前方，主动脉叉之下，伴骶正中血管下行入盆，在第1骶椎前方分成左、右腹下神经丛。上腹下神经丛的主干和来自腰交感神经节的纤维在第5腰椎前方向下延伸至盆腔后接受骶交感干的节后纤维，以及$S_{2\sim4}$的副交感神经即盆内脏神经（pelvic splanchnic nerve）纤维，在子宫颈两旁形成下腹下神经丛（inferior hypogastric plexus），也称盆丛，其分支沿髂内血管内脏支分布于盆腔脏器，形成膀胱丛、子宫阴道丛、直肠丛，支配输卵管、子宫体、子宫颈、膀胱上部、阴道上段及直肠等。骶前神经包括传导膀胱与子宫痛觉的传入纤维及经该丛上行至乙状结肠及降结肠的副交感神经的节前纤维等，切断骶前神经可阻断子宫的痛觉传入中枢神经系统。骶前神经的形态有单支、双支、树枝状及网络状分布，因此彻底切除所有的骶前神经分支是解除疼痛提高疗效的关键。

2. 肠系膜下动脉　在第3腰椎水平，距腹主动脉分叉处上方3~4 cm处，起自腹主动脉前壁，之后在后腹壁腹膜深面行向左下方，经乙状结肠系膜进入盆腔，最后移行为直肠上动脉。

3. 乙状结肠系膜　是将乙状结肠连于腹后壁的双层腹膜结构，根部附着于左髂窝和骨盆左后壁。系膜内含有乙状结肠血管、直肠上血管、淋巴管和神经丛等。

4. 输尿管　输尿管到达小骨盆入口处，左侧输尿管越过左髂总动脉末端前方，右输尿管则经过右髂外动脉起始部的前方。

5. 髂总静脉　髂总静脉是收纳盆部和下肢静脉血的总干。髂总静脉由髂外静脉和髂内静脉在骶髂关节前方组成。左髂总静脉较长，在其同名动脉内侧向正中线上升至右髂总动脉的后方，在右髂总动脉的外侧与右髂总静脉汇合构成下腔静脉。

6. 骶正中动、静脉　骶中动脉（meiddle sacral artery）　胚胎期为腹主动脉干的直接延续，后退化；出生后末端已萎缩形成细小的骶中动脉，在腹主动脉分叉处的后上方0.2~0.3 cm处发出，紧贴骨膜行于腹下丛后方，在第4~5腰椎体的前面、直肠后面进入骨盆经于尾骨体，其发出腰最下动脉供应髂肌和腰方肌。并发出分支与骶外侧动脉、髂腰动脉支、臀上动脉及直肠上、下动脉相吻合。骶正中静脉（median iliac vein）由骶骨前面两支静脉汇合而成，与同名动脉伴行，多汇入左髂总静脉。

7. 骶前静脉丛　在骶前由骶外侧静脉与骶中静脉的分支形成，与椎静脉丛有交通吻合，从而形成上、下腔静脉的沟通路径。

8. 骶前淋巴丛　分布于骶骨前疏松组织内。

卵巢的神经分布来自卵巢神经丛而非骶前神经。该丛大部分纤维来自腹主动脉丛，少数纤维来自肾丛。在阔韧带内与卵巢血管伴行支配卵巢，并有分支至输卵管。因此，骶前神经切断术适用于中央性盆腔痛，尤其是原发性或继发性痛经，且对保守治疗无效者。但不能缓解附件病变引起的盆侧部疼痛及其他原因引起的腹痛。

手术指征

各种原因所致盆腔中央性疼痛药物治疗效果差或无效者，如原发性或继发性痛经；子宫内膜异位症合并盆腔痛，需同时行子宫内膜异位灶切除者；子宫腺肌病其他原因的中央性盆腔疼痛、性交痛等，可与月经周期相关或无关。

禁忌证

患者不能耐受手术、患感染性疾病、血液系统疾病等手术禁忌；还包括过度肥胖，盆腔过度粘连（腹腔镜手术禁忌）；非中央性疼痛（如附件区疼痛，盆壁痛，恶性肿瘤引起的疼痛，炎症性疼痛以及癔症性疼痛），胃肠道及泌尿系统疾病引起的腹痛。

手术步骤

1. 腹腔镜下骶前神经切断术　术前均预防性应用抗生素，清洁灌肠，常规阴道清洗，留置尿管。

患者在全身麻醉下取头低足高仰卧截石位，略向左侧倾斜，使乙状结肠离开骶岬，便于清楚暴露髂内三角区。患者腹腔镜可置于脐部或耻骨上穿刺孔。利用子宫操作杆使子宫上举前倾，辨认骶骨岬，将覆盖于骶骨岬表面的后腹膜提起，注射垂体后叶素6 U后，在右髂内动脉与肠系膜下动脉之间，右侧输尿管跨越髂血管水平，提起骶骨岬前方的腹膜，纵行剪开3~4 cm，暴露腹膜后组织。切除范围：上达腹主动脉分支处；下至骶岬下1 cm；右侧至右髂内动脉；左侧至乙状结肠系膜根部（肠系膜下动脉）。在腹膜与脂肪组织间隙内分离，上达腹主动脉分叉上1 cm，下至骶骨岬下1 cm，向两侧分离，右侧达右侧输尿管处，左侧至乙状结肠系膜根部的直肠上动脉或痔动脉。自右侧髂总动脉分叉处向上至腹主动脉分叉处，分离此动脉表面的脂肪组织，暴露右侧髂总动脉。提起腹主动脉前方的脂肪组织，将其电凝并剪断。钳起此块组织，在第5腰椎与骶岬骨膜前方继续自右向左分离，至左侧髂总静脉和动脉。分离左侧髂总动脉表面的脂肪组织，向远端游离脂肪组织，骶岬下方约1 cm，骶前神经发出左右腹下神经处，并于远端用双极电凝凝固血管，自右向左将此块脂肪组织（骶前区脂肪，内含骶前神经纤维）离断切除2~3 cm。组织要送病检证实含有神经组织。冲洗创面并止血，后腹膜不必关闭，亦无须引流。子宫内膜异位症患者同时对卵巢子宫内膜异位囊肿行剥除术，电灼肉眼可见的病灶，对盆腔粘连行粘连分离术。

亦可将骶骨岬表面的腹膜提起并横向切开，左侧达肠系膜下动脉，右侧达右髂内动脉，暴露腹膜下含有神经纤维的脂肪组织，钝性分离出骶前神经丛，在腹主动脉分叉处下方将其剪断，并向下分离直达腹下神经丛分叉处剪断，切除2~3 cm长的神经纤维组织，切除的神经组织送病理。

2. 开腹手术则在开腹条件下进行手术操作。

注意事项

在进行手术操作时尤需注意以下两点。①预防术中出血：由于骶前神经的解剖位置，术中应特别注意。向左侧游离至乙状结肠系膜根部，注意勿损伤肠系膜下动脉、乙状结肠系膜、左侧输尿管，以及深埋于此处的左侧髂总静脉。双极钳钳夹已游离的神经及脂肪组织并小心提起，勿损伤其后方紧贴骨膜走行的骶正中动静脉。切除组织长度2~3 cm。注意向下切除组织不要太多，以免损伤骶前静脉丛。②避免脏器损伤：右侧近髂内动脉处钝性分离疏松结缔组织至骨膜，注意应辨明右侧输尿管，防止损伤。

切除的组织要病理证实为神经组织。在手术过程中，对于小血管出血，可使用双极电凝止血，多可奏效。若术中损伤大血管或输尿管时，应立即转为开腹手术。术后腹膜切口可不缝合，利于引流。

要让患者充分了解手术的危险性，如盆腔血管、神经、输尿管损伤，必要时需中转开腹的可能，手术并不能完全缓解症状，术后盆腔疼痛可能复发等。

腹腔镜骶前神经切断术的安全性

腹腔镜检查与手术最突出优点是：创口小、干扰少、痛苦少；无血或少血操作；时间短、效果好、恢复快；对神经系统、消化系统、免疫系统的影响小。

手术安全性是对腹腔镜骶前神经切断术的最大挑战之一。骶前神经位于后腹膜下方、骶岬骨膜上，非常接近血管、肠管和输尿管，在手术中容易受到损伤，手术难度大、出血多、时间长，对术者的技术要求较高，以往有重要血管损伤的报道。术中主要并发症：①出血，髂内三角内有许多重要的血管，如髂血管、骶正中血管、骶前静脉丛、肠系膜下动脉；②输尿管损伤；③乙状结肠损伤。故手术前做好充分的肠道准备，由有经验的医师配合熟练的助手进行手术是减少并发症的有效保障。

手术时间为35~90 min，手术出血量为30~100 mL，平均70 mL，术后6 h拔尿管，小便自解，并进食及下床活动。术后24 h均恢复肛门排气。术后住院时间4~6 d。

治疗效果

疗效判断标准如下。①完全缓解：症状全部消失。②部分缓解：症状大部分缓解，不影响正常生活和工作。③无缓解：原有症状基本无改善或好转后再复发，影响正常生活和工作症状。

Tjaden等研究表明，骶前神经切断术适应证的掌握和手术切除的彻底性决定了手术的有效性。Chen等回顾了由于各种原因进行保守性腹腔镜手术和腹腔镜下骶前神经切断术的患者527例，结果表明，所有患者的疼痛缓解都有显著统计学意义。Perry等认为术后可有91%的患者疼痛减轻。

子宫内膜异位症痛经的治疗是一个比较棘手的问题，药物治疗始终只能暂时控制症状，停药后症状常复发，严重影响生活质量。Zullo等随访12个月经腹腔镜骶前神经切断术治疗子宫内膜异位症致痛经的患者，治愈率达83.3%。目前认为，骶前神经切断术是治疗痛经的有效手段之一，术后痛经缓解率达75%~80%，可使接受保守性手术的子宫内膜异位症患者长期治愈率增加，并提高生活质量，子宫内膜异位症分期与治疗效果无直接关系。Chen（2000）报道腹腔镜骶前神经切断术治疗慢性盆腔疼痛和痛经的有效率为80%~85%，建议手术治疗慢性盆腔疼痛时首选腹腔镜骶前神经切断术。

术后主要并发症

并发症主要为性功能障碍，尿频、尿急、尿潴留，肠激惹综合征（腹泻型）、便秘、分娩时痛觉消失、乳糜样腹水、肠粘连梗阻、复发（切除不全，神经重新长出，痛觉经另外通路传导），子宫脱垂等。手术后的并发症还可表现为阴道发干，甚至出现乳糜样腹泻。研究报道术后便秘的发生率为31.8%，也有报道为74%者。Chen报道，手术后2例出现单侧阴唇水肿，1例并发乳糜性腹水。

乳糜性腹水是极罕见的术后并发症，使患者遭受较少痛苦，快速有效地治愈该并发症的方法仍未找到，保守治疗方法（低脂饮食）需要较长时间。Chen等（1998）报道4例乳糜性腹水患者，经再次腹腔镜手术，2例经双极烧灼局部治愈，2例失败，后以Gelform压迫并缝合骶前腹膜而治愈1例，另1例则采取保守治疗3周治愈（包括去除引流管，低脂饮食），认为引流管的应用致局部负压可是乳糜继续渗露出。Lo等（1998）报道1例并发大量乳糜性腹水患者，经术中充分暴露和电凝骶前淋巴组织而治愈。

腹腔镜下骶前神经切断术与子宫骶韧带切断术比较

子宫骶韧带切断术相对简单，但如果子宫后壁与肠管粘连，往往会影响手术操作。骶前神经切断术和子宫骶韧带切断术的治疗适应证，均为原发性痛经或内异症引起的继发性痛经，主要表现为下腹正中部位疼痛，对来自子宫以外盆腔部位子宫内膜异位症痛经的疼痛效果不佳。由于骶前神经切断术的手术部位接近重要的血管及肠管、输尿管，所以手术难度较大，相对于子宫骶韧带切断术出血量较多，手术时间较长，对术者的手术技巧要求更高。Chen等研究发现，骶前神经切断术的手术时间及肛门排气时间均长于子宫骶韧带切断术，出血量增多，差异均有显著意义。

对于原发性痛经，两种手术方式比较，术后短期的疼痛减轻无明显差异，长期则腹腔镜下骶前神经切断术更有效。Chen等研究发现，68例随机接受腹腔镜下骶前神经切断术或腹腔镜下子宫神经切除术的原发性痛经患者。术后3个月随访表明，两者有效率相似，分别为87.9%、82.9%，但在术后12个月随访中发现两者的有效率有明显差异，分别为81.8%、51.4%，腹腔镜骶前神经切断术的远期有效率更高。Johnson等随机研究发现，只有腹腔镜骶前神经切断术而不是腹腔镜下子宫神经切除术可减轻因子宫内膜异位症所致的继发性痛经的疼痛。Lee等亦认为，腹腔镜下骶前神经切断术对原发性痛经和子宫内膜异位症所致的继发性痛经均有效，而腹腔镜下子宫神经切除术仅对原发性痛经有效。Juang等发现，合并应用骶前神经切断术和子宫骶韧带切断术治疗原发性痛经并不比单纯应用宫骶韧带切断术更有效，相反会导致更多手术并发症。Latthe等综合分析后认为，切断神经治疗痛经的效果有限，仍需要方法合理、有说服力的随机对照研究。

慢性盆腔痛（chronic pelvic pain）是指引起任何类型持续6个月或以上的盆腔疼痛。它是一类严重影响患者生活质量的妇科常见症状，由于其病因复杂，药物或物理治疗的有效率较低，疼痛的反复发作也给患者带来痛苦。Chen等研究发现，骶前神经切除术组、子宫骶韧带切除术组和单纯病灶切除术组术后比较近期效果相似，都有明显的缓解疼痛的作用，但从长期来看，腹腔镜骶前神经切除术阻断了疼痛的主要根源，远期效果明显优于子宫骶韧带切除术，而后者又明显优于单纯病灶切除术。

■腹腔镜子宫神经切断术

支配子宫的神经沿子宫-骶骨韧带到达子宫颈处形成多个神经结节，切断子宫骶骨韧带可破坏由此进入的子宫神经。故子宫-骶骨韧带切断术也称子宫-骶骨神经切断术（laparoscopic uterosacral nerve ablation）。

适应证

同骶前神经切断术。

手术方法

腹腔镜下子宫骶骨韧带切断术，是指双极或单级电极电凝子宫骶骨韧带，并在子宫骶骨韧带附着于子宫颈部约0.5 cm处横断。也可用二氧化碳激光气化子宫骶骨韧带。患者取膀胱截石位，常规腹腔镜术前准备。进镜后仔细探查盆腹腔。由于输尿管走行于子宫骶骨韧带外1~2 cm，故术中必须仔细辨认解剖关系，当有异位病灶或纤维粘连时必先分离粘连并去除异位病灶。使用举宫器将子宫前倾，充分暴露子宫骶骨韧带，注意输尿管走行。于子宫骶骨韧带内侧，附着于子宫颈处切断。近子宫颈处横断可降低输尿管及子宫动脉上行支损伤的概率。如果子宫骶韧带与直肠粘连致密，无法游离，可与子宫骶骨韧带上方即相当于子宫峡部水平下方，横行切开宫颈后壁筋膜深达肌层约0.5 cm。如使用二氧化碳激光汽化子宫骶骨韧带，可将韧带内2/3汽化，长度约为1 cm。

并发症

1. 术中出血　由于术中止血不充分或手术范围过大，伤及阔韧带内子宫动脉上行支。

2. 输尿管损伤　单极电凝导致破坏组织过广，或手术范围过大，均可导致输尿管损伤或输尿管瘘。

3.当异位病灶浸润直肠子宫陷凹，分离困难时，该手术还有可能损伤直肠。

（黄翠萍　王　波）

参考文献

1. 冯友贤. 改良主动脉阻断法抢救巨大胸腹主动脉瘤. 中华外科杂志, 1986, 24: 321-323.
2. 汤春生, 苏应宽. 腹主动脉下段暂时性阻断术在妇科肿瘤手术大出血的应用. 实用妇科与产科杂志, 1991, 7(3): 161-1 621.
3. 镇万新, 窦永充, 徐万鹏, 等. 球囊导管腹主动脉阻断术控制骨盆及下腰椎肿瘤手术出血. 中华骨科杂志, 2001, 21(8): 468-470.
4. 郑瑾, 孔健, 朱杰诚, 等. 球囊导管腹主动脉阻断术在骶骨肿瘤术中的并发症及其预防. 中国骨肿瘤骨病, 2003, 8(2): 212-214.
5. 米川, 马忠泰, 卢海森, 等. 球囊导管阻断动脉控制肿瘤术中出血的可行性研究. 中华骨科杂志, 2005, 25(5): 280-283.
6. 李鼎锋, 崔秋, 乐守玉, 等. 腹主动脉血流阻断技术在行骨盆、骶骨肿瘤切除中的临床评价. 中国癌症杂志, 2003, 13(3): 259-262.
7. 张永飞. 腹主动脉阻断术的临床应用研究. 中华创伤杂志, 2002, 18(8): 464-467.
8. 路小勇, 崔现平. 不同控制出血方法在骶骨肿瘤切除术中的应用价值比较. 中国脊柱脊髓杂志, 2007, 17(12): 899-903.
9. 潘水章, 何登伟. 低位腹主动脉间歇性阻断技术的临床应用. 临床骨科杂志, 2000, 3(3): 183-184.
10. 汤春生, 温泽清. 腹主动脉下段暂时阻断术用于控制妇科肿瘤手术中盆腔大出血. 现代妇产科进展, 2003, 11(12): 445-446.
11. 刘玲, 宋光耀, 王亚萍, 等. 47例子宫静脉内平滑肌瘤病临床病理分析. 现代妇产科进展, 2007, 16(8): 610-611.
12. 毛玉萍, 郑晓刚, 孟奎, 等. 静脉内平滑肌瘤病伴髂静脉壁平滑肌瘤. 诊断病理学杂志, 2005, 12: 103–105.

13. 潘莹, 孙莉, 常才. 超声诊断子宫静脉内平滑肌瘤病的结果分析. 中华超声影像学杂志, 2004, 13: 913–915.

14. 郎景和, 黄荣丽, 吴葆桢, 等. 卵巢癌的淋巴造影. 中华妇产科杂志, 1989, 24(1): 29.

15. 郎景和. 淋巴造影术. 见: 连利娟. 林巧稚妇科肿瘤学. 2版. 北京: 人民卫生出版社, 1994: 131.

16. 谭先杰, 郎景和. 淋巴造影及其在妇科恶性肿瘤诊断和治疗中的价值. 中国实用妇科与产科杂志, 1999; 15(6): 335.

17. 夏恩兰. 妇科内镜学. 北京: 人民卫生出版社, 2001: 493–496.

18. 来婷, 蒋庆春. 腹腔镜下骶前神经切断术治疗子宫内膜异位症痛经. 中华妇产科杂志, 2003, 38(3): 176–177.

19. 陈小平, 毛洁, 凡利俊, 等. 腹腔镜下骶前神经切断术与宫骶韧带切断术对慢性盆腔痛的治疗价值. 现代妇产科进展, 2007, 16(8): 627–628.

20. Miura F, Takada T, Ochiai T, et al. Aortic occlusion balloon catheter technique is useful for uncontrollable massive intraabdominal bleeding after hepato-pancreato-biliary surgery. J Gastrointest Surg, 2006, 10(4): 519–522.

21. Zhang L, Gong Q, Xiao H, et al. Control of blood loss during sacral surgery by aortic balloon occlusion. Anesth Analg, 2007, 105(3): 700–703.

22. Silberzweig JE, Marin ML, Hollier LH, et a1. Balloon-expandable common iliac artery occluder device for endovaseular aneurysm repair. Vasc Surg, 2001, 35(4): 263–271.

23. Louis-Sylvestrec, Evangelistab E, Leonarda F, et al. Sentinel node localization should be interpreted with caution in midline vulvar cancer. Gynecologic Oncology, 2005, 97: 151–154.

24. Louis-Sylvestrea C, Evangelistab E, Leonarda F, et al. Interpretation of sentinel node identification in vulvar cancer. Gynecologie Obstetrique & Fertilite, 2006, 34: 706–710.

25. Fons G, ter Rahe B, Sloof G, et al. Failure in the detection of the sentinel lymph node with a combined technique of radioactive tracer and blue dye in a patient with cancer of the vulva and a single positive lymph node. Gynecologic Oncology, 2004, 92: 981–984.

26. Jose M, Martinez P, Maria A, et al. Comparison of recurrence after vulvectomy and lymphadenectomy with and without sentinel node biopsy in early stage vulvar cancer. Gynecologic Oncology, 2006, 103: 865–870.

27. Terada KY, David M, Shimizu, et al. Outcomes for patients with T_1 squamous cell cancer of the vulva undergoing sentinel node biopsy. Gynecologic Oncology, 2006, 102: 200–203.

28. Katina Robison, Margaret M, Steinhoff CO, et al. Inguinal sentinel node dissection versus standard inguinal node dissection in patients with vulvar cancer: A comparison of the size of metastasis detected in inguinal lymph nodes. Gynecologic Oncology, 2006, 101: 24–27.

29. Kalyan KD, Robert P, Woolas. Lymphatic mapping and sentinel node biopsy in early vulvar cancer. BJOG: an International Journal of Obstetrics and Gynaecology June, 2005, 112: 696–702.

30. Luis M, Puig-Tintore, Jaume Ordi, et al. Further Data on the Usefulness of Sentinel Lymph Node Identification and Ultrastaging in Vulvar Squamous Cell Carcinoma. Gynecologic Oncology, 2003, 88: 29–34.

31. Johnson NP, Farquhar CM, Crossley S, et al. J. A double-blind randomised controlled trial of laparoscopic uterine nerve ablation for women with chronic pelvic pain. BJOG, 2004, 111: 950–959.

32. Lee TT, Yang LC. Pelvic denervation procedures: A current reappraisal. Int J Gynaecol Obstet, 2008, 101(3): 304–308.

33. Sliutz G, Reinthaller A, Lantzsch T, et al. Lymphatic Mapping of Sentinel Nodes in Early Vulvar Cancer. Gynecologic Oncology, 2002, 84: 449–452.

34. Antonio GM, Berta DF, Isabel R, et al. Total laparoscopic radical hysterectomy with intraoperative sentinel node identification in patients with early invasive cervical cancer. Gynecologic Oncology, 2005, 96: 187–193.

35. Emmanuel B, Annie C, Serge U, et al. Value of intraoperative imprint cytology of sentinel nodes in patients with cervical cancer. Gynecologic Oncology, 2004, 94: 175–180.

36. Juang CM, Chou P, Yen MS, et al. Laparoscopic uterosacral nerve ablation with and without presacral neurectomy in the treatment of primary dysmenorrhea: a prospective efficacy analysis. J Reprod Med, 2007, 52(7):

591−596.

37. Emile D, Vincent L, Roman R, et al. Contribution of the sentinel node procedure to tailoring the radicality of hysterectomy for cervical cancer. Gynecologic Oncology, 2007, 106: 251−256.
38. Barrangera E, Bricoua A, Morel O, et al. Sentinel node biopsy in cervical cancer: state-of-the-art in 2007. Gynécologie Obst trique & Fertilité, 2007, 35: 516−522.
39. Van de LJ, Torreng B, Pieter GHM. et al. Sentinel lymph node detection in early stage uterine cervix carcinoma: A systematic review. Gynecologic Oncology, 2007, 106: 604−613.
40. Balega J, Van Trappen PO. The sentinel node in gynaecological malignancies. Cancer Imaging, 2006, 6: 7−15.
41. Hauspy J, Beiner M, Harley I, et al. Sentinel lymph nodes in early stage cervical cancer. Gynecologic Oncology, 2007, 105: 285−290.
42. Lukas R, Pavel S, Helena R, et al. Study of lymphatic mapping and sentinel node identification in early stage cervical cancer. Gynecologic Oncology, 2005, 98: 281−288.
43. Silva L B, Agnaldo L, Silva-Filho, et al. v Sentinel node detection in cervical cancer with 99mTc-phytate. Gynecologic Oncology, 2005, 97: 588−595.
44. Roberto A, Innocenza P, Cesidio C, et al. Role of sentinel lymph node biopsy procedure in cervical cancer: a critical point of view. Gynecologic Oncology, 2005, 96: 504−509.
45. Roca I, Caresia AP, Gil-Moreno A, et al. Usefulness of sentinel lymph node detection in early stages of cervical cancer. Eur J Nucl Med Mol Imaging, 2005, 32: 1 210−1 216.
46. Seok JS, Hyun P, Kwang MY, et al. Detection of Sentinel Lymph Nodes in patients with Early Stage Cervical Cancer. J Korean Med Sci, 2007, 22: 105−109.
47. LIN YS, Tzengy CC, Huang KF, et al. Sentinel node detection with radiocolloid lymphatic mapping in early invasive cervical cancer. Int J Gynecol Cancer, 2005, 15: 273−277.
48. Wydrg D, Sawicki S, Wojtylaky S, et al. Sentinel node identification in cervical cancer patients undergoing transperitoneal radical hysterectomy: a study of 100 cases. Int J Gynecol Cancer, 2006, 16: 649−654.
49. Michael F, Bodurka D, Broaddus R R, et al. Lymphatic mapping and sentinel node biopsy in women with high-risk endometrial cancer. Gynecologic Oncology, 2007, 104: 100−103.
50. Neeta Pandit-Taskar, MD, et al. Oncologic Imaging in Gynecologic Malignancies. J Nucl Med 2005, 46: 1 842−1 850.
51. Lam PM, Keith WK, Mei Yu, et al. Intravenous leiomyomatosis: two cases with diferent routs of routes of tumor extension. J Vasc Surg, 2004, 39: 465−469.
52. Castelli P, Caronno R, Piffaretti G, et a1. Intravenous uterine leiomyomatosis with right heart extension: successful two-stage surgical removal. Ann Vasc Surg, 2006, 20(3): 405−407.
53. Bilyeu SP, Bilyeu JD, Parthasarathy R. Intravenous lipoleiomyomatosis. Clin Imaging, 2006, 30(5): 361−384.
54. Baker PM, Moch H, Oliva E. Unusual morphologic features of endometrial stromal tumors: a report of 2 cases. Am J Surg Pathol, 2005, 29(10): 1 394−1 398.
55. Ozer N, Engin H, Akgül E, et a1. An unusual case of recurrent mass in the right atrium: intravenous leiomyomatosis. Echocardiography, 2005, 22(6): 514−516.
56. Kir G, Cetiner H, Gurbuz A, et a1. Immunohistochemical profile of intravenous leiomyomatosis. Eur J Gynaecol Oncol, 2004, 25(4): 481−483.
57. Chen MJ, Peng Y, Yang YS, et a1. Increased hyaluronan and CD44 expressions in intravenous leiomyomatosis. Acta Obstet Gynecol Scand, 2005, 84(4): 322−328.
58. Cohen1 DT, Oliva E, Hahn PF, et a1. Uterine Smooth-Muscle Tumors with Unusual Growth Patterns: Imaging with Pathologic Correlation. AJR, 2007, 188: 246−255.
59. Raji V, Dhanasegaran SE, Subranmanian K, et a1. The Diagnosis of Intravenous Leiomyomatosis of An Early Stage Is Difficult. Indian J Med Sci, 2006, 60: 422−424.
60. Moorjani N, Kuo J, Ashley S, et a1. Intravenous uterine leiomyosarcomatosis with intracardial extension. J Card Surg, 2005, 20(4): 382−385.
61. Ghersin E, Leiderman M, Meretik S, et a1. Renal cell carcinoma invading the right ovarian vein-Multidetector computed tomography and ultrasound Doppler findings. J

Comput Assist Tomogr, 2005, 29(4): 472–474.

62. Latthe PM, Proctor ML, Farquhar CM, Johnson N, Khan KS. Surgical interruption of pelvic nerve pathways in dysmenorrhea: a systematic review of effectiveness. Acta Obstet Gynecol Scand, 2007, 86(1): 4–15.

63. Frumovitz M, Ramirez PT, Levenback CF. Lymphatic mapping and sentinel lymph node detection in women with cervical cancer. Gynecol Oncol, 2008, 110(Supp 12): 17–20.

64. Misselwitz B, Schmitt-Willich H, Michaelis M, et a1. Interstitial magnetic resonance lymphography using a polymeric t1 contrast agent: initial experience with Gadomer-17. Invest radiol, 2002, 37(3): 146–151.

65. Morton DL, Wen DR, Wong JH, et al. Technical details of intraoperative lymphatic mapping for early stage melanoma. Arch Surg, 1992, 127(4): 392–399.

66. Zhou Z, Guo J, Yu H, et al. Comparison of Gd［DTPA-bis(2-aminoethoxy)ethane］polymeric contrast agent with Gododiamide injection for interstitial MR lymphography: experimental study with rabbits. J Magn Reson Imaging, 2005, 22(3): 361–367.

67. Zunino S, Rosato O, Lucino S, et al. Anatomic study of the pelvis in carcinoma of the uterine cervix as related to the box technique. Int J Radiat Oncol Biol Phys, 1999, 44(1): 53–59.

68. Chen FP. Laparoscopic presacral neurectomy for chronic pelvic pain. Chang Gung Med J, 2000, 23(1): 1–7.

69. Zullo F, Palomba S, Zupi E, et al. Effectiveness of presacral neurectomy in women with severe dysmenorrhea caused by endometriosis who were treated with laparoscopic conservative surgery: a 1-year prospective randomized double2 blind controlled trial. Am J Obstet Gynecol, 2003, 189: 5–10.

70. Cheong Y, William Stones R. Chronic pelvic pain: aetiology and therapy. Best Pract Res Clin Obstet Gynaecol, 2006, 20(5): 695–711.

14

股三角的解剖和手术

股三角的解剖

■ 股三角的境界

股三角（femoral triangle）位于股部上方的前内侧，为底朝上、尖向下的倒三角形区域。上界为腹股沟韧带，外侧界为缝匠肌内侧缘，内侧界为长收肌外侧缘，广义的股三角内侧界则为长收肌的内侧缘。股三角前壁为阔筋膜；后壁凹陷，自外向内由髂腰肌、耻骨肌、长收肌及各肌的筋膜构成。三角的尖部为缝匠肌和长收肌的交角，下续收肌管，交角距腹股沟韧带10~15 cm。三角内的主要结构有神经、血管、淋巴结及股管等（图14-1，2）。

■ 浅层结构

股三角区的皮肤较股外侧部薄，移动性大，皮脂腺较多。腹股沟韧带下方的浅筋膜分浅、深两层：浅层为脂肪层，较厚，富含脂肪，与腹前壁浅筋膜的脂肪层（Camper筋膜）相连续；深层为膜样层，较薄，富含弹性纤维，与腹前壁浅筋膜的膜样层（Scarpa筋膜）相连续，并于腹股沟韧带下方约2 cm处附着于阔筋膜（即股深筋膜）。浅筋膜内主要有大隐静脉及属支、浅动脉、皮神经和淋巴结等。

1. 大隐静脉（great saphenous vein）　为下肢

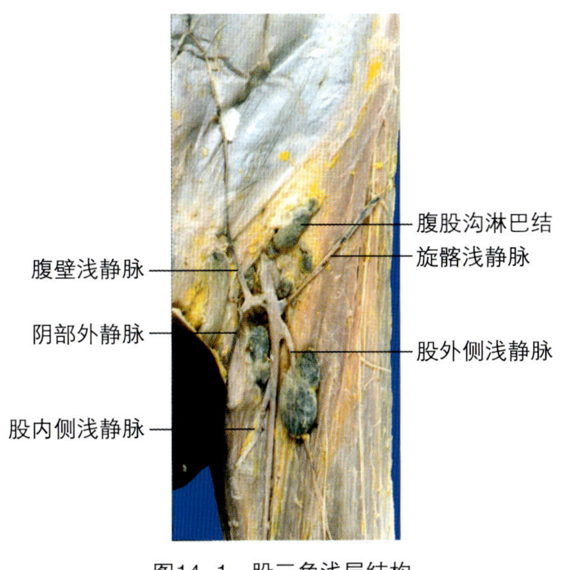

图14-1　股三角浅层结构

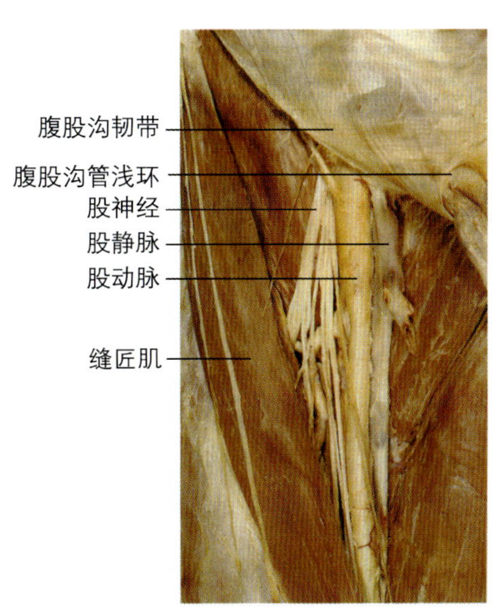

图14-2　股三角内主要结构

管径最大、管壁最厚的浅静脉，也是全身最长的静脉，长度约76 cm。起自足内侧缘处的足背静脉弓，于内踝前方约1 cm处向上至小腿内侧面，与隐神经相伴上行，经膝关节内后方，再沿大腿内侧上行，并逐渐转向大腿前面，至耻骨结节外下方3~4 cm处，穿卵圆窝筛筋膜及股鞘浅壁注入股静脉。大隐静脉在股部与股内侧皮神经伴行，与深静脉间有许多交通支。

大隐静脉在股部的体表投影：自耻骨结节外下方4 cm处至内收肌结节的连线。大隐静脉除沿途收集小腿和股内侧区的浅静脉外，在穿筛筋膜之前还接纳5条属支：

（1）腹壁浅静脉（superficial epigastric vein）：引流腹壁下部的浅静脉。

（2）旋髂浅静脉（superficial iliac circumflex vein）：引流腹壁下部、股上部和外侧部的浅静脉。

（3）阴部外静脉（external pudendal veins）：引流大阴唇（或阴囊）的浅静脉。

（4）股内侧浅静脉（medial superficial femoral vein）：引流股内侧的浅静脉支。

（5）股外侧浅静脉（lateral superficial femoral vein）：引流股外侧的浅静脉支。

大隐静脉属支的数量、位置和汇入形式个体差异较大，各静脉可单独注入大隐静脉，或2~3支合成单干后注入大隐静脉。大隐静脉尚借许多穿静脉与深静脉相交通，穿静脉的静脉瓣均向深静脉单向开放，阻止血液向浅层回流。此外，还有交通支与小隐静脉吻合。

大隐静脉有9~10对静脉瓣，具有防止血液逆流的作用。近侧端有两对静脉瓣较为重要，一对位于穿筛筋膜之前，另一对位于注入股静脉处，若关闭不全可导致大隐静脉曲张。

2. 浅动脉　股动脉进入股三角处发出3条细小的浅动脉。

（1）腹壁浅动脉（superficial epigastric artery）：在腹股沟韧带下方，由股动脉发出，于卵圆窝上部穿筛筋膜至皮下，与同名静脉伴行，向上越腹股沟韧带前面至脐附近，分布于皮肤及浅筋膜，并与腹壁上动脉和对侧的同名动脉相吻合。

（2）旋髂浅动脉（superficial iliac circumflex artery）：在腹股沟韧带下方，直接由股动脉发出，或与腹壁浅动脉共干（国人资料统计占1/3左右）发出，自卵圆窝浅至皮下，与同名静脉伴行，沿腹股沟韧带下缘向外上斜行至髂前上棘附近，分布于皮肤和浅筋膜。

（3）阴部外动脉（external pudendal arteries）：有2~3支，与同名浅静脉伴行，自股动脉发出，向内经耻骨肌和长收肌的表面，其分支穿出筛筋膜行向内侧。一些分支越过子宫圆韧带，分布于阴阜附近的皮肤和浅筋膜，与阴蒂背动脉有吻合；另一些分支至大阴唇的前部，称阴唇前动脉（arteriae labiales anteriores vulvae），与来自会阴动脉的阴唇后动脉（arteriae labiales posteriores vulvae）相吻合。

3. 皮神经

（1）髂腹股沟神经（ilioinguinal nerve）：于髂腹下神经的下方走行，终支自皮下环浅出，分布于股前、内侧区上份及大阴唇（或阴囊）的皮肤。分布于大阴唇的皮支，称阴唇前神经。

（2）生殖股神经股支（ramus femoralis nervi genitofemoralis）：即腰腹股沟神经，沿髂外动脉下降，经腹股沟韧带深面，沿股动脉外侧至股部，于隐静脉裂孔外侧穿出深筋膜（或穿卵圆窝），成为皮神经，分布于股三角部的皮肤。有时在腹股沟下方，发分支与股外侧皮神经的前支和股神经的皮支交通。

（3）股外侧皮神经（lateral femoral cutaneous nerve）：自腰大肌外侧缘斜向外下方，行于髂肌前面，在髂前上棘下方的稍内侧，穿经腹股沟韧带深面至股部。经缝匠肌起始部的前面或后面，或穿过该肌，分为前、后两支。后支即在该处穿出深筋膜，走向后下方，分布于大腿外侧部（大转子至大腿中部）的皮肤；前支在髂前上棘下侧约10 cm处，穿出阔筋膜下降，分为两支，分布于大腿前外侧，直至膝关节处皮肤，其分支可与生殖股神经股支交通，其终末支可与股神经的股前皮神经及隐神经的髌下支，形成髌神经丛。

（4）股神经前皮支（rami cutanei anteriores nervi femoralis）：为数条较短的皮支，可分为两部分，即股中间皮神经和股内侧皮神经。在股部前上份穿出深筋膜，分布于股前、内侧及膝关节前面的皮肤，其中最长的皮支称隐神经（saphenous nerve），是股神经的终支，伴股动脉入收肌管下行。前皮支可与生殖股神经股支交通。

4. 腹股沟浅淋巴结（superfical inguinal limph nodes） 沿腹股沟韧带下缘和大隐静脉末端周围呈“T”形排列，根据其分布的位置不同，分为3组。①腹股沟下浅淋巴结内侧组：位于腹股沟韧带下缘的内侧部，3~5个。②腹股沟下浅淋巴结外侧组：位于腹股沟韧带外侧部的下方，卵圆窝的外侧，7~12个。③腹股沟下浅淋巴结下组：沿大隐静脉末端垂直排列，4~5个。腹股沟下浅淋巴结内、外侧组，收纳脐以下腹壁浅层、腹外侧壁、臀部、外生殖器、会阴及肛门等处的淋巴管，其输出管注入髂外淋巴结；腹股沟下浅淋巴结下组，收纳下肢的浅淋巴管及臀部、会阴部的少量淋巴管，其输出管注入腹股沟下深淋巴结和髂外淋巴结。

■ 深层结构

1. 阔筋膜 大腿深筋膜称阔筋膜（fascia lata），或大腿固有筋膜，因其坚韧致密且范围广阔而得名，是全身最厚的筋膜。上方附着于腹股沟韧带及髂嵴，与臀筋膜和会阴筋膜相延续；下方与小腿筋膜、腘筋膜相移行。大腿内侧部的阔筋膜较薄，但外侧部的厚而坚韧，由髂嵴前份连至胫骨外侧髁的部分特别强厚，似带状腱膜，称髂胫束（iliotibial tract）。此束的上份分为2层，包裹阔筋膜张肌并供其附着，束的前部纤维为阔筋膜张肌的腱膜，后部纤维为臀大肌肌腱的延续部分。阔筋膜在耻骨结节外下方3~4 cm处，形成一卵圆形的隐静脉裂孔（saphenous hiatus），又名卵圆窝，孔的外侧缘锐利且明显，称镰状缘（falciform margin），其向上内和下内延伸的部分，分别称上角和下角。隐静脉裂孔的表面覆盖一层多孔的疏松结缔组织，称筛筋膜（cribriform fascia），或外筛板。穿经筛筋膜出入隐静脉裂孔的结构有大隐静脉及属支、股动脉发出的浅动脉和腹股沟浅淋巴结的输出管等。

阔筋膜自深面向肌肉深部发出3个肌间隔，伸入各肌群之间，附着于股骨粗线，分别称股外侧肌间隔、股内侧肌间隔和股后肌间隔，其中以前者最为发达。阔筋膜、肌间隔及其附着的股骨，在股部形成前、后和内侧3个骨筋膜鞘。前骨筋膜鞘内有大腿肌前群及股血管、神经；内侧骨筋膜鞘内有大腿肌内侧群及闭孔血管、神经；后骨筋膜鞘内有大腿肌后群及坐骨神经等。各骨筋膜鞘之间不完全封闭，可以互相交通，某一鞘内发生感染时，炎症或脓液可蔓延至其他各鞘。

2. 股前内侧肌 股前内侧区的肌肉有两群，即股前肌群和股内侧肌群。股前肌群有股四头肌（quadriceps femoris）和缝匠肌（sartorius），起自髋骨和股骨，止于小腿骨，作用于髋、膝关节。股内侧肌群，即内收肌群，位于大腿的内侧，包括耻骨肌（pectineus）、长收肌（adductor longus）、大收肌（adductor magnus）、短收肌（adductor brevis）和股薄肌（gracilis），均起自闭孔周围的耻骨支、坐骨支和坐骨结节等骨面，除股薄肌止于胫骨上端的内侧以外，其他各肌均止于股骨粗线，主要使髋关节内收。大收肌的下端形成了大收肌腱，止于股骨内上髁上方的收肌结节，此腱与股骨之间形成一裂孔称收肌腱裂孔（adductor tendinous opening），有股血管通过。

内收肌群分3层排列，浅层自外向内为耻骨肌、长收肌和股薄肌；中层为短收肌，位于耻骨肌和长收肌的深面；深层是大收肌。

3. 肌腔隙和血管腔隙　腹股沟韧带与髋骨之间有一间隙，是腹、盆腔与股前内侧区的重要通道。此间隙被髂耻弓（iliopectineal arch）或称髂耻韧带分隔为外侧的肌腔隙及内侧的血管腔隙。髂耻弓起自腹股沟韧带中份的深面，斜向后内，止于髋骨的髂耻隆起（图14-3）。

（1）肌腔隙（lacuna musculorum）：前上界为腹股沟韧带，后外侧界为髂骨，内侧界为髂耻弓。内有髂腰肌及其筋膜、股神经和股外侧皮神经。

（2）血管腔隙（lacuna vasorum）：前上界为腹股沟韧带，后下界为耻骨梳韧带，外侧界为髂耻弓，内侧界为腔隙韧带。内有包绕股血管和股管的股鞘及腹股沟深淋巴结等。

4. 股鞘和股管

（1）股鞘（femoral sheath）：为腹横筋膜和髂筋膜向下延伸包绕股动脉、股静脉上端所形成的筋膜鞘，位于腹股沟韧带内侧半和阔筋膜的深面。股鞘呈漏斗状，长3~4 cm，向下与股血管外膜融合，延续为股血管鞘。股鞘内腔被2条纵行的纤维隔分隔成3个腔，外侧腔容纳股动脉；中间腔容纳股静脉；内侧腔形成股管，内有脂肪和腹股沟深淋巴结。

（2）股管（femoral canal）：为股鞘内侧份一漏斗状筋膜间隙，长约1.5 cm，内含脂肪、疏松结缔组织及淋巴结。其前壁自上而下依次为腹股沟韧带、隐静脉裂孔镰状缘的上端和筛筋膜；后壁依次为耻骨梳韧带、耻骨肌及其筋膜；内侧壁依次为腔隙韧带及股鞘内侧壁；外侧壁为股静脉内侧的纤维隔。股管下端为盲端，称股管下角；股管上口呈卵圆形，称股环（femoral ring）。股环的前界为腹股沟韧带，后界为耻骨梳韧带，内侧界为腔隙韧带，外侧界为股静脉内侧的纤维隔。股环上面覆盖薄层的疏松结缔组织，称股环隔（femoral septum）或内筛板。隔的上面衬有腹膜，从腹腔面观察，此处呈一浅凹称股凹，位置高于股环约1 cm。腹压增高时，腹腔内容物（常为小肠或大网膜等）可被推向股凹，经股环进入股管，形成股疝（femoral hernia）。由于股管几乎垂直，疝块在卵圆窝处向前转折时形成一锐角，且股环本身较小，周围又均有坚韧的韧带，因此股疝容易嵌顿，一旦嵌顿可迅速发展为绞窄性疝。在腹外疝中，股疝嵌顿者最多（图14-4）。

5. 股三角内容　股三角内的主要结构有股神经、股动脉、股静脉及股管等。

（1）股动脉（femoral artery）：是髂外动脉的直接延续，在腹股沟韧带中点的深面进入股三角，由股三角尖端向下进入收肌管，穿收肌腱裂

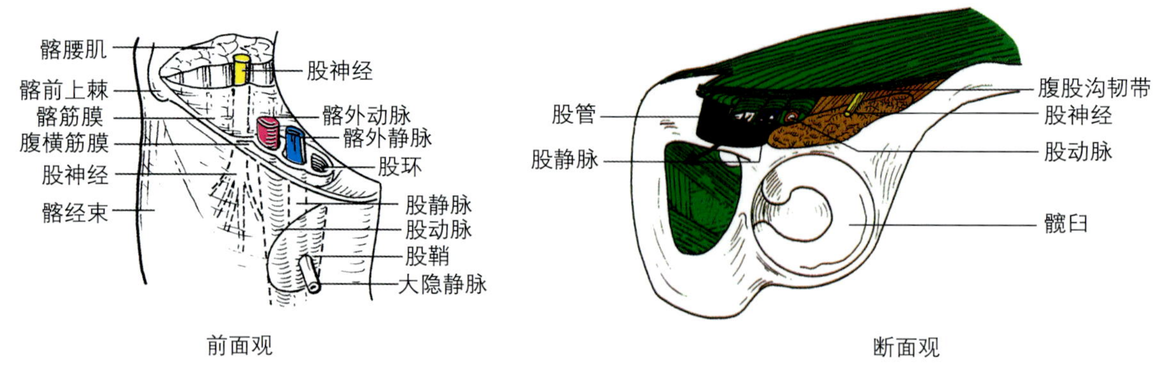

图14-3　肌腔隙和血管腔隙

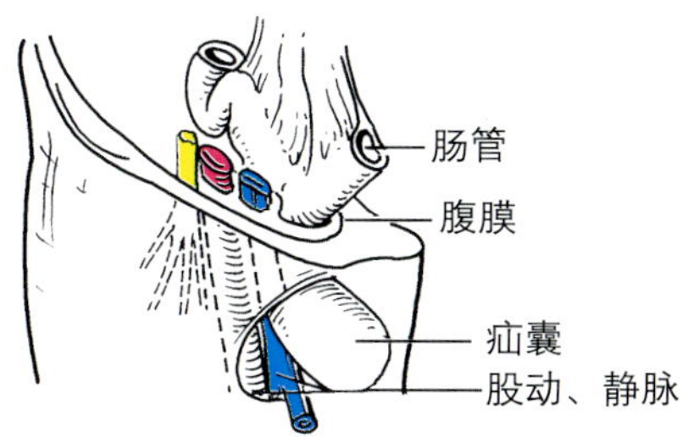

图14-4 股鞘、股管和股疝

孔至腘窝，移行于腘动脉。

股动脉的体表投影：大腿于屈髋、屈膝、外展及外旋位时，自腹股沟韧带中点至收肌结节连线的上2/3段，即为股动脉的体表投影。

股动脉在股三角内的分支，除近侧段发出分布于浅层结构的腹壁浅动脉、旋髂浅动脉、阴部外动脉和腹股沟支外，尚有一最粗大的分支，称股深动脉（deep femoral artery）。该动脉在腹股沟韧带下方1~6 cm处，起自股动脉后外侧壁，是分布于股部的主要动脉。股深动脉于股动脉后方伴同名静脉行向内下，主干经股内侧肌与收肌群之间下行，末端进入长收肌深面离开股三角。其重要分支有旋股外侧动脉、旋股内侧动脉及数条穿动脉。

旋股外侧动脉（lateral femoral circumflex artery）：为股深动脉的最大分支，起自股深动脉的外侧壁，其起始部位不恒定，变异较多，可发自股深动脉的起始部，也可发自股动脉，或与旋股内侧动脉共干发自股深动脉。该动脉起始后向外穿过股神经分支间，至股直肌与髂腰肌之间，分为升、降和横3支。升支在股直肌深面上升，至臀肌及阔筋膜张肌；横支经髂腰肌与股中间肌之间穿入股深部，绕股骨外侧至股后部，与臀下动脉、旋股内侧动脉及第1穿动脉等吻合（十字吻合）；降支于股直肌深面下降，穿入股外侧肌向下至膝部，分布于股四头肌末端及膝关节附近。

旋股内侧动脉（medial femoral circumflex artery）：起始处变异情况与旋股外侧动脉类似。发出后经股动脉的后方，至耻骨肌与髂腰肌之间分为浅、深两支。浅支行经耻骨肌和长收肌表面，分支至附近诸肌；深支较粗大，经耻骨肌与髂腰肌之间向后内至深部，再行经短收肌与闭孔外肌之间，并发出髋臼支经髋臼切迹至髋关节，主干继续向后经股方肌与大收肌之间至股后部，与臀下动脉、旋股外侧动脉及第1穿动脉等吻合（十字吻合）。

穿动脉（perforating arteries）：通常为3~4支，自股深动脉依次发出。第1穿动脉在耻骨肌下缘处穿短收肌及大收肌腱至股后部，分支至此二肌和股二头肌，并由此动脉发出股骨上滋养动脉，进入股骨上部的滋养孔；第2穿动脉于短收肌止点的下方，穿过大收肌腱与股骨之间至股后部，分为升、降两支，分别与第1和第3穿动脉吻合；第3穿动脉在长收肌、大收肌与股骨之间穿至股后，与第2穿动脉及腘动脉的肌支吻合；第4穿动脉是股深动脉的终末支，穿大收肌腱至股后部，分布于股二头肌短头及股外侧肌。以上穿动脉由于贴近股骨穿大收肌至股后区，故股骨干骨折时易损伤穿动脉。

（2）股静脉（femoral vein）：为腘静脉向上的直接延续，始于收肌腱裂孔处，向上至腹股沟韧带深面移行为髂外静脉，全程与股动脉伴行。收肌管内的股静脉位于同名动脉的后外侧；股三角尖处的股静脉居股动脉的后方；股静脉在股三角内继续上行，逐渐转至股动脉的内侧。股静脉内有瓣膜，其属支有浅、深两种，除接收与动脉分支伴行的深层同名静脉外，在隐静脉裂孔处尚收纳浅层的大隐静脉。股静脉收纳的主要深静脉有股深静脉、旋股内侧静脉和旋股外侧静脉。股深静脉（deep femoral vein）由穿静脉汇集而成，同股深动脉伴行，于腹股沟韧带下方汇入股静脉，股深静脉内富有瓣膜，并经旋股内侧静脉、旋股外侧静脉与臀下静脉、闭孔静脉吻合；旋股内侧静脉（medial femoral circumflex veins）和旋股外侧静脉（lateral femoral circumflex veins）均与同名动脉伴行，两者之间有广泛的交通，并与臀部及膝关节的静脉吻合，最后注入股静脉或股深静脉。

（3）股神经（femoral nerve）：发自腰丛，是腰丛中最大的一支，由第2、3、4腰神经（$L_{2\sim4}$）前支的后股组成。股神经从腰大肌下部外侧缘穿出，在髂筋膜的深面，沿髂肌浅面下行，经腹股沟韧带深面的肌腔隙进入股三角，于股动脉外侧分出许多的肌支和皮支。其肌支支配耻骨肌、股四头肌和缝匠肌等；关节支至髋、膝关节；皮支有股前皮神经、股中间皮神经及股内侧皮神经等，分布于股前内侧区的皮肤；其最长的分支为隐神经，为股神经的终末支。

隐神经（saphenous nerve）（$L_{3,4}$）：在股三角内自股神经发出，行向内下，伴股动脉外侧，经股三角尖入收肌管下行；先由股动脉外侧越过其前面，后至其内侧；在收肌管下部穿大收肌腱板，离开收肌管至膝关节内侧；发出髌下支后，在缝匠肌和股薄肌之间穿出深筋膜，伴大隐静脉沿小腿内侧面下降，直至足内侧缘，分布于髌下、小腿内侧和足内侧缘的皮肤。

（4）腹股沟深淋巴结（deep inguinal lymph node）：此群淋巴结中位置最高的位于股环处，并且较大；低位的淋巴结数量不等，沿股静脉近侧段和大隐静脉注入股静脉处排列。此群淋巴结收纳下肢的深淋巴管、股部和外阴部的深淋巴管，以及腹股沟下浅淋巴结的输出管等，其输出管注入髂外淋巴结。

6. 闭孔血管神经束

（1）闭孔动脉（obturator artery）：在盆腔内发自髂内动脉前干，沿骨盆侧壁前行，经盆内筋膜与腹膜之间，至闭孔上部穿闭膜管，出骨盆至股内侧区，分为前、后终支。前支分布于内收肌群，后支分布于髋关节及股方肌等。闭孔动脉在穿闭膜管前尚发出一耻骨支，沿耻骨上支的后上方内行，常与对侧的耻骨支在耻骨联合后上方形成吻合。耻骨支尚发出一条闭孔支，经股环的外侧或腔隙韧带后面下降，与同侧闭孔动脉的耻骨支形成吻合。此吻合支有时异常粗大（占16%~20%），称异常闭孔动脉（abnormal obturator artery）。异常闭孔动脉有时与腹壁下动脉共干起自髂外动脉，取代了正常的闭孔动脉。这些异常的闭孔动脉常位于股环的深面附近，股疝手术时如不注意，容易伤及此血管。

（2）闭孔神经（obturator nerve）：起自腰丛，由第2、3、4腰神经（$L_{2\sim4}$）前支的前股组成，自腰大肌内侧缘穿出，贴盆腔侧壁前行，与闭孔血管伴行穿闭膜管，出盆腔至股内侧区。闭孔神经在闭膜管内分为前、后支，分别下行于短收肌的前、后面。前支除支配长、短收肌和股薄肌外，尚发分支分布于髋关节和股内侧区上部的皮肤；后支支配闭孔外肌和大收肌，并有一细支穿大收肌下部或经收肌腱裂孔向后，分布于膝关节囊、交叉韧带及附近结构。闭孔神经前支在股内侧区中部由深至浅先穿行长收肌，发出分支后，再进入股薄肌。临床用股薄肌替代肛门外括约肌手术时，应注意保留此支。

副闭孔神经（accessory obturator nerve）偶有出现，为一小支，出现率约为3.44%。该神经沿腰大肌内侧缘下行，在耻骨肌后面跨过耻骨上支，分支分布于耻骨肌、髋关节，并与闭孔神经间有交通。

（张晓东）

外阴癌的淋巴转移和腹股沟淋巴结的处理

■ 外阴癌淋巴转移的相关解剖

腹股沟淋巴结

腹股沟淋巴结分浅腹股沟和深腹股沟两组淋巴结，也有学者将腹股沟浅淋巴结称为腹股沟淋巴结（inguinal lymphnode），而将腹股沟深淋巴结称之为股淋巴结（femoral lymphnode），两组淋巴结合称为腹股沟股淋巴结（inguinal femoral lymphnode）或称鼠蹊淋巴结（groin lymphnode）。

1. 腹股沟浅淋巴结　位于宽筋膜的表面，其中一部分淋巴结与腹股沟韧带平行；另一部分为垂直走向，即沿大隐静脉两侧走向。淋巴结较大，数目较多，共有4~25个，平均8个（图14-5）。

2. 腹股沟深淋巴结　其位置局限于宽筋膜的卵圆孔内，被筛状筋膜覆盖。淋巴结位于股静脉内侧，在大隐静脉进入股静脉入口处的上方或下方。数目很少，仅1~3个，体积也小。1990年

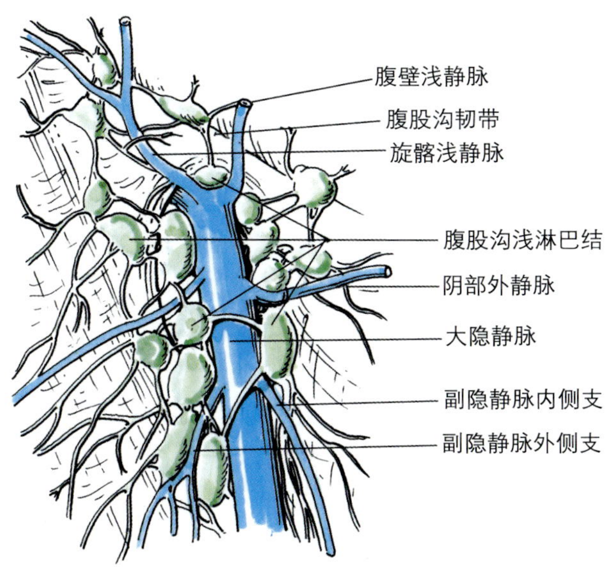

图14-5　股三角的浅淋巴结

Borgno在50具标本上，详细解剖了双侧腹股沟区的淋巴结。结果与多年来各学者在解剖书上的描写是一致的，即股淋巴结数目很少，只有1~4个，位于股静脉内侧；至于股静脉于股动脉之间，股动脉外侧方，以及卵圆孔下缘以下的远段，都没有淋巴结。所以，为切除股淋巴结，仅需在大隐静脉进入股静脉的入口处附近解剖，即可获取有限的2~4个股淋巴结。有关这一部分股淋巴结的再一次解剖研究，对股淋巴结切除手术的技术操作，有重要参考价值。

区域淋巴引流

1. 阴唇和阴蒂的淋巴引流　大阴唇淋巴引流向腹股沟内侧组浅淋巴结，大、小阴唇之间的淋巴则直接汇入腹股沟浅淋巴结。大阴唇腹内侧的淋巴管先垂直上行，然后折向外侧并下行汇入腹股沟淋巴结。大阴唇背侧淋巴管先沿阴唇上缘外行，然后下行汇入腹股沟浅淋巴结。如此，腹股沟浅淋巴结主要收集来源于同侧大阴唇淋巴管。每侧大小阴唇淋巴管间形成吻合网。

小阴唇淋巴管流向与大阴唇基本相同。左右两侧大阴唇淋巴管相互交通，右侧大阴唇主要淋巴管可直接汇入左侧腹股沟淋巴结。同样，女性外阴部各部位淋巴管间存在密切的联系，其最终均汇入腹股沟浅淋巴结。

阴蒂部淋巴管多数直接汇入盆腔淋巴结，而与大小阴唇淋巴管无直接联系。有学者很早以前即将阴蒂部淋巴管分为浅层和深层两组。浅层淋巴管汇入腹股沟浅淋巴结。深层淋巴管可经两条不同的径路引流：①淋巴管伴随阴蒂背静脉穿过尿生殖膈汇入髂内淋巴结；②淋巴管上行，经耻骨联合上方，于腹直肌之间进入盆腔，然后转向外侧进入股环淋巴结。另外，阴蒂与小阴唇淋巴管间相互交通，淋巴管造影时可见两者同时充盈显影。

2. 前庭大腺的淋巴引流　前庭大腺淋巴管主要汇入腹股沟浅淋巴结。基于前庭大腺的解剖特点及其与周围组织的关系，很难准确地观察和描述其淋巴管的流向。淋巴管造影时发现，前庭大腺淋巴管先垂直上行，然后汇入盆腔深部淋巴结。前庭大腺淋巴管主干部分汇入膀胱前壁淋巴结，部分汇入盆腔深部淋巴结。另外发现，前庭大腺和腹股沟淋巴结之间仅存在很少的交通支。Martin等观察到，前庭大腺淋巴管也可沿直肠和阴道两侧汇入盆腔深部淋巴结，部分则直接汇入腹股沟浅淋巴结。

3. 尿道的淋巴引流　女性尿道侧壁淋巴管藉5~7条主干淋巴管，根据肿瘤部位的不同分别汇入腹股沟浅淋巴结、腹股沟深淋巴结、盆腔淋巴结。

（1）会阴部尿道淋巴引流：经4条不同的径路引流。①经阴阜部上行汇入腹股沟浅淋巴结；②经耻骨联合上方，沿腹直肌上行并进入盆腔，然后转向外侧汇入股环淋巴结；③伴随阴蒂背静脉穿过尿生殖膈进入小骨盆；④沿肛提肌表面上行进入骨盆腔。

（2）盆腔部尿道淋巴引流：该部淋巴管一部分沿膀胱柱上行进入髂内淋巴结，另一部分则于尿生殖膈和盆膈头端进入阴部下淋巴结。女性尿道前后壁与膀胱前后壁淋巴管在黏膜层形成广泛的吻合网，并与髂内淋巴结相交通。女性尿道后壁的淋巴管分布较为丰富，淋巴管先垂直上行，经耻骨后间隙，沿脐内侧韧带上行而汇入髂内淋巴结，部分汇入骶前淋巴结。

4. 阴道的淋巴引流　阴道淋巴管在黏膜层和肌层之间形成广泛的吻合网。

阴道的上1/3有2~3条主干淋巴管沿子宫动脉分支上行，并与子宫颈淋巴管相交通，共同汇入髂外和髂内淋巴结。阴道上段淋巴管也可汇入臀上淋巴结，沿阴道动脉上行，跨过阴部内动脉、臀内动脉主干，而抵达髂内动脉内侧淋巴结。

（1）阴道下部的淋巴管：分为两部分，①阴道侧壁淋巴管沿阴部动脉上行，并汇入臀下淋巴结；部分淋巴管可沿膀胱上行，与来源于阴道上部的淋巴管汇合，共同汇入髂内和髂外动脉之间的淋巴结；阴道侧壁淋巴管也经侧支吻合网进入腹股沟淋巴结，并与来源于处女膜以上阴道黏膜的淋巴管相交通。②处女膜以上阴道黏膜淋巴管汇入腹股沟浅淋巴结。

（2）阴道中1/3淋巴管：汇入直肠和髂内动脉之间淋巴结。

（3）阴道下1/3淋巴管：其引流成人与儿童不同。儿童期，处女膜以上的黏膜层淋巴流向盆腔淋巴结，而处女膜以下的淋巴管汇入腹股沟淋巴结。成人期，处女膜上下淋巴管的引流方向则基本相同。淋巴管造影发现，处女膜以上之淋巴管与盆腔和腹股沟淋巴结存在吻合支，且于阴道黏膜与外阴淋巴管间形成淋巴网。阴道后壁和直肠阴道隔淋巴管沿直肠柱下行，穿过筋膜层而汇入肛门直肠淋巴结。个别情况下，阴道淋巴管可沿髂内动脉和髂总动脉的分支上行，而于髂嵴水平之间汇入髂总淋巴结。来源于阴道末端（处女膜水平）的淋巴管可经坐骨直肠窝进入小骨盆，并与阴部内淋巴管和子宫周围的淋巴管相融合，共同汇入髂内淋巴结。

5. 膀胱的淋巴引流　来源于膀胱体上部前壁和后壁的淋巴管向尾端引流，而来源于膀胱下部和基底部的淋巴管则向头端引流，所有以上淋巴管均与膀胱柱（膀胱子宫颈韧带）和脐韧带内的静脉同行，最终汇入骨盆侧壁的髂内淋巴结。来源于膀胱前壁的淋巴管可注入位于耻骨联合后下方的小型膀胱前壁淋巴结。

6. 会阴和肛门周围的淋巴引流　会阴前部和阴阜部同时向两侧腹股沟淋巴结引流，而会阴两侧分别向同侧引流。肛门区下部淋巴向腹股沟区引流，直肠中部向臀内淋巴结引流，直肠上部向髂内淋巴结引流（图14-6）。会阴和直肠周围淋巴管围绕直肠筋膜和肌层形成淋巴管网。

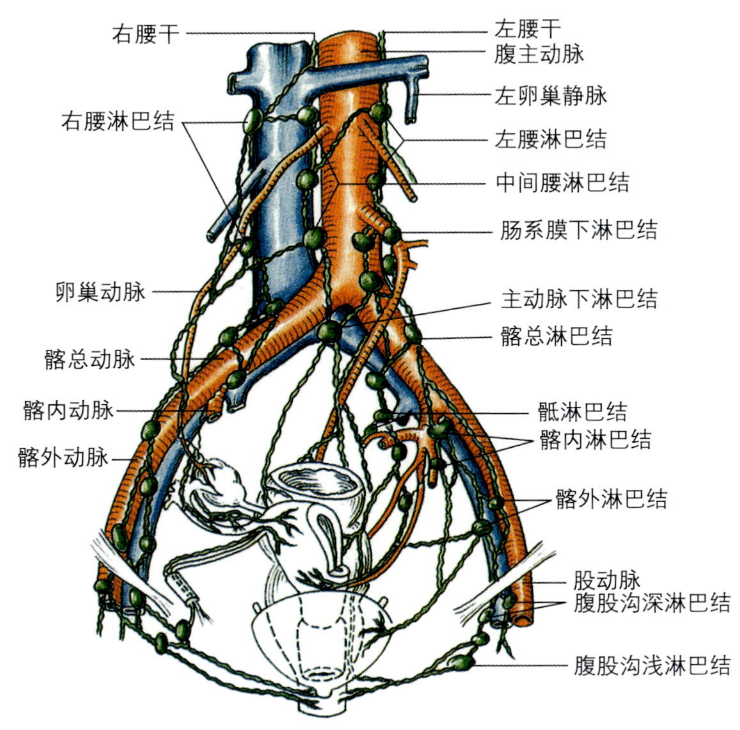

图14-6　肛门和直肠的淋巴引流

外阴癌淋巴结转移的相关因素

外阴癌的淋巴转移与很多因素有关，这些主要影响因素包括以下几点。

1. 病灶的部位　外阴各个部位的癌灶均可发生淋巴结转移。Sedlis（1987）所汇集的272例浅表外阴癌（包括各种大小面积的癌，厚度≤5 mm），其淋巴结转移率为21%。癌灶位于阴蒂或会阴者，其淋巴结转移率为24.7%，而大、小阴唇部位的癌转移率为19.3%。Elliott（1992）报道132例早期浸润癌中（癌灶≤2 cm，厚度≤3 mm），有11例淋巴结转移。在这11例中，有4例原发癌灶位于外阴前三角区（包括阴蒂及尿道旁），占该部位癌灶的20%；7例位于外阴其他部位，占该区病灶的6%。故认为阴蒂部位或中心型癌灶的淋巴结转移率高于其他部位的癌灶。Iversen（1981）对72例临床Ⅱ、Ⅲ及Ⅳ期外阴癌，分析其原发癌灶部位与淋巴结转移发生率的关系，其结果不论是外阴前或后半部或是阴蒂部，其淋巴结转移率是近似的。其原因为Iversen分析的病例对象都是较晚期的癌，既包括厚度＞5 mm的癌，也有面积≤2 cm的小型癌；而Sedlis与Elliott的报道仅包括浅表癌或早期浸润癌。由此推测早期或浅表癌位于阴蒂或中线部位者，其淋巴结转移比其他部位的癌要高；而大型或浸润较深的癌，其癌灶部位与淋巴结转移率似无明确的联系。

2. 癌灶的大小　癌灶面积愈大，淋巴结转移率愈高。很早期就有学者发现，浸润癌的淋巴结转移率随着肿瘤直径增大而增加，而对于浅表浸润癌患者，则两者的关系不很明确，可能是因为浅表癌浸润不深，即或肿瘤面积大，其影响也不甚明显。所以Rutledge与Hoffman都指出，肿瘤大小并非是影响转移的主要因素，而是因为肿瘤越大，浸润就可能越深，从而影响转移率，因而肿瘤的大小是一种间接影响。但是Smyczek-Cargya（1997）对168例外阴浸润癌影响预后的多因素分析的结果，肿瘤直径＞2 cm的高危性比＜2 cm者大7.8倍。

3. 癌的分化程度　癌瘤组织分化差，则淋巴结转移率增加。Elliott（1992）汇集的259例早期浸润癌中，分化好的（G_1）组与分化不好的（G_2、G_3）组淋巴结转移率分别为6%、19%。北京协和医院25例经淋巴结切除的病例中，小细胞型淋巴结转移率为大细胞型及角化型的1.7倍。Way（1977）所分析的247例外阴癌中，分化好的癌与分化差者，其淋巴结转移率分别为34%、70%。Sedlis（1987）采用了另一种组织学分级标准，即根据瘤组织中分化不好的成分的比例分为4级：1级者全部为分化好的组织；2级者分化差的成分≤1/3；3级者分化差的成分＞1/3而≤1/2；4级为分化差的＞1/2。按此标准，Sedlis将272组浅表癌病例中，1~4级的淋巴结转移率各为0.8%，24.6%及至47.7%，其差别非常显著。

4. 肿瘤浸润深度　美国妇癌组经大量的病例分析得到了比较一致的结果，即肿瘤浸润深度小于1 mm者，极少有淋巴结转移；如果深度超过1 mm，则淋巴结转移率随着浸润深度的增加而增加。Elliott（1992）、Sedlis（1987）及Homeslevy（1985）的研究结果表明，如果肿瘤浸润深度＜1 mm者，绝大多数不会发生淋巴结转移，仅极个别分化很差的才有可能出现淋巴结转移。在北京协和医院的外阴癌病例中，有淋巴结转移者，其原发癌浸润深度均超过5 mm。所以肿瘤浸润的深度与淋巴结转移率有很密切的联系。

5. 淋巴管血管间隙癌细胞的弥散　外阴癌的肿瘤细胞弥散至淋巴管或血管间隙者并不多见。在Elliott和Sedlis分别汇集的311例及272例早期浸润癌或浅表癌患者中，仅8.7%及4.8%显示此种弥散现象。Iversen（1981）报告的76例临床Ⅰ期外阴痛中，有16.2%显示此现象。但如若淋巴管血管间隙有癌细胞弥散，则其淋巴结转移率明显增高，可高达40%~65%；与没有弥散者相比有明显差别，后者仅为17.5%~33%。

6. 临床分期与淋巴结转移　早期的研究中发现，临床分期不同，淋巴结发生转移的概率也不同（Homesley 1985，Sedlis 1987），这也是后来的分期体系将淋巴结转移与否作为判断分期的重要指标。

以上的相关因素是基于将每个因素独立看待得出的，是单因素研究的结果，而实际情况却是很多因素同时起作用影响淋巴结转移的。在与淋巴结转移有关的诸多因素中，各因素的影响程度不同，有的非常明显。如肿瘤的分化程度，当病理分化好，通常肿瘤进展十分缓慢，发生浸润的深度也通常较表浅，淋巴血管间隙受累较少，淋巴结转移的机会就很少；而病理分化差时，肿瘤则生长较快，浸润较深，淋巴血管间隙受累的机会增加，淋巴结转移率就明显增高。Sedlis将272例浅表外阴癌所具备的多个因素以Cox回归模型公式（Cox logistic model）（1987）进行综合分析，其结果显示以下5个因素为淋巴结转移的高危因素：①肿瘤浸润深；②淋巴结可触知；③淋巴管间隙有瘤细胞弥散；④中线型癌灶；⑤肿瘤细胞分化差。至于临床分期、肿瘤大小及传统的病理分级方法，其预测的可靠性则不如以上5个因素。但对此5个因素也必须综合考虑。按Cox回归模型分析，以下几点均具备者，其淋巴结转移率将最低：如淋巴结局部表现无可疑转移，淋巴管间隙无瘤细胞弥散，病灶为非中线部位的，病理分级为1级，浸润深度为1~5 mm，或病理分级2级而其浸润深度为1~2 mm。在272例患者中，约25%属于以上情况。这些患者的淋巴结转移率为0。按Cox模型分析，其预测转移率为2%，与实际情况近似。另外，有些病理分级差且淋巴结局部表现者有可疑转移，经组织学证实均有淋巴结转移，按Cox回归模型分析所预测的转移率为90%，与实际情况也很近似。但如果将病理分级和淋巴结局部表现各自作为单一因素分析，则其转移率仅为47.7%、58.6%。所以按Cox回归模型以多因素联合分析，其预测的可靠性远远优于单因素分析。同时按这种多因素分析法可将患者列于高危组或低危组，对于手术范围的选择，有很好的参考价值。

手术前对淋巴结状态的评估

手术前如果对淋巴结有无转移能有一个比较可靠的评估，将有助于手术方案的选择。

1. 腹股沟淋巴结转移的评估　单纯根据淋巴结的局部表现来评估比较困难。据北京和天津3所医院的资料，腹股沟淋巴结临床检查阴性者，经病理检查也为阴性者，其符合率为96.4%（27/28）；临床可疑阳性或阳性者，病理也为阳性的符合率为52.2%（12/23）。Way（1977）报道，临床检查与病理检查的阳性符合率及阴性符合率分别为74.7%（56/75）、76%（93/123）。由于外阴癌常伴有继发感染，使引流区淋巴结有炎性反应而出现假阳性。因此，有人提出在临床评估淋巴结转移时，应注意聚集成团且固定的淋巴结才有诊断价值。但这种临床表现仅适用于较晚期的淋巴结转移。而早期转移或仅有显微镜下才可见到的转移则无此典型表现。Rutledge（1971）根据153例外阴癌的腹股沟淋巴结的局部表现与其病理检查及随诊有无复发的结果做综合分析，认为可将淋巴结的局部表现分为4类：①不可触知；②可触知但并无可疑转移，既不增大又可活动；③临床上可触知又增大且硬，但仍可活动，即临床可疑阳性；④淋巴结固定、聚集或有溃疡，即临床阳性。①及②类的阴性可靠性为88%。③类阳性可靠性为69%。④类可靠性为92%。因此，从淋巴结的局部表现来评估有无转移仍有一定的参考价值。

2. 盆腔淋巴结转移的评估　Franklin（1971）为了评估盆腔淋巴结是否有转移，对Cloquet淋巴结及腹股沟淋巴结的情况进行了分析。他将55例手术切下的外阴癌患者的淋巴结，特意分离出其中的Cloquet淋巴结。发现其中50例Cloquet淋巴结无转移者中，有35例盆腔淋巴结亦无转移。其他15例虽未切除盆腔淋巴结，但根据临床随诊结果也无盆腔淋巴结转移的迹象。另5例Cloquet淋巴结阳性者中，有2例盆腔淋巴结也阳性。所以，Cloquet淋巴结检查对评估盆腔淋巴结是否有转移，确实有一定意义。有关腹股沟淋巴结转移率与盆腔淋巴结转移率的关系，在Franklin的病例中，12例盆腔淋巴结阳性者中有92%（11/12）的腹股沟淋巴结也属阳性。当腹股沟淋巴结为阴性时，盆腔淋巴结阳性的机会极少（3%）。Cavanagh（1990）122例中腹股沟淋巴结阴性者，无1例盆腔淋巴结转移。Krupp（1992）提出，当腹股沟淋巴结有转移时，约1/4可能有盆腔淋巴结转移，这样的结果也得到大量临床研究的证实，只是不同的作者报道的结果不同。综合各家结果发现，当腹股沟淋巴结有转移时，其盆腔淋巴结的转移率为16%~85%。所以，从腹股沟淋巴结的情况来评估盆腔淋巴结是否转移有一定参考价值。当然，在未进行腹股沟淋巴结切除前，对于盆腔淋巴结状况的评价更依赖于影像学检查，如CT、MRI、PET等。

腹股沟淋巴结切除术

外阴癌治疗的基本原则

多年来，对外阴癌的治疗一直采用外阴根治性切除，即将整个外阴的皮肤、皮下脂肪连同腹股沟深浅淋巴结一并切除，这种术式通常采用“大蝴蝶”形切口，这是标准的治疗方式（图14-7）。但这种治疗常给患者带来生理和心理上的影响，以及较严重的并发症。随着研究和认识的不断深入，目前外阴癌的治疗理念发生了一些变化，这些变化应该说更科学，更加考虑到治疗的效果，更加重视到患者的生存和生活质量。因此，目前治疗的趋势倾向两个方面：其一是最大限度地保存外阴的生理结构，对早期患者进行恰如其分的治疗，即个体化治疗；其二是将手术、放疗和化疗的优势结合起来，减少手术创伤，提高治疗效果，改善患者生存和生活质量，即综合治疗。

所谓外阴癌手术的个体化主要是指以下几个方面。

1. 微小浸润癌　不再采用传统的标准术式，无须施行外阴根治性切除，更没必要行腹股沟淋巴结切除。

过去曾将癌浸润深度＜5 mm和肿瘤大小不超过2 cm的外阴癌称为外阴微小浸润癌（micro-invasive carcinoma of the vulva），然而，随着研究的不断深入，逐渐发现即使浸润深度仅为3~5 mm时，已经伴有一定比例的腹股沟淋巴结转移。Hacker（1992）分析了177例外阴浸润性鳞癌患者，其中84例（47.5%）为Ⅰ期病例，而Ⅰ期的患者中，77例（91.7%）间质浸润深度不超过5 mm。作者对于间质浸润深度和腹股沟淋巴结转移的关系进行了分析，结果发现浸润深度不同，其淋巴结转移的发生机会也不同，当浸润深度分别为≤1.0 mm、1.1~2.0 mm、2.1~3.0 mm、3.1~5.0 mm和≥5.1 mm时，其淋巴转移的发生率分别为0、10.5%、11.8%、14.3%、42.9%。因此，这个概念也随之发生了变化，将间质浸润深度不超过1 mm的外阴癌定义为外阴微小浸润癌。

之所以将外阴微小浸润癌从一般的早期外阴癌独立出来，是因为这种特殊情况和其他早期的外阴癌是不同的，其淋巴结转移的机会微乎其微。由于以上的特点，对于这种情况的处理也将发生相应变化。首先，对于这样的肿瘤无须再行传统的外阴根治性切除，实践证明采取扩大局部切除术（wide local excision）已经足矣。外阴扩大局部切除要求临床上手术切缘距离肿瘤边缘需达到0.5~1 cm，深度需达皮下组织，但不一定到达泌尿生殖膈；其次，外阴微小浸润癌几乎不发生腹股沟淋巴结的转移，所以可不行淋巴结切除，以减少手术并发症。

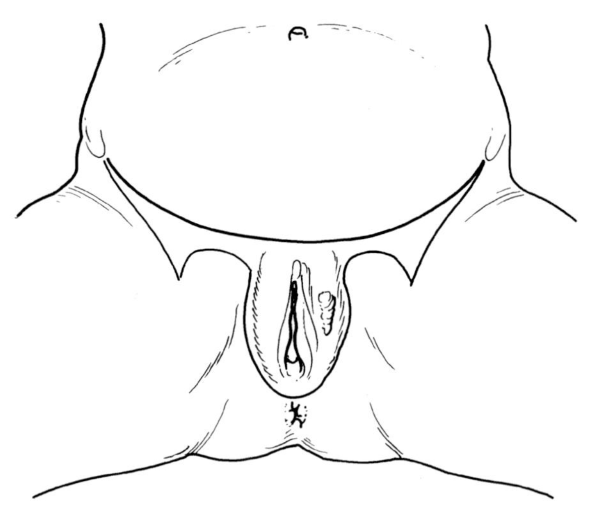

图14-7　传统的外阴癌手术切口

2. 对于早期、侧位型病例　对于Ⅰ期外阴癌患者，如果肿瘤为侧位型，且不伴弥漫的、严重的外阴萎缩，临床上患侧腹股沟淋巴结阴性时，由于这种情况下对侧发生淋巴结转移的机会非常低，因此可以不行对侧淋巴结切除。Hacker等研究发现，采取这种术式术后复发率和双侧切除相近。但是，如果病变直径超过2 cm，或浸润深度超过5 mm，或伴有淋巴血管间隙受累，或患侧淋巴结肿大可疑转移时，则不适用该术式（Hacker，1992）。

3.采用三切口的手术技术代替传统的单切口或蝶形切口的整个外阴切除　自20世纪早期开始，对外阴癌患者的手术一直是采用单切口即蝶形切口施行外阴根治性切除及双侧腹股沟淋巴结切除，切口非常大，术后切口延迟愈合是最大的问题。虽然随着时间的推移，手术技术得到一定程度的改进，切口也逐渐变小，但是愈合问题仍未解决，并且患者的心理、生理方面的负担亦非常明显，生活质量受到严重影响。后来有人对于手术方法进行了改革，即采用外阴、双侧腹股沟独立切口的三切口方式（图14-8~10）。但是对于这种手术方式主要的顾虑是肿瘤细胞通过肿瘤与腹股沟淋巴结间的淋巴组织导致“皮桥”部位的肿瘤残留。

Hacker对114例采用腹股沟独立切口手术的外阴癌患者进行了研究，56%的患者手术切口Ⅰ期愈合，术后仅14例发生腹股沟切口崩裂。作者认为，与传统的手术方式相比，利用腹股沟独立切口行淋巴结切除，术后并发症明显减少。Helm对于两种术式进行了对比，两组分别有32例患者，结果发现与传统的术式相比，三切口术式手术时间明显缩短、失血明显减少、住院时间也明显减少，而且两组总的生存率和复发率无明显的差异，采用三切口术式的患者无1例发生皮桥转移，而两组最明显的差别是传统单切口术式19％发生了切口完全崩裂，而三切口术式仅为3％。Siller等将两种术式进行了比较，患者均为Ⅱ期和Ⅲ期的外阴癌患者，其中27例行三切口术式，20例行传统的外阴癌手术，两组在年龄、手术分期、分化、肿瘤的直径、手术边缘状态、淋巴结转移状况及辅助治疗各方面因素均相匹配，结果三切口术式和单切口术式的肿瘤复发率、局部复发率、5年生存率两组均无区别。作者认为，对于Ⅱ期和Ⅲ期的患者，三切口术式与传统的术式相比预后相近，但是后者有较高的并发症，因此，新的术式似乎在此点上更具有吸引力。

4. 利用外阴根治性局部切除或外阴根治性局部扩大切除代替外阴根治性切除　从病理角度看，肿瘤边缘是否切除干净是最重要的复发预测因素，当手术边缘与肿瘤边缘的距离超过8 mm时，局部复发率非常低（Heaps，1990）。因此，在临床上如果手术切缘距离肿瘤超过1 cm时，应该说手术范围够大。但是无论采用哪种术式，深度应与传统手术相同，即达到泌尿生殖膈。目前临床上经过改良的、常用的术式有外阴根治性局部切除（Radical local excision）和外阴根治性局部扩大切除（Radical wide local excision）。前者要求手术边缘与肿瘤边缘的距离不少于1 cm，后者要求手术边缘与肿瘤边缘的距离至少达到2 cm，但两者深度相同。这两种术式对大多数外阴癌患者来讲，如果病灶不太大的话，多数外阴是可以保留的。

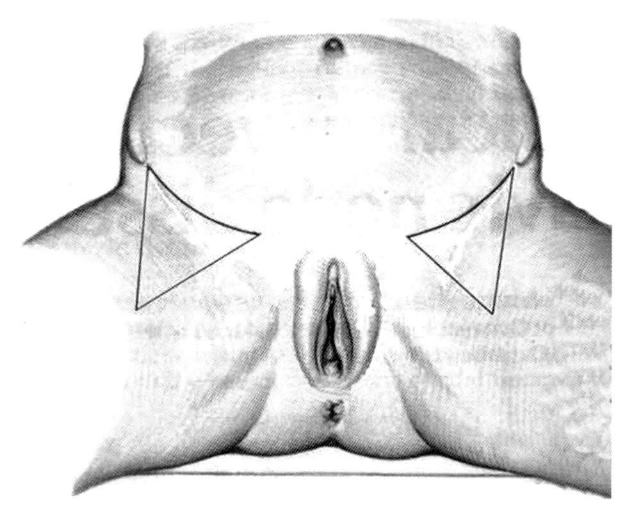

图14-8　改良的外阴癌手术切口（三角形）

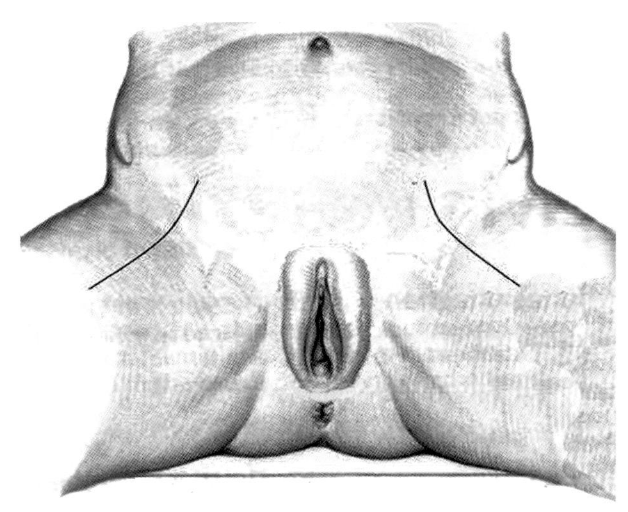

图14-9　改良的外阴癌手术切口（纵切口）

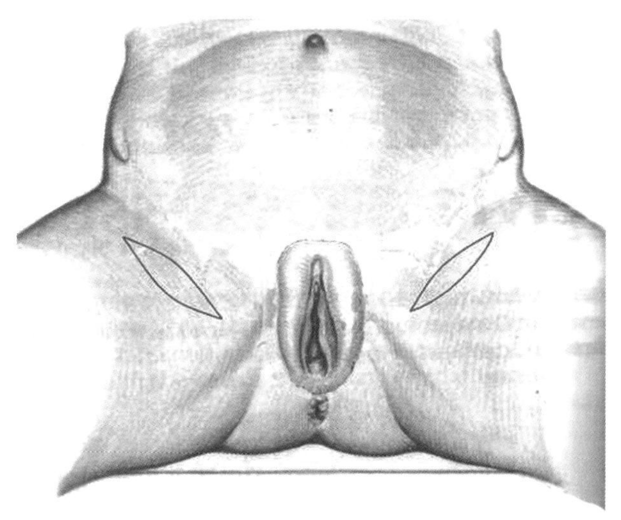

图14-10　改良的外阴癌手术切口（横切口）

与传统的标准术式相比，根治性局部扩大切除及选择性腹股沟淋巴结切除使外阴得到更多的保留，术后并发症明显减少，Burke等对76例Ⅰ期和Ⅱ期的外阴癌患者进行了研究，这些患者均行根治性局部扩大切除及选择性腹股沟淋巴结切除，手术切缘距离肿瘤的边缘2 cm，深度达到泌尿生殖膈。这些肿瘤的最大径线为26 mm，浸润深度4.4 mm。结果这些患者的预后以及肿瘤复发率均与传统标准术式相近，但并发症却较少。有作者也发现，虽然这种术式的近、远期并发症较传统术式明显减少，但手术部位的复发机会似乎较传统术式略有增加，但即使复发，多数患者也可通过进一步的局部扩大切除得到治疗，远期疗效和传统术式差别不大。

5. 尝试保留大隐静脉，预防淋巴水肿　传统的腹股沟淋巴结切除，要求在切除腹股沟浅淋巴结时，结扎和切断大隐静脉，将大隐静脉连同腹股沟浅和股淋巴脂肪团一并切除，但术后急、慢性淋巴水肿导致的伤口蜂窝组织炎的发生机会非常高，因此临床上很多人都在尝试着解决这个难题。

Zhang等对1990~1998年收治的83例的外阴癌患者进行了回顾性分析，对术后短期和长期并发症进行评价，结果在83例患者中共行腹股沟淋巴结切除139例，大隐静脉结扎或切断77例，术中予以保留的患者有62例，两组在临床特点、手术时间及出血量方面均无显著性差异，但行大隐静脉结扎或切断者和保留大隐静脉者术后蜂窝组织炎的发生率分别为39%、18%（$P=0.006$），短期（<6个月）下肢淋巴水肿的发生率分别为70%、32%（$P<0.001$），而慢性水肿（超过2年）的发生率分别为32%、3%（$P=0.003$）；而两组肿瘤复发率无差别。因此，作者认为在行腹股沟淋巴结切除时保留大隐静脉可在不影响预后的前提下减少短期和长期术后并发症的发生，并且推荐保留大隐静脉应作为腹股沟淋巴结切除的常规术式来实施。

6. 尝试不行腹股沟淋巴结切除，代以单纯放疗　大多数妇科肿瘤医师对于外阴癌手术的最大顾虑是外阴和腹股沟切口的愈合问题，为减少其发生，有人尝试着解决以上问题的方法，其中之一就是用放疗来代替腹股沟淋巴结切除，尤其是术后很快就要开始放疗者。

GOG曾对比腹股沟淋巴结手术切除和单纯放疗的效果，将临床淋巴结阴性者随机分为单纯放疗组和手术组，但手术组如果术后病理阳性则给予局部放疗。结果发现，单纯放疗组的局部复发率可达18.5%，预后不如手术组。但遗憾的是本研究存在比较致命的错误，即放疗组给予的剂量明显不足，超过半数的患者只接受了相当于计划给予剂量的60%，因此，该研究的价值尚需探讨。另外一个回顾性研究发现，腹股沟淋巴结切除的预后并不比腹股沟单纯放疗好，这个结果也需要进一步的前瞻性研究加以证实。但至少目前我们可以认为，如果患者因为某种原因不能行腹股沟淋巴结切除时，腹股沟放疗也是可选择的方法之一。

7. 尝试省略腹股沟深淋巴结切除　在行腹股沟深淋巴结切除时，通常需要打开股鞘，将深部腹股沟淋巴结切除，但是这种术式常伴有一定并发症的发生，如加重术后淋巴水肿、增加术后感染的机会。由于股鞘感染常伴有严重的出血，因此多数人主张术后利用部分缝匠肌覆盖开放的股鞘。

由于腹股沟浅淋巴结目前认为是深部淋巴结的前哨淋巴结（sentine1 nodes），对于前哨淋巴结状态的判断结果完全可以代表深部淋巴结的状况。因此，只切除浅部的淋巴结在理论上是合理的，当然如果手术证明浅淋巴结阳性，术后仍然需给予放疗，即使行深部淋巴结切除，也应如此。但是，如果前哨淋巴结足够敏感的反映淋巴结的状态。那么，当检测前哨淋巴结阴性时，甚至腹股沟淋巴结切除都可省略。

Decesare等尝试利用术中淋巴闪耀造影术来明确前哨淋巴结，将锝胶体硫注射在外阴原发瘤的部位，术中切皮前利用γ计数器来判断前哨淋巴结。结果发现，这种方法可在术前透过皮肤了解淋巴结的状况，是一种比较可靠、有效地评价淋巴结状态的手段（Decesare，1997）。Terada等则将术中淋巴结绘图和术前淋巴闪耀造影术结合起来，以明确腹股沟淋巴结的状况，多数结果和病理是符合的。但是以上两个研究由于病例有限，尚需时日进一步明确其价值。目前GOG正在进行利用淋巴闪耀造影术和淋巴结绘图两种方法结合起来检测前哨淋巴结的临床试验，希望不久即可以得到有意义的结果。

8. 不再行盆腔淋巴结切除　一般认为，如果术中发现腹股沟淋巴结阳性，则应行腹股沟淋巴结和盆腔淋巴结切除，术后予以辅助放疗。但是近些年来越来越多的医生尝试着利用放疗来代替盆腔淋巴结的切除，这样做是否能够影响预后？是否可以减少由于盆腔淋巴结切除所带来的相应并发症？回答这些问题则需要一些临床实验加以验证。

1977~1984年，Homesley等对于114例外阴浸润性鳞癌同时腹股沟淋巴结阳性的患者进行了一项非常有意义、前瞻性研究（GOG），这些患者均行根治性外阴切除和双侧腹股沟淋巴结切除，随后将患者随机分为两组，即放疗组和手术组，放疗组术后5~6周接受4 500~5 000 cGy的双侧腹股沟和盆腔的区域照射，外阴不予放疗；手术组则行盆腔淋巴结的切除，结果发现两组预后存在着显著性差异，放疗组者预后优于手术组（$P=0.03$），两年生存率放疗组为68%，而手术组为54%。因此，这项前瞻性研究证实术后给予腹股沟和盆腔辅助放疗优于盆腔淋巴结切除。

腹股沟淋巴结的切除

1. 体位的选择　膀胱截石位是外阴癌患者手术时主要采用的体位，但应在保持大腿外展的同时尽量将其和下腹部处于同一个平面上，这有利于股三角的暴露，更有利于腹股沟淋巴结的切除（图14-11）。另外，将臀下垫起有利于展开腹股沟皮肤和更加充分暴露股三角，便于手术。

2. 切口的选择　切口主要有三角形切口、纵切口和横切口3种。无论采用哪种切口，其切除范围都必须满足腹股沟淋巴结的切除范围，即通过切口向四周游离，向上至髂前上棘平面，向内至耻骨结节，向下可以分离、解剖整个股三角。

3. 手术方法　手术过程是个连续的过程，为了便于理解和学习，将其分为若干过程，但实际情况是几个过程相互关联，有些部分实难区分开来，尤其是在卵圆窝多组动静脉出入的部位。

（1）腹股沟韧带上部淋巴结的切除：腹股沟韧带上部腹股沟浅淋巴结位于腹外斜肌腱膜浅面的皮下纤维脂肪组织内。其切除的范围，外界为髂前上棘，上界为髂前上棘平面，内界为耻骨结节，下界为腹股沟韧带上缘。

沿皮肤切口边缘，向上下、左右两侧游离皮瓣时，应适当保留部分皮下组织以维持皮片血供，一般认为保留的皮下脂肪厚度不能少于5 mm，否则会引起切口周围皮肤的缺血坏死，影响切口的愈合。切口皮肤向内侧分离止于耻骨结节，向外侧分离至髂前上棘，向下分离至腹股沟韧带，向深面分离皮下组织暴露腹外斜肌腱膜。沿切口的内、外侧缘向下分离形成腹股沟浅层脂肪组织隧道，并于腹股沟韧带上缘交汇，使腹股沟韧带周围脂肪组织垫与腹外斜肌腱膜分

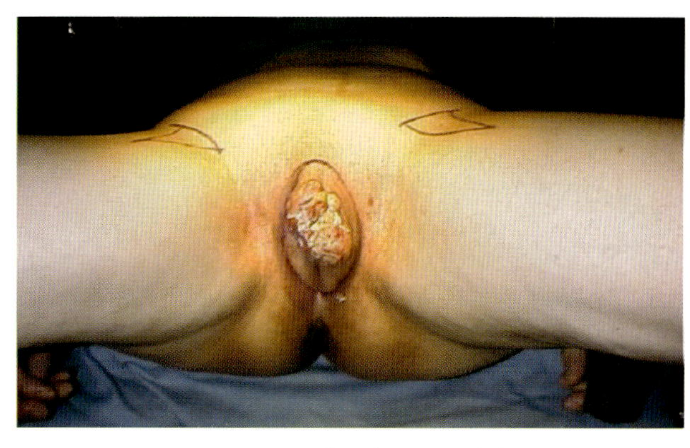

图14-11　外阴癌手术的体位

离。切割脂肪组织垫至腹壁浅筋膜深层，向下分离至腹股沟韧带，将其间的腹壁下血管浅支、阴部外血管浅支结扎。此时，于切口内侧缘可见腹股沟外环及含有子宫圆韧带的隆起部。分离圆韧带周围的组织，于根部将腹股沟韧带上部淋巴结切除。

（2）腹股沟韧带下部淋巴结：腹股沟韧带下部淋巴结位于股三角内。其中阔筋膜上方为腹股沟浅淋巴结，而位于股鞘和筛状筋膜下方、卵圆窝内股血管周围的为腹股沟深淋巴结。

手术从腹股沟韧带下缘开始，沿皮肤切口内、外侧缘，向下分离暴露阔筋膜。从上、外、内三个方向向中间汇集，将股三角内脂肪淋巴组织从阔筋膜上掀起，外侧于缝匠肌内侧缘切除，内侧于长收肌内侧切除，下方于大隐静脉前下方股三角的下角水平切除，其手术过程中不可避免地会遇到自股三角发出和汇入的几组动静脉，它们分别是旋髂浅动静脉、腹壁浅动静脉、阴部外动静脉，注意分别结扎，尤其是静脉，注意勿将股静脉撕破。

（3）解剖股三角：切开缝匠肌内侧缘阔筋膜，向内分离至隐静脉裂孔（卵圆窝）和筛状筋膜的外侧缘，即暴露位于股三角上部的大隐静脉，于大隐静脉进入股静脉前方游离2~3 cm，切断结扎上、下断端。生殖股神经股支位于髂筋膜上方，股神经和股动脉之间，应予保留。当向内侧分离切除脂肪、淋巴结时，仅限于髂筋膜的表层（即髂腰肌浅层），以避开股神经，因其位于髂筋膜下方。

股三角内腹股沟深淋巴结切除，从股动脉外侧缘开始，将股鞘和筛状筋膜外侧缘剪开（图14–12），暴露股动脉，于其上方向内分离筛状筋膜，隐静脉裂孔（卵圆窝）内侧淋巴结和大隐静脉周围组织。分离解剖股动脉近侧端时常遇到阴部外动脉，其从股动脉内侧缘发出，恰于大隐静脉注入股静脉处跨过股静脉。切断结扎阴部外动脉后，将腹股沟深淋巴结从长收肌内侧缘分离切除（图14–13）。分离覆盖于股血管内、外侧的疏松结缔组织，将附着于股静脉和股管内侧面的结缔组织切断结扎，即完全解剖出股三角区：其间从外向内依次为股神经、股动脉、股静脉和淋巴结（管）。股三角组织中含有许多输入淋巴管，应注意结扎，以减少淋巴引流量。同时，不应过度广泛地分离股三角远端组织，以避免引起术后感觉异常性股痛（meraligia paresthetica）。

通常认为，盆腔淋巴结切除与否主要依据于腹股沟深淋巴结有无转移。Cloquet淋巴结位于从股管隆起的脂肪组织中，但其也常常阙如。Jackson淋巴结为最远端的髂外淋巴结，其较恒定地存在。依据Cloquet、Jackson淋巴结切除活检指导盆腔淋巴结切除有一定的临床价值。

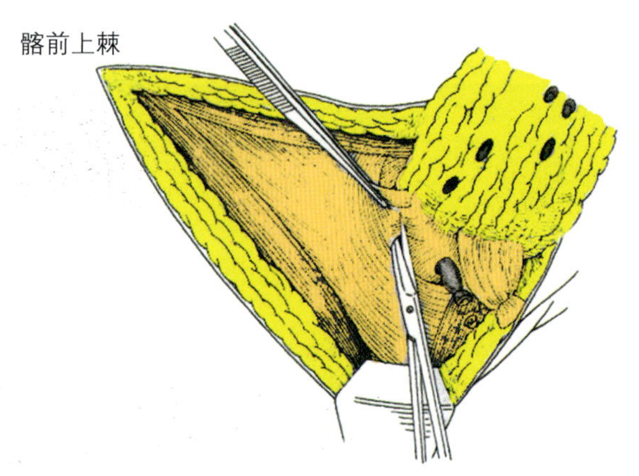

图14–12　腹股沟韧带下部淋巴结的切除（剪开股鞘）

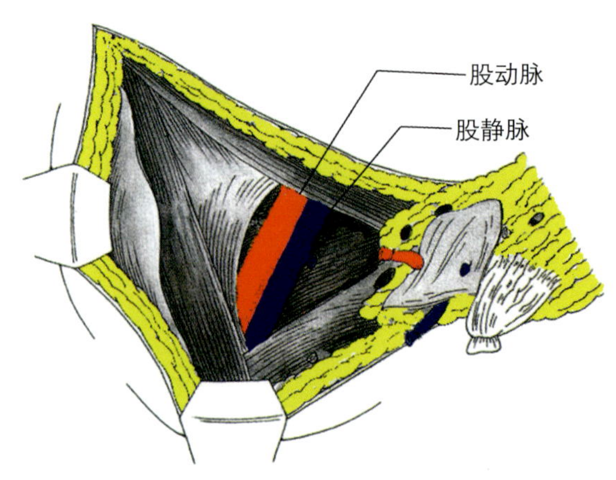

图14–13　腹股沟韧带下部淋巴结的切除（切除股三角内淋巴结）

（4）缝匠肌移植：目的在于，保护因脂肪组织切除后裸露的股三角区内的血管和神经，预防感染和组织坏死。缝匠肌移植也适用于体质瘦弱、营养不良和采用传统的单一切口行根治性外阴切除和腹股沟淋巴结切除者。而对于腹股沟区放疗后施行腹股沟淋巴结切除的患者，则最好采用肌皮瓣移植修复创面，因为放疗可能引起近端缝匠肌坏死。

缝匠肌移植是于髂前上棘缝匠肌附着处切断缝匠肌肌束，将肌束展开，向内侧移植，覆盖股三角区，并将肌束断端缝合固定于腹股沟韧带上。缝匠肌移植于完成腹股沟淋巴切除后施行。

切开覆盖缝匠肌近侧端的阔筋膜，暴露出附着于髂前上棘处的缝匠肌起端。从髂腰肌外侧缘和阔筋膜张肌内侧缘之间，缝匠肌下方用手术钳游离，切断缝匠肌起段肌束。其间可遇到股外侧皮神经，其从腹股沟韧带下方穿出后横跨过缝匠肌上部，分离缝匠肌时应避免损伤该神经。于髂前上棘缝匠肌肌腱起点处切断缝匠肌内侧肌束，所采取的缝匠肌肌束长度和宽度应保证其无张力地移植覆盖股三角区，并可缝合固定于腹股沟韧带上。为此，可适当向下方游离缝匠肌肌束，并注意保留距髂前上棘8~10 cm处营养缝匠肌内侧缘的血管。将游离的缝匠肌肌束适当展开，移植覆盖于股三角区和腹股沟韧带下方手术剖面处，并将其肌腱缝合固定于腹股沟韧带上（图14-14）。

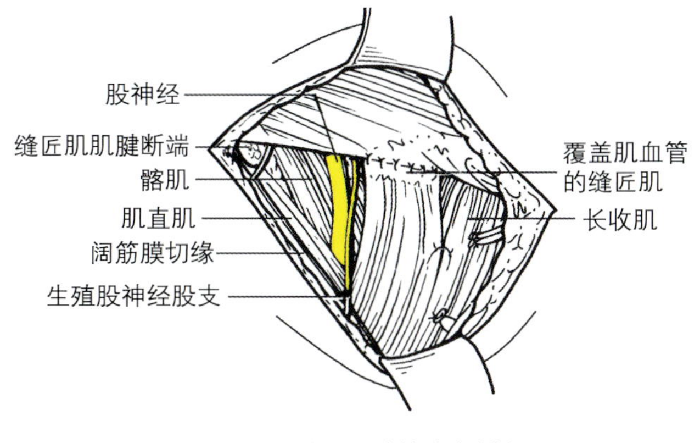

图14-14　缝匠肌移植（右侧）

4. 股淋巴结切除技术的改进　传统的手术方法（Way手术方法）手术操作时间较长，创面较大，并有空腔形成。因皮肤血运不佳，或皮下有无效腔和积液，可能继发感染，影响伤口愈合。故术后伤口裂开的并发症多，晚期尚有下肢浮肿，造成患者极大负担。但根据Borgno尸检腹股沟淋巴结的解剖结果，深腹股沟淋巴结仅位于股静脉内侧。手术时，不必切除宽筋膜，只需将浅腹股沟淋巴结随同脂肪层自宽筋膜表面剥离至卵圆孔附近，提取游离的一堆脂肪及其中的一段大隐静脉，并加以牵引以暴露大隐静脉与股静脉交界处，将交界口的上方及下方的股静脉内侧的淋巴结剥除，所以不必切除筛状筋膜，也不必游离解剖股动脉及其外侧方，更不必超过卵圆孔的下缘而向下剥除。大大缩小了组织解剖的范围，伤口的创面也减小了不少。

DiSaia（1997）完全同意Borgno的看法。DiSaia还曾切开筛状筋膜，并解剖其附近范围的组织，确实未发现其他淋巴结。Michelletti（1990年）以此法进行了42例（临床Ⅰ+Ⅱ，Ⅲ及Ⅳ期各占33%，43%及24%）的外阴癌手术。5年存活率70%。与其他作者所报道的50%~70%近似。Bell（2000）总结了以该法对60例Ⅰ~Ⅳ期外阴癌行腹股沟区的淋巴结切除的结果，也认为其疗效和手术彻底性并不亚于创伤性大的传统手术方法。Kehoe（1998）曾在同一患者的个体，以两种不同手术方法，即传统的切除大块宽筋膜并解剖股血管方法与Borgno建议的缩小手术范围的方法，进行左右双侧股淋巴结的切除。其结果为左右双侧所获取的淋巴结数目相等，且保守手术组的近期发病率少，也没有影响以后的肿瘤复发率。1995年Felix Rutledge学会年会时，Levenback（1996）等曾调查了50位妇科肿瘤专家有关腹股沟淋巴结切除的手术操作方法，其中20位是采用了Borgno所描述的方法，说明还有不少专家仍旧应用原有的传统方法手术。这一点值得我们注意。

5. 腹股沟淋巴结切除并发症　腹股沟淋巴结切除相关并发症发生率与切口方式和手术范围相关。如新式的三切口和传统的一切口的伤口裂开率分别为38%、68%，且双侧腹股沟淋巴结切除之并发症发生率（55%）明显高于单侧腹股沟淋巴结切除（23%）。美国GOG的107例单侧腹股沟淋巴结切除的研究发现，29%的患者会出现切口并发症。

腹股沟淋巴结切除常见的并发症主要包括伤口感染和坏死、淋巴囊肿、蜂窝织炎和淋巴管炎、神经损伤、淋巴水肿等。

（吴　鸣）

下肢淋巴回流障碍及其处理

外阴癌根治性外阴切除及腹股沟淋巴结切除术后相当数量的患者会出现下肢水肿，尤其是术后辅以放疗者更为明显，这种情况属于继发性淋巴水肿。这种淋巴水肿是由于腹股沟淋巴结切除后下肢的主要淋巴回流阻塞所致。应该说多数患者淋巴水肿不甚严重，经过一段时间的锻炼、治疗，同时通过下肢静脉回流增加的代偿，多数患者淋巴水肿会得到不同程度的减轻，尽管多数患者会叙述下午加重早晨减轻。极个别的患者治疗效果不好，甚至皮下纤维结缔组织增生，脂肪硬化，肢体增粗，后期皮肤增厚、粗糙、坚韧如象皮，亦称“象皮肿”。

淋巴回流障碍的病理生理

淋巴是细胞间隙中的组织液，经淋巴管回流入静脉。淋巴循环是人体生理循环重要部分之一。当淋巴系统由于手术和放疗导致淋巴管的中断和闭塞，所属远端淋巴回流即发生障碍，组织间隙淋巴液异常增多，导致下肢均匀性增粗。起初皮肤尚光滑、柔软，抬高患肢水肿可明显消退。由于积聚的淋巴液富含蛋白质，可高达5.8 g/dL（正常0.72 g/dL），长期刺激使结缔组织异常增生，脂肪组织为大量纤维组织替代。皮肤及皮下组织极度增厚，皮肤表面角化、粗糙、指压后不发生压痕，出现疣状增生物，形成典型的“象皮肿”。若发生感染，炎性渗出液会大幅增加，刺激大量结缔组织增生，破坏更多的淋巴管，加重淋巴液滞留，增加继发感染机会，形成恶性循环，致使淋巴水肿日益加重。

下肢淋巴回流障碍的病因特点

淋巴回流障碍的原因有很多，但究其原因主要有：①腹股沟淋巴结的切除；②下腹（盆腔）和腹股沟淋巴结区域的放疗；③大隐静脉及分支的切除；④股鞘的打开与关闭。

应该说手术是最直接的原因，手术切除了下肢淋巴回流的必经之路。但对于那些仅接受了手术的患者，多数淋巴水肿是暂时的，经过一段时间的治疗和锻炼，多数患者会明显好转，极个别的患者会出现严重的淋巴水肿。

放疗对于腹股沟淋巴结切除术后患者的淋巴水肿有加重的作用，因为放疗可使放疗区域内的淋巴管，以及残留的小淋巴管进一步闭塞与纤维化，尤其是那些位于下肢和下腹皮下的表浅淋巴管，这也同时解释了为什么很多患者除有下肢水肿外还有下腹水肿的原因。

由于腹股沟淋巴结的切除，下肢大量的淋巴回流液需要通过静脉的代偿来完成，而当静脉的代偿达到了极限仍不能解决淋巴回流时，下肢的淋巴水肿会不同程度的存在。大隐静脉及其分支是主要的回流通路，传统手术常规切除部分大隐静脉及其分支，使部分患者出现了无法缓解的淋巴水肿，而近年来许多作者尝试着保留大隐静脉已经分支的手术，下肢无法纠正的淋巴水肿明显减少，同时下腹水肿也明显减轻。

打开股鞘的主要目的是为了切除股淋巴结，切除淋巴结后相当部分的同道喜欢将股鞘关闭，主张直接将股鞘缝合的同道不占少数，但这样做的结果是增加了股鞘对于股静脉的压力，影响了静脉回流，进一步影响了淋巴回流。采用缝匠肌来覆盖股三角可以得到相对较好的效果，但需注意神经的损伤。近年来很多作者对于股淋巴结切除的技术进行了改良，也是部分基于这方面考虑。

淋巴水肿的辅助检查

诊断性穿刺组织液分析

皮下水肿组织液的分析，有助于疑难病例的鉴别诊断。淋巴水肿液蛋白含量通常很高，一般在1.0~5.5 g/dL，而单纯静脉郁滞、心力衰竭或低蛋白血症的水肿组织液蛋白含量在0.1~0.9 g/dL。检查通常用于慢性粗大的肿胀肢体，只需注射器和细针即可操作，方法简单、方便。但不能了解淋巴管的病变部位及功能情况，是一个粗略的诊断方法。

淋巴管造影

淋巴管穿刺注射造影剂摄片是显示淋巴系统形态学的一种检查方法，是淋巴水肿的特异辅助检查。淋巴造影的主要目的是为了鉴别淋巴水肿与静脉性水肿，鉴别原发性淋巴水肿与继发性淋巴水肿，尤其是对于拟行淋巴-静脉吻合术者更加必要。

淋巴管造影方法：目前大多采用直接淋巴管穿刺注射造影法。先在足背第1~4跖骨水平皮下注射伊文思蓝0.25~0.5 mL，3~5 min后即可见蓝色细条状浅表淋巴管。局麻下切开皮肤分离浅表淋巴管，在其近、远端各绕过一根细丝线，暂时阻断近端，使淋巴液滞留，用27~30号针头穿刺淋巴管，然后注入1%普鲁卡因少许以证实确在腔内而且不漏，固定针头，通过塑料管与注射器连接，以0.1~0.2 mL/min的均匀速度注射Ethiodoll（乙碘油）2 mL。注射2 mL后在踝关节及盆腔摄片，鉴定造影剂有无外渗并摒除误注入静脉内。注射完毕拔出针头，结扎淋巴管以防淋巴漏，缝合皮肤。造影摄片包括小腿前后位、大腿前后位、从腹股沟至第1腰椎的前后位、斜位或侧位。

淋巴管造影如果发现淋巴管瓣膜阙如或功能不全，淋巴管扩张迂曲，通常提示原发性淋巴水肿；如果发现淋巴管中段、远端淋巴管扩张、迂曲，数目增多且不规则，则提示为继发性淋巴水肿，多与手术和放疗密切相关。

同位素淋巴管造影

由于淋巴管X线造影不能提供淋巴系统功能的定量动力学资料，也不能提供来自不同肢体部位淋巴引流的简单情况，因此目前开展一种有价值的静态淋巴系统内烁造影（核素显像），将^{99m}锝錸硫化物胶物0.25 mL（75 MBq）注射到双足第2趾蹼皮下组织。用γ照相机正对患者下腹部和腹股沟区，分别在1/2 h、1 h、2 h、3 h作静态图像扫描，再分别计算髂腹股沟淋巴结摄取的同位素量。用同位素显像研究慢性淋巴水肿的淋巴功能，提示患肢淋巴回流的减少程度与淋巴水肿的严重程度相关。在严重淋巴水肿，同位素摄取率几乎为0，而在静脉性水肿淋巴回流的吸收百分比显著增加。因此可用于淋巴性水肿与静脉水肿的鉴别，其诊断淋巴水肿的敏感度为97%，特异性为100%。与淋巴管X线造影术相比，核素显像操作简单，诊断明确，但它不能将淋巴管和淋巴结解剖定位。若考虑淋巴管手术，则仍以淋巴管X线造影为佳。

此外，新近开展的血管无损伤检测技术，也有助于静脉性水肿和淋巴性水肿的鉴别，作为门诊筛查方法，既简单又方便。

下肢淋巴回流障碍的治疗

淋巴水肿根据病程早晚，治疗原则不同。早期以排出瘀积滞留的淋巴液，防止淋巴积液再生为宗旨；晚期则以手术切除不能复原的病变组织，或以分流术治疗局限性淋巴管阻塞为目的。

急性期淋巴水肿

以非手术治疗为主。

1. 体位引流　不活动时抬高患肢30~40 cm，利用体位作用促进淋巴液回流，减轻水肿。此方法简单、有效，但作用不持久，如果患者每天早晨下肢水肿完全得到缓解，多数情况可以逐渐恢复正常。

2. 加压包扎　在体位引流基础上，患肢用弹力袜或弹力绷带加压包扎，挤压组织间隙，协助淋巴回流。弹力绷带松紧应适宜，也可用电动的间歇性加压泵多次和长时间使用，对改善水肿有一定疗效。文献报道，国外目前采用淋巴加压器（lymha-press），是一种更为先进有效的加压充气装置，充气装置分9~12块，每块可以单独充气加压，加压从肢体远端逐渐向近端进行，一个循环周期为25 s。这种淋巴加压器较其他简单加压装置的充气加压时间大大缩短（简单加压充气装置循环周期100 s左右），同时可产生较高压力，达15.6~20.8 kPa（120~160 mmHg），比外科手术和单纯弹力袜在消肿方面更为有效。但其使用较复杂，也不能减少组织间隙中的蛋白成分，只适用于急性期及术前准备等短期治疗。

3. 限制钠盐摄入和使用利尿药　急性期适当限制氯化钠摄入，一般每天1~2 g，以减少组织钠、水潴留。同时使用适量利尿药，加快水钠排出。可用氢氯噻嗪每次25 mg，每天3次，并适当补钾，待病情稳定后停服。

慢性淋巴水肿

包括非手术治疗的烘绷治疗和各种手术治疗。

1. 烘绷疗法　烘绷疗法的治疗原理是利用持续辐射热，使患肢皮肤血管扩张，大量出汗，局部组织间隙内的液体回入血液，改善淋巴循环。对于淋巴水肿尚未发生肢体皮肤严重增生者可选用烘绷疗法。有电辐射热治疗和烘炉加热两种方法。温度控制在80~100℃，每日1次，每次1 h，20次为1个疗程。每个疗程间隔1~2周。每次治疗完毕，应外加弹力绷带包扎。依据临床观察经1~2个疗程后可见患肢组织松软，肢体逐步缩小。

2. 手术治疗　应该说对于外阴癌腹股沟淋巴结切除及放疗引起的淋巴水肿来讲，非手术疗法是最主要的治疗手段，由于手术和放疗损坏了大量的淋巴管和血管，手术的效果很难确定，但是相当数量的患者可以不同程度的改善症状。

手术适应证：①肢体功能损害，由于肢体粗重易疲劳和关节活动限制。②过度肿胀伴疼痛。③反复发作的蜂窝织炎和淋巴管炎经内科治疗无效。④美容，对于年轻妇女，肿胀明显并有美容要求者可考虑手术，但应以改善功能为主，美容为辅，否则疗效可能不尽如人意。

治疗下肢淋巴回流障碍的手术可分为病变组织广泛切除术和淋巴回流重建术。目前的实验及临床证据，后者的部分或大部分良好效果，事实上是在广泛病变组织切除的基础上取得的。单纯重建淋巴回流，疗效甚微。由于继发性淋巴水肿淋巴管阻塞点近远端的淋巴系统功能完好，外科手术重建区域性淋巴回流应获得良好疗效。

（1）病变组织切除游离植皮术：适用于周径大于对侧10 cm以上，皮硬、疣状增生、丹毒发作频繁或有溃疡形成的象皮肿者。为减少皮片坏死和淋巴水肿复发，术中必须彻底切除病变组织，对丹毒发作频繁者应注意肌层脓肿，如存在则一并清除；止血要彻底；皮片戳孔以利于引流。对大腿肿胀严重者，可分期行大腿前、内、外皮下组织切除附加真皮埋入术。

（2）淋巴管静脉吻合术：此种方法近期疗效肯定，但远期疗效是否有保证尚有不同意见。有学者认为，在慢性淋巴水肿时，淋巴管压大于静脉压，行淋巴管静脉分流术可使肿胀消退；而随水肿的消退，淋巴管压逐渐下降，当淋巴管压小于静脉压时则吻合口栓塞常常发生，故远期疗效不佳。也有学者认为，淋巴液回流主要靠淋巴管自主收缩时产生的压力，若能选择有收缩功能的淋巴管进行吻合，手术成功率是可以提高的。有学者提出行多径路多根淋巴管分流可提高疗效的观点。目前对肢体淋巴水肿还没有一种公认的完善的治疗方法，有待进一步研究。

（吴　鸣）

参考文献

1. 河北新医大学《人体解剖学》编写组. 人体解剖学. 北京: 人民卫生出版社, 1980.
2. 苏应宽, 栾铭箴, 汤春生, 等. 妇产科临床解剖学. 济南: 山东科学技术出版社, 2001.
3. 韩永坚, 刘牧之. 临床解剖学丛书. 北京: 人民卫生出版社, 1992.
4. 程钢, 朱家恺, 于国中, 等. 肢体淋巴管结构及在淋巴水肿时的病理学研究. 中华显微外科杂志, 1989, 2: 84.
5. 王根本, 刘里侯. 医用局部解剖学. 3版. 北京: 人民卫生出版社, 1996.
6. 彭裕文. 局部解剖学. 6版. 北京: 人民卫生出版社, 2004.
7. Zhang SH, Soo AK, Sorosky JI, et al. Preservation of the saphenous vein during inguinal lymphadenectomy decreases morbidity in patients with carcinoma of the vulva. Cancer, 2000, 89: 1 520−1 525.
8. Moore KL, Dalley AF. Clinically Oriented Anatomy. 5th ed: Lippincott Williams & Wilkins, 2006.
9. Kent M, Van De Graaff. Human Anatomy. 5th ed. Inc: The McGraw-Hill Companies, 1998.
10. Crafts RC. A Textbook of Human Anatomy. 2th ed. Inc: John Wiley & Sons, 1979.
11. Terada KY, Coel MN, Ko P, et al. Combined use of intraoperative lymphatic mapping and lymphoscintigraphy in the management of squamous cell cancer of the vulva. Gynecol Oncol, 1998, 70: 65−69.
12. Stehman FB, Bundy BN, Dvoretsky PM, et al. Early stage I carcinoma of the vulva treated with ipsilateral superficial inguinal lymphadenectomy and modified radical hemivulvectomy: a prospective study of the Gynecologic Oncology Group. Obstet Gynecol, 1992, 79: 490− 497.
13. Smyczek-Gargya B, Volz B, Geppent M, et al. A multivariate analysis of clinical and morphological prognostic factors in squamous cell carcinoma of vulva. Cynecol Obstet Invest, 1997, 43: 261−267.
14. Borgno C, Micheletti L, Barbero M, et al. Topographic distribution of groin lymphnodes. A study of 50 female cadavers. J Repro Med, 1990, 35: 1127.
15. Bowles J, Terada K Y, Coel MN, et al. Preoperative lymphoscintigraphy in the evaluation of squamous cell cancer of the vulva. Clin Nucl Med. 1999, 24(4): 235−238.
16. Burke TW, Levenback C, Coleman RL, et al. Surgical therapy of Tl and T2 vulvar carcinoma: further experience with radical wide excision and selective inguinal lymphadenectomy. Gynecol Oncol, 1995, 57: 215−220.
17. Cavanagh D, Fiorica JV, Hoffman MS, et al. Invasive carcinoma of the vulva; Changing trends in surgical management. Am J Obstet Cynecol, 1990, 163: 1 007.
18. Cavanagh D. Vulva cancer-Continuing evolution in manage-ment. Cynecol Oncol, 1997, 66: 362.
19. Debra J, Draves. Gluteal region and thigh. In: Anatomy Of the lower extremity. Baltimore, London, Los Angeles, Sidney: William and Wikins, 1986: 212−225.
20. Decesare SL, Fiorica JV, Roberts WS, et al. A pilot study utilizing intraoperative lymphoscintigraphy for identification of the sentinel lymph nodes in vulvar cancer. Gynecol Oncol, 1997, 66: 425−428.
21. DiSaia PJ. Letter to editor. Gynecol Oncol, 1997, 64: 183.
22. Elliott PM. Early invasive carcinoma of vulva. In: Coppleson M. Gynecological Oncology. Edinburgh, London, Melbourne, New York and Tokyo: Churchil Livingstone, 1992: 465−477.

23. Hacker NF. Conservative surgery for stage I caroinoma of the vulva, In: Coppleson M, ed. Gynecologic Oncology. Edinburgh, London, Melbourn, New York and Tokvo: Churchill Livingstone, 1992: 1 185–1 189.

24. Hacker NF. Current treatment of small vulvar cancer. Oncologv Hungtingt. 1990, 4: 21.

25. Hacker NF. Vulvar canoer, In: Berok JS and Hackcr NF, Eds Practical Gynecologic oncologv. 4th ed. Philadelphia: Lippincott Williams and Wilkins, 2005: 544.

26. Hakim AA, Terada KY. Sentinel node dissection in vulvar cancer. Curr Treat Options Oncol, 2006, 7(2): 85–91.

27. Heaps JM, Fu YS, Montz FJ, et al. Surgical pathologic variables predictive of local recurrence in squamous cell carcinoma of the vulva. Gynecol Oncol, 1990, 38: 309–314.

28. Helm CW, Hatch K, Austin JM, et al. A matched comparison of single and triple incision techniques for the surficial treatment of carcinoma of the vulva. Gynecol Oncol, 1992, 46: 150–156.

29. Kehoe S, Luesley D, Chan IL. A pilot study on early post-operative morbidity and technique of inguinal node dis-ection in vulvar oarcinoma. Eur j Cynecol Oncol, 1998, L9: 374–376.

30. Krupp Jr PJ. Invasive tumors of vulva. In; Coppleson M, ed. Gynecologic Oncology. Edinburgh, London, Melbourn, Nelw York and Tokyo: Churchill Livingstone, 1992: 479–491.

31. Leminen A, Forss M, Paavonen J. Wound complications in patients with carcinoma of the vulva. Comparison between radical and modified vulvectomies. Eur J Obstet Cynecol Reprod Biol, 2000, 93: 193–197.

32. Levenback C, Morris M, Burke TW, et al. Groin dissection practices among gynecologic oncologists treating early vulvar cancer. Gvnecol Oncol, 1996, 62: 73.

33. McCall AR, Olson MC, Potkul RK. The variation of inguinal lymph node depth in adult women and its important in planning elective irradiation for vulvar cancer. Cancer, 1995, 75: 2 286–2 288.

34. Micheletti L, Borgno C, Barbero M, et al. A deep femoral lymphadenectomy with preservation of the fascia lata; Preliminary report on 42 invasive vulvar cancer. J Reprod Med, 1990, 35: 1 130.

35. Perez CA, Crigsby PW, CaJ akatos A, et al. Radiation therapy in management of carcinoma of the vulva with emphasis on conservation therapy. Cancer, 1993, 71(11): 3 707–3 716.

36. Petereit DC, Mehta MP, Buchler DA, et al. Inguinofemoral radiation of N0, Nl vulvar cancer may be equivalent to lymphadenectomy if proper radiation technique is used. Inter J Radiat Oncol Biol Phys, 1993, 27: 963–967.

37. Russell AH, Mesic JB, Scudder SA, et al. Synchronous radiation and cytotoxic chemotherapy for locally advanced or recurrent squamous cancer of the vulva. Gynecol Oncol, 1992, 47: 14–20.

38. Siller BS, Alvarez RD, Conner WD, et al. T2/3 vulva cancer: a case control study of triple incision Versus en bloc radical vulvectomy and inguinal lymphadenectomy. Gynecol Oncol, 1995, 57: 335–339.

39. Slevin NJ, Pointon RC. Radical radiotherapy for carcinoma of the vulva. Br J Radiol, 1989, 62: 145–147.

15 妊娠分娩的解剖变化及临床意义

妊娠期的骨盆、子宫及阴道变化

女性骨盆已于前述，本节将讨论妊娠晚期其与胎儿之间的关系，为围生期提供客观资料，以提高围生期保健质量及人口质量。

■ 骨盆入口平面

骨盆入口平面是围生期保健常用的解剖之一，它是由后方骶骨岬，两侧髂耻线及前方耻骨支上缘或耻骨联合后面突出部分（后者偏低，是胎儿通过的实际骨点）所连接的平面。典型女性的骨盆平面是近横椭圆形或圆形，少数呈心形，横径较前后径略长。妊娠晚期，临床解剖重要部位是耻骨联合上缘及入口平面前半平面。

前后径

前后径（anterposterior diameter）是指耻骨联合上缘中点至骶岬上缘中点的连线，又名真结合径（true conjugate diameter），长11~11.6 cm。在耻骨联合上缘中点后方1 cm处，向骨盆腔突起骨质部分，是胎儿通过入口平面真正骨盆平面其与骶岬中点之间距离，称产科直径（obstetric diameter），一般通过X线摄片、磁共振等影像学技术直接测得，能显示其与胎儿之间的关系。通常临床改用简单外测量方法推算方法如下。

1. 产科直径（cm）=真结合径－（0.32~0.5）cm。

2. 真结合径（cm）=对角径－1.5 cm（正常情况下对角径应大于12 cm，粗测时正常手指触不到骶骨岬）。

3. 骶耻外径（external conjugate diameter） 多数孕产妇是在18 cm以上（参见第3章第一节）。若疑似骨质厚者，再测孕妇桡尺周径（手腕围），即测量尺骨与桡骨茎突间周径，正常妇女为14 cm。若大于14 cm，则所测量的骶耻外径不能用于推测入口平面前后径大小。

横径（入口横径）

横径（transverse diameter）是指两指两侧髂耻线之间最宽的间径，其值为12.3 cm。在椭圆形骨盆中，较长可高达13.5 cm。一般横径距骶骨岬前方5 cm与真结合经垂直。

斜 径

斜径（obligue diameter）左、右各1条，从一侧骶髂关节软骨起伸至对侧髂耻隆，根据其起点位置，分别称为左、右斜径，长度为12.75 cm。

结合数学理论分析，若将两侧的骶耻线分别与同侧的骶（骨）岬或耻骨联合上缘中点，连2条虚线，则骨盆入口平面中存在着大、小对称的2对直角三角形，即ABC与ABD两对直角三角形（图15-1）。

妊娠期，临床上最常用的是骨盆入口平面

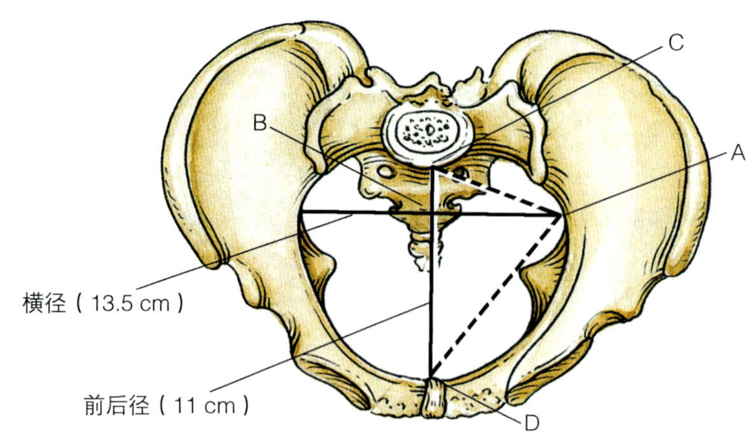

图15-1　女性骨盆入口平面及所形成的直角三角形斜边

中耻骨联合及其上支的上缘，在围生期保健常用于以下几种情况。

1. 测量子宫底高度　这是间接评估胎儿生长状况，防治胎儿生长迟缓的方法之一。临床要求孕妇排尽小便，平卧，两腿膝、髋关节伸直，用软尺测量耻骨联合上缘中点与子宫底最高点（切线）间的弧形距离。将其数值与本地区相应孕周标准值对照（后述）。测量产生误差的主要原因是：①孕妇两腿屈曲后耻骨联合上缘上移，所测得数值小；②使用的软尺拉的松紧程度不统一；③应测2~3次，用其平均值。

2. 胎头浮动，入盆及衔接的评估　这是头先露时，胎头在入口平面不同高度的3个不同概念，妇产科专业人员应有所认识，了解其临床意义，给予适当合理的干预，争取降低高危因素，减少母婴不应有的损失。

胎头浮动（浮动胎头）是指胎头先露部（不论枕、顶、额及面先露）的最低点，在骨盆入口平面以上。医生可触及胎头在入口平面上可活动。

传统的教科书均提到初产妇在“预产期前2~3周胎头入盆”，此结论准确无误，至今仍然适用。笔者体会是指枕前位，不包含顶额面先露、枕后位及部分枕横位。由于国内尚缺乏妇产科专业用的教科书，长期对此结论理解欠妥。骨盆入口平面前后径与横径呈直角交叉，倘若将两侧的髂耻线分别与同侧的骶岬或耻骨联合上缘中点，用两条虚线连接，则骨盆入口平面呈现大、小对称两对直角三角形，即图15-1中的ABD与ABC两对直角三角形。AB是两对三角形共同的直角边，即入口平面的横径1/2。一般公认正常女性骨盆的横径偏后移，平均距骶岬5 cm左右，则我们可以假设BC是一常数5 cm，另一大直角三角形的直角边BD应为6~6.6 cm。从图形结构分析大三角形的斜边AD，绝对大于小直角三角形斜边AC。根据数学公式推算$AC^2=BC^2+AB^2$，$AD^2=AB^2+BD^2$，则AC的长度在7.9~8.4 cm内。而AD的长度在8.59~9.44 cm内（表15-1）。我国正常足月新生儿双顶径测量，男女变动范围在9.0~9.3 cm，平均9.25 cm。以此可推断或解释，在同一时间内，同一母体和胎儿，取枕后位胎方位时，不易入盆、衔接，而取枕前位胎方位时，胎头易入盆、衔接。我们在用三维/四维B超检查过程，也证实了预产期前2~3周，浮动胎头的孕妇指导其纠正睡眠

表15-1　入口平面划分的两个直角三角形各边数值（单位：cm）

入口平面		三角形				
前后径值	横径值	AB边值	BC边值	BD边值	AC边值	AD边值
11.0	12.3	6.12	5.0	6.0	7.93	8.59
11.0	13.5	6.75	5.0	6.0	8.40	9.03
11.6	12.3	6.15	5.0	6.6	7.93	9.02
11.6	13.5	6.75	5.0	6.6	8.40	9.44

姿势——取同侧侧俯卧位后，胎头变枕前位后均能入盆，少数还衔接。提示骨盆外测量正常，预测胎儿体重在正常范围内，预产期前2~3周，甚至临产后胎头没有入盆，应排除枕（横）后位。勿轻易按胎头浮动，“头盆不称”，给予不恰当的处理。

临产的正常产妇即使呈现有效子宫收缩，倘若系枕后位也不易入盆、衔接，需协助使胎头在入口平面，先行内旋转为枕前位，按枕前位分娩机转来完成正常分娩。枕后位要完成阴道分娩，需经过两次内旋转，即首次是在入口平面，待衔接成枕前位后，下降至最宽平面及狭窄平面过程中行第二次内旋转，继续下行胎儿完成俯屈、仰伸后自然娩出。所经历的两次内旋转机制有差异（详见第三节胎儿）。倘若能合理、及时给予干预可减少持续性枕后位发生，以提高阴道助产技术水平，保护母婴健康，实现母婴统一管理。

胎头入盆是指胎头最低点，进入骨盆入口平面以下，但胎儿的双顶径仍在入口平面以上（一般胎头顶部与双顶径距离在1.5~2 cm）。此种体征在妊娠晚期出现，临床意义不大，若临产胎膜已破，应排除胎方位异常，如高直后位、枕后位或有潜在的相对头盆不称。妊娠晚期胎头浮动或入盆的孕妇，应尽量不骑自行车和步行上高层楼梯，步行爬楼应缓慢为宜。尤其曾行倒转术纠正后的孕妇，禁忌上述运动方式，否则活动时耻骨联合上缘伴随活动，将胎头上托，易转成臀先露（已行臀先露倒转术者称复位）。

衔接是指胎儿双顶径，进入或通过骨盆入口平面。国际惯例将双顶径达双侧坐骨棘平面，视为衔接完成。现今后者是决定经阴道分娩（含手术产），必须具备的条件。

女性骨盆腔分为大、小骨盆腔，入口平面是其分界线。上方称大骨盆腔（假骨盆腔），入口平面以下称小骨盆腔（真骨盆腔）。

专科医师应在产科四步手法第4步检查时，孕妇取平卧，两下肢屈曲，医师面部朝向床尾，两手的掌面触扪胎头各骨点，分别判断在耻骨联合中点两侧，所触到的骨点属何骨片；高度或深浅度如何；若头先露应判断是枕、顶、额、颏的区别；若臀先露应区分全臀位、不完全臀位等，以便给孕妇以合理指导。现在该手法几乎被第3步手法取代，即医师面朝孕妇床头，仅用右手，拇指、食指分开，掌面置胎头两侧，来回活动，区别胎头与臀，确定何是先露部。有时在妊娠36周前，反将胎头推出入口平面呈浮动状态，甚至推成臀先露。

骨盆最宽平面

骨盆腔最宽平面是指从耻骨联合后面中点，至第2、3骶椎骨中点所形成的平面。因是骨产道中最宽的平面而得名。前后径长度是12.75 cm，横径为12.5 cm，只能内测量方可得知（详见本章第3节）。

盆腔中段最狭窄平面

该平面亦称骨盆狭窄平面，是产道最窄部分。因该段骶骨下部前弯，两侧壁向内聚，故前后径大于横径，呈不规则的矢状位椭圆形。体重正常范围内的胎儿，枕前位、双顶径已通过此平面，产力较为理想时，则能阴道自然分娩；若枕后（横）位达该平面，往往发现不及时或处理欠妥，甚易演变成持续性枕后（横）位等常见的头位难产；若是臀先露，此平面又系狭窄或评估不足，不宜选择阴道分娩。

前后径

从耻骨联合下缘至第4、5骶椎关节盘中点为12~12.2 cm。可通过阴道直接测得，且不受骨质厚薄影响。

横　径

该平面是指骨盆壁内侧两坐骨棘间的间距，

它是骨盆中最短的径线。临床只能粗估长短，通过影像技术可准确测到其值，长度为10.5 cm，10 cm为临界值。

临床上可通过以下两种方法，评估坐骨棘间径之长短。

1. 从体外测量米氏菱形区的横径评估　即米氏菱形区横径值加1，相当于坐骨棘间径。

2. 阴道检查坐骨棘突出程度　正常情况下坐骨棘稍突出，称之坐骨棘突出Ⅰ度；较为突出者为Ⅱ度；明显突出为Ⅲ度，往往提示胎儿体重及胎方位正常，也难经阴道分娩。

临床上非常重视坐骨间径连线假设的平面，与胎头最低点骨质部分的关系。在第二产程中胎头骨质最低点，在此连线下2 cm，应视为产钳助产术或胎头吸引术的适应证。

骨盆出口平面

自耻骨联合下缘，环绕两侧坐骨结节，达骶尾关节构成出口平面。因两侧坐骨结节位于前、后两点所在的平面之下，故前叙的“平面”是由不在一个平面的两个三角形组合形成。其坐骨结节连线为两个三角形的共同底边。前三角形的顶点是耻骨联合下缘中点，两侧边是耻骨下支，后三角形的顶点是骶尾关节。倘若骶尾关节固定，则以尾骨尖为界，两侧为骶结节韧带。前三角形略小，后三角形较大。

前后径

理论上是指耻骨联合下缘中点，至骶尾关节之间的空间，长11.5 cm。临床上因测不到，改用测后三角形高度，即后矢状径加出口横径之和来评估。体重在正常范围内，后矢状径加出口横径之和超过15 cm，可经阴道分娩。一般外测量出口横径不足8 cm，必须加测出口后矢状径，两者之和的临界值为15 cm。

后矢状径是指骶尾关节至坐骨结节间径中点的垂直距离，长度为9.3 cm，临界值为7.5 cm。可嘱孕妇取膀胱截石位，用汤姆斯（Thomas）出口测量器测量。若无上述测量器，可嘱孕妇取正侧卧位，下方的下肢伸直，上方下肢屈曲，以肛诊手指触及骶尾活动的关节点或不活动的尾骨尖后，在相应的皮肤上做一标记，用骨盆测量器测它与坐骨结节中点的距离。

横　径

即两坐骨结节间距，亦称坐骨结节间径（intertuberal diameter），为9 cm，临界值为7.5 cm。一般孕妇取仰卧位，两下肢屈曲，双手抱膝，双腿尽量贴近下腹部，且充分外展，暴露会阴部。医生用两拇指沿两侧坐骨支向下循行，在第一转角处（突出点）即为坐骨结节标志骨点，以骨盆测量器测得。也可用消毒的长6~9 cm，每片长度相差0.5 cm的竹片一套，从小至大，嵌入两侧坐骨结节骨点之间测得。若医生疏忽检查时标准体位的重要性，或所处条件受限，或检查时孕妇无法将裤腰脱下，影响两腿屈曲和外展，髋关节及韧带不能充分放松，易误认为骨盆出口狭窄。

骨盆倾斜度

骨盆倾斜度（obliquity of pelvis），是指妇女脱鞋直立时，骨盆入口平面与地平面形成的角度。一般骶岬较耻骨联合上缘高9.5~10 cm。正常妇女骨盆入口平面与地平面之间的角度为60°~70°。骨盆倾斜度大于70°，为骨盆倾斜度过大。因骶骨常向前上，耻骨弓向后下移位，耻骨联合较低。虽然入口平面的前后径线改变不大，但有耻骨联合向骶骨方向走行的水平面距离变短，即有效的前后径缩短，产轴的方向也相应移行，与正常产轴走行方向形成不同程度夹角，阻碍胎头入盆、衔接、下降及内旋转等分娩机转进行。同时也消耗有效的产力，延误产程进展，继发产力异常及相应并发症发生，危害母婴。客观体征是胎头入盆异常、胎头浮动等异常体征，但因缺乏对骨盆倾斜度了解及分析，而误认为“头盆不称”，行不合理处置的情况并不罕见。

骨盆倾斜度过大，除存在遗传基因外，环境影响也不可忽视，特别在骨盆发育未成熟阶段（正常15~25岁），此时少女的体位、姿势、步态及营养等，均可影响骨盆倾斜度。比如长期穿过高的高跟鞋，使身体平衡失调，往往迫使骶骨向前上方移行生长，耻骨联合向下后移位，连下肢支撑体重，压力迫使髋臼由内收趋向。体态长期得不到调整，会导致骨盆倾斜度过大，孕产期会显示骨盆的外测量径值正常，但产道有效的空间相对变短而继发难产。现今缺乏这方面科普教育，青少年女性过早且长期穿过高跟鞋，使骨盆呈现倾斜度异常人数在上升，需引起社会广泛重视。

骨盆倾斜度异常者，往往胸部向前上方挺胸，臀部上方向后上方移行，腰骶椎交界区向内深陷。到妊娠晚期时腹壁呈悬垂样，如同悬垂腹，胎头高浮不能入盆，常误为跨耻征阳性。此时若能让其取半卧位/斜坡位，两下肢弯曲，或取平卧位，两下肢尽量向腹壁屈曲，使骨盆平面的有效长度加大后，胎头会立即入盆，跨耻征转阴。

骨盆倾斜度测量方法：①孕妇取直立位，在背部正中置一垂直吊线至臀部以下，于腰骶关节段平面处，测量它与吊线的垂直距离（吊线与腰骶关节皮肤距离），大于5 cm，可能骨盆倾斜度过大。②孕妇平卧在硬质平板床上，若腰骶部与床之间，能放置一正常成人手拳者，则多为骨盆倾斜度过大。③用马丁骨盆测量器测量骶耻外径，同时可通过量角器测出倾斜度（图15-2）。骨盆倾斜度过大，多数系后天所致，平素预防为主甚为重要，其预防方法如下。

1. 在骨盆发育成熟阶段，加强营养，防止缺钙，适当参加多种类型的体育锻炼，以更换运动鞋锻炼为佳。

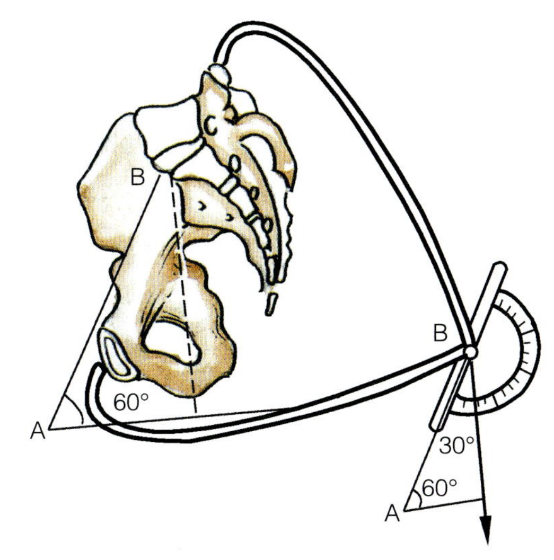

图15-2 骨盆倾斜度测量方法及原理

2. 年轻少女不宜长期穿高跟鞋，应经常更换不同鞋类，以平底鞋为主。

3. 妊娠期忌穿高跟鞋，以平底柔软鞋为宜。

4. 产妇在第一产程中，尽量采取斜坡位，双下肢屈曲，使耻骨联合上缘的位置上提，改善骨盆倾斜度，增大入口平面有效空间（前后径的长度），促使胎头入盆、衔接、下降及内旋转，降低难产发生。

5. 若胎儿正常，无头盆不称，又系枕前位，在有效的子宫收缩下，产妇取截石位，两下肢屈曲同时充分向两侧外展，使耻骨联合向腹部方向上移，则骨盆腔诸平面的有效空间增大；也可选用坐势产床，选用功能较多的产床，应将坐板的角度向上抬高15°~20°以上等方法，以促进完成或提高阴道分娩的机会。此时会阴承受的压力较大，产妇不适程度较多。笔者体会，此时若给予阴部神经阻滞麻醉及会阴侧斜切开，产妇均能接受，且会阴损伤也会降低。

妊娠期子宫颈

子宫颈是指子宫峡（isthums of uterus）以下至子宫颈外口，子宫最下部的圆筒样管状组织，长2.5~3.0 cm，上、下两端稍细，中段较宽大，前后偏扁。上端连接子宫峡外口，是子宫内膜转变为子宫颈内膜部位，常称之组织学内口或颈管内口。其经子宫峡部上端解剖学内口与子宫腔相通，下端直接通向阴道顶端，与阴道呈45°～90°，居阴道中央，与体外相通，其末端的管口称子宫颈外口，高度在坐骨棘平面。子宫颈位于阴道部分，称为子宫颈阴道部，另一部分位于阴道平面以上，在盆腔内、腹膜外称为子宫颈阴道上部。圆筒样子宫颈内壁呈纺锤形管腔。在子宫颈管前后壁正中线上，各有一条纵褶，从纵褶向外发出数条斜行皱褶，如同棕榈树叶样，故称为棕榈褶（palmate fold），它在婴儿期较明显。倘若向外上长，布满子宫颈外口四周，属病理改变，临床诊断为先天性外翻，描述其形态结构，常用“树状”结构阐述（图15-3）。

受妊娠期体内多种生物化学因素及胎儿生长的需要，子宫颈将产生相应的变化，以适应胎儿生长、娩出，至分娩期是软产道的一部分。

子宫颈阴道部

是指通过窥阴器，在阴道内能看到的子宫颈部分，它包括子宫颈外口、子宫颈管伸入阴道内部分。

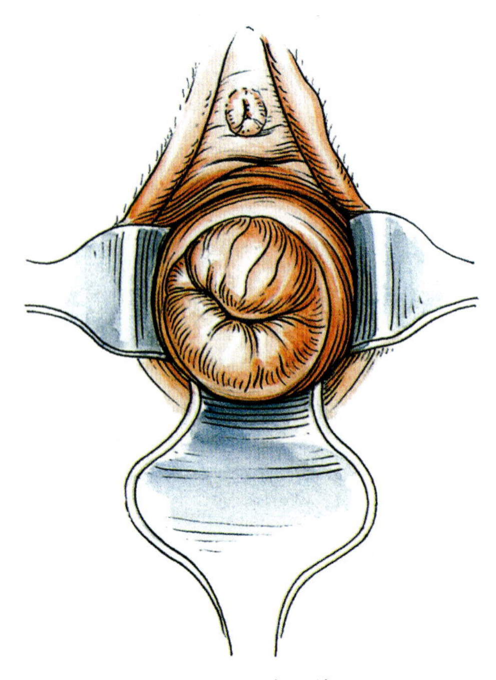

图15-3　子宫颈外翻

从孕6~8周，子宫颈的体积有所增大，血管增生，子宫颈阴道部呈紫蓝色，质地变软，如同海绵样，临床上常用“子宫颈着色”来描述。

子宫颈外口在未孕妇女呈小、整齐、光滑圆孔；流产、引产及分娩后，可因裂伤程度不同，而形成横裂口，将子宫颈分成上、下或前、后两唇。但不宜以此为据判定是初孕或经产妇。前述子宫颈先天外翻的妇女，往往是年幼时体质差，缺乏锻炼，或多病，阴道内正常酸性环境不良，子宫颈表面的鳞状上皮不易生长，则子宫颈管的柱状上皮呈棕榈树样褶，由颈管向外延伸，成树状结构图像；在青春期有周期性白带增多病史，临床易将这些未婚、未孕及不孕症妇女误诊为“宫颈糜烂”，误诊误治。

对引产或足月分娩所致的子宫颈裂伤，若重视不够，多数演变为子宫颈陈旧性裂伤，重者合并子宫颈外翻。对妊娠合并子宫颈裂伤的孕妇，行引产术时，需排除裂伤程度已累及子宫颈管，甚至累及子宫颈阴道上部子宫颈管。它受破坏之后，常留下不同程度的感染，边界均为水肿、充血、脆弱组织。在产力作用下，该局部又较正常阴道部子宫颈受到胎头作用早，若又系产力过强、不协调或子宫颈成熟程度较差，原子宫颈阴道上部裂伤易并发子宫下段破裂，且易诱发子宫动脉下行支断裂。所损害的部位又在腹膜外，给抢救带来很多困难，往往继发不可逆性失血性休克伤亡。这类医疗失误并不罕见，应引起足够重视。

20世纪60年代，类肾上腺素能β受体兴奋剂问世以来，将其与子宫颈缝合手术配合治疗子宫颈内口松弛症，手术时间已局限在妊娠期，其解剖部位是子宫颈阴道部。临产或妊娠37周左右拆去缝线，均可经阴道自然分娩。只要子宫颈内口松弛症诊断确切，术式合理，术后保健管理规范，其成功率可达95%以上。由于非孕期经腹行子宫颈阴道上部环扎术，切开子宫颈阴道上部修补术等术式，现今经阴道子宫颈阴道部缝合术式，已取代其他术式。故不宜再用“子宫颈内口环扎术”或“子宫颈内口缝合术”等手术名称，因为所缝的解剖位置不在内口，术式不仅仅是环扎，应根据有无合并子宫颈陈旧性裂伤来选择。无合并子宫颈裂伤者，“U”形缝合；合并宫颈裂伤者，可在“U”形缝合的同时，裂伤侧再加缝合，或在子宫颈阴道部行环形缝合。

笔者自20世纪60年代开展此术至今，体会到要提高经阴道缝合术成功率需注意以下几点：①诊断要确切。子宫内口松弛症可引起习惯性晚期流产，而习惯性流产不一定是子宫内口松弛症所致。黄体功能不全、胎儿畸形、宫颈发育异常等，也可以引起习惯性流产。最好在非孕期，排卵之后，体内出现孕激素，子宫内膜呈现分泌期，即月经周期的后半期（经前），行子宫内口测量，此阶段子宫内口是在孕激素作用下呈收缩状态。其他时间子宫内口在雌激素影响下处于松弛状态。若经前宫颈扩张器6~7号进出无阻，则内口松弛症诊断成立。②术前半小时口服沙丁胺醇（salbutamol），最好是硫酸盐——硫酸舒喘灵（商品名）4.8 mg，同时饮水200 mL，使妊娠期子宫处于松弛状态下，以防流产。③排空尿液，取截石位，阴道拉钩在膀胱沟平面以下拉阴道前壁，缝针进出点在膀胱沟平面（图15-4）。此时宫颈钳钳夹子宫颈向下牵拉，膀胱沟深部的膀胱下界上移，若进针深度朝向部分子宫颈阴道上部较高位置，经子宫颈管引出或进入，则不仅可避免误伤膀胱，且将靠近子宫内口的子宫颈阴道上部组织，也参与缝合区域，共同提高子宫颈内口张力。④所用的无菌非可吸收线，各段均应收紧，使其具备一定张力，而子宫颈管腔直径在5 mm左右，便于引流。⑤术后活动不限，但应避免长时间坐低矮的软座位（高度在膝关节平面以上），以免腹压增大，影响胎先露及羊膜腔加重子宫颈内口压力。⑥若行“U”形缝合术式，缝线在膀胱沟处各点均应减张，防止妊娠后期将子宫颈压伤。⑦因缝合部位较高，可于妊娠37周前拆除缝合线。因解剖平面、缝合时间、缝合术式及机制所决定，建议勿再用“子宫颈内口环扎术”及“子宫内口缝合术”，用“子宫颈缝缩术”更确切。⑧膀胱沟在子宫颈阴道部后面的投影平面，一般为后穹隆偏下方，也可避免误伤直肠。

现今子宫颈癌发病年轻化，HPV感染是主要原因不能忽视，孕前半年以上未行阴道脱落细胞学防癌普查者，应常规例行检查（详见子宫颈癌）。标本应取子宫颈外口与子宫颈管，规范操作不可能诱发流产或早产。由于妊娠期有7%左右的子宫颈基底层上皮细胞活跃，可使原有4~5层基层细胞增生活跃，占子宫颈复层鳞状细胞体积1/2以上，且可遮盖子宫颈管内膜腺体上皮，细胞核染色深，多数有核分裂，常与上皮内瘤样病变无法区别。这种改变多在终止妊娠后自行消失。也有合并子宫颈上皮瘤样病变之可能，故在妊娠及产后应严密观察。

孕期子宫颈腺上皮，所分泌的黏液增多且黏稠，临床称“黏液栓”，是天然屏障，且有生理性自洁作用，防止感染扩散。临产前脱落时，

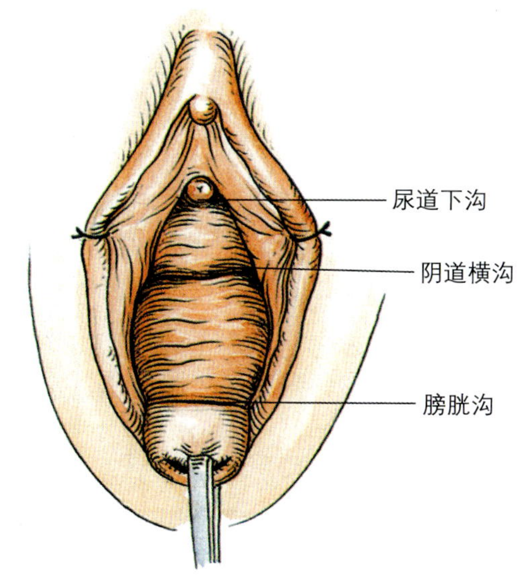

图15-4　子宫颈与阴道的关系

表面覆有少量血液而称之“见红”，提示接近临产，勿将见红误为“产前出血”。

子宫颈阴道部的外口扩大程度、位置高低、长短软硬程度，是妊娠晚期子宫颈成熟度评分，即Bishop子宫颈成熟度评分的重要客观指标（表15-2）。经消毒后阴道直接检查，其结果在4分以下（含4分）为不成熟；5~8分为中度成熟；9分以上为成熟，引产成功率能高达95%以上。

表15-2　各孕周子宫底高度

孕周	倒数	宫底高度（cm）		
		10th%	50th%	90th%
20	35	15.3	18.3	21.4
21	38	17.6	20.8	23.2
22	40	18.7	21.8	24.2
23	27	19.0	22.0	24.5
24	39	22.0	23.6	25.1
25	42	21.0	23.5	25.9
26	51	22.3	24.0	27.3
27	32	21.4	25.0	28.0
28	42	22.4	26.1	29.0
29	34	24.0	27.3	30.0
30	42	24.8	27.5	31.0
31	44	26.3	28.0	30.0
32	50	25.3	29.3	32.0
33	34	26.0	29.8	32.3
34	64	27.8	31.0	33.8
35	60	29.0	31.0	33.2
36	70	29.8	31.5	34.5
37	86	29.8	32.0	35.0
38	76	30.0	32.5	35.7
39	51	29.5	32.8	35.8
40	38	30.0	33.3	35.3
41	20	31.8	34.0	37.3

目前在对晚期妊娠孕妇（超期及过期妊娠）行引产时，需参考子宫颈成熟度，选择不同手段，原则是子宫颈不成熟，先促子宫颈成熟；无子宫收缩者（无产兆），诱发子宫收缩。子宫收缩不良者，调整为有效子宫收缩。历史上曾用蓖麻油餐（蓖麻油炒鸡蛋），所引起的教训不小，甚至母子双亡，均系对子宫颈成熟度的忽视所致。

促子宫颈成熟的方法仍在探索中，众所周知尚无最佳方法。笔者采用低位水囊技术，促子宫颈成熟效果较好。即在无菌操作下，将灭菌后的水囊经子宫颈外口，沿子宫颈管，胎盘附着侧的对侧壁插入，向囊内注入灭菌生理盐水300~350 mL（头先露用量）为度。向下外侧牵拉注水管，在子宫颈外可见水囊下端。此时可因子宫收缩及牵拉的力量，使水囊上端处在前羊膜囊的下方，即呈低位水囊。将注水管用无菌纱布包全置阴道内。置囊2 h左右，即呈现规律宫缩，经6~8 h子宫收缩剧烈，有便意感，有时纱布和水囊脱出阴道内或体外。此时子宫颈管长度近消失，子宫口开大2~3 cm，阴道部子宫颈甚软，其平面也在坐骨棘平面以下，已完成促子宫颈成熟之目的。

子宫阴道上部

即子宫颈除去阴道能看到的剩余部分，它处于骨盆腔内、腹膜外，体积占子宫颈的2/3。两侧有主韧带，后外侧有一对子宫骶骨韧带。此两对韧带经阴道不可看到，双合诊也触不清楚，行B超检查其影像也不清楚，临床常规三合诊检查方法可触及增厚、触痛及弹性消失的程度与范围。这些病理体征对诊治某些疾病有很重要的临床意义，如子宫颈癌、子宫内膜异位症等。两对韧带是起自子宫颈阴道上部，不是“子宫颈”，这样阐述可能对年轻医师更有帮助（详见本书妇科章节）。该部分除前叙行子宫颈缝缩术外，在通过此段子宫颈管（canal of cervix of uterus）进入子宫腔时，子宫颈管居骨盆腔中央，而向前后、左右移位或斜行，均应考虑到属异常体征。行人工流产术时，吸刮器的管窗或刮匙的锐利面，不得在局部造成损伤，以防术后颈管粘连，经血潴留或子宫颈腺体分泌受阻，继发腺囊肿或子宫颈肥大、子宫颈息肉等病症。

■ 妊娠期子宫颈峡

子宫峡（isthmus of uterus）是子宫体与子宫颈之间的移行部分，因其细、窄而得名。也有人将此段划为子宫颈的一部分，临床习惯称之为子宫峡部。在妊娠期此段有特殊意义，常给予专用名称子宫下段，提示与妊娠有关，不宜在非妊娠期泛用。如老年患子宫内膜癌，不宜描述细胞侵及“下段”。非孕期子宫峡长0.6~1 cm，妊娠晚期可延长达6~7 cm，子宫口开全后可长达10 cm，此段在腹膜外，一般以膀胱反折腹膜（腹膜反折）为界，区别子宫体与子宫颈。现也有不切开反折腹膜，不下推膀胱的剖宫产术，应仍属子宫体剖宫产，出血多，且易误伤膀胱，并发膀胱腹壁瘘，确实不罕见。因此局部内膜组织结构，属子宫体内膜，具备种植的生物特性，所以易并发腹腔、腹壁子宫内膜异位症。手术切口愈合也较子宫下段切口愈合差。而且在日后妊娠过程中，产生自发性子宫破裂的概率也高。实际是古典式剖宫产术中的一种，仍存在该术式的缺点，不应滥用和推广。

子宫峡的上界是子宫解剖学内口（峡管内口、子宫内口），下界是子宫组织学内口（峡管外口、峡管下口），系一漏斗形短管。妊娠后此段逐渐变软、延长。妊娠10周可软至感到子宫颈与子宫体不相连接，临床将此体征称之Hegar征（赫氏征），对早孕诊断有一定意义。妊娠12周该峡部逐渐伸展延长，变薄，特别是28周后，胎儿生长速度增快，子宫体肌纤维被持续牵拉伸长，长期处于较高的张力状态，子宫下段被动拉长的速度增快。若属中央型前置胎盘，此时开始与高位置的子宫下段分离，血窦破裂，呈现反复无痛性出血，病情不易控制，破裂的血窦增多，继而大出血甚至休克。病理上称之为错位性出血，是指附着在子宫内口周边的胎盘，因子宫下段被动增长后两者发生错位。防治中央性前置胎盘，可采取子宫颈缝缩术，同时术前、术后至孕37周前口服硫酸舒喘灵。缝缩子宫颈必需包括部分子宫颈阴道上部黏膜层，以约束错位，而硫酸舒喘灵可降低子宫肌纤维张力。综合措施控制错位性出血，提供胎儿生长空间，多数可使孕周延长到37周分娩，提高了围生期管理水平。在妊娠期24周以前，子宫下段延伸较缓慢，肉眼也看不明显。过去曾有在此阶段试行经腹膜外，或经腹膜内，切开膀胱反折腹膜，行子宫下段剖宫取胎，但效果不理想，且并发症多。

妊娠晚期因胎儿生长发育增快，子宫下段的长、宽度均发生系列变化，成为子宫腔的一部分。这一系列变化表现在：①下段由骨盆的小骨盆腔进入大骨盆腔；②原有的膀胱子宫陷凹位置提高；③膀胱反折腹膜张力加大、上移，没有非孕期明显，给识别造成一定难度；④膀胱拉直，不易后倾，尿液量多时孕妇也无感觉，但在耻骨联合上可见膨隆的膀胱轮廓。这时子宫下段已具有妊娠子宫腔的功能，但在解剖学方面应注意：①它仍在腹膜外，无腹膜覆盖，子宫体的外层称浆膜，它只能称筋膜；②下段的血管聚集在子宫两侧，前后壁中央区域，不仅变薄，而且血管很少，行剖宫产术切开时不出血，当向两侧延长时，出血逐渐增多，若误伤两侧子宫动、静脉，不仅会发生失血性休克，且易并发输尿管瘘；③因其在腹膜外，行经腹膜腔，切开膀胱反折腹膜，下推膀胱的术式称子宫下段剖宫产术，而不经腹膜腔，直接由腹膜外进入，保留腹膜腔完整的术式称腹膜外剖宫产术，不宜用腹膜外子宫下段剖宫产术的名称；④临产后子宫收缩力与子宫颈扩张程度不能同步或协调，可因骨产道狭窄，下端变薄，是易发生破裂的多发地带，且疼痛症状不明显；⑤它仍保留原子宫峡的生物性，即受月经周期内分泌影响，只有分泌黏液的功能，无子宫体内膜的增殖期、分泌期组织学形态改变，故也成为剖宫产术可以缝合下段黏膜层之依据，在缝合过程中，缝合线所拉的张力应均匀，以防止产后复旧过程松弛部分形成窦道，继发子宫腹壁瘘；⑥因膀胱被拉直、上移，切开膀胱反折腹膜后，需下推膀胱，以免损伤发生膀胱腹壁瘘；⑦术中仍需缝合被切开的膀胱反折腹膜，符合创面腹膜化，预防与腹壁粘连，并发产后子宫体后倾、后屈，呈现继发性痛经，程度严重者误认为子宫内膜异位症进行诊治，自“新”剖宫产术常规不缝合膀胱反折腹膜以来，该并发症的发生率在上升。笔者接诊的此类病例，多数来自基层。子宫下段已扩张组成子宫腔一小部分，不论是原来的解剖学内口或组织学内口的狭窄部分都已不存在。剖宫产术中操作规范，止血良好，子宫腔内无大血块形成，术后恶露均可通畅排出体外，不宜在术中经子宫腔向颈管或阴道方向反复扩张，以免增加感染或创伤的机会。

■ 妊娠期子宫体

按子宫形态，解剖学按外形上分为子宫底、子宫体、子宫峡及子宫颈4部分。非孕期子宫体是子宫最宽大的部分，上宽下窄，前后较平，后面凸隆，下端缩细与子宫峡相连。在妊娠过程中，子宫腔是胎儿唯一生长的空间，也只有产时呈现有效的收缩，以及腹肌收缩配合下，胎儿才能正常分娩。子宫体在妊娠过程中的形态、体积、重量、组织结构及功能上均产生一系列综合变化，而且有一定规律，只有熟练掌握客观发展规律，才能提高孕产期保健管理质量。

停经5~6周前，受激素影响子宫体以饱满为主，即前后壁增大，横径增大不明显，仍居小骨盆腔中。行双合诊或B超检查与经前类似，不能确诊是否妊娠。孕6周后子宫体积明显增大，如同鸭蛋大小，受精卵着床部位可见妊娠囊及胎心搏动。超声多普勒也可探及胎心搏动的声音，即“胎儿心动音”。相应的子宫肌层充血变软、略突起，他处仍平坦，客观上形成子宫高低不平，外形不规则，质地不均匀，临床易误认为子宫畸形、子宫肌瘤等。假若稍等片刻，不再刺激子宫，可自行缓解。从孕8周后，因胎儿生长关系子宫增大，如同男性拳头大小，已占据大部分小骨盆腔。孕妇除有恶心、呕吐外，尚有尿频征象。此时若子宫是前倾、前屈位，可于耻骨联合上缘扪及子宫上界；若子宫呈后倾、后屈位，影响到膀胱与尿道的角度，使孕妇有排尿困难，重者并发尿潴留。此刻子宫肌层充血，肌细胞变化不明显。黏膜层在结构上呈蜕膜样变化，受精卵附着处称底蜕膜，包绕胎盘囊部分称包蜕膜，其他部分的子宫内膜称真蜕膜。妊娠10周以前是行人工流产的最佳阶段，相对最容易终止妊娠，出血少。手术简单，成功率高，不易出现并发症，对母体最安全。要安全的终止妊娠应注意：①轻柔、规范扩张子宫颈管。以专用的子宫颈扩张器逐渐扩张，每次只能增大0.5号，确切地讲是直径增加0.5 mm，直至较手术所用的吸刮器直径粗0.5~1 mm为宜，以预防子宫颈管及子宫峡部损伤、诱发颈管粘连、经血潴留及子宫颈内口裂伤等。②术前查清子宫体的倾、屈程度及方向，以便进入子宫腔时，所有金属器械方向准确无误。③所有进入子宫腔的金属器械如探针、扩张器、刮匙、吸刮器、卵圆钳等，均可诱发子宫穿孔。故操作时要严格控制进入子宫腔的深度与方向，术者所用力量只能以指关节、腕关节为支点，不可用肘关节或前臂为支点的力量进出子宫腔。④持不带负压的吸刮器进入子宫腔，探及胎囊后，将吸刮器窗直对胎囊，按规定的负压强度吸刮胎囊，再以偏低的负压吸子宫腔内真蜕膜，不得用带负压的吸刮器，多次进出子宫颈管内。⑤术者轻柔操作，孕妇仍感到不适，是正常的自我防御，提示术者改进操作频度和强度，一般能安全度过全过程。可不加用或常规应用无痛人流。孕妇失去不适或痛觉后，无法与术者沟通，术者也无法控制手术强度、频率，往往容易误伤子宫内膜的基底层，诱发日后闭经、子宫腔粘连、不孕等终身痛苦，应引起广大医务人员的重视。⑥人工流产目的是将胎儿、绒毛和绒毛囊吸干净，故每位孕妇的吸出组织，均应仔细检查，确认绒毛囊、绒毛吸净否。子宫蜕膜是母体正常分泌期内膜，在孕激素及绒毛膜促性腺激素影响下，所产生的组织学改变，属母体妊娠后生理改变。故人工流产术后，阴道流血超过1周，再行诊断性刮宫，病理报告为蜕膜样组织，不能视为手术失误所致的“不全流产”，只有见绒毛样组织才可说明手术失误。⑦子宫内膜的功能层（含蜕膜组织）柔软，附着不紧，甚易吸、刮干净；而内膜的基底层附着较紧，且偏硬，吸、刮时会感到粗糙，只有刮到肌层方可感到“沙沙”感，手术吸、刮感到粗糙感时为度。

孕12周后，增大的子宫已超出小骨盆腔，进入大骨盆即常用“出盆”描述，在下腹部可触及。孕20周后，子宫的增长以长度为主，子宫前后径线增长明显，使子宫保持长圆筒形，此时人们能从下腹部体表看到——俗称“出怀”，维持至足月妊娠。

足月妊娠的子宫重量，可高达1 000~1 500 g，较非孕期增长15~20倍；长度由非孕期7.5 cm，增长达35 cm；子宫腔容量可由孕前5 mL左右增至5 000 mL，增加了1 000倍，多胎妊娠时高达10 000 mL以上。

子宫肌层在孕前肌组织只占30%~40%，其余为结缔组织。肌纤维分血管上层及血管下层两层。血管上层是指子宫浆膜下环形纤维，其中有血管交织成网状走行，当子宫肌肉收缩时，它压缩血管，防止产后出血。血管下层是指环绕子宫腔环状排列很薄的肌层，分子生物学研究证实，妊娠期由于肌细胞本身肥大所致。即梭形、单核的肌细胞由原长20 μm左右，宽到2.5~4 μm，胞质结构贫乏，内质网不明显，常无颗粒。至足月妊娠后，肌细胞的长度可达500~800 μm，宽10 μm，胞质内存有大量线粒体，内质网增多，相互连接成管道系统；胞质内充盈着大量具有收缩功能的肌动蛋白和肌球蛋白，是子宫阵缩的基础。肌层的结缔组织主要是胶原纤维，少量网状弹性纤维组成，且相互交织成网状结构，网的间隙中除细胞成分、肌组织及血管外，尚有基质充满。它与纤维成分同时增长，在孕期可高达1倍以上，他们共同使子宫肌层增厚。妊娠期子宫的血管也显著增多，高度扩张，血流量增多。

■ 妊娠期子宫底

子宫底简称宫底，即两侧输卵管子宫口平面以上部分，或子宫角以上部分，呈游离钝圆状态。伴随妊娠子宫体积增大呈现相应改变，不论变化如何，正常孕妇子宫底的最高点是在人体纵轴线上。

临床测量子宫底高度的方法，已废除传统的宫底（没有严格几何平面），距离耻骨联合上、肚脐或剑突等点，手的横指距离，粗估孕（周）月方法。在近代医学进展、流行病学、统计学指导下，对各地区、民族、种族孕妇子宫底高度测量方法量化。强调受检查者排空尿液，平卧两下肢伸直（髋、膝关节平面180° ）取耻骨联合上缘中点为起点，用软尺测量它与子宫底最高点之间弧形距离，来对照当地标准值，评估在某一孕周阶段，胎儿生长发育情况。虽然存在个体差异，如孕妇胖瘦、身高、胎儿大小、胎先露及入盆程度、胎方位等因素影响，且客观上也有一定差别，但平均值相对比较稳定，标准差为 ± 2 cm。表15-2是选用卓晶如1980年总结的上海地区标准数。若每次连续测量所得的数值，均在第十百分位数以下，应考虑胎儿过小。假若子宫底高度测量，连续超过第十百分位数，应考虑胎儿过大，或排除多胎妊娠及羊水过多等。临床上常根据其数值低，对胎儿生长迟缓孕妇，给予相应合理治疗，并进行动态观察。

某些高危妊娠疾病，如胎盘早期剥离、葡萄胎等，子宫腔内有内出血时，也常用测量子宫底高度，进行动态观察。

围生期在子宫尚未恢复到小骨盆腔时，应常

规测量子宫底高度的动态变化，且应一一记录。这是围生期保健常用的指标，用于产后应注意：①每日早晨或午后测量时间固定，同一产妇每天早、晚子宫复旧也不同。②一般产后子宫底在14~17 cm。③产后第1天，因盆底肌肉及韧带恢复，使子宫被动向上移位，宫底高度数值略高或不降低。实际子宫底高度平均每日下降1~2 cm。④产后10~14 d，子宫回到小骨盆腔。⑤测宫底高度时，应同时观察产妇恶露，综合评估恢复情况。

正常子宫底是在腹部中央，假若偏向一侧，应排除子宫畸形，如单角子宫、双角子宫或胎先露、胎方位异常，以及骨盆有无占位性病变，将子宫推向另一侧。

胎儿在子宫腔或产道中，不论何种姿势，按其体表投影（仍遵循标准解剖体位），将其各平面的中心点，连成一线，称之胎轴（fetal axis）。胎儿、产力、产道三者在正常范围内，枕前位胎儿的胎轴与骨盆轴（pelvic axis）方向一致时，能顺利完成自然分娩；倘若呈现一定角度时，则属高危妊娠范畴。胎轴是理论设想的主题空间。妊娠或分娩期，临床医师常选子宫底与子宫颈外口连线来推测胎轴，若胎儿属头位，而是面或额先露时（属抬头过度仰伸），则在羊膜腔内胎臀往往偏向一侧，相应子宫体也偏一侧，临产后子宫颈及其外口也偏斜一侧，其方向与子宫底同侧（第一产程活跃期前最明显）。若是单角子宫妊娠，或单颈双角子宫的一侧子宫妊娠时，子宫底也偏向一侧。临产前后子宫颈与子宫颈外口得其位置方向相反——子宫底在左侧，子宫颈位于右侧；或子宫底在右侧，子宫颈及其外口在左侧。临床医师常根据此变化的情况提示，在产程中给予相应干预，胎轴转正后，子宫颈及子宫颈外口，可移居骨盆腔中央。

妊娠晚期，孕妇取平卧位时，往往可因子宫、胎儿及其胎儿附属物共同的重量压迫下腔静脉、腹主动脉，诱发母体血液循环受阻，呈现低血压或休克，医学上称之仰卧位低血压。对孕妇及胎儿供氧均不利。成熟的胎儿可因缺氧，向羊水中排粪，故规范的产前胎儿监护——无应激试验检查，要求孕妇取斜坡位进行监测。

子宫内膜的螺旋动脉，在受精卵着床后，距内膜表面数毫米，1周后因绒毛滋养细胞的侵蚀，穿过蜕膜板进入每一个新形成的绒毛间隙。母体螺旋动脉压力较绒毛间隙平均压力高，绒毛间隙平均压又较子宫肌层舒张时母体静脉压高。这一系列压差构成胎盘与母体血循环的生理改变基础，故妊娠螺旋动脉亦称子宫胎盘动脉。

受孕激素与人绒毛膜促性腺激素影响，妊娠期子宫内膜称蜕膜，若蜕膜突出子宫颈管或外口，如同赘生物样，常误认为“息肉”，切除后反复出现。有时口腔牙龈也有类似改变，误诊为“牙龈瘤”，每次妊娠出现，妊娠终止后自行消退。假若病理检查证实是蜕膜改变，只要注意个人卫生，无须多次切除。

在异位妊娠时，也因甾体类激素分泌增加，子宫内膜呈现蜕膜样改变，因无囊胚在子宫腔，故只存在真蜕膜。因蜕膜下的海绵层及血管系统发育较差，光镜检查腺上皮低矮，染色淡，分泌旺盛，腺体增生呈锯齿状，间质细胞呈大多角形，紧密相连。有时腺体上皮增大，腺细胞排列成团，突入腺腔，折叠，泡沫状，细胞质含有空泡，核深染，有分裂象。病理学报告称A-S反应（Arias-Stella），它往往提示应排除异位妊娠。但该病理图像，不属异位妊娠图像。

■ 妊娠期阴道

孕前阴道临床解剖已在第4章第1节阐述。为适应妊娠与分娩的需要，阴道有一系列改变，最明显的是宽度、长度及其松弛程度均有变化。与此相应，外阴、会阴及盆底肌肉也有改变。阴道壁充血、黏膜肥厚、高度软化，在腹、盆腔压力等综合影响下，阴道下段部分黏膜可翻出阴道口以外，尤其经产妇更明显。妊娠期阴道及会阴的血管充血、增生，其中毛细血管与小静脉增生显著，此时血管的张力降低，盆、腹腔压力增大，静脉回流受阻，其内压力上升，易继发静脉扩张。在长期使用结腰带的裤子、站立、蹲坐或久坐软而低矮的沙发（高度较自身膝关节平面低）等，促使扩张的静脉转化为怒张，如同血管瘤样分布阴道及会阴，破裂后失血多，甚者休克，影响胎儿。在围生期保健管理欠缺的地方，也是妊娠期“无痛性”出血的病因之一。低矮坐姿等不良生活习惯，也易过早逼使胎头或其他先露部入盆或衔接，同时子宫颈及其外口会被压变短、扩大，尤其是多胎妊娠发生率更高，继而胎膜早破及早产。对多胎妊娠的孕妇，及早给予围生期保健指导，甚至配制专用的布袋，帮助孕妇悬吊子宫。四胞胎妊娠的孕妇，不仅预防了上述并发症，在拟肾上腺素能β受体兴奋剂配合下，四胎妊娠可维持至孕37周，且新生儿体重在2 500 g左右。

阴道充血及松软，在外观上呈现青紫色。黏膜的上皮细胞增生，新陈代谢加速后自溶及脱落，子宫颈腺体分泌亢进排泄液体相应增多，妊娠期白带不仅增多，且黏稠呈白色。孕期膀胱容积小，尿道括约肌松弛，盆腔及腹腔压力增大，以及孕妇每次排尿不能完全排尽等综合因素，使孕期并发张力性尿失禁的发生率增高，往往外阴、会阴及尿道口，常有尿液残留，时间久或清理不及时，易诱发异味及感染。若同时患有妊娠期糖尿病，会加重外阴炎症、外阴瘙痒。阴道口的周边，是女性主要排泄物所经的区域，妊娠期生理变化，以及自理卫生活动的灵活度受限，往往俗称的“下身”常有异味，且不舒服。现今人民生活水平不断提高，卫生保健、围产保健都应跟上，建议：①指导孕妇衣着宜宽大，包括内裤以棉织品为主，每天更换，每天清洗；②下身滋生菌多为厌氧菌，应用1∶5 000高锰酸钾坐浴最好，价廉物美；③保持良好的卫生习惯，节制性生活。

（单家治）

胎盘、脐带和羊水

胎盘

胎盘是母体组织和胎盘组织共同组成的结合体，也是母体与胎儿之间进行物质交换的重要器官。在妊娠过程中它持续进行动态变化，其结构特殊，功能相当复杂。

妊娠晚期胎盘解剖及功能

1. 胎盘的形态　正常足月妊娠的胎盘呈圆形或卵圆形，直径16~20 cm，重450~550 g，约为足月妊娠胎儿体重的1/6，其重量约18%为血液。胎盘实质重量受胎盘中母血、胎血、脐带、胎膜的影响，其中以母血和胎血为主。母血重量占10%~20%；胎儿血量与钳夹脐带的时间有关。如在胎盘剥离前，新生儿及时娩出，立即断脐带，则胎儿血的1/3留在胎盘内。若胎儿娩出后3 min断脐带，则胎盘将向胎儿输血80 mL，留在胎盘内的血将减少15%以上。荟萃分析的数据表明，积极处理第三产程优于传统的期待方法，传统的期待方法属于保守的生理性处理，包括等待胎盘剥离征象和胎盘自行娩出，或靠重力或刺激乳头。积极处理第三产程，包括在胎儿娩出前肩时就给予催产素，及时钳夹切断脐带，适当牵引脐带，同时另一手置于耻骨上将子宫向相反方向加压。荟萃分析表明，积极处理第三产程可减少2/3的产后出血量，且不增加手法剥离胎盘的需要。

胎盘有两个面，母体面是被滋养层附着的底蜕膜部分，称为蜕膜板或底板。因绒毛组织的血管含胎儿血红蛋白，故呈紫红色。有很多沟状凹陷将表面分隔成20~30个圆形小叶，称绒毛叶，也称母体叶。沟纹系由胎盘隔分隔而成。胎盘未剥离之前，胎盘隔从底蜕膜的底板向绒毛间隙突出，而位于这些沟缘之中。胎盘表面不规则，常覆盖着一层不完整的灰色片状物，即底蜕膜及纤维蛋白，与胎盘边缘的包蜕膜相连。胎盘表面可看到许多直径0.5~2 mm大小的孔穴，是介于子宫蜕膜致密层与海绵层之间的螺旋小动脉断裂所形成的。母体面还常见有局灶性纤维化和钙化斑点。

胎盘的胎儿部分，则是由绒毛板、绒毛初级干、终末绒毛网组成。绒毛板上有羊膜覆盖，为胎盘的胎儿面，俗称子体面，铮亮、淡蓝色、光滑、半透明状。从绒毛板生长出的绒毛干一束分支形成初级绒毛干，它与绒毛板垂直，并在绒毛板下迅速形成若干与绒毛干平行的次级绒毛干，行经短距离后，即分支形成与绒毛板垂直的若干三级绒毛干，当附着于底板后再向上进入绒毛间隙（cotyledonary space），并分支形成终末绒毛网。其中有的绒毛游离，有的长入底蜕膜中成为固定绒毛。1个初级干及其分支组成1个胎儿叶，即胎儿单位，也称胎绒毛叶（fetal lobe）（图15-5）。1个次级绒毛干及其分支组成1个胎儿小叶（fetal lobule），亦称胎儿亚单位。1个胎儿小叶不一定完全由1个次级绒毛干衍化而来，可能接受来自其他次级绒干的三级绒毛干而与邻近的胎儿小叶部分融合，但往往被疏松的小叶间隔分开。1个胎儿叶包含数个胎儿小叶。位于胎盘中央部分的胎儿叶可达5个胎儿小叶，而胎盘边缘仅有1~2个胎儿小叶。1个胎盘有60~80个胎儿叶，200个胎儿小叶。由蜕膜板长出的胎盘隔，将若干胎儿叶不完全地分隔成母体叶，每个母体叶包含几个胎儿叶。每个母体叶有独自的螺旋动脉供应血液。在胎盘边缘的胎膜下面，常有一纤维性或透明性的黄色环；紧贴绒毛板下的小血管常有硬化现象，在胎儿面形成白色十字叉形小方格，此种现象常见于妊娠35~37周的胎盘，且随胎龄的增长日益清楚。伴随胎龄增长，在绒毛板下逐渐发生纤维化，致使胎儿面出现白色小结节，至足月时可扩大成白色扁平隆起的斑块，故成为临床上用B超来检查胎盘成熟度，了解胎儿发育成熟状况的基础。

2. 胎盘血流动力学　蜕膜动、静脉开口于绒毛间隙，母血充满间隙并循环不已，绒毛则浸泡于母血之中。母血与胎血由绒毛上皮、间质及毛细血管壁隔开。各自在自己的血管系统中运行，互不相通。

子宫内膜的小动脉系统来自内膜、肌层间的弓状血管。从弓状血管分出螺旋小动脉，经内膜基底层直至蜕膜表面，开口于绒毛间隙。绒毛间隙位于绒毛膜与蜕膜之间，绒毛板为绒毛间隙的顶层。从绒毛板突出的初、次及三级绒毛干充塞其间，实际上是绒毛网之间的毛细血管间隙，故有绒毛间毛细血管系统之称。胎盘的边缘无绒毛，而是一个环形不相连续的间隙，称之为边缘窦。绒毛间的母血，通过底蜕膜的静脉开口回流入内膜静脉系统。而内膜静脉由许多吻合支构成

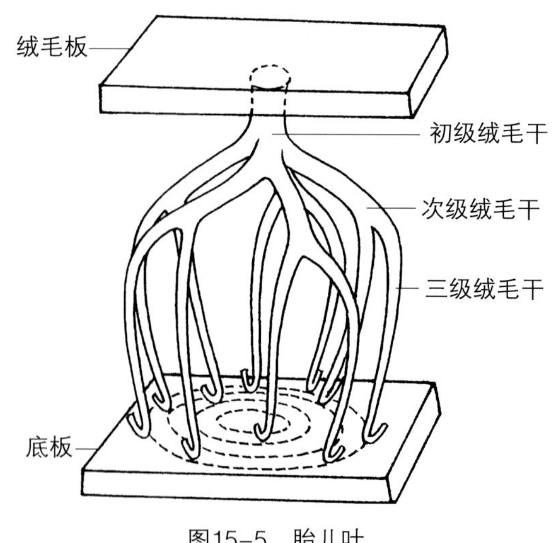

图15-5　胎儿叶

纤细繁杂的静脉网络，以弥补单独静脉结构对子宫肌层张力改变缺乏适应能力的缺点，促使绒毛间隙有充足的静脉回流。

脐静脉进入绒毛板后即分支互相融合。正常2条脐动脉同样大小，每条供应胎盘的一半血液，在绒毛板中根据供应绒毛叶数分支并进入绒毛叶。动脉总是跨过静脉走行，可借此区分动静脉。

每个绒毛干中部有脐动脉与脐静脉，伴随绒毛干分支，脐血管也越分越细，最后成为毛细血管进入绒毛末端。反复分支，互相吻合形成毛细血管网，它主要位于胎儿小叶的外周面，但多数朝着底板，呈血窦样扩张，在有些地方和无核的合体细胞融合，形成“血管合体细胞膜”。这种特殊的解剖改变，使胎-母之间弥散性的物质交换更为容易。

胎盘附着于具有收缩能力的子宫壁上，故胎盘母体面所受压力增加；羊膜腔压力亦持续施加于胎盘胎儿面，两者压力对抗，靠支持组织来维持，它包括：①绒毛叶内的血管系统，血管壁内含有丰富的纤维组织；②绒毛板及绒毛干内含有胶原纤维所形成的网状结构，并有平滑肌纤维；③底蜕膜形成的基底板及胎盘隔。这些组织足以抵消加于胎盘的压力，占胎盘总体积的21%；参与物质交换的胎盘实质部分（绒毛及绒毛间隙）占79%。

胎盘母血循环的生理基础是一系列压差：母体螺旋动脉压力较绒毛间隙平均压力为高，而绒毛间隙的平均压力又较子宫肌层舒张时的母体静脉压为高，整个系列是一个低压系统。一般在大多数器官中，血管接近靶细胞时，血管直径均进行性减少。而在胎盘中则相反。螺旋动脉接近蜕膜板入口，进入绒毛间隙时，血管进行性扩张，故其压力有相当大的降低，且动脉压未全部传导至绒毛间隙。进入母体叶的血液压力为8.0~9.3 kPa，胎盘对母体血液产生的阻力很小，绒毛间隙中的压力为1.33~6.65 kPa，子宫静脉压不超过1.0 kPa。控制胎盘血流的主要因素是螺旋动脉近端段的阻力。从动脉到绒毛间隙的压差小，但足以使动脉血液流向绒毛板，防止其流入邻近静脉出口的血流短路形成，防止与邻近血流的混合，母体与胎儿的交换均在胎儿小叶的绒毛处进行。

胎儿血液流经胎盘，其推动力主要靠胎儿心脏的搏动，其周围的绒毛搏动、绒毛板、各级绒毛干及许多终末绒毛内平滑肌的节律性收缩，亦可能有助于静脉血流至胎儿体内。

3. 胎盘的生理功能　胎盘是介于母体和胎儿两个不同个体之间的重要器官，虽然形态及结构较为简单，但功能甚为复杂。它主动和选择地转运，以及合成胎儿发育所必需的物质，同时还能处理胎儿体内所有代谢产物。胎盘还能合成一系列激素，以调节母体的许多功能。随胎龄增长，三级绒毛日益增多，胎盘的物质交换面积也不断扩大，正常足月妊娠绒毛的总交换面积，为妊娠20周时的12倍，达10~12 m^2，相当于成人肠道的吸收面积。本节仅简单阐述其主要生理功能。

（1）气体交换：胎儿在子宫内虽有呼吸动作，但没有呼吸作用，无气体交换功能，要靠胎盘来代替进行气体交换。气体交换的速度和容量，取决于脐血与母血中气体分压梯度的变化。

（2）输送营养物质：胎儿生长发育的所需物质，均通过胎盘输送给胎儿。它们的传递主要是通过载体运送及渗透作用进行。

（3）排泄功能：胎儿代谢产物，如尿酸、尿素、肌酐、乳酸等，都是经过胎盘进入母体而排泄体外的。

（4）合成激素、酶及很多种物质：胎盘合成的激素有两大类，即蛋白激素和甾体激素。属于蛋白激素的有人绒毛膜促性腺激素、胎盘促乳素、绒毛膜促甲状腺激素；属于甾体激素的有雌激素、孕激素等。其他合成物质还有特异β_1糖蛋白等。妊娠时仅有催产素酶、双氨氧化酶及耐热碱性磷酸酶来自胎盘。

（5）有一定防御作用：天花、水痘、风疹及流感等病毒可通过胎盘进入胎血中。一般的细菌或病原体都不能通过完整的胎盘绒毛组织。但当梅毒螺旋体、结核杆菌或原虫在胎盘内形成病灶，而破坏绒毛时即能进入胎盘血中。母血中所含抗体，如抗毒素、凝集素、溶菌素、溶血素等均能进入胎血，使胎儿得到某些疾病的被动免疫力。

4. 胎盘成熟度的超声检查　通过B超显示胎盘图像，根据胎盘底板（基底板）、绒毛板及胎盘实质的图像变化，将胎盘成熟度分为4级，可间接地判断胎儿的成熟度（图15-6）。

根据Grannum胎盘成熟度分级如下。

0级：绒毛板呈线状光滑图像，胎盘实质基底板反射均匀，为早孕及中孕期的胎盘，其L/S比值＜2.0，显示胎盘未成熟。

Ⅰ级：为胎盘成熟的早期变化图像。绒毛板可见轻度凹痕，胎盘实质可见散在光点，也有密集反射光电点聚集成1~4 mm长条，且与绒毛板底板平行。上述变化见于30~32孕周。仅68%的L/S值达2.0，表示胎盘尚未成熟。

Ⅱ级：胎盘可疑成熟。胎盘绒毛板明显切迹，与胎盘实质反射光点相连，而形成倒逗号状，反射点尚未达母体面。底板呈线性反射波与绒毛板相平行。88%的L/S比值达2.0，是可疑成熟的图像。

Ⅲ级：胎盘已成熟。绒毛板的切迹深入至母体面，成为胎盘小叶间隔，将胎盘实质分隔成小叶，中有空区，胎盘实质及母体面光点大面更浓，集结如耳影。100% L/S比值达2.0，成为成熟图像。

妇产科讨论：胎盘成熟度分级的临床意义

胎盘成熟度的超声检查是通过B型超声所显示的胎盘母体面、子体面及胎盘实质图像变化，将胎盘成熟度分为0~3级4个级别的，其重要的临床意义是间接地判断胎儿成熟度的方法之一。请勿将此分级误解为反映胎盘功能的监护方法。不

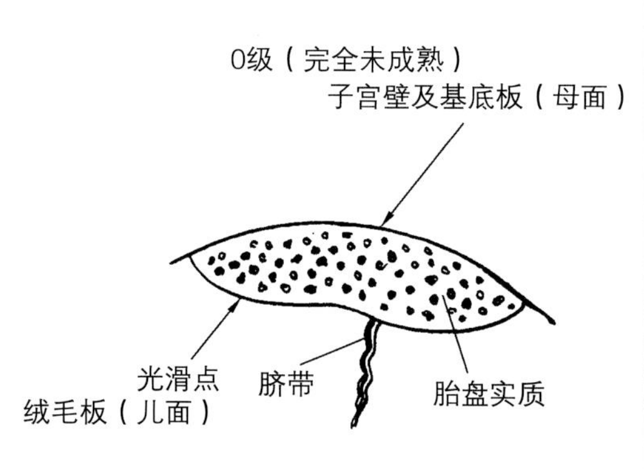

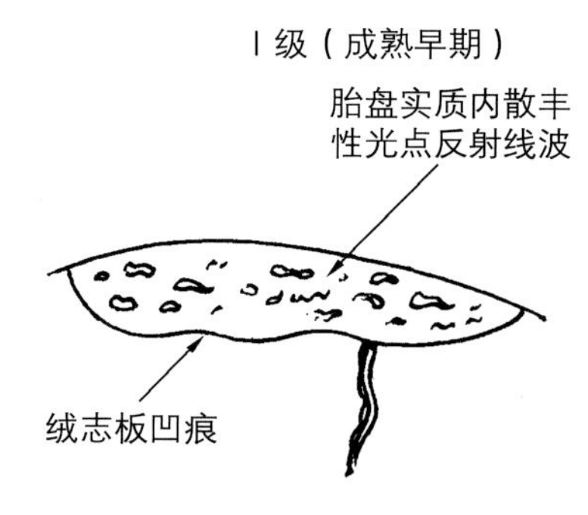

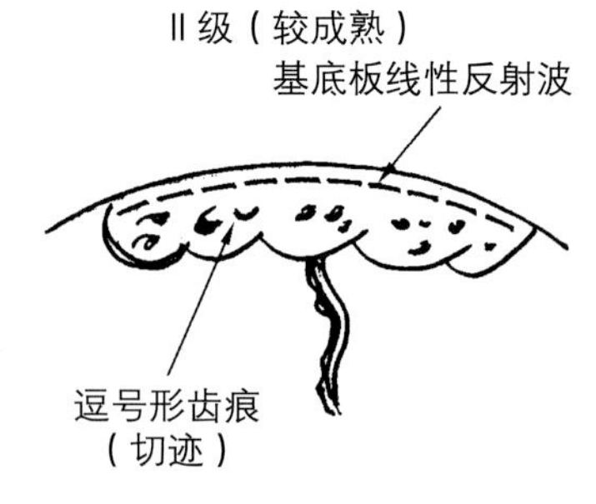

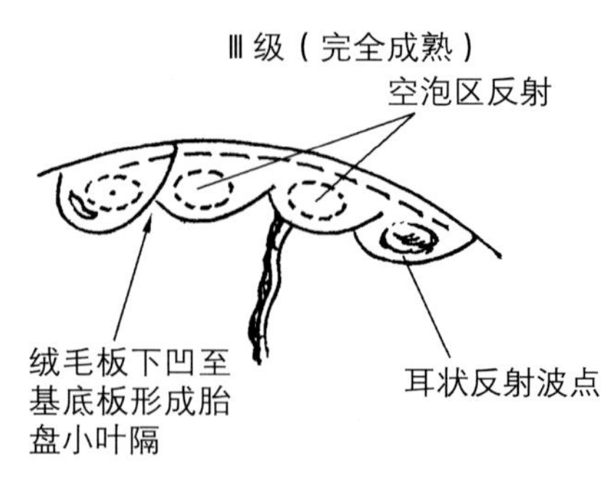

图15-6　胎盘B超分级

宜将孕妇B超检查胎盘时所发现的Ⅲ级（完全成熟）改变理解为“胎盘功能”已成熟，错误地认为必须终止妊娠，否则“胎盘老化”胎儿有死亡可能，甚至给予剖宫产术，娩出早产儿。这样会给社会和家庭增加不应有的负担。

胎盘形态及大小异常

1. 多个胎盘、多部胎盘、多叶胎盘、副胎盘和假胎盘　单胎妊娠时一般形成一个完整的胎盘。若孕卵着床后，底蜕膜血管供应障碍，成局灶状分布，只有血管丰富的底蜕膜部分才有胎儿叶或胎儿小叶分布，故形成胎盘的各种形状。一般根据其血管走行特征、胎盘分布程度分为多个胎盘、多部胎盘及分叶胎盘。

（1）多个胎盘（multiple placentas with a single fetus）：由完全分开的2个或3个或更多的叶组成，称为多个胎盘，如双胎盘（placenta duplex）（图15-7）或三叶胎盘（placenta triplex）（图15-8），各胎盘及血管完全独立，仅于进入脐带时合并。

（2）多部胎盘（placenta lobata）：由大小几乎相等的两叶、三叶或多叶胎盘组成，这些叶的血管汇入一个叶的血管后进入脐带。二叶胎盘（placenta bipartita）、三叶胎盘（placenta tripartita）多见，分叶再多者罕见，Hyrtl曾记录七叶胎盘。

（3）多叶胎盘：一个胎盘分成两叶、三叶或更多，成多叶状，但有共同的部分互相连在一起（图15-9）。

（4）副胎盘（placenta succeturiata）和假胎盘：副胎盘亦称额外胎盘，发生率约为3%，即于主胎盘周围另有一个或多个小副叶，在胎盘内以一定间隔发育，其间通常有胎儿血管相连（图15-10）。如胎盘间无血管相连即为假胎盘（placenta spuria）。

临床意义：①主胎盘剥离娩出之后，易造成分叶或副叶胎盘的残留，而导致母体产后出血或感染。多个或多部胎盘因有较大血管相连，较容易被发现。副胎盘由于无大血管与主胎盘相连，也可造成胎盘残留，不易被发现。故在胎盘娩出后应仔细检查，胎盘上有无大块残缺及断裂的血管，以便及早发现胎盘残留，给予及时取出，以防发生并发症。②有时连接主、副胎盘之血管，位于先露部之前在子宫内口附近，形成前置血管，在妊娠或分娩期易发生破裂或断裂，引起产前或产时出血，而导致胎儿窘迫，严重者甚至死亡。③副胎盘偶见附着于子宫下段，出现前置胎盘的临床表现，从B超应用临床后，可确定正常

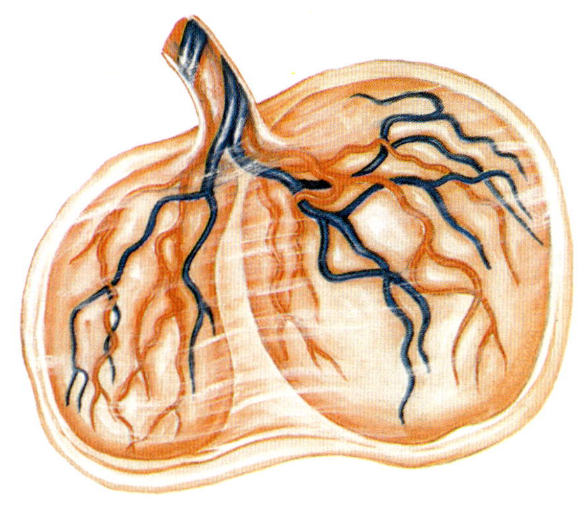

图15-7　双胎盘

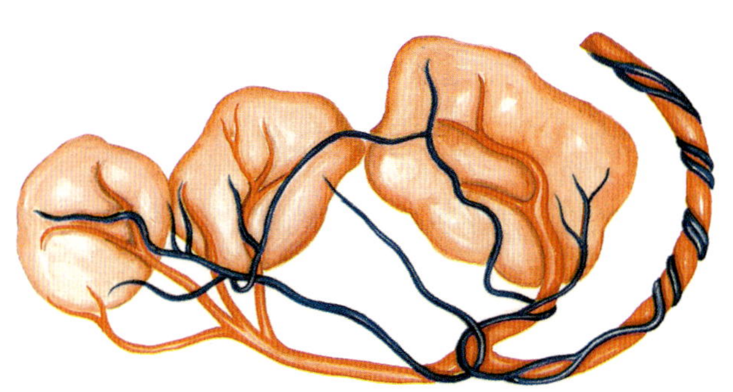

图15-8　三叶胎盘

胎盘位置及副胎盘之间的关系。④假胎盘最易造成胎盘遗留而不易被发现，所以在检查胎盘时，应特别注意有无大块残留，有则即行子宫腔探查将其取出。

2. 膜状胎盘（placenta membranacea） 较为罕见。由于胎盘在形成过程中，包蜕膜血供丰富，平滑绒毛膜不退化，孕卵周围被一层功能绒毛所包绕，形成面积大而薄的胎盘，类似薄膜，故称膜状胎盘。因其面积大，常并发胎盘低置，往往在妊娠后期出现无痛性阴道流血；亦可因胎盘供血不足，而引起流产、早产及胎儿宫内发育迟缓等。若进入第三产程，胎盘不易剥离，即使人工剥离也感困难。此刻应注意产后大量出血的防治。

环状胎盘（ring-shaped placenta）：可能为膜状胎盘的一种变异形式，即胎盘是环状，或部分胎盘萎缩而形成蹄铁形，也会因病理、生理变化，易发生胎儿生长迟缓、早产、产前或产后大出血。

3. 有窗（孔）胎盘（fenestrata placenta） 胎盘呈椭圆形，在中央或近中央有一缺损的无胎盘区域。此种缺损仅是涉及绒毛组织，绒毛膜板仍然存在，故有人称之为有窗胎盘。临床易误认为缺损部分仍有绒毛组织留在子宫腔内，造成不必要的子宫腔操作，应注意缺陷处绒毛膜板较光滑，以助于鉴别诊断。

4. 轮廓胎盘（placenta circumvallata） 胎盘的绒毛膜板（胎儿面）较基底板（母体面）小时，胎盘的胎儿面中央会发生凹陷，其周边围绕一层黄白色环，环的内缘与胎盘的边缘距离不等，将胎儿面分成略凹陷的中央部分和周围部分。环绕胎盘的环可完整，也可为部分。环内之胎儿面与一般胎盘一样，与脐带相连，可见大血管，但这些大血管都经过整个胎儿面，于环缘突然终止（图15-11）。此环可出现在胎盘周边不同距离，若此环紧靠胎盘边缘，胎盘中央无凹陷，则称有缘胎盘（marginate placenta）。轮廓胎盘的环为一环形皱褶，有两层羊膜及绒毛膜，其内为退化之蜕膜及纤维蛋白，皱褶的内缘下有一环形壁龛。在胎膜皱褶外的周围部分绒毛组织缺乏绒毛膜板，故称“绒毛膜外胎盘”。此种胎盘临床上并不少见，具有母、儿并发症。一般认为

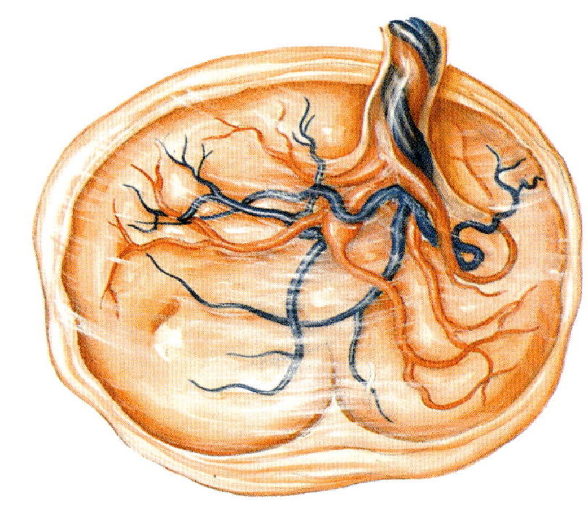

图15-9 多叶胎盘

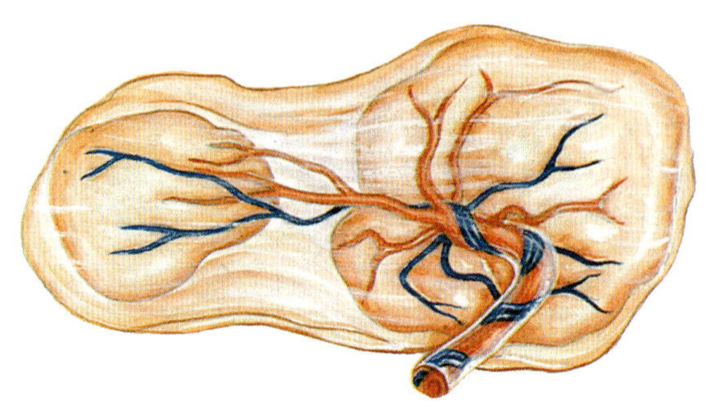

图15-10 主胎盘侧有一副胎盘

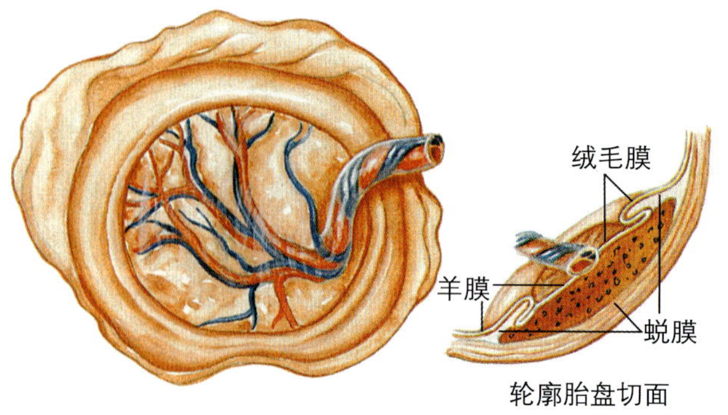

图15-11 轮廓胎盘

可能与孕卵开始种植有关，即孕卵种植后未能溶解足够的底蜕模，绒毛板太小，以致后来边缘的绒毛组织只得斜向外侧生长，侵犯周围的蜕膜所致。

此种异常胎盘极易并发以下病症。①产前出血：多数发生在妊娠晚期，少数发生在妊娠12周左右，与前置胎盘相似，反复发作的无痛性流血，量较少，但不随孕周增加而增加。偶见出血量超过300 mL者，且易并发胎盘早期剥离或合并前置胎盘。这主要是由于胎盘边缘及其附近的蜕膜、绒毛膜不正常，胎盘边缘血窦壁薄弱易破裂所致。②妊娠溢液：由于前述原因，易在胎盘边缘发生早期破膜，因裂口高，子宫肌肉有一定张力或不规则收缩，出现时流时止，能保留一定的羊水量，故使妊娠能维持一段时间，易并发早产。由于长期阴道流水样分泌物，易并发感染。③其他：在第三产程中易并发胎盘剥离不全，胎膜残留或子宫收缩乏力，而致产后出血，常需人工剥离胎盘或行剖宫产术。

5. 胎盘大小异常

（1）大胎盘（large placenta）：见于严重的红细胞增多症、胎儿水肿、孕妇糖尿病、胎儿充血性心力衰竭、先天性梅毒、先天性结核、弓形体病、巨细胞病毒感染等，其胎盘重量是胎儿体重的1/4、1/3，甚至1/2。此种胎盘绒毛常呈增生性肥大性病变。

（2）小胎盘（small placenta）：胎盘重量＜400 g，常见于早产或未成熟产。由于妊娠月份与胎盘本身的变化，比如母体面钙化及退行性变等，合并胎盘功能不全，引起胎儿宫内发育迟缓及新生儿营养不良等。

6. 胎盘息肉（placenta polyp）　为胎盘残留的一种特殊形式。分娩后偶有副胎盘或胎盘部分小叶残留在子宫腔内（含人工流产术后胎盘小叶残留），附着子宫壁形成息肉样物，外周常包以凝血块。残留时间不久者，埋于血块中之绒毛、滋养细胞均清晰可见。行人工流产术后，血、尿中HCG测定呈阳性，甚至被误认为绒毛膜癌。若时间久之，绒毛变性或呈鬼影绒毛，凝血块亦常会发生机化。表面可再生子宫内膜，常引发子宫复旧不良及晚期出血，多需行刮宫术而愈合。

7. 胎盘钙化　正常胎盘常发生钙化过程，钙的积贮是随妊娠进展而增加的，逐步沉积在基底板及胎盘。据报道，妊娠33周后有一半以上的胎盘会出现钙化，10%~15%的足月胎盘有广泛钙化。有时只能在光镜下见钙化点，但有的胎盘钙化点广泛，母体面能见到砂粒细节，粗糙如砂纸样。胎盘钙化和妊娠结局无关，一般其功能无异常，不宜误认为“胎盘老化”之病理改变。

胎盘种植异常

胎盘种植异常是导致孕产妇及围产儿死亡的原因之一，也是引起妊娠晚期阴道流血和产后流血的原因之一，系非罕见疾病。它可以是胎盘附着位置异常或植入深度异常等。

1. 前置胎盘（placental presentation，placenta previa）　正常胎盘附着于子宫体的底部、后壁、前壁或侧壁。若胎盘附着在子宫下段，甚至胎盘边缘达到或覆盖子宫内口，其位置低于胎儿先露部者，称为前置胎盘。前置胎盘是妊娠期常见的危重疾病之一，处理不当危及母儿生命，尤以后者为重。胎儿多死于出血、早产或感染。

妇产科讨论：前置胎盘的原因及防治措施

前置胎盘发生的原因，多数学者认为是子宫内膜经常性创伤所致。如人工流产术过多、反复妊娠等；内膜萎缩，蜕膜供血不足，胎盘生长发育过程中为获得营养补充，一部分光滑绒毛膜继续发育，扩大胎盘之面积，来维持胎儿生长发育。若向子宫体下方伸展而抵达或遮盖子宫内口，则易演变为前置胎盘；多胎妊娠时，每次妊娠胎儿越多，则胎盘相应增多，胎盘占用子宫内膜的面积也增大，若延伸至子宫峡部附近，亦易发生前置胎盘。Doranth在分析胎次与前置胎盘发生时，显著看出单胎及双胎妊娠前置胎盘发生率分别为0.17%、0.14%；而三、四、五及六胎妊娠时，前置胎盘发生率分别上升为1.37%、1.28%、3.33%、5.51%。受精卵到达子宫腔后，内膜之滋养层发育迟缓，不能为种植提供良好的环境，只得下降至子宫峡部种植，也可形成前置胎盘。我国近年来前置胎盘发生率有上升趋势。B型超声技术用于胎盘定位，准确率可高达95%，无创伤，又对母儿无害，已在产科普及应用，现是诊断前置胎盘的主要方法。

在临床应用中，应注意到妊娠早期，宫腔小，胎囊附着的位置较低。此时B超所描述的位置过低或异常，无临床意义，不能诊断为“前置胎盘”；中期妊娠胎盘占据子宫腔一半面积，此时胎盘近子宫颈内口或覆盖内口的机会较多；妊娠中期之后，子宫体向上扩张，胎盘位置随之上移，附着在子宫下段的胎盘，可能移至子宫体下部，原为完全性前置胎盘的可成为部分性或边缘性，甚至变为正常性胎盘附着范畴。一般认为在妊娠达28周以后，B超检查发现胎盘下缘达子宫颈内口或覆盖内口时，此时胎盘再上移的可能性甚小，从临床角度来看可诊断为前置胎盘。

附着在子宫前壁的前置胎盘较易诊断，此时应使膀胱呈半充盈状态，有利于子宫颈内口暴露，借以观察胎盘与子宫内口间关系。附着在子宫后壁的前置胎盘，由于胎儿的先露部遮盖了胎盘，需要设法推开先露部，一般向上推易显露胎盘，以提高诊断符合率。

在无B超检查条件下，可用超声多普勒之音响，于胎儿先露部下方测出如同森林中刮大风的“胎盘血流音”，协助粗略地判断或筛选。若需行阴道检查明确诊断时，需在输液、输血及准备手术条件下进行，需排除子宫颈息肉、癌肿、阴道静脉曲张破裂等无痛性出血。若行指诊检查忌进入子宫颈管口，以免引起不可控制的大出血。只能在穹隆部扪诊，会感到穹隆与胎先露间，有海绵样软组织存在感。

产后常规检查胎盘胎膜，常见胎盘有马蹄形、舌形、长圆形或不规则形，边缘及部分胎盘有凝血块，应注意有无副胎盘。如阴道分娩，胎盘边缘距离胎膜破口在7 cm以内，也是诊断部分性或边缘性前置胎盘的客观指标之一。胎盘前置时，尤其是中央性前置胎盘其遮盖子宫口部分、缺乏正常的子宫胎盘循环的供血，绒毛组织缺血、缺氧而坏死，血管易破裂。但由于凝血活酶的释放，易形成血块而止血；胎盘遮盖子宫颈口的部分是无压力真空地带，易充血、水肿，组织脆性增加，潜伏着一定的病理基础（图15-12）。于妊娠后期，特别是妊娠30周后，胎儿及其附属物增长加快，子宫肌纤维也相应增长来适应妊娠的需要，由子宫峡部演变为不成熟或形成不良的子宫下段，也相应被动延长。原附着位置不正常的胎盘（附着于子宫下段或子宫颈内口附近），开始与子宫内膜发生分离、出血，常称之为错位性子宫出血。原有的血块被牵拉而产生脱落，且有新的血管破裂，子宫内口及下段缺乏良好的止血功能，故流血量逐渐增多，反复多次出血，胎盘分离面积扩大，最终出现大量出血，需终止妊娠。常并发早产，增加围产儿死亡及孕产妇贫血。根据前置胎盘发病机制，目前对前置胎盘特别是中央性前置胎盘的治疗，是采用综合措施干预，以降低早产率、围产儿死亡率及孕妇患病率。综合措施包括以下几点。

（1）一般治疗：包括卧床休息（左侧卧位），严禁性生活，润肠通便，纠正贫血。适当选取斜位或半坐位，忌取低矮坐位（高度小于孕妇膝关节平面）休息。后者易并发腹、盆腔压增高，子宫底受压后先露下降，胎盘前置的局部压力真空区上方压力增加；子宫颈所承受的压力性扩张增大，更易加重出血。

（2）合理应用宫缩抑制剂：如出现宫缩，为防止胎盘进一步剥离，使胎儿能在宫内继续生长或为促胎肺成熟争取时间，可酌情使用宫缩抑制剂。

低置胎盘与部分性前置胎盘一般可经阴道自然分娩，多数是在产后常规检查胎盘时才诊断或

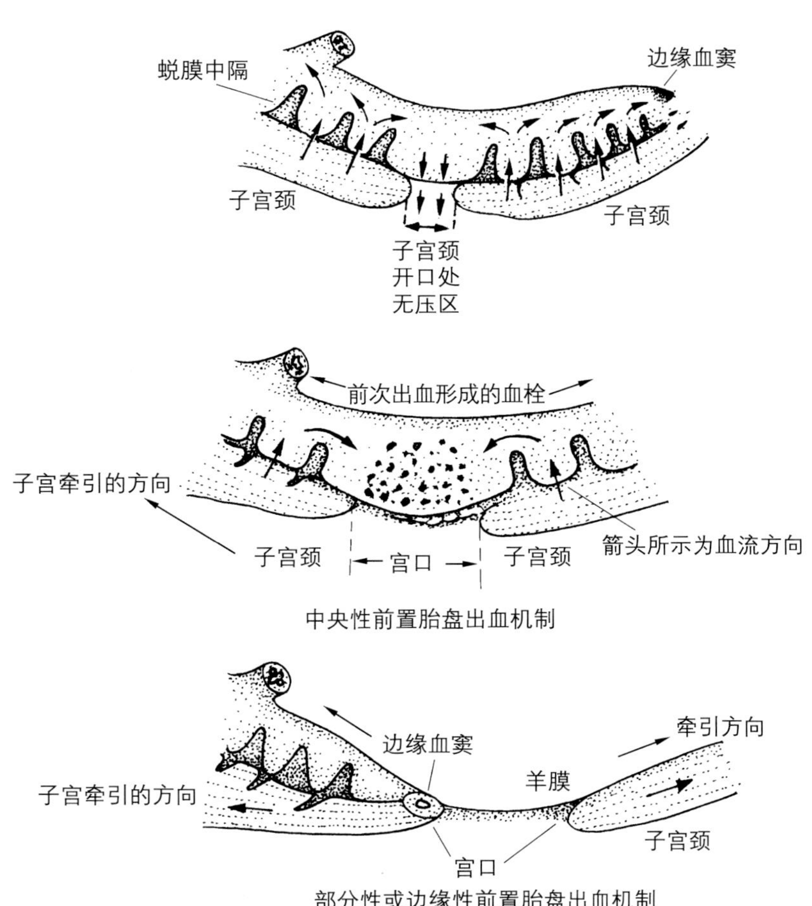

图15-12　前置胎盘的出血机制

确认，少数部分性（边缘性）前置胎盘患者临产后才出现阴道出血，可行人工破膜术，羊水流出后，先露部下降，压迫小片前置的胎盘，达到止血之目的，仍可经阴道自然分娩。只有在人工破膜后阴道流血得不到控制，再考虑行剖宫产术结束分娩。

中央性前置胎盘不能经阴道分娩，只能行剖宫产结束分娩。剖宫产所取术式，应根据胎盘附着在子宫的位置而定，原则上应尽量避免切断胎盘，否则增加产妇及胎儿失血。附着于子宫后壁或偏后壁的中央性前置胎盘，一般选用子宫下段横切口。胎盘附着在子宫前壁时，如行宫体切开，虽能免于下段切开时的“胎盘开窗”，但由于子宫体肌壁厚，切口出血多，且切口位置高不利于子宫下段胎盘剥离面的止血，故古典式剖宫产很少采用。但在子宫下段切口的选择上还存在争议：有人主张纵切口，认为患者往往孕周小，下段窄而短，且局部水肿充血，横切口易撕裂、损伤子宫血管，故采取纵切口可有向宫体延伸的余地；多数主张子宫下段横切口，认为胎盘附着在子宫下段时往往将子宫撑宽，而且胎龄小者胎儿相应亦小，通过子宫下段横切口娩出胎儿一般并不困难，而子宫下段纵切口有向下撕裂损伤膀胱之虑，若向上延伸至子宫体，切口上下短的子宫壁厚薄不一，在子宫缩复过程中又处于不同状态，不利于切口愈合，故主张子宫下段横切口。

中央性胎盘的胎盘娩出后，子宫体一般可收缩良好，不易出血，而子宫下段尚有开放的血窦，收缩不佳易并发出血增加，一般主张剖宫产术取出胎儿后，静脉点滴或注射麦角新碱0.4 mg。静脉点滴以每分钟30~40滴的速度维持2 h左右，这不仅可使子宫颈同时收缩促进血窦关闭，且进入体内的麦角新碱很少，一旦发生不良反应立即停用，可达到慎用“麦角新碱”的目的。无效者可行子宫动脉下行支结扎，或对出血的大血管用肠线缝扎止血。也有人主张用纱布条填塞宫腔压迫止血。一般只有同时合并有胎盘植入时，或出现难以控制的大出血时才切除子宫，对年轻的孕妇更应取慎重态度，严格控制子宫切除指征。

妊娠不足24周的中央性前置胎盘，需要终止妊娠时，且胎儿无存活可能，宫口已开大3~4 cm，在输液条件下行“开窗术”，同时牵引先露部压迫未娩出的胎盘止血。也有学者主张将胎盘取出后，在子宫收缩剂作用下，促进胎儿自然娩出。经阴道分娩的前置胎盘病例，胎儿娩出后出血量多者，可考虑采用经阴道子宫动脉下行支缝扎术止血，即用宫颈钳钳夹子宫颈向下牵引，以1号肠线或7~10号丝线，在子宫颈与阴道穹隆膀胱反折处，2~4点及8~10点处，各缝扎大部分子宫颈肌层，忌穿透子宫颈管，压迫子宫颈3~9点处血管丛，达到止血目的，但应防止误伤输尿管。

2. 胎盘植入深度异常　详见产后出血。

胎盘早期剥离

正常位置的胎盘，于胎儿娩出前剥离者，称为正常位置胎盘早期剥离（premature seperation of normally implanted placenta），简称胎盘早剥（placenta abruption）。胎盘早剥多发生在妊娠28周后，50%发生在临产前，少数发生于妊娠20周后。妊娠20周胎盘早剥其病理生理变化同流产，属流产范畴。胎盘早期剥离一般起病急而发展快，处理不及时会威胁母儿生命。

该病始于底蜕膜血管破裂，底蜕膜血肿形成，致使胎盘与子宫壁发生分离。根据出血情况可分为3种。①隐性剥离（concealed abruption）或内出血：胎盘剥离面积大，形成胎盘后叶血肿，但胎盘边缘仍附着于子宫壁上，或胎盘与子宫壁未分离，少数情况胎头已固定于骨盆入口平面，使胎盘后血液不能外流，积聚于胎盘与子宫壁间。此时由于血液无法外流，胎盘后积血增多，子宫底随之增高，刺激子宫收缩，张力过大，腹痛持续加剧，继续出血其内压力持续升高，且向子宫壁层浸润，致肌纤维分离、断裂变性，血液浸润可深达子宫浆膜层表面，子宫表面出现紫色瘀斑，胎盘附着处甚明显，称为子宫卒中（uteroplacental apolexy）。严重时血液甚至可从子宫肌层渗入阔韧带、输卵管系膜及后腹膜等部位，更甚者可经输卵管进入腹腔内。有时出血穿破羊膜进入羊水中，形成血性羊水，此型约占20%。剥离面多起于胎盘中央，面积较大，甚至完全剥离，往往并发胎儿死亡、大出血、凝血功能障碍、弥散性血管内凝血（DIC）、肾、肺等多脏器损害，甚至功能衰竭等严重并发症。②显性剥离（revealed abruption）或外出血：即当胎盘剥离面逐渐增大，血液冲开胎盘边缘，沿胎盘与子宫壁间向子宫颈口外流出，此型约占80%。病理损害程度较轻，并发症少而轻，出血不多。有轻度腹痛或无明显腹痛，子宫收缩较轻，张力不大，亦有轻度压痛，短期内结束分娩，对母儿危害较小。③混合性出血（mixed homorrhage）：既有显性又有隐性。此型往往因出血多，血液冲开胎盘边缘向子宫口外流，其并发症应视内出血的量及剥离程度而定。

胎盘早期剥离如面积较小、血凝快时，可无症状，待产后检查胎盘时发现胎盘后血肿；少数胎盘早剥病变过程急而快，也可能没有胎盘后血肿及胎盘板梗死区。除有典型病史及体征易于诊断外，B超是重要的诊断方法，但由于存在一定的假阴性率，尤其是后壁胎盘超声阳性率较低，因此不能依赖超声来排除胎盘早剥，需结合临床。

由于我国孕产妇保健工作日益完善，目前重型胎盘早剥较少见。为使胎盘早剥患者能得到及时治疗，在治疗过程中需注意以下几点：①一旦明确诊断，必须立即终止妊娠，母儿预后与处理早晚有直接关系。终止妊娠的方法应根据胎次、早剥程度、胎儿状况及子宫口开大程度而定。②及时行人工破膜术，可使子宫腔内容积减少，压力降低。轻型的早剥者能抑制到剥离停止；重型者可减少或防止子宫卒中。此法对子宫口部分开大者较易实行，对子宫口未开者，也应争取人工破膜后，再根据病情变化进一步处理。③终止妊娠方法选择，可考虑放宽剖宫产指征。④剖宫产术中子宫卒中，发生产后出血，按产后出血处理，对病情严重、已有子女、保守治疗病情不能控制者，应考虑行子宫次全切除术，以防产后出血、凝血障碍、肾衰竭等严重并发症发生。⑤有严重并发症时，根据症状给予相应的处理，同时注意预防感染。

胎盘边缘血窦破裂（rupture of marginal sinus）系妊娠晚期无痛性出血的一种疾病，乃是因为胎盘边缘绒毛较少、间隙较为明显，易破裂出血所致。

胎盘囊肿及肿瘤

在正常胎盘的胎儿面可见大小不等的囊肿，小者显微镜下可见，大者直径可达5 cm，称为“羊膜下的绒毛膜囊肿”。它与异常妊娠关系不大，一般不影响胎盘功能。

胎盘肿瘤不多见，包括原发性肿瘤（绒毛血管瘤、滋养细胞肿瘤、畸胎瘤）和转移瘤等。其中绒毛血管瘤（chorioangioma）较其他肿瘤多见，发生率为1%，常为单个，少数为多个，大小不一，大者常隆起于胎儿面，而位于母体面或实质中者往往较小。肉眼能辨认的血管瘤常呈紫红色或灰白色，圆形、卵圆形或肾形，包膜薄，切面较正常胎盘组织实，界限清晰，诊断不难。弥漫者肉眼观察呈灰红色斑块，似梗死灶或绒毛间血栓，但不呈分层状。小的血管瘤通常无症状，较大的血管瘤可在超声时发现，并可能与羊水过多、产前出血有关。少数患者可合并胎儿死亡和畸形。大的肿瘤可形成动静脉短路，可导致胎儿心力衰竭。

■ 脐带

脐带的解剖结构

脐带表面为羊膜覆盖，呈白色，表面光滑且湿润，直径1~2.5 cm，它系一条索样的带状物，有时局部表面隆起。脐带内有2条动脉和1条静脉。血管周围有半透明的基质，称之为华通胶（Wharton’s jelly）。由于血管常比脐带本身长，所以在基质内弯曲、迂回，使脐带局部隆起成为结节状，称之为假结。活体身上的脐带，因为有血液运行，所以血管充盈，静脉尤为粗大，故与离体后已排空血液而萎瘪的脐带完全不同。

1. 脐带血管

（1）脐动脉：脐动脉壁含弹力及胶原纤维均甚少，几乎全部由平滑肌组成，根据平滑肌排列方向分下列4组。①内环层平滑肌：它对不同浓度的氧、去甲肾上腺素、肾上腺素及组胺可以做出不同的收缩反应，借以调节脐带的血流量。②内纵层平滑肌：它对不同浓度的去甲肾上腺素、肾上腺素及乙酰胆碱等物质的反应不敏感。但对暂时的牵引和延伸可发生明显的收缩，甚至使脐动脉完全关闭。③大盘旋平滑肌：它纵行地盘旋于内纵肌之外，其平滑肌束排列的倾角大，可以使脐带发生盘旋。④小盘旋平滑肌：它螺旋形地盘旋于脐动脉内纵肌之外，平滑肌束排列的倾角小，也使脐动脉发生盘旋。

上述4种平滑肌中，内纵肌强烈收缩可使脐动脉口径明显缩小，加上其他平滑肌的作用，可使脐带动脉完全处于关闭状态。脐动脉的内环平滑肌较内纵平消肌丰富。

（2）脐静脉：脐静脉与其他静脉不同处是，中膜有内纵行和外环行的两层平滑肌。

2. 华通胶　有保护血管的作用，组织学检查时可见其含有大量的胶原纤维、弹力纤维及一些平滑肌。分析其化学成分时，它含有6-硫酸软骨素及硫酸软骨素B等多种物质。

脐带异常

1. 脐带长度异常（variation in length of cord） 正常脐带长度为30~70 cm，平均为50 cm。脐带的安全长度，应超过从胎盘附着处达母体外阴的距离。若胎盘附着于子宫底，则脐带的安全长度至少应达32 cm，方能正常分娩。若是脐带发生缠绕，应增加缠绕部分的长度，方可保障胎儿娩出过程安全。影响脐带长度的因素包括羊水量及胎儿的活动度，并受遗传因素的影响。

（1）脐带过短：脐带长度短于30 cm时，称为脐带过短。倘若其绝对值超过30 cm或已达到过长，但缠绕程度不同，分娩期受牵拉不能放松，脐血管发生障碍也易并发胎儿缺血缺氧，应扣除缠绕的长度后，取其差值<30 cm，应称脐带相对过短。

脐带过短可合并胎儿生长受限、先天畸形、胎儿宫内窘迫，胎死宫内的风险增加1倍。临产以后，胎儿下降时因脐带过短被牵拉过紧，使胎儿血循环受阻和脐带血管断裂、出血，而并发胎儿缺氧，出现窘迫和死亡；也可并发胎盘早剥、子宫翻出或胎儿脐疝，偶见引起产程延长。如今分娩期监护仪使用普及，在产程中监护图像可呈现胎心律变异减速（variable deceleration），严重时应考虑行剖宫产终止妊娠。上述并发症实属罕见。

（2）脐带过长：脐带长度超过70 cm为脐带过长。脐带过长者易并发脐带绕颈或绕体、脐带先露、脱垂、打结等，危及胎儿生命。有研究认为，脐带过长的围产儿死亡率为正常的3倍（接近统计学显著性差异）。对脐带脱垂者，应从阴道内上推先露部位，以防脐带受压，同时组织人员就地行剖宫产。剖宫产较脐带还纳对围产儿损害小，可降低围产儿死亡率。

2. 脐带缠绕 脐带缠绕多系在脐带过长或较长基础上，羊水相对较多，胎动频度或幅度较大所致。可以绕颈、绕体或两者并存，绕的圈数为1~3周。常见为1周，因脐带有一定代偿性伸展，一般对胎儿影响不大；但缠绕超过2周时，子宫收缩胎头下降，缠绕的脐带均有被牵拉的可能，宫缩间歇期不能被放松，易并发代偿性伸展障碍，导致胎儿缺氧和危及生命。

3. 脐带打结（knots umbilical cord） 可分为真结与假结。后者发生在脐静脉较脐动脉长，静脉迂曲似打结，或是脐血管较脐带长所致。只有在静脉血管破裂，因失血过多胎儿死亡时才有意义。真结较为罕见，在单羊膜囊双胎时，真结的发生率较高，多数是胎儿活动过大，发生脐带缠颈、缠体后，胎儿穿过脐带套环而成。真结被拉紧胎儿血循环受阻，可致成死胎或胎儿发育障碍（图15-13）。

4. 脐带扭转与狭窄（torsion and stricture of umbilical cord） 正常脐带变成螺旋状，顺脐带纵轴而扭转，一般在11周以内，过多扭转可致胎儿血供障碍并发死胎。脐带狭窄与扭曲有关，多数是扭转严重处有狭窄，可能与华通胶局部缺乏有关，是妊娠中期死胎的重要原因之一（图15-14）。

5. 脐带附着异常 正常脐带附着在胎盘胎儿面的中央附近。若附着在胎盘边缘，称之为球拍状胎盘（battledore placenta），除在娩胎盘时易出现脐带根部断裂外，无其他临床意义。另一种是脐带附着在胎膜上，脐血管通过羊膜与绒毛膜之间进入胎盘，如同船帆，故称脐带帆状附着（velanetous insertion），它可并发前置血管（vasa previa），在分娩时受压或破裂而发生胎儿窘迫或死产。可通过产前羊膜镜检查、彩色多普勒超声或产后检查胎膜时确诊。

6. 单脐动脉（single umbilical artery） 脐带内仅有1条动脉及1条静脉，称之单脐动脉。其发生率约为0.63%。单脐动脉绝大多数可通过常规超声检查发现。胎儿预后取决于是否合并其他畸形。单脐动脉中约1/4合并其他畸形，包括肾脏发育不良、肢体短小、空腔脏器闭锁、先天性心脏病等，是自然流产和围产儿死亡的原因之一。死

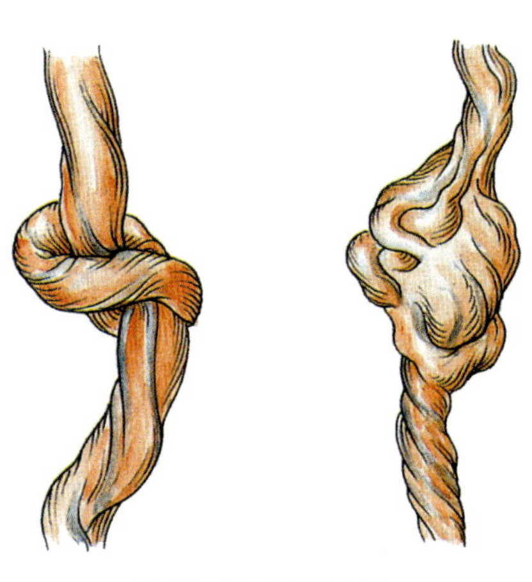

图15-13　脐带打结

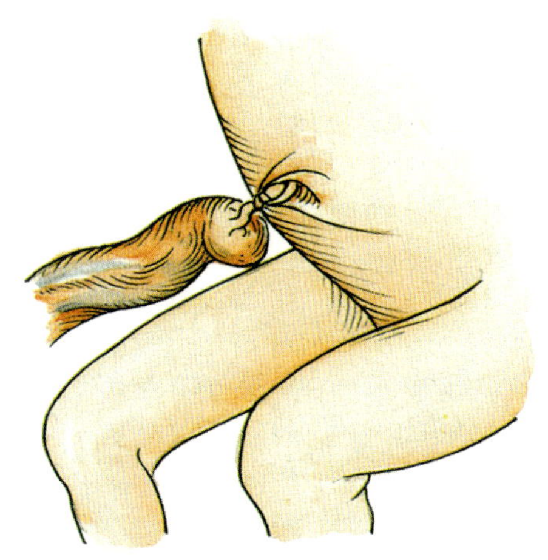

图15-14　脐带扭转与狭窄

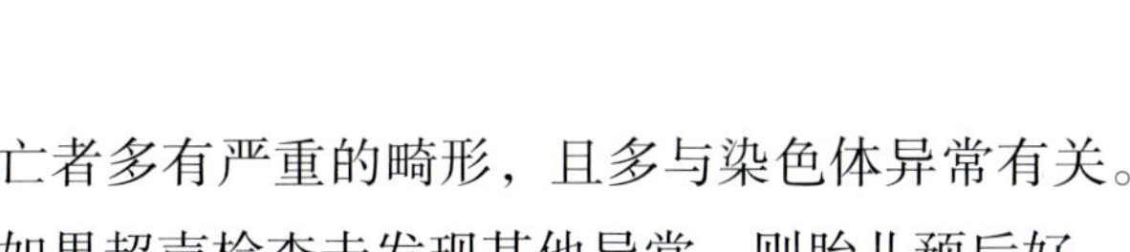

亡者多有严重的畸形，且多与染色体异常有关。如果超声检查未发现其他异常，则胎儿预后好。

7. 脐带囊肿及血肿　在脐带走行处偶可见脐带囊肿，可分为真性及假性囊肿。真性囊肿起源于脐血管或尿囊的残迹，较小；假性囊肿可较大，是华通胶液化后形成的。

脐带血肿与脐带过短、损伤和脐带缠绕有关，可能是曲张的脐静脉破裂后形成。脐静脉穿刺也可导致脐带血肿。

■ 羊水

羊膜与羊水

1.羊膜结构　根据Bourne研究，羊膜分为5层。①上皮细胞层：由单层无纤毛的立方上皮组成。羊膜上皮细胞微绒毛的出现及增多，可以增强细胞的活动能力，细胞间管道系统开口于羊膜腔，它与液体和某些物质转运有关。②基底层：是位于上皮细胞以下的一层网状组织。③致密层。④成纤维细胞层：它由成纤维细胞及霍夫包膜细胞组成，该层的厚度变异较大。⑤海绵层：为胚外体腔的网状组织，由于该层的存在可使羊膜与绒毛膜之间有相对活动度。在子宫下段形成过程中，保护羊膜不发生破裂。羊膜与绒毛膜均是部分半透膜可允许小分子物质透过，如尿素、葡萄糖及氯化钠等。水分及溶质的转换，在电位梯度基础上是大容积流动，而不是单纯扩散。在羊膜外层有许多小足突，通过微绒毛与足突部位的饮液作用，除在蜕膜和羊水之间进行一些物质交换外，母体血浆也可经羊膜渗入羊水中。在正常情况下，羊膜和绒毛膜形成的羊膜囊承担着羊水交换作用，可使母体与羊水之间交换每小时达400 mL左右，每3 h羊水更换1次。

2. 羊水　所谓羊水是指羊膜腔内的液体，也称真羊水；所谓假羊水则是介于羊膜与绒毛膜间的液体，亦即妊娠初期胚外体胶中的液体，是中胚层的溶解产物。随妊娠进展，羊膜与绒毛膜逐渐接近，假羊水逐渐减少，直到孕16周后羊膜与绒毛膜更接近，假羊水甚少；而羊膜腔继续增大，真羊水增多。

羊水量是随孕周同步增长的，但个体差异较大，孕8周前仅5~10 mL，孕8周时约50 mL；11~15孕周时平均每周增长25 mL；15~28周时，每周则增加50 mL，至34周羊水最高峰，约984 mL；而后逐渐减少，到42孕周羊水锐减。

妊娠早期母体血清内的水分及小分子物质，均可透过羊膜腔，同时也有少部分水分及小分子物质，来自胎儿毛细血管经薄层皮肤渗入，直到妊娠24周后胎儿皮肤角化为止。故此时羊水无色而清。妊娠12周后胎尿形成，直接排入羊水中。

随羊水的增加，胎尿排泄增多，因胎尿钠浓度降低故为低渗液，胎儿尿量增加后，羊水的总渗透压亦下降。足月时比母体和胎儿血浆渗透压低20~30 mmol/L。随孕周增长，胎儿呼吸道所分泌的分泌物、皮肤脱落细胞、胎脂、少量胎粪均进入羊水，使羊水逐渐变混浊。

妇产科讨论：羊水生理功能及其临床意义

（1）羊水在临床上的生理功能：羊水有很多功能，仅就临床上重要功能介绍如下。①妊娠期：能缓解腹部以下的各种作用力，防止胎儿直接受到损伤；同时使母亲对胎动的感觉也得到缓解；稳定子宫内温度在37.2~37.5℃；防止机械因素导致胎儿畸形、胎体粘连等羊膜带综合征。②分娩期：在有效的宫缩下，子宫口扩张的活跃期前，所形成的羊膜囊可协助子宫口扩张，并防止脐带先露者发生脐带脱垂；在胎儿娩出过程中润滑产道。③羊水抑菌作用：其抑菌成分可能与溶酶体、α溶素和免疫球蛋白有关。

（2）羊水在诊断方面的临床应用

1）羊膜腔穿刺术：通过羊膜腔穿刺，抽取羊水，根据其特征，间接了解胎儿在子宫内的生长发育及安危状况。重点用于产前诊断染色体遗传病、代谢遗传病、神经管缺陷、胎儿性别及其他先天性畸形（检测甲胎蛋白、羊水快速贴壁细胞形态及羊水活细胞贴壁率、乙酰胆碱酯酶及血型物质等）。妊娠后期用于检测胎儿成熟度（羊水中磷酸酰甘油测定、L/S比值、泡沫试验、拍打试验及肺表面活性物质中apoprotein的含量等）。

羊膜腔穿刺最佳时间是在孕16~22周，此时羊水量已达2 000 mL左右，子宫隆起接近腹壁易成功，羊水活细胞约占20%，利于细胞培养。一般适用于孕妇年龄≥35岁，孕妇曾生育过染色体异常患儿，夫妇一方有染色体结构异常者，孕妇曾生育过单基因病患儿或遗传性代谢病患儿，母血清生化筛查高风险，超声检查发现胎儿异常。在穿刺前最好先经B超检查，拟定胎盘部位，初步了解胎儿生长发育有无异常。选择最佳穿刺部位，避免穿刺失败，以及胎儿血污染发生。

2）胎儿镜：胎儿镜技术曾被用于超声难以诊断的体表畸形、获取胎儿组织进行产前诊断，还用于胎儿宫内输血。近20多年来，妊娠中期胎儿镜诊断体表畸形已被高分辨率超声检查替代，以往需要在胎儿镜下进行的胎儿活检现在可在超声引导下进行，另外随着分子生物学技术的发展，某些代谢病可直接行基因检测，加之流产率高（5%~30%），孕中期的胎儿镜检查的适应证日益狭窄。目前我院主要用于白化病的产前诊断，以及对某些无法进行基因诊断的肌病、皮肤病行胎儿镜下肌肉皮肤活检，相对超声引导下活检，对胎儿损伤较小。

3）羊膜镜：羊膜镜应用主要是了解羊水的颜色、混浊度、羊水量等来判断胎儿安危状况。

（3）羊水在治疗方面的应用：胎儿每天吞咽大量的羊水，胃肠又能很快吸收一些溶质，为羊膜腔内治疗的基础理论。①羊膜镜内注射糖皮质激素，促使胎儿肺成熟。②中期妊娠向羊膜腔内注射依沙吖啶（利凡诺）、前列素F2a、天花粉等药物进行引产。③羊膜腔内注射$NaHCO_3$纠正胎儿酸中毒，优于出生后再纠正。④羊膜腔内快速注入生理盐水500~800 mL，然后以3 mL/min的速度持续点滴，治疗羊水过少，减少子宫对脐带的压迫，可致变异减速消失；也可用于羊水置换，降低胎粪吸入综合征，减少剖宫产率。⑤可行子宫内输血，治疗自身溶血性胎儿，延长孕龄。⑥羊膜腔内可注射氨基酸，治疗FGR，亦可行羊膜腔内手术治疗等。⑦臀先露改良倒转术的应用：妊娠30~34周的羊水量较多，胎儿体重及体表面积相对较低，为胎儿倒转提供宽大的“空间”。故成功率高，并发症少，自然回转率机会下降，通常认为此时是倒转术实施的最佳时间。超过此时间虽仍可行倒转术，但旋转“空间”相对变小，直接影响效果。目前该方法临床上已较少应用。⑧人工破膜术：产程进入潜伏期后，羊膜囊确具有扩张子宫颈的作用；进入活跃期以后，因其子宫腔内压力超过前羊膜囊外压力，胎膜自然破裂，以胎头直接压迫子宫颈扩张软产道。倘若产程已进入活跃期，宫缩良好，前羊膜囊张力甚大，若子宫口不再扩张，宫缩力消耗在前羊膜囊上，可继发宫缩乏力，产程无进展，若造成急速破膜，可导致脐带脱垂。此时应抬高床，采用刺破羊膜囊，缓慢放出羊水，可以避免因羊膜坚韧所致的并发症发生。

羊水异常

1. 羊水过多（polyhydramnios） 羊水量超过2 000 mL即为羊水过多。若羊水量在数天内急剧增加为急性羊水过多；多数患者羊水量均在数周或更长时间逐渐增多，称之慢性羊水过多。一般羊水过多者，其羊膜组织及羊水成分均无明显改变，但与胎儿和母体的某些疾病有关，最多见的是胎儿畸形（神经管缺陷性疾病、消化道畸形、多发畸形）、染色体异常、双胎妊娠、胎儿水肿、胎盘血管吻合支增多及孕妇某些疾病（如糖尿病等），但仍有1/3的羊水过多原因不明。羊水过多合并胎儿畸形者，原则上是终止妊娠，但人工破膜中应防止胎盘早剥；若羊水过多又是正常胎儿，应根据羊水过多程度及胎龄决定处理方法，应以减少围生期早产儿死亡率为原则。

2. 羊水过少（oligohydramnios） 足月妊娠羊水量少于300 mL为羊水过少。中期妊娠的羊水过少，应排除胎儿畸形和胎膜早破，多以流产而告终；妊娠28周后的羊水过少，与胎儿畸形、胎盘功能不良、孕妇脱水、胎膜早破等有关。最常见的畸形是胎儿泌尿道畸形，若合并面部及肢体畸形称为Pottre综合征，有时还可并发肺发育不全。B超诊断以最大羊水池深度≤2 cm或羊水指数≤5 cm为羊水过少，羊水指数＜8 cm为可疑羊水过少。由于B超检查技术的发展，羊水过少的检出率增加，发病率以由原来的1：4 000增至0.5%~4%。一般在妊娠35周后羊水过少者，在确定胎儿畸形后终止妊娠；无胎儿畸形时，应严密观察产程，谨慎地放宽剖宫产指征。

3. 羊水中胎粪 羊水粪染较常见，约占活产儿的14%。早产儿很少产生胎粪，随着孕周的增加胎粪产生逐渐增加，42周后可达25%~30%。胎粪排出后1~3 h即可出现羊膜粪染，随时间延长，以后可出现绒毛膜、脐带和蜕膜粪染。约10%的新生儿可出现胎粪吸入综合征，严重者需呼吸支持。羊水粪染者围产儿患病率及死亡率增加，剖宫产率增加。正常或高危妊娠时，均会有部分病例在羊水中存在胎粪。临床上应根据胎粪出现时的孕周、羊水色泽、混匀程度、黏稠状态、动态观级等，与其他检测手段相结合，来综合评估胎儿健康状态，力求合理妥善地进行处置，以减少围产儿死亡率。胎儿窘迫时羊水中出现胎粪无误，但不宜认为"羊水中有胎粪即是胎儿窘迫"。一般中期妊娠时，羊水中有胎粪无临床意义；晚期妊娠羊水中有胎粪应对胎儿健康状况、安危程度进行检测，综合评价，合理处理为妥；分娩期若出现羊水中有胎粪时，应首先排除胎儿窘迫、胎儿畸形（巨大脐疝、消化道闭锁等）；一般产程中羊水胎粪污染进行性加剧，胎儿窘迫可能性较大，宜立即终止妊娠。

胎膜早破

临产前绒毛膜及羊膜破裂称胎膜早破（premature rupture of membranes，PROM），易发生感染、宫内窘迫、新生儿室息及脐带脱垂，剖宫产率高，也增加了孕产妇及围产儿的死亡率。它是妊娠晚期一种较常见的高危妊娠。对胎膜早破的合理防治，可降低孕产妇及围产儿死亡率。具体有关措施如下：①尽早治疗下生殖道感染。②注意营养平衡，适量补充铜元素或维生素C。③避免腹压突然增加，尤其对先露高浮、子宫膨胀过度者，应多卧床休息（采取侧卧位），不宜长期坐低座位，妊娠晚期避免重体力劳动，避免腹压突然增加。妊娠晚期应避免不必要的阴道检查，禁止性生活，注意产前卫生保健。④治疗子宫颈内口松弛，于孕14~16周时，可行子宫颈环扎术。⑤子宫有不规律宫缩者，或多胎妊娠孕妇，可服用保胎药物。⑥妊娠37周以上PROM者，如12 h未临产时，应用抗生素预防感染；24 h未临产者行引产。未足月时可根据医院治疗早产儿的条件与技术水平考虑是否期待，保守治疗期间应密切监测母儿感染情况。⑦产后常规应用抗生素和子宫收缩剂，预防急性子宫内膜炎。

羊水栓塞

羊水栓塞（amnio fluid embolism，AFE）指羊水进入母体血循环后引起的肺栓塞、休克、弥散性血管内凝血（DIC）、肾衰竭等一系列病理改变，是产科一种少见而凶险的并发症，母体死亡率高达80%。一般羊水中的内容物，如上皮细胞、脱屑细胞、毳毛、胎脂/胎粪和黏液等有形颗粒物质，是羊水栓塞的病因物质。这些有形颗粒进入母体循环系统后引起栓塞。羊水中还有促凝物质，具有凝血活酶的作用，进入母体后形成弥散性血管内凝血（DIC）。此外羊水中的胎儿物质，对母体可能是一种致敏原，导致过敏性休克。现在认为，羊水栓塞的核心问题是过敏，故有人建议将羊水栓塞改称为“妊娠过敏反应综合征”。正常孕妇几乎无羊水会进入母体血循环，子宫收缩而宫内压力增高时，可驱使羊水进入母体。

1. 羊水栓塞的相关解剖

（1）子宫颈内膜静脉：子宫颈无主动收缩能力，该静脉不会如同子宫体肌层静脉一样，因子宫收缩而关闭。分娩期胎膜与子宫颈壁分离，或与子宫下段分离，而使血管受损；当子宫颈扩张时，引起子宫颈壁的损伤，均可使静脉血管开放。有利于羊水由此进入母体血循环，尤其是子宫收缩强烈时、羊膜腔内压力过高，胎膜破裂，更易驱使羊水进入母体子宫颈小静脉中。

（2）病理开放的血管窦：在子宫颈撕裂、子宫破裂、胎盘早期剥离、前置胎盘或剖宫产时，均有利于羊水进入子宫静脉及损伤的血管而进入母体血循环。

（3）蜕膜血窦通道：在羊膜与绒毛膜之间，有通向胎盘后表浅的蜕膜血窦通道，宫缩时胎头压迫子宫颈，阻塞羊水外流，驱使羊水到达胎盘边缘，尤其是低置胎盘，可通过该通道进入子宫壁间静脉，再入母体循环。这可以解释子宫无破损时，发生羊水栓塞的病例。

（4）胎膜后血肿：因羊膜腔穿刺，可形成胎膜后血肿，临产后易致胎膜撕裂而使羊水进入母体。

（5）子宫收缩时血流动力学的改变：宫缩时受子宫韧带牵引，子宫体离开脊柱，向腹前壁靠近，减轻了下腔静脉压力，使回心血量增加，更有利于羊水进入体循环和肺循环，引起典型心肺衰竭症状。羊水可通过脊柱静脉至颅底静脉丛，直接影响生命中枢功能，导致产妇突然死亡。

2. 羊水栓塞的预防

（1）严格掌握剖宫产、人工剥离胎膜和破膜、扩张子宫颈等手术指征，避免损伤血管造成破膜后羊水直接与开放的静脉接触，宫缩增强后将羊水挤压入母血循环。

（2）人工破膜术必须在宫缩间歇期进行，这既可避免宫缩时压力过大，羊水流出过速导致羊水压进母体，也可以因宫缩时羊水未流净，宫缩间歇期间负压抽吸羊水进入母体。

（3）中期妊娠行钳刮术时，应先破膜使羊水流净后再行钳刮。

（4）剖宫产时应尽量吸净羊水，再娩出胎儿。

（5）防止急产、产力过强（包括催产素等子宫收缩剂的应用）。若遇有高张力性宫缩时，应在宫缩间歇期给予破膜，尽量放出羊水。

（6）避免创伤性阴道手术产，如高位产钳术等，防止子宫颈管及子宫下段损伤。

（7）严格掌握羊膜腔穿刺术的指征，所用针应细，技术力求熟练准确，放弃困难穿刺，以免损伤胎膜、宫壁及胎盘而形成血肿。

（刘俊涛）

分娩期产道、胎儿

众所周知，产道、胎儿及产力是决定分娩的三大要素。产力的结构已述。其他功能不属临床解剖学探讨范畴。本节以临床解剖为纲，重点讨论产道、胎儿及两者之间关系。

■ 产道

产道分为骨产道与软产道。骨产道有关内容已在本书第3章第一节阐述。分娩期骨产道不是静止不变的，假若能科学客观的理解，合理应用其临床解剖特点，就能使各方面指标在正常范围内的产妇，顺利地完成分娩过程，成为健康的产妇；母体也可避免不必要的干预，影响围生期管理水平。

1. 妊娠晚期骨盆的关节　骶岬关节、耻骨联合、骶尾关节及韧带均有松动、扩张功能，在正常外力作用下，它可以使胎头经过骨产道的径线增大，促进自然分娩。用力欠妥会导致耻骨联合分离，骶尾关节分离或尾骨骨折等并发症发生。

2. 骨盆倾斜度　已在第一节阐述，它对产程进展有直接影响，现今胎儿体重多已近正常范围上限，若属枕前位入盆，且产道与产力正常，限制产妇活动，平卧床上待产，可因胎头枕部是直接作用入口平面前部、耻骨联合及膀胱，有可能影响胎头下降、俯屈，且诱发膀胱有不同程度的刺激症状。此时产妇胎膜完整，宜采用自由自立体位、骑马式坐位、斜坡位同时两腿屈曲等，均可使骨盆斜度改善，入口平面有效径线增大，可减轻产妇痛苦，也是如今主张坐式分娩的依据。若属枕后位，仍取平卧分娩，胎头枕部集中入口平面后方，同时需要内旋转，就使胎头双顶径取前部宽大的径线入盆、衔接（详见本章第一节），则产妇宫缩时不仅不适，还要大、小便。有经验的医务人员常共识是高危信号。医务人员帮助产妇更换卧式体位向同侧俯卧位，同时抬高床尾，使两腿屈曲向胸腹部贴近，耻骨联合相应上抬，骨盆的倾斜角度变小，入口平面的有效径线相对增大。此时胎背朝向母体腹前壁方向转动，胎头也伴随完成内旋转（双顶径向耻骨支方转动）。在有效产力作用下，胎头下降过程中完成衔接，可预防枕后位向持续性枕后位发展，转成枕前位自然分娩。由于对胎头与骨盆之间关系研究深入，故又使今日蹲式类、坐式类等分娩姿势再欲兴起。

3. 骨盆入口平面　骨盆入口平面是第一产程中，尤其是潜伏期，通过观察胎头与骨盆入口平面关系，来判断产程进展程度的客观指标。在产程初期，产妇全身状况良好，产力尚有潜力时，胎儿与骨盆外测量数值，均在正常范围以内。胎头呈现“异常”体征时，如“高浮”等，应考虑到胎方位异常。现今影像学发展，并已证实临产前后，头先露的胎方位的组成结构比与传统的数据有异，枕后位占比例较高。第一节及前段内已介绍，此时胎头径线与骨盆入口平面关系，强调胎头首先要解决内旋转。此时产力对内旋转作用不大，应考虑应用物理学与数学的概念，促使胎头双顶径与入口平面最大径线相吻合。长期以来对枕后位胎儿，产妇取何姿势有分歧。笔者认为应以改变产妇体位变化，母体骨盆主动转动为主，转动的过程中应考虑到，以转的角度小、时间短、减少产力消耗为原则。即左枕后位时，产妇向左侧俯卧位，即同侧侧俯卧位，胎儿因重心关系（后述），由左枕后→左枕横→左枕前，胎儿双顶径与骨盆入口平面大直角三角形斜边吻合，促使衔接，继续下降，被动地完成内旋转，客观上胎头只被动转90° 左右。假设向对侧卧，则胎头被动转的胎方位是左枕后→高直后→右枕

后→右枕横→右枕前。胎头在骨盆入口平面要被动旋转180° 左右，几乎是同侧俯卧位的1倍。我们常用这种体位解决妊娠晚期及临产后，因枕后位所致的胎头高浮，浮动胎头易误为头盆不称。

4. 臀先露　经阴道自然分娩或助产，胎儿躯干娩出后，习惯需将胎儿背向上，胸腹俯于术者前臂，术者往往将中指插进胎儿口腔，牵动胎头，常感到困难或失败。此时应理解，胎儿躯干娩出后，它确实离开骨盆腔，胎头仍在骨盆入口平面以上，若直接牵引胎头，则胎头的枕额径或枕下前囟径，与骨盆入口平面前后径一致，后者小于胎头径线，故娩出困难。若术者有经验，将胎头左右一旋转，胎头顺利娩出，其实是使胎头可变的前后径，从骨盆斜径入盆后，进入中骨盆在下降过程中，俯屈与仰伸娩出。理论分析，胎头在入口平面上，行第一次内旋转入盆、衔接、进入中骨盆再行第二次内旋转（方向相反），通过中骨盆后娩出。

5. 骨盆最宽平面　客观存在，临床上常忽视其空间临床意义：①因它是扁圆、椭圆，横径长、前后径短的入口平面，与前后径长、横径偏短的骨盆中段狭窄平面之间，胎儿在分娩下降过程中，要通过盆腔中段狭窄平面前，往往必须在此平面内旋转，它为胎儿内旋转提供良好条件，使正常分娩必要性与可能性两者统一。②因个体差异，有时胎头没有转正为枕直位，进入中段狭窄平面后，在产力作用下，只能下降前进，不能倒退到最宽平面，医师可将胎头缓慢地上推到该平面，帮助胎头行内旋转转正娩出。手术学中称之“徒手旋转胎头”或用胎头吸引器帮助胎头旋转。由于较多的资料阐述欠完善，临床应用效果不理想，旋转失败，原因主要是：①忽视子宫收缩间歇，缓慢协助胎头推至骨盆最宽平面完成内旋转。②内旋转的力量是协助胎背，由脊后或脊横位转正脊前位，在胎儿躯干转动中，胎头伴随躯干转动而旋转。术者在阴道内手指仅仅是协助旋转，而不是如同某些手术学或手术图谱所画，术者用手握紧胎头逼使胎头内旋转，也不强调在骨盆最宽平面进行。手术往往失败，胎儿头部可并发不同程度创伤。当前行产钳手术处理持续性枕后位（枕横位），仅用徒手旋转胎头，使之呈枕前位后再上产钳，娩出的胎儿仍是枕后位（枕横位）。误伤胎头，也属缺乏前述临床解剖概念所致。

6. 骨盆腔中段最狭窄平面　在产程中的重要意义：①两侧坐骨棘所连接的水平线是判断胎儿娩出过程中，位置高低的重要指标。胎头骨质部分的最低点，倘若遇此水平线高度在同一平面为“0”，在上方位为负，低于水平线为正。也是用厘米表示。若胎头已下降至“+2”，则提示双顶径已达坐骨间径平面或略下，其衔接的动作完成，此时行胎头吸引术或产钳术较为安全。反之，在其上方，所得的数据为“−X”，不仅没有完成衔接全过程，绝对不宜行上述两种阴道分娩手术。②胎儿双顶径已达坐骨棘间径平面，胎方位为枕前位或正枕前位，应调整子宫收缩为有效收缩，必要时调整骨盆倾斜度，均可经阴道自然分娩。若属枕后（横）位，提示胎头自行内旋转，呈枕前位难度很大，应给予合理干预，可预防演变为持续性枕后位。③双侧坐骨棘的内侧0.5~1 cm处，是行阴部神经阻滞麻醉解剖骨点，指示在此注入麻醉药，它不仅用于产科，也用于阴道手术。

7. 骨盆出口平面　在产程中有重要的临床解剖意义：①前半三角形的顶点——耻骨联合下缘中点，与胎儿枕骨下部之间的关系。对专科医师是指胎头枕外隆凸（粗隆结节）与耻骨联合下缘之间吻合程度。若已吻合，提示胎儿在该平面完成了下降过程俯屈机转，将要进入胎头仰伸阶段，胎头的顶、额及颏部相继娩出，会阴承受的压力逐渐加重，临床上称胎头着冠。此时医师应保护会阴，另一手指协助胎头的顶、额、颏逐渐娩出；并指导产妇在宫缩力高峰时，勿用腹部力量，以防会阴裂伤。当阴道口反复出现少部分胎头，且伴随宫缩，所见胎头的面积逐渐增大，胎头枕外隆凸未达耻骨联合下缘中点，提示胎头下降进入拨露状态，不宜保护会阴，只能协助胎头俯屈，促进胎头最小径线进入该平面，不得干预产力。②胎头已娩出阴道口外，应理解为胎头通过入口平面→宽大平面→狭窄平面过程中，为适应骨产道结构变化，胎头颈部进行45° 左右内旋转，该段分娩过程是扭着颈部娩出到阴道外口。此时空间宽大无阻力，胎头自然要转回到原胎头与胎背或胎肩的位置，客观正确的命名是复位。不宜误认为在阴道口见到旋转，称之为“外旋转”，给予错误干预。胎头娩出后胎儿双肩尚在骨盆入口平面的斜径或横径上，为适应以下骨产道变化，胎儿的双肩在骨产道内，进行躯干内转动，且带动胎头伴随旋转，体外只见是胎头旋转，长期已习惯称“外旋转”，而实际是胎肩的内旋转。在胎头复位与外旋转过程，助产者在等待分娩进展的同时，清理胎儿鼻、鼻咽及口腔内的分泌物，以预防“吸入性肺炎”。胎儿双肩径及躯干其他部位，不仅径线短，而且柔软，在产力作用下，可能双肩同时娩出，易误伤软产道。助产者此时应协助前肩先娩出后，托住胎头使其向上，协助后肩娩出。若对胎头娩出后，复位、外旋转机制不够理解或呼吸道清理不够好，用力逼使胎儿前肩娩出，易误伤胎儿胸锁乳突肌，甚至血肿，致新生儿斜颈，多数新生儿斜颈是在出院前后被发现，易误诊新生儿“先天性斜颈”。新生儿也会合并不同程度窒息，须静卧观察。③该平面坐骨结节的内缘是行阴部神经阻滞麻醉的第二个解剖骨点。在此注入0.25%~0.5%普鲁卡因（或利多卡因）10 mL，产妇大、小阴唇及会阴局部不用再注入麻醉剂。从麻醉作用、持续时间、安全性及临床药理分析，还是普鲁卡因最佳。

8. 子宫下段　子宫下段在临产前客观存在，但尚未形成完全。只有临产后，历经8~12 h以上的规律宫缩，子宫颈阴道上部及阴道部可见颈管大部分变软展平，子宫颈外口开大6 cm以上至开全后，子宫下段总长可达10 cm，才完成一个完整的子宫下段。此时子宫动脉的上、下行支，居于下段中部两侧。不论其长度如何，子宫下段全段均在膀胱反折腹膜以下，即腹膜外。子宫动、静脉也在腹膜外，子宫血管的上、下行支也从分叉处，伴随子宫下段的生长，由螺旋样逐渐伸直，沿子宫下段两侧走形。上行支终止于子宫体向上走行，下支沿子宫颈走行。其临床解剖意义：①选择子宫下段剖宫产术或腹膜外剖宫产术的最佳时间是在临产后，下段长度扩伸到8 cm以上为宜。此时取子宫下段的中段切口时，子宫动、静脉居子宫下段两侧，不易误伤，且出血少、安全。产后完全复旧，切口仍在子宫峡部，距离膀胱反折腹膜切口远，腹膜化好，不易与膀胱粘连，为日后再次行妇产科手术，保持了良好的解剖层次；且术中不易损伤膀胱，因经子宫收缩过程，胎儿呼吸道内的液体被挤压排出，预防了新生儿肺部并发症。若下段切口偏低，又经过长时间试产，胎头已衔接，经耻骨联合后方直径取胎头，容易使切口向下方撕裂，甚至延及子宫颈外口（遇此情况，可经较宽大入口平面两侧，插入骨产道取胎头）。②临产后是子宫颈管先软化、缩短、展平，子宫口逐渐开大。初期前羊膜囊起主要作用。胎膜破裂后，先露部是扩张子宫口的主要部分。头先露子宫口开全后触诊不到子宫口，是因子宫颈沿胎头滑向上方颌部或颈部，没有消失，故胎儿娩出后子宫颈管立即可触到。臀先露时组织松软，质地不均，躯干呈柱状，子宫口开全时，仍可触到很少部分子宫颈，一般在1~3 mm。近质地较硬的胎儿骶尾部子宫颈边在1 mm以内，两下肢侧（腹部）有1~2 mm的子宫颈边。历史经验教训常误认为臀先露与头先露的子宫口开全一样，均以子宫颈“消失”，触不到子宫颈即是开全，并给予助产。而此时子宫口仅开到6~7 cm，造成后出头困难，易发生死产病例。故不宜用子宫颈口触不到或子宫颈消失来判断臀先露宫口开全。③徒手扩张子宫颈术是在子宫下段已形成完全，子宫颈外口扩大8 cm以上，部分子宫颈已触不到（主要在近骨盆腔后部），仅仅是子宫颈前唇受到胎头颅骨与骨盆前部压迫后，阻碍子宫口滑行向上所致。在宫缩间歇时，仅用手指上推尚存在的子宫颈，子宫颈可滑向上而子宫口开全，产力良好情况下，胎头继续下降，可完成自然分娩。不宜误解子宫下段尚未延伸完全，子宫口开大6~7 cm以下，且是均匀对称状态下，行徒手扩张子宫颈，不仅没有效果，反易并发子宫颈裂伤。④非孕期的子宫内口环扎术或内口修补缝合术，治疗子宫内口松弛症，应在子宫峡部进行，手术难度大，不易掌握，而日后的妊娠过程中，容易并发自发性子宫破裂，每次分娩均需行剖宫产等缺点，故现已不再应用。⑤因正规的子宫下段剖宫产术式周边无血管，子宫动脉上行支在腹膜外走行达子宫体部，倘若因子宫体收缩乏力所致的产后出血，在剖宫产切口上方，用可吸收线缝扎子宫体侧壁、子宫动脉上行支区域，以治疗产后流血。子宫颈裂伤出血或子宫底部收缩乏力所指产后出血，缝合子宫动脉上行支效果不佳。⑥不切开膀胱反折腹膜，直接剖宫产，不属于子宫下段剖宫产术，若行横切口，则损伤的子宫肌纤维较古典式宫体剖宫产术多，创伤大，并发症多。

9. 产前灌肠，产时用力、排便，胎头使产道扩张，阴道口后壁的直肠，较非孕期易向两侧延伸，此时行会阴侧斜、侧切开术，不仅可以避免切时误伤直肠，只要缝合时所缝合的层次分明，也不会误伤直肠，并发直肠会阴瘘。会阴侧切开是指切口角度，与会阴正中切开或会阴侧切开的切口，呈45° 角（图15-15）。

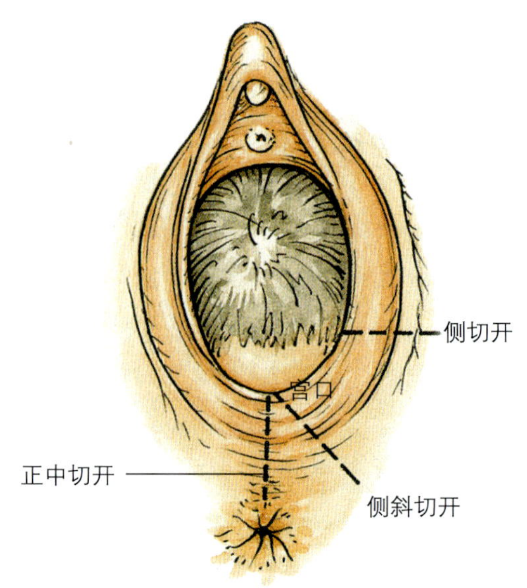

图15-15　会阴切开类型

10. 众所周知，产时阴道充血、水肿、脆，易于损伤。如今经阴道手术产时，选择产钳术较胎头吸引术多，术中并发阴道侧裂伤也在增加。其原因：①忽视产钳种类很多，需慎重选择，只能用头位出口产钳。②持产钳钳叶置入阴道时，术者手持钳柄防止产钳脱落，不宜手握产钳柄来推钳叶进入阴道。多因钳叶活动幅度过大，伤到阴道侧壁。正确进产钳是产钳叶沿术者在阴道的手指掌面走行，所用的力量是置入阴道内术者的手，用拇指大鱼际肌力量推入。力量小，手指保护与诱导，以避免阴道损伤。

11. 不论何种术式行剖宫产，因为阴道后壁长，位置偏后，积血客观存在，当产妇起坐或站立时，用手进入阴道取出积血，这是不必要的操作，易造成感染。也可因手进入产道后，存在上推的压力，促进易脱落的蜕膜碎片及子宫内膜功能层部分细胞进入腹腔，并发子宫内膜异位症。

12. 经阴道分娩后，软产道各段均会有不同程度损伤，产后应仔细检查，缝合创面，防止出血或继发感染。

■胎头

胎　头

胎头由颜面、颅底及颅顶3部分组成。颜面与颅底已基本骨化，径线变化不大。颅顶是由左右对称各一的额骨、顶骨、颞骨与蝶骨及一块枕骨，共9块骨头组成。骨与骨之间未融合，以骨缝形式出现，骨膜相连，表面由软组织覆盖。两额骨之间称额缝（frontal suture）；两顶骨之间为矢状缝（sagittal suture）；顶骨与额骨之间为冠状缝（coronary suture）；枕骨与顶骨之间为人字缝（lambdiodal suture）。各骨缝汇合处形成不同形状的间隙称囟（fontanel）。额、矢状缝及冠状缝汇合处形成菱形空隙成为前囟（anterior fontanel），一般2 cm×3 cm，因它较后囟大，俗称大囟或大囟门。矢状缝与人字缝连接处的三角形间隙称后囟（posterior fontanel），俗称小囟或小囟门。

由于骨缝存在，故各骨板间有一定小范围活动余地，为产时胎头娩出提供可塑性变化的客观条件。通常是以骨片重叠变形为主，其重叠幅度在0.5 cm以内，对胎儿无损害，超过此范围应视为异常，有可能导致胎儿不同程度损伤。这也是今日废除高、中位产钳术和胎头吸引术的依据。在胎头无重叠状态下，根据前、后囟与骨盆前、后位置关系，判断胎先露与胎方位。假若胎头骨缝已重叠或头皮水肿形成，不宜以大、小囟门来判断胎方位，这样易误导处理上错误。此刻选择胎儿的耳郭与耳门为客观指标较妥。为防止胎脂太多，或术者手指压迫耳轮与耳门，使之贴在一起所致的失误，必须耳轮与耳门方向相对，耳轮的方向应与胎儿枕后一致（图15-16）。

胎头双顶径（biparietal diameter，BPD）：是指胎头双侧顶骨隆起径线，是胎头最大的横径，平均9.25 cm。

枕下前囟径（suboccipito-bregmatic diameter）：胎头前囟中点至枕外隆凸下方的长度。只有胎头俯屈良好，胎头颏部抵胸前，胎头呈枕先露时，胎儿以枕下前囟径（胎头前后径中最小径线），在产道内完成正常分娩机转，而正常分娩，平均9.5 cm（图15-17）。

枕额径（occipito-frontal diameter）：为两眉间中点至后囟门底部之间的胎头前后径，平均11.5 cm。枕额径线在骨盆入口平面以上时，此时胎头既不俯屈，也不仰伸呈顶先露，如高直位（高直前、高直后），其径线较大，直接入盆、衔接较为困难。

枕颏径（mento-occipital diameter）：为下颌骨颏隆凸中点至后囟顶点的长度，是胎头前后径最长的纵径，平均13.5 cm。胎头仰伸呈额先露，在骨盆入口平面以上，不能通过骨产道。实际上足月妊娠，正常标准体重胎儿不能自然分娩，属头位难产。

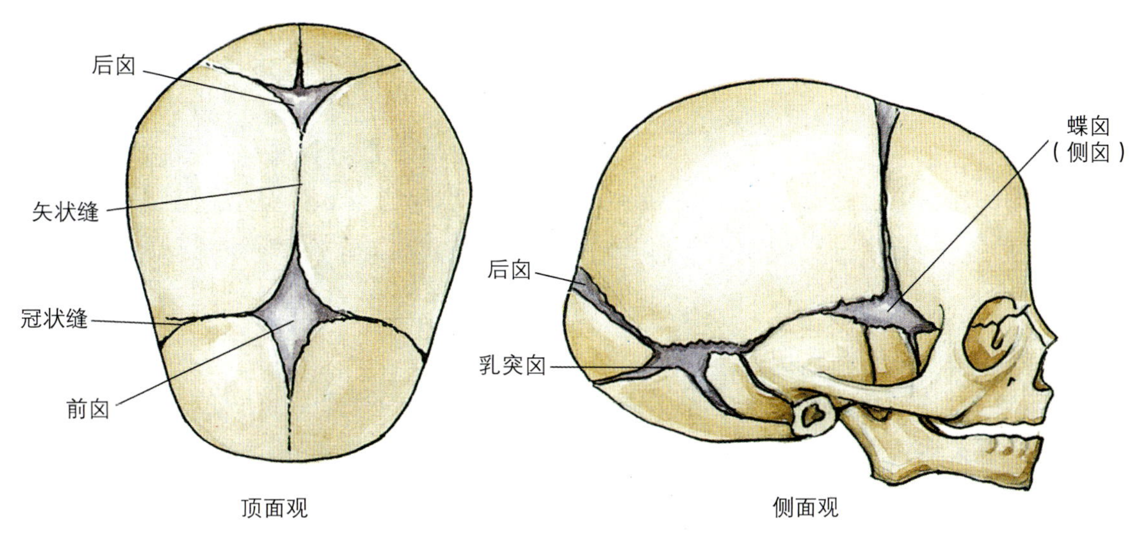

图15-16 胎儿颅骨

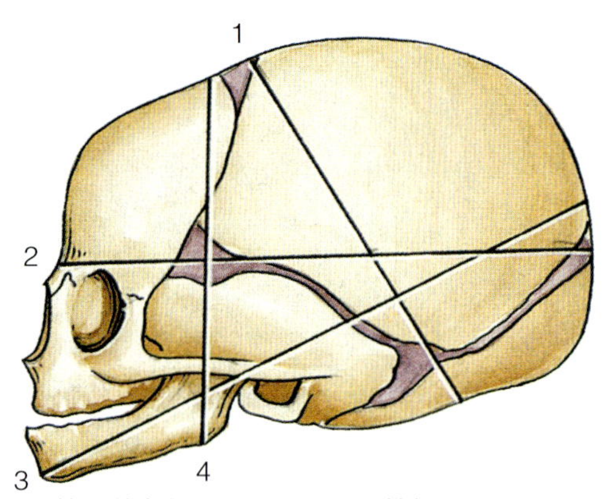

1.枕下前囟径（9.5 cm）；2.枕额径（11.5 cm）；3.枕颏径（11.5 cm）；4.颏下前囟径（10 cm）。

图15-17　胎头主要径线

颏下前囟径（submento-bregmatic diameter）：胎儿前囟中点垂直向下，至喉前方的长度。若胎头极度仰伸，呈面先露的颏前位时，产力好，可经阴道分娩。平均值为10 cm。

由上可知，头先露即“头位”中，因胎头俯屈与仰伸程度不同，可以呈现4种胎头露：枕、顶、额及面先露，通用的头先露或头位阐述欠严谨。

取各先露的代表骨点与骨产道前、后、左、右关系，又分出不同的胎方位，细讲应有8种胎方位，如枕先露分为右枕前、右枕横、右枕后、枕直后、左枕后、左枕横、左枕前、枕直前。即头先露中就有32种胎方位。其中只有左、右枕前位能通过正常产道，其他的胎方位均是高危因素，前者是平产，后者有难产可能。凌萝达教授从预防为主，保护广大女性着手，提出“头位难产”特有概念很有必要。在头位难产当中，发病率最高的是持续性枕后（横）位，而不是“高直后位”。持续性枕后（横）位，是由枕后位发展较晚，没有给予合理干预继发所致。前辈教导，90%枕后位可以转为枕前位自然分娩的确是一真理。对专科医师来讲，及时在妊娠晚期或临产以后，确诊枕后位，给予相应的科学指导，将会使围生期管理水平提高一大步，剖宫产手术率、阴道产手术率均可下降。母儿统一管理提到高水平，医疗保健的费用也相应降低。确诊枕后位方法，除传统的产科四步手法外，影像学中B超、三或四维超声均可在产前确诊。

产程中胎头通过产道时，必须进行旋转，且有一定规律，专科医师应理解，一系列旋转的机制，不是现象，才能用自己的技能保护母婴健康，提高围生期管理水平。传统的理解，能看见的胎头旋转称外旋转；看不见的则称内旋转，欠确切。专业医师应进一步认识不同的胎方位，在骨盆不同平面胎头旋转的机制及目的，帮助产妇完成机转，这样才实现科学接生。胎头的重量占体重主要部分，尤其妊娠28周以后，逐渐更明显，所以在孕妇直立或坐位时，因胎头重力或重心向下，故妊娠晚期头先露，占胎先露比例越来越大，也是妊娠28~30周以前的臀先露，不需要用手术协助纠正的根据。只有孕30周后的臀先露中不完全臀位，医师指导孕妇，行规范的膝胸卧位或仰卧臀高位。这也是用胎头重力，诱导胎儿下肢退出盆腔，胎身纵径缩小，再借步行、下床活动，促胎头向下，自己转化为头先露。只有体位矫治失败后，采用手术方法行倒转术，来纠正臀先露。改良倒转术，不应误解为医师用手旋转胎体180°来纠正。该术是在药物促子宫松弛下，使臀位的先露部分退出骨盆入口平面，胎体纵轴成横位姿势，利用胎头重量，自身很快进入骨盆入口平面。

足月分娩时胎头体积最大，双顶径最长，若屈曲良好，取枕先露通过产道，此时产道被扩张到最宽，后继胎儿躯干、肢体娩出顺利。而臀先露分娩时相反，大体积的胎头最后娩出，助产过程中，要求规范的按臀位分娩机转接产，使胎儿逐段娩出体外，应重视随时调节合理的产力，使体积大的胎头能通过产道。骨产道值邻近正常者，不宜经阴道分娩。

胎儿躯干

在临床实践中常被忽视的是胎儿背部，脊椎骨及其肌肉重量之和，明显较躯干前部重，假若能运用这一点——胎儿背部重力指向地面的原理，可指导临床。①用三/四维B超检查排除胎儿面部畸形时，看不清面部，可嘱孕妇即取同侧侧俯卧位，利用胎背指向地面原理，可较容易地看清胎儿面部。②目前常规应用监护仪，来监测胎动一瞬间与胎心率变的关系，以了解胎儿氧储备状况，即产前无应激试验（NST）。各种类型监护仪，在监测胎心率变化方面，所用的探头均能准确测得。而测胎动方面的探头，均存在不同程度的缺点，尚不能满足临床需要，易误导判断。较准确的简易方法是，医师用手掌面直接置于孕妇腹壁感觉胎儿肢体活动，来测定胎动与胎心率变化的关系。当胎儿肢体活动不清楚或不明确时，可嘱孕妇取侧卧位，使胎背向下，在孕妇腹壁前下较易触到肢体，亦可在此处清楚胎儿肢体，促进活动。

惯用的产科四步手法中，第二步手法，医师双手掌面放松，置于孕妇腹壁两侧，以手掌面感觉区别胎儿肢体或背，不宜用指尖触扪的感觉来区分。当感到孕妇腹中线两侧布满胎儿肢体，临床称之“肢体过中线”，则是脊后位，先露部为头者，可能与枕后位有关，先露部为臀时，则可能是骶后位。但无法鉴别其左、右侧别胎方位。

胎儿活动

近代医学发展，对胎儿的活动已得到重视，若能正确掌握活动机制，加以合理应用，则能够真正实现母婴（儿）统一管理。

1. 胎头活动　胎儿头部左、右旋转，前、后仰伸与俯屈均是胎头活动范围。胎头与颈椎之间，枕寰椎是活动的中心点（支点），以及颈部肌肉共同约束了胎头活动范围。胎儿期神经系统发育尚未健全，所以其活动均属被动活动，自体无法控制。胎头的左、右旋转仅在180° 内，活动的力量是不能带动躯干转动的。如同体育运动中，“向左（右）看齐”的动作。胎头前、后仰伸与俯屈受上述骨骼及肌肉约束，也只能在前、后180° 范围内活动。促使胎头活动的因素有：①在有效产力作用下，胎头下降过程中，遇到产道形态及结构所产生的阻力，逼使其被动运动。②受躯干影响被动转动。

2. 胎儿躯干活动　因解剖学结构所决定，胎儿躯干活动包括向前弯腰、向后仰伸、肩部或臀部向侧弯动作，躯干转动如同体育运动的向右转、向左转或向后转。自如旋转，不受180° 范围的约束。胎儿躯干的转动，胎头也随之转动，促使胎儿躯干活动的因素，除上述胎头活动的因素外，主要是胎儿漂浮在羊水中这种特殊环境下，胎儿重心及地心引力关系永远指向地平面。倘若能重视这个基本物理原理，指导实践，将可使胎儿被动活动，得到控制，成为有目的活动，就易使“难”产转为“平”产。胎儿躯干转动可带胎头转动。

3. 胎儿四肢活动　这类活动是不自主的运动，只有胎儿在健康状况下才呈现，且有一定的规律，因活动时耗氧，故在运动的一瞬间会出现胎心率增快。现今所采用的胎动计数，NST以及胎儿运动试验（FMT）等各种监测胎儿氧贮备状况手段均是应用此基本原理。广大的孕妇对胎动的特点即规律性尚缺乏了解，不会鉴别自身肠蠕动及胎动，往往自我监测的结果给临床判断造成失真，易误诊、误治。建议孕妇行自我监护前应加强卫生宣教，以提高自我监测质量。

（单家治）

剖宫产的各种术式

剖宫产手术是妇产科常见的手术，手术难度不大，应用较为普及，在挽救母儿生命中起到不可估量的巨大作用。但在实际应用过程中，尚存在手术指征欠权衡，术中及术后并发症发生率仍较高，均需要进一步提高。本章所讨论的是经腹行剖宫产。腹壁切口及相关解剖详见第4章。本章仅描述剖宫产各种术式的具体内容。

■ 子宫下段剖宫产术

子宫下段剖宫产（low cervical cesarean section，lower uterine segment cesarean section）是经腹壁、腹膜腔，剪开腹膜、下推膀胱、切开子宫下段，娩出胎儿的术式。该术式优点是解剖层次清楚，只要手术操作规范，不易误伤血管，出血不多，缝合切口即可止血，子宫切口愈合好。若再次妊娠分娩时，仍具备阴道分娩条件，可实现妊娠与分娩的生理过程，获得健康的新生儿。因首次剖宫产术已充分地利用腹膜天然屏障，覆盖缝合完好的子宫下段切口之处，并防止大网膜、膀胱及肠管和腹膜腔外隔离，万一有感染发生也局限于腹膜腔外。不易发生腹膜腔内感染及扩散。对日后因某种原因再手术时，不增加手术难度。从解剖学分析，子宫下段薄、层次少，无子宫体层次复杂；内膜层不像子宫体内膜层那样受女性激素影响功能，故不仅易愈合，且不易并发自发性破裂、子宫腺肌症或子宫内膜异位症。为提高手术质量，减少并发症，现就手术的相关问题阐述如下。

子宫下段

1. 子宫下段的形成及其变化　子宫下段由非孕期的子宫峡部演变而来，已在第一节中详述。至第一产程末下段可达10 cm长；第二产程时子宫颈管完全展开，与子宫下段形成一体，临床上难以判断两者的明显界限。分娩期第一产程子宫下段壁层厚为7 mm；子宫颈约5 mm。至第二产程时子宫下段继续变薄，最薄到2.4 mm。子宫下段肌层的肌纤维，在妊娠期增生，肌纤维的宽度为非孕期宽度的17~40倍；长度则为4~10倍。下段内除肌纤维外，主要是胶原结缔组织及弹力纤维，其肌纤维成分少于子宫体部。

子宫下段的肌层结构系三层，外层为纵行肌纤维，内层为环形，这两层较薄，中层肌纤维厚，且左右交错走行。随孕周的增长，下段扩张，此种交错的肌纤维被延向两侧拉开，行程近于环形，这为子宫下段剖宫产术切口的选择及缝合提供理论基础。

2. 子宫的血管与剖宫产术　直接供给子宫营养的血管是髂内动脉前干分支子宫动脉及阴道动脉，以及由腹主动脉或肾动脉分出的卵巢动脉。与剖宫产术关系密切的主要是子宫动脉，它向阔韧带内侧基底部弯曲呈螺旋状走行，一般在距子宫颈侧缘2 cm处与输尿管交叉，达子宫侧缘后分为上、下两支（升支及降支）。上行支沿子宫侧缘蜿蜒向上，在子宫角附近与卵巢动脉吻合，上行支沿途发出20支左右的弓状动脉横行贯穿子宫壁（图15-18）。弓状动脉入子宫左右侧壁时，一般前后相对应，围绕子宫壁环行，分别称前、后弓状动脉。血管腔逐渐变细后于子宫中线相互吻合。弓状动脉分出最大分支垂直横行直入子宫壁，进入子宫内膜基底层称之基底动脉，供给子宫内膜功能层的终末支呈螺旋状走行，称螺旋动脉。下行支（降支）供给子宫颈和阴道上部，末端与阴道动脉吻合。进入子宫侧壁的特点同上行支。静脉伴动脉而行，于子宫侧缘形成网状静脉丛。

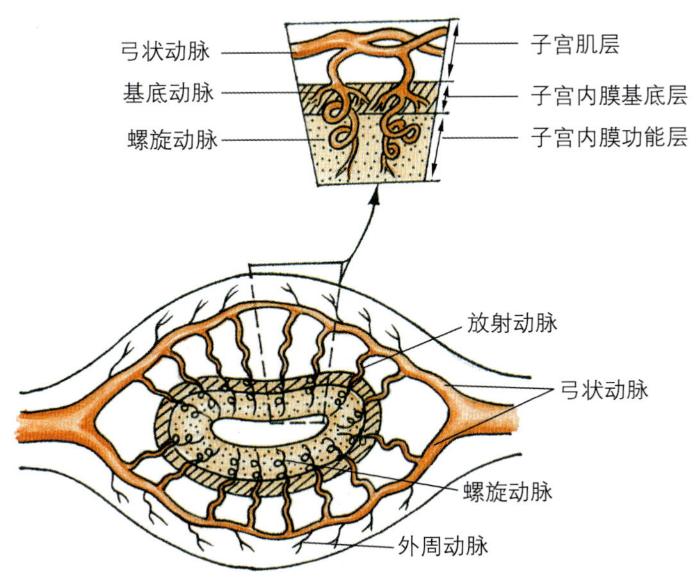

图15-18　子宫弓状动脉及分支

妊娠晚期子宫迅速增大，呈弯曲螺旋状的子宫动脉，逐渐被拉直、拉长、增粗、饱满，向子宫侧壁间的距离靠近。子宫动脉上、下两分支间，不仅距离延长，而且在子宫下段的中、下1/3段交界处分为上、下两分支，分别供给子宫体及子宫颈营养。上支一般紧靠下段剖宫产术横切口之上方。静脉与动脉伴行亦产生位置改变，增生肥大，管腔扩大较动脉更为突出，周围形成静脉丛，似静脉怒张，盘曲成"血管瘤"样的紫色团，管壁甚薄，易损伤破裂而出血。位于子宫肌层中的静脉扩张好似张开的裂隙，当子宫肌肉收缩时管腔被挤压而闭锁、止血。

妊娠期因子宫耗氧量逐渐增加，子宫血流增加，子宫动脉及卵巢动脉的直径、长度等有明显变化，且在胎盘附着处甚为显著，蜿蜒在肌层中的放射动脉，形成绒毛间隙开放的干支；子宫被大的静脉盘绕，静脉管腔加大，形成巨大的静脉窦。这些变化特点在切开子宫前，可从子宫表面识别出来，不宜在胎盘附着处切开子宫壁，而导致术中出血多。

有时会因个体差异，在子宫下段表面可出现粗大的血管，对此病例应在切开子宫下段之子宫筋膜时，缝扎止血后再切开肌层，以减少术中失血。

非孕期输尿管距子宫颈约2 cm，经子宫动脉后下方，绕过阴道侧穹隆外侧向前穿过膀胱子宫颈韧带进入膀胱。而妊娠晚期时它的下段（盆段）随子宫右旋及子宫下段的伸展而升高，并向前移位，个别可移向子宫下段的左前方；因孕激素影响，胀大的子宫压迫输尿管易致扩张，其位置又向子宫下段侧缘靠近，剖宫产中应注意此解剖特点以防损伤。

子宫下段与腹膜、膀胱及圆韧带的关系

子宫外膜（perimetrium）即脏腹膜（peritonem visceral），覆盖在子宫底及子宫体的前后面，与子宫筋膜和子宫肌层紧密融合分不出层次。但在子宫峡部（子宫下段）及子宫颈部的子宫筋膜层次分明，到妊娠晚期可明显增厚呈腱膜状。从解剖层次分析，子宫体壁结构由外向内分为浆膜（脏腹膜）、筋膜、肌层及黏膜层；子宫峡部（子宫下段）及子宫颈仅有子宫筋膜、肌层及内膜层。

子宫浆膜在子宫底处向上、向前覆盖膀胱

顶，于膀胱和子宫之间形成膀胱子宫陷凹，即膀胱后腹膜反折；膀胱顶的腹膜向上在腹前壁与膀胱之间形成腹壁膀胱窝，即膀胱前反折。它有时呈凸面向下的弧形，有时在切开膀胱前筋膜时易误伤，使腹膜外与腹膜腔相通；腹膜在膀胱两侧形成的凹陷称膀胱旁凹。其深部的腹膜反折为膀胱侧窝。

妊娠期间子宫下段向上及两侧扩张，膀胱后腹膜反折向上被动拉长，膀胱伴随上移，膀胱与子宫下段间疏松结缔组织间隙扩大，为切开腹膜、推开膀胱暴露子宫下段行剖宫产术，提供良好的条件。

妊娠期子宫的增长，圆韧带也随之向两侧上移或拉长，其主要是腹膜外部分变化，与子宫下段腹膜共同参与腹膜下间隙容积扩大，亦有助于子宫下段剖宫产术的进行。由于妊娠晚期血管增长及充血，圆韧带两侧宫旁及阔韧带内血管丛生，易误伤出血。

经腹子宫下段剖宫产术与手术并发症

经腹子宫下段剖宫产术是常见手术，已普及至基层，确实为产妇解除疾苦。但也存在着手术近期与远期的不同程度的并发症，这与手术的认真讨论及指征选择，术中操作不当，盲目追求手术速度及手术后观察与处理不及时等有关。本段重点讨论常见并发症防治。

1. 出血　任何一种术式均可发生出血，其量差异很大。一般出血量应在500 mL以内，不会影响血容量或造成贫血。从临床解剖学分析应注意以下几方面。

（1）掌握剖宫产时子宫动、静脉、弓状血管走行规律，胎盘附着处血管改变特点，以及血管变异的可能性，尽量避免直接损伤血管或从血管网中剖出胎儿（前置胎盘的“开窗”），必要时在不影响胎儿血供的原则下，结扎血管后再切开组织。已发现大出血时，应根据子宫血管解剖特点，给予相应的结扎，如髂内、子宫动脉及其吻合支，不可轻易切除子宫。

（2）根据子宫收缩可使静脉血窦关闭止血的机制，结合子宫收缩剂药理学原理，合理用药。注意到催产素（缩宫素）仅作用子宫体，且维持时间短，子宫颈、子宫下段是被动收缩，对缩宫素不敏感；而麦角新碱作用持续时间长，目前学者们主张慎用，而未提出“禁用”的具体指征。缩宫素子宫局部注射的位置、深度与有效作用有关，以防注入子宫外，达不到促使子宫收缩的目的。

（3）子宫下段剖宫产术横切口两端是子宫动静脉丛生之处，易伤及血管，即使给予缝合结扎止血，也易并发局部缺血坏死，发生晚期产后出血。应考虑切口两端向上方延长（子宫圆韧带方向），即弧形切口，不宜直接横行延长切口，取胎儿时应避免子宫切口向两侧撕裂。

（4）待胎盘剥离后使其娩出，胎盘若已剥离取出过迟会影响子宫收缩、血窦闭合，增加出血量；胎盘尚未剥离，过早干预，用手剥离胎盘（人工剥离胎盘术），同样影响子宫收缩及血窦闭合，导致出血量增多，后者不合理干预多见，处理不当有并发产后大出血之可能。

2. 感染　近年来，由于社会因素的影响，剖宫产率不断升高，选择性剖宫产手术增多。预防性抗生素广泛应用，此剖宫产术所致的感染有所降低或达到控制，但仍应注意预防。

（1）子宫下段切口：应以利于胎儿娩出、避免损伤胎儿及减少出血为原则，采取子宫下段横或纵切口，必要时向宫体延长的纵切口。不宜取“T”形切口，避免纵、横交界处因缺血致坏死，继发感染或不愈合而形成子宫腹壁瘘管。不论纵、横切口均用易吸收的肠线或可吸收线行肌层、筋膜甚至黏膜的一层缝合，可不再缝合筋膜层加强。但缝线应拉紧，张力均匀，避免张力不足局部不能闭合，子宫腔内血液、恶露由薄弱处溢出切口外，流入腹腔或腹壁继发感染。缝合子宫下段切口时，可将子宫体搬出腹腔外，缝合完下段切口再还纳入腹腔；另一方法是不搬出子宫体，在腹腔内直接缝合下段切口，因缝线牵拉伤口，子宫下段松弛而向前腹壁突出，子宫体却因重力关系向后弯曲，此时子宫正在收缩，血窦尚未闭合，宫腔内滞留的血块聚积又加重了子宫后屈，影响产后恶露的排泄进而引起流血时间延长，若再忽视产后运动等保健措施，易并发子宫后倾、后屈。应重视以上解剖特点，在子宫下段缝合完毕之后，术者手置于子宫底及子宫体后壁，促使子宫前屈复位，以使子宫腔内的滞留血流出体外，可避免上述并发症发生。

（2）子宫颈管逆行扩张：选择性剖宫产的产妇术前无临产征象，子宫颈管扩张不良，常为预防产后恶露潴留，而经子宫颈逆行扩张，易将未经消毒的阴道分泌物污染手术野，故不应多次进出子宫颈管多次扩张，用于扩张子宫颈管的卵圆钳一次扩张子宫颈管后应立即撤离手术区，防止手术野被污染。

（3）手术后不宜掏阴道：按物理学原理液体是由高向低处流动的，而子宫体高于阴道，子宫腔内的血及恶露易流入阴道排出体外。故术后掏阴道血块是多此一举，况且阴道是可能感染的环境，应防止诱发感染。

（4）脏腹膜的缝合：Naegele等（1996）提出剖宫产术后缝与不缝脏腹膜的问题。从理论上探讨缝合腹膜之目的，是为将腹膜关闭完善，防止粘连、局部炎症，预防感染扩散。规范化的术式沿用近一个世纪，当再次行剖宫产和子宫全切除术时，膀胱后筋膜与子宫颈前筋膜间几乎无粘连现象发生。也有人主张不缝合脏腹膜，客观上确实存在发生粘连之可能。所以缝与不缝视技术熟练程度而定，对经验不足者仍应以缝合为最佳方法。

（5）腹部伤口感染与逾期不愈：剖宫产术本身是一创伤性手术，组织缺血、出血、渗液不可避免。但应力求减少不必要的创伤，争取一期愈合。从解剖位置分析，子宫下段位置偏低，手术切口也相应降低至近处耻骨联合上方，约2 cm下腹自然纹处，不宜偏向接近脐平面和切口过小，反而造成组织挫伤加重而影响愈合。对于肥胖产妇、合并轻度呼吸道感染者或呼吸道发病率高的季节，宜选择腹部横切口，如Pfannenstiel、Chesney或Maylare改良切口，但需横行切开皮下及筋膜，纵行分离肌肉，切口均应足够大，易娩出胎儿，尤其对早产儿有利；这种切口可以减少咳嗽时腹肌及筋膜向两侧分离，导致腹直肌筋膜断裂、出血、伤口裂开、逾期不愈。不论采用何种切口，从壁腹膜至皮下各层均不得积血、积液而影响伤口愈合。相比之下，横切口较纵切口各层组织间形成的无效腔小，且美观不易发生伤口裂开及腹壁疝。

对纵切口伤口裂开或逾期不愈，尚未并发感染者，以及术前已有上呼吸道感染者，在缝合伤口时应加减张缝合，使腹膜外腹壁诸层，特别是腹直肌及筋膜层张力提高，防止咳嗽时伤口向两侧崩裂，影响愈合。此种粗大的缝线不准通过腹膜腔，已有误缝腹膜导致肠坏死，抢救欠妥而死亡的病例发生。

3. 损伤

（1）子宫下段撕裂：子宫下段切口撕裂多为取头困难所致，可因切口过小，胎先露偏低或过高，均可导致失血过多（前述），或切口撕裂、伤口愈合不良等结局。

胎头过低即胎头最大径达中骨盆平面以下，因取头困难导致子宫下段切口下方之子宫颈全层裂开。对此应在无菌条件下，由助手经阴道托起胎头，使其最大径达入口平面以上，会避免子宫颈全层裂伤。而胎头浮动，胎方位异常，一般胎头过高，取胎头困难时，易使切口向两侧撕裂或向上裂伤。术者应一手转动胎头及胎体呈正常胎方位后，在良好宫缩下胎头方可下降，由切口娩出或用产钳助产娩出胎头。不宜在胎方位异常情况下，强压子宫底迫使胎头娩出而造成切口撕裂伤。

（2）继发子宫内膜异位症：一般用纱布擦拭子宫腔或负压吸引，使残留的胎膜移出宫腔即可，不宜反复擦拭子宫腔，致使子宫内膜损伤，脱落后种植到子宫肌层、腹腔及腹壁切口处，从而继发子宫内膜异位症。

（3）避免误伤膀胱及输尿管：受子宫下段形成的影响，膀胱上移，膀胱底的位置较正常位置高，故应在膀胱顶上方切开膀胱腹膜反折，且两侧游离应充分，膀胱下推4 cm以上，子宫下段暴露良好后再行切开。妊娠晚期输尿管位置已有变异，多数是在剖宫产中切口向两侧延长与缝合切口两角时误伤输尿管。一般不易切断，故在产褥期发生输尿管瘘后有自愈可能，为防止输尿管狭窄及早日恢复，可给损伤侧输尿管插入支架，然后等待自愈。一般不急于手术吻合。

（4）胎儿体表切割伤：只要能重视产妇产程变化的特点，比如羊水多少、胎先露及胎方位等，加之适当地掌握子宫下段切口的深度，完全可避免胎儿体表切割伤。

腹膜外剖宫产术

腹膜外剖宫产术（extraperitoneal cesarean section），也是经腹剖宫取胎儿手术的一种术式，不同之处是保持腹膜完整，利用腹膜、膀胱及子宫下段三者之间的解剖特点，从腹膜外暴露子宫下段，直接切开，取出胎儿及附属物，故称为腹膜外剖宫产术。腹膜外剖宫产术较子宫下段剖宫产术难度大，解剖及手术操作欠熟练时，手术时间长，会延误抢救母婴的时间。而在分离子宫下段时易损伤腹膜、膀胱、输尿管及血管，使出血量增多。过去由于抗生素应用落后，为减少术后感染，此术多用于产前有感染或有感染隐患的产妇。如今科技发达，它即成为剖宫产术的一种术式，但不是唯一或常规术式。

对有子宫内或腹腔感染，孕周较小、子宫下段形成不良的患者，也可行改良的腹膜外剖宫产术。方法为在打开子宫膀胱腹膜反折后，将子宫脏腹膜与同侧的对应腹壁腹膜缝合，可防止子宫腔内容物流入腹腔，也可防止腹腔感染流入子宫腔，达到腹膜外剖宫产的目的。手术操作相对简单，利于推广。

膀胱、子宫的脏腹膜与筋膜

腹膜外剖宫产术的临床解剖基础是理解与熟悉子宫和膀胱的脏腹膜、筋膜及它们之间自然形成的空间立体概念，充分利用子宫下段在形成过程中前壁局部解剖变化，是完成该术式的关键。

在膀胱肌层之外，有一层不均匀的筋膜包绕，称膀胱筋膜。膀胱前筋膜发育良好，且与腹横筋膜互相融合，仍保持两层的层次，向两侧延伸后退化成疏松结缔组织。只有少数人仍保持呈薄膜状结构，较疏松，张力不大，用手指即可推下。膀胱后筋膜发育差，至其两侧时更差，已显示不出。膀腔顶部筋膜也较薄，但张力较大，至妊娠晚期时该筋膜增厚，与腹膜融合。膀胱顶部外层纵行的肌纤维与筋膜、脏腹膜融合成一片，更加重膀胱顶的分离难度。此肌层还有丰富的静脉丛，不仅易破裂失去腹膜屏障的意义，而且易出血。

产妇有腹水时，膀胱旁凹的腹膜向外呈水囊隆起，伸向三角形的膀胱旁窝。其表面有一堆黄色脂肪，因人而异，大小不等，推开脂肪堆后，可显示出上界为膀胱后腹膜反折、内界是膀胱侧壁、外侧缘为腹壁下动脉、基底部即是子宫下段侧面的浅表三角形地带，称之“三角区”，实际上是膀胱旁窝的浅表层区域或入口（图15-19）。在剖宫产时，此解剖范围及标志足以手术切开、取胎儿及附属物、缝合子宫下段应用。因妊娠子宫右旋之故，左侧膀胱旁窝较浅，接近前腹壁，较易暴露及分离，故行腹膜外剖宫产时，术者根据临床解剖之特点，常站立在产妇左侧，而不同于其他妇产科学术，术者常规站立在产妇右侧。

手术并发症防治，基本同经腹子宫下段剖宫产术，但感染程度往往较子宫下段剖宫产轻，不

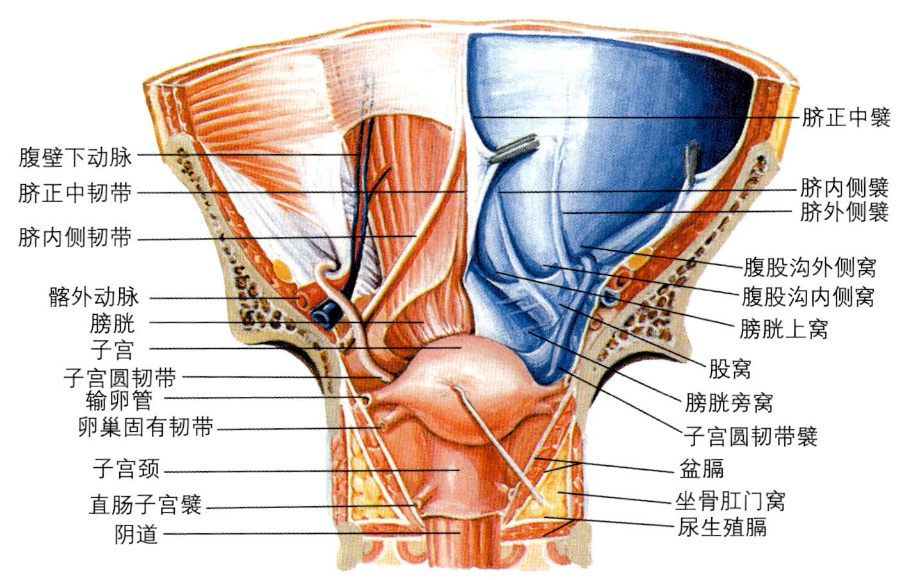

图15-19　腹前壁腹膜皱襞及隐窝

易并发子宫腺肌症和盆腔子宫内膜异位症，但若处理不当，有可能继发腹壁切口的子宫内膜异位症。

由于临产后的生理变化，子宫下段形成更完善，膀胱的腹膜、筋膜与外层肌肉间松动有好转，融合程度轻，手术较易成功。在勿急需终止妊娠以挽救胎儿生命指征下，选择性腹膜外剖宫产术少用为宜，还是发生规律宫缩后再行手术为妥，对防止新生儿肺部并发症也有好处。

腹前壁的皱襞、韧带

在脐以下腹前壁的壁腹膜有5条皱襞。正中为脐正中襞（median umbilical fold/plica umbilicalis mediana），位于膀胱尖与脐之间，内含胚胎时脐尿管闭锁后形成的脐正中韧带，亦称脐中韧带；一对脐内侧襞位于脐正中襞两侧，内含脐动脉闭锁后形成的脐内侧韧带，又称脐旁韧带；脐外侧襞一对，分别位于左、右脐内侧襞的外侧，包含腹壁下动脉，又称腹壁动脉襞。它们均以脐为中心，向腹膜两侧对称散开。在腹膜外剖宫产术中，常从脐旁韧带内侧起，向中央分离腹膜反折或所形成的襞，至脐正中韧带处切断，再向对侧脐旁韧带分离，可展露出子宫下段，切开取胎儿及附属物的空间。一般无须切开两侧脐旁韧带（见图15-19）。

古典式剖宫产术

古典式剖宫产术（classical cesarean section），是剖宫产术中最简单、手术时间短、易掌握的手术。因从子宫体切口，故又称子宫体剖宫产。因手术出血较多，愈合较差，切口易与大网膜、肠管及腹壁粘连，还容易并发子宫内膜异位症等缺点，如今基本被子宫下段剖宫产术取代，只在特殊紧急情况下才应用。

子宫体切口

1. 子宫体发育与子宫体右旋　正常子宫是由胚胎期左右两侧苗勒管（Mullerian duct）发育，相互贴合而形成的一个管腔。妊娠后的子宫不论在形态或功能上，均仍保留对称性，子宫动、静脉血管的走行也对称。子宫动脉分出的弓状动脉，是由左、右两侧对称向中线前后相对应接近，逐渐变细相互吻合。妊娠期特别是妊娠晚期，受左侧后方乙状结肠及直肠所占位置的影响，推移子宫向右旋，迫使左侧圆韧带和附件也向前右旋，多数向腹部中线暂时移动。所以，在切开腹膜后易显示两侧血管、韧带、附件“不对称”；若不纠正右旋，直接行子宫体切开剖宫产容易误伤大血管，造成失血过多，也会影响子宫肌层愈合。若术前重视此点，给予复位后再行子宫体切开，此种缺陷是完全可以避免的。

2. 子宫体的肌层　大致可分为3层，最外层即靠近浆膜与筋膜的一层，纤维多为纵行，从子宫底始，覆盖子宫前后两面。外层与子宫筋膜及腹膜紧密融合不易分出层次。这对行子宫体剖宫产术时子宫体切口选纵切口，缝合时注意腹膜、筋膜及表层共同缝合为一层，使之易腹膜化，防止粘连有一定意义。若仅缝腹膜，组织脆易撕裂。子宫中层的肌纤维最厚，呈网状，围绕血管分布，肌纤维交叉排列呈“8”字形，肌肉收缩时，压迫血管闭合，起止血效果。子宫体剖宫产术，取出胎儿后，解决好子宫收缩，对减少产后出血有重要意义。子宫内层肌靠近子宫腔，系由环行肌纤维组成，较薄，其临床意义不大。

子宫体剖宫产与子宫内膜异位症

子宫体内膜受性激素周期变化影响，而具有周期性形态与功能变化，但子宫下段内膜形态变化不明显，功能变化存在。子宫内膜可不经输卵管而直接人为地在盆腔及腹腔内种植。子宫内膜种植学说，是子宫内膜异位症的病因之一，已被公认，也的确有行剖宫产术后并发子宫内膜异位症的病例，并非偶见。随着剖宫产率的上升，子宫内膜异位症的发生率也有增加，而子宫体剖宫产术较子宫下段剖宫产术的发生率高。这与子宫体剖宫产术，直接切开子宫体全层与缝合子宫体有关。故剖宫产术中预防并发子宫内膜异位症是一项重要课题，其措施包括：①以胎儿面娩出胎盘，避免母体面接触切口。②胎盘娩出后，大号刮匙搔刮子宫腔同时应用负压吸引刮出物，避免其流出子宫腔，然后用纱布擦拭一遍，以擦净残留的胎膜及蜕膜，预防其稽留，减少产褥期恶露排出的量及时间，预防感染。③缝合子宫体切口时，必须严格按第一层缝合肌层内2/4，不得穿透内膜。一般连续缝合为宜，不仅缝合快、止血好，且肌层关闭好，防止子宫内膜被缝入子宫切口中。切口两端（角）缝合时，必须超过顶端2~3 mm，避免两侧角形成漏洞，宫缩时内膜压进子宫肌层，而并发子宫内膜异位症，甚至发生子宫腹壁瘘。

（刘俊涛）

产后出血及其处理

胎儿娩出后24 h内出血量超过500 mL者称为产后出血（postpartum hemorrhage）。其中以第二至第三产程出血量多，占产后24 h总出血量的69.27%。产后出血为产妇死亡重要原因之一。按其原因可分为宫缩乏力、软产道损伤、胎盘因素及凝血障碍等。本章重点讨论与妇产科临床解剖有关的子宫收缩乏力、晚期产后出血、子宫破裂、植入胎盘。

子宫收缩乏力、晚期产后出血

子宫收缩乏力

子宫收缩乏力是产后出血最常见的原因，占产后出血总数的70%~90%。合理及时地预防，可使产后出血死亡率及发病率得到控制。

1. 分娩后的子宫出血与止血　在正常情况

下，胎盘剥离时，剥离面的静脉窦破裂，胎盘排出后，破裂的血窦开放引起出血。胎盘娩出后止血机制如下。

（1）子宫肌肉的收缩和缩复作用：子宫体部有肥厚的肌层，且螺旋状交错呈网状排列。子宫收缩时，这种特殊结构的肌纤维中血管受压关闭而止血。

（2）子宫腔容积突然缩小，肌纤维收缩加强：使宫壁的血管收缩，压迫止血；肌纤维的缩复，使血管呈迂回曲折，血流阻滞，有利于止血和血栓形成。

（3）机体内内源性催产素、前列腺素的释放：这使肌细胞内游离钙量增多，与肌动蛋白、肌凝蛋白结合，增强ATP酶活性，引起子宫收缩反应。

（4）妊娠晚期血液凝固生理变化：正常孕妇至晚期妊娠时，血液处于高凝状态。有人称之生理性弥散性血管内凝血。主要是纤维蛋白溶酶活性降低，前列腺素加速血小板凝集，加强血管收缩，促进血栓形成，有效地阻塞胎盘剥离面暴露的血管，从而达到止血目的。

2. 子宫收缩乏力出血的临床解剖

（1）子宫原发性收缩不良：常见于产程过长，产妇饮食失调，神倦体瘦，子宫无病理改变，子宫有收缩但达不到关闭血窦止血的目的。

（2）子宫局部异常：常见于妊娠异常，如多胎妊娠、羊水过多、巨大儿等，使子宫肌纤维过度伸展，而失去在胎盘排出后子宫肌纤维正常收缩及缩复能力；多产妇、多次终止妊娠，子宫遭到多次创伤，子宫炎症改变使子宫肌纤维有退行性变者；子宫发育不良，妊娠合并子宫肌瘤、子宫腺肌病、妊娠合并贫血等，均影响子宫正常收缩及缩复。

（3）前置胎盘：特别是中央性前置胎盘，胎盘剥离后，子宫下段肌纤维薄弱，又不能主动收缩，血窦不易闭合止血。

（4）不合理用药：主要是长期应用子宫松弛剂，临产后未及时停药；个别用镇静剂或麻醉药过量，也会影响正常子宫收缩及缩复。

（5）胎盘娩出过程中处理不当：多见于胎盘尚未剥离或剥离的客观体征不明显时，过度揉捏子宫壁，牵拉脐带所致胎盘剥离不完全；或胎盘已剥离，忽视胎盘娩出，均可影响子宫正常收缩。

3. 防治子宫收缩乏力出血的临床处理

（1）胎盘娩出之后，子宫大而软，轮廓不清，从子宫内流出大量血液；或在胎盘娩出后，子宫阵发性出血增多，即子宫收缩时出血减少，子宫松弛时出血增多。血液积储在子宫腔或阴道内，然后大量排出有凝块，色呈暗红，多系子宫收缩乏力的特点。一些非宫缩乏力的原因所致的出血，如胎盘小叶、副胎盘或胎盘的血块残留、羊水栓塞等，所引起的产后出血是继发性子宫收缩乏力出血，应针对病因治疗。

（2）胎盘剥离后及时娩出：前已叙述胎盘未剥离，或已剥离未能及时排出体外，均可影响子宫收缩而出血。应适时娩出胎盘，关键是识别胎盘剥离的征象。解剖基础：①胎盘剥离后，子宫应收缩促使排出体外，子宫腔积血与脐带也随之排出，故临床上出现宫缩的子宫底暂时升高，同时阴道流血和脱出阴道口的脐带长度增加。②胎盘剥离后，在耻骨联合上缘压迫子宫下段时，子宫体上升，但不会出现脱出的脐带上升、变短。若胎盘未剥离，按上述操作，胎盘伴随子宫体上升，脐带也随之上升、“缩短”。③胎盘已剥离后，子宫与胎盘间血循环停止，此时将胎盘端脐带向子宫方向推挤10~15 cm，放松后脐带血管不能迅速充盈，说明胎盘已剥离。反之血管会迅速充盈，且脐血管尚有搏动。

（3）针对病因主动预防：对有潜在隐患子宫收缩乏力出血的产妇，积极处理第三产程，可减少产后出血，方法见第一节。也可在胎儿娩出后，直肠或舌下放置前列腺素类衍生物（卡孕栓），或静滴地诺前列酮（dinoprostone）、前列腺素E_2 2 mg，也可静滴缩宫素，以维持子宫较长时间持续收缩。

（4）适时停用子宫松弛剂：对已使用子宫松弛剂者，应在妊娠37周前或临产征象一出现立即停药。

（5）常规检查胎盘：产后常规认真检查胎盘、胎膜，对疑有残留者，用大号刮匙刮子宫腔。

（6）制止出血的临床处理：使用子宫收缩剂无效后，可采取压迫止血，缝扎出血来源之血管，多数有止血效果。但需保护机体的完整，提高生活质量，只有在保守治疗如纱布填塞子宫、结扎血管无效时，考虑切除子宫。不宜将子宫切除作为唯一首选措施。①按摩子宫体：产后子宫一段处在后倾位可伴有后屈（上章已述），乏力松弛后加重后倾；其高度一般在脐平面上下，术者在脐上方经腹壁，一手置于子宫底，4指于子宫体后方，拇指在子宫体前，纠正子宫后倾的同时，均匀有节律地按摩子宫底、子宫体，促使子宫收缩。②子宫腔填塞纱布条止血：这是一种切实有效的压迫止血方法，但存在影响正常子宫收缩及增加感染的机会。对病情严重、无条件就地抢救，需转院时该法是一种有效方法。必须用手或器械，将无菌宽纱布条置于子宫底，然后再逐层填塞子宫体、子宫颈，以达止血目的。为预防感染要在24 h后取出为宜，时间不可过长。③缝扎或行介入疗法栓塞出血来源的血管：缝扎供给子宫血供的有关动脉，包含吻合支，以使子宫供血暂时受限、缺血、收缩、止血。用肠线缝扎，它随子宫复旧而松解、脱落吸收后血管再通，不影响日后月经及妊娠，特别对年轻尚无子女者，保留再生育的可能。术者对解剖应熟悉，基本功踏实，能敏捷合理地选择血管，重症患者能承受，可避免子宫切除。现在逐渐受到临床医生们的重视和应用。

缝扎子宫动脉上行支：妊娠子宫的血液90%来源于子宫动脉。而子宫收缩乏力出血，主要是指子宫体肌肉收缩异常，它的血源又主要来自子宫动脉上行支供给。以1号或0号可吸收肠线缝扎子宫动脉上行支及静脉后，肌组织局部缺血后呈现粉红色，肌肉的紧张度增加，可立即控制子宫收缩乏力之出血。妊娠晚期子宫动脉上行支的位置高于膀胱腹膜反折以上（剖宫产横切口上方），结扎时无须再剥离膀胱；缝扎的部位高于输尿管进入膀胱的部位，无须担心输尿管误伤；缝扎后仍有侧支循环存在，足以防止并发症的发生。该术式常用在子宫下段剖宫产术时，子宫收缩乏力出血的病例，手术方便实用（图15-20）。对胎盘附着于子宫角或子宫下段所引起的出血效果欠佳，应增加它处相应的血管缝扎。

结扎子宫动脉干支：适用于阴道分娩后的子宫收缩乏力出血，一般经腹膜外结扎。手术有一定难度，已被双侧髂内动脉结扎所取代。

双侧髂内动脉结扎：结扎双侧髂内动脉是控制盆腔内出血的急救措施之一。除常用于严重的子宫收缩乏力出血外，还可用于中央性前置胎盘行剖宫产术时；结扎子宫动脉及静脉后，子宫下段或子宫颈管仍有大出血者；亦用于高位阴道穹隆裂伤严重出血的病例。因手术难度较大，操作时间长，病情危急时需在输血补充血容量下行该手术。

从解剖学来分析，因髂内动脉前支有子宫动

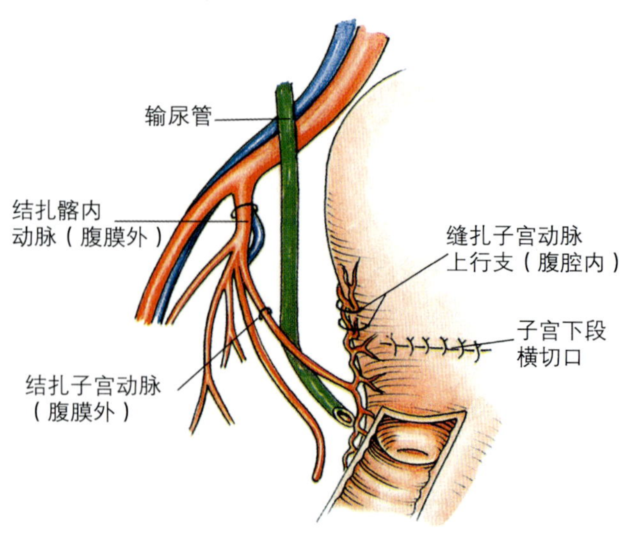

图15-20　结扎血管控制子宫出血

脉、阴道动脉、臀下动脉及膀胱上、中、下动脉等，而后支有阴部内动脉、臀上动脉等，终于会阴动脉及阴蒂动脉。故结扎双侧髂内动脉，可控制上述血管所供应器官/解剖部位的出血。髂内动脉的侧支循环丰富，即使行双侧结扎后，由于卵巢动脉供血来自腹主动脉或肾动脉，故对卵巢功能并无影响，并保留子宫功能。可在腹膜外或经腹膜腔后，行双侧髂内动脉结扎。不论经什么部位结扎，只要解剖层次清楚、动作轻巧，术中并发症如膀胱功能障碍、再出血等可避免。经腹膜外行髂内动脉结扎较经腹膜内手术，可避免产后子宫占据手术野所致血管暴露困难的弊病。

由于科技的迅速发展，经股动脉插入导管至髂内动脉或子宫动脉，行栓塞疗法治疗子宫收缩乏力性出血，已取得良好的效果，且对患者造成创伤甚小，在具备这方面条件的单位，应逐渐广泛采纳应用。

晚期产后出血

晚期产后出血（late puerperal hemorrhage）是分娩24 h后，在产褥期内发生的子宫大量出血。

妇产科讨论：晚期产后出血的防治

1. 产科管理制度应完善　第四产程中应认真检查胎儿附属物，因胎盘残留引起的晚期产后流血，可以得到控制。产后1周左右仍流血性恶露（lochia rubra），用子宫收缩剂及抗感染无效时，应详细检查，包括B超、测血或尿中HCG，排除绒毛膜癌后再行诊断性刮宫。

2. 剖宫产手术质量　勿误伤子宫下段切口两侧的血管，选用弧形切口为宜。缝合切口时切勿失误，造成切口血肿、缺血、坏死及感染。

3. 剖宫产手术并发晚期后出血应开腹探查　根据病情尽量保留子宫，甚为严重时方可切除子宫。而经阴道分娩并发晚期产后出血，要合理应用抗生素及子宫收缩剂保守治疗，无效者再行剖腹探查。

子宫破裂、子宫颈裂伤

子宫破裂

子宫破裂（rupture of uterus）是产科严重并发症之一，它可导致孕产妇及围产儿死亡。其发生率的高低与危害程度，与各地妇女保健组织的健全程度及医务人员业务水平有一定关系。近年来我国重视并加强了妇幼保健工作，孕期系统管理，母、子统一管理，大力推广计划生育，医务人员水平也有显著提高，子宫破裂的发生率及孕产妇死亡率均有降低。因骨产道狭窄阻塞产道，滥用催产素，使子宫体收缩过强等因素所导致的子宫破裂也在减少。但是不合理地应用子宫收缩剂因素中，产前子宫颈不成熟，直接用蓖麻油餐（蓖麻油炒鸡蛋）；胎儿未娩出前，腔体局部投放前列腺素类药物，如米索前列腺醇、卡孕栓；米非司酮用于晚期妊娠引产等，引起的子宫破裂及孕产妇死亡并不罕见。因子宫体瘢痕形成的诱因，已不是子宫体剖宫产所致，而是因子宫体有病变后，保留子宫生育功能的手术方法增多，如子宫肌核剔除术等，所致的瘢痕破裂已与过去不同，希望能重视病因的变迁，合理处置，将会使子宫破裂发生率得以控制。

按解剖位置来分，子宫破裂可分为子宫体与子宫下段破裂，少数可两者同时发生。临床上子宫体与子宫下段破裂的病因、症状、治疗有一定区别。

1. 子宫体破裂　子宫体肌层解剖层次较下段多，肌层壁厚，血管丰富，是胎盘常附着的部位，供给胎儿营养，借此进行母儿物质交换。剖宫产手术是切开全肌层，常因子宫肌收缩复旧影响愈合，即使愈合也易形成疤痕，要恢复到正常张力、弹性需有一个过程，不能承担过重的负担；而子宫肌壁肥厚，有可能是多次刮宫留下创伤的痕迹；长期慢性感染或频繁妊娠及产后休息不好，而出现子宫肌层结缔组织增生，乃至子宫肌纤维化等一系列临床改变，易诱发子宫体破裂。

孕期或临产时，在无外力作用下发生的子宫破裂称自发性子宫破裂。一般无明显的发病过程或症状，很少累及膀胱损伤，故无血尿。如果破裂未损伤较大血管或仅在原切口瘢痕处破裂，出血不多，症状不明显时，常被忽视；破裂伤及子宫动、静脉或胎盘附着处出血多，甚至多到产妇会在短时间内休克死亡；破裂延伸向阔韧带时，可在该处形成大小不等的血肿（有时输尿管走行在其中），血肿也可再破入腹腔而引发内出血症状。

子宫破裂可分为完全及不完全破裂。完全破裂系指子宫肌层、浆膜层完全破裂，子宫腔与腹腔相通，胎儿大多排出子宫腔外；不完全破裂为子宫肌层断裂，而浆膜层仍完整，在子宫侧壁，破口可延伸至阔韧带内。这类患者大多有子宫肌壁受损伤的病史，妊娠后因胎儿生长迅速，子宫内形成斑条样缺损，透过子宫浆膜可见胎儿仍在羊膜腔内完整无缺，患者无症状，腹部无体征，多为手术所见。B超下能见子宫不完全破裂瘢痕的疑点。此类病例较少见。不完全破裂常因浆膜完整，血管不易发生损伤性大出血。子宫体破裂可出现不完全破裂，而子宫下段则不然。

2. 子宫下段破裂　子宫下段从妊娠12周左右子宫体变薄，且张力大，受子宫体肌肉的延伸而被动延长，临产之后由7 cm延长至10 cm，形成胎儿所要经过的产道最上部分。每当子宫收缩时，子宫体变硬而厚，子宫下段较软而薄，两者间有一明显界线，称为生理性缩复环（physiological retraction ring）。子宫颈后方受子宫颈骶韧带、侧方的主韧带、阔韧带底部、圆韧带及结缔组织的牵制而固定，子宫不能过分上移。当胎儿下降受阻时，子宫体肌收缩和缩复不断增强，只能使子宫下段逐渐变长变薄，因而使产程延长。产妇表现烦躁不安，耻骨联合上方压痛，原生理性缩复环继续上延，出现病理性缩复环（pathological retraction ring），致使子宫下段撕裂。下段破裂后不仅剧痛，而且向四周延长，可累及子宫体、子宫颈，最危险的是血管破裂、大出血、血容量不足。若血管断裂回缩，止血困难，失去抢救机会而致产妇死亡。

子宫下段位置较低，在行产科阴道手术，如产钳、内倒转、穿颅术等，操作不当时可直接损伤子宫下段，构成创伤性破裂。从解剖结构分析，子宫下段薄，无脏腹膜，此种破裂属完全破裂。破裂后血液羊水进入腹膜外，多数胎儿仍在宫腔内。子宫下段破裂多发生在前壁，有时会向两侧累及或延伸到子宫颈。若膀胱受累及，可早期出现血尿。

3. 子宫破裂的防治

（1）现今国内晚期妊娠子宫破裂，主要集中在引产术失误的病例中，如子宫颈未成熟误用蓖麻油餐，胎儿未娩出非法应用前列腺素类衍生物如卡孕栓等，故应合理地选择引产方法。对妊娠合并子宫病变、产道异常有阻塞等病例，应放宽剖宫产术指征。产前用缩宫素，必须做到稀释后低浓度、慢速度、有专人守护下静滴，子宫破裂有望得到控制。

（2）子宫破裂损伤严重，合并感染又不能修补时，行子宫切除手术。一般尽量修补，力求保留子宫；必要时为防止再度破裂，可行输卵管结扎术。

（3）子宫破裂出血严重，且止血困难时，根据出血部位，采取相应的血管缝扎。子宫体破裂，缝扎子宫动、静脉上行支；子宫下段破裂，缝扎子宫动脉干或髂内动脉；若出血点解剖层次不清，无法确定部位，病情危机时，可暂行腹主动脉阻断，同时补充血容量，再找出出血点给予结扎止血，同样可以达到预期的效果。

（4）子宫破裂已确诊，不论何种原因、程度或类型，均不宜经阴道处理，必须经腹认真检查后，再给予相应的治疗措施。

（5）必须与弥散性血管内凝血及羊水栓塞

鉴别，切勿延误治疗。

（6）腹腔内的血液虽不凝集，但与异位妊娠破裂腹腔内的血液有形成分不同，未经严格特殊处理，不宜行“自家输血”。

子宫颈裂伤

子宫颈裂伤是子宫颈损伤中常见多发的一种。除此之外，尚有子宫颈自然断离，子宫颈自阴道脱离。子宫颈自然断离是指子宫颈被压迫在胎头与骨盆壁之间，时间过长所致的组织缺血、坏死而断离。常见于子宫颈组织坚硬，不易扩张或子宫颈过长的病例。子宫颈自阴道脱离较为少见，一般是指子宫下段的后壁与阴道后穹隆被拉长，压在胎头与骶岬之间，子宫颈后唇可从阴道后穹隆分离，子宫体完整，其体征如同子宫破裂，常被误诊为子宫破裂。

子宫颈裂伤（cervical laceration）是指产后子宫颈阴道段裂口，距子宫颈外口超过1 cm，从外口向上纵行撕裂，常伴有不同程度的出血，严重时可延长深达阴道穹隆部、阴道上段或子宫下段，子宫动脉血管断裂大出血，甚至死亡；也可以是子宫下段破裂，向下延至子宫颈。一般初产妇分娩后，子宫颈外口两侧均有裂伤，但长度均不超过1 cm，且无明显出血，产褥期后会自然愈合，形成子宫颈外口由圆形变成横行的特点。而子宫颈裂伤，尤其是两侧裂伤时将子宫颈分成前后唇，或一侧裂伤较深，又未经缝合修补，子宫颈管的黏膜翻出，形成外翻。若再并发感染，子宫颈腺体及结缔组织增生，腺体囊肿长大，白带增多，而形成慢性子宫颈炎中的子宫颈肥大、子宫颈外翻、子宫颈陈旧性裂伤。

因分娩所致子宫颈裂伤在防治方面应注意：①严格控制引产指征，分娩是一生理过程，不宜随便应用“计划性”或“社会性”计划分娩来干预。避免因干预不当，而导致宫颈裂伤。②子宫颈管未消失，宫口未开大到一定程度，不宜徒手扩张子宫颈、气囊等方法促子宫口开全。在第一产程中禁用腹压或增加腹压的仪器等外力，来促子宫口开全。③宫颈管未消失，子宫颈水肿或痉挛尚未解除时，不宜经阴道分娩。④胎儿未娩出前，勿用前列腺素衍生物类药物，以免因个体差异，出现宫缩过强，促使子宫或子宫颈破裂。⑤只有子宫口开全后方可行产钳、负压胎头吸引术，或徒手旋转胎头术。术后必须围绕子宫颈进行全面检查，以早发现和排除裂伤。⑥子宫颈裂伤确诊后，只有阴道能暴露清楚裂口顶端时，方可经阴道修补缝合，而且顶端缝的一针应在裂口以上0.5 cm处，以结扎回缩之血管断端止血，也防止形成瘘管。末端缝线应距离子宫颈外口下端约0.5 cm，以免产后子宫颈回缩引起子宫颈管狭窄，子宫颈裂口顶端在阴道暴露不清；达到子宫颈阴道上段或子宫下段时，必须开腹按子宫破裂原则处理。

■胎盘植入

胎盘植入（placenta accreta）是指胎盘绒毛因子宫蜕膜发育不良等原因植入子宫肌层，临床较少见，一般为1：100~1：2 000。由于现今反复或过度搔刮子宫腔及子宫内膜炎等，使其发生率有上升趋势，应给予重视。第三产程胎盘不剥离与娩出时，徒手剥离又感困难，即应排除植入胎盘。根据绒毛植入的深度不同可分为：①愈着性胎盘，指胎盘绒毛与子宫肌层直接黏合在一起，其间无蜕膜组织，也常称为placenta accreta。它在妊娠与分娩时无症状，对产程也无影响，只是第三产程延长，出血。徒手剥离胎盘时，因胎盘与子宫壁无间隙而被发现。②植入性胎盘，指胎盘绒毛植入达子宫肌层深部，国外常称placenta increta。③穿透性胎盘，也称placenta percreta，即胎盘绒毛穿透整个子宫肌层，达浆膜层，甚至穿透浆膜层进入腹腔。根据穿透部位不同而有不同症状，倘若膀胱受累，可出现血尿。在检查时禁止手指用力分离胎盘，否则会引发大出血。

在处理本病时，应根据病变特点、当地医疗条件及患者有无子女等方面进行权衡，能保留应尽量保留子宫。处理方法如可用抗肿瘤药物（氨甲蝶呤），局部病灶缝扎促其坏死，部分子宫肌壁切除，子宫动脉栓塞，严重者可行子宫切除。

（刘俊涛）

产褥期的解剖变化及并发问题

从胎盘娩出至生殖器官恢复妊娠前状态的一段时期，称为产褥期（puerperium），一般为6周。

正常产褥期相关器官的变化

产褥期除乳腺外，母体逐渐恢复到妊娠前状况，其中最明显的是生殖器官。乳腺则在妊娠期变化的基础上，产生旺盛的分泌功能，以供新生儿营养需要。

子宫变化

1. 子宫体　胎盘娩出后，子宫呈前后略扁的球形；因血管收缩，部分血管闭锁，子宫由原紫红色变为缺血状，浆膜与筋膜不分离，伴随子宫收缩处于条状皱缩状态，子宫底已缩至脐耻中点附近，且逐渐缩小。因产后前2 d固定子宫位置的盆底肌肉、韧带也同时收缩，故子宫底高度下降显示不明显，但宽度却明显变窄，2周后子宫缩入盆腔，耻骨联合上不易扪及子宫底。到第5~6周时，子宫可恢复到孕前大小。子宫底下降也有一定的规律性，一般产后子宫底在耻骨联合上缘14~16 cm，此后，除前2 d外，子宫底每天下降1~1.5 cm。检查子宫底时，应每天同一固定时间，在排空膀胱下按摩子宫促其收缩后，再测量较为准确。此时子宫体前后壁紧密相贴，肌层厚4~5 cm。子宫重量由产后1 000~1 200 g，1周后降至500 g，2周后为300 g，继之在不长的时间内至100 g，至第8周末可恢复到孕前50~60 g。体积也恢复到7.5 cm×5 cm×2.5 cm。子宫肌纤维中原浆由于缺乏营养而自溶，变成糖原、蛋白分解物及脂肪，分解后的化合物被吸收，最后由尿排出体外。而肌纤维的变化仅是纤维缩小，由产后的158 μm×12 μm缩小到产后5周为24 μm×6 μm，数量无显著减少，以上一系列过程称为子宫的复旧（involution of uterus）。

胎盘和胎膜从子宫内膜蜕膜的海绵层外部分离后，残留的海绵层厚薄不一，最初为圆形，约为手掌大小的一个暴露创面，表面粗糙不平，血管断端为血栓，子宫内膜组织从创面的四周向内潜行，创面上闭锁的血管及机化血脱落后也随恶露排出。遗留在胎盘附着处的岛样腺上皮亦向四周发展，至产后3~4周，创面直径缩小到3~4 cm，产后6周时仅剩2 cm，至8周完全愈合。原真蜕膜部分的表面经过玻璃样及脂肪性变，从恶露中排出；基底部则经再生，而形成新的子宫内膜功能层。产后10 d左右，除胎盘剥离面外，子宫腔内其余部分都被新生内膜所遮盖。

产后1~2 d内，因子宫体强烈收缩而引起的阵缩痛，称为产后宫缩痛或后阵缩痛。哺乳时加重，疼痛时子宫变硬，恶露增多，经产妇甚为明显，一般产后3~4 d自然消失。因褥汗关系，此时不宜用解热止痛药止痛。

子宫内的血液、坏死的蜕膜组织及黏液等混在一起而形成恶露（lochia），经阴道排出体外。正常恶露有血腥味，不臭，持续4~6周，总量约500 g。一般恶露排出有一定的规律，也是临床观察的指标，可粗略评估产后恢复情况，初步将其分为3个阶段。①血性恶露（lochia rubra）：一般在产后3 d内出现，因色鲜红，含大量血液得名。主要为坏死脱落的蜕膜、血、白细胞等。②浆性恶露（lochia serosa）：一般持续产后2周内出现，因色淡红，似浆液而得名。内含少量血液，有较多的坏死蜕膜组织、宫颈黏液，且有细菌。③白色恶露（lochia alba）：持续到产后第2~3周内，主要是黏液，因色泽较白而得名。内含大量的白细胞、少量退化蜕膜组织、表皮细胞及细菌等。倘若产后子宫复旧不良，或子宫腔内残留胎盘、胎膜或合并感染时，恶露量增多，持续时间延长并有臭味。

影响子宫复旧的因素有：①母乳喂养。婴儿吸吮可引起反射性子宫收缩，促进子宫的复旧。②产程长及难产者，子宫复旧差。③子宫有感染时，或胎盘、胎膜组织遗留时，子宫复旧迟缓。④产妇身体及精神健康情况差，子宫复旧也慢。⑤子宫肌层内有肌瘤或子宫肌腺病，产时行肌核剔除术者，影响子宫复旧。

2. 子宫颈　胎盘娩出后，子宫颈及颈管立即呈一不规则状管腔，管壁厚约0.5 cm，皱起如袖口，充血水肿，管腔内有陈旧性血块。10~12 h后，子宫颈管内口能容2~3指；产后5~10 d，子宫颈恢复原形，内口缩小；产后第2周，子宫颈外口仅能容1指；至第3周时容纳指尖。颈管虽然在产褥早期重新形成，而产伤造成破坏的子宫颈上皮的修复需要一个过程，一般1个月后可修复。此阶段由于卵巢功能恢复不良，雌激素分泌的水平缺乏，阴道内的正常酸性环境也未恢复，上皮细胞菲薄、脆弱。尽管产后复查时，子宫颈炎性改变如糜烂、外翻等高达75%以上，也无须治疗，应等待其自然修复。待卵巢功能恢复正常后，再予治疗促进恢复。产褥期若能预防感染，可改善子宫颈炎恢复。

产后3周子宫峡部已恢复，此时不宜再称子宫下段或上段，统称子宫峡部为宜。

3. 血管变化　子宫复旧后，血管供应减少，大血管内膜层发生结节状增厚，结缔组织增生，玻璃样变，原有的大血管完全闭塞，在数年内为新生的小血管取代，玻璃样变物质渐被吸收。

生殖器官其他部位的变化

1. 阴道　阴道由扩大、松弛、张力低、黏膜皱褶消失逐渐恢复。约20 d后阴道缩小，黏膜皱褶出现，但尚达不到孕前状态。处女膜仅存数个间断的黏膜瓣，称之处女膜痕，亦为经产特征。阴道后联合多有愈合的伤痕，使会阴呈不同程度缩短。若撕裂严重，涉及盆底组织，又未及时修补时，可并发盆底下移或阴道壁膨出。由于大阴唇不能覆盖阴道口，易呈现阴道口裸露于外阴部。

2. 卵巢　分娩后即有新的卵泡发育，受乳腺分泌功能的影响，可产生不同的变化，多数哺乳的妇女排卵频率低于不哺乳者。一般产后6~8周时月经即恢复，哺乳者月经恢复延迟，甚至哺乳期间无月经。但也有在哺乳期间，于产后第2个月月经即复潮者，最早可在产后36 d即有排卵。产后6周行绝育术时，即发现卵巢有黄体存在。有人统计，产后哺乳妇女不采用避孕措施1年内有25%受孕，另有25%第2年受孕。这些受孕者中25%月经未复潮，8%产后第1个月复潮，61%产后12个月内月经复潮，故不宜以哺乳作为避孕方法。

3. 产后盆底组织　因分娩盆底肌肉及筋膜过度扩张，弹性降低，甚至有部分肌纤维断裂，若能在产后坚持保健锻炼，这些损害会尽早恢复，否则很少能恢复原状。加之产褥期增加腹压活动或劳动过早过多，可导致阴道膨出、张力性尿失禁、痔疮，甚至子宫脱垂的发生。

生殖器官外各系统变化

1. 心血管　在子宫复旧过程中，下腔静脉压明显降低，静脉回心血量增加；体内所积存的液体也进入体循环内，使血液稀释度增大，水排出体外增多，故在产后2~3 d内，心脏搏出量增加35%，加重心脏负荷。下肢静脉压缓解，原充血、怒张的血管，呈现塌陷状态；妊娠末期下降的血小板数，在产褥24~48 h上升；血浆球蛋白及纤维蛋白明显增加，使红细胞具有较大的凝集倾向；产时受伤组织在产后释放入血，更加速红细胞凝集能力，产褥早期血凝系统的重要因子，如凝血活酶等显著增加，血流减慢等，均存在促使产褥期血管内血栓形成之隐患。此时若在剖宫产术后不合理地应用止血、凝血药物，长期输液，又不下床活动，很易因栓塞、栓子脱落而危及生命，应引起足够重视，加强产后科学管理。另外，全身毛细血管通透性改善，下肢及全身水肿也随之改善。

产后增高的白细胞，主要是中性粒细胞数增加，淋巴细胞及其他白细胞显著减少，在1周内很快下降，2周恢复正常。红细胞沉降率可由原50 mm/h，逐渐降至正常。

2. 泌尿系统　受妊娠影响而扩张的肾盂及输尿管，一般在产后6周恢复。产褥初期排尿量及频率增加，24 h内高达2 000~3 000 mL。与妊娠晚期潴留体内的水分排出有关，不会伴有尿痛、尿急症状。若留尿化验，因尿内混有恶露成分，结果有异常细胞，也不能作为诊断疾病的依据。只有消毒后，留中段尿或导尿化验的结果，才有临床诊断意义。产后1周左右因乳腺分泌乳酸，一部分被吸收后经尿排出，会出现尿糖也属正常范畴。

产程中，胎先露对膀胱、尿道的压迫，尤其是膀胱三角区充血、水肿、黏膜出血，影响膀胱排尿功能；产后腹壁松弛，用力不当或不习惯用力；产程疲劳，膀胱张力降低，对膀胱充盈感觉不敏感；尿道口、阴道及会阴裂伤的疼痛等诸多因素，均可致排尿困难。强调第四产程中必须排尿或指导产妇排尿，一般可避免尿潴留发生。忽略预防，一旦膀胱内尿液增多，腔内压力进行性增大，会引起膀胱括约肌痉挛，加重排尿困难，出现尿潴留。有些产妇能排尿，但排不干净，有残余尿且增多，使膀胱内压力增加，咳嗽或下床活动用力时，出现缺乏尿意感的尿失禁，若未能及时处理，会延续日后至数年不愈。

3. 其他　随着经济、文化水平的提高，产前教育的加强，饮食能合理调节，水果、蔬菜摄入增加，产后便秘现象很少发生。受内分泌的影响，面部、下腹正中线等处的色素沉着也逐渐变浅或消退。而腹壁肌肉长期受妊娠子宫膨胀的影响，肌纤维增生，弹力纤维断裂，皮下出血所形成的紫红色斑条纹，产褥期也逐渐吸收而呈白色，腹壁的紧张度降低，只要加强产后锻炼是可以恢复的。

产后皮肤的排泄较旺盛，表现为出汗多，尤其在睡眠和初醒时更明显，可促进体内储存过多的液体排出，此现象称为褥汗。一般数日后逐渐好转，属生理变化。应注意勤换内衣及被褥以保持干爽，室内空气要流通，躲开风道，以防感冒，适当擦浴或淋浴，保护好皮肤。产妇分娩期体力消耗很大，应充分休息和调养，但常因泌乳、育儿，日夜得不到很好的休息，身体虚弱，如在褥汗阶段又处于高温的环境中（含冬季室内高温，不通风），室内室气不流通，体内余热不能及时散发，易引起中枢性体温调节功能障碍，即得产褥热射病（heat irradiation disease in puerperium）或产褥中暑（puerperal heat stroke）。该病发病急，病情危重，如处理不当，严重者导致死亡。处理原则是立即置于低温干燥通风环境、首选物理降温，补充水分，调节电解质平衡。此病多发生在落后贫困的不发达、旧习惯严重的地区。

产褥期感染的相关解剖

产褥感染（puerperal infection）为分娩期与产褥期因生殖道创面受到细菌的感染，引起局部或全身的炎症变化。它与产褥病率（puerperal morbidity）不同，后者是指分娩24 h~10 d内体温连续2次达到或超过38℃。虽然造成产褥病率的原因，以产褥感染为主，但还包括其他原因，如上呼吸道感染、泌尿系感染及乳腺炎等。如今严重的产褥感染少见，但由于不合理地应用抗生素，细菌耐药菌株出现，有时会给治疗增加困难，应予重视。

正常妇女生殖器官具有一定的防御功能，阴道有自净作用，而且子宫颈黏液栓、子宫颈黏液和羊水中所含的抗菌物质，对细菌有杀灭作用，但由于分娩降低或破坏了这些防御功能，并增加了细菌侵入生殖道的机会。当机体抵抗力降低时，易导致细菌感染。产后子宫腔、子宫颈、阴道、外阴局部都留下程度不等的创面，易被病原体侵入。病原体可经血液循环、淋巴管，沿黏膜面或神经周围组织向四周扩散，以前两者为主。产褥感染的病理基础与其他感染无异，一般感染较轻时局部反应为主，而全身反应少；当感染情况严重时，全身反应超过局部反应。

外阴、阴道及子宫颈

外阴炎（vulvitis）、阴道炎（vaginitis）及子宫颈炎（cervicitis）多为全阴裂伤、会阴切开后的伤口感染所致。表现为伤口边缘红肿、发硬，伤口若有缝线，因局部炎性肿胀而将伤口切断暴露，表面带有绿色脓样液，严重时周围组织腐烂、坏死。阴道感染最易发生在手术助产的伤口，炎症上延可至阴道。罕见为阴道遗留异物所致。深的阴道损伤感染，可引起阴道周围组织炎，严重者可使阴道粘连形成瘢痕，阴道可不同程度地闭锁。阴道顶端的损伤感染，可以蔓延至子宫旁结缔组织或盆腔，主要表现为局部疼痛，排尿困难，全身反应不明显，深部有感染脓液积滞时，才有全身反应、低热等症状。

子宫颈的感染一般不严重，常在两侧撕裂处有局部红肿，并有脓液覆盖、组织坏死，也可扩展至子宫颈旁结缔组织，多不予特殊处理。日后会留下子宫颈陈旧裂伤、外翻、腺体增生及闭合后形成大小不等的囊肿、子宫颈肥大等慢性炎症，表现长期白带增多症状。子宫颈内口松弛后，会并发习惯性流产。

子宫炎及子宫内膜炎

子宫内膜是产褥感染常发部位，实际炎症不仅局限于内膜层。感染一般先从胎盘植入处开始，然后扩散至整个子宫内膜面，局部血管及淋巴管肿胀，血清渗出，白细胞在发炎部下层浸润；子宫腔表面有坏死组织及脓液，内膜呈黄绿色，或因血液分解而变为黑色，子宫肌层较正常肥厚。感染严重时，大量病原菌迅速深入肌层、脏腹膜，而形成腹膜炎、子宫旁结缔组织炎等。产妇一般表现为产后第3~4天轻度头痛、发热及下腹痛，体温在38℃左右，恶露量多有臭味，一般情况尚可，子宫底较软有压痛。按摩时反应性收缩差，复旧慢。感染超过内膜层时，病情加重，出现相应的体征。

子宫周围结缔组织炎

子宫周围结缔组织炎（parametritis）也是产褥感染常见的一种，多见子宫两旁的结缔组织。它可由子宫颈炎经淋巴管而来；子宫颈及阴道有重度撕裂伤时，直接由阴道上升的细菌所致；盆腔内有血栓性静脉炎时，经静脉壁而来。经淋巴管的感染以溶血性链球菌多见，经血管感染的多为厌氧性链球菌。主要表现为结缔组织充血、水肿及血清渗出而形成的块状物，它由软并受纤维素的沉淀而变坚实，多数消散后留下一片瘢痕；少数化脓形成脓肿，向盆腔或腹腔扩散，患者多有寒战、发热、单侧或双侧腹痛，附件区有块状物，且压痛。病情严重时，出现相应解剖部位的体征，若已形成脓肿，切开引流后，症状减轻并会得到控制。

输卵管炎

产褥期的输卵管炎，往往是原有的慢性炎症急性发作，或是腹膜炎及子宫旁结缔组织炎所引起的输卵管周围炎。慢性输卵管炎急性发作，子宫腔内可有浆液性或脓性渗出物形成块状物。输卵管周围炎时，其内膜可保持完整，偶有使输卵管伞端封闭现象。临床发病时间迟，多在产后8~9 d发病，高热达39~40℃，双侧腹痛，伴发腹膜炎时有反跳痛。病程常持续1~2周后逐渐消退。

盆腔腹膜炎及弥漫性腹膜炎

盆腔腹膜炎（pelvic peritonitis）是比较局限性的病灶，可不并发弥漫性腹膜炎，而弥漫性腹膜炎（general peritonitis）往往与盆腔腹膜炎并存，是产褥期严重的感染，为产妇死亡的主要原因之一。

子宫内膜炎或子宫旁结缔组织炎的细菌，可经淋巴管达腹腔；也可由盆腔血栓性静脉炎而来；子宫破裂时，细菌经阴道直接入腹腔而引起腹膜炎；少数盆腔腹膜炎是由输卵管炎之渗出液引起的。感染不重，细菌毒性轻，主要炎症反应局限于盆腔腹膜，即称之盆腔腹膜炎。而感染重，细菌毒性强，感染很快扩散至盆腔外，引起弥漫性腹膜炎。腹膜失去光泽而红肿，上面有渗出的纤维素，器官与肠襻间有粘连，可形成局部脓肿，若脓液积聚在腹膜腔最低位，可形成直肠子宫陷凹盆腔脓肿，临床表现与外科腹膜炎相同。

血栓性静脉炎及脓毒血病

血栓性静脉炎（thrombophlebitis）及脓毒血病（pyemia）均为产褥感染的严重阶段，尤其后者常致产妇死亡。胎盘剥落处的血栓感染，多是血栓性静脉炎的起因，致病菌多数为厌氧菌。血栓性静脉炎可分为卵巢静脉、子宫静脉及髂内静脉的盆腔内血栓静脉炎，股、腘及隐静脉的下肢血栓性静脉炎。这类疾病最早起源于静脉炎，当患者抵抗力降低时蔓延。

胎盘植入处的血栓有感染时，可经子宫底的静脉迅速达卵巢静脉，形成单侧性卵巢静脉的血栓性静脉炎。左侧卵巢静脉可扩散到左肾静脉；右侧多扩散到下腔静脉；子宫静脉罹病时，可扩散到髂总静脉及下肢静脉。感染的血栓可脱落而成为栓子，进入血液循环，引起毒血病，最严重的是肺、心、肾的病灶。

盆腔血栓性静脉炎常出现于子宫内膜炎之后，故产后1~2周是本病发生的特征。患者表现连续寒战与发热互相交替，症状可持续数周，也可能有几天无体温升高，无明显症状。在下肢静脉罹病时，血液回流受阻而水肿，即“股白肿”，一般在产后2~3周发病，表现为持续高温，病程可持续时间长，但很少引起死亡。患脓毒血病时，患者除有血栓性静脉炎的临床表现外，全身各处均可有迁移性脓肿，常见肺部，肾部少见。

■ 产褥期血栓栓塞症

产褥期血栓栓塞（puerperal thrombombolic disease）是由于产妇体内出现静脉栓塞，一旦栓子游离，可形成股静脉、盆腔静脉、肺血管及脑血管等栓塞疾病。该病死亡率极高，但并不罕见。该病主要是预防，随当前剖宫产率增高，更应加强手术期管理，积极预防。其措施有：①注意产褥期产妇生理性凝血状态。妊娠至分娩后凝血因子增多，纤溶活性降低，抗凝血酶减少，处高凝状态；分娩时少量凝血活酶物质自蜕膜或胎盘进入血内，更加重高凝状态，即有生理性的弥散性血管内凝血。妊娠期血液通过绒毛间隙，接触大量内皮细胞表面，尤其孕妇取仰卧位时，下腔静脉受压，盆腔血流缓慢的情况下，血小板聚集始动凝血。血管发生痉挛，血管壁受损更加重血液凝固，形成静脉血栓。②术后放置导尿管，长期输液，甚至滥用促凝血药物；肢体长期不活动，易产生小腿及体内深静脉血栓。③手术操作不当使血管损伤，盆腔内纱布填塞压迫止血等，均可能成为静脉血栓的发生原因。④肺、脑血栓栓塞是继发于盆腔静脉血栓之后，尤以髂、股静脉栓塞性静脉炎后血栓脱落，随血循环至右心引起者为主。患栓塞性静脉炎的产妇，可因腹压增加，如大便、咳嗽用力易并发栓子脱落而发生栓塞。

子宫翻出

子宫翻出（inversion of uterus）是少见的产后并发症，可引起产后休克及产后出血。目前该病在我国偶有发生，只是没有报告。从临床解剖分析，子宫翻出只能出现在第三产程。随着医疗水平的发展，生活的提高，因急性子宫翻出得不到治疗而延续至产后再就医的慢性子宫翻出已不存在。

子宫翻出的临床解剖基础：①第三产程时子宫颈处于开放状态，子宫颈管尚未形成“管桶状”；而胎盘娩出前后子宫体软、松、无张力，收缩与缩复交替出现。②产程中外力压迫子宫底，或用力过大牵拉脐带，均可使子宫底被牵拉出子宫颈外口或以下，子宫底、体部均伸出子宫颈口外面，称子宫完全翻出；若用力过速过猛，翻出的子宫继续下移至阴道外口，称之翻出子宫脱垂。③在脐带过短、脐带绕颈并发脐带相对过短，或者胎盘植入，胎儿娩出时偶能牵拉子宫壁，而使其翻出，这种称之自发性翻出。少见。④由于发病时间及宫颈、宫体的客观条件，一旦发出子宫翻出，可在止痛下徒手还纳复位。

（刘俊涛）

母乳喂养及管理

母乳喂养（breast feeding）是自然、传统的喂养方法，为哺乳动物的特有功能，也是生存繁衍过程中的重要生理活动。自20世纪40年代起，随着工业的发展，代乳品的生产与广告越来越普遍，而且深入生活，误导牛奶、奶粉之类比人乳营养价值高。因此，人工喂养（artificalfeeding）渐渐取代了母乳喂养。有些不恰当的人工喂养，导致一些婴儿营养不良、腹泻，甚至危及生命。为此联合国有关组织，如世界卫生组织（World Health Organization，WHO）和联合国儿童救援基金会（United International Children's Emergency Fund，UNICEF）等一再呼吁大力提倡母乳喂养，并以此作为妇幼卫生工作的重要任务之一，以保护婴幼儿健康。我国很重视这项工作，并将每年的5月20日定为“全国母乳喂养宣传日”，还向国际社会承诺到1995年创建1 000所爱婴医院（baby friendly hospital initiative，BFHI），到2000年使母乳喂养率，以省为单位达到80%。目前我国母乳喂养发展尚不平衡，部分医务人员认识不足，没掌握好宣教技能，甚至缺乏耐心、细微的推广母乳喂养方法。现今我国初产妇多没有育儿经验，再缺乏家人的支持与帮助，容易导致母乳喂养失败而改人工喂养育儿。

母乳喂养的临床解剖

乳房是进行母乳喂养的特有重要腺体。通过它与婴儿的吸吮，乳房才能完成生理功能——分泌乳汁，以母乳喂养婴儿，即母乳喂养。本节以乳房为中心，讨论母乳喂养。

乳房的解剖要点

乳房位于胸前部，胸大肌和胸筋膜的表面，在第3~6肋间的范围，其2/3位于胸大肌前，外侧可达腋中线，而内侧至胸骨旁线。约95%的乳腺有一狭长部分突向腋窝，称为Spence腋尾部，前和胸肌淋巴结相邻近，易误认为是淋巴结；

Spence腋尾部有时丰满，常被误认为腋窝副乳。成年未产女性乳房呈半球形，膨胀而有弹性，也有的是盘状、梨形或圆锥球形。乳房形态因人而异，且有种族差异。在乳房中央有乳头（mammary papilla），一般平第4肋间隙或第5肋。乳头形态有圆柱型、扁平型、内陷型及球型等。圆柱型较多见，乳头伸出乳房平面1.5~2.0 cm，呈较大的结节。该型乳头输乳管丰富，且通畅，有利乳汁排出，便于婴儿吸吮，是母乳喂养最理想的乳头（图15-21）；扁平型的乳头和乳房在同一平面，而不能竖起，婴儿吸吮困难，须多次训练，方可适应哺乳，较易达到母乳喂养的目的；内陷型的乳头内陷低于乳房皮肤，甚至内翻不能拉出、凹孔中常有油垢及少量乳液，也常称之乳头内翻，孕期及产后早矫正仍可争取母乳喂养。乳头顶端有输乳管的开口，称之输乳孔（porilactieri），使乳头表面形成小窝，有15~30个之多。乳头周围有色素较深的皮肤，环抱乳头，称乳晕（zreola ma mmae），其中有5~12个圆形凸起的乳晕腺（glandulae areolares），亦称蒙哥马利腺，它能分泌脂性物质，保护乳头及乳晕（图15-22）。

乳房的解剖依据

乳房类似汗腺，来源于外胚层，在胚胎期可有6~8对乳腺始基，而发育过程中，只有在锁骨中线、第5肋间的一对始基，能保持并得到发展，其余的乳腺始基从3个月时，随时间推移而退化，倘若没有完全消失，遗留部分形成多乳症（图15-23）。在胚胎第6个月，输乳管原基开始分支，形成15~20个实性的上皮索，伸入真皮层内。胚胎9个月时，分支状实性上皮索开始出现空腔，形成乳腺导管，它由2~3层细胞围成，其下端出现数个基底细胞，形成小叶芽，即乳腺泡的前身结构，一直保持到青春期，在雌激素作用下，进一步发育成末端腺管或腺泡。幼儿时期男、女乳腺发育相似，但在出生后2周之内，大部分女婴乳腺因受母体激素之影响，乳头下组织肿胀或出现结节，并且可能有少量乳样分泌物出现。进入青春期后，乳腺是一生中发育最重要的时期。我国妇女月经初潮，在12~15岁。其前3~5年，在卵巢雌激素作用之下，整个乳房、乳晕和乳头相继增大，上皮色素沉着，仅在1年内双侧乳腺即发育成盘状，继之成半球形。而乳房内腺导管延伸，轻度扩张，且分支增多，腺管末端有胞芽生成。皮下

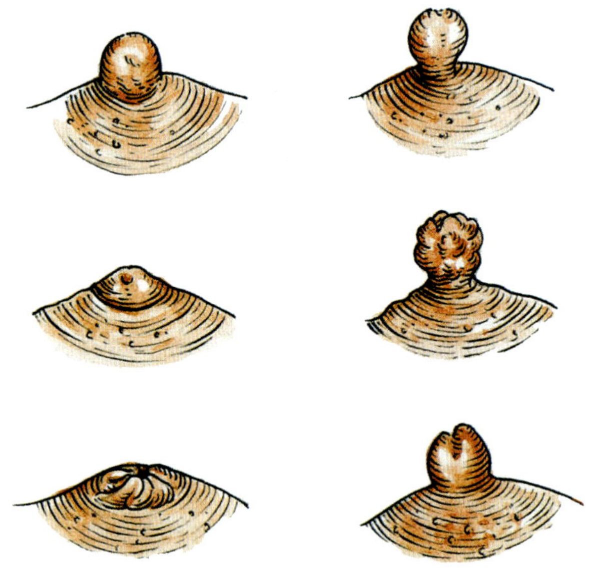
图15-21　乳头的类型

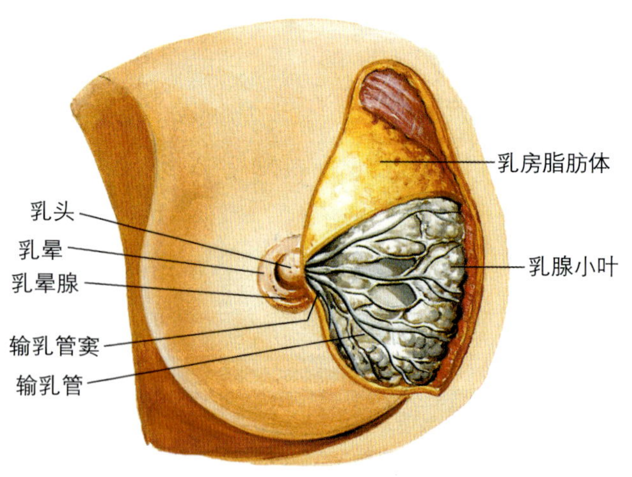

图15-22　乳房的形态和结构

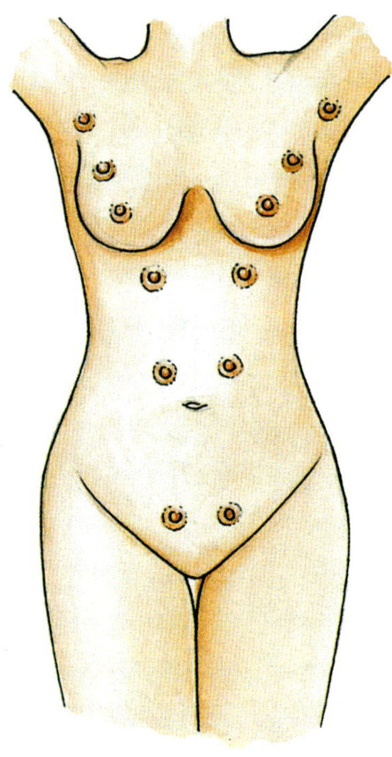

图15-23　多乳头

的纤维和脂肪等间质与腺管成比例地大大增加。

性成熟期乳房由于脑垂体、肾上腺和卵巢的生理活动，在雌激素及孕激素的作用下，乳房和子宫一样会出现周期性变化：①在增生期乳腺导管延伸，管腔扩大，管内上皮细胞增生肥大，腺管末端进一步增多，并扩张为新腺泡，构成新的小叶。管周纤维组织疏松变软、水肿、细胞数目减少。②分泌期，乳腺小叶因腺管末端分支增多和腺管的伸展而扩大。小叶内腺泡上皮增生、肥大，并有顿挫性分泌活动。可见有少量含脂肪不多的分泌物，在导管和小叶内潴留。因腺泡发育不足而无分泌功能。腺管周围纤维组织进一步变软、疏松、水肿及少量淋巴细胞浸润。乳房的体积增大，有发胀感，有时轻度疼痛和压痛。而经后症状减轻和消失。③月经期乳腺导管末端及小叶明显退化复原。小叶的导管和末端萎缩变小，上皮细胞萎缩脱落。由于小腺管系统的萎缩及间质紧缩，乳腺中多余的水分被吸收，使乳腺趋向变软、变小。

妊娠期乳房变化以增生改变为主。自妊娠5~6周起，乳房逐渐肥大、充血。乳头也渐肥大，乳晕范围增大，两者色素沉着逐渐明显。增生迅速者可呈现皮下浅静脉扩张或皮下出血条纹。细微结构改变主要表现为腺管末端明显增生，并出现萌芽性小管，向脂肪和纤维组织中侵入。腺上皮也增生活跃，常出现核分裂现象。至妊娠中期腺管末端分支更明显增快、增多，并且汇集成新的小叶。而腺管形成管腔，末端成为腺泡，腺泡之间互相密接，相邻的小叶相融合成为大叶，使腺体周围的纤维组织，越来越显得小而薄弱。妊娠后期受垂体分泌激素的作用，使前述结构变化的乳腺，开始真正的分泌乳汁，即初乳。其腺叶更加扩张，腺泡细胞分化为含脂质的初乳细胞，并开始分泌活动，乳腺导管内包含分泌物——初乳填充。虽然初乳已开始分泌，量甚少，一般要到分娩后3~4 d才开始正式泌乳。此对乳腺的腺叶和乳管的主要功能是分泌及储藏乳汁。在泌乳素的影响之下，哺乳期小叶内腺泡高度增生肥大，腺泡上皮呈单层、密集的排列，细胞大而苍白，泡浆内充满明亮的乳汁。细胞核位于基底，小叶间的结缔组织成为薄层小叶间隔。腺泡上皮有的呈高柱状，有的呈低柱状，有些腺泡充满乳汁而明显扩大，有些则很少分泌乳汁，这可能与乳腺腺泡分泌活动交替进行有关。此种功能在分娩后9~10个月减少。腺小叶的增生与发育，存在个体差异，有些小叶发育不良或完全不发育，直接导致乳汁分泌不足。

产后不授乳者，腺体数日后发生退化，其组织学变化特点为腺泡缩小、变空；上皮细胞内颗粒消失；上皮和基底层融合成较大的腺空泡；腺管渐萎缩、腺泡及腺管周围纤维组织再度增加。一般断乳数月后，乳腺可恢复原状，但也有残余乳汁分泌，持续数年者，此时整个乳房松弛下垂。

乳房结构和功能保护

乳房是由皮肤、纤维组织、脂肪组织和乳腺构成。脂肪主要位于皮下，纤维组织包绕乳腺，但不形成完整的囊。有纤维组织隔嵌入乳腺叶之间，将腺体分割成15~20个乳腺叶（lobe of ma mmary gland），称为乳腺小叶（lobuli ma mmae），它由10~100个腺泡（acini）形成。腺泡是由一层柱状分泌细胞构成的泡状体，周围被覆一层肌上皮细胞，可将乳汁挤压至腺管系统。从腺泡到小叶内乳腺管，最后汇集合成输乳管（lactiferous ducts）。每一叶有一输乳管，均呈放射状向乳头方向汇集，开口于乳头表面的输乳孔。输乳孔在近乳头处膨大至直径5~6 mm，可暂存乳汁，称为输乳管窦（lactiferous sinuses）。输乳管周围有环行及纵行排列的平滑肌纤维，通过肌肉收缩及血管的充盈，使乳头勃起，便于授乳（图15-24）。乳腺周围的纤维组织，向深面发出小的纤维束连于胸筋膜上，从乳腺表面的纤维组织也发出小纤维束连于皮肤和乳头。乳房上部这些纤维束更发达，称为乳房悬韧带（suspensory ligaments of breast/cooper ligaments），对乳腺起固定作用。

乳腺叶的数目是相对固定不变的。乳腺小叶内无明显的腺泡，仅在妊娠或哺乳期，腺泡才明显增多。乳腺小叶数目和大小变化较大。年轻时乳腺小叶数甚多，而且体积大；至绝经后期小叶数目减少，体积明显缩小。乳腺的基底面稍有凹陷，它与胸肌筋膜间有疏松的结缔组织间隙，称乳腺后间隙，故乳腺可轻度移动。

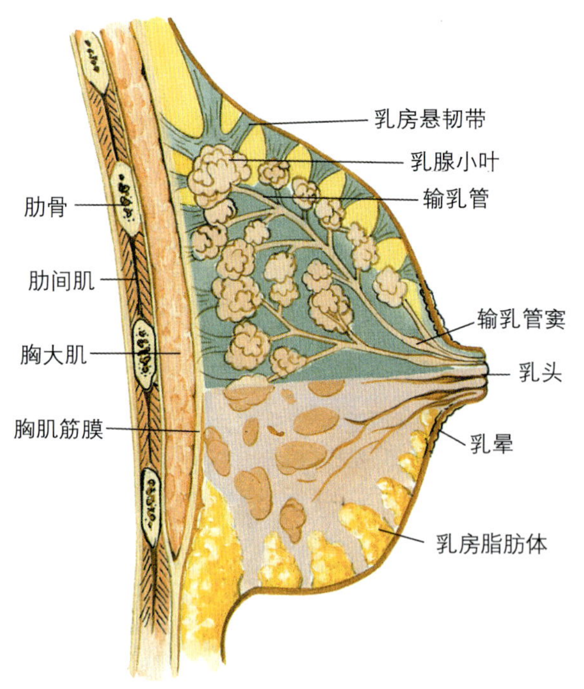

图15-24　乳房的结构

女性乳房的淋巴管十分丰富，互相吻合成网，分为浅、深两组。浅者位于皮内或皮下，深组则位于乳腺小叶周围及输乳管壁内。乳房各部的淋巴流向不同，大体分为：①外侧和上部的淋巴管，多汇集成2~3条淋巴管走向上外方，先注入胸大肌下缘的胸肌淋巴结（pectoral lymph node），此群位于第 3肋间表面，有1~3个淋巴结，其输出管注入中央淋巴结（central lymph node）、尖淋巴结（apical lymph node）和锁骨上淋巴结（supraclavicular lymph node）。输出管合成锁骨下干。右侧注入右淋巴导管，左侧注入胸导管，最后注入颈静脉角，是乳腺癌主要转移途径。另外少部分乳房上部的淋巴管，可直接穿胸大肌注入尖淋巴结。②内侧部的淋巴管，位于胸骨旁1~6肋间隙，注入沿胸廓内动、静脉排列的胸骨旁淋巴结（parasternal lymph node），右侧的直接注入右淋巴导管，左侧则直接注入胸导管，再经颈静脉角注入血液。这也是乳腺癌的重要转移途径。③乳房下内侧部的淋巴管，与腹前壁上部淋巴管相吻合，穿过腹壁及膈下间隙与肝的淋巴管相吻合。④深部的淋巴管，有2~3条，穿胸大肌、胸小肌直接注入肩淋巴结，有时在胸大肌、胸小肌之间有淋巴结，称之为胸肌间淋巴结，它为乳腺癌根治术中切除胸大肌、胸小肌提供依据。⑤浅淋巴网，两侧乳房的浅淋巴管网相互交通。

1. 催（泌）乳素与泌乳反射　催乳素（prolactin，PRL）是促进乳腺发育生长及泌乳的主要激素，全由垂体前叶催乳素细胞所分泌，是一种多肽的蛋白激素。它含198个氨基酸，其分子量为22.5 kD，血中半衰期为10~20 min。泌乳素直接作用于乳腺的泌乳细胞膜上受体，激活膜上结合酶及腺苷环化酶的活动而起泌乳作用。乳腺组织中PRL受体的数目及其结合能力，与分泌功能有关。催乳素最主要的作用是促进乳腺生长发育，引起并维持泌乳。它在月经周期中未见明显变化。在青春期乳腺的发育，主要是由于雌激素刺激与糖皮质激素、生长素、孕激素以及甲状腺素的协同而起作用的。妊娠期，催乳素、人绒毛膜生长素、雌激素与孕激素使乳腺进一步发育，至妊娠末期催乳素在血液中的浓度可达8 nmol/L，但无乳汁分泌。主要是大量的雌、孕激素阻止了催乳素与乳腺内泌乳细胞膜上受体结合，使PRL失去效力。但当分娩后，胎盘娩出，随之体内雌、孕激素浓度迅速下降，解除了抑制乳汁分泌的作用，使PRL发挥作用，并维持泌乳作用。此刻血中PRL水平有昼夜节律性变化，夜间入睡后分泌最多，晨4~5时达高峰，以后逐渐降低。产后PRL水平也逐渐下降，但可因婴儿吸吮乳头的刺激，母体血中PRL分泌浓度增高。这种吸吮刺激，通过乳头与乳腺交感神经纤维及第4~6肋间神经的传递，由脊髓上行到中枢神经系统下丘脑，催乳素释放因子（pro-lactin releasing factor，PRF）神经元发生兴奋，引起催乳素分泌。这是一种典型的神经内分泌反射（吸吮反射），其传入信息，通过乳头传入神经纤维，传出信息则通过催乳素。产后1~6周内，这种吸吮反射十分强烈，在10 min内即可高达基础水平的8倍以上，30 min内达高峰。催乳素在吸吮后的分泌，是为下一次乳房哺乳做准备。其吸吮越多，则PRL水平越高，PRL又可诱发正常乳腺的泌乳量和延长哺乳期。泌乳期乳房内乳汁淤积，可诱发下丘脑催乳素抑制因子（prolactin inhibiting factor，PIF）产生，从而抑制PRF，使乳汁分泌减少。相反，乳房排空后，一方面PIF随乳汁一起排出，并通过神经反射减少PIF产生，可保证充分的乳汁再分泌，故哺乳有维持泌乳的作用。如果在泌乳期停止哺乳，一般4~6周后PRL可降至孕前水平。在正常的泌乳期内，PRL对维持乳量也有一定的限制，一般可维持到产后3~4个月。

参与催乳素调节的因素还有在生理情况下，下丘脑内侧基底部，单胺神经元与PIF肽能神经元发生接触，通过多巴胺使PIF分泌增加，从而减少催乳素的分泌。5-羟色胺（5-HT）则促进PRF分泌，使催乳素增加，PRF与PIF的调节性多肽保持相对平衡，以维持催乳素于正常水平。下丘脑多巴胺神经元使其兴奋性增高，PIF的作用增强，使催乳素分泌减少或停止，是一种独特的反馈抑制。这是因为催乳素没有靶腺，不存在靶腺激素的反馈抑制，也没有代谢产物或因素，可以发挥反馈抑制作用。

催乳激素对发育适当且已孕者的乳腺能发挥作用，但对乳腺管和腺泡未发育者不发生作用。泌乳的多少与乳腺的发育程度相关，对退化的乳腺，催乳素根本不起作用。有些退化不严重，乳汁分泌不足者，它还有一定治疗效果。产褥期PRL，不仅可使乳量增加，而且使乳汁内脂肪与蛋白含量增加。

2. 催产素与射乳反射　催产素（缩宫素，oxytocin）是由脑垂体后叶所分泌，也可人工合成。其商品名为syntocinon及pitocin。静脉注射半衰期约为3 min，它具有刺激乳腺及子宫收缩双重作用。当婴儿吸吮时，从乳头传来的感觉冲动，传递到垂体，垂体前叶分泌PRL的同时，垂体后叶分泌、释放催产素，经血流到乳腺，作用于靶器官——肌上皮细胞，使乳腺腺泡外层肌细胞收缩，平滑肌纤维收缩，而挤压乳腺泡射出乳汁，称为射乳反射。这种反射快，直接在当次哺乳时生效。在射乳反射的基础上，容易建立条件反射，可以通过婴儿啼哭声，母亲看到婴儿，甚至抚摸婴儿，均可兴奋大脑皮层，来激活催产素的释放，即使婴儿尚未吸吮，母亲的乳汁也会溢流出来。

射乳反射可被肾上腺素阻断，可能与肾上腺素使血管收缩有关。大多数情况下，由于母亲的心理、精神、环境等感情因素影响，使释放催产素的神经刺激受到阻止，而阻断了射乳。因此保持良好的精神状态，也是保障泌乳的重要因素之一。

乳房的解剖变异及处理

1. 副乳腺（glandula mammaria accessoriae） 副乳腺常见于腋窝部，偶见于胸部、腹部及腹股沟部，系沿原始乳基生长、充分发育的常见多乳房中的一种类型。在组织结构上与正常乳腺相似，但多数无乳晕，少数有乳头，一般左右对称，较正常乳房小，妊娠期由于受雌激素影响而逐渐肥大；哺乳期副乳腺会产生局部胀满或胀痛，严重时影响上肢活动。有少数分泌乳汁或排至正常乳房内，但多数与正常乳房不相通。断乳后变软而缩小。产后泌乳胀痛时，易被误为“淋巴结炎”，给予消炎治疗。实际副乳与皮肤相连且固定，边界不清，表皮无充血。与产后正常乳腺变化同步，是与淋巴结炎鉴别的要点。胀痛重者，可用中药芒硝粉末包袋干敷于局部，症状可明显缓解或消失，不宜滥用抗生素或“切开引流术”。

2. 乳头异常　乳头异常是指其大小、形态及位置异常，可根据乳头与乳房皮肤的关系，将乳头与乳房皮肤虽在同一平面上，但不能竖起者称为扁平乳头（flattened nipple）；乳头向内陷，低于乳房皮肤平面者称为内陷乳头（crater nipple）；向内翻不能拉出者称内翻乳头（inverted nipple）。其原因可能是先天性的，也有部分是青春期束胸所致。乳头异常均可造成哺乳困难，乳汁淤积，甚者继发乳腺炎。所以在孕期行产前检查时，不可忽视乳房及乳头的检查，异常者应得到矫治：①乳头伸展，即将两拇指放在乳头两侧，由乳头向两侧对称拉开，牵拉乳晕皮肤及皮下组织，使乳头向外突出，再压迫乳头根部两侧，用拇指指尖托起乳头，反复多次，然后再用拇指与食指向外慢慢拉起乳头。每天2次，每次数分钟。这种刺激乳头，有少数可引起体内催产素释放，也可诱发宫缩，此时应停止练习，以避免早产发生。也可延至妊娠32周后再行。②以负压抽出凹陷乳头，使其伸出来。方法：妊娠28周以后，将5 mL注射器外管倒叩在乳头上，而另一端用橡皮管连接另一注射器上，抽吸至乳头吸出为度（图15-25）。亦可用稍粗些的塑料管直接叩在乳头上，以人嘴抽吸，也可请正在哺乳期的孩子吸吮。借玻璃乳头罩抽吸，戴上玻璃乳头罩后，用吸奶器吸，负压使内陷的乳头外凸（图15-26）。

对通过负压纠正未成功者，可于分娩后尽早让婴儿频繁吸吮，多数产妇乳头在伸展上会有改善。另外，在哺乳前湿热敷乳房3~5 min，并按摩乳房以刺激排乳反射。如果乳房充盈肿胀，应先挤出一些乳汁来，使乳头周围变软，继之捻转乳头使之引起射乳反射，有助于哺乳。

乳房的意外损伤及预防

1. 乳头皲裂（cracked nipple）　乳头皲裂是哺乳期常见的并发症。正常乳头皮肤上皮娇嫩，有较多的皱褶，且富有弹性。哺乳时太疼痛，多

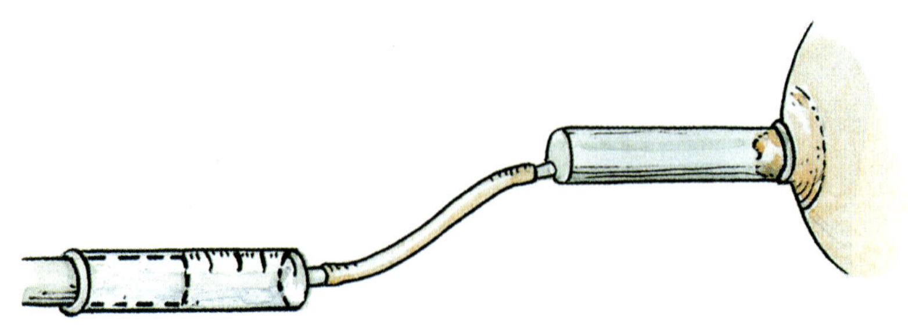

图15-25　空针外管负压抽出凹陷乳头

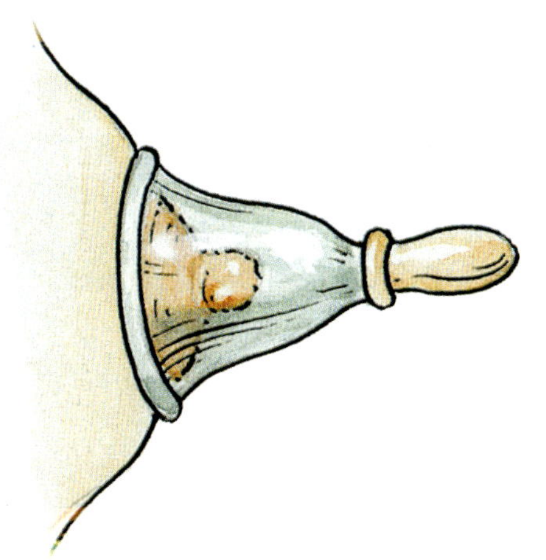

图15-26 玻璃乳罩

由于产前乳头保健欠缺或授乳不当。常在产后1周发生乳头皲裂，其表面出现小裂口或溃疡。上皮浸润后可呈糜烂状。哺乳时母亲剧烈疼痛，裂口深者可出血，常因剧痛难忍而无法授乳，继发乳汁淤积或减少。细菌由裂口进入，诱发乳房感染或形成脓肿等，而影响母乳喂养。预防乳头皲裂，应加强保健，其主要措施如下。

（1）合理擦洗：清洁乳头，使其表皮有一定的韧性，以适应新生儿吸吮及口腔运动。一般从妊娠晚期就应开始清洁乳头。初次清洁时用植物油涂擦乳头，使长期覆盖的皮脂、脱落的上皮等得到浸泡后形成“污油垢”，便于清洗干净，使娇嫩的乳头上皮暴露，在日后多次清洗按摩，使之角化，且具备一定韧性，以适应哺乳。乳晕上的蒙氏腺，具有分泌油脂的功能，起润滑作用，保护乳头皮肤，不宜用肥皂或乙醇擦洗。洗净后的乳头，应以清洁、柔软的胸罩保护起来。

（2）乳房按摩：妊娠晚期应进行乳房按摩，可增加乳房血循环，促进乳腺发育，同时可使乳头露出来，便于清洗及提高韧性。一般每日按摩1次为宜。

（3）乳头皲裂：若已发生乳头皲裂，哺乳前应湿热敷乳房，按摩并挤出少量乳汁，使乳晕变软易被婴儿吸吮；哺乳时应先用胀痛侧乳房，将乳头及部分乳晕含吮在婴儿口内，接触面大不易使皲裂加重、疼痛加剧。

（4）哺乳后洗净乳头：皲裂处涂擦已烯雌酚注射液（油质），哺乳前擦净；也可用水状羊毛脂涂擦，哺乳前也需擦净。

（5）如果乳头皲裂严重，疼痛剧烈或乳房肿痛，婴儿不能很好地吸吮乳头，可暂停哺乳24 h，但应将乳汁吸出，用小杯或小匙哺养。

2. 乳汁淤积症　乳汁淤积症亦称乳汁囊肿，因哺乳期乳腺一个腺叶或小叶乳汁排出不畅所致，淤积的乳汁使局部形成囊肿，故乳房内形成肿块。

排出不畅的因素：①腺叶或小叶的导管受脱落上皮细胞或其他污物堵塞。②哺乳的习惯不良，常见哺乳后乳汁没有吸空或每日哺乳频率太少，乳房肿胀，不能排空，使乳汁长期积滞易形成囊肿。③乳头皲裂不敢哺乳，也不愿帮助吸空使乳汁较长时间积滞。④产后2~3 d乳汁分泌过盛，乳房血管及淋巴管扩张郁积，乳腺管阻塞。

囊肿多发生在乳晕区之外1~2 cm，囊壁是纤维组织构成的薄层，四周间质中常见淋巴细胞浸润。若不发热都能在36~48 h内自行缓解；处理不当易继发感染，并发急性乳腺炎或脓肿。偶有未感染者，乳汁长久留存在乳房中，“囊肿”长期不消失。

一般产后让婴儿早吸吮、勤吸吮可减轻症状。已有充盈和淤积，在哺乳前行乳房湿热敷。哺乳中间，用手由乳房周围慢慢向乳头方向推按，帮助乳汁排空，同时刺激乳房反射，促进乳汁流畅。哺乳后应将未吸净的乳汁抽吸空，以免再度淤积。对乳腺管阻塞者，可请吸吮力强的乳幼儿帮助吸通，必须注意双侧乳腺交替哺乳。哺乳期应戴松软透气的棉质胸罩，既卫生又可改善乳房血液循环。必要时在哺乳前3~5 min，母亲注射催产素5~10 U。

3. 乳汁减少（hypogalactia）或乳汁分泌过少

（hyposecretion） 乳汁减少是指产后1~2个月内母乳喂养成功，但在哺乳过程中，婴儿不安静，间歇出现吵闹哭啼，体重增长每日少于18 g；或出生10 d后体重仍继续下降，重者表情淡漠，哭声低微，尿量减少脱水，而母亲乳房无胀感，奶少，甚至丧失继续哺乳的信心。原因有以下4种：①母亲疲劳，情绪压抑或其他精神因素，对母乳喂养失去信心。②母亲食欲差或患有某些疾病，甚至哺乳期妊娠等。③婴儿生长突然加快或患病，使吸吮力减小。④母亲喂奶次数少于每天5次。婴儿吸吮时间每次短于5 min以内，也会继发乳汁减少。

对乳汁减少的母亲，应保证充分的休息，在合理调理生活规律的基础上，仍应坚持和指导科学的母乳喂养方法，使其对母乳喂养有信心；合理增加营养，以高蛋白质及维生素饮食为主，尽量实用煮、炖或烧易消化食品，少用炸、煎不易消化的食物。每餐干、稀、荤、素搭配，膳食多样化，必要时应根据中医学气血虚弱或肝气郁滞的学说，服用滋补中药或药膳协助调理。

4. 回乳 当母乳的质量不能满足孩子的生长需要时，应予回乳，俗称断奶。少数母亲产后因患传染病或其他原因不宜哺乳者，也应及时断奶以保证母儿健康。有人以延长哺乳期作为避孕手段，这是不科学的，对母儿均有害。具体科学断奶方法：①断奶季节仍以春末秋初为宜，这样可避免盛夏断奶所致消化道疾病，以及寒冬的呼吸道疾病的发生，而影响小儿的身体健康。②不宜强行断奶，应逐渐减少母乳喂养次数，增加辅助饮食的质量，使小儿有一适应和转化的过程。③局部以中药芒硝（皮硝）250~500 g，研成细末，用布包成袋，干敷两侧乳房肿胀处（不能湿敷）。这种物理方法回乳，对母儿均无损害。此法也适用于患乳腺炎者暂时性回乳。④服用大剂量的维生素B_6、氯米芬及己烯雌酚、溴隐亭等，也可帮助断奶。

5. 哺乳期乳腺炎（lactation mastitis） 哺乳期乳腺炎是产褥期常见的急性感染，多见初产哺乳者，常发病在产后3~4周。乳汁淤积是诱因，细菌入侵是主要因素。最常见的病原菌是金黄色葡萄球菌，链球菌较少见。细菌侵入途径有：①乳头皲裂后，细菌从裂口侵入，再沿淋巴管蔓延至皮下和腺体叶间的脂肪和结缔组织，引起蜂窝组织炎。②病菌经婴儿鼻咽部，在哺乳时直接沿乳腺管逆行，侵入乳腺小叶，在淤积的乳汁中生长繁殖，导致腺叶感染。

发病初期寒战、发热，患侧乳房疼痛、肿胀，局部皮肤红、肿、痛，常伴有患侧淋巴结肿大及周围血象感染的变化。若处理不及时，可引起败血症。数日后形成脓肿，脓肿可单发或多发，脓腔间有纤维间隔隔开，甚至可以先后不同时期形成数个脓肿，表浅的脓肿波动感明显，可向体表溃破或穿过乳管从乳头排出脓液。而深部脓肿，早期不易发现，如未及早切开引流，会引起广泛组织坏死。也可向乳腺后疏松结缔组织间隙内穿破，在乳腺和胸肌间，形成乳腺后脓肿。少数患者自行破溃或切开引流后，形成脓瘘或乳瘘，会经久不愈。

哺乳期急性乳腺炎，重在积极预防产生乳汁淤积的诱因上。一旦发生乳汁淤积，仍应坚持哺乳，对母儿都有益（方法见前述）。有体温上升时，及时服用抗生素；若脓肿已形成，应切开引流。健侧可继续哺乳。患侧可定时抽吸乳汁，以免其他乳腺管内再度发生乳汁淤积。治愈后尽快恢复哺乳。切开引流应取辐射状切口，避免切开乳晕。乳晕下的脓肿，要沿乳晕边缘做弧形切口。切开皮肤后即以血管钳做钝性分离，以免损伤乳管。乳腺深部或乳腺后脓肿，应于乳腺下缘弧形切开，分离乳腺与胸肌筋膜间隙，将乳房上翻后切开脓腔，这样引流通畅，且对乳管损伤小。但对肥胖者或乳腺悬垂的患者不宜采用。脓肿切开后分离间隙，取低位引流，以保持引流之通畅。

■ 母乳喂养的意义与要求

母乳喂养的意义

吸吮反射是人类本能，婴儿出生后10~30 min时最强，以后减弱，次日恢复。目前主张新生儿断脐后，应尽早在30 min内裸体放在产妇胸前，并开始帮助新生儿吸吮乳头。这一系列过程，使产妇精神上得到莫大的安慰，使其脑垂体释放催产素及催乳素，更有利于胎盘的娩出，减少产后出血，有利乳房充盈，促进母乳喂养成功。尽早得到初乳中的免疫球蛋白A，减少乳胀，促进新生儿肠蠕动及胎粪早排泄。

母婴同室与按需喂养

所谓母婴同室，即让婴儿床放在母亲床边，使母亲与婴儿24 h在一起。这样有利于建立感情，随时可以抱起婴儿来哺乳。一般只要室内床位密度不大，经常保持空气流通，是可以避免新生儿感染，且保证按需喂养。婴儿按需喂养，一般2~3 h哺乳1次。开始数周内，日哺乳次数在10~12次以上，晚间可酌情减少，每次哺乳时间在4~20 min，吸吮力不足者可适当延至25~30 min。一般情况最初4~5 min内，即可吸出80%乳汁量，10 min内高达95%以上。故每侧乳房吸吮10~15 min即可，然后再更换另一侧乳房哺乳。行剖宫产术之产妇，也可母婴同室，因现代剖宫产术多采用硬脊膜外麻醉或局部麻醉，取腹部横切口，进入血循环内的麻药较少，术后1 h内多数产妇仍可让婴儿早吸吮，使母儿皮肤接触，尽早开奶。母婴同室，但对施行剖宫产的产妇应多给予照顾、鼓励，保证休息和营养充足，使其早日康复。

■ 母乳喂养管理

母乳是婴儿最理想、最必需的天然营养品，是保护儿童健康的重要方法之一。由于现代工业的发达，代乳品、奶粉生产质与量的进步，使母乳喂养率在世界范围内下降，已影响到儿童健康，已引起国际上重视。我国政府一贯支持母乳喂养，已落实在政策和策略上，各级医院行政和医护人员已制定了完善制度。为使母乳喂养成功，医护人员除产前宣传、早吸吮、母婴同室、产后访视、乳房及心理护理外，还必须加强母乳喂哺技巧指导。本节重点介绍有关内容。

母亲行母乳喂养时的体位与姿势

哺乳时母亲应全身放松，体位舒适为宜。一般应使婴儿身体与母体贴近，婴儿头和双肩朝向母亲乳房，嘴则处于乳头相同水平位置，婴儿头、颈略微伸展，以免鼻孔被乳房压迫而影响呼吸，不可过度伸展造成吞咽、吸吮困难。母亲应将一手拇指和其余四指，分别放在乳房上、下方，扶托起乳房喂奶。若乳量充足，流出过急，可用食指、中指夹起乳房，防止婴儿呛溢。母亲可根据自体情况，取坐位或侧卧势哺乳。

1. 坐姿哺乳　母亲坐在较软、高度适中的坐椅上，怀抱婴儿，授乳侧脚下可添一踏凳，使肌肉放松，大腿还能托起婴儿背部，婴儿腰及下肢偏低，舒适地躺在母亲怀抱中吸吮乳汁。一侧吸空后，依同样姿势换到对侧哺乳。也有主张母亲坐在有把手的软椅上，借助把手扶托婴儿。不论取何种坐姿喂奶，婴儿含吮稳定，吸吮正常后，不宜频繁移动或颠簸婴儿头背部，避免婴儿因含吮失败而啼哭（图15-27）。对于初产妇，应尽量推广坐姿喂乳。

2. 卧姿哺乳　母亲采取侧卧或仰卧位授乳。侧卧位哺乳，即母亲取侧卧姿势向授乳侧乳房方向。需更换对侧乳房授乳时，应先搬动婴儿位置后，母亲再换向对侧侧卧。婴儿头、背部垫高，可借用枕头或母亲手臂。侧卧时母亲常将卧侧上臂上举，高于婴儿头，肘关节弯曲，以手掌面托起自己的头部，以能看清婴儿吸吮为度（图15-28）。母亲取仰卧姿势喂乳时，一般取平卧姿势，全身放松，婴儿则取俯卧位或爬腹姿势吸吮乳汁。卧姿哺乳一般适用于幼儿母乳喂养，初生婴儿不易成功，如果母乳分泌过盛，易呛奶或造成中耳炎（婴儿耳咽管走行水平）。母亲因特殊情况，坐势有困难，不得已时可取卧势喂乳，需要一段训练和习惯的过程。若孩子长大成幼儿，能爬、会坐，采取卧姿喂乳既可解除母亲的疲劳，也能增强母子情感，又是一种乐趣。

婴儿的吸吮姿势

婴儿吸吮姿势正确与否，是母乳喂养过程中不可忽视的指导内容。吸吮成功的关键是婴儿含接乳头姿势应正确，每次哺乳时应使婴儿嘴、下颏紧贴乳房，身体紧靠母亲。首先将乳头触及儿嘴，诱发觅食反射，随之乳头含入口腔，应将部分乳晕也含在口内，这样在吸吮时能充分挤压乳晕下的乳窦排出乳汁，而且能有效地刺激乳头上的感觉神经末梢，促进泌乳和排乳反射。此刻可见婴儿颌部肌肉缓慢有力，伴有节律地向后做伸展运动直至耳部，这说明婴儿含接乳头正确；倘若婴儿两颊向内缩，提示婴儿含接不当，应进行纠正；哺乳时乳房不要阻碍婴儿鼻孔呼吸（图15-29）。

不论何种姿势授乳，均应在婴儿哺乳完毕后，将婴儿竖直抱直伏于母亲肩上，轻拍背部5~10 min，以促使吸吮中进入婴儿胃中的空气漂浮到胃内液体之上，经胃排出，防止哺乳后即卧而吐奶。

医务人员协助母亲实现母乳喂养要点

在实行母乳喂养过程中，医务人员有责任对孕产妇进行科学母乳喂养知识教育，并应耐心指导。否则，母亲会因姿势不妥导致肌肉疲劳、腰酸背痛，婴儿也因此得不到足够的母乳，或饥饿啼哭，使母乳喂养失败。所以医务人员在母乳喂养过程中的指导作用极为重要。

1. 指导并帮助调节好母亲授乳的姿势，以手掌托住婴儿头部、颈部、背部，另一手四指和

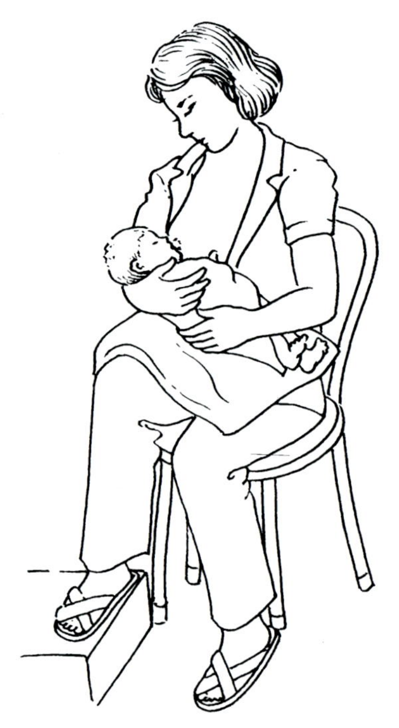

图15-27　坐姿哺乳

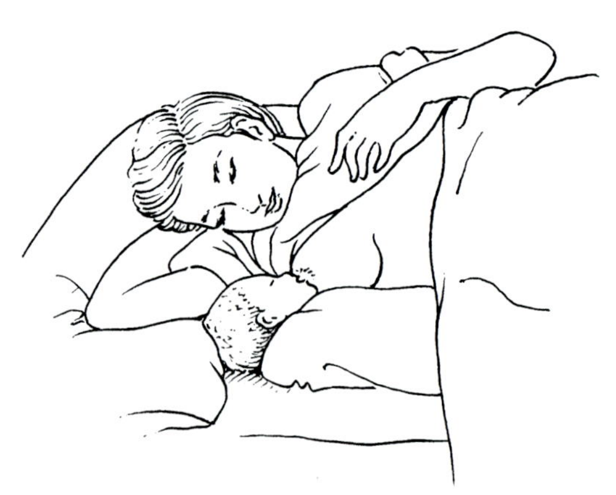

图15-28　侧卧姿哺乳

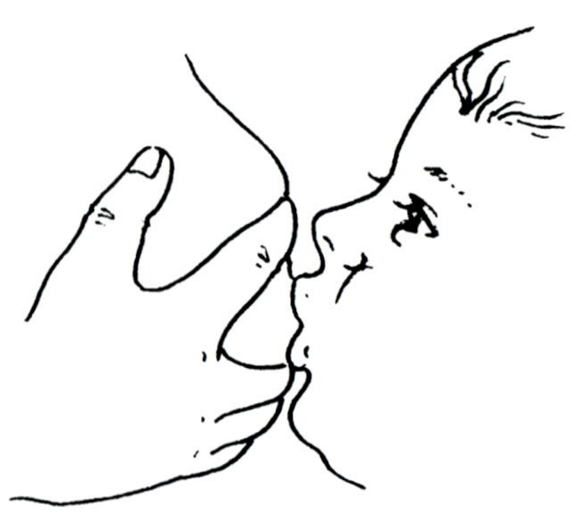

图15-29　吸吮时乳头不要阻碍婴儿鼻孔呼吸

拇指分别以乳房之乳晕边上、下方，掌握住排乳速度。

2. 开始时母亲将乳头轻触婴儿嘴角，诱发觅食反射，在婴儿嘴扩开、舌向下的一瞬间，将乳头放入婴儿口腔内，即可吸吮乳汁。

3. 指导产妇合理应用热毛巾，湿敷乳房3~5 min后再行哺乳。按摩乳房解决肿胀，刺激泌乳反射，尤其乳头平坦者，利于婴儿含接乳头。

4. 根据产后新生儿生理变化之特点，合理地指导吸吮次数与时间。

（刘俊涛）

参考文献

1. 夏恩兰. 宫腔镜技术讲座. 中级医刊, 1994, 29(2): 19.
2. 夏恩兰. 宫腔镜技术讲座. 中级医刊, 1994, 29(3): 20.
3. 夏恩兰. 宫腔镜技术讲座. 中级医刊, 1994, 29(4): 13.
4. 夏恩兰. 宫腔镜手术的进展与前景. 中华妇产科杂志, 1997, 32(5): 250.
5. 翟藻春, 孟广栋译. 腹腔镜与子宫镜实用手册. 2版, 北京: 人民卫生出版社, 1998.
6. 夏恩兰, 李自新编译. 气化电外科子宫内膜去除术和宫腔镜子宫肌瘤切除术. 国外医学. 妇产科分册, 1998, 25(5): 291−293.
7. 姜民慧. 全国米非司酮在妇产科的应用及其机理探讨学术会议纪要. 中华妇产科杂志, 1999, 34(5): 265.
8. 单家治, 尹福波, 孙雪梅, 等. 低宫颈评分引产方法的探讨. 中华医学杂志, 1990, 70: 389.
9. 李强, 单家治. 一次性引产水囊的研究及临床应用. 中华妇产科杂志, 1993, 28: 306.
10. 田永杰, 单家治, 赵兴波, 等. 胎轴与头位难产关系的研究. 中华妇产科杂志, 1995, 30(11): 677.
11. 张光环, 韩川. 全国臀位处理、女性生殖道畸形专题学术交流会会议纪要. 实用妇产科杂志, 1991, 7(1): 1.
12. 单家治, 李强, 田永杰. 关于提高子宫颈管缩缝术效果的商榷. 中华妇产科杂志, 1992, 27(3): 185.
13. 李梁, 单家治. 子宫颈管缩缝治疗前置胎盘出血并发子宫颈环状裂伤. 中华妇产科杂志, 1992, 27(3): 179.
14. 卓晶如. 胎儿宫内生长情况估计. 中华妇产科杂志, 1980, 15(4): 193.
15. John A, Rock and Jone D. The Linde's Operative Gynecology. 8th ed. Philadelphia: Lippincott-Raven Publishers, 1997: 415−440.
16. De Bruyne F, Somville Th, Hucke J. 宫腔镜检查的并发症. 德国医学, 1995, 12(3): 180−182.
17. Norstrom A, Bryman I, Hansson HA. Cervical dilatation by lamicel before First trimester abortion a clinical and experimental study. Br J Obstet Gynecol, 1988, 95: 372.
18. Bishop EH. Pelvic scoring for elective induction. Obstet Gynecol, 1964, 24(2): 266.

16

生殖、节育、不育与人工助孕技术

月经周期及其调节

甾体激素的合成与转化

所有甾体激素均来源于胆固醇，而且胆固醇也是质膜和其他细胞器结构中含量相对丰富的成分。从进化上说，甾体激素属于原始的信号分子家族，功能多种多样，包括在女性和男性生殖过程中的重要作用。甾体激素是一类以环戊烷多氢菲为骨架的脂类。在这个融合环的结构上，每个碳原子都标记一个数字，每个环标记一个字母（图16–1）。

天然的甾体激素根据母体复合物的饱和环结构而命名。胆固醇的化学名称是5-胆烯-3β-醇，有27个碳原子；孕烷有21个碳原子，如4-孕烯-3-20-双酮，通用名为孕酮；雄烷有19个碳原子，如17β-羟-4-雄烯-3-酮，或睾酮；雌烷有18个碳原子，如1，2，5（10）-三烯雌烃-17β-醇，或雌二醇。值得注意的是，框架名称并不与生物活性相同，因为糖皮质激素、盐皮质激素和孕激素都是孕烷家族，而含18个碳原子的强效孕激素和雄激素（19-去甲睾酮的衍生物）是雌烷家族的成员。甾体激素的合成包括一系列对胆固醇序贯性的修饰，导致侧链去除，烯键位置的变化以及加上羟基集团，总是从胆固醇到孕烷、雄烷，最后变成雌烷家族，但也有人认为存在快捷途径。

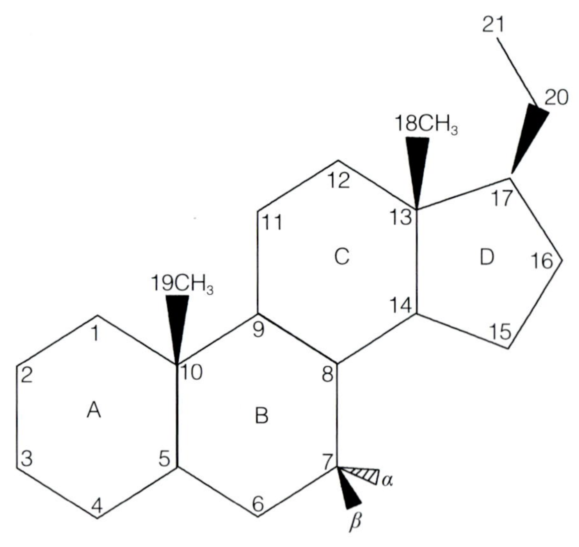

图16–1 甾核。大写字母为环的名称，数字为碳原子位置。取代基和氢原子显示在甾体核平面的上面（β）或下面（α）

生殖内分泌轴及其内分泌功能

女性正常生殖功能包括周期性的卵泡发育、排卵和子宫内膜变化。内膜的变化是为可能发生在本周期的妊娠着床做准备。在生殖内分泌系统中，由下丘脑向垂体门脉系统脉冲式分泌促性腺激素释放激素（GnRH）所启动。GnRH调节卵泡刺激素（FSH）和黄体生成素（LH）在垂体前叶的合成和释放进入循环。FSH和LH刺激卵巢卵泡发育、排卵和黄体形成，以及雌激素、孕激素、抑制素A和抑制素B的协调分泌（图16–2）。

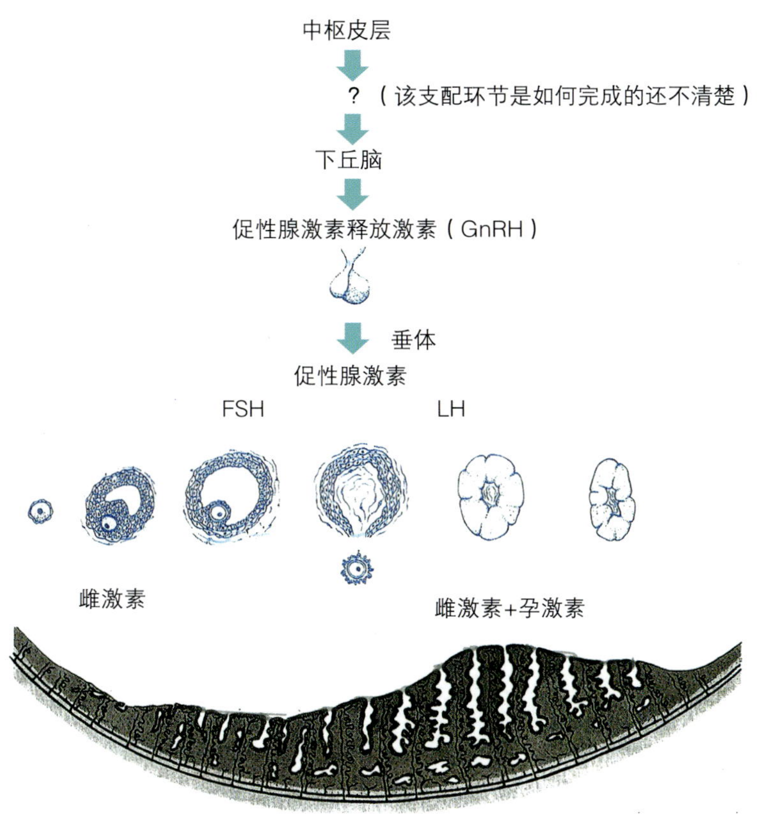

图16-2 生殖内分泌轴各个内分泌器官所分泌的主要生殖内分泌激素

■ 月经周期中生殖激素的周期变化

生殖内分泌系统的一个关键部分是卵巢类固醇激素和抑制素对促性腺激素分泌的调节作用，这种调节作用或是直接作用于垂体前叶水平，或是通过改变GnRH分泌的幅度和频率来实现。FSH分泌的负反馈抑制对于人类生殖周期独特的单个成熟卵细胞的发育非常重要。除了负反馈控制，月经周期在内分泌系统中的独特之处还在于依赖雌激素正反馈产生排卵前的LH高峰，后者对排卵至关重要。

月经周期的卵泡期始于月经第1天，包括多个卵泡招募期、优势卵泡的出现和内膜的增殖，在排卵前LH高峰出现日结束（图16-3）。黄体期，始于LH高峰出现后，以黄体形成、分泌黄体酮为特征，并协调内膜的一系列改变，为着床做准备；如果未发生妊娠，内膜将随着黄体的萎缩失去血供，发生脱落。

■ 正常月经周期中子宫内膜的周期变化

在月经前期逐渐会发生黄体萎缩，造成雌激素、孕激素水平下降。此时子宫内膜及其中的血管发生变化，造成月经出血。导致月经出血的确切机制尚不清楚，存在血管收缩假说和炎性假说，目前普遍认为这两种机制均存在，发生血管收缩和淋巴细胞浸润，共同造成子宫内膜的出血。在月经1~2 d的内膜崩解过程中，溶酶体酶使内膜细胞破坏，PGF2α造成肌层、基底层和功能层动脉血管收缩，从而使功能性内膜剥脱而出血。随着出血的发生，凝血机制启动，血小板栓子生成；与此同时，纤溶系统也在局部启动，两者达到一个理想平衡。随着蜕变内膜排出，出血逐渐停止，内膜在雌激素的作用下再生，直至完全愈合，月经即停止（图16-4）。

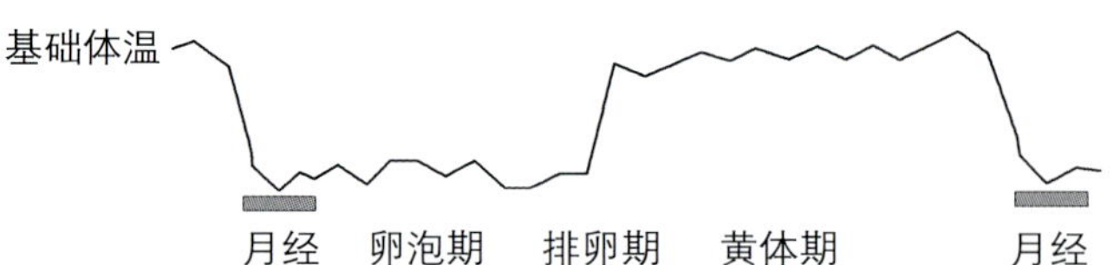

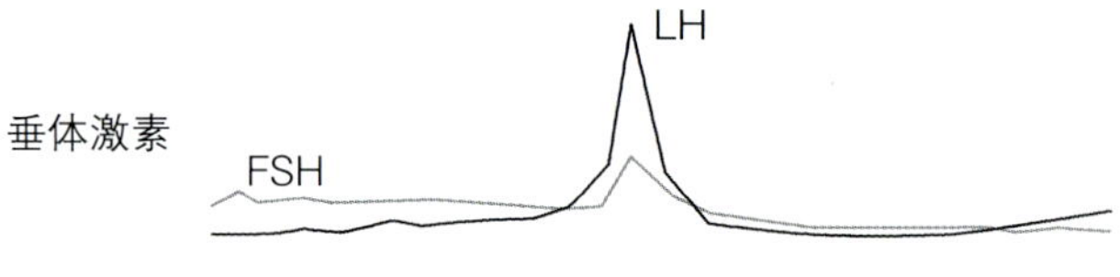

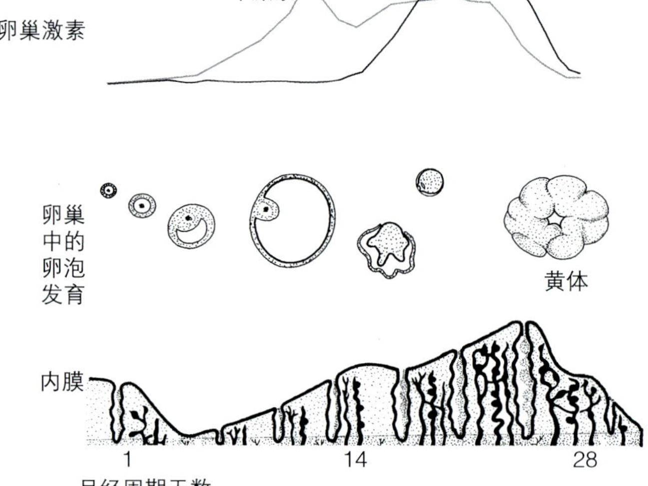

图16-3　月经周期中的各项生殖内分泌激素水平变化

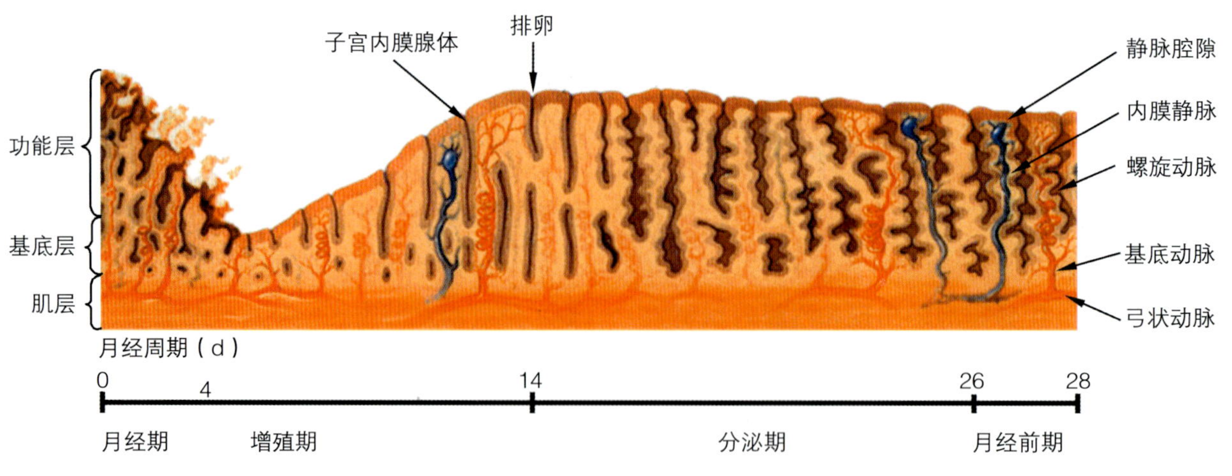

图16-4　月经周期中子宫内膜的脱落出血和修复

（郁　琦）

男女生殖器和配子生成

■ 女性生殖器

女性生殖系统分内生殖器和外生殖器。内生殖器位于盆腔内，包括卵巢、输卵管、子宫和阴道；外生殖器位于会阴区，盆膈和尿生殖膈的下方，包括阴阜、大阴唇、小阴唇、阴蒂、阴道前庭、前庭球及前庭腺等。

卵巢是一对扁椭圆形的性腺，具有产生卵子和分泌性激素的功能。外观呈灰白色，其大小因年龄而不同，一般成年人的卵巢约4 cm×3 cm×1 cm，重4~6 g。绝经期后，卵巢逐渐萎缩，变小变硬。卵巢表面无腹膜，仅有单层柱状上皮覆盖。卵巢下面有一层比较厚的纤维组织膜，称为卵巢白膜。再向内分为皮质和髓质两部分。皮质在外层，其中含有数以万计的始基卵泡及致密的结缔组织。髓质在卵巢的中心部分，无卵泡，含有丰富的血管、淋巴、神经及疏松的结缔组织。

■ 卵母细胞发生

在女性中（46，XX，无SRY基因），原始生殖细胞进入性腺即成为卵原细胞（oogonia），随之带入一些中胚叶细胞，以后成为颗粒细胞（granulosa cell）。卵原细胞有46个染色体（46，XX），在胎儿期进行有丝分裂（mitosis），即染色体内DNA复制，将这些已复制的DNA均等地分配到2个子细胞中。在胎儿3~5个月时有丝分裂停止，而开始进行第1次减数分裂（meiosis），减数分裂的特点是：在卵子形成的最后2次分裂（第1次和第2次减数分裂）中，胞核连续分裂2次而DNA仅复制1次，最后形成4个细胞的4个核只含有单倍数目的染色体（n）。初级卵母细胞（primary oocyte）在第1次减数分裂过程中即有DNA复制，胞核增大1倍，并长期停滞在第1次减数分裂的前期双线期（prophase dictyotene）阶段——核网期。这个时期可以很长，如果从最后1个卵子成熟的时间计算，距第1次减数分裂所隔的时间可长达50年（图16-5）。

出生前后，卵巢内的卵泡都处于次级卵泡（secondary follicle），即窦前卵泡（preantral follicle）阶段，此阶段的发育不受生殖激素的调节。到了青春期（13岁左右），卵泡的发育受到生殖激素（包括促性腺激素和性甾体激素）的调控，还受到各种生长因子的影响，在排卵前完成第1次减数分裂，分为次级卵母细胞（secondary oocyte）及第1极体（polar body），各含23个染色体，但每个染色体由2条染色单体组成，绝大部分的细胞质留存在卵母细胞中，小部分进入第1极体。第1次减数分裂发生在精子进入时，形成含23条染色体的卵子及第1极体，受精卵含雄核及雌核，各含23条染色体，融合后胚胎中的分裂球各含46条染色体，可以是46，XX或为46，XY。

卵泡的发育和生长过程从1级卵泡（窦前卵泡）到早期腔（preantral），到有卵泡腔，到8级卵泡，即排卵前卵泡（graffian follicle），在各级、各期卵泡都同时有闭锁。自然周期只有1个卵泡排卵，从早期卵泡（直径0.1 mm）到排卵前卵

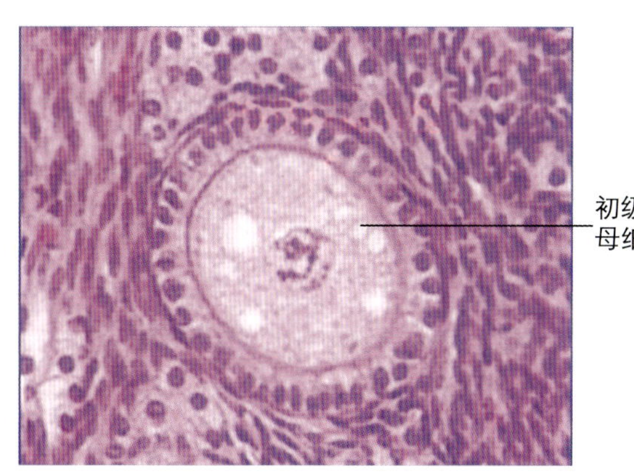

图16-5　初级卵母细胞，被覆单层颗粒细胞

泡（直径20 mm）的发育时间需85 d或3个卵巢周期。最初被募集来的小卵泡可有数百个，募集是指卵泡进入“生长曲线”，即卵泡从静止状态开始一系列生长发育的过程，但在任何时期都可发生闭锁而离开生长曲线。这数百个卵泡经过65 d的生长过程大都退化，在最后的2周，卵泡直径已达2 mm时，有15~20个可供选择，在出现1个优势卵泡后排卵。

始基卵泡开始发育后，其中的卵母细胞产生蛋白质，逐步长大，直径从（15~20）~（80~100）μm，周围颗粒细胞形成数层，分泌糖蛋白，形成透明带，发育为次级卵泡，颗粒细胞通过透明带的间隙与卵母细胞联系。在卵泡腔形成前，这一段发育是卵巢局部调控的。在卵泡腔形成后，即三级卵泡或窦状卵泡的发育则依靠激素环境。FSH作用于颗粒细胞使之分泌黏多糖，形成卵泡液，卵泡液中的FSH为血浆FSH浓度的60%。最后可有两种不同的结果：一是很多卵泡发生闭锁，颗粒细胞退化，卵母细胞凋亡，白细胞侵入卵泡，成为瘢痕组织；二是继续发育形成成熟卵泡。

排卵前卵泡中的卵母细胞，透明带的一侧为卵母细胞的微绒毛，另一侧为颗粒细胞的突出所贯穿。这些突出进入卵母细胞的细胞质供给营养，排卵前此联系停止，但减数分裂继续前进。

增大的卵泡接近卵巢皮层，卵泡壁和腹腔只隔一层上皮细胞，卵泡壁突出，但卵泡内压力并未增高，血液供应增加，卵泡壁水肿，壁变薄，纤溶酶（plasmin）、活化胶原酶（collagenase）、前列腺素作用于卵泡壁的基底膜，消化卵泡壁的蛋白并使周围平滑肌收缩。上皮细胞坏死，释放水解酶、蛋白酶，排卵孔（stigma）形成，卵泡破裂，内容物排出。卵母细胞以很少的一束卵丘细胞和颗粒细胞相连，此束断裂后，卵冠丘复合物（oocyte corona cumulus complex）排出。

女性配子生成中减数分裂始于胚胎发育，然后出现第1次停滞于减数分裂前期从而维持长期停滞，第2次减数分裂出现在性成熟后的排卵前，同时出现第2次停滞于减数分裂中期，卵母细胞直到受精后才完成减数分裂。

男性生殖器

男性生殖系统由内、外生殖器组成。外生殖器包括阴囊和阴茎；内生殖器包括生殖腺体（睾丸）、排精管道（附睾、输精管、射精管和尿道）以及附属腺体（精囊腺、前列腺和尿道球腺）。

睾丸是产生精子和分泌男性激素的器官，因而又称性腺。男性激素由睾丸中的支持细胞产生，维持男子的第二性征，即喉结突起、生胡须、肌肉比较发达，又维持性功能。激素通过血液循环作用于全身的靶组织器官。

雄配子，或称精子，在睾丸的生精小管上皮中产生。附睾位于睾丸的后外侧，呈扁平状。睾丸产生的精子被输送到附睾里贮存，并在附睾里继续发育和成熟。精囊和前列腺是生殖器官的附属腺体，精囊分泌碱性液体，而前列腺分泌酸性液体，两者的混合液呈乳白色，有助于精液凝固和液化的动态过程，并可帮助精子生存和活动，是精液的主要成分。

性交过程中，数以亿计的成熟精子穿过管状通道，到达并积聚在尿道前列腺部，再经尿道口释放到女性的阴道中，这个过程叫射精。

精子的生成

男性精子的产生始于精原细胞，减数分裂始于细线前期精母细胞阶段（这是一种在精子发生中进行最后一次半保守的DNA复制的细胞类型），以最后一次DNA复制为起点，形成双倍体（2N）和4C DNA含量的细线期、偶线期、粗线期和双线期的初级精母细胞阶段，此期称为减数分裂前期，历时约12 h，其中大部分时间处于粗线期。在细线期和偶线期进行染色体的同源探寻和配对（联会），DNA的重组出现在粗线期精母细胞。第1次和第2次减数分裂之后细胞迅速进入双线期和最终形成4个单倍体（1N，1C）的精子细胞。所以精子生成完全不同于雌性配子形成，是一个连续不停的过程，不存在类似女性配子形成中正常的减数分裂停滞。精子细胞形成后再经历一系列蜕变过程，最终演变成精子。

（郁　琦　李宏军）

受精和生殖

受精

正常性生活中，男性的精液排入女性的阴道中。精液中精子计数正常的男性，一次排精可达1亿或更多。这其中能够穿过子宫颈管进入子宫者只有约百分之一，而能够到达输卵管壶腹部与卵母细胞相遇者则更加稀少，只有数千条。而通常情况下，在这数千条精子中只有一条能与卵子发生受精。

精子靠自身主动运动或依靠生殖道上皮细胞的纤毛运动抵达卵子附近。精子经过女性生殖道或穿越卵丘时，包裹精子的外源蛋白质被清除，精子质膜的理化和生物学特性发生变化，使精子获能而参与受精过程。获能精子接触卵周透明带时，特异地与卵膜上的某种糖蛋白结合，激发精子产生顶体反应：顶体外围的部分质膜消失，顶体外膜内陷、囊泡化，顶体内含物（包括一些水解酶）外逸。顶体反应有助于精子进一步穿越卵膜。精子一旦与卵子接触，卵母细胞本身也发生一系列的激活变化。发生皮层反应、卵质膜反应和透明带反应，从而起到阻断多精受精和激发卵进一步发育的作用（图16-6，7）。精卵细胞融合时首先可以看到卵表面的微绒毛包围精子，可能起定向作用；随即卵的质膜与精子顶体后区的质膜融合；接着雄性原核逐渐形成。与此同时，中心粒四周产生星光，雄性原核连同星光一起迁向雌性原核。精子中段和尾部不久退化和被吸收。卵母细胞的细胞核在完成两次成熟分裂之后，形成雌性原核。此后雌、雄两原核核膜消失，仅染色体组合在一起，以建立合子染色体组，受精至此完成。当精子与卵母细胞表面结合时，卵母细胞的代谢速率迅速提高，并开始合成DNA。有关卵母细胞激活的确切机制还不清楚，目前只是发现精子仅起到打开程序开关的作用。

胚胎的早期发育

从受精开始，卵母细胞完成了第二次减数分裂，精卵结合，形成合子后，沿输卵管向子宫方向运动，途中逐渐形成2细胞胚胎、4细胞胚胎、8细胞胚胎和桑椹胚。细胞分裂从受精后26~30 h开始，每10~12 h进行一次卵裂，在达到16~32细胞时称为桑椹胚，此时开始到达子宫腔。第4~5天时，形成早期囊胚，透明带溶解消失，囊胚开始侵入子宫内膜，并于11~12 d完成植入过程。胚泡滋养层细胞迅速增殖，由单层变为复层，外层

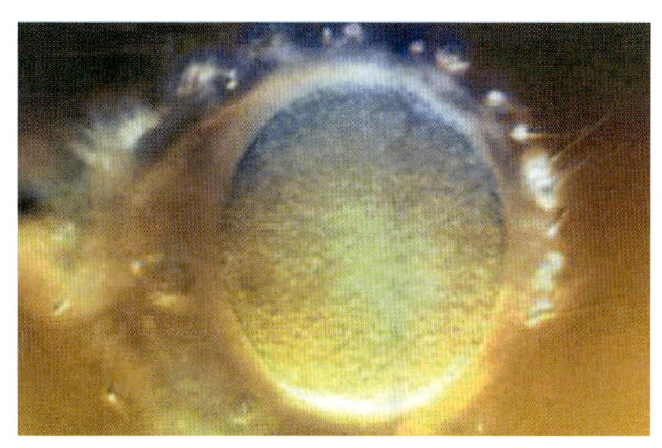

图16-6　精子与卵母细胞的结合

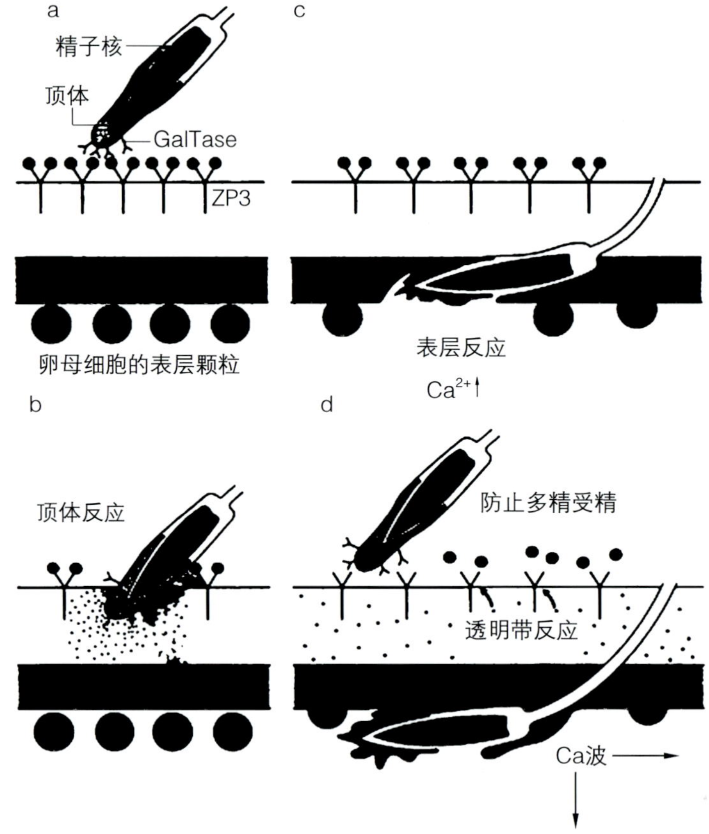

a.精子的顶体与卵表面受体的结合；b.顶体反应，精子开始侵入透明带；c.表层反应，精子完全侵入；d.透明带反应，精子穿透透明带之后，防止多精子受精。

图16-7　精子与卵母细胞的结合模式图

细胞融合形成合体滋养层，深部的一层细胞界限明显，称细胞滋养层。植入后，滋养层向外长出许多指状突起，称绒毛，逐渐发育、分化形成胎盘。滋养层直接从母体血液中吸取营养供胚胎发育所需。

胚胎进入子宫时形成的囊胚是胚胎细胞第一次分化，在此之前，在理想条件下，任何一个细胞都有可能发育成为一个完整的个体，但形成囊胚之后，部分细胞会发育成胎盘，称为滋养细胞层；另一部分发育成为胎儿，即内细胞团，这部分细胞就是所谓胚胎干细胞（图16-8）。从受精到形成囊胚，即从输卵管壶腹部运动到子宫内，需要5~6 d时间。

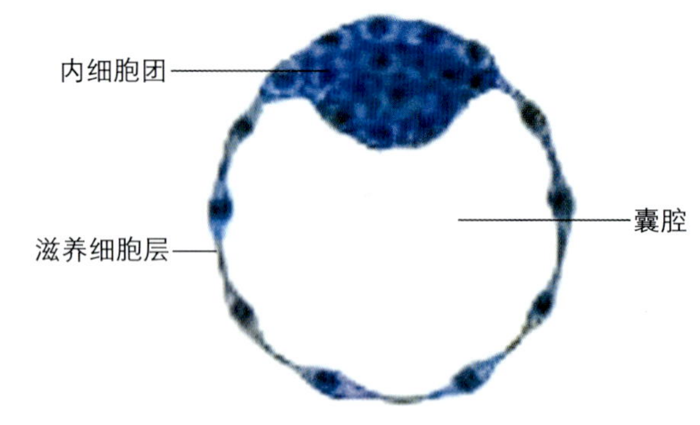

图16-8　囊胚结构模式图

不育不孕的相关因素

生育需要男女双方正常的生殖系统解剖和生理功能，需要有正常的雌性和雄性配子，需要正常的配子和合子运输通道，需要正常的胚胎发育，也需要合适的胚胎着床地。这些因素缺一不可，而且这些因素相互之间需要密切配合，才能达到人类繁殖的最终目的。

女性自身不孕的发生因素是复杂的，包括：①不排卵因素，如先天性卵巢发育不全症、多囊卵巢综合征、卵巢功能早衰、功能性卵巢肿瘤、下丘脑-垂体-卵巢功能紊乱引起的无排卵、全身性疾病（重度营养不良、甲状腺功能亢进等）。②输卵管因素，通常由于输卵管炎症引起伞端闭锁或输卵管黏膜破坏，使输卵管闭塞。③子宫因素，如子宫先天畸形、子宫黏膜下肌瘤均可造成不孕或孕后流产，子宫内膜炎、内膜结核、内膜息肉、宫腔粘连或子宫内膜分泌反应不良等影响受精卵着床；此外，子宫内膜异位症，特别是子宫腺肌症，是影响妊娠的独立重要因素（图16-9，10）。

男性不育主要是配子的问题，包括精子的数量和质量异常。其原因在于睾丸精子生成障碍、精子输送障碍和炎症等不利因素造成的精子数量和质量的异常，例如畸形精子症。

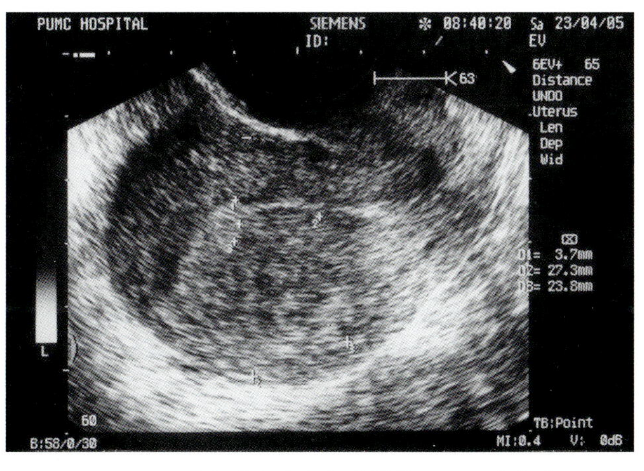

图16-9　子宫腺肌症之超声影像，示压迫内膜

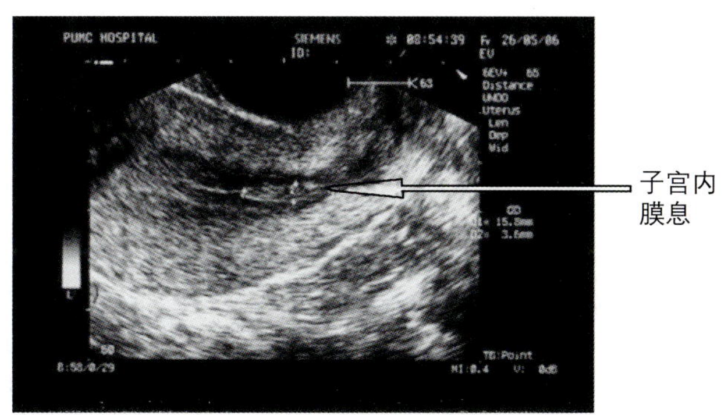

图16-10　子宫内膜息肉之超声影像

（郁　琦　李宏军）

辅助生育技术

卵巢刺激

在进行人工授精或体外受精-胚胎移植治疗的过程中，为了提高妊娠率，通常希望需要获得较多的卵子，这就需要卵巢内多个卵泡同步发育。临床常用的药物是促性腺激素，比如人绝经促性腺激素或基因重组的人卵泡刺激素。在药物刺激过程中，需要对卵巢内卵泡的发育情况进行超声监测。经过这些药物刺激后，卵巢内会有多个卵泡同步发育，卵巢体积明显增大（图16-11）。

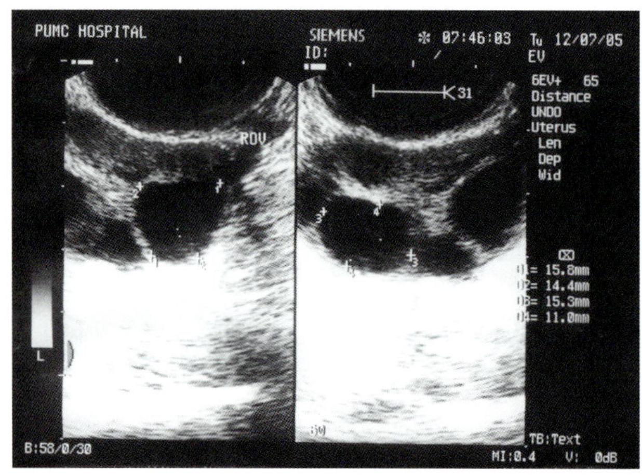

图16-11　卵巢刺激后卵巢内多个卵泡

体外受精——胚胎移植

体外受精——胚胎移植治疗技术是在卵巢刺激后，将卵子取出到体外，在体外受精后，经过一段时间的培养，再移植回子宫腔内。取卵是治疗的重要步骤。在经历了开腹取卵、腹腔镜取卵等取卵方式后，目前绝大多数医师采用在阴道超声引导下的穿刺取卵。因为阴道穹隆与卵巢之间距离近，组织少，没有重要脏器，而且不受盆腔粘连的影响，因此这种取卵方法相对来说更安全。

经过卵巢刺激后，卵巢内多个卵泡发育，卵巢体积会明显增大，通常位于直肠子宫陷凹内。在注射HCG 36 h后，在阴道超声的引导下，穿刺针通过探头上固定的引导支架，穿过阴道穹隆，刺入卵巢内的卵泡，吸取卵泡液，卵冠丘复合物会随卵泡液被吸出。另有一人负责在吸出的卵泡液中寻找卵冠丘复合物，以备受精（图16-12）。

卵母细胞受精之后形成胚胎，在经过数天培养后，选择质量较好的1~3个胚胎进行胚胎移植，目前基本均采用经子宫颈的胚胎移植技术。

患者保持膀胱充盈，在腹部超声的引导下，操作医师将移植管的外套管置入子宫颈口，尖端到达子宫颈内口，随后将已经吸取胚胎的内管通过外套管插入，尖端到子宫腔中部内膜较厚的位置，操作医师将含有胚胎的培养液推入子宫腔（图16-13）。

移植技术虽然并不复杂，但是不良的移植技术会明显降低妊娠率；另外，输卵管积水、子宫的形态、子宫内膜的厚度、子宫内膜息肉、患者激素水平等均对妊娠率有不同程度的影响。

人工授精

对于输卵管通畅的不孕不育症患者，如果存在子宫颈因素或精液轻度异常，可以采用人工授精的方式助孕。广义的人工授精包括阴道内人工

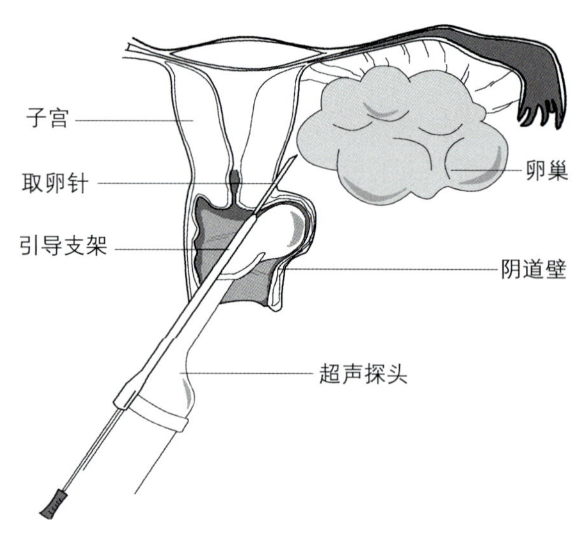

图16-12　阴道超声引导下取卵

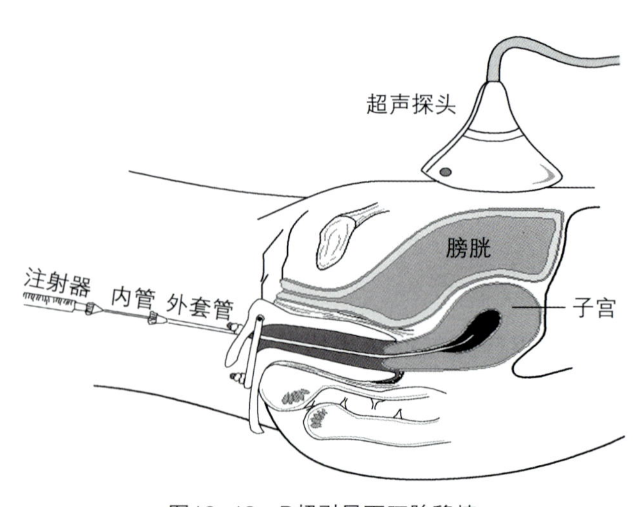

图16-13　B超引导下胚胎移植

授精、子宫颈内人工授精、子宫腔内人工授精等方式，目前，人工授精通常指的是最常用的子宫腔内人工授精。

患者可以接受卵巢刺激，也可以采用自然周期。在超声监测卵巢内的卵泡成熟后，可以给予HCG，然后选择合适的时机进行人工授精操作。

精液经过处理，去除杂质、畸形或活动力不良的精子，调整精子的密度和总体积。核对患者姓名，暴露擦拭子宫颈，用注射器连接专用的人工授精管，吸取处理后的精液，将人工授精管置入子宫颈口，尖端到达子宫颈内口，将精液缓慢推入子宫腔（图16-14）。

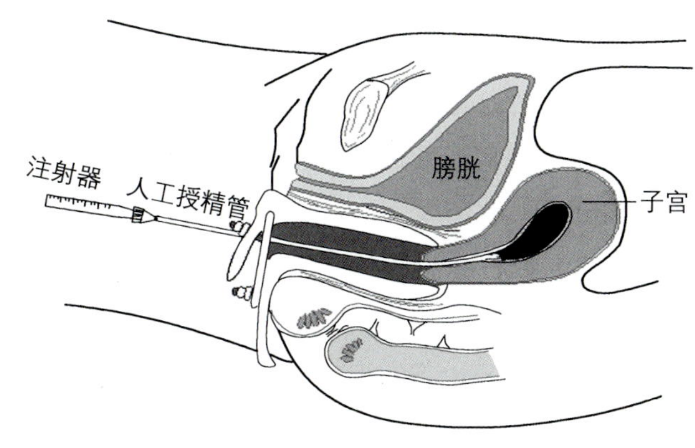

图16-14　宫腔内人工授精

（孙正怡　郁　琦）

避孕及节育措施

人工流产术

电吸人流术

1. 适应证

（1）妊娠10周以内要求终止妊娠而无禁忌证者。

（2）因合并某种疾病或遗传性疾病不宜继续妊娠者。

2. 禁忌证

（1）各种疾病的急性阶段。

（2）生殖器官炎症。

（3）全身情况不良不能胜任手术者，经治疗好转后，可住院手术。

（4）术前2次体温在37.5℃以上者，暂缓手术。

3. 术前准备

（1）解除思想顾虑，进行避孕宣传。

（2）详细询问病史及避孕史，注意既往人工流产、剖宫产史，是否在哺乳期，过去健康情况，有无其他系统疾患等，必要时做相应的辅助检查和会诊。

（3）做妇科检查，确诊早孕，做阴道清洁度检查。

4. 手术步骤

（1）受术者排空膀胱后取截石位，术者做盆腔检查，了解子宫大小、位置、倾屈度及附件情况（图16-15）。

（2）常规冲洗消毒受术者外阴及阴道，垫双层治疗巾，套裤腿，铺孔巾。

（3）用手术窥具暴露子宫颈，用2.5%的碘酒、75%乙醇或5%碘伏等消毒子宫颈。用子宫颈钳夹持子宫颈，一般子宫前位夹持后唇，子宫后位夹持前唇，尽量使子宫颈与子宫体成一条直线（图16-16）。

（4）探子宫腔：动作轻柔地将探针依子宫方向送至子宫底，此时探针的刻度即为子宫深度。同时用探针探测子宫腔两侧的形态（图16-17）。

（5）扩张子宫颈：以执笔式持扩宫器，从4号开始顺序扩张宫颈，扩至6.5~7.5号。不可跳号或用其他器械代替扩宫器。扩宫器扩张宫口的程度要比所选用的吸管大0.5~1号（图16-18）。

（6）选择吸管并试负压吸引器：应根据妊娠天数、子宫腔长度选择适当的吸管。一般子宫腔12 cm以下用6~7号管，12 cm以上用7~8号管。

（7）吸宫：吸管依子宫方向进入子宫腔，碰到子宫底时后退1 cm，打开负压吸引器将压力调到-400 mmHg，按顺时针或逆时针方向顺序转动吸管并上下移动，注意两侧子宫角不要遗漏。吸管进出子宫腔时必须不带负压。当感觉子宫收缩、肌壁有粗糙感时，取出吸管，由台下护士协助检查胚胎及绒毛是否完整、是否与孕周相符；孕周大时，应核对胎儿是否完整（图16-19）。

（8）刮宫：用刮匙轻刮子宫角及子宫底，检查是否有残留并再次测量子宫腔深度（图16-20）。

（9）检查子宫颈口有无异常出血。取出手术器械，手术结束。

5. 术中注意

（1）重复阴道检查，查清子宫位置、大小及软硬度等。

（2）严格无菌操作，吸刮器械进入子宫腔

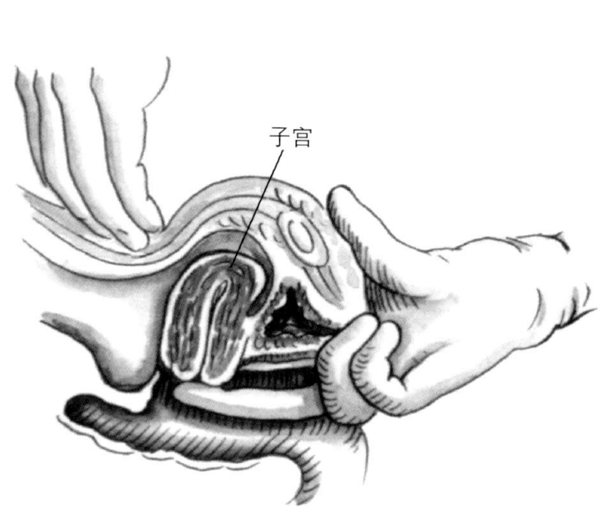

图16-15 盆腔检查

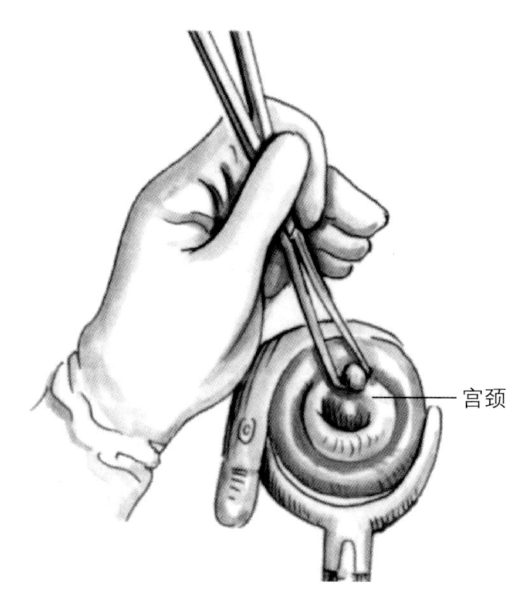

图16-16 钳夹子宫颈

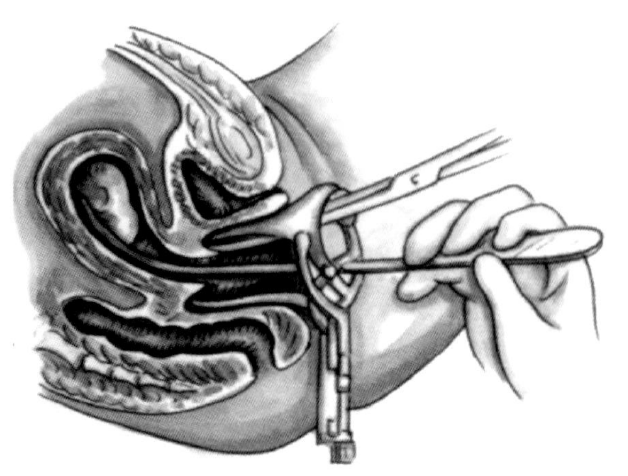

图16-17 探子宫腔

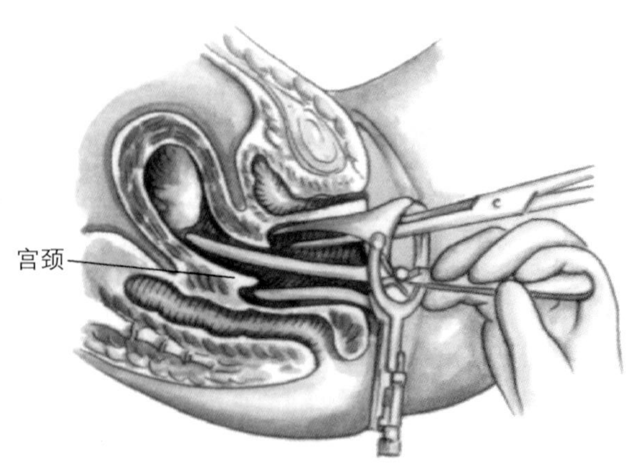

图16-18 扩张子宫颈

时，切勿接触其他部位，以防感染。

（3）对有剖宫产、哺乳期妊娠、近期人流史的妇女，手术时应开放静脉通路，术后给予催产素。

（4）动作轻柔，逐号扩张子宫颈。吸宫时负压不要大于400 mmHg，不要带负压进出颈管。

（5）术后检查绒毛及胚胎是否完全，如无绒毛，吸出物一定要送病理检查，并随诊患者。

钳刮术

1. 适应证　孕10~14周以内，要求终止妊娠及因某种疾病不宜继续妊娠而无禁忌证者。

2. 禁忌证　同人工流产术。

3. 术前准备

（1）解除思想顾虑，进行避孕宣传。

（2）详细询问病史及避孕史，注意既往人工流产、剖宫产史，是否在哺乳期，过去健康情况，有无其他系统疾患等，必要时做相应的辅助检查和会诊。

（3）作妇科检查，确诊早孕，做阴道清洁度检查。

（4）术前12~24 h用16号无菌导尿管放入子宫腔内1/2以上，余部分用呋喃西林纱布包紧置于后穹隆，以促子宫颈口放松，便于次晨手术。

4. 手术步骤

（1）同电吸人流术的1~5步骤。一般子宫颈扩至8号。

（2）钳取胎盘组织及胎儿：用卵圆钳依子宫方向缓慢进入子宫腔，探查有囊性感的地方，钳取羊膜囊，先行破水，待羊水缓慢流净后，钳夹胎盘和胎儿。切勿暴力，以免出血和损伤。钳夹胎儿时，尽量保持胎体呈纵位，避免胎儿骨骼伤及子宫壁（图16-21）。

（3）检查胎儿和胎盘是否完整。

（4）用8号吸管，−300 mmHg压力吸宫，用中号刮匙轻轻搔刮1周，清除残留组织，测量术后子宫腔的深度。

（5）观察子宫收缩和阴道出血情况。

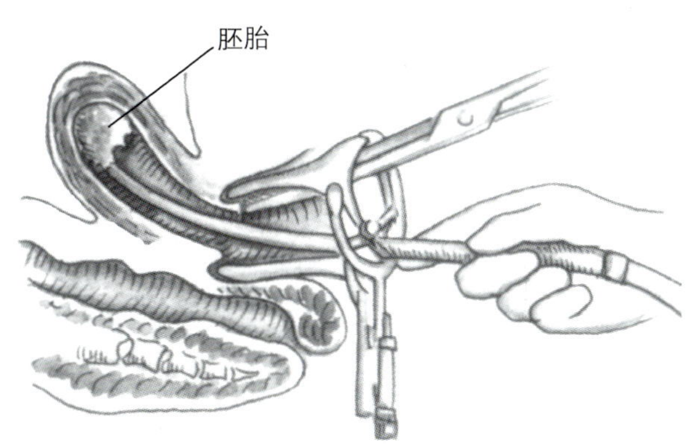

图16-19　负压吸引

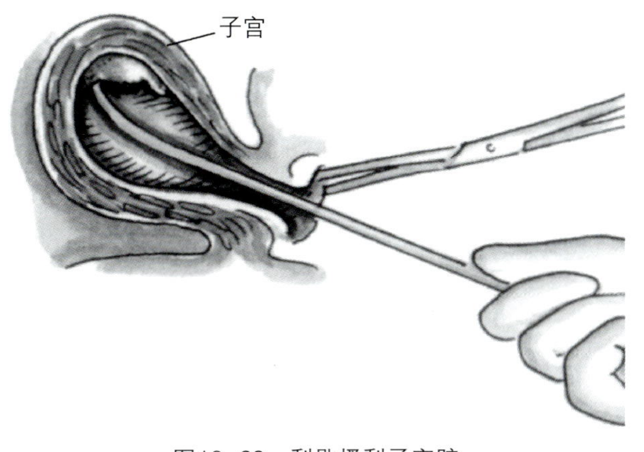

图16-20　刮匙搔刮子宫腔

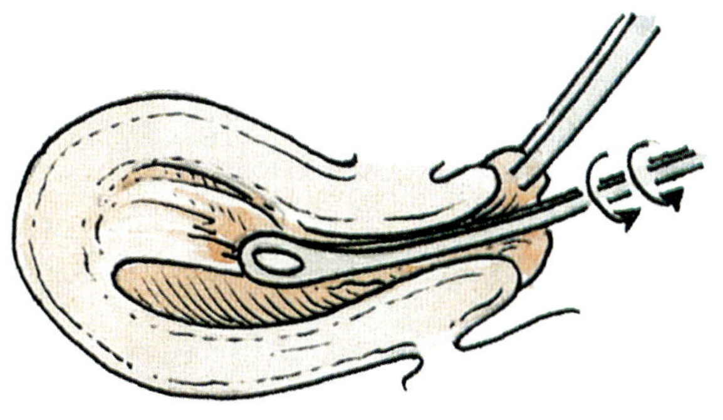

图16-21　钳夹胎儿和胎盘组织

5. 术中注意

（1）严格无菌操作，吸刮器械进入宫腔时，切勿接触其他部位，以防感染。

（2）胎儿骨骼通过子宫颈管时不能用暴力，钳出时以胎体纵轴为宜，以免损伤子宫体和颈管组织。

（3）钳刮手术时，颈管扩张宜够大，一般12~14周大小的子宫，扩张到10号。

清宫术

1. 适应证

（1）不全流产，难免流产。

（2）葡萄胎。

2. 手术时机的选择　不全流产、难免流产、葡萄胎一经诊断，如无特殊禁忌（包括心、肺等内脏疾病，血液病，感染等），即可进行清宫术。

3. 手术步骤

（1）同电吸人流术的1~5步骤。

（2）清宫　试负压吸引器后，将吸管送入子宫腔，反复刮吸，整个过程动作要轻柔。吸宫时如遇组织堵塞吸头，应迅速将组织挟取后再继续吸宫。吸宫时要特别注意两侧子宫角及子宫底部，用刮匙再搔刮一遍。如感觉到子宫收缩，子宫壁已变粗糙，提示宫腔内容物基本清除干净，手术结束。

4. 术后处理

（1）组织送检　将刮取物送病理检查。

（2）预防感染　口服抗生素3~5 d。

（3）禁盆浴和性生活1个月。

■ 中期妊娠引产术

羊膜腔内注药引产术

1. 适应证　凡孕14~27周要求终止妊娠而无禁忌证者。

2. 禁忌证

（1）各种疾病急性期。

（2）活动性的肝肾疾病及肝肾功能不全。

（3）血液系统疾病。

（4）子宫瘢痕、子宫颈陈旧裂伤、子宫发育不良。

（5）有急性生殖道感染或穿刺部位皮肤感染。

（6）术前24 h内两次体温在37.5℃以上。

（7）利凡诺（依沙吖啶）过敏试验阳性。

3.术前准备

（1）全身体格检查，妇科盆腔检查，血、尿常规、血型、肝功能等，及阴道拭子培养+药敏。

（2）入院后阴道冲洗3 d，口服已烯雌酚。引产前3 d开始用抗生素。

4. 手术步骤

（1）受术者排空膀胱，取平卧位。

（2）碘酒、乙醇消毒术野皮肤，铺无菌的孔巾。

（3）B超定位穿刺点。用7号腰穿针快速垂直刺入皮肤，进入腹腔，达羊膜腔后拔出针芯，可见羊水缓慢流出。若拔出针芯见血液溢出，可能误刺入胎盘，应放回针芯拔出穿刺针另外选择穿刺部位，但不能超过2次（图16-22）。

（4）将装有利凡诺的注射器与穿刺针相连，在推注利凡诺之前，再次抽吸羊水确认穿刺

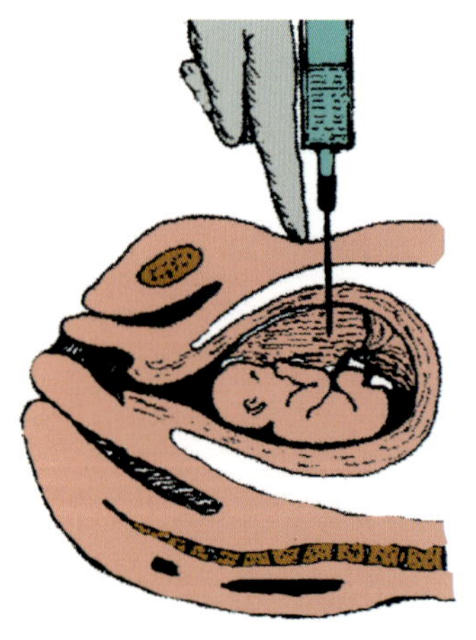

图16-22　羊膜腔穿刺术

针仍然在羊膜腔内，将药物缓慢注入羊膜腔，注毕回抽羊水冲洗注射器内的药液并再次确认穿刺针仍然在羊膜腔内。

（5）插入针芯后快速拔出穿刺针，纱布压迫穿刺部位，敷料粘贴。

5. 术中注意　剂量不超过100 mg，防止发生毒性反应。

6. 术后处理

（1）术后不良反应轻，若疑有子宫腔感染，行抗炎治疗。

（2）若宫缩弱，可加用催产素静脉滴注。

（3）一般2~3 d胎儿胎盘排出，5 d未排出时，即为引产失败，可重复注药，或改用其他方法。

（4）产后检查妊娠产物是否完整，如有残留立即刮宫。如出血多，检查是否有损伤，必要时进行修补。若宫缩不佳，应及早使用宫缩剂，若已用催产素静滴，可在胎儿胎盘排出后继续滴注。

水囊引产术

1. 适应证　凡孕14~27周要求终止妊娠而无禁忌证者。

2. 禁忌证

（1）子宫瘢痕，子宫颈发育差。

（2）各种疾病急性期，急性生殖道感染。

（3）活动性的肝肾疾病及肝肾功能不全，血液系统疾病。

（4）子宫颈陈旧裂伤、子宫发育不良。

（5）术前24 h内两次体温在37.5℃以上。

（6）利凡诺过敏试验阳性。

3. 术前准备

（1）全身体格检查，妇科盆腔检查，血、尿常规、血型、肝功能等，及阴道拭子培养。

（2）入院后阴道冲洗3 d，引产前3 d开始用抗生素。

（3）B超探查胎盘位置。

4. 手术步骤

（1）受术者排空膀胱后取截石位。

（2）常规冲洗消毒受术者外阴及阴道，垫双层治疗巾，套裤腿，铺孔巾。

（3）用手术窥具暴露子宫颈，用2.5%碘酒、75%乙醇或5%碘伏等消毒子宫颈。

（4）用卵圆钳夹住水囊顶端，徐徐送入子宫颈管，直至将全部水囊送入子宫颈管，水囊结扎处置于子宫颈内口上方处。

（5）解开导尿管尾端结扎线，用无菌注射器经尿管开口处缓缓注入无菌生理盐水。

（6）扎紧尿管末端，并用纱布包好放入阴道深处，如纱布掉出阴道外，应及时取出水囊，以免感染（图16-23）。

（7）取水囊时，先放出囊内液体，再轻轻向外牵出。

5. 术中注意

（1）放置时遇有阻力或出血时勿强行放入，取出水囊更换方向从另一侧放入。

（2）根据患者自觉症状、耐受力、孕产次及子宫张力酌情加减注入量。每一孕月注入100 mL，总量不超过500 mL。

6. 水囊取出指征

（1）若疑有子宫腔感染，立即取出水囊。

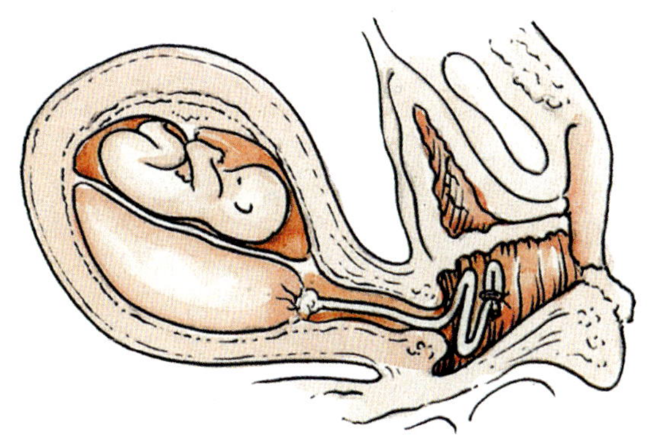

图16-23　水囊引产术

（2）出现规律宫缩时。

（3）阴道出血多，取出水囊后应尽快结束妊娠。

（4）若宫缩弱，可加用催产素静脉滴注。

（5）一般2~3 d胎儿胎盘排出，3 d未排出时，即为引产失败，可重复操作或改用其他方法，但必须确认没有感染的征象。

（6）产后检查妊娠产物是否完整，如有残留立即刮宫。如出血多，检查是否有损伤，必要时进行修补。若宫缩不佳，应及早使用宫缩剂，若已用催产素静滴，可在胎儿胎盘排出后继续滴注。

羊膜腔外引产术

1. 适应证、禁忌证、术前准备　行利凡诺过敏试验，余同水囊引产术。

2. 手术步骤

（1）受术者排空膀胱后取截石位。

（2）常规冲洗消毒受术者外阴及阴道，垫双层治疗巾，套裤腿，铺孔巾。

（3）用手术窥具暴露子宫颈，用2.5%碘酒、75%乙醇或5%碘伏等消毒子宫颈。

（4）用卵圆钳夹住18号尿管的顶端徐徐送入子宫腔管内口，达子宫腔。深度一般为过子宫颈内口4~5 cm（图16-24）。

（5）用无菌注射器经尿管开口处缓缓注入100 mg利凡诺溶液，总体积一般50~100 mL。

（6）扎紧尿管末端，并用纱布包好放入阴道深处。24 h后取出。

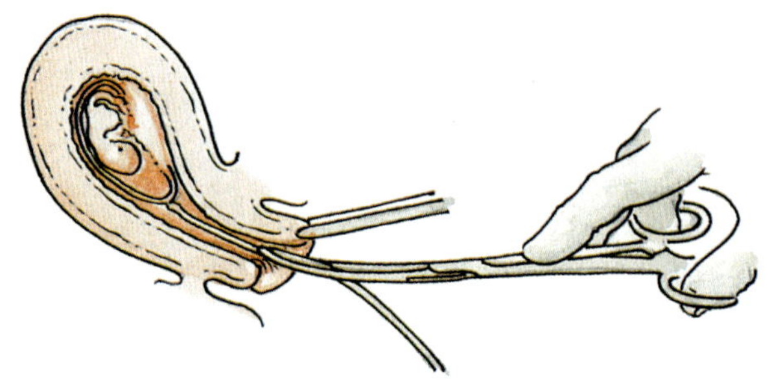

图16-24　羊膜腔外引产术

3. 术中注意　放置时遇有阻力或出血时勿强行放入，取出更换方向从另一侧放入。

4. 尿管取出指征

（1）若疑有子宫腔感染，立即取出尿管。

（2）出现规律宫缩时。

（3）阴道出血多，取出尿管后应尽快结束妊娠。

（4）若宫缩弱，可加用催产素静滴。

（5）一般2~3 d胎儿胎盘排出，3 d未排出时，即为引产失败，可重复操作或改用其他方法，但必须确认没有感染的体征。

（6）产后检查妊娠产物是否完整，如有残留立即刮宫。如出血多，检查是否有损伤，必要时进行修补。若宫缩不佳，应及早使用宫缩剂，若已用催产素静滴，可在胎儿胎盘排出后继续滴注。

小型剖宫取子术

1. 适应证

（1）凡孕14~27周要求终止妊娠，而不适于做其他中期引产方法的患者。

（2）经水囊引产和其他方法引产失败的患者。

（3）无发热，腹部手术区域皮肤无病变，全身状况可以耐受手术者。

2. 禁忌证　全身状况差，不能耐受手术者。须待全身状况好转后再安排手术。

3. 术前准备

（1）全身体格检查，妇科盆腔检查，血、尿常规、血型、肝功能等，以及阴道拭子培养。

（2）常规腹部术前准备。

4. 手术步骤

（1）从切开皮肤逐层进入腹腔，到暴露子宫下段的手术步骤同剖宫取子术。

（2）根据子宫下段形成的情况，选择子宫下段横切口或子宫体纵切口入子宫腔。

（3）以臀位娩出胎儿。如胎儿是头位，应

转成臀位后娩出。

（4）其余步骤同剖宫取子术。

5. 术后处理　同剖宫取子术。

宫内节育器放置及取出术

宫内节育器放置术

1. 适应证　凡已婚妇女，自愿放置而无禁忌证，均可给予放置。

2. 禁忌证

（1）严重的全身疾病，或疾病的急性阶段。

（2）月经周期紊乱或经量过多者。

（3）生殖器官炎症。

（4）产后未满3个月或流产后月经尚未恢复正常者。

（5）子宫内口过松，重度撕裂，重度狭窄及严重子宫脱垂的妇女。

（6）子宫腔深度＜5.5 cm或＞10 cm。

（7）子宫畸形或附件有肿瘤者，酌情处理，非绝对禁忌。

（8）妊娠或可疑妊娠者。

3. 术前检查

（1）详细询问病史及避孕史。

（2）做妇科检查，阴道清洁度检查。

（3）放置时间可有4种：①月经干净后3~7 d放置；产后满3个月，月经尚未恢复者应排除早孕后再行放置。②人工流产同时可放置宫内节育器（子宫收缩不良、出血过多或有感染可能者暂不放置）。③自然流产转经后，中期妊娠引产转经后子宫恢复正常者。④剖宫产术后半年。

4. 宫内节育器的选择　常用的类型有T-cu380A、吉尼环和曼月乐等，根据病史和子宫形状等选择。放置前仔细阅读放置说明，熟练掌握放置方法。

5. 手术步骤

（1）受术者排空膀胱后取截石位，术者做盆腔检查，了解子宫大小、位置、倾屈度及附件情况。

（2）常规冲洗消毒受术者外阴及阴道，垫双层治疗巾，套裤腿，铺孔巾。

（3）用手术窥具暴露子宫颈，用2.5%碘酒、75%乙醇或5%碘伏等消毒子宫颈。用宫颈钳夹持子宫颈，一般子宫前位夹持后唇，子宫后位夹持前唇，尽量使子宫颈与子宫体成一条直线。

（4）探子宫腔：动作轻柔地将探针依子宫方向送至子宫底，此时探针的刻度即为子宫深度。同时用探针探测子宫腔两侧的形态。

（5）将选好的节育器放在置入器上（图16-25），依子宫腔方向轻轻送至子宫底，轻轻地取出置入器（图16-26）。

（6）放置T形环时，将两个横臂弯曲置入套管内，依子宫腔方向将套管轻轻送至子宫底，将套管撤出，取出中轴（图16-27）。在距离子

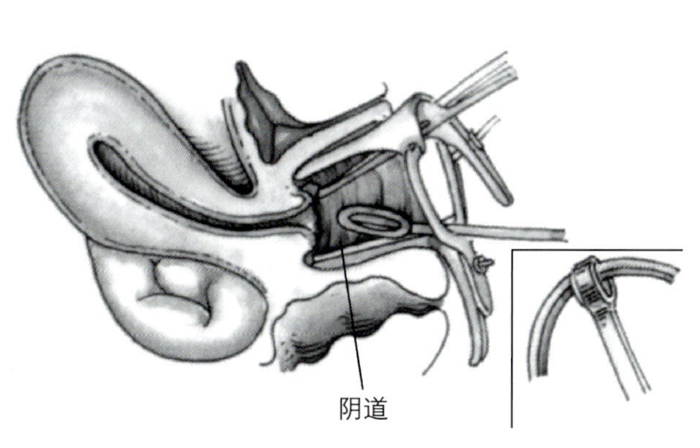

图16-25　将选好的节育器放在置入器上

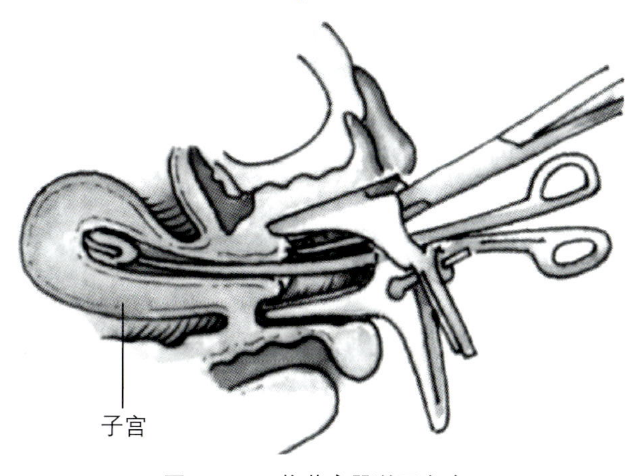

图16-26　将节育器送至宫底

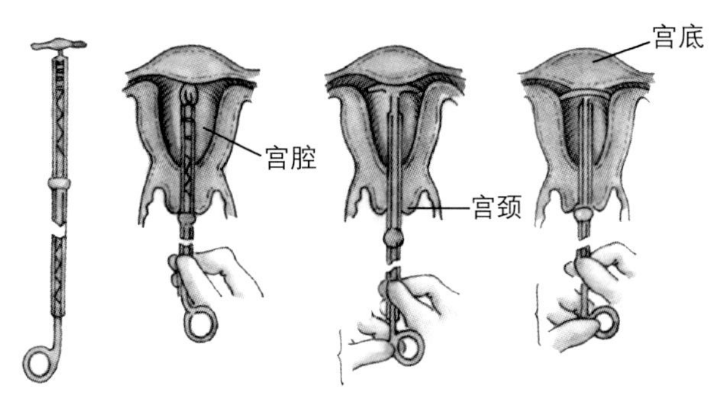

图16-27 “T”形环的放置方法

宫颈外口1 cm处剪断尾丝，将尾丝侧向弯向侧穹隆，撤出窥具。

6. 术中注意

（1）操作时避免宫内节育器与外阴、阴道壁接触以防感染。

（2）放置宫内节育器一定要放到底。

7. 术后处理

（1）术后休息2 d，禁止性生活、盆浴和游泳等活动2周。

（2）月经后复诊，B超确认宫内节育器位置，如有异常及时处理。

宫内节育器取出术

1. 适应证

（1）节育器到期需要更换时。

（2）计划妊娠。

（3）因不良反应或并发症，治疗无效时。

（4）改换避孕方式时。

（5）带器妊娠（包括宫内和宫外孕）。

（6）无须避孕时（绝经后）。

2. 禁忌证

（1）生殖器官炎症需治愈后才能手术。

（2）各种严重的全身疾病，如心力衰竭、血液病或各种全身疾患的急性期。

3. 取出时间

（1）月经干净后3~7 d。

（2）带器妊娠于人工流产或异位妊娠手术时取出。

（3）如因为子宫出血等并发症或绝经后可以随时取出。

4. 术前准备

（1）了解节育器的种类和放置时间。

（2）确定节育器是否在子宫腔内（观察尾丝、B超和盆腔X线检查）。

5. 手术步骤

（1）带尾丝的节育器法：①受术者排空膀胱后取截石位，术者做盆腔检查，了解子宫大小、位置、倾屈度及附件情况；②常规冲洗消毒受术者外阴及阴道，垫双层治疗巾，套裤腿，铺孔巾；③用手术窥具暴露子宫颈，用2.5%碘酒、75%乙醇或5%碘伏等消毒子宫颈；④用长止血钳夹住尾丝轻轻向外牵拉，取出宫内节育器；⑤不可用暴力牵拉。如尾丝断裂，可改用取环钩钩取。

（2）取环钩取出法：①同放置宫内节育器步骤的1~4。探子宫腔的同时感觉是否触到节育器。②将取环钩（或取异物钳）探入子宫腔，触及节育器后，将取环钩的钩尖朝向环的方向（图16-28），钩住后轻轻向下牵拉（图16-29）。或张开取异物钳夹持住环轻轻向下拉出。取出后核对是否完整。对环的形状不熟悉时，做X线检查确认是否残留。③取出过程中环丝断裂，但节育器还有部分嵌顿时，可先用卵圆钳夹住（图16-30），剪断环丝，抽丝取出剩余部分（图16-31）。取出后核对是否完整，并做X线检查确认是否残留。④取出困难时，可在B超或宫腔镜辅助下取环。

6. 术后处理

（1）术后休息1 d，禁止性生活、盆浴和游泳等活动2周。

（2）如有阴道出血、腹痛或发热时随时就诊。

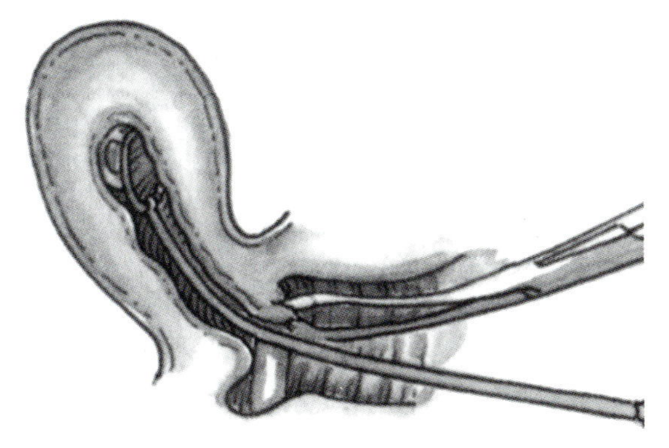
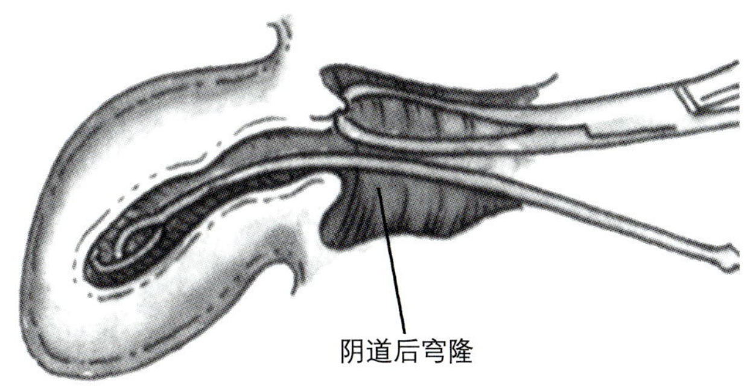

图16-28　取环钩取出法步骤一

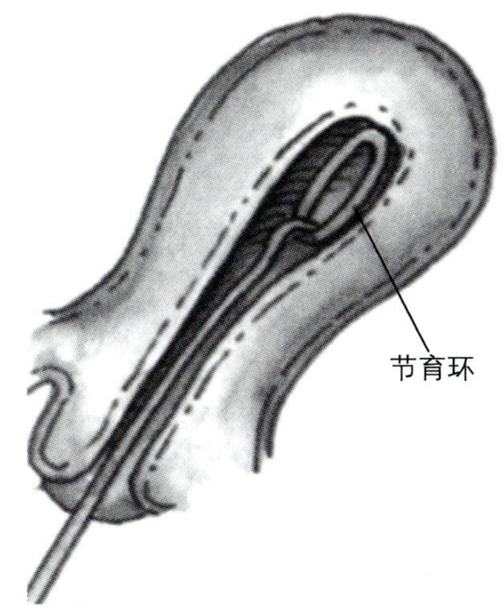

图16-29　取环钩取出法步骤二

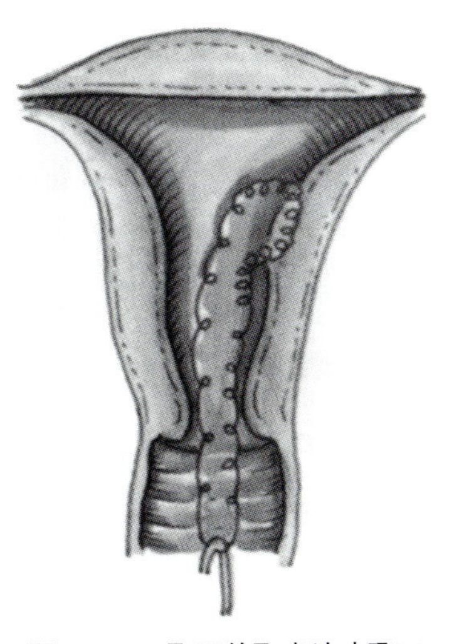

图16-30　取环钩取出法步骤三

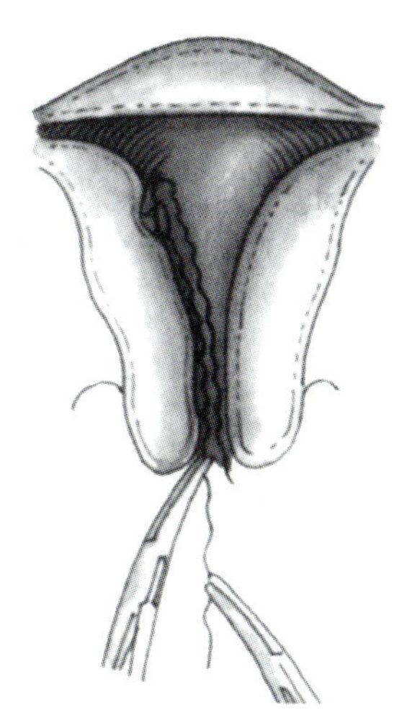

图16-31　取环钩取出法步骤四

■输卵管绝育术

输卵管绝育术详见第10章第3节。

■腹腔镜输卵管妊娠的根治和保守性手术

输卵管妊娠胚胎清除术

1. 适应证

（1）患者生命体征稳定。

（2）输卵管局部破裂出血不剧烈或未破者 <5 cm的妊娠块。

（3）患者有保留生育功能的要求。

（4）排除宫内妊娠。

（5）同侧输卵管无妊娠史。

（6）容易随访的患者。

2. 手术方法

（1）患者平卧位，常规下腹部三点穿刺。

（2）探查盆腹腔，辨认妊娠部位。

（3）分离粘连，将病变侧的输卵管夹持固定。

（4）双极电凝病变侧的输卵管妊娠包块表面最薄处，切开妊娠包块（图16-32）。

（5）清除胚胎和血凝块（图16-33）。

（6）双极电凝止血。

输卵管妊娠的根治性手术

1. 输卵管妊娠的局部切除术

（1）适应证：①患者无生育要求，明显慢

性输卵管炎症者；②输卵管局部破裂口<1 cm；③妊娠部位局限在输卵管峡部，妊娠块<3 cm，病变与正常输卵管有明显的界限。

（2）手术方法：①患者平卧位，常规下腹部三点穿刺；②探查盆腹腔，辨认妊娠部位；③分离粘连，将病变侧的输卵管夹持固定；④双极电凝病变侧的输卵管妊娠包块周围的输卵管系膜和输卵管，直至组织发白（图16-34）；⑤沿电凝线上方剪除妊娠包块（图16-35）；⑥取出切除物；⑦双极电凝止血。

2. 输卵管切除术（图16-36）

（1）适应证：①除间质部以外的输卵管妊

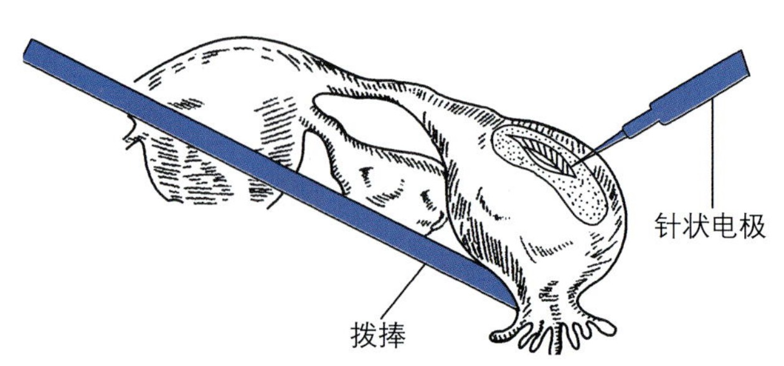

图16-32　电凝切开输卵管妊娠包块壁

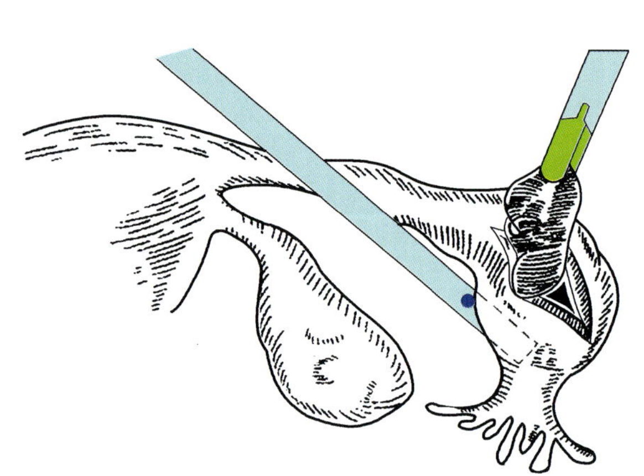
图16-33　取出输卵管内的妊娠组织

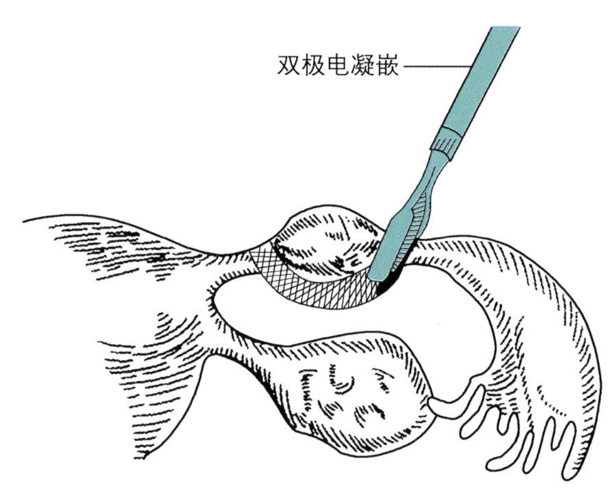

图16-34　电凝输卵管妊娠包块周围组织

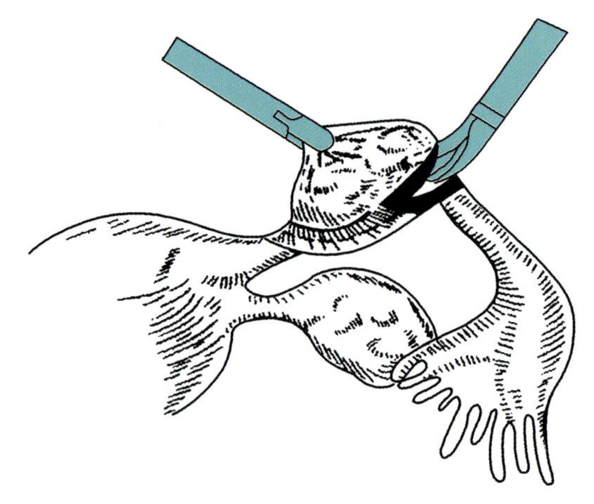
图16-35　剪断输卵管妊娠包块

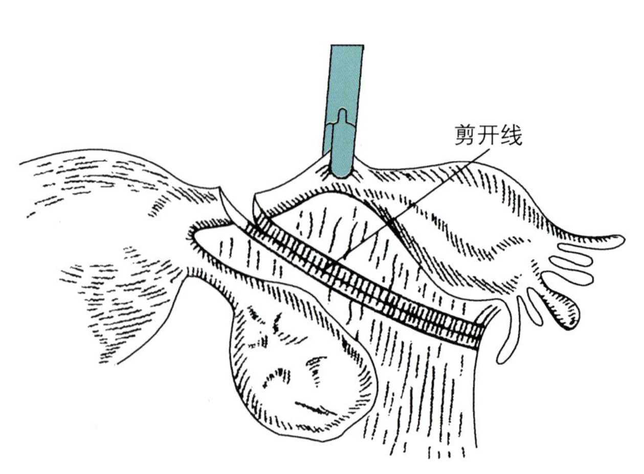

图16-36　电凝剪除输卵管

娠；②在手术同时要求绝育者；③输卵管积水或积脓且患者没有生育要求；④同侧输卵管再次妊娠；⑤绝育术后的输卵管妊娠。

（2）手术方法：①患者平卧位，常规下腹部三点穿刺；②探查盆腹腔，辨认妊娠部位；③分离粘连，将病变侧的输卵管夹持固定；④双极电凝输卵管系膜，可以从伞端开始至子宫角部，也可以从子宫角部开始，边凝边剪，直至将整条输卵管切除；⑤双极电凝止血。

（刘欣燕）

参考文献

1. King RJ. Intracellular reception of steroid hormones. Essays Biochem, 1976, 12: 41−76.
2. Millar RP. GnRHs and GnRH receptors. Anim Reprod Sci, 2005, 88(1-2): 5−28.
3. Eisner T, Meinwald J. The chemistry of sexual selection. Proc Natl Acad Sci USA, 1995, 92(1): 50−55.
4. Thatcher WW, Meyer MD, Danet-Desnoyers G, et al. Maternal recognition of pregnancy. J Reprod Fertil S, 1995, 49(suppl): 15−28.
5. De Kretser, DM. Male infertility. Lancet, 1997, 349: 787.
6. Kinson GA. Pineal factors in the control of testicular function. Adv Sex Horm Res, 1976, 2: 87−139.
7. World Health Organization. Towards more objectivity in diagnosis and management of male infertility. Int J Androl, 1987, 7(Suppl): 1.
8. World Health Organization. Laboratory Manual for the Examination of human semen and sperm cervical-mucus interaction. Cambridge. Cambridge University Press, 1999.
9. Munn S, Sepulveda S, Balmaceda J, et al. Selection of the most co mmon chromosome abnormalities in oocytes prior to ICSI. Prenat Diagn, 2000, 20(7): 582−586.
10. Practice Co mmittee of American Society for Reproductive Medicine in collaboration with Society for Male Reproduction and Urology. Evaluation of the azoospermic male. Fertil Steril, 2008, 90(5 Suppl): 74−77.
11. Martin JS, Nisker JA, Tummon, IS, et al. Future in vitro fertilization pregnancy potential of women with variably elevated day 3 follicle-stimulating hormone levels. Fertil Steril, 1996, 65: 1 238.
12. Pados G, Devroey P. Luteal phase support. Assist Reprod Rev, 1992, 2: 148.
13. Steptoe PC, Edwards RG. Birth after the reimplantation of a human embryo. Lancet, 1978, 2: 366.
14. Margalioth EJ, Ben-Chetrit A, Gal M, et al. Investigation and treatment of repeated implantation failure following IVF-ET. Hum Reprod, 2006, 21: 3 036.
15. Peterson HB, Xia Z, Hughes JM, et al. The risk of ectopic pregnancy after tubal sterilization. N Engl J Med, 1997, 336: 762.
16. Wilcox, LS, Chu, SY, Eaker, ED, et al. Risk factors for regret after tubal sterilization: 5 years of follow-up in a prospective study. Fertil Steril, 1991, 55: 927.
17. McCausland A. High rate of ectopic pregnancy following laparoscopic tubal coagulation failures. Incidence and etiology. Am J Obstet Gynecol, 1980, 136: 97.
18. Trussell J, Leveque JA, Koenig JD, et al. The economic value of contraception: a comparison of 15 methods. Am J Public Health, 1995, 85: 494.
19. Stubblefield PG, Carr-Ellis S, Borgatta L. Methods for induced abortion. Obstet Gynecol, 2004, 104: 174.
20. Hajenius PJ, Mol F, Mol BW, et al. Interventions for tubal ectopic pregnancy. Cochrane Database Syst Rev, 2007, CD000324.
21. Murphy AA, Kettel LM, Nager CW, et al. Operative laparoscopy versus laparotomy for the management of ectopic pregnancy: a prospective trial. Fertil Steril, 1992, 57: 1 180.
22. Vermesh M, Silva PD, Rosen GF, et al. Management of unruptured ectopic gestation by linear salpingostomy: A prospective, randomized clinical trial of laparoscopy versus laparotomy. Obstet Gynecol, 1989, 73: 400.
23. Lundorff P, Thorburn J, Hahlin M, et al. Laparoscopic surgery in ectopic pregnancy: a randomized trial versus laparotomy. Acta Obstet Gynecol Scand, 1991, 70: 343.
24. Bangsgaard N, Lund CO, Ottesen B, et al. Improved fertility following conservative surgical treatment of ectopic pregnancy. BJOG, 2003, 110: 765.

17

妇科内镜

腹腔镜手术解剖

盆腔及腹腔的解剖对有一定经验的妇科医师而言并不陌生，但是我们的经验来自剖腹解剖时所见，并在开腹手术时所应用。开放式手术时医师可以由多角度、多距离变幻视角观察器官，开腹时还可以通过触觉感受器官之间的质地变化、触摸组织界限。而腹腔镜手术时，我们唯一可以使用的就只有视觉了，并且视线角度固定为二维空间；多数情况下内镜由脐轮进入腹腔，在观察盆腔时为头端视野，观察上腹部时则为足端视野；因此人们形象地将腹腔镜下的视觉特点称为“管状视野”。在这样的视觉特点下，盆腹腔的解剖特点有必要重新认识。

■ 腹壁的解剖特点与腹腔穿刺

腹腔镜下腹腔穿刺时腹壁是必经之路，由于腹腔穿刺是全盲视操作，极易出现穿刺失败、血管损伤、脏器损伤等并发症。因此对于腹腔镜手术来说，对腹壁解剖的认识更为重要。

腹壁的解剖层次

腹壁由浅入深，由外向内，依次为皮肤、浅筋膜、肌肉、深筋膜和腹膜。

1. 腹壁肌肉　在腹部中线两侧纵行分布宽6~8 cm的腹直肌。腹直肌起源于两侧肋弓下缘，止于耻骨联合上缘。腹直肌下方不规则分布营养腹直肌的动脉与静脉，若穿刺入腹直肌，则可能损伤血管，导致腹膜外血肿。侧腹壁的肌肉：侧腹壁由外向内、由浅入深分别为腹外斜肌、腹横肌、腹内斜肌。

2. 腹壁筋膜（图17-1）　腹壁浅筋膜覆盖全腹壁，腹壁浅筋膜在腹直肌内侧缘与外侧缘与腹壁深筋膜融合，分别形成腹直肌外鞘与内鞘，腹直肌内鞘在脐耻之间中点偏下方缺损，边缘如半月状，故名半月线。

3. 腹壁血管（图17-2）　腹壁动脉主要有腹壁浅动脉和腹壁深动脉，腹壁浅动脉起源于股动脉前壁，绕过腹股沟韧带上方后分为腹壁支和旋髂支，在腹壁皮下分别向脐部和髂腰部潜行，沿线分出若干分支，营养腹壁皮肤、皮下、肌肉、筋膜。腹壁深动脉起源于髂外动脉末端内侧缘，发出后在腹膜外沿腹壁向脐部延伸，沿途分出若干分支，营养腹壁腹膜、肌肉与筋膜。腹壁浅、腹壁深动脉均有静脉伴行，分别收集腹壁回流血液，汇入股静脉与髂外静脉。在腹壁投影中，腹壁深血管紧邻腹直肌外侧缘，腹壁浅血管腑上支位于腹壁中线外5~8 cm处，而旋髂支位于腹壁外1/3部分。腹壁血管距离腹中线的距离因人而异，差距较大。

4. 腹壁神经

（1）胸神经前支（Thoratics nerve）：腹壁

的神经主要源于胸神经，胸神经具有明显的节段性，剑突水平相当于T_6，肋弓水平相当于T_8，脐水平相当于T_{10}，脐耻之间则相当于T_{12}，腹壁的神经负责腹部肌肉的支配与皮肤的感觉。

（2）腰丛：腰丛主要由第12胸神经前支的一部分、第1~3腰神经前支及第4腰神经前支的一部分组成，沿腰大肌和腰方肌表面下行，穿过腹内斜肌、腹横肌和腹外斜肌至皮下。主要分布于腹股沟区、大腿前部与内侧部。主要的神经分支有髂腹下神经（iliohypogastric nerve）：源于T_{12}和L_1，在髂嵴上方进入腹横肌和腹内斜肌之间，在腹内斜肌与腹外斜肌之间下行，在股管浅环上方约3 cm处穿腹外斜肌腱膜达皮下。主要支配腹部各肌肉，司臀外侧区、腹股沟区和下腹部皮肤感觉。

（3）髂腹股沟神经（ilioinguinal nerve）（图17-3）：源于L_1，在髂腹下神经下方下行，在髂嵴附近穿过腹横肌，在腹横肌与腹内斜肌之间向下向内前行，穿过股管，在股管内伴随子宫圆韧带下行，神经末梢分布于腹壁肌肉、腹股沟部皮肤及大阴唇。

（4）股神经（femoral nerve）：腰丛的分支，自腰大肌外缘穿出后在腰大肌与髂腰肌之间下行，经腹股沟韧带深面穿出腹股沟韧带，在股动脉外侧进入股三角区，分出支配髂肌、耻骨肌、股四头肌和缝匠肌的分支，以及大腿和膝关节前面的皮支。

5. 脐轮部解剖特点　脐轮部为肌腱和筋膜的汇聚点（图17-4），腹壁在此处相对较薄，没有过多的脂肪组织，组织层次更为清晰，由外向内依次为皮肤、皮下、腹壁前筋膜、后筋膜和腹膜。脐周血管较稀疏，此处穿刺不易损伤血管。

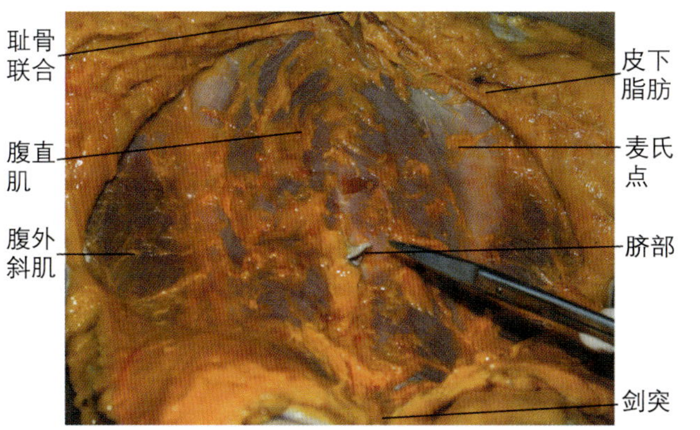

图17-1　腹壁筋膜与肌肉

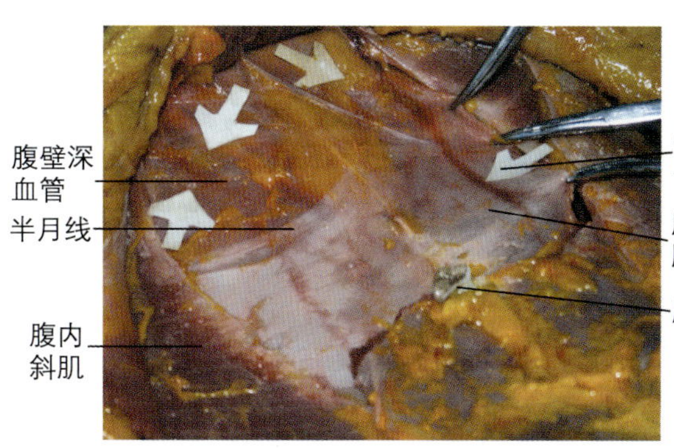

图17-2　腹壁深血管与筋膜

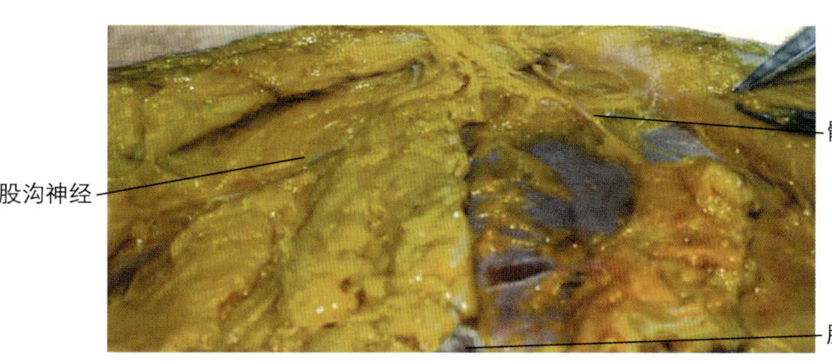

图17-3　髂腹股沟神经

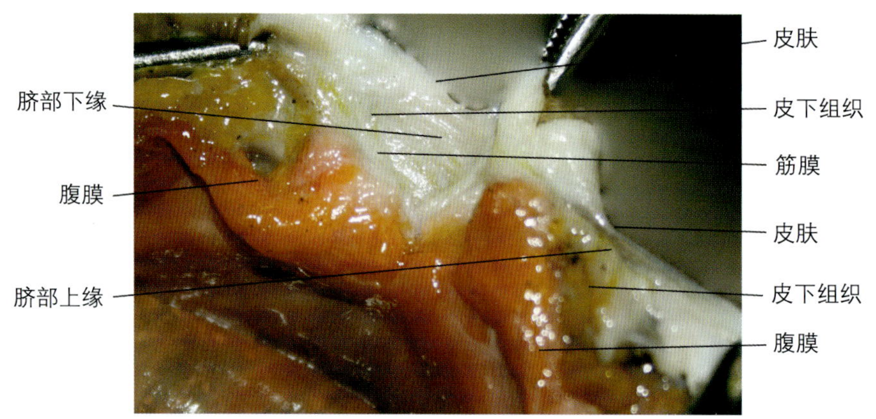

图17–4　脐轮部解剖特点

气腹针穿刺相关解剖（neumoperitone-itoneum）

使用器械：气腹针（veeras needle），套管弹簧针，5 mL注射器，布巾钳。操作步骤：于脐轮下缘做长1 cm的切口，两把布巾钳分别距离脐轮侧缘3 cm夹持腹壁皮肤，上提腹壁。穿刺针与水平面呈60° 朝向盆腔方向穿刺，穿刺针依次穿透皮下脂肪层、腹壁浅筋膜、腹壁肌肉、腹壁深筋膜和腹膜进入腹腔。穿刺针在穿过腹壁浅筋膜、腹壁深筋膜和腹膜时会有落空感。此时穿刺针下方有大网膜、小肠、腹膜后血管。

主穿刺孔穿刺相关解剖

使用器械：10~11 mm穿刺套管。操作步骤：与气腹针穿刺类似，当拔出气腹针后，依然使用两把布巾钳分别距离脐轮侧缘3 cm夹持腹壁皮肤，上提腹壁。Trocar与脐平面呈垂直方向穿刺，依次穿透皮下脂肪层、腹壁浅筋膜、腹壁肌肉、腹壁深筋膜和腹膜进入腹腔，Trocar在穿过腹膜时会有落空感，此时应向盆腔方向呈45° 推进。

右下腹辅助Trocar穿刺：使用器械5~5.5 mm穿刺套管。穿刺点选择麦氏点，该点外侧为腹壁下浅血管和内侧为腹壁下深血管。穿刺层次依次为腹壁皮下脂肪、腹壁浅筋膜、腹壁肌肉、腹壁深筋膜和腹膜。穿刺时注意避开腹壁浅和腹壁深血管，可以在镜下进行腹壁透光试验，在看清血管在腹壁的投影后，避开血管进行穿刺。

左下腹辅助Trocar穿刺：穿刺点选择左侧腹壁与麦氏点对称处，操作步骤同右下腹辅助穿刺（图17–5）。

内生殖器官解剖

子　宫

为腹膜间位器官，腹腔镜下首先看到子宫底部，将子宫上举后可清晰显露子宫阔韧带前后叶，在阔韧带后叶底部可见呈“八”字样分布的双侧子宫骶韧带，直肠子宫陷凹即为位于双侧骶韧带之间的子宫直肠腹膜最低点，在腹腔镜下，直肠子宫陷凹相对较浅，容易暴露（图17–6）。

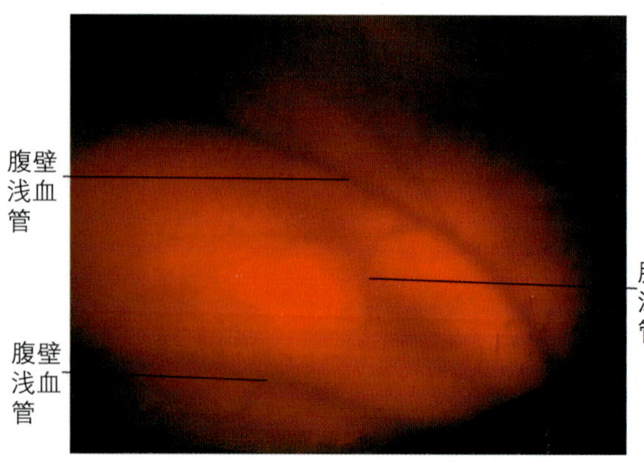

图17–5　腹壁血管投影

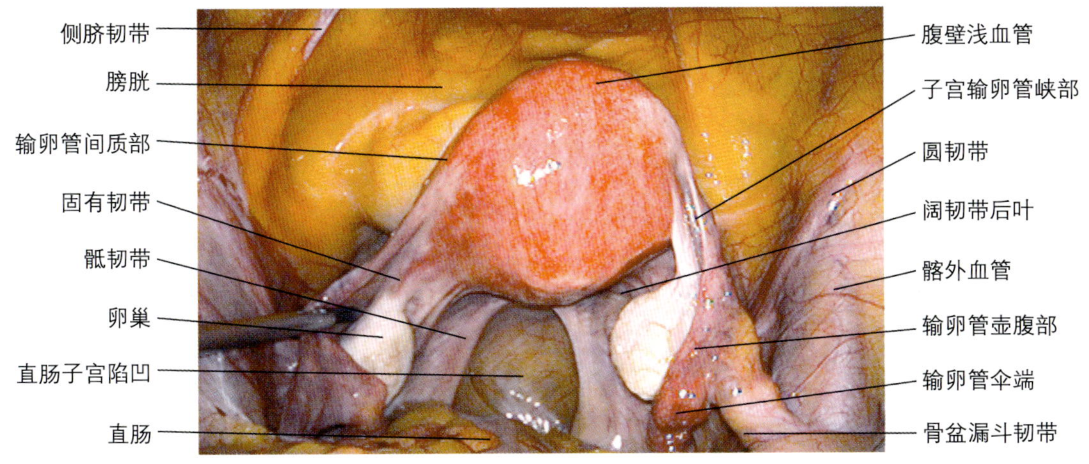

图17-6　腹腔镜下盆腔脏器解剖

附　件

双侧附件位于子宫角处，镜下见输卵管间质部几乎与卵巢固有韧带位于同一平面，附件血液供应来源于卵巢动脉和子宫动脉上行支，子宫动脉上行支与卵巢动脉之间有一交通支，手术时注意分离与结扎。卵巢的神经源于腹主动脉神经丛，在牵拉附件时可以引起患者血压下降、恶心、呕吐等不适。

■ 腹膜后的解剖

膀　胱

膀胱系腹膜后位器官，位于耻骨后方、子宫颈前方，两侧止于双侧脐韧带内侧，膀胱顶部上缘在膀胱空虚时位于尺骨联合下方，但是随着膀胱充盈程度的改变沿脐正中韧带向脐部上移，膀胱颈部阴道前壁，距离尿道外口4~5 cm处，输尿管膀胱入口位于阴道前穹隆两侧。尿道开口与两侧输尿管入口之间的区域称为膀胱三角。若膀胱三角损伤，在进行修补时，一定要事先探明输尿管和尿道开口的位置，避免影响其通畅性。膀胱与耻骨联合之间的间隙称为李秋间隙。在腹腔镜下首先看到的膀胱底部，其上缘位于膀胱子宫反折腹膜以下。膀胱宫颈韧带起于子宫颈两侧，止于膀胱筋膜，呈片状，又称为膀胱宫颈柱，输尿管在膀胱宫颈韧带的下方穿过膀胱宫颈韧带，之后进入膀胱。输尿管穿过膀胱宫颈韧带的通道称为输尿管隧道，其上方为膀胱宫颈韧带，下方为主韧带，外侧为膀胱，内侧为子宫颈。两侧膀胱宫颈韧带之间为膀胱子宫间隙，此处膀胱与子宫颈之间组织疏松，可以顿性分离。

输尿管

输尿管由肾盂发出后沿腰大肌内侧缘下行，腹腔段位于卵巢动静脉外侧，与卵巢动静脉伴行，输尿管跨过髂总动静脉后向后、在髂内动脉外上方沿盆壁下行至子宫主韧带表面，在距离子宫颈外侧2~3 cm处穿过子宫动脉，进入输尿管隧道，在前穹隆的两侧进入膀胱（图17-7）。

盆腔血管

盆腔多数器官的血供来自髂内动脉，附件和直肠血管也来自腹主动脉的分支，均有同名静脉伴行（见图2-8，图17-8）。

1. 髂总动脉　主动脉于第4~5腰椎高度的左前方分为左右髂总动脉，沿腰大肌的内侧斜向外下，至骶髂关节前方分为髂内和髂外动脉。动脉后方为左右髂总静脉，两者于主动脉分叉的右侧汇合成下腔静脉（图17-7~10）。

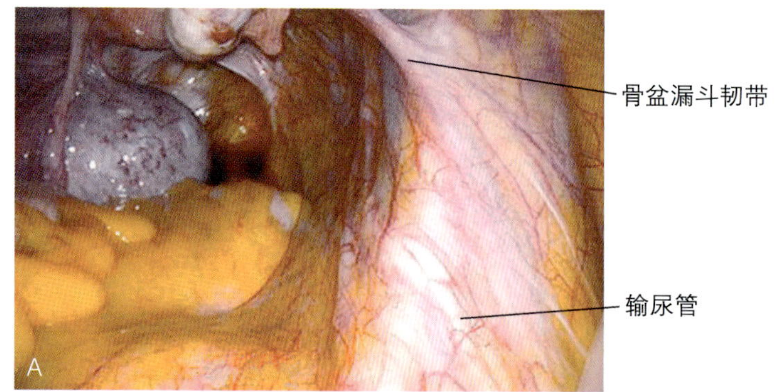

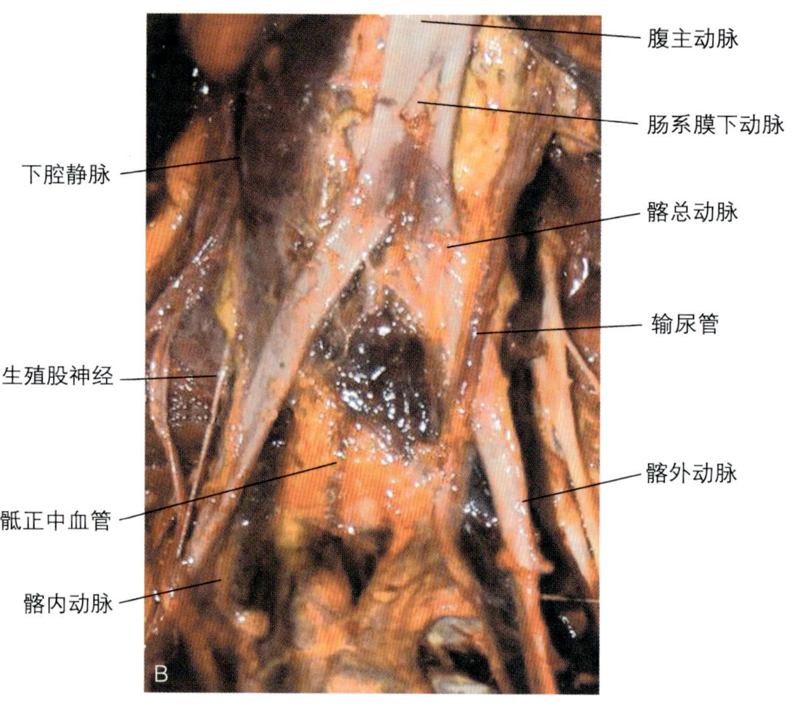

图17-7　输尿管

A.腹膜后投影；B.输尿管走行

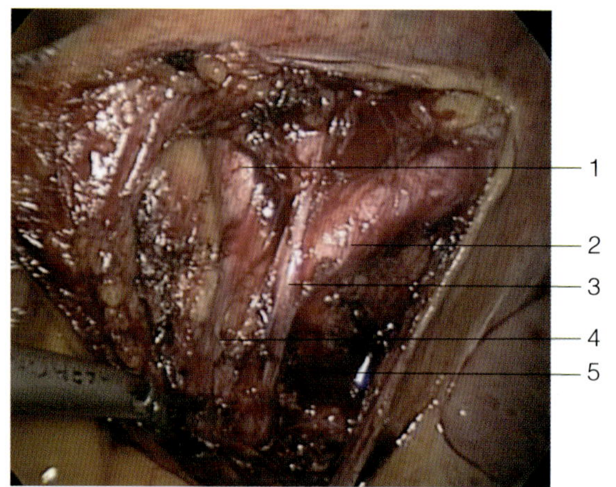

1.左侧髂总动脉；2.右侧髂总动脉；3.腹下神经丛；4.腹主动脉；5.下腔静脉。

图17-8　腹腔镜下腹主动脉及其分支

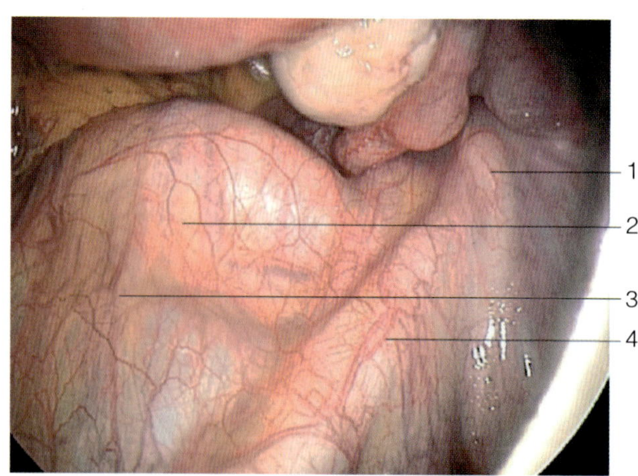

1.输尿管；2.骶骨岬；3.骶正中血管；4.髂外动脉。

图 17-9　腹腔镜下髂总血管

2. 髂外动脉　自髂总动脉发出后，沿腰大肌的内侧下降，经腹股沟韧带的深面穿血管腔隙至大腿的前面移行为股动脉（图17-11）。其起始部前方有输尿管和卵巢血管跨过，外侧有生殖股神经伴行，其末端前方有圆韧带越过。髂外动脉有分支（髂腰动脉）至腰大肌，髂外动脉在腹股沟韧带的上方发出腹壁下动脉，它经腹股沟管深环的内侧，进入腹直肌鞘内，分布到腹直肌，并与腹壁上动脉吻合。近腹股沟韧带处还发出旋髂深动脉，向外上后贴髂窝走行，分支至髂肌和髂骨。

3. 髂内动脉　是盆腔脏器血供的主要来源，长约4 cm，内径约8 mm。起始于骶髂关节前方，右侧稍高于左侧。其与髂外动脉成30°夹角，如髂总动脉分叉位置高，髂内动脉约有1 cm长的管体附着于髂总动脉。髂内动脉沿盆侧壁垂直下降，在坐骨大切迹水平分为前、后二干（图17-12）。

（1）前干：

闭锁脐动脉：是前干的第一个分支，分出2~5个膀胱上动脉，远端闭合形成脐侧韧带。

膀胱上动脉：起自脐动脉，向内下方走行，分布于膀胱上部及中部。

膀胱下动脉：起自髂内动脉前干，行走于闭孔动脉的后下方，继而转向内侧，分布于膀胱底、输尿管盆部下段等。

子宫动脉（图17-13）：在腹膜后沿盆侧壁向下向前走行，经阔韧带基底部、子宫旁组织达到子宫外侧，于距子宫颈（内口水平）约2 cm处横跨输尿管达到子宫侧缘，沿子宫侧缘迂曲上行，称为子宫体支。主干至子宫角部分化宫底支（分布于子宫底部）、卵巢支（与卵巢动脉末梢吻合）和输卵管支（分布于输卵管）。在宫颈内

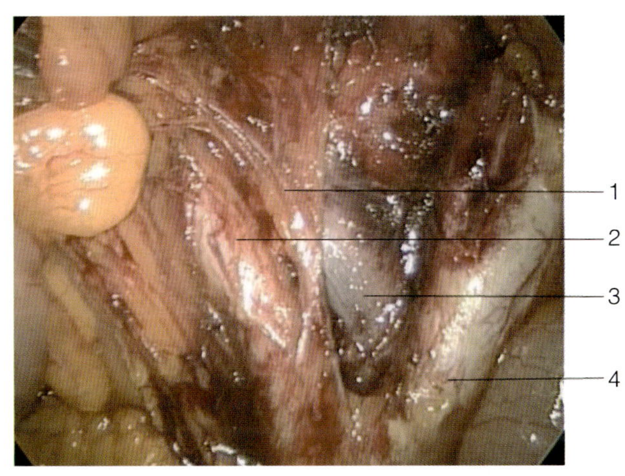

1.下腹上丛；2.左侧髂总动脉；3.左侧髂总静脉；4.右侧髂总动脉。

图17-10　腹腔镜下髂总动、静脉

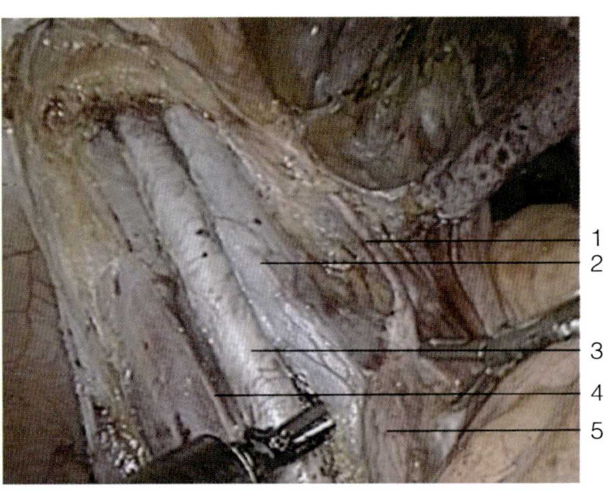

1.闭锁脐动脉；2.髂外静脉；3.髂外动脉；4.生殖股神经；5.髂内动脉。

图17-11　腹腔镜下髂内、外动脉

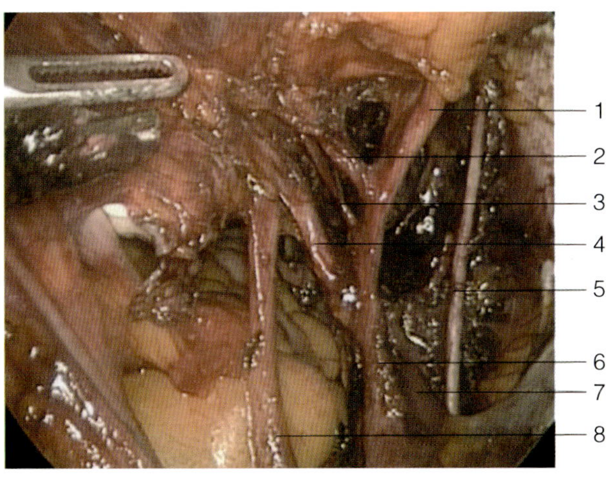

1.闭锁脐动脉；2.膀胱上动脉；3.膀胱下动脉；4.子宫动脉；5.闭孔神经；6.髂内动脉；7.髂内静脉；8.输尿管。

图17-12　腹腔镜下髂内动脉（右侧）

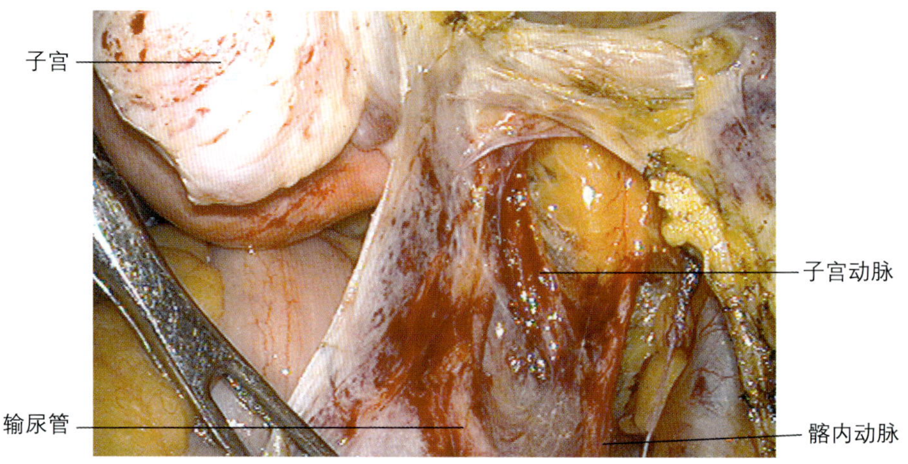

图17-13　子宫动脉

口水平，子宫动脉分出一些侧支，供应膀胱、阴道上部、宫颈，包括膀胱阴道支、输尿管分支和子宫颈阴道支、子宫颈支。膀胱阴道支细长，起始于输尿管交叉前，在主韧带子宫颈段内，沿终末段的输尿管侧缘延伸至膀胱底和阴道侧穹隆。输尿管至起始于输尿管交叉处，沿输尿管壁行走。子宫颈阴道支粗大，起始于输尿管交叉后，分成前后两支，供应子宫颈、阴道前穹隆、膀胱底和膀胱颈。前支又分出膀胱子宫韧带支。子宫颈支屈曲，起始点远离子宫颈，每个分支分成两个分支分别供应子宫颈的前面和后面，子宫颈支的第一支粗大，供应阴道，有的发出阴道后奇动脉支。

闭孔动脉：紧贴盆壁向前朝闭孔方向行走，进入闭孔管。也可起始于阴部内动脉、腹壁下动脉、臀动脉或髂外动脉。

直肠中动脉：直肠下动脉起自多数起自髂内动脉，少数可起于阴部内动脉，经直肠侧韧带，分支至直肠下部。

臀下动脉：为髂内动脉前干的分支，较粗大，由梨状肌下孔穿出后，供给臀下部及股后部的组织。

阴部内动脉：为髂内动脉的终末支，穿越梨状肌下孔，位于坐骨棘的后方，内侧伴行有阴部神经、直肠上神经和臀下血管，外侧是坐骨神经、臀下神经、闭孔内肌神经和股方肌神经。阴部内动脉绕过坐骨棘后进入坐骨直肠侧窝，穿过阴部管，在坐骨耻骨支的内侧面进入会阴深间隙。在会阴横韧带水平，分出两个分支：阴蒂深动脉和阴蒂背动脉。阴蒂深动脉穿入海绵体根部，并进入海绵体中心。阴蒂背动脉经会阴横韧带下方，穿越阴蒂悬韧带，并经过阴蒂背部，发出膀胱前分支、耻骨联合后分支、耻骨联合前分支和皮肤分支。

（2）后干：直径约8 mm，随年龄增长而增粗，其发出髂腰动脉、骶内侧上动脉、骶内侧下动脉、臀上动脉。髂腰动脉沿髂腰陷窝上升，与第5腰动脉和旋髂深动脉吻合。骶外侧上动脉穿入盆腔S_1骶椎孔。骶外侧下动脉发出分支至盆腔S_2、S_3、S_4骶椎孔。臀上动脉穿越梨状肌上孔，分布于臀部。

卵巢动脉：起始于L_2水平的腹主动脉或肾动脉，朝下侧方斜向下降，于L_3水平跨越输尿管，在骨盆入口处距输尿管前约2 cm处跨越髂血管，进入阔韧带经卵巢漏斗韧带进入卵巢，终止于卵巢输卵管端，由两血管分支吻合，与子宫动脉的同侧分支相连，构成卵巢下和输卵管下的血管弓，并发出卵巢和输卵管的小动脉（图17-14）。左右卵巢各有2条伴行静脉，右侧注入下腔静脉，左侧注入左肾静脉。卵巢是由卵巢动脉和

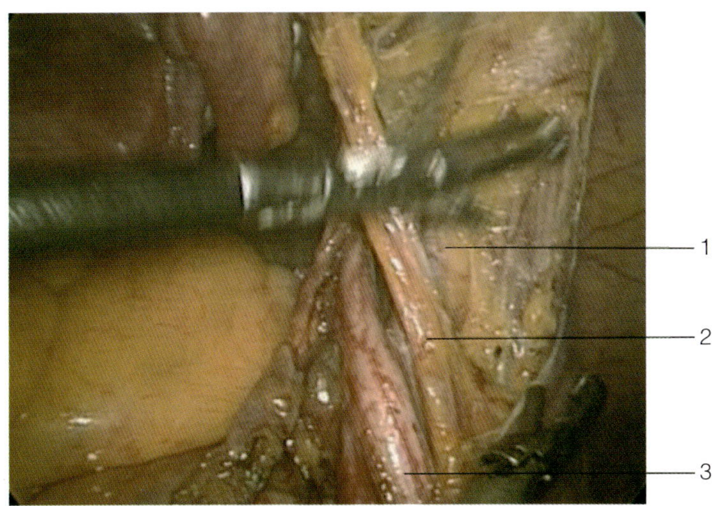

1.髂外动脉；2.卵巢血管；3.输尿管。

图17-14　腹腔镜下卵巢血管

子宫动脉的卵巢支供血。依据两者对卵巢血液供应状况，将其血供分为4型：Ⅰ型，由子宫动脉和卵巢动脉的分支互相吻合共同营养卵巢。Ⅱ型，子宫动脉的分支供应卵巢的内侧部，卵巢动脉的分支供应外侧部。Ⅲ型，仅由子宫动脉营养卵巢。Ⅳ型，仅由卵巢动脉营养卵巢。第Ⅰ型为混合供应型，通常卵巢血液供应为此型。第Ⅱ型为均衡供应型。第Ⅲ型为子宫动脉供应优势型。第Ⅳ型为卵巢动脉供应优势型。由于卵巢的血管分布存在着上述的差异，在输卵管结扎时，为了防止损伤供应卵巢的血管分支，一般强调结扎部位选择在输卵管的中1/3部。结扎时应特别注意保存子宫一卵巢血运的完整性，一旦影响了输卵管系膜间的血运，即可能导致卵巢功能障碍，造成术后月经改变。

静脉基本与动脉伴行，但盆腔器官周围有丰富的静脉丛。与妇科肿瘤手术密切相关的是子宫和膀胱的有关静脉。

子宫深静脉：主要汇集子宫体部、阴道和膀胱的静脉血，走形于主韧带的血管部（主韧带表面），最后汇入髂内静脉，中间有膀胱上、中、下静脉及变异的阴部内静脉汇入。在主韧带血管部和其下的索状部之间有盆内脏神经的分支经过，汇入下腹下神经丛（图17-15）。

耻骨后静脉丛：由闭孔静脉、髂外静脉、腹壁浅静脉和阴蒂深静脉吻合连接而成。

膀胱静脉丛：在膀胱底部周围，膀胱侧韧带中，是盆腔最大的静脉丛，收集膀胱、尿道和阴道的静脉血。

宫颈阴道静脉丛：位于子宫颈和阴道两侧的子宫阔韧带和主韧带中，与膀胱静脉丛和直肠静脉丛相通，收集子宫和阴道的血液，汇合成子宫静脉，注入髂内静脉。

直肠静脉丛：位于直肠后方及两侧，在下部最发达，分内、外两丛，内丛在黏膜下层，外丛在肌层外面，二丛相通。收集直肠和肛门的血液，汇入直肠静脉。

阴部静脉丛：位于耻骨联合后方，收集阴蒂背静脉的血液，经耻骨联合下方入盆腔，并与膀胱静脉丛相通。

盆腔神经

1. 躯体神经　盆腔的躯体神经起始于腰丛、骶丛和阴部丛，主要的神经有以下几种。

（1）髂腹下神经：起始于第1腰脊神经，穿过腰区和侧腹壁，在髂前上棘的内侧1~1.5 cm处穿越腹内斜肌，分布于侧臀区，与妇科腹腔镜手术关系不大。

（2）生殖股神经：起始于L_1和L_2腰脊神经，沿髂外动脉的外侧缘行走于髂筋膜下（图17-16），其生殖神经支穿过腹股沟管，发出大阴唇和周围区域的神经分支，股神经支穿过血管腔隙和隐静脉裂空，发出股三角皮肤的神经分支。在切除髂外淋巴结时容易损伤该神经。

（3）闭孔神经：起始于L_2、L_3、L_4腰脊神经，穿过髂腰陷窝，在髂内和髂外血管间显露于真盆腔内，与闭孔血管伴行，沿盆侧壁进入闭孔管，分布于股部，切除闭孔淋巴结时容易损伤该神经（图17-17）。

（4）骶丛：由腰骶干及出骶前孔的骶神经前支组成，该丛位于盆侧壁后部的梨状肌前面，其分支经梨状肌、下孔出盆，分布于臀部、会阴及下肢。

（5）自主神经：内生殖器官的神经支配主

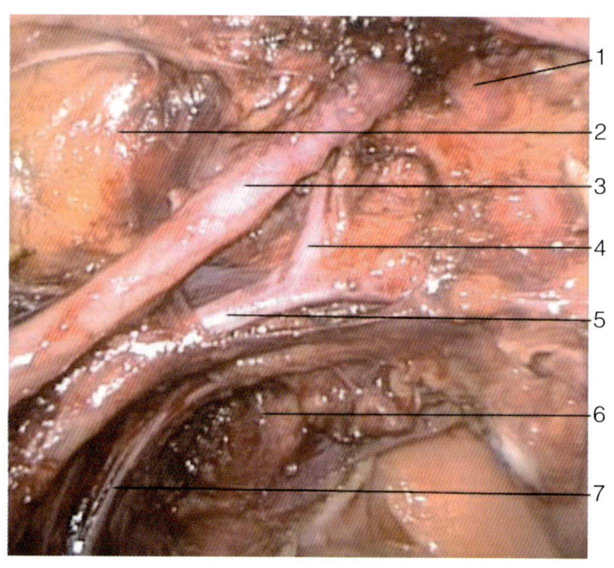

1.阴道旁间隙；2.膀胱旁间隙；3.输尿管；4.膀胱下静脉；5.子宫深静脉；6.直肠旁间隙；7.腹下神经。

图17-15　子宫深静脉及邻近组织

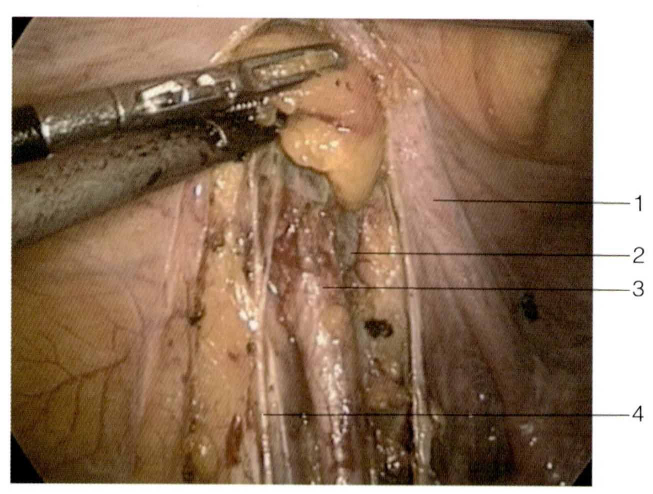

1.圆韧带；2.髂外静脉；3.髂外动脉；4.生殖股神经。

图17-16　腹腔镜下生殖股神经（左侧）

要由交感神经和副交感神经支配，盆部的内脏神经具体组成如下。

骶交感干：骶交感干是交感干的骶段，由腰交感干延续而来，沿骶前孔内侧下降，有3~4对骶交感节，至尾骨前方，两侧骶交感干互相联合，形成单一的奇神经节，又称尾神经节。骶交感干除有灰交通支与骶、尾神经的前支相连外，亦有分支加入盆丛。

盆内脏神经：又名盆神经，较细小，共3支。分别来自第2~4对骶神经的前支，为骶部副交感神经的节前纤维合成，并加入盆丛（图17-18）。节后纤维分布于结肠左曲以下的消化管、盆内脏器及外阴等。

卵巢丛：卵巢丛支配卵巢和输卵管的外半侧，由起始于主动脉肾神经节和主动脉丛的神经纤维构成，与卵巢动脉伴行，包含交感和副交感

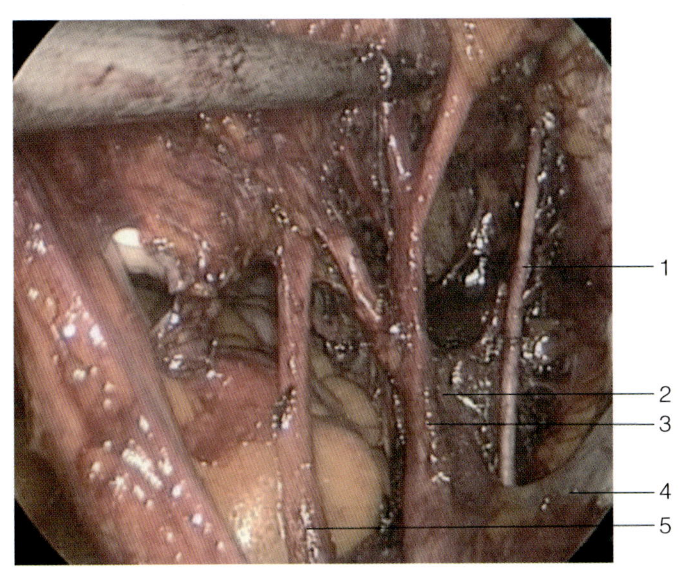

1.闭孔神经；2.髂内静脉；3.髂内动脉；4.髂外静脉；5.输尿管。

图17-17　腹腔镜下闭孔神经

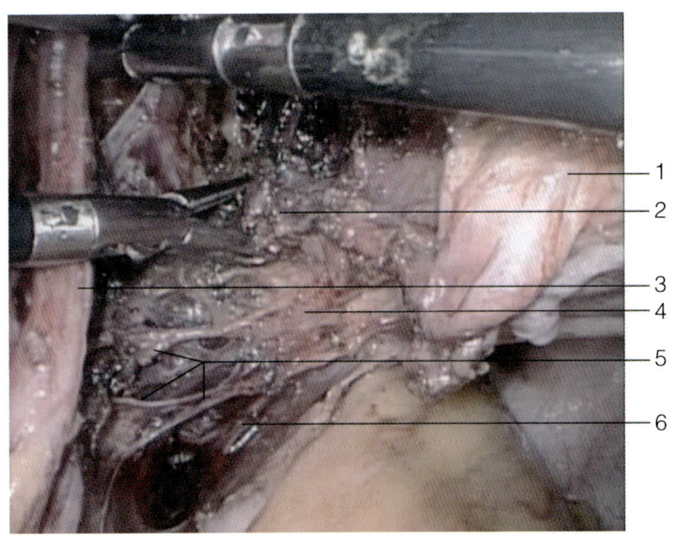

1.子宫；2.子宫深静脉；3.输尿管；4.盆丛；5.盆内脏神经；6.腹下神经。

图17-18　腹下神经及盆内脏神经

神经纤维，交感神经纤维起始于T_{10}~L_1神经。

腹上丛：又名骶前神经，位于第5腰椎体前面，左、右髂总动脉之间，为腹主动脉丛向下的延续部分，并接受两侧腰交感神经节而来的腰内脏神经，形成单一的上腹丛，为一略呈三角形的扁片网状结构（图17-19）。

腹下神经：于骶岬水平由下腹上丛延续而来，位于直肠旁间隙内，沿直肠系膜向下走行至盆腔，宽约4 mm，双侧对称。在骨盆入口处位于输尿管内侧约1.6 cm处，并与之平行，在此平面以下位于输尿管的内侧、背侧，沿盆侧壁向下行与骶2至骶4骶前孔发出的盆内脏神经（副交感神经）和骶交感节的节后纤维共同组成左、右下腹下丛，主要分布于宫骶韧带及直肠阴道韧带的外侧面并与之紧贴（图17-20）。在根治性子宫切除术切除宫骶韧带时容易损伤该神经。

下腹下丛：又称盆丛，为一对网状神经丛，位于子宫骶骨韧带外侧，主韧带的深面，紧贴直肠和阴道穹隆，由腹下神经、骶交感干的分支和盆内脏神经构成。腹下神经由下腹上丛延伸而

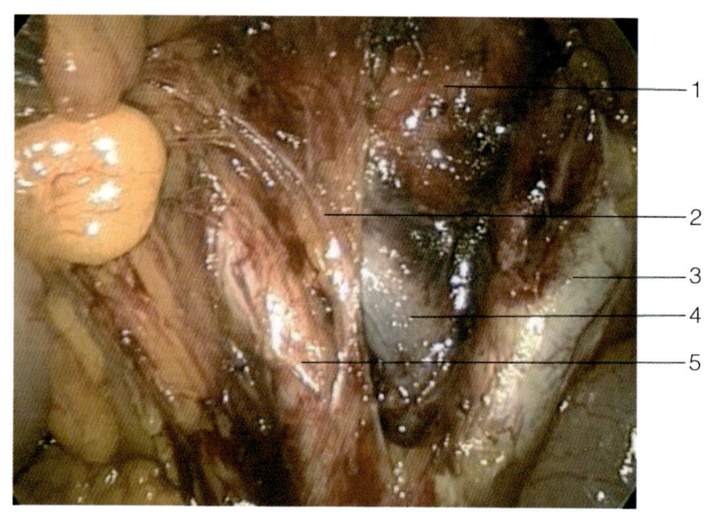

1.骶岬；2.下腹上丛；3.右侧髂总动脉；4.左侧髂总静脉；5.左侧髂总动脉。

图17-19　腹腔镜下下腹上丛

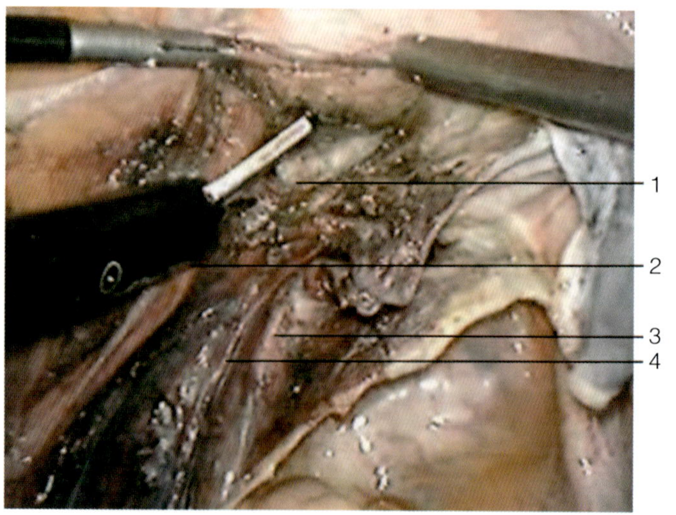

1.主韧带；2.输尿管；3.骶韧带；4.腹下神经。

图17-20　腹下神经

来，呈束或网状，在髂内动脉和输尿管内侧、子宫骶骨韧带外侧沿侧后壁行向外下，左右各一，并相互沟通，至第3骶椎平面纤维分散加入盆丛。骶交感干是交感干的骶段，两侧各有4节，并连于尾部的1个奇节。骶交感干除有灰交通支与骶、尾神经的前支相连外，亦有分支加入盆丛。盆内脏神经由$S_{2\sim4}$组成，以S_3、S_4最为主要且恒定。$S_{2\sim4}$神经根穿出骶孔后，其自主性的副交感纤维与随意性的躯体纤维随即分开，前者向腹侧靠拢，构成盆内脏神经，在直肠侧韧带深面行向前下，长约2 cm，加入盆丛，随髂内动脉的分支走行，从盆内支配盆底3大系统的平滑肌、腺体和血管。下腹下丛发出膀胱丛、子宫阴道丛和直肠丛等（图17-21，22）。广泛性子宫切除术时的多个操作步骤都可能发生盆腔自主神经的直接损伤和移位，如在解剖游离骶前和主动脉旁淋巴结时的上腹下丛，直肠子宫韧带切除时的腹下神经，子宫骶韧带和主韧带分离时的下腹下丛近端，以及膀胱宫颈韧带和宫旁组织分离时的下腹下丛远端。这些自主神经的破坏被认为是发生盆底功能障碍的主要原因。

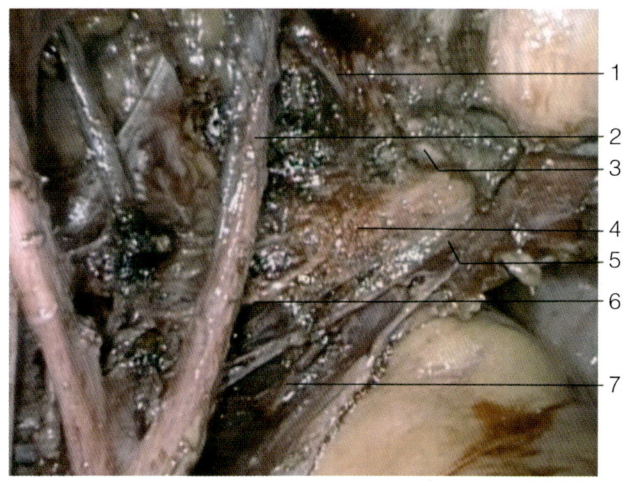

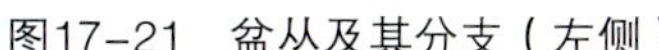
1.膀胱支；2.输尿管；3.离断的子宫深静脉；4.盆丛；5.子宫支；6.盆内脏神经；7.腹下神经。

图17-21　盆丛及其分支（左侧）

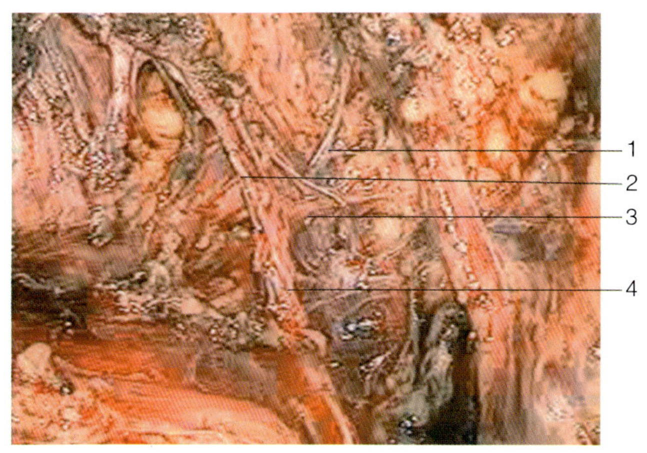

1.下腹下神经膀胱支；2.下腹下神经子宫支；3.盆内脏神经；4.腹下神经。

图17-22　腹腔镜下下腹下丛及其分支（右侧）

（梁志清）

宫腔镜技术及相关解剖

■ 宫腔镜相关的正常子宫解剖

1. 子宫颈

（1）子宫颈内、外口：子宫颈位于子宫体的下部，外观缩窄呈圆柱状、中间为管腔状的组织结构。子宫颈上端起始于子宫解剖学内口（internal os of anatomy），呈圆形或椭圆形，是子宫体腔下端解剖学最狭窄的部位；下界为组织学内口，即子宫内膜和子宫颈内膜的转换部位，正常情况下，在近子宫颈外口处，子宫颈阴道部的鳞状上皮与子宫颈管的柱状上皮形成一明显的分界线，即鳞柱交界。在未产妇呈圆形或卵圆形，经产妇呈大小不等的横裂或边缘不规则的裂隙。

（2）子宫颈管：子宫颈管（cervical canal）为圆形或椭圆形的管筒，其中间部轻度扩张而呈菱形，直径为4~7 mm，形状可随膨宫程度变化。正常子宫颈长度为3~4 cm，宽2 cm。阴道穹隆部附着其周围，并将子宫颈分为阴道上端和阴道段两部分。子宫颈阴道部经阴道窥器扩张后可以视及。

（3）子宫颈黏膜与肌肉：子宫颈管黏膜淡红、泛白或红色，纵横皱襞较多，明显异于子宫腔内膜。子宫颈管管壁有黏膜层和结缔组织构成。其黏膜层为单层高柱状上皮及其下附的基底膜，无黏膜下层，因而，子宫颈的腺体从黏膜的表面直接深入到其下方的结缔组织中。受性激素的影响，上皮细胞及腺体的形态及其分泌黏液的形状、酸碱度发生周期性变化。子宫颈的主要成分是结缔组织，富含血管和弹力纤维，偶有平滑肌纤维，结缔组织的状态决定着子宫颈的物理性能，无论在妊娠期或是分娩期，子宫颈的扩展是被动的，与胶原组织的离解有关。

2. 子宫体

（1）子宫腔：是子宫体内的中空部分，呈尖端向下的“倒三角形”结构。子宫腔侧壁的夹角为28.76°（22°~38°）。子宫腔“倒三角形”结构的底部朝上，其横径为3（1~5）cm，子宫腔下端缩窄并移行于子宫峡部，其表面光滑，全长4.19 cm。子宫腔底部的两侧各有一开口，即输卵管子宫口，与输卵管相通。正常情况下，因子宫体前后壁几乎相互贴附，子宫腔仅为一潜在的腔隙。

（2）输卵管开口：正常情况下，输卵管口位于子宫腔的底部两侧角，随膨宫介质和压力的作用，宫腔镜下见其呈圆形、星月形或漏斗形。

（3）子宫内膜：子宫内膜按其结构和功能的特点，又分为功能层与基底层。从青春期开始，子宫内膜受卵巢激素的影响，其表面2/3于月经来潮时发生脱落，称为功能层（functional layer）；其余1/3靠近子宫肌层的内膜不发生周期性变化，称为基底层（basal layer）。基底层内膜具有较强的增生和修复能力，可以产生新的功能层子宫内膜。因此，子宫内膜厚度可以由增生早期的2~3 mm到分泌晚期的5~7 mm，甚至可达10 mm。

（4）子宫肌层：由成束的平滑肌和肌纤维间结缔组织组成，肌层自内向外一般可分为黏膜下层、中间层和浆膜下层。黏膜下层和浆膜下层主要有纵行的平滑肌束组成；中间层较厚，由环行和斜行肌束组成，并含有丰富的血管。临床研究证实，不同部位的子宫肌壁厚度存在差异，正常子宫肌壁的厚度：①子宫底部厚度约为1.4 cm；②子宫前壁厚度约为1.8 cm；③子宫后壁厚度约为1.9 cm；④子宫峡部最薄处厚度仅为0.7 cm；⑤子宫角部近输卵管入口处厚度0.6 cm。

（5）子宫血管：子宫的血供主要来源于子宫动脉。子宫动脉为髂内动脉的主要分支，沿骨盆侧壁向下向前行，穿越阔韧带基底部及子宫旁组织到达子宫外侧约2 cm处跨越输尿管到达子宫，与子宫颈的阴道上部相接后马上分为两主要分支：上支称子宫体支，较粗，沿子宫侧迂曲上行，至子宫角处又分为子宫底支，卵巢支和输卵管支；下支称子宫颈-阴道支，较细，分布于子宫颈与阴道上部。子宫肌壁的血管分支有20~40条，并于中线与对侧血管吻合，形成子宫血管网。进入子宫肌壁的血管逐级分支，最后进入子宫内膜称为螺旋动脉，并随月经周期变化。子宫静脉起自内膜中的小静脉，逐步汇入子宫肌层中较大的静脉，再经子宫静脉离开子宫，在子宫下部两侧形成子宫静脉丛，发出小静脉后，再汇合成2支子宫静脉主干，一条为子宫上（浅）静脉，另一条为子宫下（深）静脉，分别伴随动脉向上、下外行，一同越过输尿管上方，注入髂内静脉。因此，子宫体部肌层的血管依其直径大小由内向外的分布是浅血管层、深血管层。浅血管层在内膜下方至5~6 mm，此层血管管径细小，管壁较薄，宫腔镜手术中切割破坏不会引起大量出血；深血管层位于内膜下方6~10 mm，血管管径粗大，管壁肌肉肥厚，该层肌壁破坏可能引起大出血甚至子宫穿孔。

宫腔镜下正常与各类异常所见

1. 正常子宫腔与子宫颈管

（1）宫腔形态：生理状态下，子宫底呈弧形，略向子宫腔内凸出，两侧角较深，由于膨宫与灌流介质循环，子宫腔被动扩张，子宫体部肌壁与子宫底部均趋于展平，子宫腔视野开阔，双侧子宫角为漏斗状，其顶端可见输卵管开口，输卵管口多呈圆形或椭圆形，有时可见其收缩呈缝隙状（图17-23）。

（2）子宫颈管与黏膜：呈圆形或椭圆形管桶状。子宫颈管上方狭窄环即为子宫颈内口，边缘平滑整齐；子宫颈管黏膜色泽呈淡红、泛白或红色，可见较多纵行皱襞、小的乳头状突起及裂隙，子宫颈扩张可致黏膜受损或子宫颈裂伤，镜下可见出血及创面。

（3）子宫内膜：子宫内膜的色泽、厚度及黏膜皱襞随月经周期的变化而略有不同。增殖期：内膜表面平滑，黄红色，血管纹极少，可见散在的出血斑，腺管开口不明显。分泌期：内膜增厚呈波浪状起伏，可呈半球状或息肉状突起，增殖早期腺管开口凹陷明显，至增殖晚期腺管开口逐渐模糊不清，内膜间质水肿呈半透明的黄红色，毛细血管网可见。

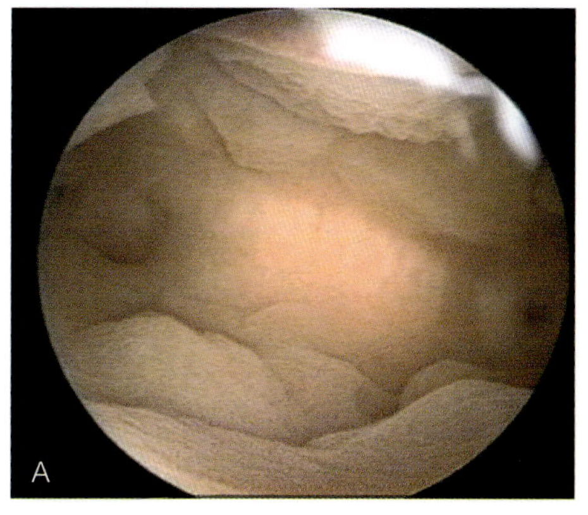

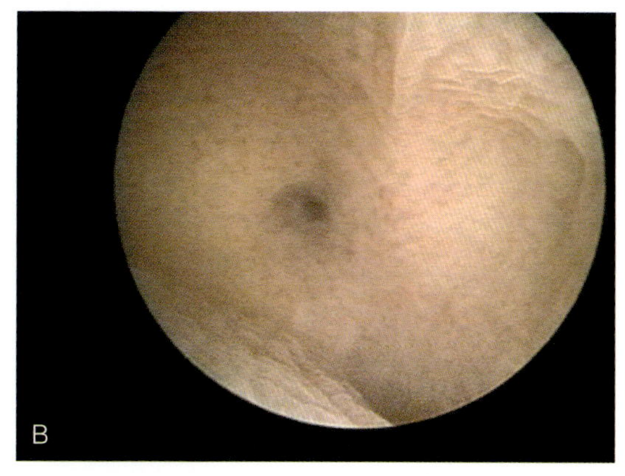

图17-23　正常宫腔
A.正常子宫腔与子宫内膜；B.输卵管开口

2. 子宫内膜增生与异常增生

（1）子宫内膜增生：子宫内膜增生指无异型细胞的内膜腺体过度增生，包括单纯型增生与复合型增生。单纯型增生宫腔镜下表现为局灶性或弥漫性内膜突起，形似宽蒂息肉（图17-24），有时也可呈多发性的小息肉样改变。增生内膜表面均匀分布的小圆形透亮囊泡，为内膜腺体开口，有时可见表面细小走行规则的血管分布。复合型增生有明显的腺体增生，镜下可见黄白色或红色不透明的息肉状或苔状突起，表面可见异形血管，腺管开口大小不等，分布不均。

（2）子宫内膜异常增生：指包含异型细胞的子宫内膜腺体的过度增生。宫腔镜下可见息肉状或苔状的内膜隆起，表面不透明，常有走行紊乱的血管分布，应与子宫内膜癌进行鉴别。

3. 子宫内膜息肉　可发生于子宫内膜的任何部位，也可见于子宫颈管内，单发或多发，大小不一，多数息肉有蒂，呈圆锥形、卵圆形或指状突出，表面光滑，色泽鲜红、柔软，有时可见纤细的微血管网纹，较大的息肉顶端表面可有出血坏死，呈紫褐色（图17-25）。由于息肉质地柔软，随着灌流介质的连续灌流可在子宫腔内摆动。

4. 子宫黏膜下肌瘤　影响子宫腔形态的子宫肌瘤包括黏膜下肌瘤和肌壁间内突肌瘤。黏膜下肌瘤多呈光滑圆球形或半球形突向子宫腔，个别亦有形状不规则者。肌瘤可单发或多发，依其表面覆盖内膜的厚薄，色泽可呈红色或白色，表面常平滑有光泽，可见分布、走行规则的血管网或粗大血管（图17-26）。肌瘤质地比较坚硬，不随灌流液的冲击而摆动。内突的肌壁间肌瘤可使子宫腔变形、不规则或双侧子宫角和输卵管开口位置不对称等。壁间外突或浆膜下肌瘤不会影响子宫腔的形态，无论肌瘤的大小、数目和部位，宫腔镜下均无异常所见。多数黏膜下肌瘤位于子宫体部，子宫颈管的肌瘤少见。按照肌瘤与子宫

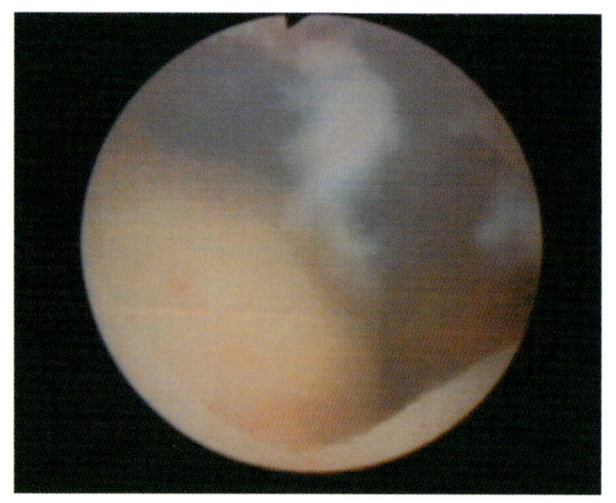

图17-24　子宫内膜增生

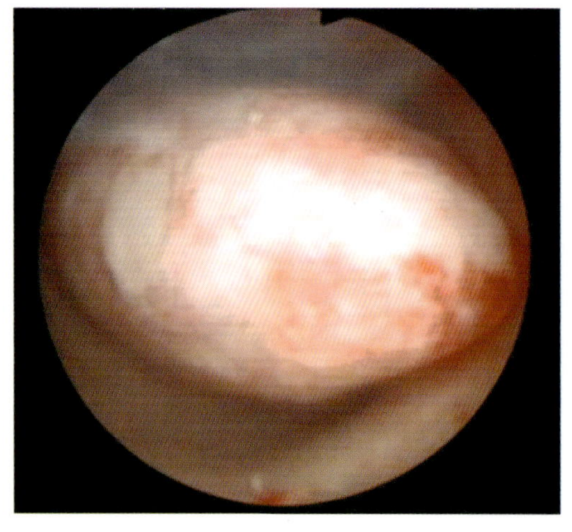

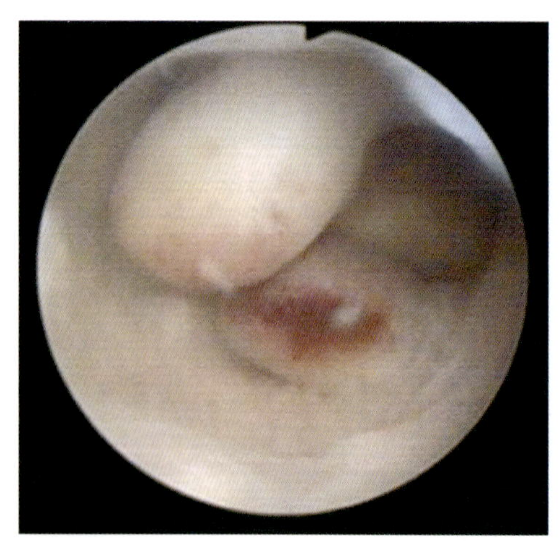

图17-25　子宫内膜息肉

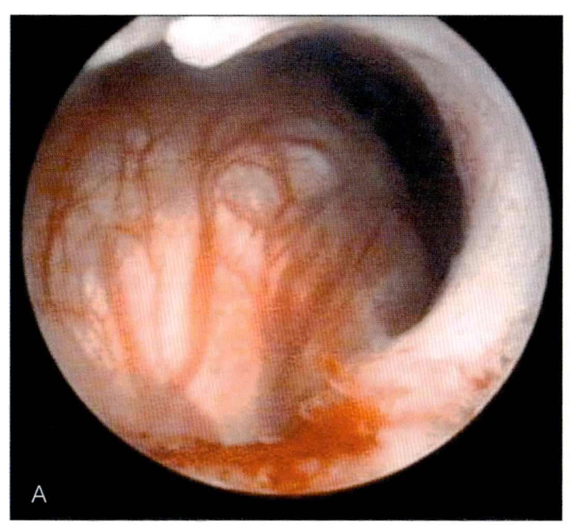

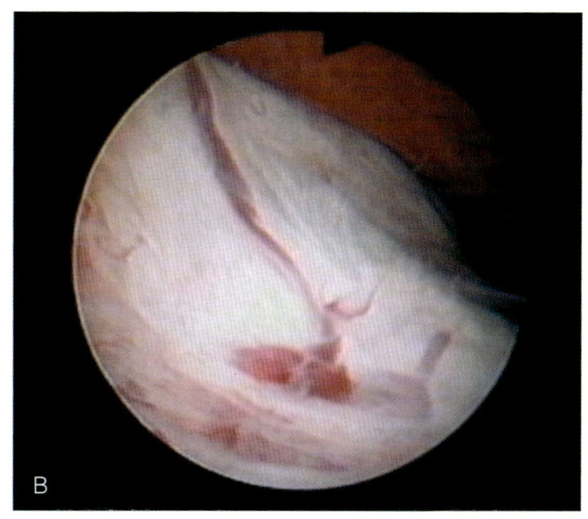

图17-26 子宫黏膜下肌瘤

肌层的关系，黏膜下肌瘤分为3种类型，已被国际广泛采用：0型为带蒂黏膜下肌瘤，未向肌层扩展；Ⅰ型为无蒂黏膜下肌瘤，瘤体向肌层扩展≤50%；Ⅱ型也为无蒂黏膜下肌瘤，瘤体向肌层扩展＞50%。

5. 子宫发育异常　大多数子宫畸形均合并有子宫腔的发育异常，包括单角子宫、双角子宫、鞍状子宫、中隔子宫、残角子宫、双子宫以及子宫发育不良等。

（1）双角子宫、鞍状子宫：宫腔镜下可见自子宫底向子宫腔内的组织凸起，子宫腔左右对称，双侧子宫角深在，输卵管开口可见。

（2）中隔子宫：宫腔镜下亦表现为自子宫底向子宫腔内的隔状组织凸起，根据中隔组织的形态和中隔尖端的附着位置，子宫中隔分为不全子宫中隔和完全子宫中隔。不全子宫中隔的尖端终止在子宫内口上方，宫腔镜下见隔状组织将子宫腔左右分开，可见双侧输卵管开口，与双角子宫、鞍状子宫有时不易区别，鉴别诊断需联合腹腔镜检查，前者子宫底外形平坦，后者子宫底浆膜面有凹陷。完全子宫中隔自子宫底至子宫颈内口或外口将子宫腔全部隔开，中隔尖端终止在子宫颈外口，通常外观似双宫颈（图17-27）。应与双子宫畸形相鉴别。

（3）单角子宫、残角子宫、双子宫：宫腔镜下具有相似的异常改变，可见子宫腔狭长不对称，子宫底呈半球形，仅见一侧输卵管开口。鉴别诊断需联合腹腔镜明确子宫外形特征才能确诊。

（4）子宫发育不良：子宫体和子宫颈比例因年龄和子宫发育不同而异。婴儿期子宫体与子宫颈比例为1∶2，青春期为1∶1，生育期为2∶1，老年期为1∶1。生育年龄妇女子宫体与子宫颈比例1∶2，结合B超检查测量子宫各径线小于正常，可诊断子宫发育不良。

6. 子宫腔粘连　粘连组织将子宫腔前后粘贴在一起。按照粘连发生的部位，分为中央型和周边型粘连；根据粘连组织的成分，又可分为膜性粘连、纤维肌性粘连和结缔组织粘连3种。宫腔镜诊断时，内膜性粘连的表面与周围的子宫内膜外观相似，比较容易分离；纤维肌性粘连呈淡红色或黄白色，呈网格或壁架状，肌性粘连带上有子宫内膜覆盖，外观光滑，但质地坚韧，不易分离，需要能源介入进行分离；结缔组织性粘连是一种瘢痕组织，表面呈灰白色，无子宫内膜覆盖，较粗糙，分离困难，发生子宫穿孔的风险高。位于子宫腔中央的结缔组织粘连，常需与子宫中隔鉴别。广泛的子宫腔粘连仅通过宫腔镜无法全面判断，常需结合子宫输卵管造影辅助了解粘连的范围（图17–28）。

7. 子宫腔内异物　根据残留子宫腔异物的种类不同，可有不同的宫腔镜下改变。常见的子宫腔内异物有IUD残片（图17–29）、胚物组织残留、胎骨残留、剖宫产遗留缝线等。宫腔镜可明确残留异物的性质，并在直视下定位钳夹取出。此法准确，能够避免盲目刮宫对子宫内膜和肌层组织的损伤。

8. 子宫内膜炎　子宫内膜炎症按照病变波及范围分为局限性和弥漫性炎症；而根据病变程度又分为轻、中、重度。子宫内膜炎的宫腔镜下表现为充血、出血、坏死、溃疡甚至积脓（图17–30），对于非特异性和结核性子宫内膜炎，有时镜下区分比较困难，需进行内膜活检，经组织病理学鉴别。

9. 子宫内膜癌　因癌变内膜形态各异，镜下所见也各有不同。按照病变侵犯范围，可分为局限型和弥漫型子宫内膜癌。弥漫型的子宫内膜癌

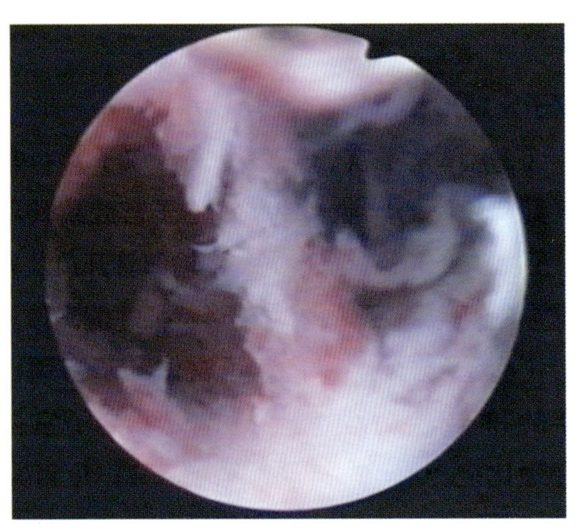

图17–27　中隔子宫

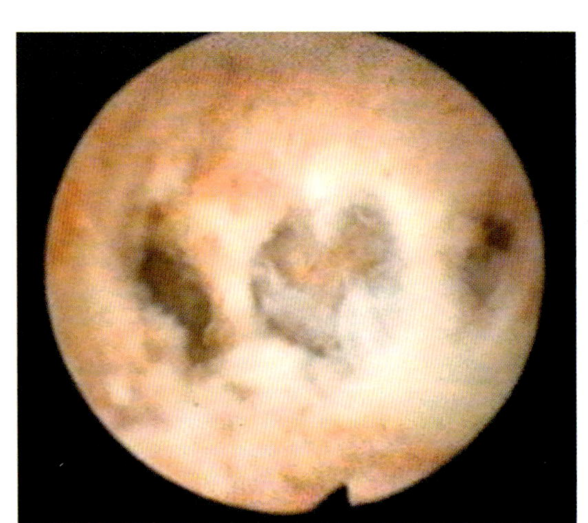

图17–28　子宫腔粘连

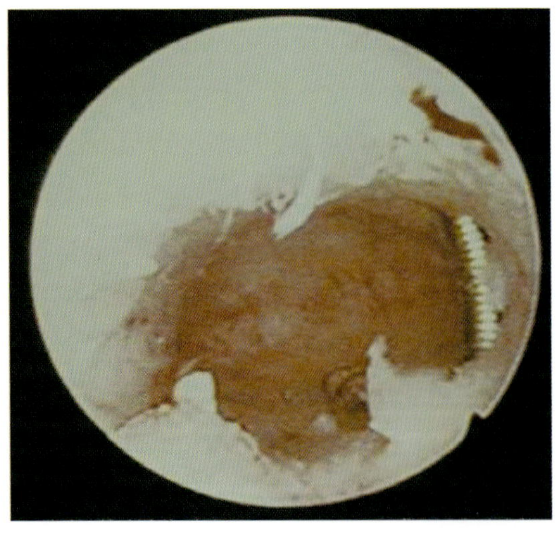

图17–29　宫腔异物（IUD嵌入子宫肌壁内）

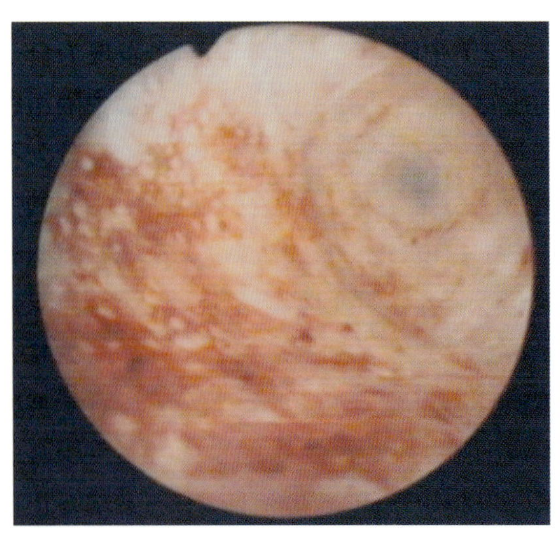

图17–30　子宫内膜炎

病灶多表现为杂乱、凹凸不平的突起，有时呈局灶状息肉样改变，表面可见迂曲、怒张的血管，组织脆弱，触之易出血（图17-31）。有时病灶隆起不明显，与周围内膜差异较小，常使宫腔镜检查漏诊；局灶型子宫内膜癌病灶隆起突出于子宫腔，与周围内膜边界比较清晰，以萎缩型内膜较为多见，也有表现增生肥厚，这种病灶表面往往欠规则，其上分布曲张、异形血管（图17-32），有时可见黄白色苔样坏死组织附着，应在可疑病变部位采集内膜进行组织学检查，以提高诊断的准确率。

常见宫腔镜手术与相关解剖

1. 子宫内膜去除/切除术　通过宫腔镜不同形式的作用，电极破坏子宫内膜及其下方2~3 mm肌层组织，使子宫内膜不能再生，达到减少月经或闭经的目的。

（1）手术适应证：①月经过多和（或）异常子宫出血，经药物治疗无效；②患者要求保留子宫，且无生育愿望；③子宫≤10周妊娠；④术前子宫内膜活检，排除内膜癌前期或癌变；⑤合并心、肝、肺、肾等内科疾病的月经过多，不能耐受子宫切除等。

宫腔镜子宫内膜去除，包括经宫颈子宫内膜电切（transcervical resection of endometrial，TCRE）和高频电滚球/激光子宫内膜去除（roller-ball/laser endometrial ablation，RB/EA）。TCRE是以高频电为能源切割破坏子宫内膜，RB/EA则通过高频电、激光凝固/汽化效应，破坏子宫内膜全层及其下方部分肌层组织。虽然TCRE和RB/EA的作用形式各不相同，但其对子宫内膜破坏的深度和范围基本相同。

（2）手术方法：经子宫颈置入宫腔切割镜，使用环形电极，自子宫底部开始，横行切割子宫底与子宫角部内膜，然后，从子宫腔一侧顺时针或逆时针逐条切割子宫腔内膜。部分子宫内膜切除：对内膜的切割终止在子宫颈内口上方0.5~1.0 cm处；完全子宫内膜去除：对内膜的切割终止在子宫颈内口下方1.0 cm处。使用球形电极或激光等能源形式破坏子宫内膜时，方法与上相同，作用效果相似，只是能源形式不同而已（图17-33）。

2. 子宫内膜息肉切除术　子宫内膜息肉是宫腔镜下常见的子宫腔异常改变。息肉可生长在子宫内膜的任何部位，可以单发或多发；息肉大小也不尽相同，直径从0.1~0.2 cm到2.0~3.0 cm，甚

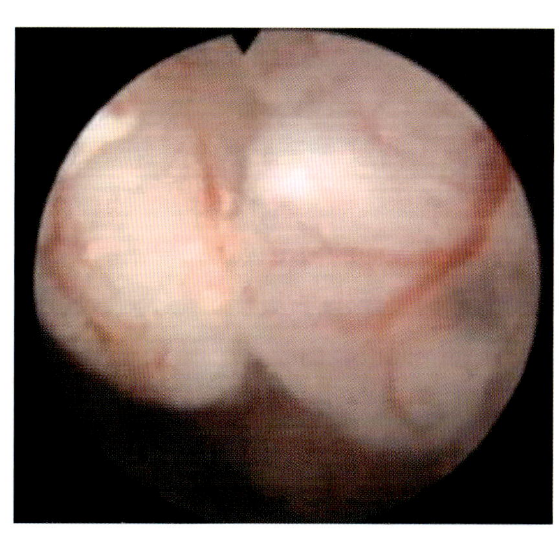

图17-31　弥漫型子宫内膜癌

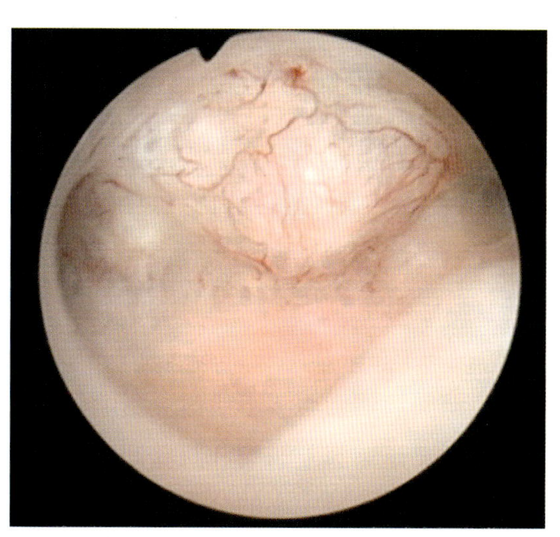

图17-32　局灶型子宫内膜癌

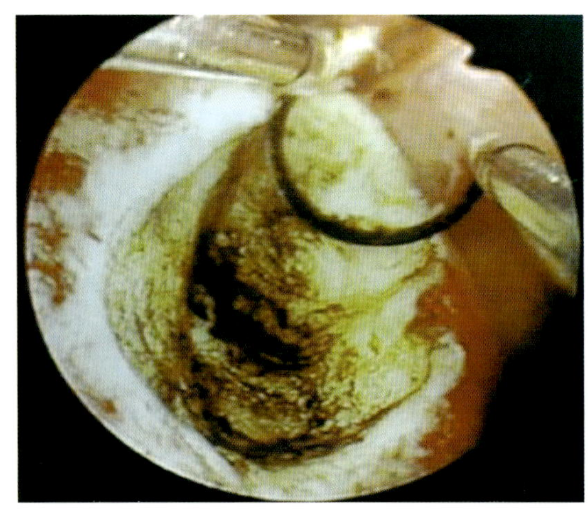

图17-33　子宫内膜切除

至更大；其形状可为卵圆形、条形或不规则状，多数息肉有蒂。

（1）手术适应证：①引起异常子宫出血症状的单发和多发内膜息肉；②影响生育的单发或多发息肉；③绝经期子宫内膜息肉；④排除息肉恶变。

（2）手术方法：单发子宫内膜息肉，在宫腔镜直视下切除息肉及其根蒂部。切割深度应包括子宫内膜全层及其下方部分（2~3 mm）肌层组织。对于尚未生育的患者，应避免破坏息肉周边正常子宫内膜。多发子宫内膜息肉可在宫腔镜直视下逐一切除，或实施子宫内膜功能层切除。但实施这种手术方法时，应特别注意把握切割深度，对于有生育要求者不能破坏子宫内膜功能层；对于严重贫血且无生育要求的患者，酌情考虑子宫内膜全层切除。

3. 子宫肌瘤切除术　任何影响子宫腔或子宫颈管正常形态的、伴发月经过多或异常子宫出血症状的子宫及子宫颈肌瘤，均应首先考虑实施宫腔镜子宫肌瘤切除手术。

子宫肌瘤依据其生长部位大致分为黏膜下肌瘤、肌壁间肌瘤和浆膜下肌瘤。影响子宫腔形态的肌瘤主要是黏膜下肌瘤和肌壁间内凸肌瘤。根据荷兰国际宫腔镜中心的分类标准，子宫黏膜下肌瘤又分为3种类型：0型肌瘤，有蒂黏膜下肌瘤，未向肌层扩展；Ⅰ型肌瘤，无蒂黏膜下肌瘤，向肌层扩展≤50%；Ⅱ型肌瘤，无蒂黏膜下肌瘤，向肌层扩展＞50%。

（1）手术适应证：①0型黏膜下肌瘤；②Ⅰ~Ⅱ型黏膜下肌瘤，肌瘤直径≤5.0 cm；③肌壁间内凸肌瘤，肌瘤表面覆盖的肌层≤0.5 cm；④各类脱入阴道的子宫或子宫颈黏膜下肌瘤；⑤子宫腔长度≤12 cm；⑥子宫体积＜8~10周妊娠；⑦排除肌瘤恶变。

（2）手术方法：宫腔镜子宫肌瘤切除是子宫腔的整复性手术，手术前应仔细检查肌瘤的部位、大小和分型。对于0型肌瘤，直接切断瘤蒂钳出瘤体，肌瘤体积较大不能直接钳夹取出时，在子宫腔内分次切割瘤体使之体积缩小后再切断瘤蒂夹出；切割肌瘤根蒂部时应避免周围内膜及肌层损伤，必要时结合凝固电极凝固瘤蒂部创面止血。

对于Ⅰ~Ⅱ型肌瘤，在肌瘤侧方上下或左右交替切割，使瘤体形成“沟槽”样结构，然后用卵圆抓钳钳夹并取出瘤体。无蒂黏膜下肌瘤基底较宽，切除肌壁内瘤体部分时，必须识别肌瘤包膜与子宫肌壁的分界，切割深度达子宫肌壁水平时，应注意剩余瘤体随着子宫收缩是否继续突向子宫腔。术中切忌通过作用电极向子宫肌壁间“掏挖”切割肌瘤，少量残留在肌层内的肌瘤组织日后可坏死消融吸收，不能吸收消失的肌瘤如若再次突向子宫腔，可进行再次甚至多次肌瘤切除手术。

肌壁间内凸肌瘤，此类肌瘤根蒂埋藏在子宫肌壁间，瘤体表面被覆子宫肌壁组织，手术中应先划开肌瘤表面的被覆内膜，待肌瘤突向子宫腔内进行切割，操作方法同无蒂黏膜下肌瘤。如若切开肌瘤表面被覆内膜后肌瘤不向子宫腔内突入，应停止手术操作。存留在肌壁间的瘤体根据其大小和临床症状有无，适当选用药物或其他方法处理肌瘤组织。对于多发黏膜下肌瘤，按照上述原则一次尽可能多地切除肌瘤，术中子宫内膜破坏过多，可酌情放置宫内节育器预防子宫腔粘连，术后2~3个月取出。脱入阴道的子宫颈部肌瘤，应自瘤蒂部切除瘤体或用卵圆抓钳将瘤体拧出后，再切除瘤蒂部分。

TCRM手术应在B超或腹腔镜监护下实施，对于较大肌瘤的宫腔镜手术，通过超声监导能够提示宫腔镜切割电极作用的方向和深度，提示并能够及时发现子宫穿孔。术中是否需要腹腔镜监护，应根据具体情况而定。对于较大的黏膜下肌瘤，尤其造成子宫腔扭曲变形，术者对手术的安全性没有把握时，在腹腔镜监护下实施手术则更为安全。腹腔镜监护能够及时发现完全和不全子宫穿孔，并可同时进行穿孔修补及其他相应处理。

特别强调，对于直径≥5 cm、多发、宽蒂和肌壁间内凸肌瘤，实施TCRM术前应考虑预处理缩小肌瘤和子宫体积，减少术中出血，降低手术难度，避免术中并发症；对于深埋肌层的黏膜下肌瘤，初次手术切除肌瘤与周围肌壁平，剩余部分日后突入子宫腔时再次手术。

4. 子宫中隔切除术　中隔子宫是胚胎发生过程中双侧苗勒管（Mullerian duct）融合后隔膜吸收障碍造成的子宫形态学异常。根据中隔组织的形态和中隔尖端的附着位置，子宫中隔分为不全子宫中隔和完全子宫中隔。不全子宫中隔的尖端终止在子宫内口上方，大部分子宫中隔属于该种类型；完全子宫中隔自子宫底至子宫颈内口或外口将子宫腔全部隔开，占子宫中隔的14%~17%，中隔尖端终止在子宫颈外口，通常外观似双宫颈。20%~25%的中隔子宫合并阴道纵隔。

（1）手术适应证：①中隔存在所致的不育症，如习惯性流产、早产等；②由中隔所致的不孕症；③合并子宫中隔需进行辅助生育的原发和继发不孕不育症。

（2）手术方法：宫腔镜子宫中隔矫治手术，通过切除或分离中隔组织，恢复子宫腔的正常解剖形态。宫腔镜子宫中隔切除和分离方法有多种，如高频电切割分离法、机械剪除法、光纤激光分离法等。这些方法只是选用的能源不同，目的都是去除中隔组织。目前临床上以高频电为能源的宫腔镜子宫中隔分离方法较为常用。具体方法：①置入手术宫腔镜，全面观察子宫腔形态，明确中隔与子宫腔的关系、隔底的宽度、隔尖终止的部位和中隔的长度，使用环形/针状电极自中隔的最低点开始分离或切割，横向左右交替直到中隔基底部。操作过程中要特别注意作用电极的方向，把握作用电极在对隔组织切割/分离的对称性，分离要紧靠中隔组织的中线操作，尽量不要偏向子宫前壁或后壁，以避免损伤子宫肌壁导致出血（图17−34）。②避免子宫颈损伤，为减少手术后宫颈松弛引起流产、早产的风险，完全子宫中隔实施宫腔镜手术时，对中隔组织的分离应从子宫颈内口处开始，向子宫腔内分离/切除中隔组织，操作方法与上述相同。③术中监护，当作用电极分离/切割至中隔基底部时，应在腹腔镜或B超监护下实施，由于中隔组织基底与子宫肌层的接合部位没有明确分界线，对中隔组织切割/分离过深，可能损伤子宫肌壁造成大量出血，甚至子宫穿孔；切割/分离过浅，易致中隔残留，影响手术疗效。在宫腔镜直视下结合腹腔镜透光试验或B超声像图对子宫底部厚度进行测量监控，以协助判断对中隔基底切割的深度（图17−35）。④术后处理，宫腔镜子宫中隔切除/分离手术后，通常放置宫内节育器预防子宫腔粘连；同时，口服雌激素、孕激素人工周期治疗，促使中隔周围正常子宫内膜再生修复手术创面，人工周期使用2~3个月后，再次宫腔镜检查评估子宫腔形态，同时取出宫内节育器。

5. 子宫腔粘连分离术　子宫腔粘连（intrauterine adhesions，IUA）系指子宫腔、子宫峡部及子宫颈管因子宫腔手术操作、感染或放射等原因造成的腔壁相互粘连。目前认为，刮宫手术史是子宫腔粘连的主要原因，尤其对子宫内膜破坏严重的子宫腔操作和在此基础之上的继发感染，更促使粘连形成。另外，生殖器结核也是宫腔粘连形成的原因之一，子宫内膜感染结核，有时可致内膜完全破坏，导致严重宫腔粘连，使宫腔完全闭塞。

（1）手术适应证：①子宫腔粘连引起的月经异常，如月经过少、闭经；②子宫腔粘连引起的子宫腔积血、痛经；③子宫腔粘连导致不孕、不育。

（2）手术方法：子宫腔粘连手术操作时要依据子宫腔的形态、粘连的程度和类型，“再造”子宫腔恢复其正常解剖学形态。粘连分离方法有以下6种。①机械分离法：在宫腔镜直视下应用易弯曲的半硬微型剪自子宫腔中央分离粘

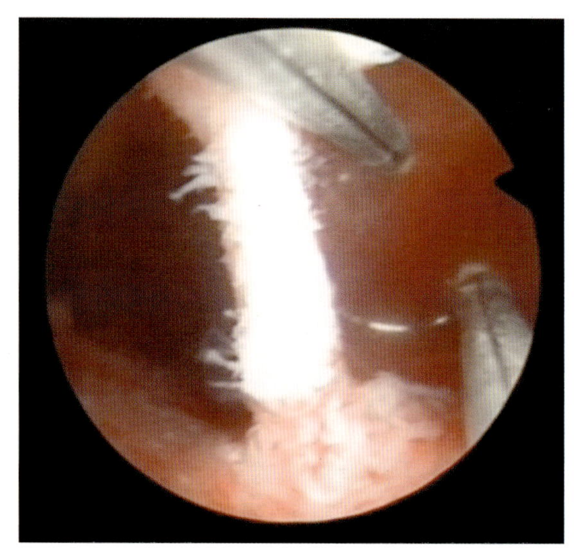

图17-34　子宫中隔切除

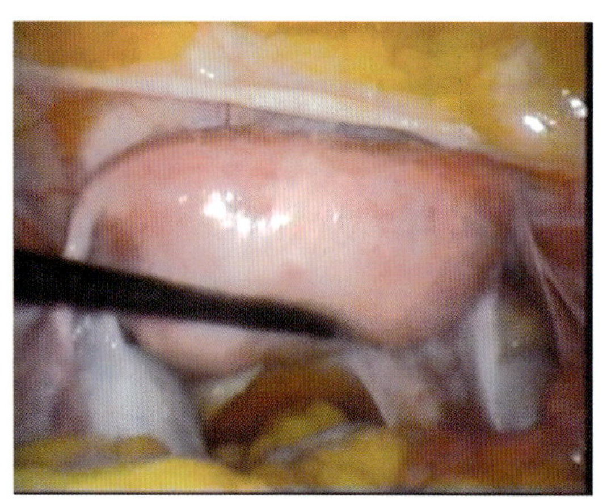

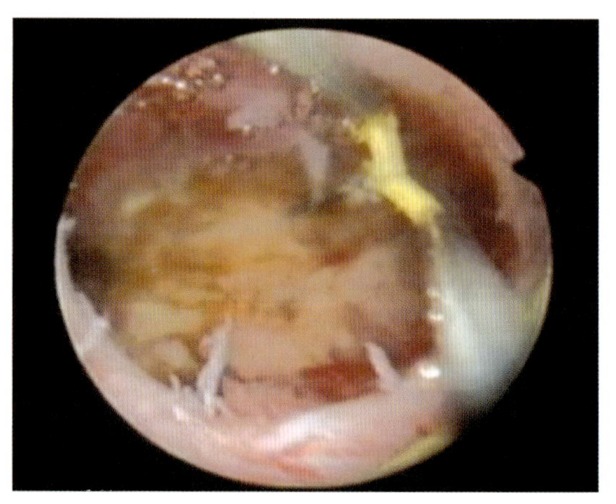

图17-35　子宫中隔切除+腹腔镜监护

连，使子宫腔扩大。此法的优点在于机械分离粘连，对于接近肌层的粘连，切割至肌层时可观察到出血，提示术者停止手术，避免子宫穿孔；而且该方法没有电能或激光切除所致的瘢痕形成和对正常子宫内膜组织的破坏。但是，对于纤维肌性粘连分离有时很难奏效，须使用带能源的作用电极进行分离。②环状电极分离法：此法使用关闭型前倾环形电极直接分离或切除粘连带，如子宫腔完全闭锁，则自子宫内口向上切割，直至形成新的子宫腔为止，当粘连组织和子宫肌层间的分界不明显时，部分子宫内膜在分离粘连时有可能被破坏，故在切除过程中要注意电能对邻近正常子宫内膜的损伤。切除子宫角的粘连带时必须小心，因为此处子宫肌壁很薄，极易造成穿孔。③针状电极分离法：适用于子宫腔粘连所致的子宫壁瘢痕化。通过针状电极可较容易划开瘢痕组织，减少对周围正常子宫内膜的损伤，通常结合环形电极分离，形成正常子宫腔（图17-36）。④激光光纤分离法：经子宫腔镜导入激光光纤，常选用Nd-YAG激光，激光束通过易弯曲的光导纤维准确地定位于所要切除的粘连组织部位，使粘连组织汽化分离。手术需要特殊的能源设备，在国内临床应用不多。⑤根据子宫腔粘连的范围类型，选择B超或腹腔镜监护手术，预防子宫穿

孔。⑥预防术后再粘连形成，促进子宫内膜修复。新的粘连形成和严重的子宫内膜损伤是导致子宫腔粘连手术疗效降低的因素。术后放置宫内节育器，不但可以作为屏障防止子宫前后壁相贴敷，还可刺激子宫产生前列环素，使月经量增多，一般放置8~12周；同时，服用雌激素促使损伤子宫内膜再生，尽快修复子宫腔创面，通常使用雌激素、孕激素2~3个月，完成治疗过程。

6. 子宫腔异物切除/取出术　凡是遗留在子宫腔内的异体物质或自体组织而不能随子宫收缩排出子宫腔者，应考虑实施宫腔镜子宫腔异物取出/切除手术。

（1）手术适应证：①嵌顿或部分残留的宫内节育器；②胚胎骨片残留或嵌入子宫肌层；③过期流产、不全流产的胚物组织残留；④局灶胎盘植入。

（2）手术方法：①置入手术宫腔镜，全面观察子宫腔形态，明确异物部位、大小、嵌入肌层深度和与子宫腔的关系，根据上述异物特点，决定异物取出方法。②漂浮在子宫内膜中的异物，使用带有操作孔道的治疗性宫腔镜，通过微型抓钳直接钳夹取出异物；如异物体积较大，估计微型抓钳取出困难时，可通过手术宫腔镜将异物分次取出，如胚物组织残留，可使用手术宫腔镜环形切割电极切割取出（图17－37），手术中应分清解剖关系，既要彻底切除胚物组织，又要避免对正常子宫内膜与肌层组织的损伤。③嵌入子宫肌壁内的异物，如宫内节育器或其残片、胎骨等，通常需要使用手术宫腔镜将其取出。对于嵌入子宫肌壁的宫内节育器取出时切忌强行牵拉，以免其断裂残片遗留子宫肌壁或粘连组织内使取器更为困难。应以针状电极沿节育器走行，划开子宫肌壁粘连组织，使宫内节育器充分游离后，再以取环钩将其取出。对大块胎骨组织，应结合使用针状电极和环形电极，将其游离后取出/切除（图17－38）。④嵌入子宫肌壁内的异物取出应借助超声引导监护，通过充盈膀胱与宫腔

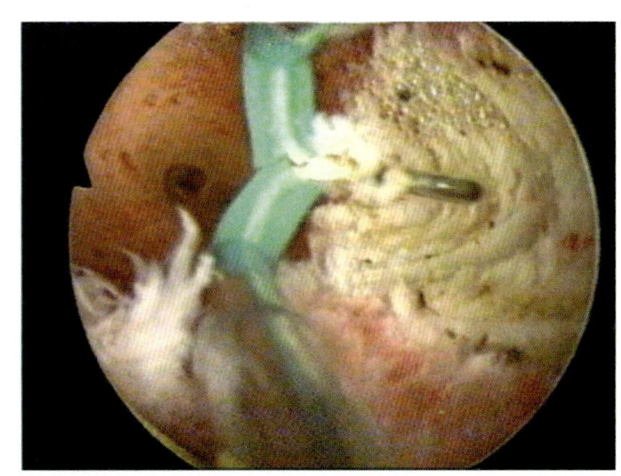
图17－36　子宫腔粘连分离

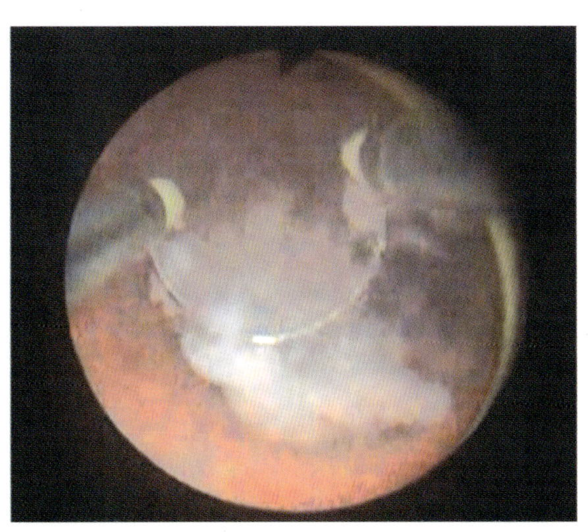
图17－37　子宫腔异物切除

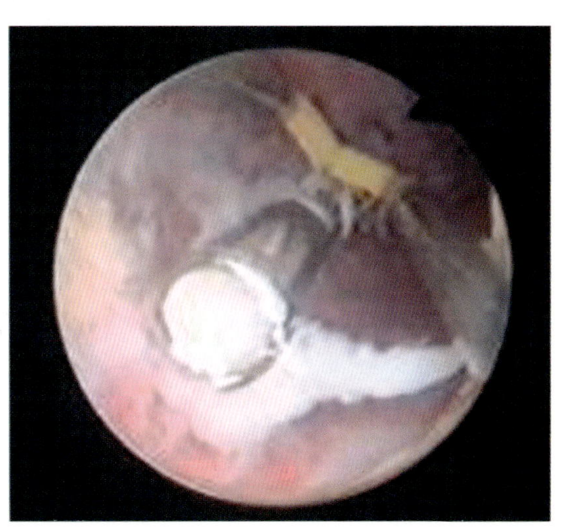
图17－38　子宫腔异物取出

镜管流介质形成的双相透声，可以为子宫腔内的分离操作提供指引，避免子宫肌壁损伤过深，或子宫穿孔发生。

7. 子宫腔内病灶定位活检术　直视下对宫腔内病灶定位和获取组织进行组织学检查是宫腔镜诊断的最大优势，其对子宫腔内局灶样病变的准确性显著优于盲视刮宫，而且不易遗漏子宫腔内微小病变，已成为子宫腔内病变确诊的首选方法。

（1）手术适应证：凡是具有宫腔镜检查指征，并发现子宫腔内局灶样病灶或可疑癌变的子宫内膜均应实施定位活检术。

（2）手术方法与相关解剖：①表浅子宫内膜病灶的定位活检，病变范围较小，位于子宫内膜浅表层波及内膜深层，可在宫腔镜检查同时进行病灶定位，通过诊断性宫腔镜上的操作孔道插入微型抓钳或刮匙，刮取可疑病变组织，根据病变波及的范围，可进行多点取材。②深部子宫内膜病灶的定位活检，病变范围较大，可疑波及子宫内膜深层、子宫颈管或质地较硬的病灶，应通过手术宫腔镜定位后，切除可疑病灶部位进行相关组织病理学检查，根据病变波及范围，可以在子宫腔内或子宫颈管多点取材。

与解剖相关的并发症与防治

1. 出血

（1）解剖学因素及易发术式：子宫是血供非常丰富的器官，子宫动脉分支进入子宫肌层后逐级分支供给子宫肌层与子宫内膜的血供。子宫体部深血管层位于内膜基底层下方6~10 mm处，宫腔镜手术中对子宫肌层破坏过深伤及子宫粗大血管，可能发生大出血（出血量≥500 mL）。易发生术中出血风险的术式主要是肌壁间内凸肌瘤和Ⅱ型黏膜下肌瘤切除，特别是直径≥5 cm的肌瘤术中大出血概率增高；此外，重度子宫腔粘连时，由于内膜破坏严重，子宫腔引导标志消失，术中易伤及子宫肌壁导致出血过多。

（2）处理原则：①药物止血，缩宫素或垂体后叶素促进子宫平滑肌收缩，减少出血。②球囊压迫止血，将Foley导尿管置入子宫腔，向其球囊内注入生理盐水，注水量视子宫腔内压力而定，一般情况下，注水量10~30 mL可达到有效止血目的，球囊最大容水量可达45 mL。③子宫腔填塞，当出血量多时可作为选择方法之一，但不推荐首选。因宫腔镜手术对子宫颈的扩张有限，此时不能有效止血。④子宫切除，出血凶猛难以控制时。

（3）预防措施：①术前预处理，如对较大子宫肌瘤术前用药缩小肌瘤体积和瘤体血供，待肌瘤体积缩小后再行手术。常用药物有GnRH-a、米非司酮、孕三烯酮、内美通等。②加强术中监护，对复杂子宫腔内操作提倡术中B超和（或）腹腔镜监护，避免子宫肌层损伤过深。③提高手术技巧，熟悉子宫腔解剖和娴熟的操作技巧对并发症防治至关重要。如子宫肌瘤切除时，切忌向深肌层“掏挖”肌瘤，术中结合缩宫素使肌瘤组织突向子宫腔时再行切割，深埋子宫肌壁间的肌瘤组织视术后症状可行二次手术；子宫腔粘连分离时不能偏离子宫腔轴线等。

2. 子宫穿孔

（1）解剖学因素及易发术式：正常情况下，子宫腔为一潜在腔隙，子宫肌壁厚度有限，子宫角部、峡部厚度仅0.7~0.8 cm。宫腔镜手术操作中，特别是在宫腔内病变或既往手术史致子宫腔解剖改变严重时，穿孔可能发生。易发生穿孔术式为重度子宫腔粘连分离术、壁间或Ⅱ型黏膜下肌瘤切除术、子宫中隔切除术等，穿孔易发的部位是子宫角、子宫底和子宫峡部。

（2）处理原则：穿孔发生后应尽快明确穿孔部位、范围，判断出血情况和有无脏器损伤，制订处理方案。不全穿孔或无活动性出血的微小穿孔，可在缩宫素应用的同时预防感染等保守治疗；穿孔范围较大或出血量多，药物控制无效，可通过腹腔镜缝合止血；可疑有盆腹腔脏器损伤时应开腹探查，及时修补损伤脏器。

（3）预防措施：子宫穿孔重在预防。①术前评估穿孔的高危因素，制订防范措施；②提倡术中监护，可用B超或腹腔镜；③加强施术医师培训，积累经验，提高手术技巧。

3. 灌流液过量吸收与稀释性低钠血症

（1）解剖学因素及易发术式：膨宫压力和灌流介质是实施宫腔镜手术的必要条件，目前宫腔镜手术中使用的灌流介质主要为非电介质液体，以5%葡萄糖溶液最为常用。宫腔镜手术中灌流介质进入患者体循环的途径有二：其一，沿子宫腔创面上开放的静脉进入体循环；其二，沿通畅的输卵管进入盆腹腔，经腹膜吸收进入体循环。宫腔镜手术时，子宫腔创面开放的静脉是灌流介质进入患者体循环的主要途径，当大量非电解质介质进入体内后可引起血浆电解质紊乱，发生宫腔镜手术中严重并发症——体液超负荷和稀释性低钠血症。该病发生率不高，主要在对子宫肌层破坏较深、范围较大的手术中，如较大子宫肌瘤切除术、重度子宫腔粘连分离术及子宫内膜切除术等。

（2）处理原则：纠正低钠血症、利尿，纠正急性左心衰竭和肺、脑水肿等。补钠量应根据丢失量计算：所需钠量＝（血钠正常值－测得血钠值）×52%×体重（kg）。首次补钠按计算量1/3补给，连续监测电解质、排尿量，根据血钠水平调整补钠量，补钠量至血浆钠离子浓度在135 mmol/L，保持血钠水平不至于发生严重的继发性并发症即可，不要急于使血钠浓度快速恢复至正常水平。

（3）预防措施：①子宫腔压力设置应≤100 mmHg，或低于平均动脉压；②严格控制灌流液的吸收量，当灌流液差值（入量－出量）≥1 000 mL时，应动态监测血钠浓度与各项生命体征，并尽快结束手术操作；③避免对子宫肌壁破坏过深；④控制手术时间在1 h之内。

4. 子宫内膜切除－输卵管绝育术后综合征

（1）解剖学因素与易发术式：子宫内膜切除－输卵管绝育术后综合征发生在有输卵管绝育史的子宫内膜切除术后患者，是宫腔镜手术晚期并发症之一。由于子宫内膜大面积破坏致子宫腔粘连，子宫底部残存内膜致输卵管间质部积血，导致剧烈腹痛。

（2）处理原则：①扩探子宫腔，分离粘连，排除积血；②严重病例主张切除患侧或双侧输卵管及子宫。

（3）预防措施：①子宫内膜切除手术中，把握切割深度，避免子宫底部内膜残留；②预防术后感染，防止子宫腔粘连。

5. 复发　宫腔镜手术为保留子宫的微创手术方式，根据宫腔内病变情况与施术种类，初次治疗失败和症状复发可实施二次手术。复发病例主要与子宫腔内病变或子宫内膜破坏不彻底有关，因此，施术中应正确把握对病变组织和内膜的破坏深度与范围，既不能对子宫肌层破坏过深致术中出血或穿孔发生，又不能对病变组织或内膜破坏过浅致残留与术后复发。

（段　华　张　颖）

输卵管镜检查

输卵管的解剖与生理

1. 输卵管的解剖和功能　输卵管位于阔韧带上缘，前后叶两层之间，除输卵管系膜附着处，输卵管完全由腹膜所环绕，为腹膜内位器官，移动度大，其位置随子宫位置和大小而变化。输卵管管壁由3层构成，外为浆膜层；中层为平滑肌纤维，分为内环行肌和外纵行肌，输卵管肌肉周期性收缩，其变化的频率与卵巢周期性变化的激素有关，在卵子及孕卵运行过程中，肌肉收缩的频率及强度达到最高峰；输卵管内膜为黏膜层，由单层柱状上皮构成，上皮细胞分为纤毛细胞、无纤毛细胞、楔形细胞及未分化细胞4种，无纤毛细胞具有分泌功能，楔形细胞为无纤毛细胞的前身。

输卵管长为6~15 cm，由外到内分伞部、壶腹部、峡部和间质部，壶腹部与峡部之间称壶腹-峡连接，峡部与间质部之间称子宫-输卵管连接。连接部位管壁较厚，管腔变化大。

输卵管具有输送精子、卵子和受精卵，以及提供精子贮存、获能、顶体反应和受精场所等生理功能。

（1）输卵管间质部：是进入子宫壁内的部位，狭窄而短，在子宫内的走行由子宫腔斜行向上。此段短而管腔狭窄，长1~2.5 cm，直径0.1~4 mm，其内端以细漏斗状开口于子宫腔，称输卵管子宫口，直径约0.1 cm。间质部输卵管管腔直径随平滑肌的收缩而变化，黏膜的纤毛细胞在靠近子宫侧减少。精子进入子宫腔后，通过漏斗状子宫角括约肌的松弛及肌肉蠕动的吸引作用，可将精子快速输送到优势卵泡侧的输卵管内，使其顺利到达壶腹部与卵子相遇并受精，进行早期的细胞分裂，然后，通过输卵管的蠕动作用将正在发育的受精卵送入子宫腔而着床。

（2）输卵管峡部：为间质部外侧的一段，是输卵管最细、狭窄的部分，直径0.1~2.0 cm，长2~3 cm，肌层较厚，由内纵、中环及外纵的平滑肌组成，黏膜皱褶减少。纤毛细胞仅占上皮细胞总数的20%~30%。峡部是精子获能、顶浆反应及精子贮存的主要部位。排卵一旦发生，贮存于此的精子即缓慢地释放到壶腹部去受精。

（3）输卵管壶腹部：峡部外侧即为壶腹部，呈“S”弯曲，自卵巢下端起于输卵管峡部外端，先向外行，然后向上，沿卵巢前缘上行，至卵巢上端，再弯曲向后，移行于漏斗部。壶腹部是输卵管最长、管径最粗的一段，长3.74~4.13 cm，占输卵管全长的2/3，管腔直径为0.37~0.47 cm，是输卵管直径最宽的部分，亦是输卵管管壁最薄的一部分，其内腔宽窄不一。此处黏膜皱褶丰富，由单层纤毛、分泌细胞和基底细胞组成。其中纤毛细胞占40%~60%，多于其他细胞，且富含微纤毛，其摆动朝向子宫腔。有内环外纵两层平滑肌，是卵子受精场所。

（4）输卵管伞端：为输卵管末端，又称漏斗部，是输卵管开口于腹腔的一端，直径为1~1.5 cm，周缘有多个放射状的不规则突起，形成许多须状细伞。其中有一较长的伞沿阔韧带边缘至卵巢，形状像一把撑开的雨伞一样覆盖或接近卵巢表面。伞部肌纤维稀少，其黏膜皱褶丰富，上皮由纤毛及分泌细胞组成，纤毛细胞占60%以上。纤毛运动呈旋涡状朝向子宫腔，这种纤毛的摆动有助于吸抓卵子朝向子宫腔输送。

2. 输卵管的血管、淋巴管及神经

（1）血管：输卵管的动脉血液来自子宫动脉和卵巢动脉分支。当子宫动脉分出输卵管支后，沿输卵管走行在系膜中经过，成为输卵管的主要血液供给来源。在邻近输卵管子宫峡部，由输卵管动脉发出细小分支分布在子宫角周围，在输卵管中部附近，输卵管动脉发出两条较大的分支经输卵管系膜与卵巢动脉的分支吻合。此外，输卵管动脉在沿着输卵管走行时，发出较小的支穿入输卵管系膜。当输卵管动脉接近输卵管系膜和输卵管的远1/3处时，众多分支形成网络并汇合与卵巢动脉的输卵管支吻合，其他细小分支分散延伸到伞端的浆膜面，形成由细螺旋状血管构成的血管网。一般来讲，子宫动脉分支主要供应输卵管间质部和内侧2/3段的血供，其他部分由卵巢动脉分支供应。如输卵管间质部的血液都是通过子宫动脉分支供应的，输卵管峡部的血液是通过子宫动脉和卵巢动脉分支供应的。这些血管多位于肌层外，只有毛细血管通过肌层的间隙进入黏膜层，两动脉分支的末端在输卵管系膜内相互吻合。输卵管的静脉血流与同名动脉并行。动脉-

静脉间毛细血管网分布在输卵管黏膜、肌层和浆膜层。黏膜皱襞间毛细血管网引流至黏膜层和肌层间的血管丛，黏膜层和肌层毛细血管网引流至肌层血管丛，浆膜层毛细血管网引流至浆膜血管丛。上述所有三种血管丛均在浆膜下汇合，沿相应静脉向外引流，一部分入卵巢静脉丛，另一部分入子宫阴道丛。

（2）淋巴管：输卵管有丰富的淋巴网，在输卵管黏膜层、肌层及浆膜层均有毛细淋巴管网。黏膜层毛细淋巴网位于上皮下结缔组织内，肌层毛细淋巴网位于肌纤维束的结缔组织内，浆膜层的毛细淋巴网位于肌层纤维组织内，在网深侧吻合成淋巴管丛，并发出集合淋巴管，与来自肌层的集合淋巴管汇合，注入局部淋巴结。输卵管各层间毛细淋巴管网互有交通，在间质部和峡部毛细淋巴网密集，壶腹部淋巴网分布稀疏。输卵管的淋巴回流由集合淋巴管注入腰淋巴结。

（3）神经：输卵管的神经由来自卵巢神经丛及子宫阴道从的交感及副交感神经支配。输卵管的神经分布与其他器官一样，是沿输卵管血管行走，但大多数神经分布在输卵管肌层中，进入输卵管黏膜层的很少，黏膜层疼痛不敏感，神经在输卵管各个部分的分布不一。在壶腹部薄弱的肌层中神经极少，且以血管舒缩纤维为主；至峡部则神经总数显著增加，其中大多数纤维供应肥厚的环行肌层，当接近输卵管间质部时，神经纤维略有减少；至间质部肌层，神经纤维进一步减少，但仍较其周围子宫底部平滑肌中的神经纤维为多。正是由于输卵管峡部具有肌层肥厚和大量肾上腺素能神经支配的特点，故峡部被视为具有肾上腺素能的括约肌。

3. 输卵管生理　在卵泡期，输卵管上皮细胞在雌激素的作用下，纤毛细胞肥大，无纤毛细胞缩小，细胞内无分泌颗粒；黄体期受孕激素的影响，纤毛变细变矮，无纤毛细胞肥大，突出于表面，含大量糖原，成为分泌细胞，有利于受精卵在输卵管运送过程中摄取营养。

激素可影响输卵管的运动，输卵管的运动方式为蠕动，在排卵前后受雌激素的影响而增强，有利于精卵运输；黄体期受孕激素的作用，输卵管运动减弱。临床上可利用雌孕激素调整输卵管的分泌和运动，从而影响受精卵的营养与运行。

输卵管为卵子受孕场所，受精卵由输卵管向子宫腔运行。目前研究认为，输卵管并非单纯的输送管道，它本身直接受卵巢激素的影响，并具有复杂的生理功能，对卵子的摄取，精子的获能，受精卵的分裂、成熟和运输等起着极其重要的作用。

■ 输卵管镜操作要领与相关解剖

1. 输卵管镜检查前准备

（1）安装并连接输卵管镜，输卵管镜的插入端为纤细的光导纤维和导光束，其上附有注水接口和冷光源接口，后方为目视镜接口，可直接与摄像头线连接（图17-39）。

（2）常规腹部消毒后，按腹腔镜操作程序置入腹腔镜，全面观察输卵管外形结构及其与周围器官关系，有无粘连扭曲、伞端纤毛分布是否正常、有无闭锁等。在腹腔镜直视下，经子宫颈置入宫腔镜，全面观察子宫腔形态后，将子宫腔镜视野固定在一侧输卵管开口处，充分暴露输卵管开口部位，利用膨宫压力与灌流介质的膨胀作用，使输卵管开口处于开放状态（图17-40）。

2. 插入同轴导管　由于输卵管开口具有节律性收缩的特征，其收缩频率为1次/8~15 s，持续约2 s，因此操作需于收缩间期进行。将输卵管同轴外导管经宫腔镜操作孔道插入一侧输卵管间质部，2~3 mm并确认导管进入输卵管间质部管腔后，将同轴输卵管外导管内的导丝取出，经外导管内插入带铂金丝头导丝的内导管，因导丝尖端为纯圆形且异常柔软，可无创伤地通过输卵管腔的自然弯曲处，当导丝前进遇到阻力时，可稍退缩并轻轻旋转后再行插进，直到输卵管伞部；如若内导管行进中遇到阻力经上述处理仍不能通过时，则可能是由于子管腔内的组织碎片、粘连、狭窄或明显弯曲阻塞管道，此时不应勉强操作，可将导丝抽出，插入输卵管镜观察，根据镜检结果决定处理方案（图17-41）。

3. 放置输卵管镜观察（图17-42） 固定已放置的内外导管，抽出导丝，在直视下沿导管置入输卵管镜，使其通过输卵管间质部、峡部、壶腹部，到达伞端。由于输卵管镜的光亮度有限，不能照亮较大的腹腔，当图像突然变暗，或看到活动的肠管、肠系膜、卵巢时，证实输卵管镜已进入腹腔。此时，缓缓向外移动内导管，观察输卵管内壁的结构（图17-43），为了防止输卵管壁的损伤，输卵管镜的镜头不应超过导管的顶端。对于操作熟练的施术者，也可将输卵管镜置入内导管后，一边缓慢向前推进内导管，一边观察输卵管管腔内的形态结构变化，但此时应注意由于避免输卵管变形及梗阻瘢痕等对输卵管镜头的损伤。输卵管镜检的全过程应在腹腔镜监视下进行，可通过输卵管壁透过的光亮了解输卵管镜所处的位置（图17-44）。此外，还可通过腹腔镜监视有无输卵管的穿孔及出血等并发症。

4. 取出输卵管镜及宫腔镜。

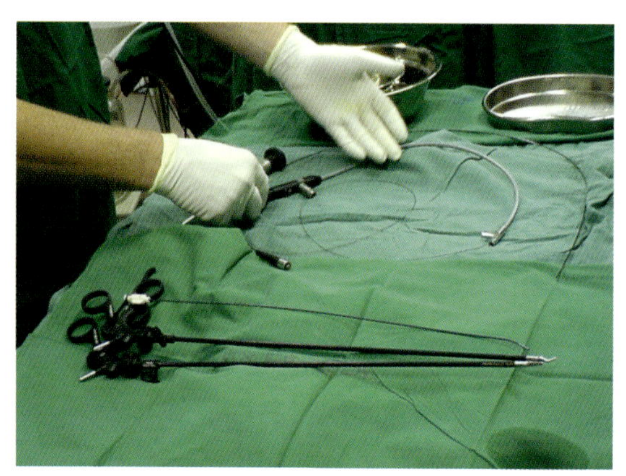

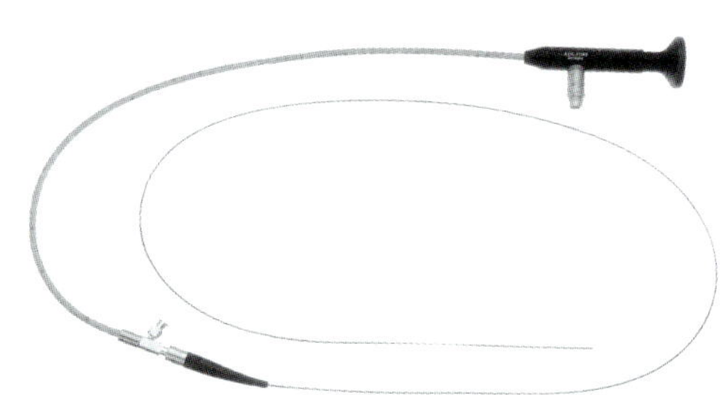

图17-39 输卵管镜检查设备

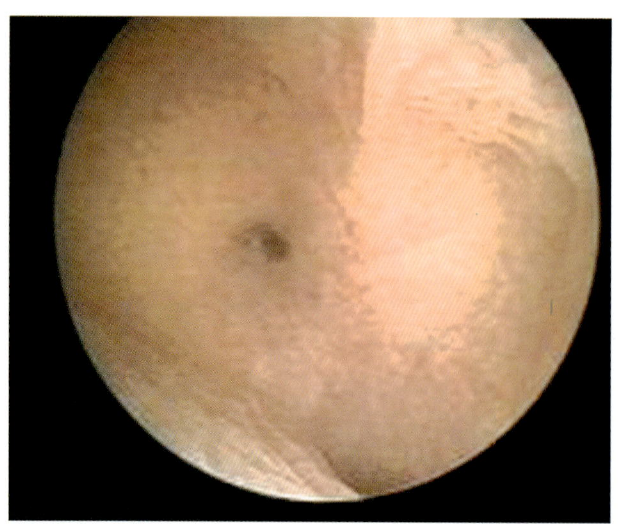

图17-40 暴露输卵管开口部位

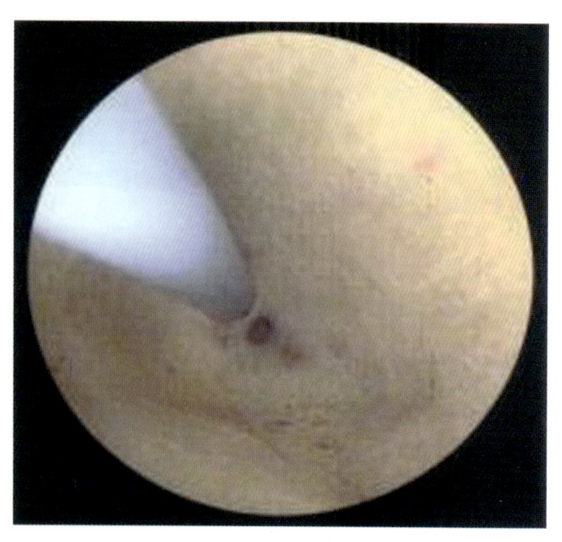

图17-41 导管插入输卵管间质部

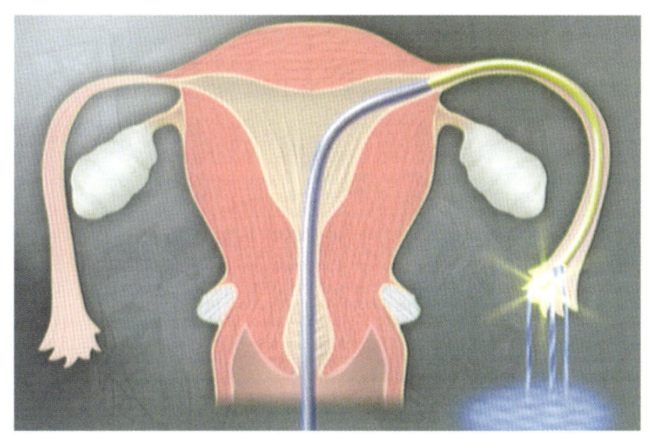

图17-42　放置输卵管镜

■ 输卵管镜下正常解剖

1. 输卵管开口　正常输卵管开口在开口松弛时为圆形或卵圆形，膨宫时直径为1.0~1.5 mm，有节律地收缩，8~15 s收缩1次，持续2 s，当输卵管收缩时，开口处出现4~6条皱褶，且与间质部的纵行皱襞相连。月经增生晚期及黄体期，由于子宫内膜较厚，使输卵管开口变小而不易看到，分泌期内膜还可伸入输卵管间质部管内，使插管困难。近开口处可见子宫输卵管漏斗部，由于膨宫液的作用，使间质部的纵行皱襞较浅表。

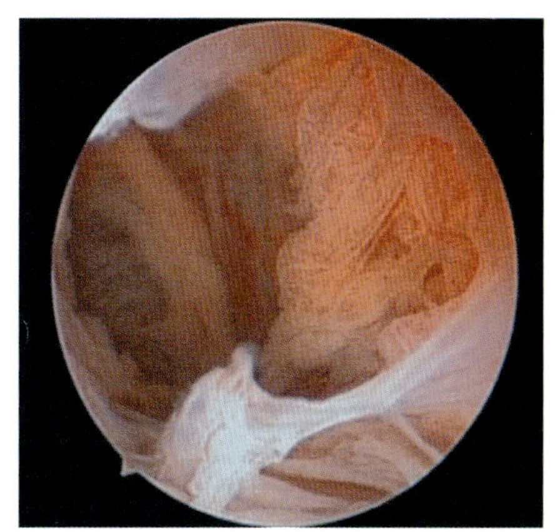

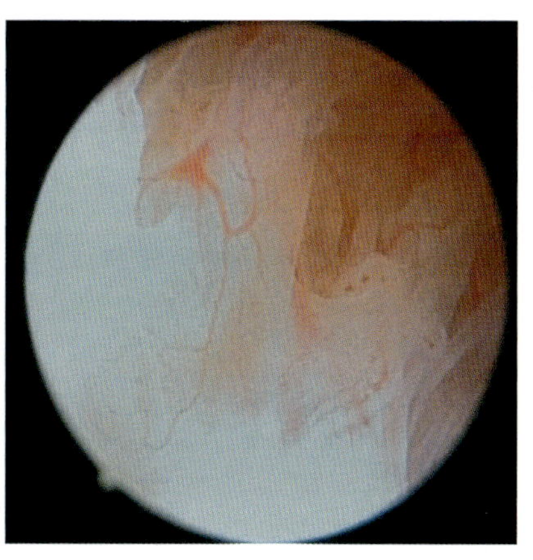

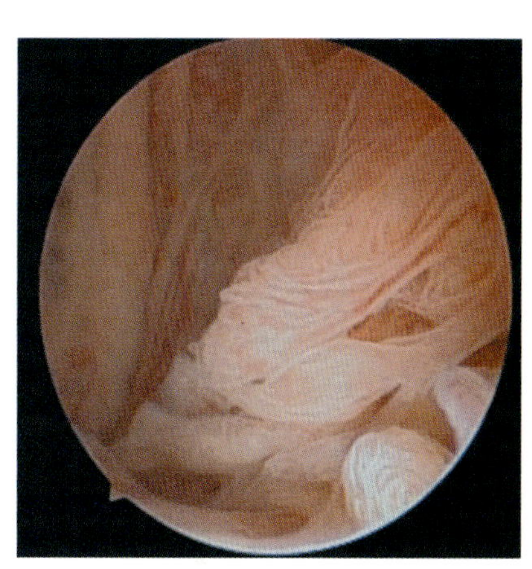

图17-43　输卵管腔内不同结构

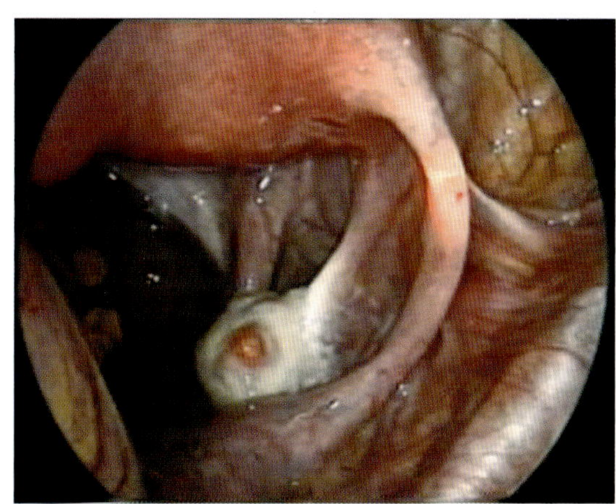

图17-44　腹腔镜通过输卵管壁透过的光亮了解输卵管镜所处的位置

2. 输卵管间质部　正常输卵管间质部长1.5~2.5 cm，除在子宫输卵管结合处稍弯曲外，其余部分基本为直形，子宫输卵管结合处最窄，直径为1.4 mm。上皮为淡红至晶红色，有4~6条扁平的纵行皱襞，内可见环绕输卵管管腔直径的拱形血管。

3. 输卵管峡部　长2~3 cm，直径1~2 mm。可见少量扁平的皱襞，呈不规则的波浪状运动，近端可见排列整齐的腺体开口，部分卵管可见间质部和峡部的节律性收缩。壶腹-峡部结合部的范围不易确定，但一般约有0.5 cm长，管径突然增宽且上皮转变为壶腹部的形态，即为壶腹-峡部结合部。

4. 输卵管壶腹部　长5~10 cm，在其近端的1~2 cm段管径为1.54 mm，之后逐渐增至1 cm左右。内膜皱襞为纵行，除可见粗大的初级皱襞隆起外，还可见小的次级皱襞隆起，呈白色云状突起，形如不规则的山脉，漂浮于输卵管液中，呈不规则的波浪状运动。

5. 输卵管伞端　伞部皱襞较为低平，内膜呈大红色，当可见较多的上皮漂浮于腹腔液中，及部分卵巢、小肠、肠系膜和大网膜时，表明已达伞端。

■ 输卵管镜下异常解剖

输卵管镜可直接观察到输卵管内病变情况，镜下常见病理改变包括输卵管炎，输卵管积水，输卵管腔粘连、狭窄、息肉、梗阻、伞端闭锁，以及管腔内黏液栓和内膜碎片等。

1. 输卵管炎　输卵管壁多为凹凸不平，可见散在不均匀的红色斑点，皱襞减少或消失，内腔光滑呈圆筒状，壶腹部可扩张，局部管壁可因缺血呈苍白色，或可见上皮下的血管网。

2. 输卵管粘连　由于炎症或子宫内膜异位症等病因引起输卵管粘连或纤维化，粘连带可为柔缩的膜样粘连，亦可为质地较硬的纤维样粘连，色泽苍白，导致输卵管不同程度的狭窄或阻塞，皱襞消失。

3. 输卵管积水　积水时输卵管管腔扩张，内壁光滑，皱襞减少或消失，黏膜上可有多数凹凸不平的红色斑点，血管失去典型形态，局部缺血呈苍白色或上皮脱落显示血管网。输卵管蠕动慢。

4. 其他　可见管腔内息肉样结构病变、内膜碎片、黏液栓、管腔梗阻、伞端闭锁等病变。

5. 输卵管评分　为了解输卵管病变的情况，Kerin制定了一种输卵管腔内病变的分类与评分系统，将每侧输卵管分间质部、狭部、壶腹部、伞部4段进行评分，每一侧输卵管的总分为20分（正常），20~30分为轻、中度输卵管内膜疾病，＞30分为重度病变。这一评分系统对输卵管的病变情况进行了量化，但它仅限于对输卵管病变表现的描述，要确切了解输卵管病变的程度，需对病变部位内膜进行病理检查，综合分析。

■ 诊断与治疗注意事项

1. 适应证

（1）输卵管因素不孕的输卵管腔探查，明确输卵管腔内病变，评价原发性或继发性不孕患者输卵管腔的功能状态，指导后续治疗。

（2）输卵管疾病的治疗，包括输卵管内粘连分离、狭窄扩张、清理输卵管内组织碎片等。

（3）评估输卵管再通术或异位妊娠保守治疗后的管腔情况，可判断输卵管内情况、再次异位妊娠发生的可能性及输卵管的功能状态等。

（4）碘油或碘水过敏不宜行子宫输卵管造影患者，可直接行输卵管镜检查。

（5）辅助生育技术中的应用，包括输卵管内配子或胚胎移植的插管定位，评估配子或胚胎经输卵管导管放入输卵管内的确切位置。

（6）绝育手术，输卵管镜可以通过破坏输卵管峡部的黏膜或放置避孕装置达到节育的目的。

2. 禁忌证

（1）盆腔活动性感染期。

（2）月经期或子宫活动性出血。

（3）严重的子宫腔粘连或较大的黏膜下肌瘤。

（4）存在未经矫治的不孕原因者。

（5）对有停经史者，要排除子宫内妊娠。

3. 有关注意事项

（1）检查时间：检查宜在月经干净后3~7 d进行，此时子宫内膜薄，易于找到输卵管开口。

（2）术前准备：为避免感染，检查前应行

阴道分泌物检查，在排除阴道炎症的情况下方能进行手术操作。

（3）抗生素：术前阴道擦洗，术后预防性应用抗生素3~5 d。

（4）手术体位：手术采用膀胱截石位。

（5）术中操作注意事项：输卵管镜体光导纤维纤细，操作不当时易坏损。操作时应注意输卵管镜的头端不应超过导管的顶端，以免镜体折损并损伤输卵管；输卵管镜应在监视系统的监视下前进或后退。

4. 输卵管镜手术并发症与防治　因进行输卵管镜检查是在双重电视监视系统下操作，加之输卵管镜纤细柔软，一般不会引起严重并发症，多数学者认为输卵管镜检查是一种安全可靠的操作。

输卵管镜检查时偶可见输卵管黏膜损伤、出血等并发症，因输卵管血供多位于肌层外，只有毛细血管通过肌层的间隙进入黏膜层，因而输卵管黏膜损伤后一般很少出血，即使有少量出血也无须特殊处理，多可自然停止，也不会留有后遗症。输卵管穿孔是严重的并发症，在管腔粘连、狭窄等病变，或输卵管位置因盆腔病变发生异位时易于发生。对于部分穿孔或小型的完全穿孔出血不明显时可密切观察，出血较多时需进一步止血治疗。

为保证手术顺利进行，最大限度地避免手术并发症，对操作医师应严格培训，施术者应具备以下条件：①熟悉输卵管的功能解剖及定位。②经过专项培训，熟悉仪器的使用并掌握操作技术。③严格执行操作规程，熟悉手术并发症的处理。

输卵管镜操作时的注意事项：①输卵管镜应在监视系统的监视下前进或后退。②输卵管镜的头端不能超出导管的前端。③输卵管镜不应长时间压迫输卵管上皮而产生白色反应。

（段　华　张　颖）

阴道镜检查及相关解剖

子宫颈

“子宫颈”这一术语源于拉丁语的“颈部（neck）”一词。它是子宫向下的延伸，被分为两部分。位置较低的部分（或称为子宫颈阴道部）延伸至阴道，放置窥器后该部分的结构可见。位置靠上的部分（或称为子宫颈阴道上部）的范围则是从与阴道接触的部分到子宫下段。在阴道内，子宫颈呈倾斜位。因此，子宫颈后部占据了子宫颈的大部分，相当于整个子宫颈体积的一半。当打开窥器进行检查时，子宫颈表现为隆起的椭圆形至圆形的结构。因此，子宫颈表面的圆形区域通常使用钟表的数字来表示（图17-45）。

对于未生育过的患者，圆柱形的子宫颈大约占子宫大小的50%。其长度约为3 cm，直径约为2 cm。位于中央的子宫颈外口或子宫颈管口的起始部呈圆形，测量直径为3~5 mm。怀孕期间，血管充血及弹性纤维和平滑肌细胞的增殖使子宫颈扩张。经阴道分娩后，子宫颈外口呈水平裂隙，并伴有因撕裂瘢痕而形成的星状线。子宫颈管长约3 cm，从子宫颈外口一直向上延伸到子宫下段或峡部。子宫颈管呈梭形，直径不等，最宽处约为8 mm。在子宫颈和子宫体的连接处，子宫颈管缩窄、变圆，称为子宫颈内口。子宫颈管内的皱襞称为棕榈襞。这些小皱襞在阴道分娩后就不再明显（图17-46）。

子宫颈由宫旁软组织、子宫骶骨韧带和主韧带来支撑。主韧带是子宫颈的主要支撑来源，它从子宫颈侧面通过子宫阔韧带的基底一直到达肛提肌。

子宫颈的血液灌注来源于子宫动脉下行的子宫颈阴道分支。该分支通过子宫旁软组织侧向进入子宫颈。静脉与动脉平行相伴，走行相似，从侧方通过子宫旁软组织分别进入子宫和下腹部静脉。子宫颈的淋巴引流起自浅表基质淋巴结区并延伸进入子宫旁组织。这些输出淋巴管继续流向子宫颈旁淋巴结、闭孔淋巴结、下腹部和髂部的淋巴结，最终流入腹主动脉旁淋巴结。子宫颈和阴道下端的感觉神经起自深层基质和子宫颈管，然后继续通过子宫颈旁、骶神经丛（Frankenhauser神经节）和盆腔神经到达第2~4骶神经。与子宫颈内膜相比，子宫颈阴道部表面缺乏神经支配，因此，子宫颈管诊刮和环形切除术会造成明显痉挛，而子宫颈活检和冷冻疗法仅产生轻微不适。

青春期宫颈

自青春期开始至整个身体功能完全成熟的阶段称之为青少年期，这一时期对于宫颈上皮的变化有着重要的影响。青少年期可能建立规律的月经周期，也可能发生初次性生活甚至妊娠，而后两者则是导致宫颈上皮发生形态学变化的第一机会性环境因素，并可能引起瘤变。

青春期前的2~3年内子宫体和子宫颈的尺寸占比会逐渐发生变化。此时期之前，子宫大半由子宫颈构成，而青春期期间，子宫体的尺寸会逐渐增大至与子宫颈同样大小。在这一日益活跃的围青春期阶段，原始的宫颈上皮可能也同时发生着变化。

孕期和产褥期宫颈

妊娠和分娩对于宫颈上皮及上皮下组织有重要的影响。为了分娩时所需执行的巨大生理性任务，宫颈在孕期就发生了一系列变化并做好准备。仅就直径而言，宫颈在分娩时就需要扩张10倍以上。人体几乎没有什么其他器官能在这么短的时间内发生如此巨大的变化，而且这一变化对于宫颈的远期损害也相对罕见，更说明这一器官富有韧性的生理学特点。

在妊娠过程中，宫颈阴道部的上皮首先受到不断增长的激素和其他代谢变化的影响，上皮的结构随之发生着动态的变化。上皮下组织，由平滑肌、纤毛和细胞成分、基质及凝胶状基质中的胶原纤维构成，在孕期也发生着巨大的变化。与上皮的变化一样，这些变化也是巨大的，只是难以有效地被观察到。

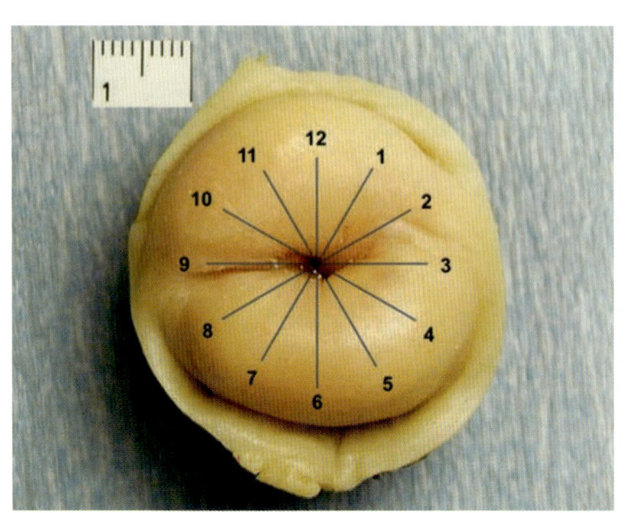

图17-45　成年经产女性子宫颈。横向瘢痕提示曾经阴道分娩。通常使用钟面数字对病变部位进行标识

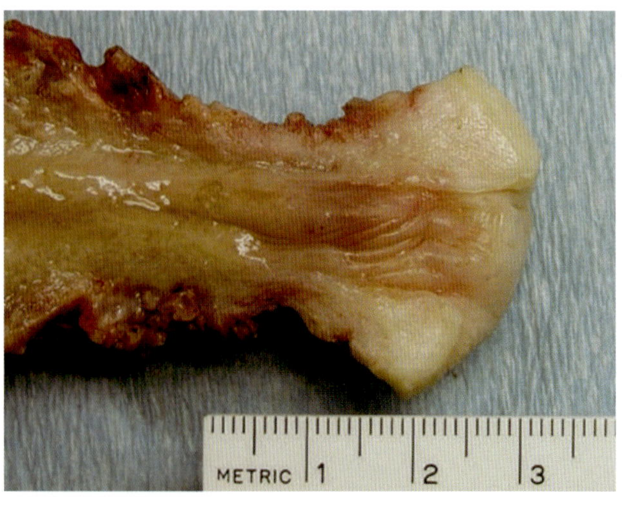

图17-46　子宫下段与子宫颈内膜。平行的褶皱位于子宫颈外口附近，易于识别。子宫颈管表面覆盖着透明黏液

更年期宫颈

更年期后宫颈外观的变化模式并不像此前的其他时期那么有规律可循。这些变化与女性激素的状态相关，雌激素水平下降则萎缩随之发生。绝经后宫颈的最终外观取决于此前宫颈所承受的多种变化，如妊娠和感染等。

50岁以上的女性中，40%以上的转化区会退缩至宫颈管内，退缩的程度则会有巨大的差别。无论是原始或化生的鳞状上皮，在绝经后都会逐渐萎缩，变得越来越薄，而且年轻女性才有的分层特点也随之消失。每个人在此阶段萎缩的程度各不相同，有些女性萎缩性改变和退缩的趋势都很小。

Shiller碘试验可以显示出糖原化的程度。在绝经前，正常成熟的鳞状上皮富含糖原可以被染为棕褐色。而当上皮萎缩，糖原缺乏，上皮染色则为淡黄色。糖原的消失并非一成不变，据估计约有20%的女性在绝经后数年内鳞状上皮仍能保持良好的糖原化状态。

当血管上皮逐渐萎缩后，阴道镜能更容易地观察到下层的毛细血管网。上皮变薄使得皮下的毛细血管更易受伤，经常可以看见点状出血，特别是进行宫颈刮片之后。宫颈旁组织发出的小动脉分为许多大毛细血管，最终蔓延至绝经后宫颈上皮表面，呈树枝状。这些血管仍保持正常的分支系统，与宫颈瘤变的非典型血管完全不同。

正常转化区

子宫颈被覆3种不同的上皮：鳞状上皮、柱状上皮及成熟和不成熟的化生上皮。鳞状上皮与柱状上皮的交界处形成转化区的边界。非角化复层鳞状上皮从哈特线（Hart's line）（为阴道与外阴在胚胎期的交界处）（图17-47）延伸至刚出生的女性的子宫颈鳞-柱状交接部。

组织学上，鳞状上皮含有4种细胞：基底细胞、旁基底层细胞、中间层细胞及表层细胞（图17-48，49）。基底细胞在从基底层上升至表层的过程中，经历了其他3种细胞阶段从而逐渐分化成熟。

柱状上皮由单层的、能分泌黏液的细胞构成。子宫颈柱状上皮大约从鳞-柱状交接部到子宫颈管内直至子宫颈管内口。柱状上皮覆盖绒毛，也就是含有毛细血管襻的小息肉样突起。化生上皮位于鳞状上皮与柱状上皮之间。化生细胞代替柱状细胞形成化生上皮。这些细胞最终分化成鳞状上皮。化生是所有女性子宫颈自然发生的一个正常过程。

出生时鳞-柱状交接部在子宫颈阴道部的位置被认为是原始鳞-柱状交接部。月经初潮后，阴道镜下所见的鳞-柱状交接部被定义为新鳞-柱状交接部，或简称为鳞-柱状交接部（图17-50）。

育龄女性鳞-柱状交接部的位置会在子宫颈阴道部变化或可能会轻微内移至子宫颈管内。到了晚年，阴道镜下可能不易辨认鳞-柱状交接部，因为细胞的交接部可能深藏在子宫颈管内。在原始鳞-柱状交接部和新形成的新鳞-柱状交接部之间的区域分布着连续变化的上皮。由于能在这个区域识别出明显的柱状上皮向鳞状上皮的转化，因此该区域称为转化区。这一过程的动态性导致不成熟化生上皮与成熟化生上皮混杂存在。这些化生上皮构成了转化区。

成熟化生存在于不成熟化生与原始鳞-柱状交接部之间。成熟化生上皮是由多层分化完全的鳞状上皮构成的。它与不成熟化生上皮的不同之处在于后者的上皮层数少，并且主要是未完全分化的细胞。但是，成熟化生有两个在组织学及阴道镜检查中表现明显的特征——腺体开口和子宫颈腺囊肿。这些特征在原始鳞状上皮不存在。如果进展中的化生上皮围绕表面柱状上皮绒毛间的裂口而不是完全取代所有的柱状上皮，并且填满

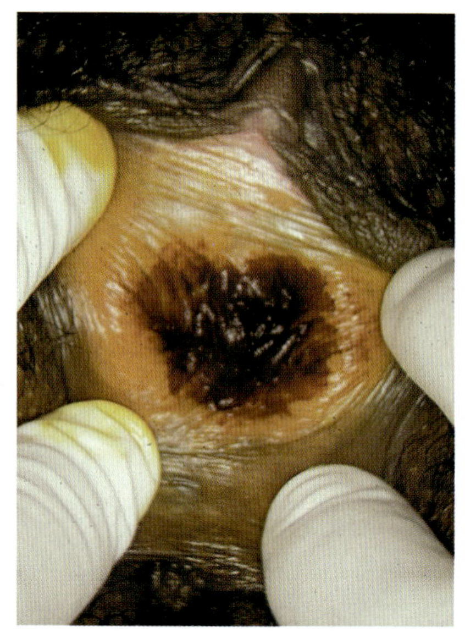

图17-47　哈特线，该分界代表阴道的最末端

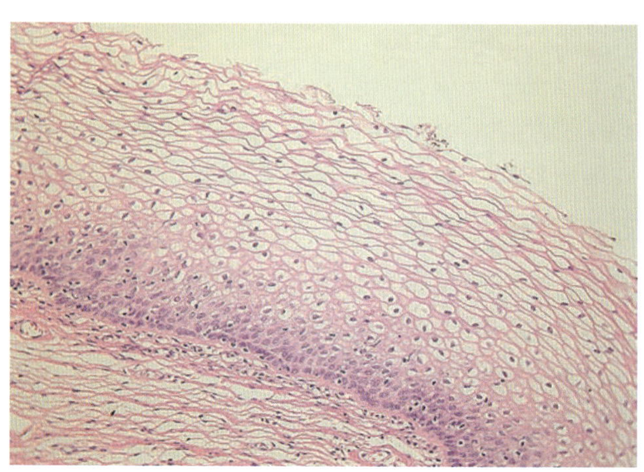

图17-48　鳞状上皮含有基底细胞、旁基底层细胞、中间层细胞和表层细胞，它们从基底层逐层分化而来（HE染色，中倍）

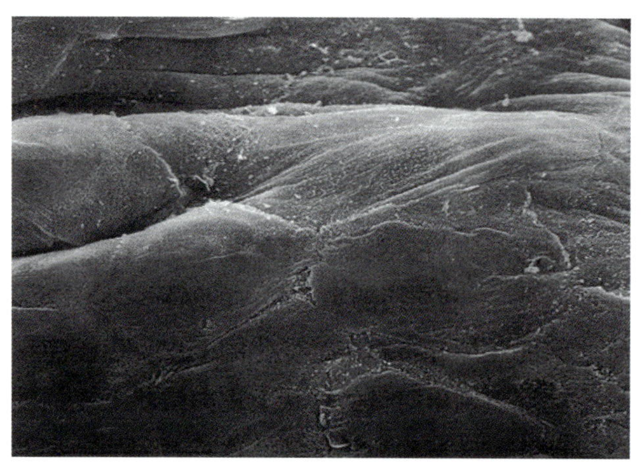

图17-49　鳞状上皮的表层（扫描电镜）

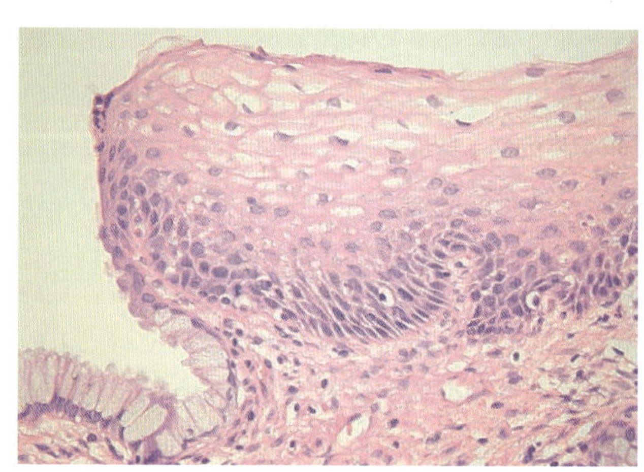

图17-50　鳞-柱状交接部的组织学

柱状上皮绒毛的间隙，便形成了腺体开口。黏液是由深部残留的柱状上皮分泌并通过开口排到表面的。表面的化生上皮会使裂口闭塞，残留的柱状上皮分泌的黏液被困在底部，便形成子宫颈腺囊肿。阴道镜或组织学识别正常转化区是通过判断成熟化生上皮和不成熟化生上皮的存在，以及潴留囊肿和腺体开口。这两者都是化生过程后残留下来的。

阴道镜检查

对子宫颈应用醋酸溶液（3%~5%）可更好地识别正常与异常的上皮。醋酸溶液与正常以及瘤样病变上皮发生反应，导致组织水肿及颜色的改变。应用醋酸溶液后，正常和异常组织中核质比增加的细胞会出现暂时的白色（醋酸白）。周围的正常鳞状上皮则保留其原有的粉红色。醋酸效果出现或消失的速度随病变类型的不同而不同。因此，应用醋酸溶液后在阴道镜下观察子宫颈是非常重要的。在充分的醋酸反应下，正常红色的柱状上皮可出现淡淡的白色（如果可见的话）。应用醋酸后，血管形态开始变得越来越不明显。然而，当醋酸反应开始出现消退时，毛细血管的形态在白色背景下变得更为清晰。此时子宫颈瘤样病变的血管形态最为清晰。通常情况下，瘤样病变越高级，则醋酸白出现得越快，持续时间也越长。1/2浓度的卢戈碘溶液是阴道镜检查时另一种经常使用的显影液。只要患者无碘过敏史，卢戈碘溶液的应用方式与3%~5%醋酸溶液相同。卢戈碘溶液可将细胞中的糖原染成黑褐色。除了雌激素缺乏的绝经后女性外，青春期后女性的原始鳞状上皮以及成熟化生的上皮含有丰富的糖原，应用卢戈碘溶液后会变成暗褐色。在雌激素缺乏的女性，鳞状上皮缺乏糖原，上皮被染成棕色或浅棕色。

瘤样病变、正常的柱状上皮、不成熟化生的鳞状上皮以及含有很少或根本不含有糖原的白斑处卢戈碘溶液不染色。柱状上皮或不成熟化生的上皮碘染色后可出现粉红色或淡黄色。瘤样病变上可出现一系列的染色变化。通常，CIN2-3将表现为黄白色或芥末黄色，CIN1会出现明亮的橙黄色。这种颜色的差异可能有助于区分低级别病变和高级别病变。一些鳞状上皮内病变，尤其是低级别病变，在较大范围的瘤样病变上皮细胞缺乏糖原的情况下存在小范围、随机分布的糖原，从而产生一种斑驳的黄棕色（“龟壳”）染色变化。炎性病变，包括急性子宫炎和阴道感染，例如滴虫，会产生小的上皮细胞糖原缺乏的弥漫性斑块，应用碘溶液后也不染色。当炎症严重时，上皮剥脱，底层基质出现粉红色。另外，炎症会产生片状的芥末黄色区域。

常规应用碘染色时需要考虑许多问题。必须强调的是，正常的不成熟化生上皮及高级别癌前病变均可呈现碘染色芥末黄色。因此，碘染色的模式是相对非特异性的。碘溶液的应用可妨碍对下方血管和其他阴道镜征象的评估。因此，阴道镜检查时，在应用碘溶液前，必须先进行3%~5%醋酸溶液评估。此外，对于应用碘溶液前确定的活组织检查部位，应用碘溶液后可能需要重新定位。由于碘染色可能掩盖了血管的改变，醋酸白的差异细微，所以必须准确确定活检的位置。

■ 口服避孕药对宫颈的影响

口服避孕药对宫颈可以产生影响，通常可引起宫颈外部柱状上皮的形成，这一现象称之为移位或外翻。鳞柱交界通常位于宫颈外部的外口处。偶尔柱状上皮可延伸至阴道穹隆，这需要与阴道腺病相区别，后者的柱状上皮孤立出现于穹隆和阴道上皮中间。在宫颈移位中，表面的柱状上皮和所有黏膜（包括腺体和支持基质）均外移，与妊娠期和初潮时情况类似。原始的鳞柱交界在表面并非总是可见的，但其实际位置始终可由组织切片中所见的最后一个腺体位置而标定。宫颈外生性的表现可能与早期临床癌变相混淆。只有通过阴道镜检查才能将良性改变、口服避孕药甾体激素的影响，以及恶变加以区分。

（陈　飞）

参考文献

1. 夏恩兰. 宫腔镜操作规范(草案). 中华妇产科杂志, 1997, 32(5): 271-275.

2. 夏恩兰. 妇科内镜学. 北京: 人民卫生出版社. 2001: 81-243.

3. 段华. 宫腔镜应用范围、变化及发展趋势. 中国实用妇科与产科杂志, 2003, 19(11): 650-653.

4. 段华, 夏恩兰, 于丹, 等. 宫腔镜子宫内膜切除术治疗功能失调性子宫出血疗效与影响预后因素的分析. 中华妇产科杂志, 2004, 39(5): 301-304.

5. 段华, 赵艳, 于丹, 等. 子宫中隔及宫腔镜子宫中隔切除术对妊娠及其结局的影响. 中华妇产科杂志, 2005, 40(11): 735-738.
6. 段华, 李长东, 成九梅, 等. 应用宫腔镜联合腹腔镜诊治子宫畸形. 中华医学杂志, 2006, 86(45): 3 222-3 224.
7. 段华, 夏恩兰, 张玫, 等. 宫腔镜手术并发症36例临床分析. 中华妇产科杂志, 2005, 40(7): 435-437.
8. 段华. 内镜在诊治子宫畸形中的应用价值. 中国实用妇科与产科杂志, 2005, 21(8): 457-459.
9. 段华. 宫腔镜临床应用及相关问题讨论. 现代妇产科进展杂志, 2006, 15(11): 801-804.
10. 赵艳, 段华, 夏恩兰. 子宫中隔的诊断及治疗进展. 中华妇产科杂志, 2003, 38(6): 379-381.
11. 夏恩兰, 段华, 张军, 等. 宫腔镜手术中16例子宫穿孔临床分析. 中华妇产科杂志, 2003, 38(5): 280-283.
12. 胡小良, 徐宏里, 李延河. 输卵管镜在不孕症诊治中的应用. 中国内镜杂志, 2006, 12(4): 437-438.
13. 谢晖亮, 汪玉宝, 冯缵冲. 输卵管镜应用现状与进展. 生殖与避孕, 2001, 21(6): 371-373.
14. Dalkalitsis N, Korkontzelos I, Tsanadis G, et al. Unicornuate uterus and uterus didelphys indications and techniques for surgical reconstruction: a review. Clin Exp Obstet Gynecol, 2003, 30: 137-143.
15. Grimbizis GF, Camus M, Tarlatzis BC, et al. Clinical implications of uterine malformations and hysteroscopic treatment results. Hum Reprod Update, 2001, 7: 161-174.
16. Litta P, Merlin F, Saccardi C, et al. Role of hysteroscopy with endometrial biopsy to rule out endometrial cancer in postmenopausal women with abnormal uterine bleeding. Maturitas, 2005, 50(2): 117-123.
17. Shushan A, Protopapas A, Hart R, et al. Diagnostic and therapeutic advantages of hysteroscopic surgery in management of intrauterine lesions in postmenopausal women. J Am Assoc Gynecol Laparosc, 2001, 8(1): 87-91.
18. Valentini AL, Muzii L, Marana R, et al. Fallopian Tube Disease: The Cobblestone Pattern as a Radiographic Sign. Radiology, 2000, 217(2): 521-525.
19. Wong AYK, Walker SM. Falloposcopy-a prerequisite to the proper assessment of tubal infertility. HKMJ, 1999, 5: 76-81.
20. Mayeaux Jr, J. Thomas Cox. Modern Colposcopy Textbook and Atlas, 3rd ed, 2012.
21. Hendrickson MR, Atkins KA, Kempson RL. Uterus and fallopian tubes. In:Mills SM, ed. Histology for Pathologists(3rd ed). Philadelphia-New York:Lippincott-Raven Publishers, 2007.
22. Wright TC, Ronnett BM, Ferenczy A. Benign diseases of the cervix. In:Kurman RJ, Ellenson LH, Ronnett BM, eds. Blaustein's Pathology of the Female Genital Tract(6th ed). New York, NY:Springer-Verlag, 2011.
23. Singer A. Anatomy of the cervix and physiological changes in cervical epithelium. In: Fox H, Well M. eds. Haines and Taylor Obstetrical and Gyn-aecological Pathology. New York, NY:Churchill Livingstone, 1995.
24. Hellman LM, Pritchard JA. Williams Obstetrics(14th ed). New York, NY:Appleton- Century-Crofts, 1970.
25. Bright P, Turner A, Morrison C, et al. Hormonal contraception and area of cervical ectopy:a longitudinal assessment. Contraception, 2011, 84:512-519.
26. Burghardt E. Colposcopy, Cervical Pathology, Textbook and Atlas, 2nd ed. Stuttgart, Germany:Georg Thieme Verlag, 1991.
27. McDonnell JM, Emens JM, Jordan JA. The congenital cervicovaginal transformation zone in sexually active young women. Br J Obstet Gynaecol, 1984, 91:580-584.
28. Moscicki AB, Burt VG, Kanowitz S, et al. The significance of squamous metaplasia in the development of low grade squamous intraepithelial lesions in young women. Cancer, 1999, 85: 1 139-1 144.
29. Singer A. The uterine cervix from adolescence to the menopause. Br J Obstet Gynaecol, 1975, 82:81-89.
30. Wright TC, Ronnet BM, Ferenczy A. Benign diseases of the cervix. In:Kurman RJ, Ellenson LH, Ronnett BM Blausrein's Pathology of the Female Genital Tract, 6th edn. New York, NY:Springer-Verlag, 2011.
31. Liang Z, Chen Y, Xu H, et al. Laparoscopic nerve-sparing radical hysterectomy with fascia space dissection technique for cervical cancer: description of technique and outcomes. Gynecologic oncology, 2010, 119: 202-207.

18 超声学及放射学介入诊断与治疗

妇产科的超声诊断及介入技术

超声检查方法

经腹壁超声探查法

一般选用3.5~5 MHz凸阵探头，在膀胱适度充盈的情况下进行（患者饮水后憋尿即可）。如遇急腹症疑妇科病变须尽早检查，或其他无法憋尿（如尿毒症）等情况时，需从导尿管内注入生理盐水使膀胱快速充盈以利于检查。

患者取仰卧位，将探头放置于耻骨联合上方进行横切及纵切扫查。通过膀胱作透声窗，可以清晰显示子宫位置、形态轮廓（图18-1）、子宫颈及部分阴道、两侧卵巢及周围相关脏器如膀胱、肠管、髂血管等。

优点在于操作简便，易耐受；对所有就诊妇女均可采用，不受年龄、婚否的限制；扫查范围较大，对于盆腔内较大的占位及其与周围脏器的关系显示清晰。缺点在于分辨力较低，特别是对于内膜病变、子宫腔内占位病变等显示较差；充盈膀胱所需的准备时间较长，检查效果受膀胱充盈度的影响；对于体形肥胖、腹部有瘢痕、肠气过多者难以获得满意的图像。

1. 经阴道超声探查法　一般选用5~7.5 MHz扇形扫描探头。检查前先排空膀胱，患者取截石位，将探头覆以一次性避孕套（内外均涂耦合剂并排出气泡）放置于阴道后穹隆处，可以清晰显示子宫长轴的矢状及冠状切面，子宫壁、内膜，卵巢的细微结构（图18-2），部分子宫颈，子

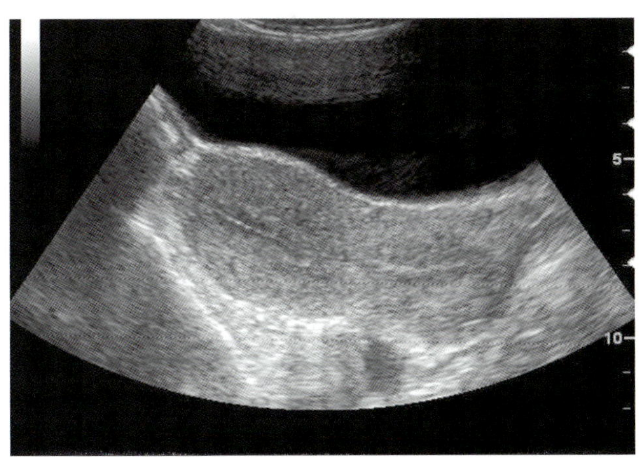

图18-1　正常子宫、宫颈矢状切面

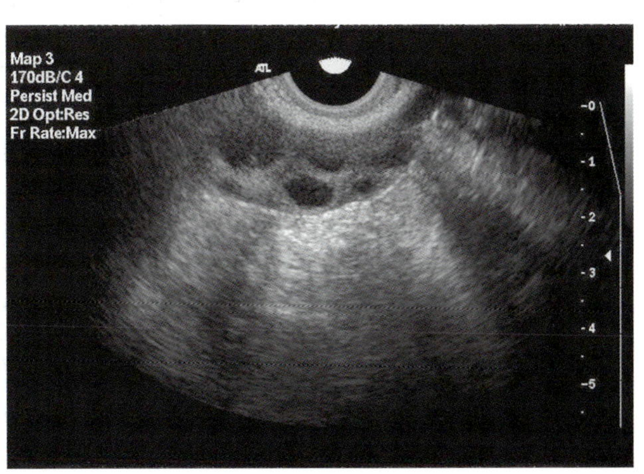

图18-2　正常一侧卵巢

宫肌壁内和卵巢内的血流，周围脏器如膀胱、直肠等。

其优点在于探头直接放于后穹隆处，与子宫、卵巢位置很近，避免了声波的衰减及干扰，使图像更清晰；高频探头分辨力高，可显示经腹壁探查难以显示的细微结构和小血管；对于肥胖或膀胱难以充盈的患者可作为首选方法。缺点在于声束穿透力减弱，远离后穹隆的部位或较大的占位病变（＞10 cm）难以观察全貌；未婚患者、月经来潮期间或阴道大量出血、明显阴道感染、阴道狭窄或畸形等患者不能采用；由于耦合剂可以降低精子活动度，因此治疗不孕患者时，应避免在避孕套表面涂耦合剂，以免影响检查后效果。

2. 经直肠超声探查法　使用高频（7.5 MHz）腔内探头，适用于经腹壁超声图像显示不满意，但不能使用经阴道超声检查者（如未婚女性出现月经异常需了解子宫、卵巢情况者）。患者取仰卧位、侧卧位或截石位均可，将探头放入直肠内进行探查，可显示阴道前后壁、子宫、附件、直肠子宫陷凹、尿道、膀胱颈部等。

妇科疾病的超声诊断

子宫病变

1. 先天性子宫发育异常　先天性无子宫超声检查时，在充盈的膀胱后方无子宫轮廓，若合并无阴道则找不到阴道内气体线；始基子宫超声仅见膀胱后方一很小的低回声，似子宫形态，但无子宫内膜线，不能区分子宫体、子宫颈回声；幼稚子宫超声表现为子宫体积小，子宫体与子宫颈长度之比<1。

超声检查可根据子宫外形轮廓、内膜线分开程度、子宫颈及阴道是否分开等征象鉴别上述不同类型的子宫畸形。子宫腔、子宫颈及阴道完全分开为双子宫、双子宫颈、双阴道；内膜近宫底处部分分开，下段汇合，子宫外形呈双角状，称为双角子宫；有纵隔将子宫腔分开，但子宫外形正常，称为纵隔子宫；一侧宫腔正常，另一侧残存宫腔与对侧不相通，形成残角，称为残角子宫。

处女膜闭锁或阴道内隔膜时，阴道及子宫腔因积血可有不同程度的囊性扩张，呈两个相通的圆形无回声区，严重者两侧输卵管也可扩张成无回声区，盆腔内亦可见积液。

2. 子宫腺肌症　超声表现为子宫呈球形增大，后壁增厚常较前壁明显，致宫腔线前移，肌壁回声不均，可见弥漫性的小回声减低区。若病灶集中在一局部则形成“肌腺瘤”，为中等回声，较肌瘤回声强，但与周围肌壁分界不清晰。

3. 子宫肌瘤　为最常见的妇科良性肿瘤，声像图表现为低回声或等回声，边界清晰有包膜，边缘常可见血流环绕。超声检查可以从以下3方面判断：①肌瘤的数目，单发或多发。②肌瘤的位置，瘤体向子宫体表面突出者为浆膜下肌瘤，向子宫腔内突出者为黏膜下肌瘤（图18-3），位于肌壁间的为肌壁间肌瘤，从子宫颈处发生者为子宫颈肌瘤；注意肌瘤与内膜、子宫腔、附件或子宫旁组织的关系。③肌瘤变性，常见有玻璃样变（回声衰减）、囊性变（无回声区）、脂肪样变或钙化（回声增强）、肉瘤样变（迅速增大，回声复杂）等。可结合临床进一步分析。

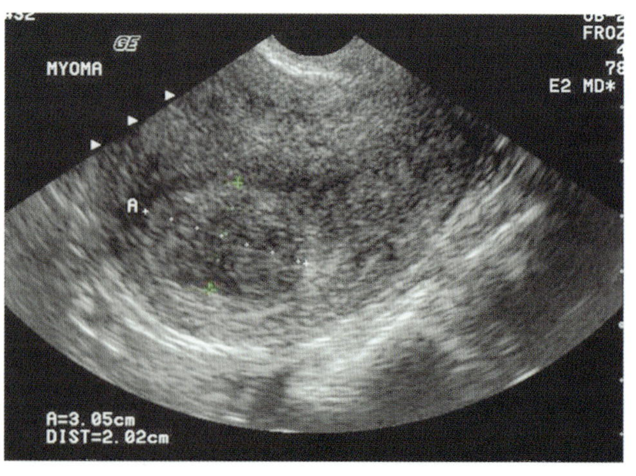

图18-3　黏膜下肌瘤

4. 子宫腔内病变　内膜息肉超声表现为内膜局部增厚，子宫腔内可见中等回声团，若子宫腔内注入生理盐水或其他造影剂检查则显示更清晰，易与黏膜下肌瘤相鉴别。子宫腔内钙化灶常见于结核或其他残留物所致，超声表现为子宫腔内见强光团，伴声影。

5. 恶性肿瘤　子宫内膜癌早期病变超声仅见内膜增厚（绝经后≥5 mm），中晚期者可见子宫增大，病变向肌层浸润，局部肌层变薄，与内膜分界不规则或模糊不清。彩超可探及较多走行迂曲的低阻动脉血流信号。子宫颈癌早期局限于黏膜层内时超声无异常表现，病灶长大及发展后超声可见子宫颈不规则增大，回声不均匀，可伴后方衰减。彩超可探及较多动脉血流，并常因子宫颈管阻塞而伴有子宫腔积液。

卵巢病变

超声普查对早期发现卵巢肿瘤有重要意义，可观察肿瘤的部位、大小、形态、与周围脏器的关系，并通过回声特征帮助区分良、恶性，能早期发现恶性卵巢肿瘤并进行早期治疗、疗效评价等。

单从声像图特征上卵巢肿瘤可分为囊性、囊实性及实性3种。

1. 囊性　包括卵巢非赘生性囊肿、巧克力囊肿（图18-4）、单纯性浆液性或黏液性囊腺瘤、囊性畸胎瘤等。声像图表现为壁光滑的无回声区，其内回声清亮或有均匀点状回声，可有少数薄而光滑的分隔，畸胎瘤内还可见毛发、牙齿等形成的强回声光团（图18-5）。

2. 囊实性　包括非单纯性浆液性或黏液性囊腺瘤、恶性畸胎瘤等。超声表现为混合回声区，大多以囊性为主，其内有中低回声光团，或厚壁分隔。实性部分或厚壁分隔内常可探及动脉血流信号，可与囊性占位中黏稠液体形成的低回声相鉴别。

3. 实性　包括卵巢纤维瘤、Brenner瘤（纤维上皮瘤）、分泌雌激素的颗粒细胞瘤及泡膜细胞瘤，好发于青少年的无性细胞瘤及内胚窦瘤，以及卵巢子宫内膜样癌、透明细胞癌等多种病理类型。超声表现为低回声区，多数以实性为主，其内可有无回声区。纤维瘤可伴有钙化斑形成的强光团及后方衰减，Brenner瘤可见明显的内部及后方衰减。

除单纯囊肿可以肯定为良性病变、少数类型的卵巢肿瘤具有较特异的声像图特征外，其他大多数卵巢肿瘤的良、恶性从声像图上鉴别有一定难度，但以下几点可以帮助诊断（表18-1）。

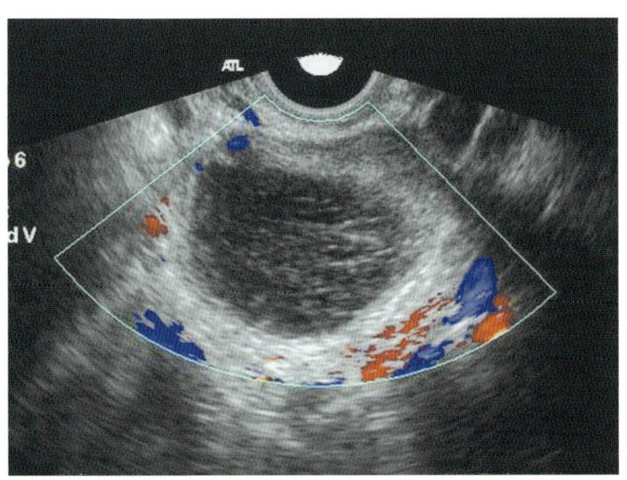

图18-4　卵巢巧克力囊肿

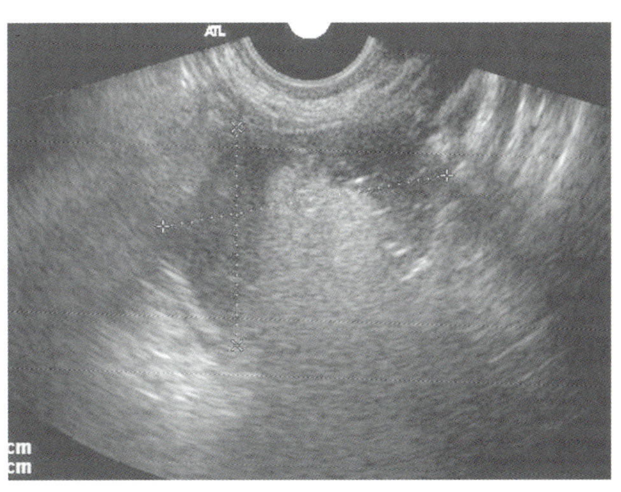

图18-5　卵巢畸胎瘤

表18-1　良性与恶性肿瘤在超声中的鉴别

	良性肿瘤	恶性肿瘤
边缘	光滑	不光滑
内部回声	均匀	不均
分隔	较少，薄而均匀	较多，厚而不均
血流	不丰富	实性部分或隔内血流丰富
腹水	无	常有

输卵管病变

输卵管积水多为双侧性，超声见子宫后外侧条状无回声区，壁光滑。输卵管癌较少见，附件区见混合性或偏实性肿物，常需结合临床症状判断或病理结果证实。

其　他

盆腔炎性包块超声见盆腔内形态不规则的低回声或混合回声区，可有压痛。淋巴源性囊肿常于恶性肿瘤淋巴清扫术后不久发生，声像图特征是双侧髂血管旁的长圆形无回声，内部回声清亮，边界清晰光滑，根据手术史、位置、超声特征易于确诊。子宫内膜异位病灶于直肠子宫陷凹、腹壁伤口下方、直肠阴道隔、膀胱壁等处可探及低回声结节，体积可有周期性变化，临床表现为周期性疼痛。

■ 异常早孕的超声诊断

流　产

胚胎停育诊断标准为经腹超声扫查，当平均胎囊直径（MSD，胎囊三个相互垂直径线的平均值）>25 mm时无胚胎回声（图18-6），或MSD>20 mm时无卵黄囊回声，或CRL>5 mm时无心脏搏动则可诊断。其他超声表现为胎囊形态不规则，位置低等。

先兆流产时胎囊完整，形态尚好，可见胎芽或胎心搏动，胎儿仍存活，但有胎膜后出血。超声表现为胎囊周围的无回声区，若靠近胎盘附着处范围大，则预后较差。难免流产时，胎囊变形，张力差，胎心搏动消失，胎囊位置下移至子宫下段，子宫颈口扩张。有时子宫腔内无明显胎囊及胎儿，而为一团结构不清的混合回声。不全流产、绒毛残留时内膜回声不均，子宫腔内可见不规则混合回声或中强回声，彩超可显示其周围高速低阻的滋养血流信号，此时单从二维声像图往往难以明确诊断，因此怀疑绒毛残留时应常规进行彩超检查。

异位妊娠

子宫腔内未见胎囊回声，有时可见蜕膜反应形成的“假囊”，呈低回声或无回声区，需与真性胎囊相鉴别。

输卵管妊娠约占异位妊娠的95%（图18-7）。伞部、壶腹部及峡部妊娠时超声表现相似，常可见附件区的低回声或混合回声包块，另可探及同侧正常卵巢回声。未破裂时包块内有时可见完好的胎囊、胎芽及胎心搏动，彩超可探及高速低阻血流信号；破裂或流产时包块边界不清，内有不规则无回声区，且腹腔内出现游离性液性暗区。间质部妊娠时超声表现为偏于子宫底一侧的

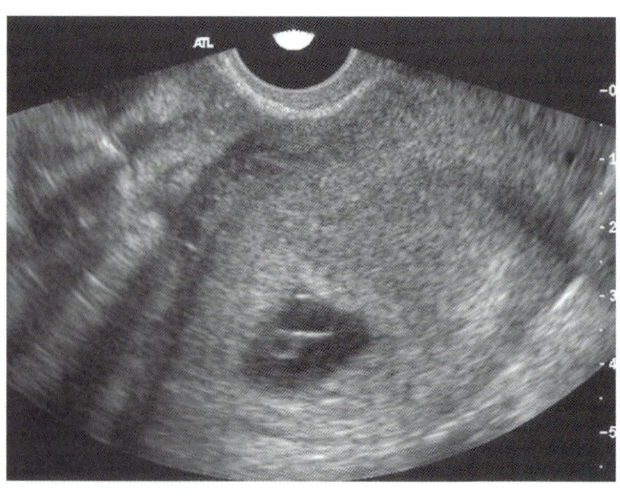

图18-6　早孕胚胎停育：卵黄囊可见，羊膜囊小，内未见胚胎回声

胎囊结构，周围看不到完整的子宫肌壁，需与残角子宫妊娠相鉴别，要点为后者胎囊周围可见完整的子宫肌层。

其他部位如子宫颈、卵巢及腹腔等处异位妊娠发病率均很低。子宫颈妊娠表现为子宫颈明显增大，子宫颈管内可见胎囊，但宫颈内口关闭，以此与难免流产中胎囊下移至子宫颈管内相鉴别；卵巢妊娠时卵巢增大，胎囊位于卵巢内，周围应覆有卵巢组织；腹腔妊娠可由输卵管妊娠流产所致，超声可见胎儿与子宫分离，早孕时不易诊断。

滋养细胞肿瘤

良性葡萄胎超声见子宫大于孕周，肌壁回声均匀，宫腔内充满大量蜂窝状的小无回声区，可伴有出血形成的无回声区。完全性葡萄胎时见不到胎儿及附属物结构，部分性葡萄胎见于三倍体核型或双胎之一为葡萄胎，可见羊膜腔、胎儿及水泡共存，常合并胎儿畸形。

恶性葡萄胎及绒毛膜癌均可侵犯子宫肌层或子宫旁组织，两者超声表现相似。肌层内或子宫旁可见异常回声区，常为混合回声，形态不规则，特征为彩超可探及大量高速低阻的动静脉瘘血流信号，病灶内的无回声区常为血流信号所充填（图18-8）。常可观察到病灶穿透子宫壁侵入子宫旁。

双侧卵巢常有“黄素化囊肿”，超声表现为体积较大，内见分隔的无回声区。

产科超声

正常早孕的超声诊断

1. 胎囊的确认　正常胎囊为无回声，位于一侧内膜而非子宫腔中线处，无回声周围可见由绒毛膜和子宫蜕膜形成的特异性“双环征”；当胎囊逐渐长大，其内可见卵黄囊及胚胎，有规律胎心搏动者肯定为胚胎回声，卵黄囊无回声则位于胚胎旁胚外体腔内；彩超可以显示胎囊部位肌层内膜交界处血流丰富，呈低速低阻血流信号。确认胎囊主要依靠超声显示“双环征”、卵黄囊或胚胎的规律胎心搏动。

2. 孕龄的估算　由于早孕时胎儿生长的个体差异最小，因此早孕时（孕8~12周）通过测量胎儿头臀长（CRL）来确定胎龄是最准确和可靠的（图18-9），在孕8周之前可能因胚胎小、过度蜷缩而影响准确性。通过末次月经来推算胎龄是最不可靠的方法，而中晚孕时由于个体差异逐渐加大，误差也较大，使用双顶径（BPD）、头围（HC）、腹围（AC）、股骨长（FL）等指标推

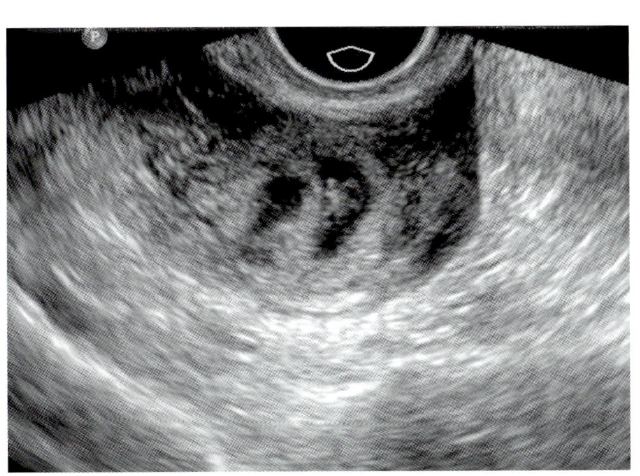

图18-7　输卵管妊娠：一侧附件区见混合回声，内见胚芽

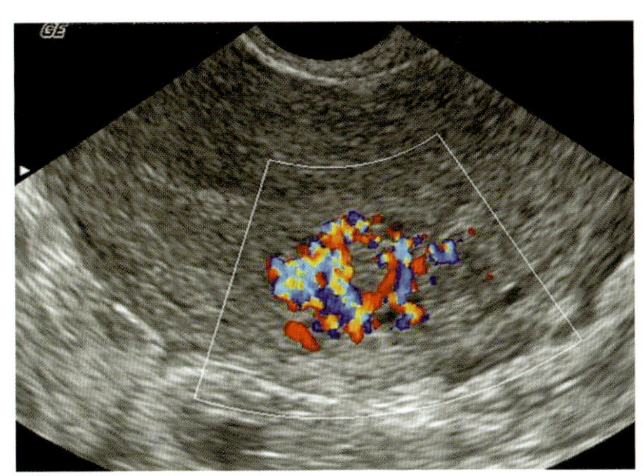

图18-8　子宫肌层侵袭性葡萄胎病灶：可见异常丰富的高速血流信号

断胎龄，中孕时误差1~2周，晚孕时可达3~4周，可能导致诊断错误。因此，最好于孕8~12周行第一次超声检查以准确估计胎龄，防止误差。

正常中、晚期妊娠常规超声检查

1. 正常胎儿系统超声检查　胎儿颅脑横切面可对称显示侧脑室、透明隔、丘脑、第三脑室、中脑、小脑半球、小脑延髓池等结构，可同时测量双顶径、头围（图18-10）。正中矢状切面可显示脑中线结构的长轴切面，如胼胝体、透明隔、第三脑室、中脑、脑桥、小脑蚓部等。冠状切面：可显示胼胝体、透明隔的冠状断面，侧脑室的双侧额角、房部（atrium）及脉络丛等结构。

胎儿脊柱可显示各节段椎体及两侧椎板形成的强回声。

颜面部冠状切面可显示双侧眼眶、面颊、鼻孔、上唇、下唇等（图18-11）。正中矢状切面可显示前额、鼻骨、下颌等。

胎儿心脏检查最好在中孕20~26周进行检查，因此时肋骨干扰少，胎儿活动度好，心脏各结构显示清晰。确定胎儿的左右，判断心脏轴线是否正常，否则内脏完全转位时易漏诊；显示四腔心、心室流出道、动脉弓切面；显示静脉与心房的连接，正常时腔静脉与右心室、肺静脉与左心室相连；探测二尖瓣、三尖瓣、主动脉、肺动脉、动脉导管处的多普勒血流信号；应用M型超声测定胎心率；观察有无心包积液。

正常胎儿胸腔和肺脏位于膈肌上方，锁骨下方。肺脏超声表现均匀中等回声，随孕周增长回声逐渐增强。有时可显示胎儿胸腺，比肺脏回声略低，位于心脏的前上方。

正常胎儿腹部超声可见腹壁完整，测量腹围（图18-12），显示胃泡、胆囊、膀胱无回声，双侧肾脏、肾上腺回声，有时可显示肠管回声。

正常胎儿四肢超声可显示双侧股骨、胫骨、腓骨、肱骨、尺骨、桡骨强回声并测量股骨长，

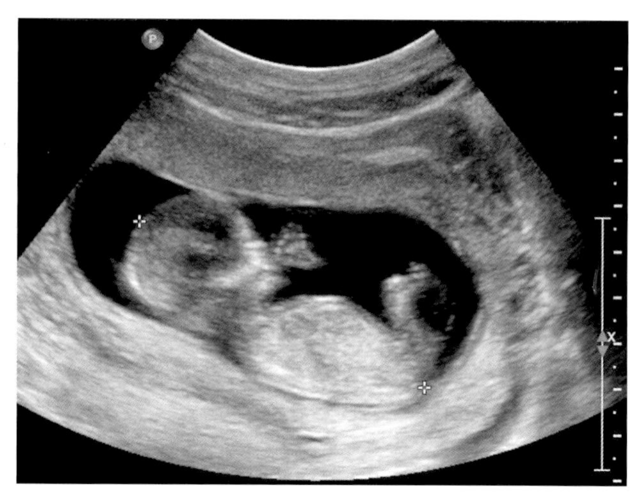

图18-9　胎儿头臀长

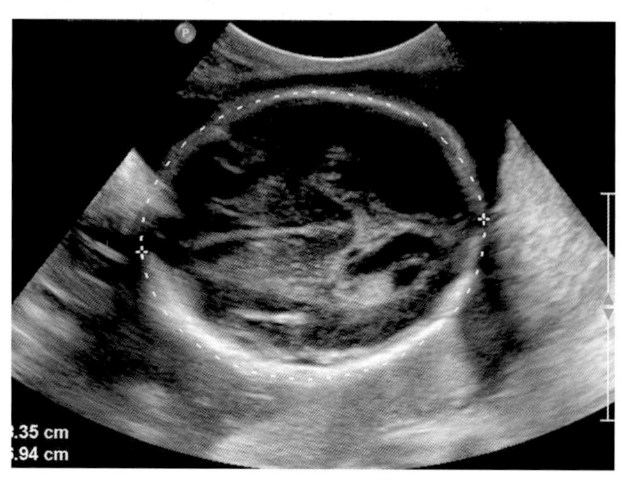

图18-10　胎儿头围

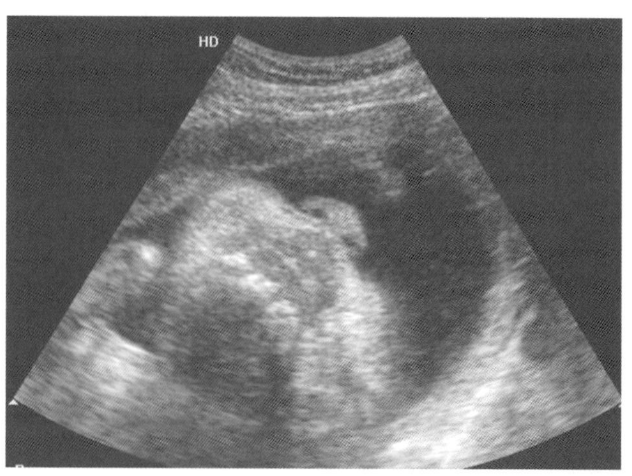

图18-11　胎儿鼻唇冠状切面

并显示手、足形态。

2. 正常胎盘、羊水等附属物超声检查　胎盘由胎儿面的绒毛膜和母体面的底蜕膜共同构成。早中孕时正常胎盘为均匀中低回声，晚孕时根据成熟度不同可有分隔或钙化。胎盘的大小主要通过测量胎盘厚度来评价，正常胎盘厚度较均匀，随孕周而增长，大致应为妊娠周数 ± 10（mm）。胎盘成熟度的超声分级：0级为回声均匀，绒毛膜板呈均匀线状；1级为回声不均，出现点状强回声，绒毛膜板出现起伏；2级为绒毛膜板出现切迹但尚未达基底层；3级为绒毛膜板切迹达基底层，胎盘回声不均，基底层可有明显钙化。

正常羊膜腔壁光滑，无异常皱褶及突起，羊水清亮，内无异常点状或条带样回声。正常羊水量：中孕羊水最大深度正常值为2.0~8.0 cm。晚孕羊水指数（AFI）正常值为5.0~20.0 cm。

正常脐带包括1条脐静脉和2条脐动脉，动脉围绕静脉呈螺旋样缠绕，管径均匀。脐血管频谱应在游离段测量，避免近胎儿、近胎盘或受压处。正常脐动脉在早孕时无舒张期血流，13周后舒张期血流出现并逐渐升高，S/D（收缩期峰值流速/舒张末期流速）值逐渐降低（图18-13）；正常脐静脉在孕早期时可有搏动，中晚孕时为单向血流，流速逐渐增快。胎儿右心功能失常时可出现异常搏动性。

妊娠时正常子宫颈内、外口均闭合，内外口之间子宫颈长度大于2 cm。

先天性胎儿及附属物异常超声检查

1. 神经系统胎儿异常

（1）脑室扩张。①重度脑室扩张又称脑积水：侧脑室体部宽度>15 mm，多为脑室系统梗阻所致。其中最常见的为中脑导水管狭窄，导致侧脑室和第三脑室明显扩张，多见于女性胎儿。②轻度脑室扩张（mild ventriculomegaly）：体部宽度10~15 mm，且随诊不进展为重度脑室扩张，多为全身其他系统异常而非梗阻所致，如胎儿染色体异常、右心衰竭、局部占位压迫、病毒感染等，单纯轻度脑室扩张也可见于正常胎儿，应进一步进行详细的超声检查、染色体核型分析、病毒检查、MRI胎儿颅脑检查等。③非对称性脑室扩张：两侧侧脑室宽度明显不同，或一侧正常而另一侧扩张，多由于一侧室间孔病变或局部病变（如脑孔洞畸形）导致一侧侧脑室扩张。

（2）神经管发育异常

无脑儿：由于早孕期颅骨发育异常、缺失造成脑组织的退化所致。正常颅骨钙化从11周开始，11~14周时颅骨钙化主要在额骨和顶骨的两

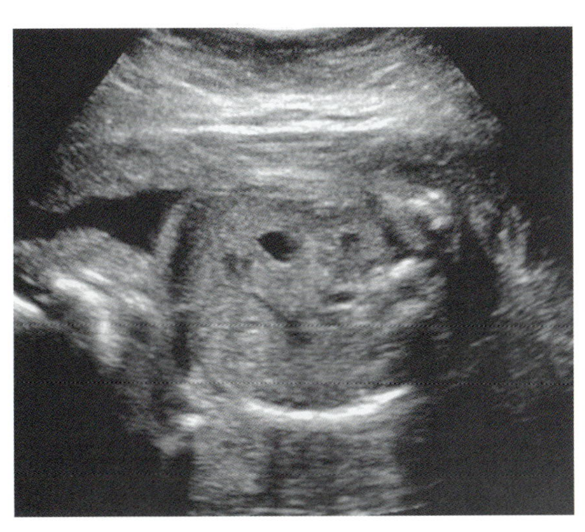

图18-12　胎儿腹部横断面

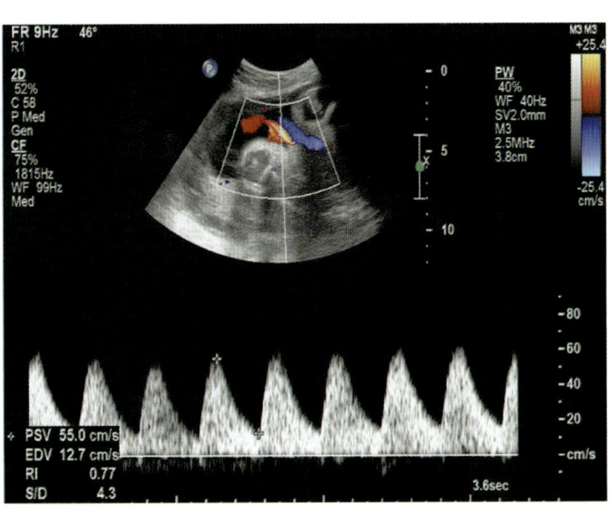

图18-13　脐动脉血流频谱

侧。早孕时由于颅骨尚未完全骨化，诊断须慎重。超声可见眼眶上方颅骨完全缺失，可能有部分脑组织残留，暴露于羊水中，称为露脑畸形，由于无颅骨保护后期可能完全退化消失。

脑膜脑膨出：由于中线部位的颅骨缺损造成，常见部位为枕部、额部及顶部，超声可见颅骨缺损，缺损处向外膨出的包块为囊性（单纯脑膜膨出）或囊实性（脑膜及脑组织膨出），颅底部的脑膜脑膨出超声很难诊断。合并脊髓脊膜膨出，或见于Meckel-Gruber综合征中。

脊柱裂及脊髓脊膜膨出：先天性脊髓周围椎管闭合不全所致，表面皮肤完整时称为隐性脊柱裂，表面皮肤不完整时称为开放性脊柱裂。脊柱裂时超声表现为脊柱排列异常，椎骨的两侧椎板向后呈U字形开放状或距离增宽，合并脊髓脊膜膨出时可能有向外膨出的囊实性包块，重者可合并Chiari Ⅱ综合征。隐性脊柱裂通常仅表现为椎板排列异常，由于病变局限且周围无异常膨出占位表现等，产前超声诊断的敏感性较低。

（3）脑中线结构发育异常

前脑无裂畸形：正常胚胎发育时端脑（大脑半球及丘脑）从后向前逐渐分为左右两侧，中间由胼胝体相连，若大脑半球和丘脑没有完全分开，则导致前脑无裂畸形。重者丘脑及大脑半球完全融合，超声表现脑中线不完整，两侧侧脑室融合且合并脑室积水形成前部无回声（图18-14），但其内仍可见双侧脉络丛结构，丘脑融合第三脑室不显示，常合并特异性的颜面部异常，如独眼、眼距近、喙鼻、正中唇裂等；轻者丘脑分开而大脑半球完全或部分融合，可能侧脑室后角分开而前角融合。

胼胝体缺失：胎儿胼胝体于孕18周后才发育完成，因此于18周后才能诊断。胼胝体缺失分为完全型和部分型。目前产前超声诊断完全型较可靠，主要表现为透明隔腔消失，于头围测量时横切面上容易发现；其他超声表现包括第三脑室扩张并向上移位形成脑中线囊肿，侧脑室两侧前角距离增宽、体部及后角轻度扩张致侧脑室并呈水滴状等。部分型胼胝体缺失主要为后部缺失，透明隔腔不消失，仅凭产前超声检查难以确诊。

Dandy-Walker综合征：Dandy-Walker综合征是由于小脑蚓部发育不全导致小脑蚓部缺失、小脑延髓池增宽的一种先天异常，可合并脑室积水或其他颅内外结构异常。小脑蚓部完全缺失称为完全型，超声可见两侧小脑半球完全分开，未见小脑蚓部回声；小脑蚓部部分缺失（通常为下部缺失）称为部分型（又称变异型），超声可探及上部小脑蚓部强回声，而下部未见，同时小脑半球于下部分开，上述两种情况时均可见小脑延髓池增宽（中孕>1.2 cm，晚孕>1.5 cm）。

（4）脑实质破坏及神经细胞发育异常

脑孔洞畸形：由脑缺血、出血、感染或创伤所致，超声表现为大脑半球脑实质处的囊性占位，内充满脑脊液，与脑室或蛛网膜下腔相通，常于晚孕时发现，通常较大，可与邻近侧脑室相通形成非对称性脑室扩张。

裂脑畸形：由于神经细胞异常迁移所致，导致单侧或双侧对称性的脑实质中断，出现裂缝样无回声。

小头畸形：指头围小于相应孕周平均值-3倍标准差，见于多种遗传及环境因素所致的神经细胞增殖异常，如先天发育异常、孕期感染、胎儿

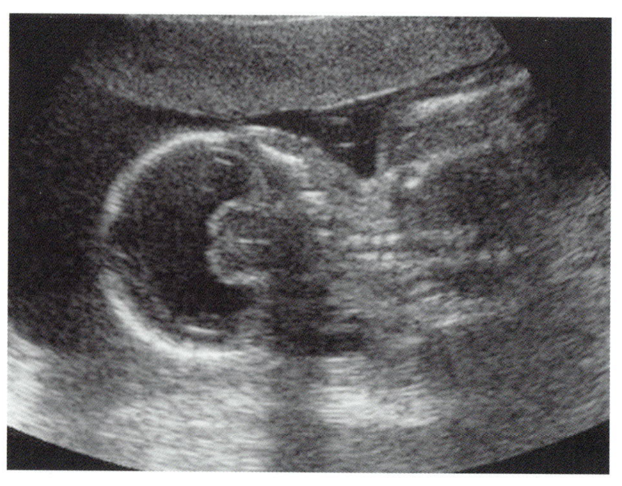

图18-14　前脑无裂畸形：可见前颅窝处单一囊肿

酒精综合征、骨缝早闭神经组织受压等，可与其他畸形合并存在。由于神经细胞增殖减少，大脑半球发育不良使大脑半球体积小于正常，而其他低级中枢发育相对正常。超声检查常于晚孕时发现，表现为前额小，颅内两侧大脑半球脑实质变薄，蛛网膜下腔明显增宽，可伴有脑室扩张，骨缝早闭者可见颅骨形态异常，感染所致者可有颅内钙化灶。

（5）颅内血管异常：多为Galen动静脉瘘。Galen静脉位于脑中线处，汇入直窦。出现动静脉瘘时由Willis动脉环或椎基底动脉供血，Galen静脉逐渐扩张，通常于晚孕时才能被超声观察到，可导致胎儿心衰。超声表现为脑中线处的无回声，充满血流信号，频谱呈高速低阻，应用彩色多普勒超声可明确诊断。

（6）颅内出血：多见于自身免疫性血小板减少症（母亲血清内有抗胎儿血小板的抗体）、妊娠期高血压疾病、糖尿病等。颅内出血多发生于孕中晚期，出血部位可位于脑室内、脑实质、硬脑膜或蛛网膜下。超声表现急性期病灶多为强回声，随后血肿液化逐渐转变为低至无回声（图18－15），可表现为颅内形态不规则的囊性占位。

（7）颅内肿瘤

蛛网膜囊肿：位于蛛网膜或蛛网膜下腔处，中线或两侧，单发或多发。病因为原发或继发于出血、感染、创伤引起的脑脊液潴留。超声表现为边界清晰、薄壁的无回声，其内为脑脊液，可有分隔，多数不合并其他畸形，预后好。

脉络丛囊肿：侧脑室脉络丛内出现的无回声（图18－16），绝大多数于26周后自行消失。目前认为与染色体异常，特别是18三体的发生有一定相关性，但不合并其他异常者，不影响预后。

其他肿瘤中畸胎瘤占50%以上，还有胶质母细胞瘤、脑膜肉瘤、脂肪瘤等。

2. 颜面部及颈部异常

（1）唇腭裂：鼻突与两侧上颌突会合失败所致，缺陷位于中线旁，可单侧或双侧。双侧者超声表现中线处上唇向前突起，其两侧为缺陷处；合并腭裂时超声表现C型牙槽骨强回声于外侧切牙旁出现中断（图18－17）。单纯腭裂：仅累及继发腭，由于继发腭回声与口腔内其他软组织回声难以鉴别，目前超声无法诊断。正中唇腭裂：见于前脑无裂畸形或面裂综合征，缺陷位于中线处，超声可同时显示颅内畸形或眼距异常。不对称性唇腭裂：见于羊膜带综合征，由于胎儿吞咽了破损的羊膜，产生颜面部的非上述典型部位且形态复杂的唇腭裂缺陷。

（2）小下颌畸形：为胎儿下颌骨缺失或发育不良所致，有一定的家族遗传性，也见于一

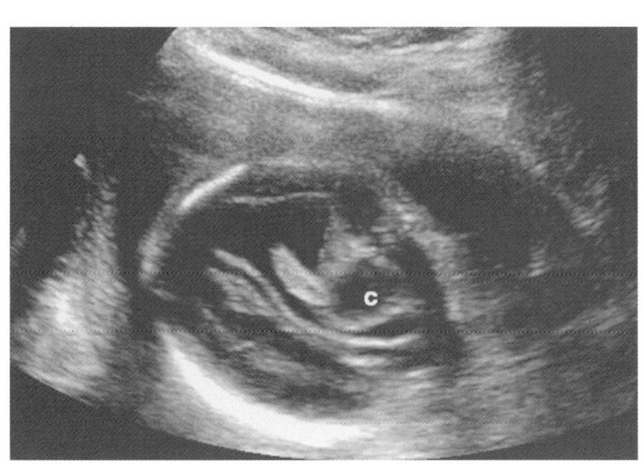

图18－15　脑出血：脑实质处见中低回声

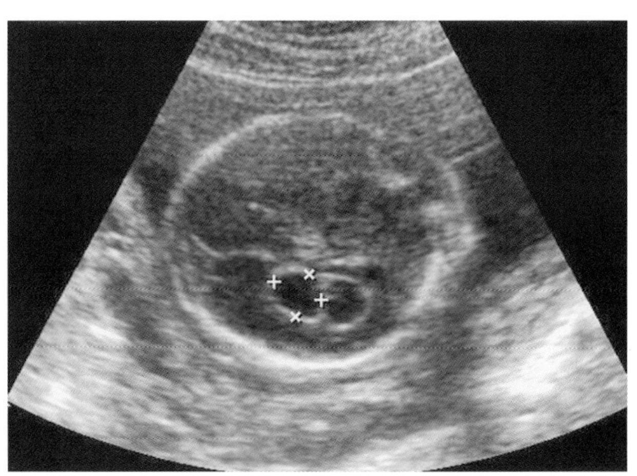
图18－16　侧脑室脉络丛囊肿

些综合征和染色体异常中，如Pierre-Robbin综合征、18三体等。超声表现为胎儿脸部正中矢状切面上可见下颌向后退缩，张嘴及吞咽动作不明显，晚孕时可合并羊水多。小下颌畸形胎儿出生后由于舌后坠易出现窒息及脑部损伤，因此产前诊断非常重要。

（3）颈项透明层增厚、颈背部皮肤厚度增厚、颈部水囊状淋巴管瘤：颈项透明层（NT）标准测量方法，为孕10~14周于胎儿正中矢状切面观察胎儿颈后部皮下条状低回声区，取样点分别放置于低回声带的两侧测量其厚度。NT的厚度随妊娠天数的增长而增长，当NT厚度>95%可信区间时，则为增厚，采用不同的诊断标准时检出的敏感性和准确性不同，通常可采用的标准为≥2.5 mm（10~11周）或≥3.0 mm（12~13周）则提示NT增厚。颈背部皮肤厚度标准测量方法为孕16~20周于胎头枕下-前囟横切面进行测量，这一切面应显示颅内透明隔腔、小脑半球及小脑延髓池。测量点分别放置于枕部颅骨外缘及皮肤外缘，如果测得厚度≥6 mm，则为异常增厚。颈部水囊状淋巴管瘤的超声表现为环绕胎儿颈部的无回声，多位于颈后部，内多见分隔（图18-18）。颈项透明层增厚、颈背部皮肤增厚、颈部水囊状淋巴管瘤为颈部皮下水肿或淋巴管发育异常所致，在染色体异常、心脏畸形、骨骼系统异常的胎儿中发生率明显增高。但颈项透明层增厚、颈背部皮肤增厚也可为正常胎儿在发育中的一过性表现，而颈部水囊状淋巴管瘤最多见于45，XO的胎儿中。总之，当超声发现这三种表现之一后，应及时进行染色体检查。

3. 心脏异常

（1）胎儿心脏位置异常：正常心脏位于胸腔内中纵隔，心尖偏向左侧，整个心脏的2/3在正中线左侧，1/3在右侧。胸外心脏是指整个心脏或部分位于胸腔外，包括心脏位于胸壁之外、心脏位于腹腔内（横膈缺损合并膈疝）、部分心脏位于胸腔内部分心脏位于腹腔内、心脏位于颈前部。胸腔内心脏位置异常包括镜面右位心、单发右位心、单发左位心等。

（2）房、室间隔缺损：室间隔缺损可以发生于任何部位，但以膜部最为常见。超声可显示部分室间隔回声缺失，由于胎儿期左右分流量较小，超声显示心腔大小多无明显改变，彩色多普勒血流显像可显示心室水平分流，但流速较低或无明显分流束。

房间隔缺损分为原发孔缺损、继发孔缺损、上腔型缺损，除了较大的缺损外，超声诊断十分

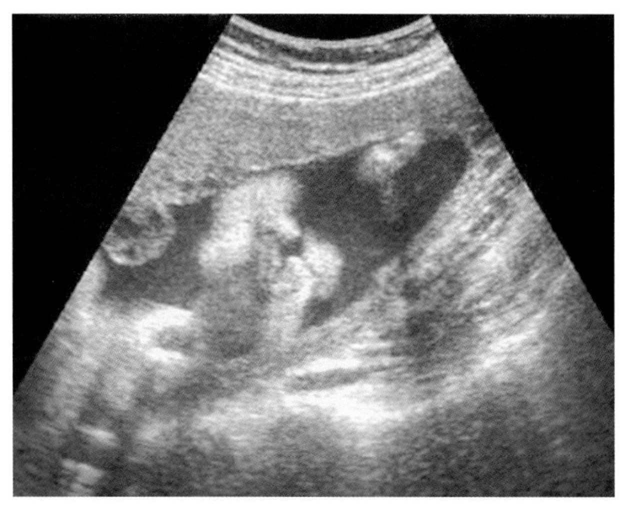

图18-17　单侧唇裂：一侧上唇连续性中断

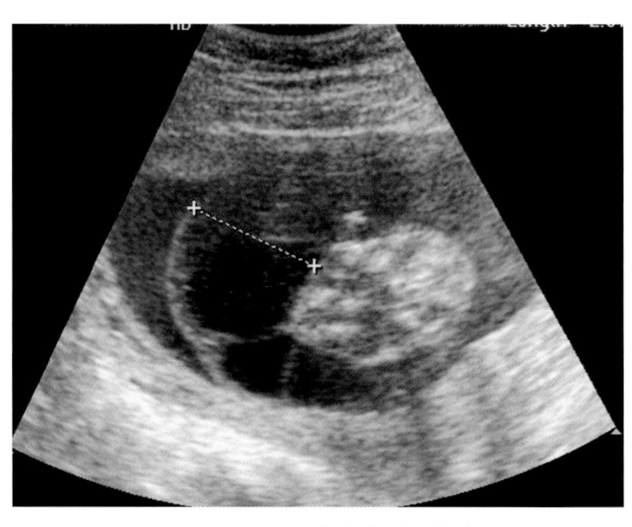

图18-18　颈部水囊状淋巴管瘤

困难。由于房间隔缺损在胎儿期不引起血流动力学改变，且胎儿时期房间隔较薄，故诊断应十分慎重。

心内膜垫缺损分为完全型与部分型。部分型心内膜垫缺损，即原发孔型房间隔缺损；完全型心内膜垫缺损，由原发孔型房间隔缺损、高位心内膜垫型室间隔缺损和严重房室瓣畸形组成。心尖四腔心切面显示十字交叉部回声缺失。部分型为房间隔低位回声缺失；完全型为房间隔低位和室间隔上部完全缺失（图18–19）。瓣膜异常表现为二尖瓣前叶与三尖瓣隔叶附着点下移至室间隔顶部（部分型），或仅见共同房室瓣悬浮于房室之间，腱索、乳头肌位置异常，瓣叶活动异常（完全型）。

（3）三尖瓣异常：三尖瓣下移畸形时，超声心尖四腔心切面显示右心房扩大，三尖瓣的隔瓣附着点明显低于二尖瓣前叶附着点。彩色多普勒血流显像多数显示三尖瓣反流血流信号。

三尖瓣闭锁时，心尖四腔心切面显示右心房室之间无正常连接，无三尖瓣叶活动，代之以膜性或肌性组织，为带状强回声，彩超示右房室之间无血流信号通过；右心室可明显发育不良，小于左心室；房间隔发育阙如，常伴室间隔缺损，

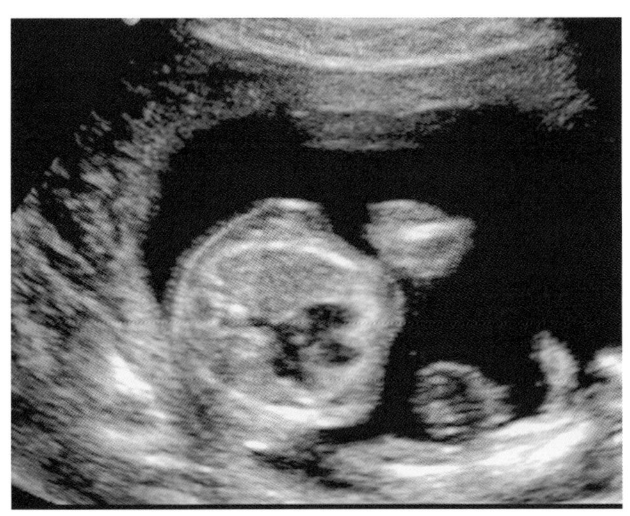

图18–19　内心膜垫缺损：胎儿心脏中部十字交叉缺失

左心室增大，室壁肥厚。

三尖瓣关闭不全时，彩色多普勒血流显像显示源自三尖瓣口朝向右心房侧收缩期血流信号，反流束宽窄和范围可确定反流程度，少量反流可无病理意义，大量反流常由结构性畸形、心脏增大等所致。

（4）单心房或单心室：胎儿失去正常的四腔心结构，只显示一个大的心房或心室腔，无房间隔或室间隔回声，房室连接或心室与大血管连接可有多种不同形式。

（5）左心或右心发育不良综合征：是指因左心或右心血管或瓣膜闭塞性病变而引起心室发育不全。心尖四腔心切面显示左右心室比例失调，左（右）心室缩小，右（左）心房、右（左）心室增大。二（三）尖瓣闭锁或发育不良时二（三）尖瓣处显示为增强的纤维回声，无瓣膜开闭活动，彩色多普勒血流显示二（三）尖瓣口彩色血流变细或血流消失，可伴有主（肺）动脉狭窄、闭锁等。

（6）大动脉异常：法洛四联症时可见室间隔上部出现回声中断，主动脉骑跨于室间隔之上，主动脉内径明显扩大，而肺动脉细窄。彩超显示左右心室血流同时流入骑跨的主动脉，肺动脉瓣口可有高速血流，右心室肥厚在胎儿期表现不明显。

大动脉转位时，超声根据右心室调节束、卵圆孔活瓣开放方向判断左右心室，可见主、肺动脉起始处呈平行走形，十字交叉关系消失。肺动脉由解剖学左心室发出，并延续为左右肺动脉及动脉导管；主动脉由解剖学右心室发出，直接连续主动脉弓，至降主动脉。主动脉弓弯曲度很小，导管弓较正常略小，失去正常“曲棍球杆”状。若合并其他心脏畸形，可伴有相应的超声心动图改变。矫正型大动脉转位指心房、心室和心室大动脉连接异常，但血流动力学在生理功能上矫正。

右心室双出口时，超声显示室间隔上部回声

中断，于心尖五腔心切面左心室无主动脉发出，可见两条大动脉平行并列从右心室发出。通常在妊娠晚期表现为两侧心腔显著不对称，右心房及右心室腔明显增大，左心房左心室腔较小。

永存动脉干表现为仅有一根单独的大动脉从心底部发出（图18-20），冠状动脉、肺动脉和周围动脉均由此动脉发出，超声显示一根大动脉骑跨于两心室之间，且动脉干内径明显增宽，两侧有动脉分支发出。

肺动脉狭窄时，超声可见右心室流出道或瓣上肺动脉内径明显小于主动脉，瓣叶增厚，开放受限，并伴有狭窄后肺动脉扩张，狭窄处血流速度明显增快，狭窄后段可见湍流。当合并三尖瓣反流时可引起右心房、右心室明显增大。

肺动脉闭锁时，肺动脉瓣处无瓣叶活动，彩超显示右心室无血流至流出道，肺动脉腔可完全闭锁，也可留有小动脉腔，其内血流来自动脉导管或其他侧支循环。动脉导管变窄，可见反向血流自降主动脉经动脉导管流入。不伴有室间隔缺损者，右心室可明显缩小。

主动脉狭窄时，左心室流出道切面显示主动脉根部内径窄小，升主动脉内径增宽，彩超显示狭窄部位血流束变细，流速增快。左心室腔缩小，左心室壁肥厚，右心内径增大。当合并二尖瓣反流时可引起左心房、左心室明显增大。

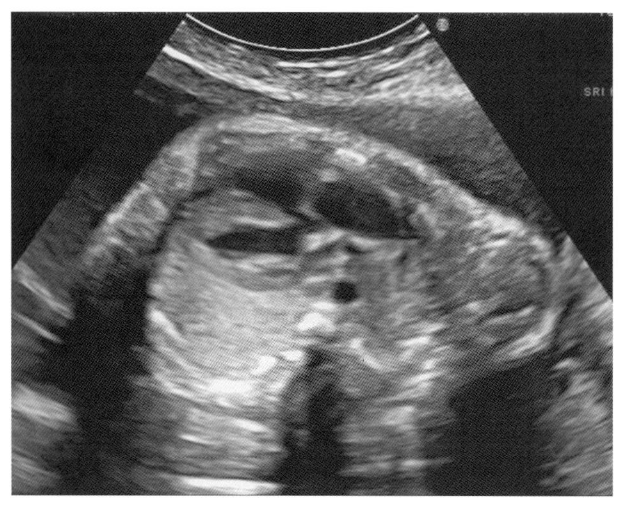

图18-20　永存动脉干：只有一条大动脉从左右心室发出

主动脉缩窄或离断时，心尖四腔心切面常显示左右心明显不对称，右心较左心扩大。主动脉弓切面显示，主动脉弓至降主动脉的自然延续消失，弯曲度变小，显示缩窄段，在三血管切面可显示主动脉内径发育细，肺动脉内径相对增宽。离断时主动脉明显发育不良，主动脉弓与降主动脉连续性中断。

（7）全肺静脉回流异常：在四腔心切面显示左心房缩小，右心房扩大，无法显示肺静脉与左心房相连接，彩色多普勒亦无肺静脉血流显示；上腔静脉、下腔静脉内径增宽，冠状静脉窦扩张是肺静脉回流异常的间接征象；部分肺静脉回流异常时，产前超声难以发现或诊断。

4. 胸腔异常

（1）肺脏异常：先天性囊性腺瘤样畸形胎儿肺脏异常中最常见的类型分为大泡型和小泡型。大泡型超声可见囊肿，超声表现为囊性或囊实性；小泡型囊肿很小，超声无法显示，超声表现为肺内的实性占位。肺隔离症是部分肺实质、肺血管及原肠的先天发育异常所致，多数病变由主动脉供血，静脉回流至奇静脉或下腔静脉。大多数病变位于左肺与膈肌之间，部分病变可与胃肠道相通或位于腹腔内，超声表现左侧近膈肌处的中强回声，呈叶状或三角形。一半以上能自行缩小或消失，多数病例预后好，但可能短期内出现大量胸腔积液影响胎儿肺脏发育，所以孕期应密切观察随诊。

其他少见的肺脏发育异常包括先天性喉或气管闭锁，表现为双侧胎儿肺脏明显增大，回声增强，肺实质内可见双侧扩张的支气管，膈肌下移，可见腹水。支气管囊肿多数位于中上纵隔，少数位于肺内，超声表现单房或多房囊肿。支气管闭锁远端的肺组织由于液体积聚而呈强回声，其中有些病变会导致CCAM。先天性肺气肿常见于左上肺，超声表现为肺内实性占位。

（2）膈疝：胎儿膈疝发病率为1~5/10 000，

多数发生于左侧，少数于右侧或双侧。超声表现为左侧膈疝时胸腔内可见胃泡无回声，右侧膈疝时肝脏疝入胸腔，但由于肝脏为实性回声且与肺脏相近而不易诊断。超声表现为心脏轴线偏移，不能显示完整膈肌，左侧膈疝时心脏左侧胸腔内见胃泡无回声，与腹部肠管相通，可见蠕动时更能提示诊断。右侧膈疝诊断较困难，可依据彩超显示肝内血管走行帮助判断肝脏位置，右侧胸腔内少量无回声可能为疝入的腹水，胆囊疝入胸腔时均有助于诊断。双侧膈疝时心脏被推挤向前，但轴线可能保持正常。

5. 消化系统异常

（1）胃肠道闭锁或梗阻：食管闭锁超声表现为胃泡小或不显示（有食管气管瘘时或由于胃分泌的液体使部分病例的胃泡能够显示），羊水多。胃泡小及羊水多时需和中枢神经系统异常、骨骼肌肉系统异常所致相鉴别。十二指肠闭锁典型超声表现为中晚孕时羊水多，胃及近端十二指肠扩张形成“双泡征”，双泡之间可见连接处（图18-21）。空回肠或结肠梗阻超声表现为肠管增宽，位于腹中部（图18-22），蠕动增强，肠管回声增强；肠穿孔时可见腹腔内强回声；肠扭转或肠套叠时肠腔内可见出血形成的点状回声。肛门闭锁多数病例可无明显的超声表现，少数可出现肠管增宽（特别是下腹部V形或U形的肠管增宽更有诊断价值），合并肠管尿道瘘时超声表现肠管内钙化形成的强回声。

（2）肝脏及胆管系统异常：肝脏钙化灶表现为肝脏表面或内部的强回声，原因为胎粪性腹膜炎、门脉或脐静脉血栓形成、病毒或弓形体感染等，部分肝内钙化灶可自行消退。肝占位包括肝囊肿、血管瘤、肝腺瘤、肝错构瘤、肝母细胞瘤、神经母细胞瘤肝转移等，超声表现低回声、强回声或混合回声，可有钙化等。

胆囊异常包括：①胆囊不发育：中晚孕超声无法显示胆囊无回声，常见于十二指肠闭锁、胆道闭锁、囊性纤维化等病症。②胆囊形态异常，呈弯曲状、近端增宽、双胆囊等。③其他，胆囊内出现强回声可能为结石、淤积的胆汁、胆固醇结晶等，出生后可能会自行消失。胎儿右上腹出现异常无回声，当囊肿位于肝门区或囊肿一端或两端与管状结构相通时，应高度怀疑为胆管来源的囊肿。多数为胆总管囊性扩张，预后较好，合并远端梗阻时囊肿随孕周而逐渐增大，无梗阻时囊肿大小变化不大；少数为胆管闭锁，常见为肝门区较小的囊肿，体积不随孕周变化，预后较差。晚孕时怀疑胆管囊肿者，应于出生后尽早手术治疗以重建胆管系统，保护肝脏功能。

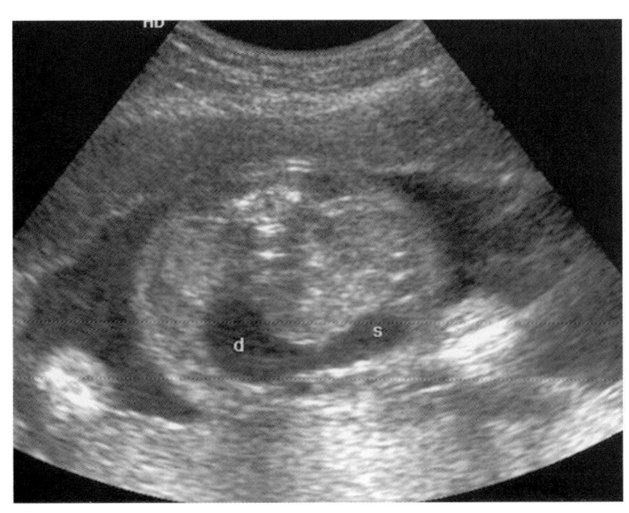

图18-21　十二指肠闭锁：胎儿上腹部见双泡征

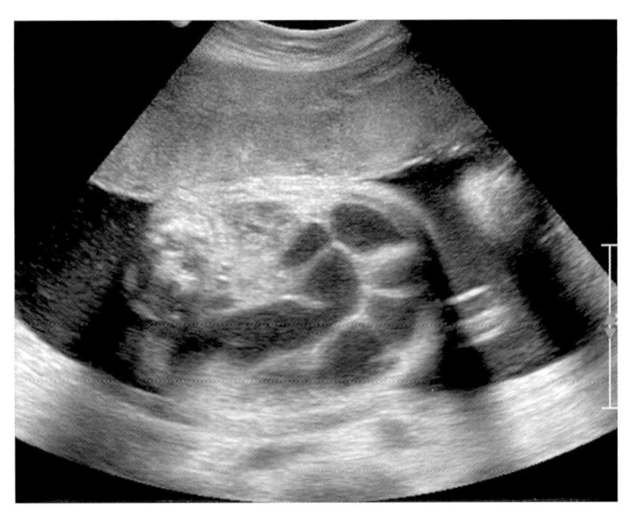
图18-22　空肠闭锁：胎儿肠管增宽、蠕动增强

（3）腹腔内脏转位：无脾综合征腹部超声表现为脾脏无或萎缩，胆囊长轴位于腹前壁中线上，胃位于近中线处或右侧，左右肝体积相近，下腔静脉和腹主动脉均位于脊柱左前方；多脾综合征腹部超声表现为多处脾回声，无胆囊回声，下腔静脉截断并与奇静脉延续。两者均合并复杂的心脏畸形，其中无脾综合征的心脏畸形更严重。

6. 泌尿生殖系统异常

（1）肾脏发育不良：肾脏不发育指中孕超声检查时在一侧或双侧正常部位找不到肾脏结构，双侧时合并明显羊水少、膀胱持续不显示。多囊性肾发育不良目前认为是由于肾脏发育早期泌尿系完全梗阻所致，超声可见肾皮质处出现多个大小不等的囊肿，肾脏体积可增大，也可在正常范围或萎缩，双侧时合并羊水少、预后差，单侧者如对侧肾脏正常则预后好、无遗传性。常染色体隐性遗传胎儿型多囊肾均双侧受累，超声可见肾脏体积明显增大（有时在中孕晚期或晚孕时才出现），弥漫性回声增强，羊水少，特别是有家族史者可明确诊断。常染色体显性遗传成人型多囊肾大多数在胎儿期无表现，偶有晚孕时肾脏体积轻度增大，回声增强，出现囊肿等，需在明确诊断父母之一有多囊肾后才能进行诊断。

（2）泌尿系梗阻：输尿管肾盂连接处梗阻，超声可见肾盂肾盏增宽，特别是肾盂输尿管连接处膨大更有助于诊断，同时无输尿管扩张和膀胱后尿道的异常表现。输尿管膀胱病变（包括重度膀胱输尿管反流、双输尿管畸形、先天性巨输尿管症、输尿管膀胱入口处狭窄等）超声可见单侧或双侧肾盂输尿管扩张（图18-23），无膀胱增大，出现异位输尿管膀胱连接处囊肿及肾脏双肾盂结构（通常上极肾盂扩张更明显，重者呈囊状扩张或合并囊性肾发育不良）时提示为双输尿管畸形。尿道梗阻超声可见持续性膀胱明显增大（图18-24）、近段尿道扩张的特征性表现，膀胱壁增厚，输尿管肾盂扩张，可合并羊水少。

7. 卵巢囊肿　卵巢囊肿是女性胎儿腹部囊性病变中最常见的病因，多数为卵巢滤泡受母体高雌激素水平刺激增大而成，常可自行消退。超声常可见为单房、壁薄而光滑，距脊柱较远（肾脏来源囊肿常贴近脊柱），当扭转出血时内回声混乱。

8. 骨骼畸形及腹壁异常

（1）全身性畸形：致死性骨软骨发育不良为全身对称性的长骨长度明显短缩（<平均值-4个标准差），伴有胸廓小（胸围小于正常范围，

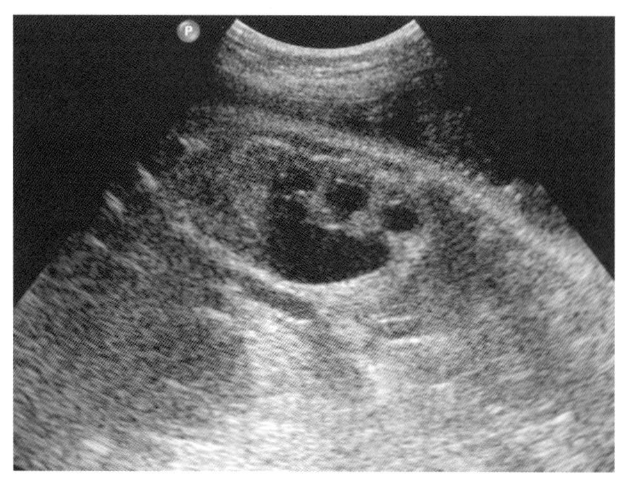

图18-23　肾盂肾盏扩张

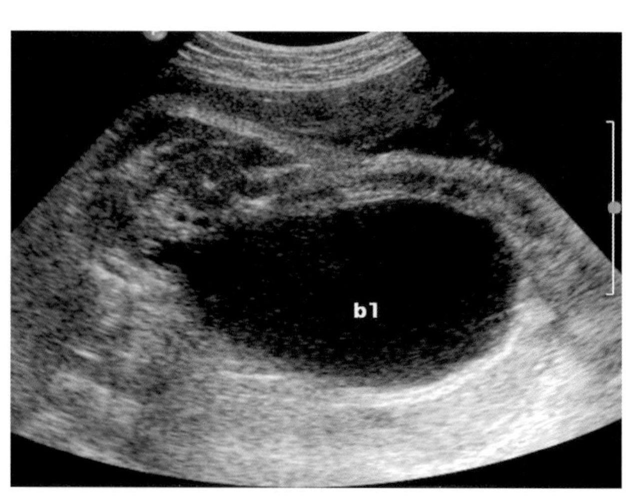

图18-24　膀胱增大

可致肺发育不良）。常见的类型为致死性发育不良（颅骨呈三叶草征、长骨弯曲如“电话机手柄样”）（图18-25）、软骨发育不全Ⅰ型（颅骨及锥体无钙化）、骨发育不全Ⅱ型（长骨出现骨折成角）等。

非致死性骨软骨发育不良为长骨长度短缩（平均值-2至4个标准差之间），晚孕时明显，中孕时可能难以诊断。种类繁多，常见的有杂合性软骨发育不良，骨发育不全Ⅰ、Ⅲ、Ⅳ型，窒息性胸廓发育不良等，也常见于染色体异常如21三体综合征等。

（2）局部畸形：桡骨发育不良超声表现为桡骨未显示（前臂只有1根长骨，手或拇指通常向桡侧异常弯曲），或长度小于正常值范围，多累及远端，超声表现桡骨远端与尺骨远端不平齐（正常尺骨近端长与桡骨远端平齐）。重叠指畸形主要见于染色体异常，特别是18三体胎儿中。动态观察中超声表现手始终处于握拳姿势，拇指与其他四指对握，食指可见与其他手指交叠，无手指伸开表现。足内外翻超声检查时在一个切面上可以同时显示胫腓骨的长轴和脚趾骨的长轴（图18-26），且这一异常超声表现是固定而非暂时脚部运动引起的。

9. 胎儿前腹壁异常　孕10周之前可有生理性脐膨出，一般直径<7 mm，仅有肠管膨出，中孕时消失，因此脐膨出12周后诊断较可靠。脐膨出和腹裂超声表现鉴别要点如下。①有无包膜：脐膨出周围有完整包膜，内容物为肠管、腹水、肝脏等腹腔脏器（图18-27）；腹裂无包膜，外翻的肠管等在羊水中自由漂浮，有时可见肠管扩张，肝脏通常不外翻（图18-28）。②脐带入口：脐膨出脐带入口多位于疝囊顶部，也可见于头侧或尾侧；腹裂中90%脐带入口位于外翻脏器的左侧。③并发症：50%脐膨出合并其他畸形，染色体异常也较常见；腹裂通常不合并其他畸形，预后好。

膀胱外翻超声表现为下腹部皮肤缺损，脐下方可见肠管及膀胱后壁膨出形成的中等或混合回声，膀胱无回声不显示，泄殖腔外翻时可见下腹部囊性占位，可合并骶尾部脊柱畸形、泌尿系统畸形等。

10. 多胎妊娠合并异常　双胎输血综合征超声主要表现为供血胎儿羊水少（最大深度≤2 cm）、体重小、膀胱小或消失，受血胎儿羊水多（最大深度≥8 cm）、体重大，心脏增大，胎儿水肿等。异常的血流频谱包括脐动脉舒张期血流消失或反向、静脉导管出现反向血流、脐静脉血流出现波动等。

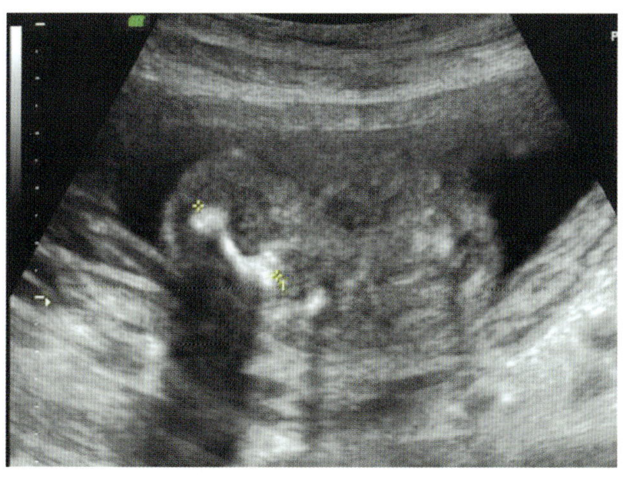

图18-25　股骨长度明显短缩、形态弯曲

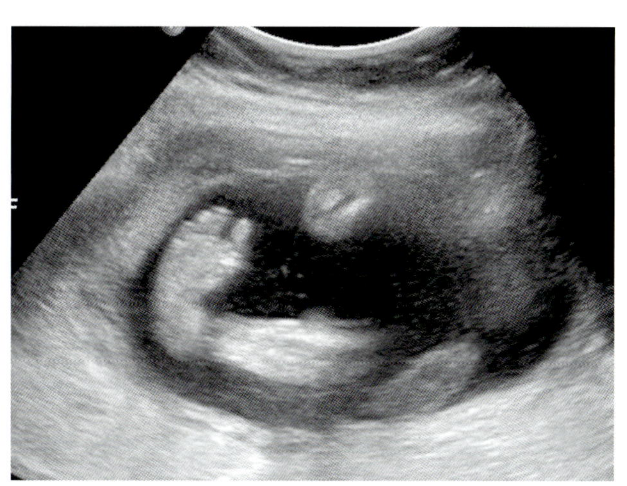

图18-26　足内翻

无心双胎又称为双胎反向动脉血流灌注，为同卵单绒毛膜囊双胎输血的一种特殊类型。超声表现为双胎之一为发育相对正常的供血胎儿；另一为严重发育畸形的受血胎儿，其上半身通常不发育或严重发育不良，没有心脏或心脏无功能，而下半身由于双胎间输血而发育相对完整。

连体畸形见于单羊膜囊双胎，超声发现胎儿之间无明显分隔，可帮助判断连体的部位、程度等。

11. 胎盘、羊水与脐带异常

（1）胎盘异常：胎盘小指胎盘厚度小于正常范围，主要见于IUGR、染色体异常等胎儿，羊水过多时可能使胎盘厚度变薄。胎盘大指胎盘厚度大于正常范围，增厚伴回声不均时主要见于部分性葡萄胎、三倍体胎儿、胎盘内出血等，增厚但回声均匀时主要见于妊娠糖尿病、贫血、胎儿水肿、染色体异常等。

轮状胎盘部分或全部胎盘周边的羊膜、绒毛膜向胎儿面隆起形成皱褶，常伴有胎盘出血或梗死。部分胎盘受累者常无并发症，全部胎盘受累者可致胎盘早剥、早产、IUGR、胎儿畸形等。副胎盘指可见两处胎盘组织，体积大者为主胎盘，体积小者为副胎盘，体积相似并部分相连时称为分叶状胎盘，各胎盘分叶之间可有胎膜血管相连，在这类胎盘中，脐带入口位置异常、血管前置的发生率较高。

帆状胎盘指脐带入口位于胎盘边缘，周围无胎盘组织覆盖，可能合并IUGR等，如位于胎盘下段时应警惕血管前置。

前置胎盘诊断标准：完全性前置胎盘指胎盘完全覆盖子宫颈内口（图18-29）；不完全性前置胎盘指胎盘边缘至子宫颈内口距离在2 cm以内。中孕时完全性前置胎盘可能持续至晚孕，特别是覆盖子宫颈内口较多者，而中孕时不完全性前置胎盘中的大多数由于胎盘位置随孕周增长不断上移而逐渐变为正常，因此前置胎盘应于晚孕时诊断。

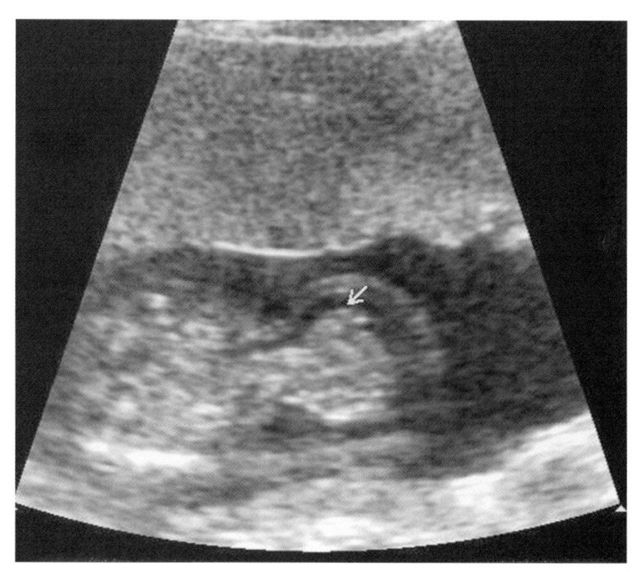

图18-27　脐膨出

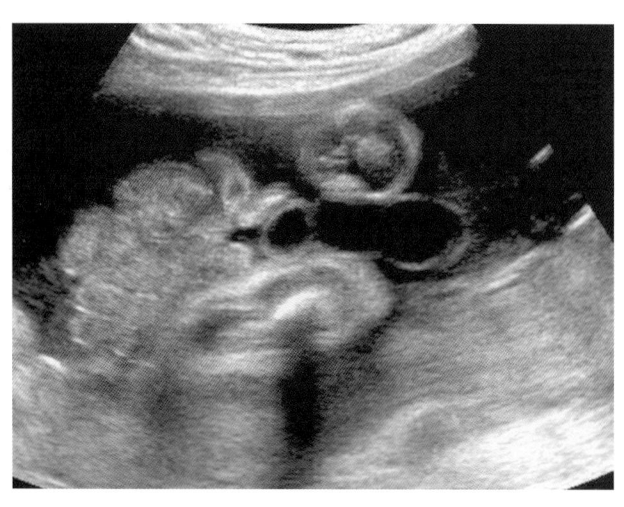

图18-28　腹裂：胎儿肠管漂浮于腹腔外，部分肠管扩张

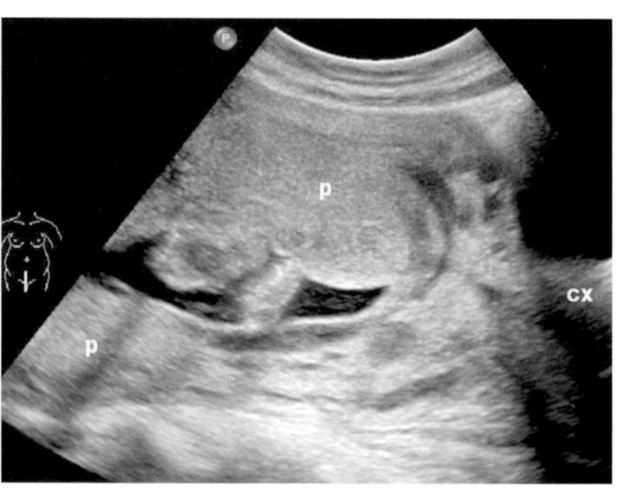

图18-29　前置胎盘：胎盘覆盖子宫颈内口

胎盘早剥超声表现为胎盘后方出现异常低回声区，或胎盘前方即绒毛膜下出血等，早期为强回声，由于血肿液化，1~2周后逐渐转为低回声或无回声。当出血部位位于胎盘边缘、血肿较小、形态不规则或位置较深时，超声检查难以发现，因此超声检查的敏感性只有50%左右。

胎盘植入的好发部位为子宫瘢痕、黏膜下肌瘤、子宫下段或子宫角处等。产前超声诊断的敏感性较低，超声表现为胎盘植入处胎盘周围的子宫肌层失去正常均匀低回声结构，或厚度变薄（≤2 mm，正常1~2 cm），常可见植入胎盘处多个无回声区及丰富的血流信号。

胎盘最常见的肿瘤为绒毛膜血管瘤，超声表现为胎盘内边界清晰的圆形中低回声，血流较丰富，多位于近绒毛膜面。当肿瘤直径>5 cm时，易引起并发症，如胎儿心衰、IUGR、胎盘早剥等。

（2）羊水异常：羊水少的诊断标准为中孕后期羊水量<300~500 mL，超声检查时发现胎儿周围无明显羊水间隔，胎儿在子宫腔内呈“塞满”状态，活动受限，由于无正常羊水作为透声窗，胎儿各脏器显示不够清晰；中孕时单一切面羊水量最大测值<1~2 cm，晚孕时4象限AFI<5 cm。

羊水多的诊断标准为羊水量>1 500~2 000 mL，超声检查时发现胎儿漂浮于羊水中或沉于羊膜腔底部，与子宫前壁距离较远；中孕时单一切面羊水量最大测值>8 cm，晚孕时4象限AFI>24 cm。多数晚孕时羊水轻度增多的胎儿常无超声可见的结构异常。

羊膜带综合征系由于羊膜腔破损，部分羊膜缠绕、粘连、毁坏部分胎儿躯体导致的胎儿畸形，胎儿任何部位均可能出现畸形，包括体表压缩环、部分肢体缺失、非中线部位的脑膨出、非常见部位的唇腭裂、并指畸形等。若发现胎儿非对称或非常规部位的畸形，且周围与条带相连则可诊断（图18-30）。

羊膜腔内的条带样回声常见于子宫纵隔、子宫腔粘连、破损的羊膜、双胎之一早期死亡并逐渐被吸收后残留的羊膜、绒毛膜等、轮状胎盘，甚至子宫壁的回声等。

（3）脐带异常：脐动脉血流异常，彩超表现为中孕时仍无舒张期血流信号，或S/D值在孕26~30周时>4.0，孕30~34周时>3.5，孕34周后>3.0时，认为S/D值异常增高，多见于胎盘功能受损的胎儿。脐静脉血流异常，彩超表现为中、晚孕时出现异常搏动性，或出现反向血流信号，多见于各种病因导致的胎儿心衰及右心功能失常。

单脐动脉时，脐带内只能见到1条脐动脉和脐静脉。脐动脉管径较粗，确诊需显示胎儿膀胱，在紧贴膀胱处只能见到一侧与髂内动脉延续的脐动脉回声，注意需与位于膀胱周围的两侧髂外动脉鉴别。单脐动脉胎儿中，畸形的发生率增高，不合并其他畸形者不影响预后。

脐带螺旋异常指脐带血管部分或全部节段呈平行排列，失去正常螺旋结构，可见于染色体异常、主动脉缩窄等，可致IUGR、子宫内死亡、早产等。

脐带真性囊肿有一层上皮细胞，如脐肠系膜囊肿、脐尿管囊肿、羊膜包裹性囊肿等，常位于脐带近胎儿端，可能合并胃肠道或泌尿系畸形；假性囊肿占脐带囊肿中的大多数，由华氏胶局部水肿或退化所致，与脐疝和18三体有关。仅凭超声检查难以区分真性或假性囊肿。

脐带真结可能因脐带过长，早中孕时胎儿运动穿越所致，可导致胎儿缺氧死亡等；脐带假结为脐带局部屈曲缠绕成团状所致，一般不影响胎儿血供。两者超声鉴别较困难，真结处可能伴有脐带变细、水肿、脐带走行不易清晰显示等。

脐带缠绕于胎儿颈部时称为脐带绕颈，二维超声表现为颈部皮肤表面U形（绕颈1周）或W形（绕颈2周）切迹等（图18-31）；彩超于颈部横断面可见环状的脐带血管。诊断时需注意：①如不用彩超显示，有时可能将堆积于颈部的脐带误诊为绕颈；②彩超不仅能确定是否绕颈，而且能够判断缠绕的松紧程度，多数情况下脐带一端绕

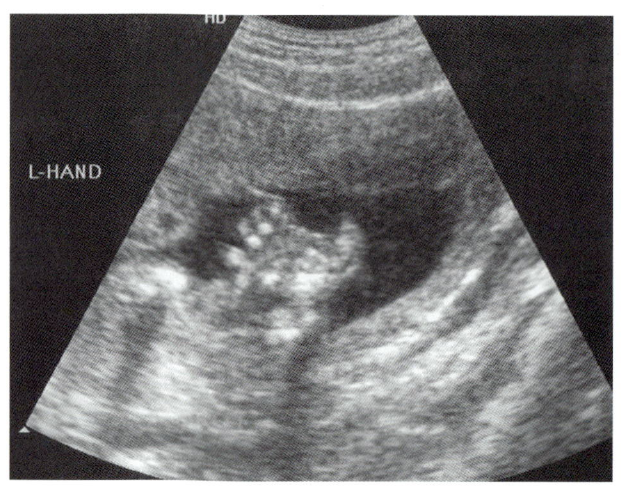

图18-30　胎儿手旁羊膜带

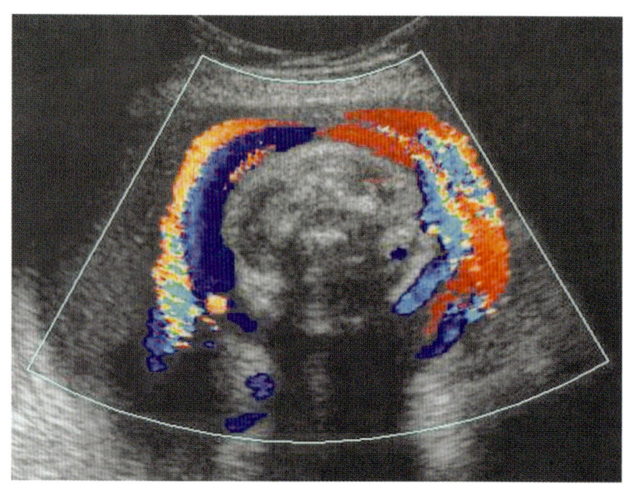
图18-31　脐带绕颈1周

于颈部而另一端绕于肩部或上臂处，少数情况下脐带完全绕于颈部。

血管前置的超声表现：胎膜内的胎儿血管位于子宫颈内口处、胎儿先露部分的下方，在自然分娩时可能受压及破裂导致胎儿死亡。虽然很罕见，但是一种危急的产科急症，多见于帆状胎盘时位于胎盘边缘处的脐带血管或分叶状胎盘或副胎盘时连接不同部分胎盘之间的脐带血管。彩色多普勒超声显示子宫颈内口处胎膜内的脐动静脉血管和胎儿血流信号可确诊，必要时需进行经阴道超声检查。产前及时发现并诊断对于分娩方式的选择及预后是至关重要的，遇有帆状胎盘及副胎盘的胎儿需高度警惕。鉴别诊断主要为脐带先露，指部分脐带暂时移动至胎儿先露下方子宫颈内口处，但其并非位于胎膜内，再次检查时可能会移动至其他部位，无特殊并发症；此外可能将前置的胎儿血管误认为母体的子宫颈血管而漏诊。

子宫颈异常

子宫颈功能不全超声诊断标准：子宫颈长度<2 cm，如发现子宫颈内口扩张呈漏斗状更提示诊断。子宫颈长度指子宫颈内口至子宫颈外口之间的距离，正常2~4 cm，经腹壁测量时子宫颈长度可随膀胱充盈而变长，经阴道或经会阴测量较准确。

妇产科介入超声

盆腔肿物的穿刺治疗

1. 适应证

（1）卵泡囊肿：具有内分泌功能的或直径5 cm引起症状的卵泡囊肿，可施行穿刺抽液。由于不排卵引起的无功能的或体积较小的无症状的卵泡囊肿，一般可自行消失，不必急于穿刺治疗，可超声连续观察3个月，囊肿不缩小而持续长大，再考虑穿刺治疗。

（2）单纯性囊肿：属于非赘生性肿物，适合于穿刺治疗。子宫内膜异位囊肿在妇科患者中相当常见。内膜异位囊肿的好发部位为卵巢，约占内膜异位患者的80%。该病的超声声像图表现多种多样，无特异性，可有囊性、囊实性、实性3种类型，并且囊内回声随月经周期有动态变化。因此，超声引导下穿刺可帮助诊断此病。而且囊内注射乙醇治疗效果较好，无须手术，易被患者接受。

（3）淋巴囊肿：术后形成的淋巴囊肿多围绕髂血管生长，盲穿易损伤大血管，最适合超声引导下穿刺治疗。但并非所有淋巴囊肿都需要治疗，以下情况为适应证：①有症状、体征者，如下腹痛、下腹胀等；②有并发症出现，如因囊肿压迫引起同侧下肢肿胀者；③囊肿>4 cm者。

（4）盆腔炎性包块：急、慢性盆腔炎引起的粘连和炎性包块，包括盆腔脓肿、盆腔包裹性积液、输卵管积液积脓等。穿刺抽吸液体可行常规和细菌学检查、药敏试验。

（5）盆腔性质不明肿物：有些盆腔肿物临床和超声检查难以鉴别囊实性，可行超声引导下穿刺，以明确诊断。

（6）盆腔肿物药物治疗：妇科恶性肿瘤、晚期不能手术或复发者，异位妊娠包块，可在超声引导下行局部注射化疗药。

2. 禁忌证　①有严重出血倾向，凝血机制有障碍者；②穿刺途径无法避开大血管及重要脏器者；③超声显示病变不清晰者；④已有明确手术指征的妇科肿物，不宜做穿刺，特别是卵巢的赘生性肿物，治疗应首选手术，即使是卵巢良性肿物，一般不主张穿刺。

3. 仪器、常规用品和针具

（1）仪器探头：经腹壁穿刺时用3~5 MHz的穿刺探头（图18-32），经阴道穿刺时用5~7.5 MHz的阴道探头及配套穿刺架。

（2）消毒和局部麻醉用品：络合碘消毒皮肤或阴道，2%利多卡因溶液局麻。经阴道穿刺无须麻醉。

（3）穿刺针：可选用18~20 G穿刺针（图18-33），长15~20 cm。

（4）注射药物：95%乙醇或无水乙醇，稀释用无菌生理盐水。

4. 操作步骤和方法　先用普通探头经腹壁扫查，确定穿刺点、穿刺途径；若肿物位置较浅，前方无膀胱、子宫、大血管，可选择经腹壁途径；若肿物位于盆腔内后方，经腹壁穿刺无法避开重要脏器或大血管，则选择经阴道穿刺。总之，穿刺途径以最安全、最短为宜。

（1）经腹壁穿刺（图18-34~37）：①患者平卧位，常规消毒，铺巾；②用消毒后的穿刺探头及耦合剂再次扫查，确定穿刺点和穿刺途径。③2%利多卡因局麻穿刺点，放置穿刺探头，清晰显示肿物后，固定探头。④在实时超声监测下，将穿刺针迅速刺入囊腔内，进行抽液。⑤当针尖到达囊腔中心后，拔出针芯，开始抽吸囊液。如果囊液浓稠不易抽吸，可注入生理盐水稀释后再抽吸，尽量抽吸完全；若为多房囊肿，可先进入最深的囊腔，待囊液抽尽后再退针依次进入较浅的囊腔（图18-38，39）；抽取的囊液根据临床需要送细胞学检查。⑥对于单纯性囊肿、内膜异位囊肿，可再注入95%乙醇，体积约为抽出囊液量的1/5，保留3~5 min后尽量抽出。⑦对于盆腔恶性肿瘤、异位妊娠包块，根据临床需要注入相应药物。⑧拔针，局部加压片刻，用75%乙醇消毒穿刺点，敷料包扎。

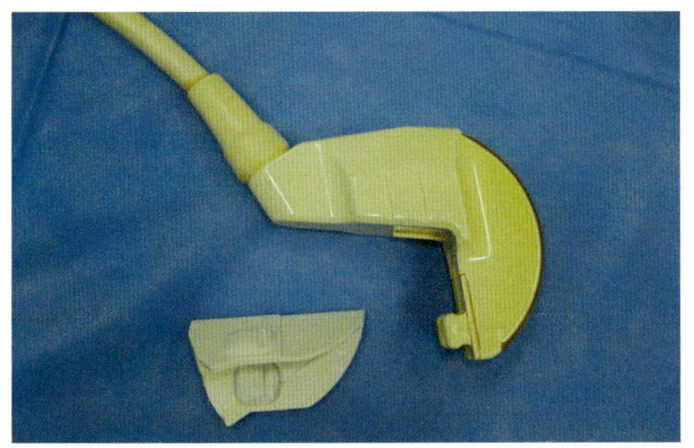
图18-32　穿刺探头及穿刺架

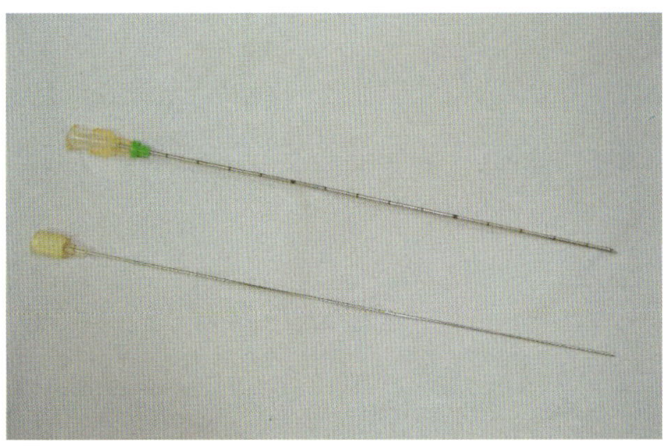
图18-33　穿刺针及针芯

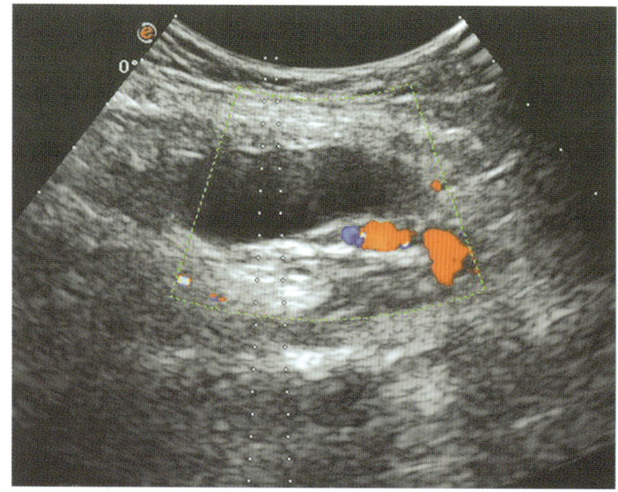

图18-34 淋巴囊肿位于血管侧前方，穿刺路径可避开该血管

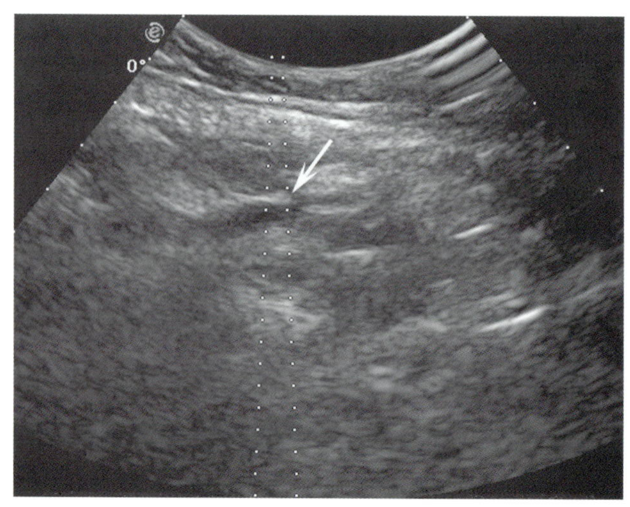

图18-35 穿刺后，淋巴囊肿明显减小

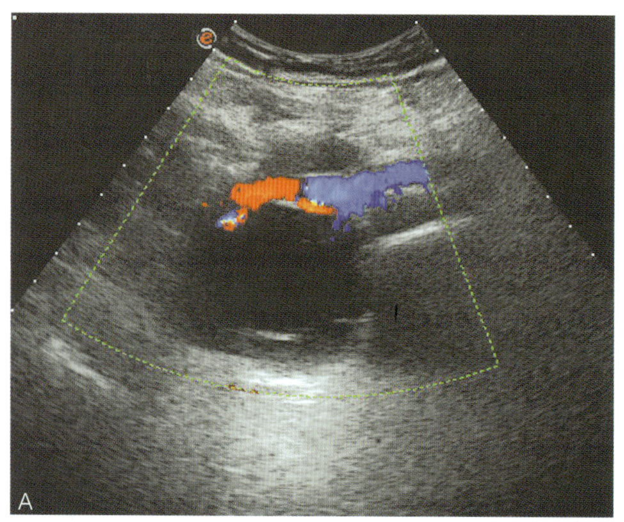

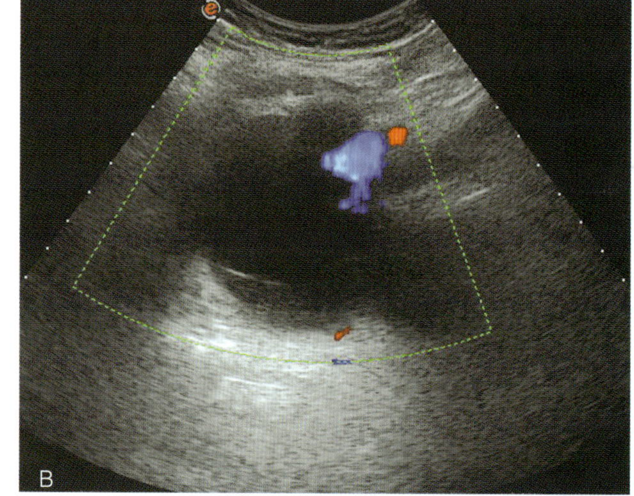

图18-36 A.淋巴囊肿纵切时，其包裹于血管周围；B.同一病例，横切时，血管位于该淋巴囊肿一侧，穿刺路径可避开该血管

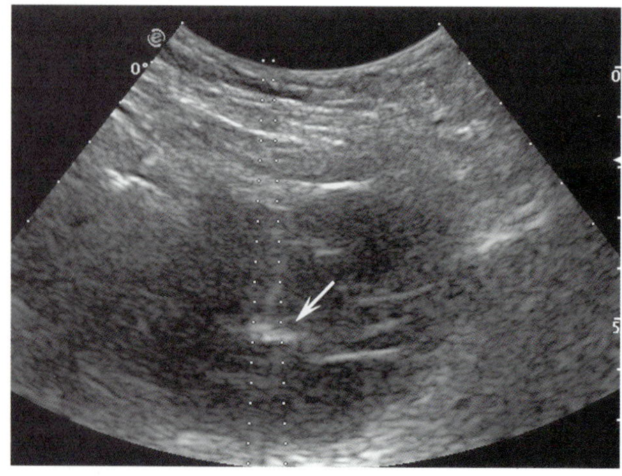

图18-37 淋巴囊肿穿刺，囊内可见穿刺针（箭头）

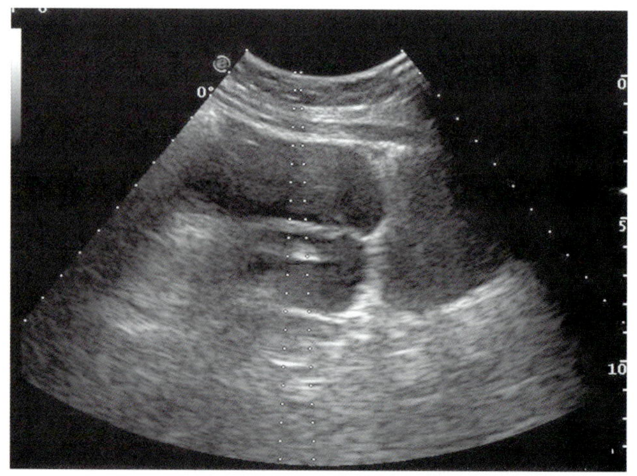

图18-38 多房囊肿，穿刺针先进入较深的囊腔

（2）经阴道穿刺：患者取膀胱截石位，常规消毒外阴和阴道，铺巾将消毒后的阴道探头放入阴道内，显示肿物后，将穿刺针沿穿刺引导线刺入囊腔内，进行抽液。

5. 注意事项

（1）术前应检查出、凝血功能，血常规，严格掌握禁忌证。

（2）穿刺前，超声认真检查病灶，正确选择经腹壁或经阴道穿刺。

（3）穿刺时，将探头适当对腹壁或阴道穹隆施压，使肿物贴近腹壁或穹隆，尽量避开肠管。

（4）淋巴囊肿穿刺难免穿过肠道，可加压探头推移肠管；在无肠梗阻、肠淤血、肠肿胀的情况下，即使穿刺针经过肠管，也是安全的。

（5）穿刺时，应迅速进针刺入肿物，否则活动度大的肿物易被推移。

（6）经阴道穿刺结束后，可根据阴道探头带血多少大致判断阴道出血情况。较多时，可用消毒过的纱布填塞阴道压迫数分钟止血，再取出。

盆腔实性肿物的穿刺活检

1. 适应证　性质不明的盆腔实性肿物。有些盆腔肿物临床和超声检查难以做出诊断，可行超声引导下组织学活检，以明确诊断，为确定治疗方案提供依据。

2. 禁忌证　①有严重出血倾向，凝血机制有障碍者；②穿刺途径无法避开大血管及重要脏器者；③超声显示病变不清晰者；④已经有明确手术指征的妇科肿物，不宜穿刺。

3. 仪器、常规用品和针具

（1）仪器探头：经腹壁穿刺时用3~5 MHz的穿刺探头，经阴道穿刺时用5~7.5 MHz的阴道探头及配套穿刺架。

（2）消毒和局部麻醉用品：络合碘消毒皮肤或阴道，局麻用2%利多卡因溶液。经阴道穿刺无须麻醉。

（3）穿刺针：可选用18~20 G组织活检针（图18-40），长15~20 cm。配合穿刺针自动弹射装置联合使用。

4. 操作步骤和方法

（1）经腹壁穿刺：①患者平卧位，常规消毒，铺巾；②用消毒后的穿刺探头、耦合剂再次扫查，确定穿刺点和穿刺途径。③2%利多卡因局麻穿刺点，放置穿刺探头，清晰显示肿物后，固定探头。④在实时超声监测下，将穿刺针迅速刺入实性肿物深2~3 cm处，按下自动弹射开关，行肿物的组织学活检。⑤拔针，局部加压片刻，用

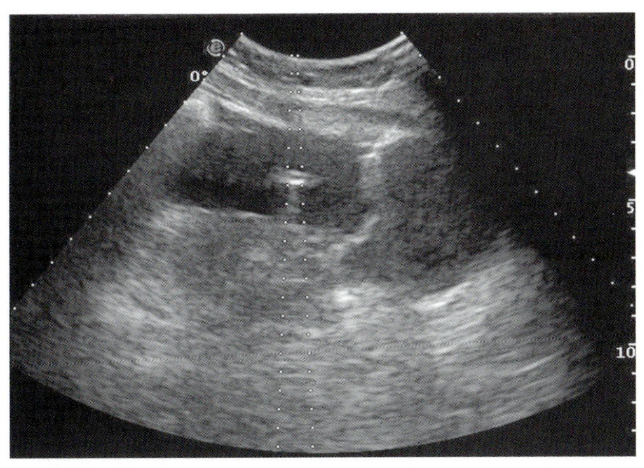

图18-39　同一病例，待较深囊腔的囊液抽尽后，再退针进入较浅的囊腔

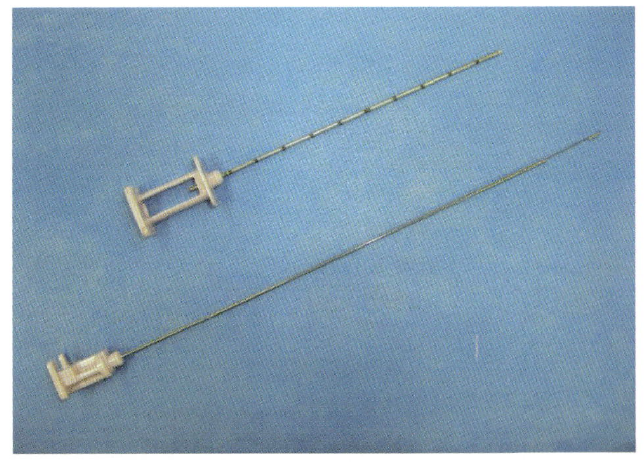

图18-40　组织活检针

75%乙醇消毒穿刺点，敷料包扎。

（2）经阴道穿刺：①患者取膀胱截石位，常规消毒外阴和阴道，铺巾。②将消毒后的阴道探头放入阴道内，显示肿物后，固定探头。③在实时超声监测下，将穿刺针迅速刺入肿物深2~3 cm处，按下自动弹射开关，行肿物组织学活检。

羊膜腔穿刺

1. 适应证

（1）中期妊娠羊膜腔给药引产：见于胎膜早破、胎儿畸形等造成的羊水过少，胎儿几乎与羊膜紧贴。超声引导下能够选取很小的羊膜腔进针，如果抽出羊水，即证明进入羊膜腔，可注入引产药物。

（2）中期妊娠诊断性羊膜腔穿刺：主要用于有医学指征的孕16周以上的产前诊断。主要用于获取羊水及胎儿细胞进行染色体病的产前诊断，也可用于取材进行DNA突变分析以诊断单基因病，取材进行生化测定诊断遗传性代谢病。适应于：①孕妇年龄≥35岁；②孕妇曾生育过染色体异常患儿史；③夫妇一方有染色体结构异常者；④孕妇曾生育过单基因病患儿或遗传性代谢病患儿史；⑤产前筛查高风险；⑥其他需要抽取羊水标本检查的情形。

2. 禁忌证　①先兆流产；②术前测量体温（腋温）2次>37.2℃；③有出血倾向（血小板≤70×10^9/L，凝血功能检查有异常）；④有盆腔或子宫腔感染征象；⑤非医学需要的胎儿性别鉴定。

3. 仪器、常规用品和针具

（1）仪器探头：频率为3~5 MHz的穿刺探头及配套穿刺架。

（2）消毒：络合碘消毒皮肤。

（3）穿刺针：可选用21 G穿刺针，长15~20 cm。

4. 操作步骤和方法　①孕妇患者平卧位，先用普通探头做常规超声检查，选择穿刺点时尽量避开胎盘。胎盘位于前壁无法避开时，选择较薄处为穿刺点。常规消毒，铺巾。②用消毒后的穿刺探头、耦合剂再次扫查，确定穿刺点和穿刺途径。③在实时超声监测下，将穿刺针迅速刺入羊膜腔内，拔出针芯，开始抽吸羊水。④需羊膜腔给药者，注入相应药物。注入时，可见注入药液中的气泡呈喷泉状。⑤术后再做超声检查，观察胎心、胎动、羊水等情况。⑥拔针，局部加压片刻，用75%乙醇消毒穿刺点，敷料包扎。

5. 注意事项　①诊断性羊膜腔穿刺，一般在妊娠第16~17周进行，过早会增加胎儿危险性。②嘱咐患者及家属，穿刺术后如出现胎动消失或过度频繁、宫缩、腹痛、阴道流血等，应立即就诊，积极处理。③取羊水量不高于20 mL，速度不宜过快。④开始抽出羊水2 mL，只能送AFP测定，不能送细胞培养，因其中可能已混入母体组织。⑤注意抽吸穿刺次数，不宜多于3次，以免引起流产及损伤。⑥如羊水中有血混入，应在羊水标本中加入肝素，防止血凝。

绒毛活检术（CVS）

1. 适应证

（1）高龄孕妇：35岁的孕妇发生染色体不分离的概率比正常人高，因此应进行产前遗传学诊断。

（2）有染色体异常患儿史：凡生育过一个染色体异常儿者，再次生育此种患儿的概率为1/60，比正常孕妇大10倍以上。因此，这类孕妇再次妊娠后应做产前诊断。

（3）夫妇之一是染色体平衡易位携带者或倒位者：先天性愚型2%~3%为染色体易位型，此类平衡易位的双亲生出先天愚型儿的概率为33%。但实际上若父亲为平衡易位，出生患儿的风险为2%~3%；如母亲为平衡易位，其风险为10%。实际数字比理论数字低的原因与某些异常配子不能存活有关。

（4）有脆X综合征家系的孕妇：脆X综合征（FraX）是X2连锁的智力低下综合征中发病率最高的一种，它与X染色体上的脆点有连锁关系。

（5）有单基因病的孕妇：夫妇之一为某种单基因病患者，或生育过某一单基因病患儿的孕妇单基因病的遗传方式符合孟德尔定律，故生育病儿的风险可以预测。

（6）其他：曾有不明原因的自然流产史、畸胎史、死产或新生儿死亡的孕妇。

2. 禁忌证　①先兆流产；②体温（腋温）>37.2℃；③有出血倾向（血小板≤70×10^9/L，凝血功能检查有异常）；④有盆腔或子宫腔感染征象；⑤单纯性别鉴定。

3. 取样时间　多数主张在妊娠9~11周进行。若取样过早，胎盘绒毛太薄，超声难将包绕它的蜕膜组织区分开，不易取得绒毛组织。而且过早绒毛活检有导致胎儿肢端发育障碍的风险。

4. 活检量　不同诊断目的所需的组织量不同，染色体分析约需绒毛10 mg，DNA分析5 mg即可，生化测定仅需3~5 mg组织。故一次活检获取约20 mg的绒毛组织即可满足产前诊断的需要。

5. 仪器、常规用品和针具

（1）仪器探头：频率为3~5 MHz的穿刺探头及配套穿刺架。

（2）消毒：络合碘消毒皮肤。

（3）穿刺针：选用双针活检系统，由1根长15 cm、外径1.2 mm的18号引导套针，以及1根长20 cm、外径0.8 mm的22号活检针组成。

6. 操作步骤和方法　①孕妇排空膀胱，仰卧位，先用普通探头常规观察胚胎发育情况，测量头臀长度以核对孕周，定位胎盘绒毛部位。②腹部常规消毒，换取消毒穿刺探头，选择穿刺点及角度。先将引导套针经腹壁及子宫穿刺入胎盘绒毛边缘部分，拔出针芯，然后将活检针经引导套针内送入胎盘绒毛组织，连接含2~4 mL生理盐水的20 mL注射器，以5 mL的负压上下移动活检针吸取绒毛组织（图18-41）。③如一次活检的绒毛量不够，可再次将活检针送入引导套针内进行抽吸，直到获取需要量的绒毛标本。④拔针后立即观察胎盘部位有无出血及胎心情况。

7. 注意事项　取绒毛量一般不超过20 mg。经腹途径引导套针穿刺次数不得多于2次，经子宫颈途径导管抽吸次数不得多于2次，以免引起流产等并发症。

8. 安全性与可行性　绒毛活检术后流产发生率及活检所致胎儿肢体发育障碍是人们最为关注的问题。文献报道，与中孕期羊水穿刺相比，绒毛活检致流产的危险性增加最多不超过1%。而CVS导致胎儿肢端异常（LRD）仍有争议。为此，WHO对CVS的安全性问题进行了长期的多中心的监测，发现不同孕周的LRD发生率在CVS组和正常对照人群相比亦无统计学差异。因此，WHO认为，早孕期CVS是一项安全可靠的产前诊断技术。

经皮脐血管穿刺术

1. 适应证　①快速核型分析；②胎儿子宫内感染的诊断；③胎儿血液系统疾病的产前诊断与风险估计；④胎儿子宫内生长受限的监测与胎儿

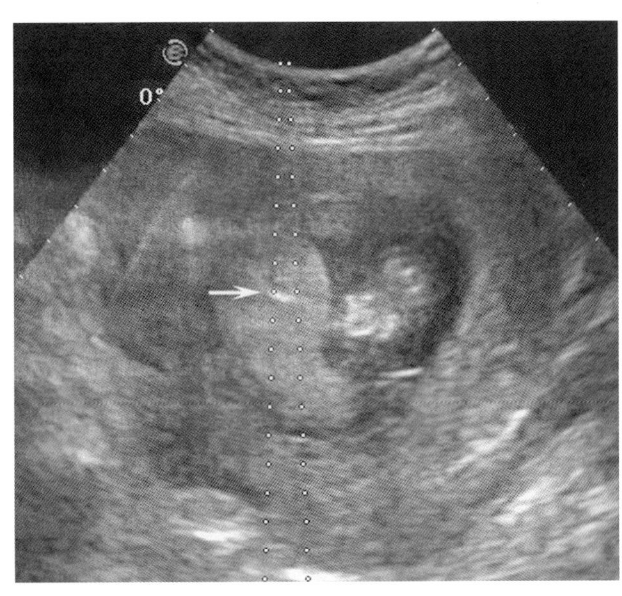

图18-41　绒毛活检，内可见穿刺针（箭头）

宫内状况的评估；⑤利用脐血管穿刺术对胎儿溶血性贫血进行宫内输血治疗。

2. 禁忌证　①先兆晚期流产；②体温（腋温）>37.2℃；③有出血倾向（血小板≤70×10^9/L，凝血功能检查有异常）；④有盆腔或子宫腔感染征象；⑤单纯性别鉴定。

3. 穿刺时间及取血量　脐血管穿刺在妊娠18周至足月妊娠均可进行。若<18周，脐带直径多<0.5 cm，穿刺较为困难。相反，在晚孕期脐带较粗，穿刺相对容易。但对位于后壁的胎盘，胎儿躯体常妨碍穿刺针的进入而不易穿刺成功。目前认为，妊娠20~24周为最佳穿刺时期。一般认为，妊娠20周左右取血量可达6~8 mL，对胎儿循环无影响，并可重复进行。

4. 仪器、常规用品和针具

（1）仪器探头：频率为3~5 MHz的穿刺探头及配套穿刺架。

（2）消毒：络合碘消毒皮肤。

（3）穿刺针：选用21 G穿刺针，长20 cm。

（4）穿刺步骤和方法：①术前嘱患者排空膀胱，孕妇取平卧位，先用普通探头行常规超声观察胎盘附着位置及脐带分布情况，初步确定脐血管穿刺定位。②腹部常规消毒铺巾，涂上无菌的耦合剂，选择并确定脐血管的穿刺点，并设置穿刺引导线角度。③快速进针，由腹壁至接近穿刺的脐血管，以带有少许冲击力的手法刺入脐静脉管腔内，超声屏幕上见脐静脉内显示一强回声点（针尖回声），此时轻轻上提穿刺针，可见被刺中的脐血管随之上提，证实针尖确已穿入脐带内，拔出穿刺针芯，套上含肝素的注射器，抽取脐血1~2 mL，即注入含肝素的试管内，轻轻摇匀，待送检进行胎血鉴定及相关的实验室检查。④拔针后局部按压片刻，观察术后胎心，患者休息1 h，术后1~5 h复查超声。

5. 注意事项　①取血量不超过5 mL；②穿刺次数不得多于2次，以免引起流产等并发症；③术后嘱孕妇若有腹痛、阴道出血、阴道流液等不适随诊。

（孟　华　谭　莉）

妇产科的放射介入技术在诊断与治疗中的应用

■ 妇产科介入治疗的血管解剖学基础

在妇产科血管性介入放射治疗中，介入治疗方案的设计、靶动脉的选择、导管的选择、插管的途径、方法及并发症的防治，无不与血管解剖有着直接关系。导管是否能准确地插入预选的靶血管是血管内介入造影、诊断、治疗成功的关键。故此，熟悉正常的盆腔血管的基础解剖，包括血管的起始部位、走行、形态、管径的粗细及与体表特征的关系等，以及与妇产科血管性介入治疗密切相关的妇产科应用血管解剖是掌握和开展介入治疗的基石。下面分盆腔血管基础解剖和妇产科应用血管解剖两部分进行论述。

盆腔血管的基础解剖

该部分主要阐述女性盆部动脉的正常解剖。由于女性生殖器官的供血动脉主要来自子宫动脉和卵巢动脉，少部分来自骶中动脉、直肠上动脉、膀胱动脉、闭孔动脉等。腹主动脉末端、髂总动脉和髂外动脉与妇产科血管介入关系密切，故在此一并叙述（图18-42）。

1. 腹主动脉　在第4腰椎下1/3至第5腰椎体前面，略偏左侧，向下分为左、右髂总动脉。腹主动脉终端多位于第4腰椎和第4与第5腰椎之间。终端外径约18 mm。

2. 髂总动脉　是腹主动脉成对的终末支，其长度变化较大。髂总动脉长度不稳定的特点与种

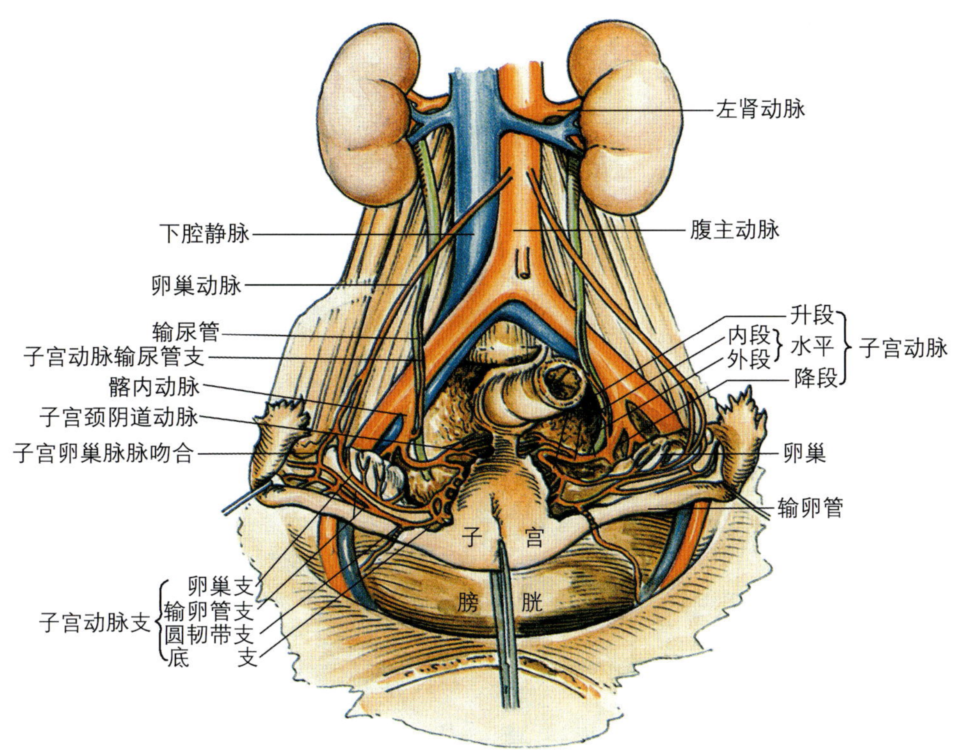

图18－42　女性盆腔主要动脉

系发生不同有关。由于女性骨盆宽，其双侧髂总动脉成角亦较男性大。髂总动脉长约41.8 mm（左43.0 mm，右40.5 mm）。其外径，右侧约10.9 mm，左侧约10.7 mm。根据左右髂总动脉的长度分7种类型（图18－43）。髂总动脉于第4腰椎至第1骶椎之间分为髂内动脉和髂外动脉。两侧髂总动脉之间的夹角为64.3°（图18－44），髂内、外动脉之间的夹角为28.2°（图18－45）。

3. 髂外动脉　自髂总动脉发出后，循腰大肌内侧向外下行进，至腹股沟韧带深面、穿股鞘的血管间隙到股部延续为股动脉（图18－46）。其入股点的表面投影是在髂前上棘与耻骨联合的连线中点。

右髂外动脉较左侧稍长，成年人右侧的长约11.3 cm，外径7.0 mm，左侧的长约10.6 cm，外径7.2 mm。

髂外动脉末端发出腹壁下动脉和旋髂深动脉。

在动脉化疗的初级阶段或不具备实施介入治疗的单位，在行经导管动脉对盆部肿瘤进行化疗时，需通过外科手术方法将导管留置在合适的动脉。腹壁下动脉和旋髂深动脉位置表浅，容易寻找，插管时操作方便，是留置导管较为理想的动脉。

（1）腹壁下动脉：起自髂外动脉远端、腹股沟深面，从起始处至斜入腹直肌长48~66 mm，直径2.6 mm，发出肌支、皮支、肌皮支，分布于腹前壁肌肉和软组织。动脉两侧伴以同名静脉。腹壁下动脉与髂外动脉间的夹角约128°，旋髂深动脉与髂外动脉间的上夹角约61°（图18－47）。经股动脉插管时，很容易误入旋髂深动脉内。动脉内留置导管治疗盆腔肿瘤时，经腹壁下动脉插管，比经旋髂深动脉插管更易进入髂外动脉内。腹壁下动脉始端的外径左侧为2.5 mm，右侧为2.6 mm。其始端距髂外动脉始端长度左侧为8.8 cm，右侧为9.8 cm。

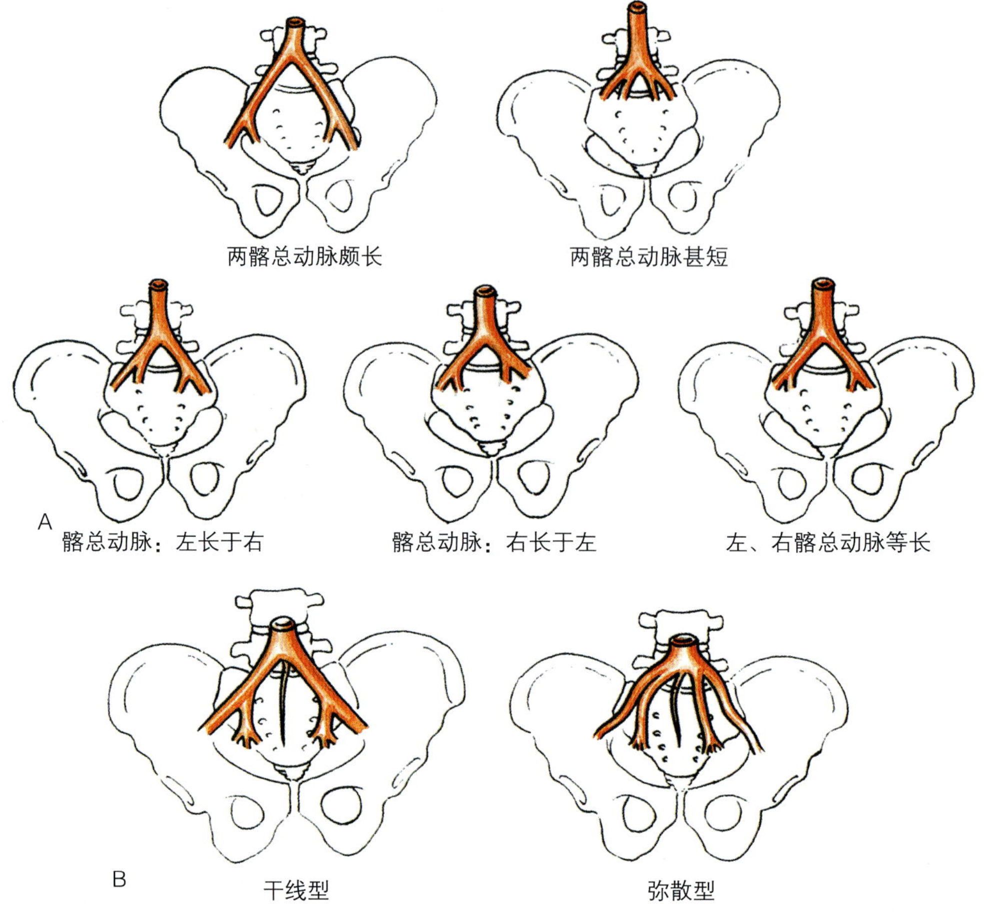

图18-43 髂总动脉分型

A.髂总动脉长度；B.腹主动脉末端分支类型

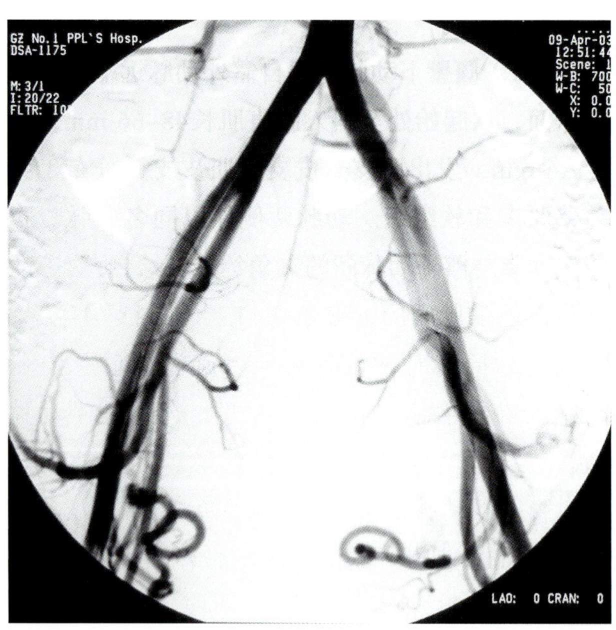

图18－44 腹主动脉DSA造影

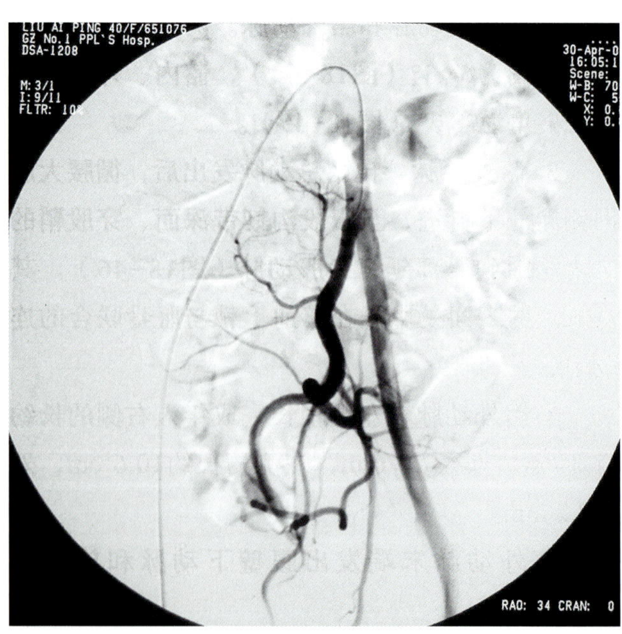

图18－45 左髂总动脉DSA造影

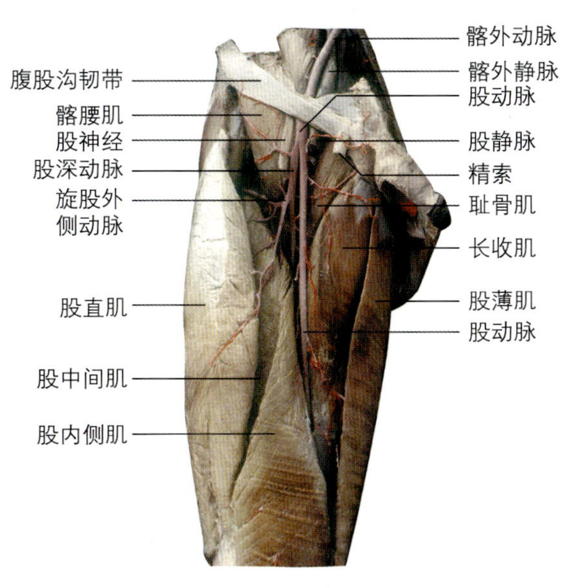

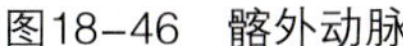
图18-46　髂外动脉

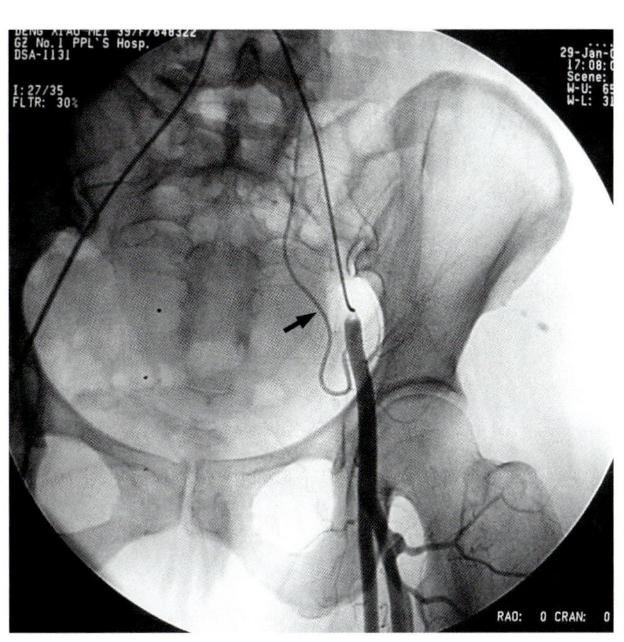

图18-47　左侧腹壁下动脉

腹壁下动脉始端距腹股沟韧带上方的距离为1.6 cm；左侧为1.7 cm，右侧为1.5 cm。而腹壁下动脉距前正中线的距离平均为6.4 cm；通过耻骨结节垂线间距为3.9 cm。在女性，腹壁下动脉的分支有耻骨支和子宫圆韧带动脉。

（2）旋髂深动脉：女性多起自髂外动脉（83.3%），起始部在腹股沟韧带下1.4 mm处。旋髂深动脉起始部外径为2.8 mm。该动脉与腹壁下动脉同高处起始，沿腹股沟韧带外侧半深面斜向外上行，经髂前上棘内侧，髂嵴前部内面往后达髂嵴上缘。分为腹股沟段、髂嵴内段及髂嵴上段。三段的长度为62 mm、36 mm及38 mm。动脉外径分别为2.8 mm、1.5 mm及1.0 mm。

旋髂深动脉的分支与髂腰动脉、第3、4腰动脉、臀上动脉及旋股外侧动脉分支之间有丰富的吻合。在旋髂深动脉起始处的上方是髂外动脉干的结扎部位，结扎后血液可依靠上述血管形成的侧支循环而运行。

4. 股动脉　为Seldinger插管技术中最方便最常用的穿刺部位。应在腹股沟中点下方0.5 cm，触及股动脉搏动最明显处穿刺。穿刺点在第1次插管者及皮下脂肪少者宜偏下，皮下脂肪多者及已多次插管者可偏上，穿刺点选择以动脉穿刺内口不高出腹股沟韧带为准。常规股动脉压迫止血以股鞘后壁为压迫支撑点。因此，必须了解腹股沟韧带与股动脉的毗邻关系。

股动脉是髂外动脉的直接延续，经腹股沟韧带深面的血管腔隙进入股三角，再于股内侧下行入腘窝改名腘动脉，其起始端外径为9.0 mm。股动脉上段位置表浅，在腹股沟韧带中点稍下方可触及搏动。在腹股沟韧带下3~4 cm处发出股深动脉，后者分出旋股内、外侧动脉及穿支与髂内、外动脉的分支形成广泛吻合。分布于股前及内侧肌群。当在股深动脉发出点以下股动脉栓塞、结扎时，下肢供血不受影响。

5. 髂内动脉　是盆腔内脏的主要血供来源，因此髂内动脉是妇产科疾病选择性动脉插管治疗中最常被选用的血管。

髂内动脉长4.5 cm，动脉管腔直径为7.9~8.1 mm，通常右侧略长于左侧。发出后下降至小骨盆，平坐骨大孔上缘时分为前干和后干，后干发出分支分布于盆壁，末端延续为臀上动脉分布于臀部。前干经骶丛和梨状肌前面走向坐骨棘，由干上发出脏支抵达并营养盆内脏器，末端延续为臀下动脉，出骨盆进入臀部。同侧脏支和壁支间以及与对侧脏壁支间有广泛的交通吻合，对于维持盆腔内外组织血供有重要意义。髂内动脉前干与后干间的夹角为41.9°（左43.9°、右39.9°）。前干起始部外径8.1 mm，后干起始部外径4.7 mm（图18-48，49）。

掌握髂内动脉分支变异情况及分支与骶丛的关系，可指导插管与导管运行的方向；避免不必要的分支栓塞而诱发骶丛血供减少而受损（图18-50，51）。

（1）脐动脉：在胎儿时期是髂内动脉的延续，出生后，结扎脐带，脐动脉远侧端已无血流通过，形成脐内侧韧带。近侧端尚发出一些膀胱上动脉，其起始位置较稳定，绝大多数（占96.8%）由脐动脉近侧段没有闭锁部分发出，只有少数（占3.2%）发自闭孔动脉、臀下阴部动脉干或直肠下动脉。膀胱上动脉有0~6支不等，其中以1或2支的较多，阙如者占1.5%。

膀胱上动脉是供应膀胱的主要动脉，约在耻骨上缘平面发出后，斜往膀胱，分布于膀胱顶部及两侧（图18-52，53）。膀胱上动脉的分支与腹壁下动脉的分支间有吻合。此点对于髂内动脉血流被阻断后建立盆部动脉的侧支循环有重要意义。膀胱上动脉的干长为34.7 mm，外径为0.6 mm。

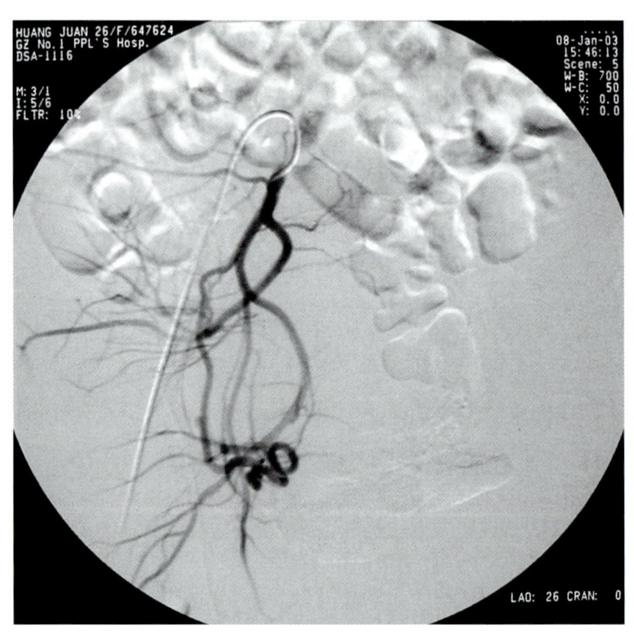

图18-48　右髂内动脉DSA造影

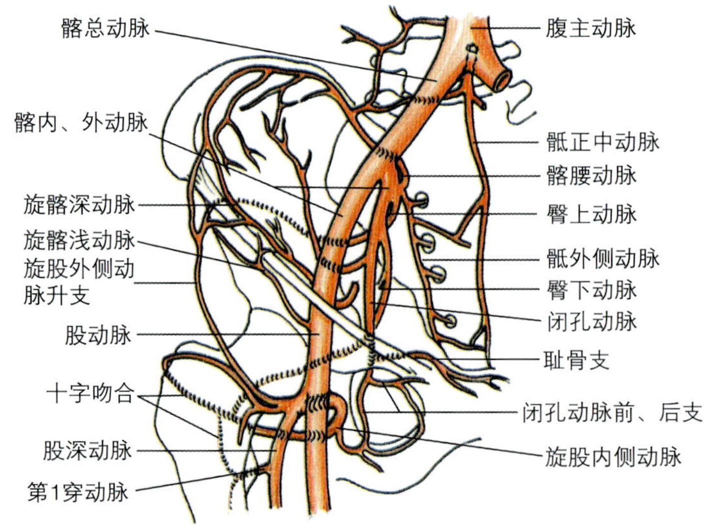

图18-49　股动脉及其分支示意图

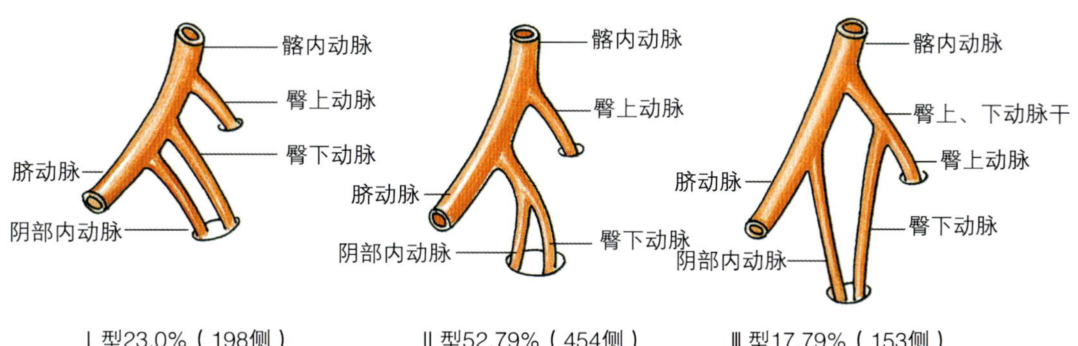

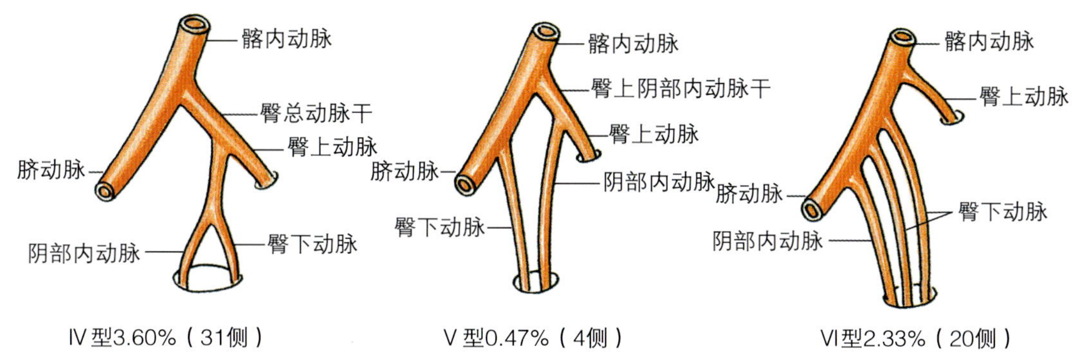

图18-50　髂内动脉的分支类型

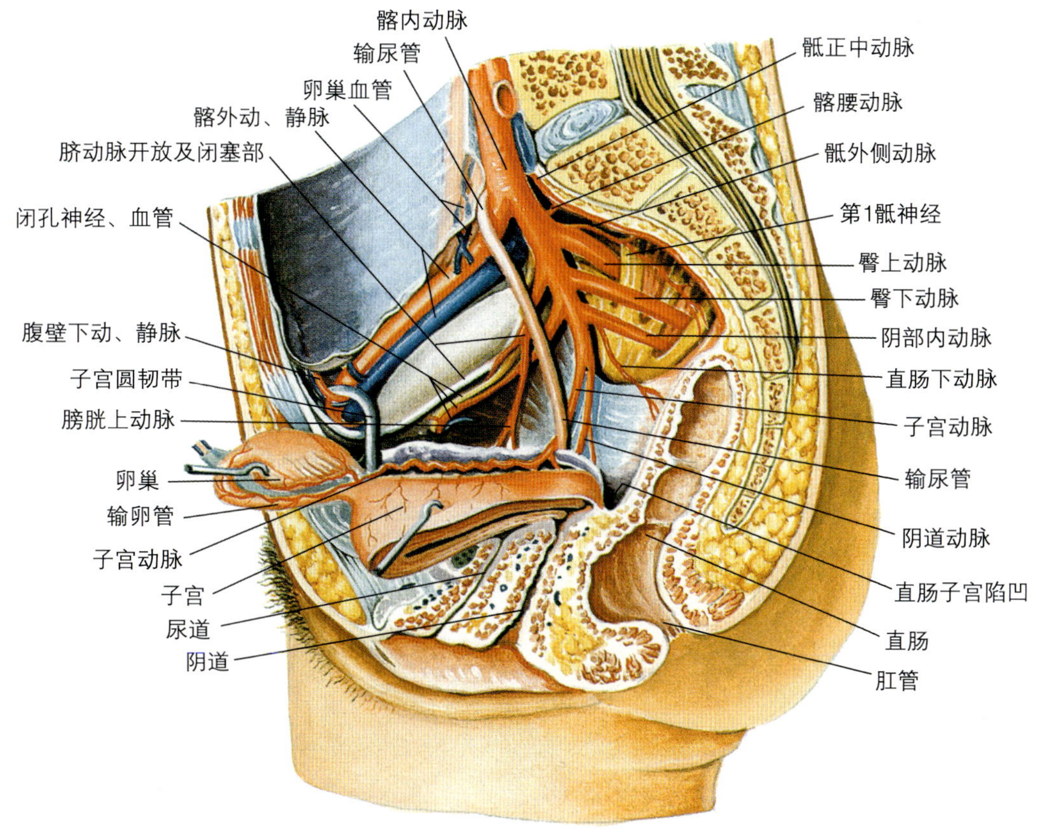

图18-51　髂内动脉的分支

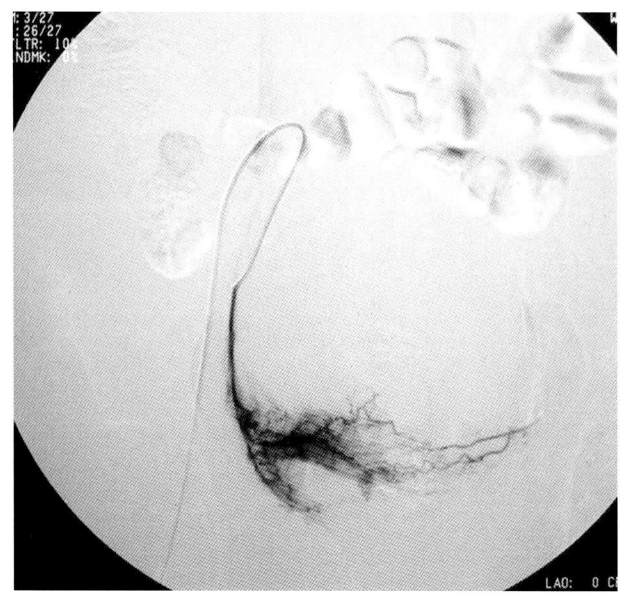

图18-52　右膀胱上动脉DSA造影

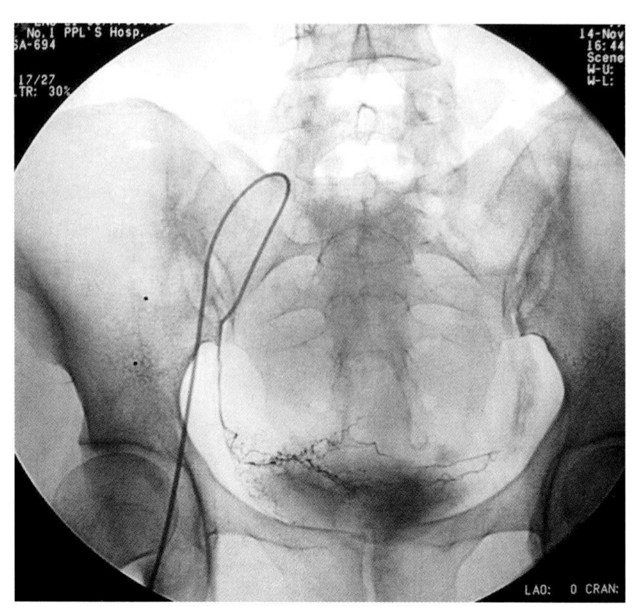

图18-53　右膀胱上动脉造影（骨相）

（2）膀胱下动脉：在女性等同于阴道动脉。起点变异甚多，起自髂内动脉前干或阴部内动脉者占71.73%，其他可起自臀下阴部干、闭孔动脉或直肠下动脉等处。膀胱下动脉的干长为36.6 mm，外径为0.7 mm。在女性，常把阴道动脉称之为膀胱下动脉的等同物，它在膀胱的分布相当于男性膀胱下动脉的分布。此动脉分支在膀胱壁上与相邻动脉的分支吻合成丛，分支进入黏膜丛。阴道动脉与子宫动脉阴道支和阴部内动脉的阴道支有丰富吻合。阴道上部由子宫动脉的阴道支分布，且分支分布于膀胱底和后部。下部由直肠下动脉和肛门动脉分支分布。

（3）直肠下动脉：又称痔中动脉，从阴部内动脉的前干、膀胱下动脉、膀胱上动脉、闭孔动脉、骶外侧动脉、子宫动脉或阴道动脉发出，出现率约80%以上。每侧1~3支，与直肠上动脉的左右终支和骶中动脉的直肠支吻合，主要供应直肠壶腹部的前下方及两侧部的肠壁肌层血液。

（4）髂腰动脉：发自髂内动脉主干者占46.8%（图18-54），臀上动脉者占31.8%（图18-55），起始处外径为2.5 mm。起始后向外上方走行，经闭孔神经与腰骶干之间，继穿行与腰大肌内侧缘及深面，至小骨盆入口上方。髂腰动脉穿出腰大肌后，在腰大肌内后方分为髂支（前）和腰支（后）。腰支沿腰大肌后方上行供血于背、腹部肌肉等组织，并与第4腰动脉吻合。

（5）骶外侧动脉：主要由髂内动脉后干臀上动脉发出，占66.3%，发出后分为上下2支，供应骶骨前后组织的血液，并与骶中动脉、髂腰动脉、臀上动脉、臀下动脉，以及对侧骶外侧动脉的分支吻合。

（6）闭孔动脉：是髂内动脉所发出的中等粗的壁支（图18-56），多数只有1支（占96.8%），偶见闭孔动脉阙如（0.1%）。起源变异较大，可起自髂内动脉干（33.7%）、腹壁下动脉（15.2%）等。闭孔动脉发出后，沿骨盆侧壁走向前下方，到达闭孔上部，并经闭膜管出盆腔，然后分为前支和后支。前支出闭膜管后发出，是闭孔动脉终支之一，供养闭孔外肌、耻骨肌、内收肌和股薄肌上份。后支出闭膜管后，沿闭孔后缘向前至坐骨支并与前支吻合。在17.9%的个体中，闭孔动脉起源于髂外动脉，形成副闭孔动脉。

（7）臀上动脉：是髂内动脉后干的最大分支，外径为3.8 mm，80%起自髂内动脉主干。起

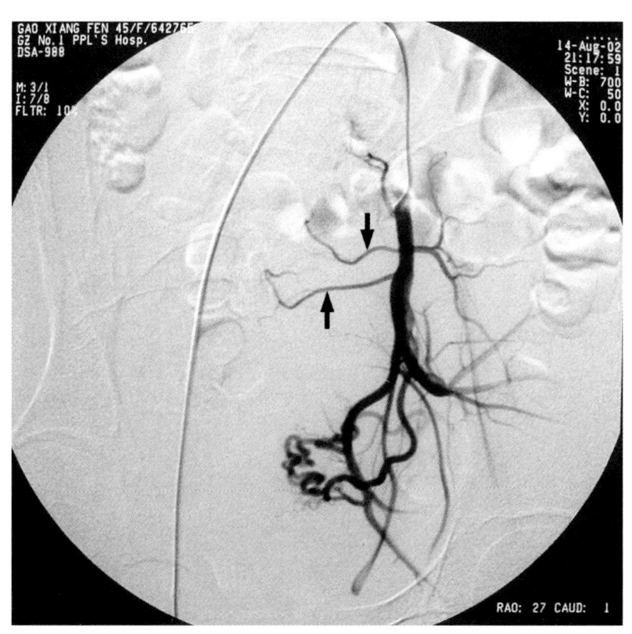

图18-54 髂腰动脉

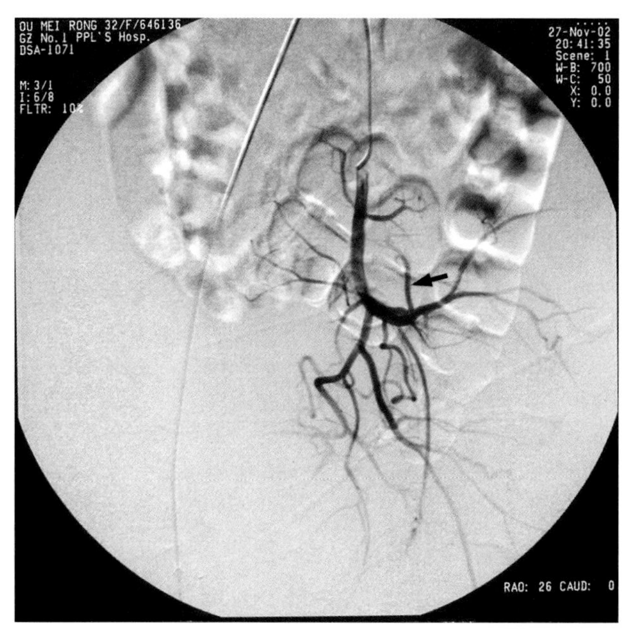

图18-55 髂腰动脉

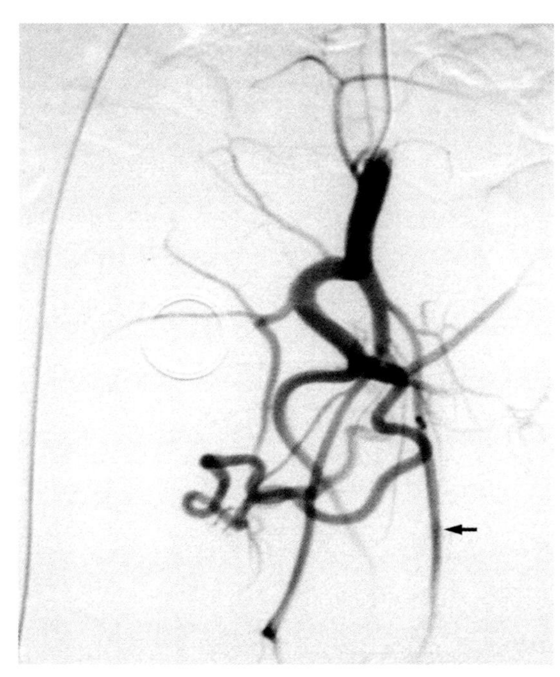

图18-56 左闭孔动脉

始后向后下行穿梨状肌上口供应臀部和盆壁组织，并与旋髂深动脉、旋股外侧动脉升支、臀下动脉和旋股内侧动脉深支吻合（图18-57）。臀上动脉从梨状肌上缘出坐骨大孔后，很快分为浅支和深支。浅支外径2.4 mm，从梨状肌上孔出盆腔后，分支供养臀大肌和臀部、骶部的皮肤。深支外径1.5~2.5 mm，出梨状肌上孔后，位于臀中肌的深面走行1.5~2.0 cm后，再分为上支和下支。

（8）臀下动脉：臀下动脉外径为2.9 mm，多数与阴部内动脉共干起自髂内动脉前干（占55.3%）。臀下动脉在盆腔内的分支均较细小，在盆腔外的分支相对较粗大，有肌支、坐骨神经伴行支、关节支等（图18-58）。

（9）子宫动脉、阴部内动脉、副阴部动脉（见本节后述）。

6. 骶中动脉　94.2%直接起自腹主动脉（图18-59），起端外径为1.7~1.8 mm。骶中动脉起点在腹主动脉分叉的后上方，起点至腹主动脉分叉处的距离成人女性约4.3 mm。骶中动脉在第4~5腰椎、骶骨和尾骨的前面下降，最下腰动脉、骶外侧支、直肠支和骶骨支，最后终于尾骨体。左髂总静脉和交感神经的上腹下丛经过其前方。

7. 直肠上动脉　又称痔上动脉，是肠系膜下动脉主干向下的延续，发出1~4支乙状结肠直肠动脉，分布于直肠上2/3段和乙状结肠末端。直肠上

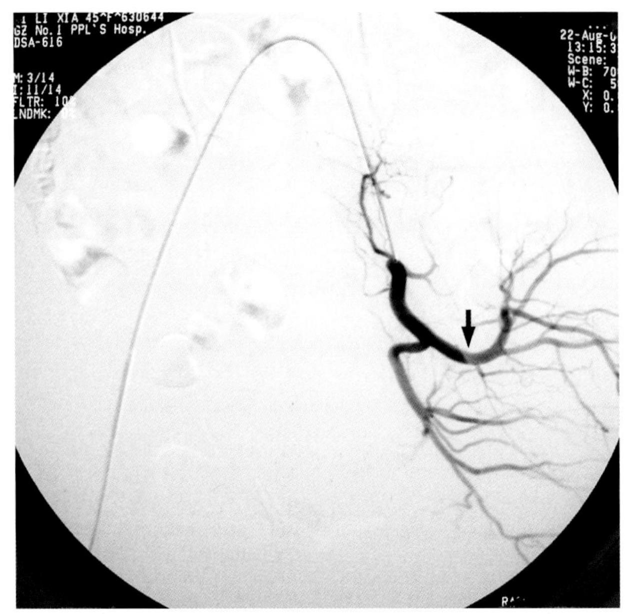

图18-57　左臀上动脉

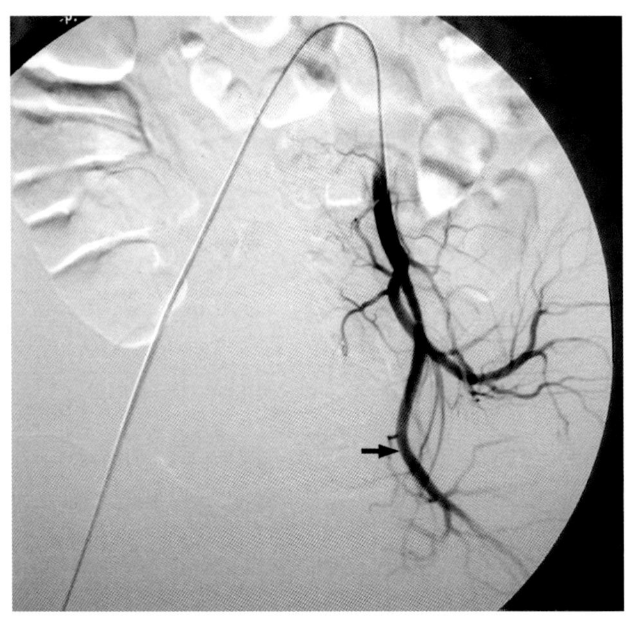

图18-58　左臀下动脉

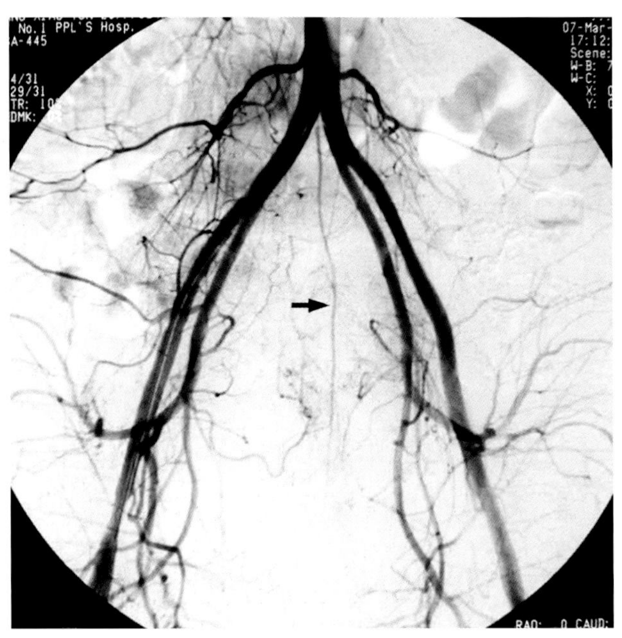

图18-59　骶中动脉

动脉终末分为左、右2支，贴肠管两侧下行分布至直肠壶腹部。

8. 女性生殖器官的主要供血动脉

（1）子宫动脉（见后）

（2）阴道动脉：阴道上部由子宫动脉的阴道支分布，下部由直肠下动脉和肛门动脉分支分布。以上各支在阴道壁内互相吻合。

（3）阴部内动脉：多数与臀下动脉共干起始（55.3%），其余为单一干起始（44.2%）。阴部内动脉干在阴部管的外径为2.2 mm，右侧多小于左侧。由后向前依次发出肌支、肛门动脉和会阴动脉，到尿生殖三角时，延为阴蒂动脉。阴部内动脉发出后，沿着梨状肌和骶神经丛的前方下行，经尾骨肌与梨状肌之间出骨盆至臀部，再经坐骨小孔到会阴部，转向前，沿坐骨直肠窝外侧壁，行于阴部管中（图18-60）。

（4）副阴部动脉：是一支较常见的变异动脉，起自髂内动脉的不同分支后，紧贴膀胱静脉丛向前行，到达耻骨联合后方，经耻骨膀胱韧带的内侧或外侧下降出盆腔，至阴蒂背面或穿入阴蒂脚内，分布于阴蒂背动脉或阴蒂深动脉的供养区。

（5）卵巢动脉：起于腹主动脉前外侧壁，右卵巢动脉与腹主动脉间的下夹角为78.7°（图18-61），左卵巢动脉与腹主动脉间的下夹角为104°（图18-62），卵巢动脉始端外径两侧为1.1 mm。卵巢动脉起始平面多数是以$L_{1\sim2}$椎间盘至$L_{2\sim3}$椎间盘之间（图18-63）。

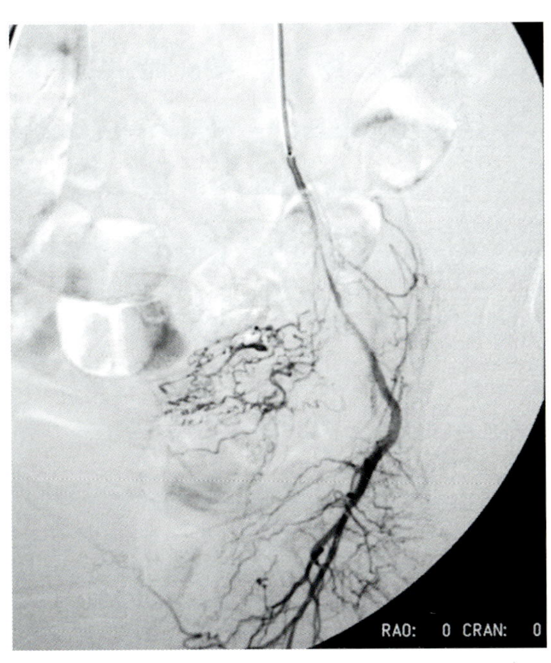

图18-60　阴部内动脉

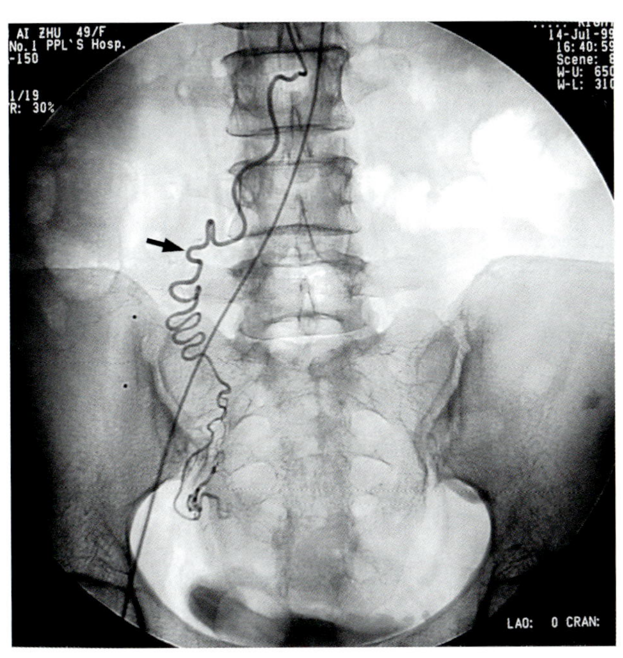

图18-61　右卵巢动脉

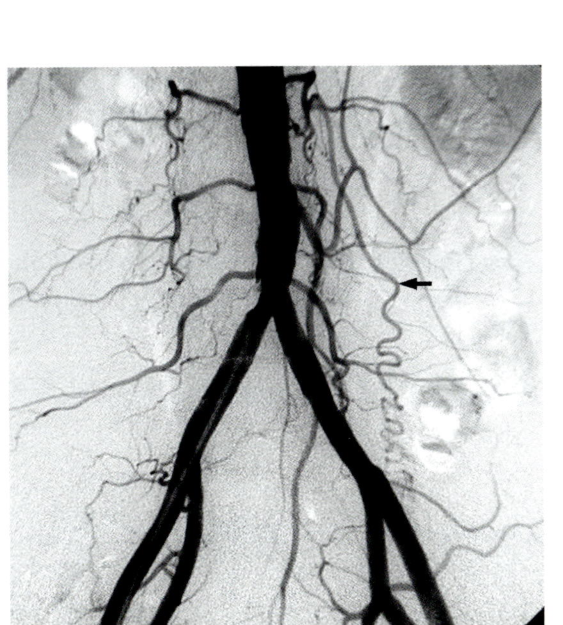

图18-62　左卵巢动脉

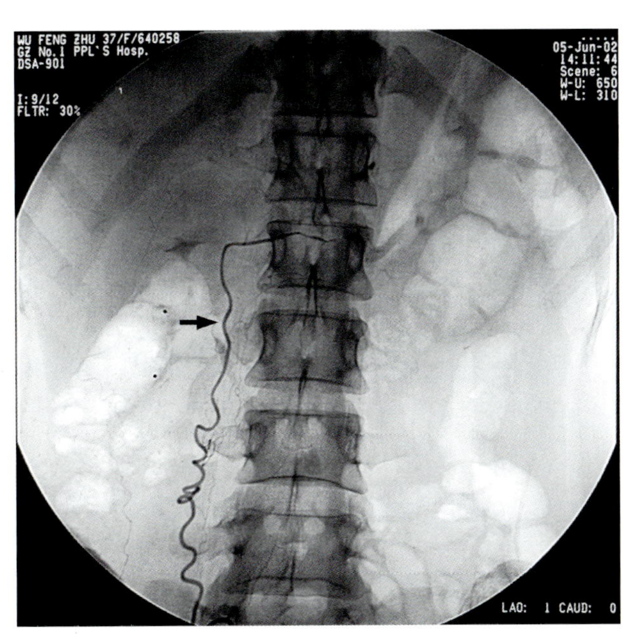

图18-63　右卵巢动脉

卵巢动脉的始端皆位于肠系膜上、下动脉始端之间，因此，当施行选择性卵巢动脉插管造影时，因某些原因导管未能插入卵巢动脉内，而又不得不行腹主动脉造影时，导管尖端应放置在肠系膜下动脉始端上方3~4 cm或肠系膜上动脉始端下方2~3 cm处。卵巢动脉始端距腹主动脉末端之间的长度，左侧的为7.3 cm，右侧的为7.2 cm。距肠系膜上动脉始端长度，左侧的为2.9 cm，右侧的为3.0 cm。

腹主动脉末端至腹股沟韧带间的长度，左侧的为13.9 cm，右侧的为14.0 cm。卵巢动脉始端距腹主动脉末端间血管长度，与腹主动脉末端至腹股沟韧带间血管长度之和，可以作为估计插管深度的参考。

卵巢动脉从腹主动脉发出后，越过输尿管前方，发出小分支供应输尿管，在骨盆入口边缘处，越过髂总或髂外动脉，且位于输尿管的外侧，进入骨盆漏斗韧带内，经卵巢系膜入卵巢。

依据子宫动脉和卵巢动脉对卵巢血液供应的状况，卵巢血供可分为4型。Ⅰ型：由子宫动脉和卵巢动脉的分支互相吻合共同营养卵巢；Ⅱ型：由子宫动脉卵巢支供应卵巢的内侧部，由卵巢动脉供应卵巢的外侧部；Ⅲ型：仅由子宫动脉供应卵巢；Ⅳ型：仅由卵巢动脉供应卵巢。

（6）输卵管动脉：来自子宫动脉的输卵管支、峡支和卵巢动脉的伞支。子宫动脉的输卵管支和峡支分布于输卵管子宫部和内侧2/3段，其余部分由卵巢动脉的伞支分布。子宫动脉和卵巢动脉之间互相吻合，发出20~30小支分布于输卵管壁。

9. 腹部和盆腔的动脉吻合　腹部和盆腔之间有大量的潜在性吻合支存在，当主动脉、髂动脉和股动脉某处发生阻塞时，这些吻合支会开通，起到代偿血液循环的作用（图18-64，65）。

妇产科血管性介入治疗的应用血管解剖

在行妇产科疾病的血管性介入治疗时，熟悉正常的血管解剖还是远远不够的。由于人体结构的特殊性、复杂性、变异性及个体的差异，使DSA造影下的血管形态差异较大。因此准确辨别DSA造影下的血管形态，特别是靶血管形态尤其重要。本部分主要研究与妇产科血管性介入治疗相关的盆腔血管应用解剖学研究。

1. 腹主动脉应用解剖学研究

（1）腹主动脉末端分型：根据双髂总动脉、髂内外动脉与腹主动脉的关系，将腹主动脉末端分为干线型和弥散型（图18-66）。

（2）形态各异的腹主动脉DSA影像：正常情况下两侧髂总动脉之间的夹角为64.3°（30°~80°）。虽然腹主动脉末端的形态分为两型，但在术中DSA造影的观察中，腹主动脉末端分叉的变异还是较多的，受年龄、身高等因素的影响较大。常见的形态如图18-67。极个别病例部分腹主动脉阙如图18-68。

2. 双侧髂总动脉长度的变化分型　在影响妇产科疾病介入治疗插管难易的因素中，髂总动脉

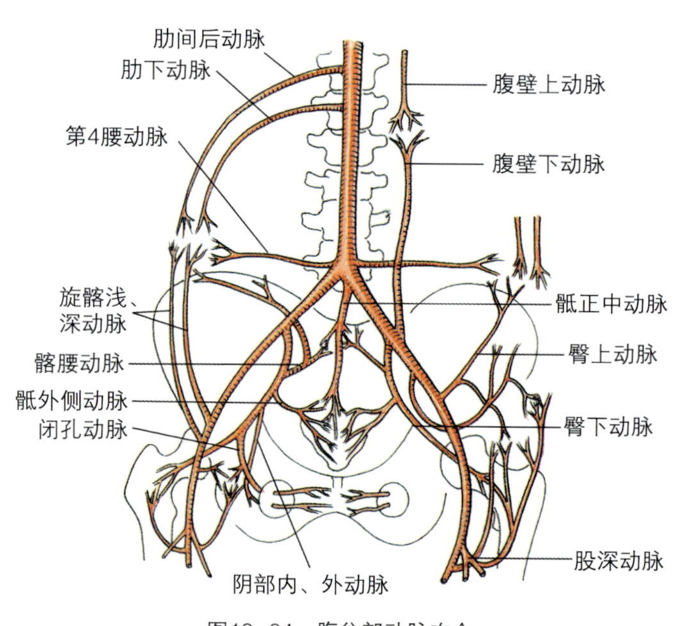

图18-64　腹盆部动脉吻合

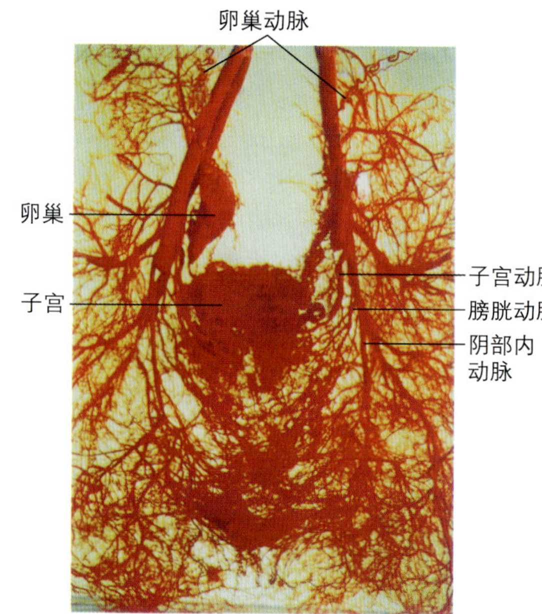

图18-65　盆腔血管铸型

的长度是一个较为重要的因素，根据双侧髂总动脉长度及两者间的关系，将其分为6种类型，供临床参考（图18-69）。

3. 髂内外动脉角度的变化　髂内外动脉间的角度为28.2°，由于髂内外动脉走行方向不同，髂外动脉为向外、向下，而髂内动脉为向下、向

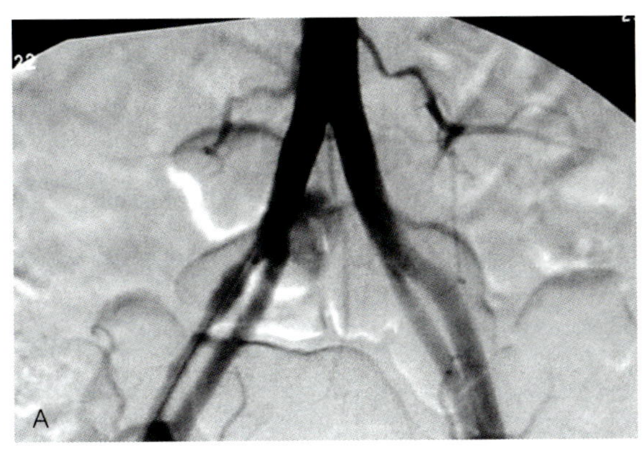

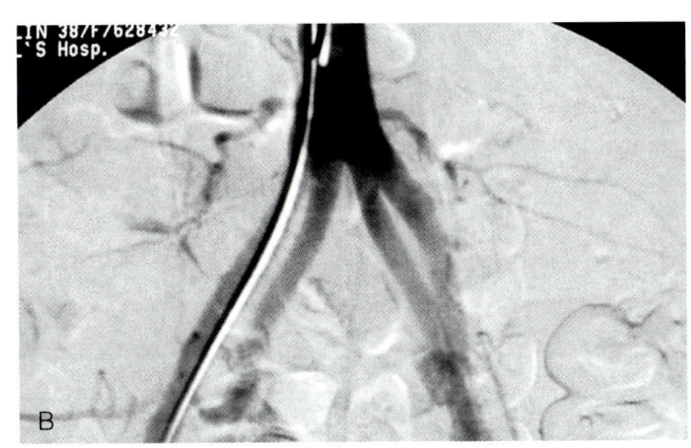

图18-66　腹主动脉类型

A.干线型；B.弥散型

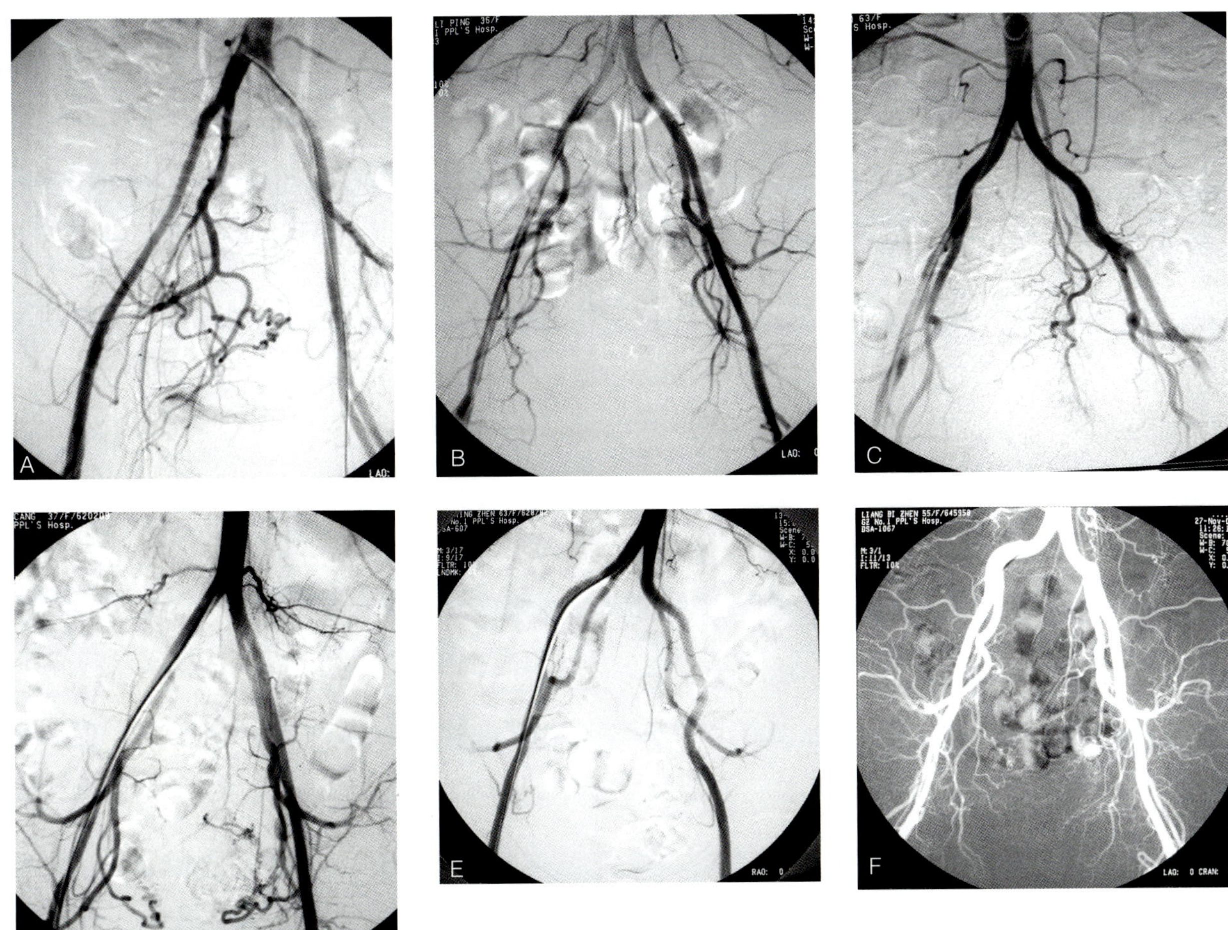

图18-67　形态各异的腹主动脉DSA影像

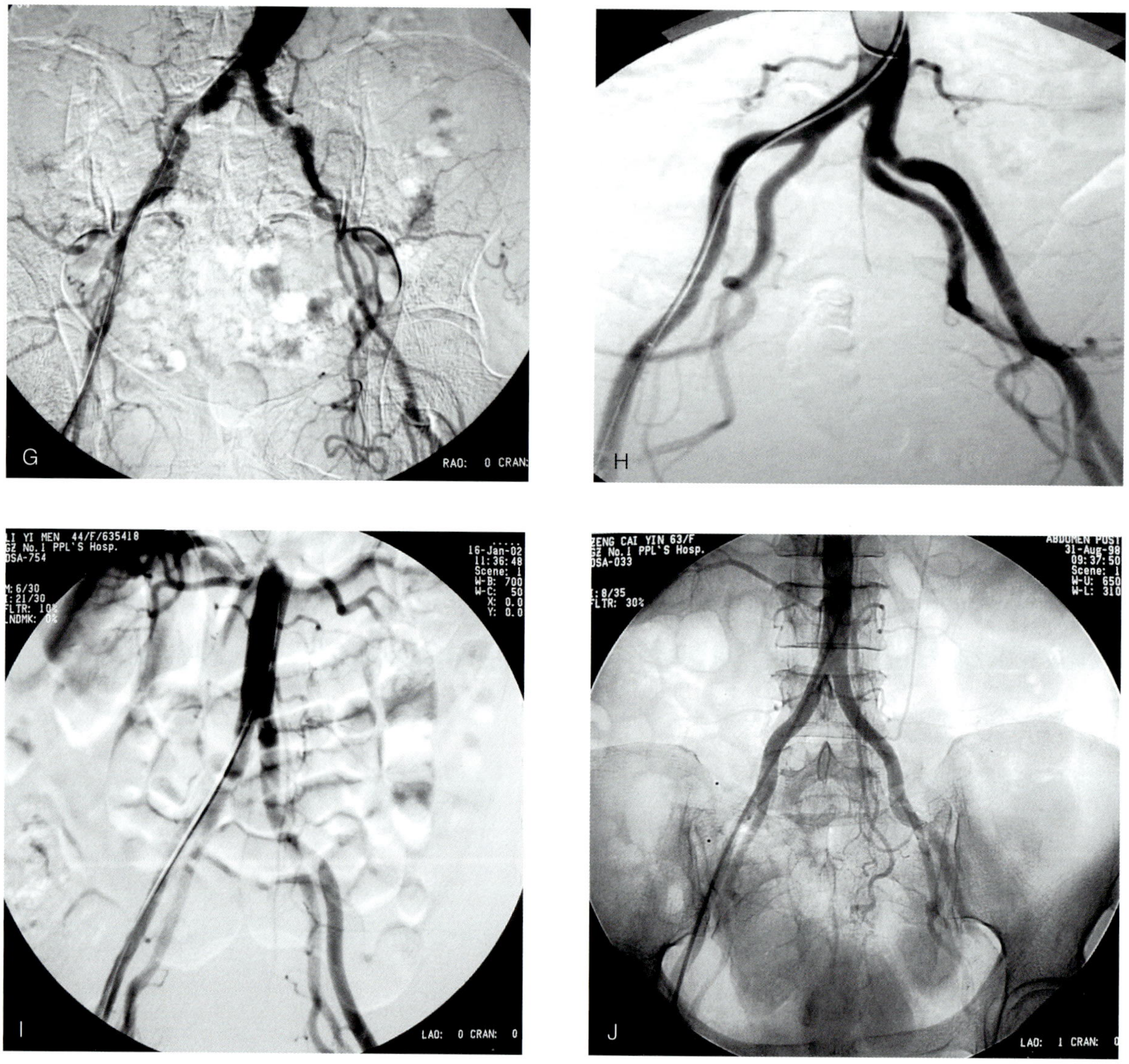

图18-67（续）

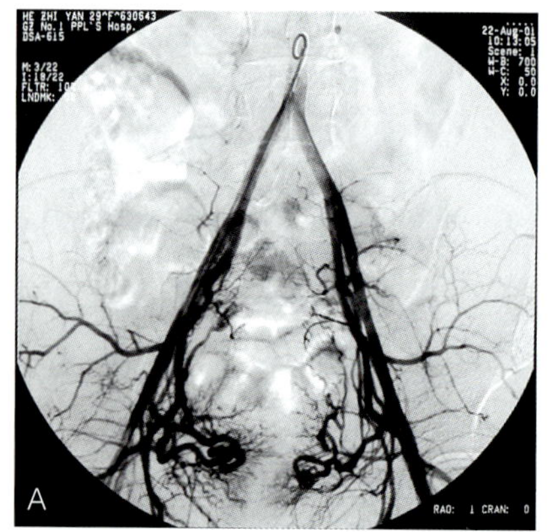

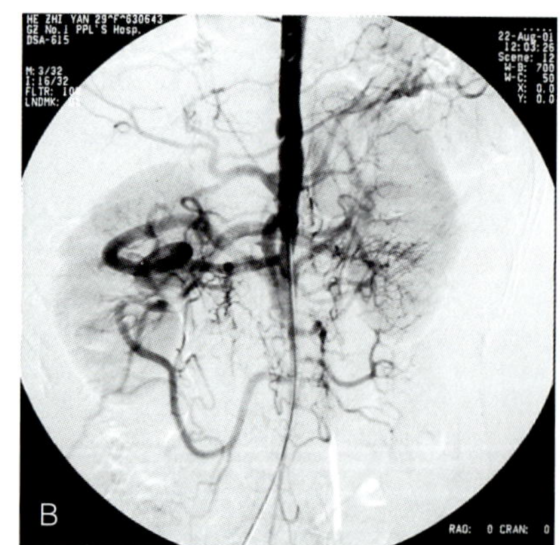

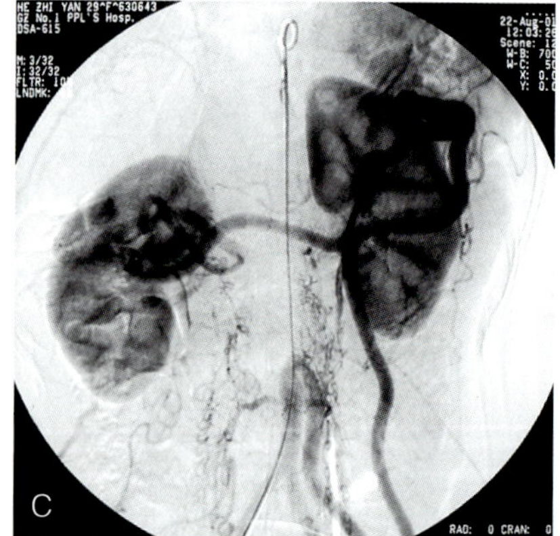

图18-68　腹主动脉部分阙如

A.导管无法进入腹主动脉中段，在腹主动脉下段造影；B.腹主动脉中段阙如，通过交通支与腹主动脉下段连接（动脉期）；C.动脉末期腹主动脉下段显段

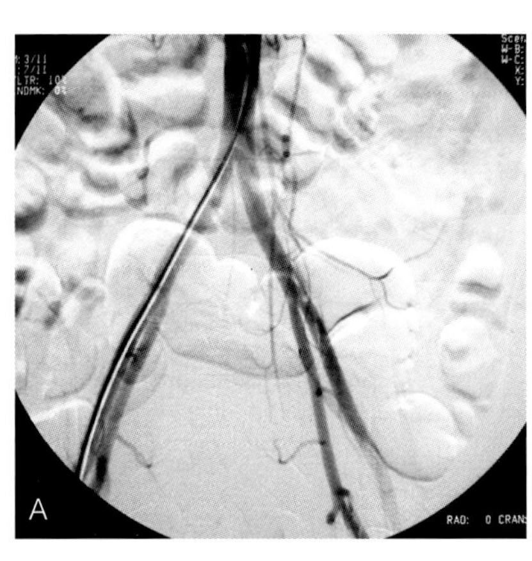
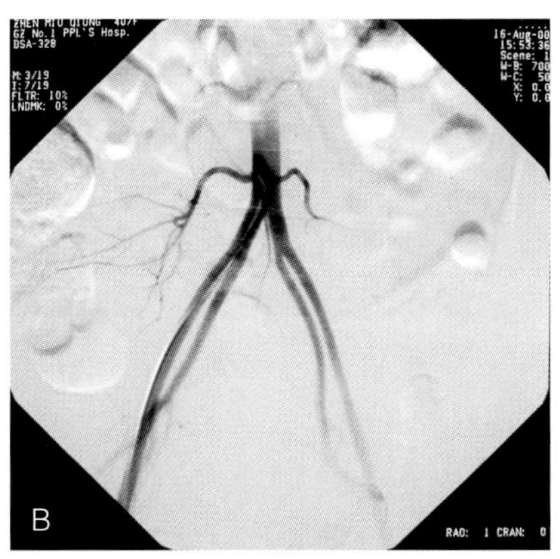
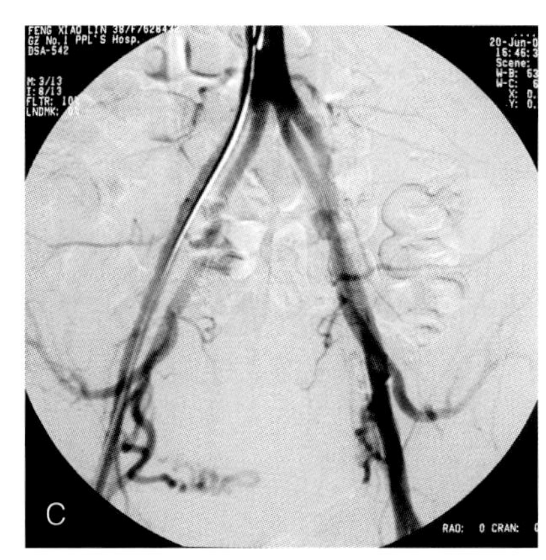
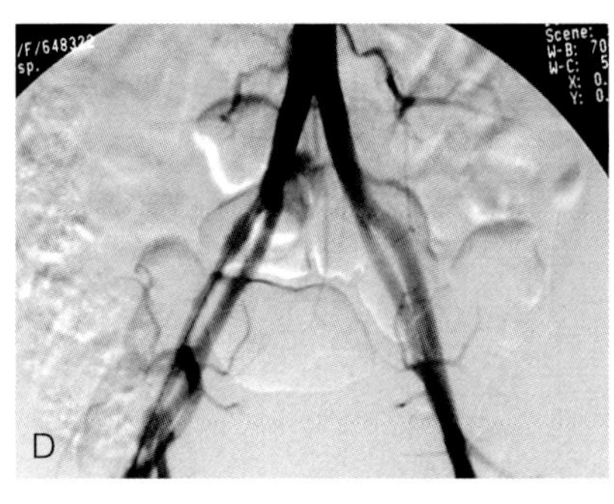
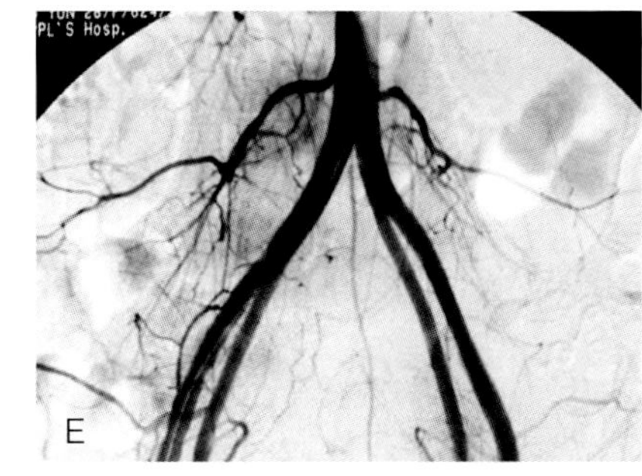
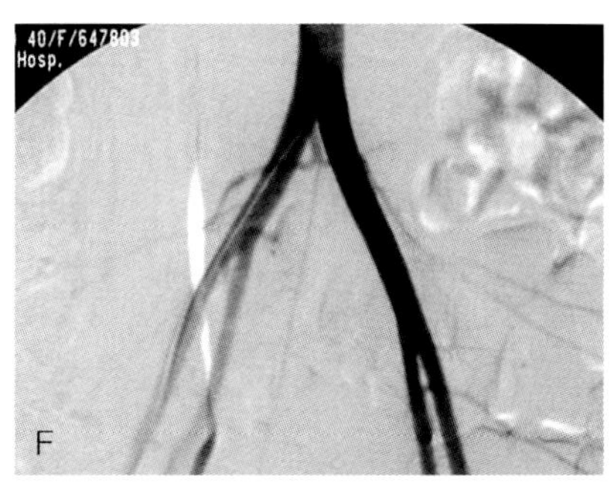

图18-69　髂总动脉长度变化的分型

A.两髂总动脉较长；B.两侧髂总动脉较短；C.髂总动脉极短；D.左右髂总动脉等长；E.髂总动脉：右长于左；F.髂总动脉：左长于右

内、向后，因此在行平面造影时，两条动脉间有部分重叠，不利于两者夹角的观察，为达到较好的效果，将球管倾向一定的角度是必要的，以斜倾30°较好（图18-70）。

4. 髂内动脉的分支类型　髂内动脉的分支分为壁支、脏支者只有半数左右，难以反映髂内动脉分支类型的全貌。髂内动脉分支变异较多，参照Adachi的方法，依据髂内动脉的大分支（臀上动脉、臀下动脉和阴部内动脉）的组合情况，分为6大类型（见图18-50）。Ⅰ型：髂内动脉先发出臀上动脉，然后再发出臀下阴部干，臀上动脉相当于后干，臀下阴部干相当于前干，此为典型类型，占54.4%。Ⅱ型：髂内动脉依次发出臀上动脉、臀下动脉和阴部内动脉，占22.6%。Ⅲ型：髂内动脉先发出臀干，后发出阴部内动脉，占16.0%。Ⅳ型：髂内动脉发出1支总干，总干再分出臀上动脉、臀下动脉和阴部内动脉，占4.5%。Ⅴ型：臀下动脉有2支，1支起自臀上动脉，另1支与阴部内动脉共干，占2.1%。Ⅵ型：髂内动脉先发出臀上阴部干，后发出臀下动脉，占0.4%。

髂内动脉分出的臀上动脉、臀下动脉和阴部内动脉在出盆腔时常与骶神经丛有密切关系，它们不仅在神经干之间穿过，有的也可穿通一根神经干而出盆腔。臀上动脉多数从腰骶干与S_1神经之间出盆腔；臀下动脉若与臀上动脉共干，穿经骶丛的位置常较高，多数穿经S_1、S_2或S_2、S_3神经之间出盆腔，若与阴部内动脉共干，穿经骶丛的位置较低或不穿骶丛；阴部内动脉由于出盆腔部位最低，故多数不穿骶丛，而从骶丛前方出盆腔。

5. 子宫动脉　多为1支（90%），起源于脐动脉的占67%，少数起源于髂内动脉干。外径2~3 mm，发出后沿骨盆侧壁向前内下行4~5 cm，穿过子宫阔韧带的基底部，到子宫颈外侧约2 cm处，从输尿管末端的前上方越过，在输尿管内侧呈弓形向下走行，于阔韧带两侧间至阴道侧穹隆上方1.5~2 cm处，分为升支和降支（又称上行支和下行支）（见图18-51）。

升支较粗大，是子宫动脉主干的延续，沿子宫侧缘或偏前方在子宫阔韧带内迂曲上行，达子宫底高度，沿途发出许多小支，分布于子宫前、后面，最后在子宫角处分为宫底支、输卵管支和卵巢支（图18-71）。子宫动脉升支的本干多数仅有1支（82.0%）；但有少数（18.0%）的升支在不同部位分为2支，然后平行上升，在移行为卵巢支以前又合而为一。由升支发出的分支向内分布于子宫体的前后壁。

子宫动脉升支在宫体部分出数条弓状动脉，向子宫体肌层及子宫内膜供血，通过交通支亦向子宫颈部分供血（图18-72）。升支的第一级支的数目以6~10支者为最多，占85.0%；第二级支

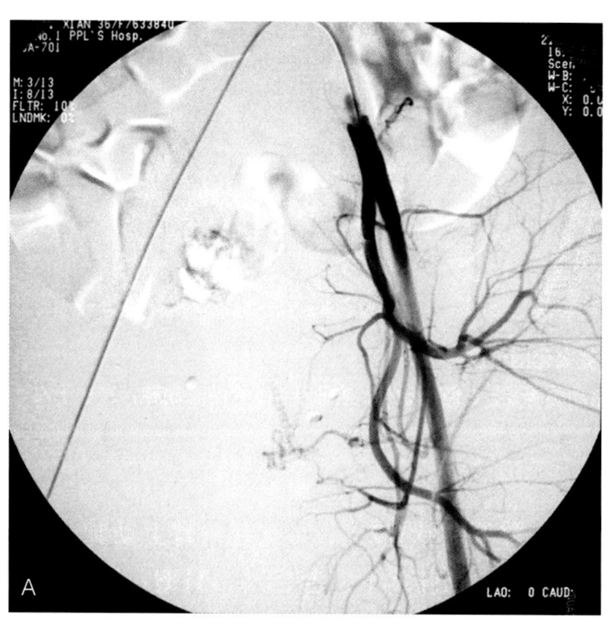

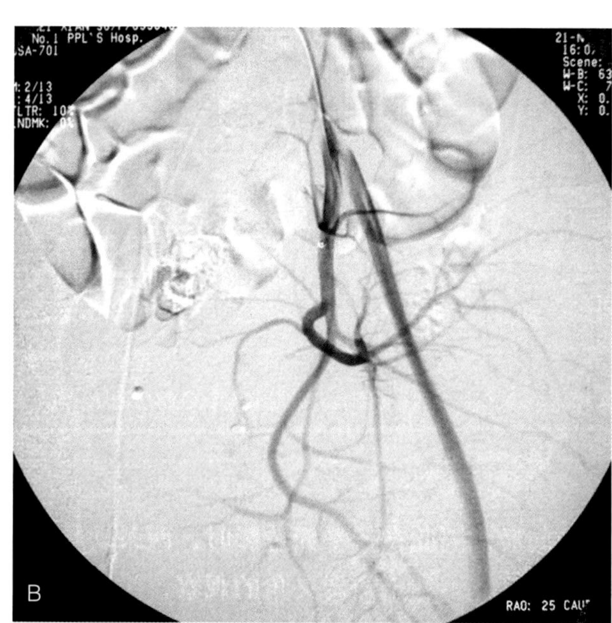

图18-70　髂内外动脉间的角度

A.髂总动脉正位造影；B.髂总动脉右侧位30° 造影

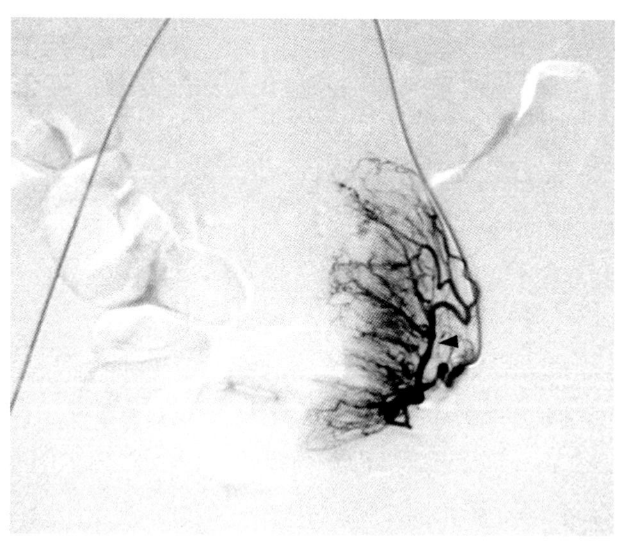

图18-71　子宫动脉上行支

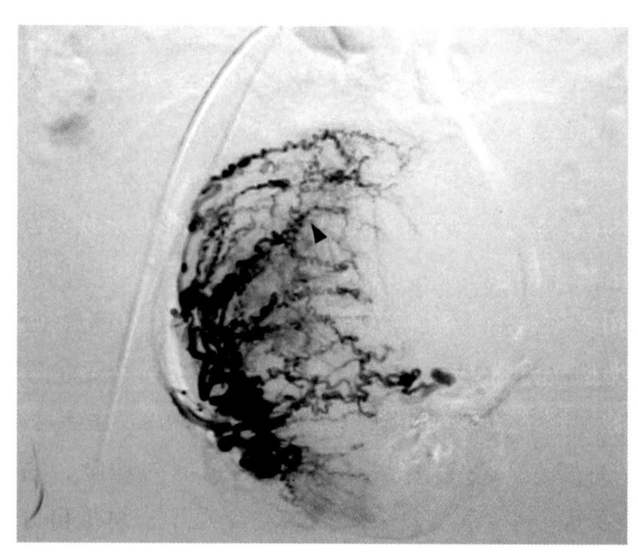

图18-72　子宫动脉弓状动脉

的数目以12~15支者最多，占80.0%，进入子宫壁后再分支行于肌层，再由此发出分支，垂直进入子宫内膜，由于此种动脉弯曲呈螺旋状，称为螺旋动脉（图18–73）。

子宫动脉宫底支在卵巢固有韧带起始部的外下方由升支发出（图18–74），其起始部位有3种情况：①宫底支与输卵管支共干，占53.7%；②宫底支在输卵管支之前发出，占42.5%；③宫底支有2支，其中有1支与输卵管支共干，占3.8%。

子宫动脉分出卵巢支和输卵管支。卵巢支较粗（图18–75），在阔韧带内走向卵巢门，与来自腹主动脉的卵巢动脉互相吻合。输卵管支较细，在输卵管系膜内行向外上方，并逐渐接近输卵管下缘，多数直达壶腹部的外侧端（图18–76）。

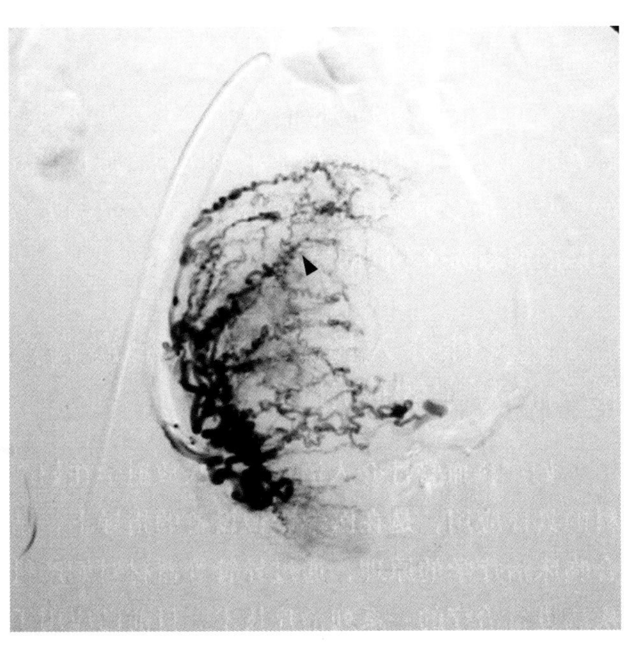

图18–73　子宫动脉螺旋动脉

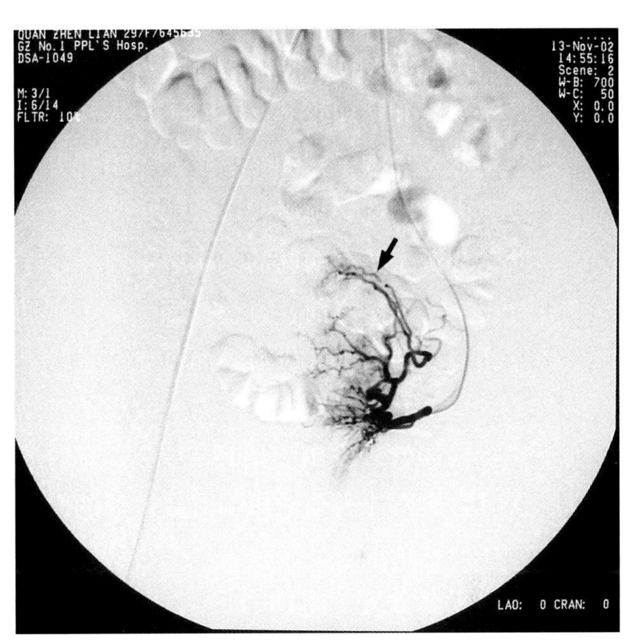

图18–74　子宫动脉宫底支

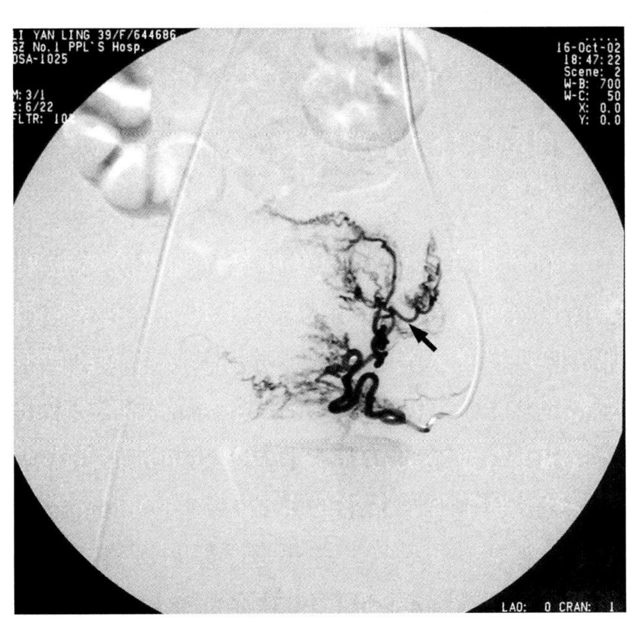

图18–75　子宫动脉卵巢支

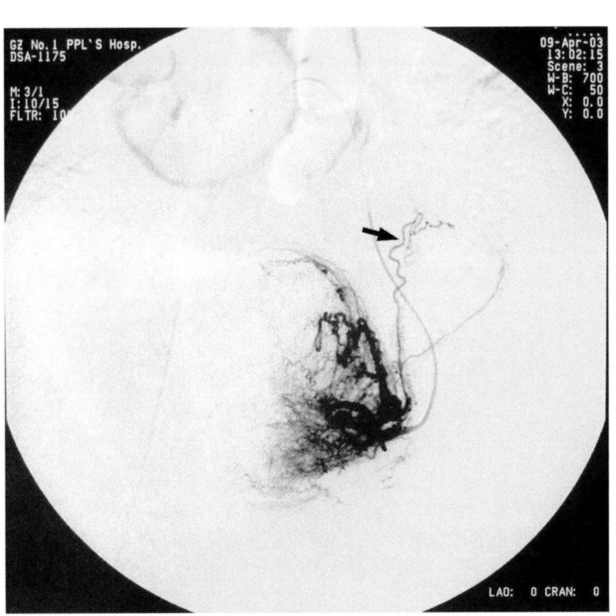

图18–76　子宫动脉输卵管支

降支沿子宫颈阴道上部的侧缘或偏其前面下行，至阴道而移行为终支（图18-77）。由降支发出第一级支，然后再分出第二级支分布于子宫颈阴道上部及阴道上部的前后壁。降支的第一级支以3~6条者多见（80.0%）。第二级支则以5~10条者为最多（71.3%）。在这些分支中，分布于子宫颈阴道上部者多横向对侧，至阴道上部者则斜向内下方，并由它们再发出许多小支向内下方，全体呈漏斗状分布于子宫颈阴道部。

（4）子宫动脉的其他特殊分支：子宫动脉尚分出膀胱动脉和输尿管动脉，较少为人注意，而这两条动脉是导致子宫动脉栓塞术中出现并发症的重要原因，因此必须引起足够的重视。子宫动脉膀胱支起源于子宫动脉的主干中下段，在子宫动脉分出上、下支之前，直径较细，与子宫动脉下行支相似。向膀胱区供血，而且血流量较大（图18-78）。子宫动脉输尿管支一般在子宫动脉的下段近输尿管处发出（图18-79），有时子宫动脉DSA造影在压力或造影剂流量偏低的时候不显影，在栓塞结束后显影较易。子宫动脉在行程中尚发出无名分支（图18-80），向周围组织供血。

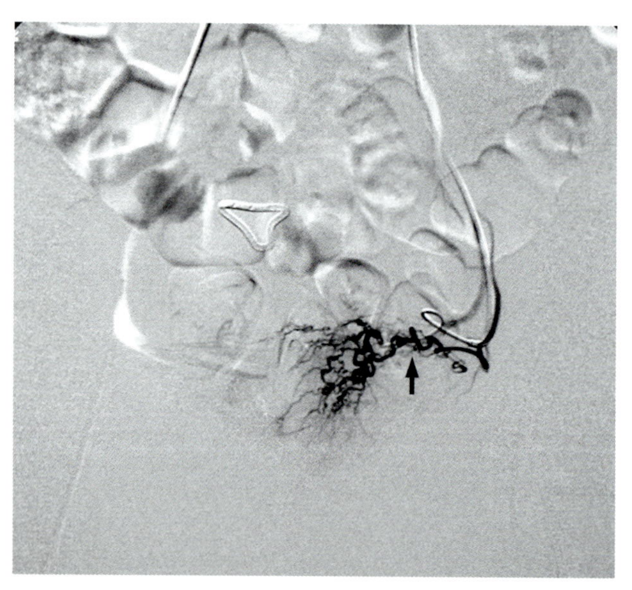

图18-77　子宫动脉下行支造影

（5）子宫动脉起始部的变化：在子宫动脉插管中，清楚地观察到子宫动脉起始部即开口是尤为重要的，由于髂内动脉分支的相互影响，大多数情况下子宫动脉开口在平位DSA造影较难观察，因此必须将球管倾斜一定的角度才可观察清楚。倾斜的角度根据具体情况而定，以能够清楚观察到子宫动脉的开口为准（图18-81）。

子宫动脉的起源有较大的变异，在临床工作中必须详细观察和仔细辨认。子宫动脉的常见起源如下（图18-82）。

（6）子宫动脉的形态变化：子宫动脉的形态在不同患者、不同疾病是不相同的，而且形态的变化也是多种多样的（图18-83），根据子宫动脉的形态选择不同的导管。

■ 血管性介入技术在妇产科疾病诊断与治疗中的应用

妇产科血管性介入治疗是介入放射学在妇产科的具体应用，是在医学影像设备的指导下，结合临床治疗学的原理，通过导管等器材对妇产科疾病进行治疗的一系列治疗技术。目前已应用于多种妇产科疾病的治疗，取得一定的效果。由于介入放射学在疾病诊疗方面有着内科学、外科学所不具备的优点，国际上已将其列为与内科、外科治疗学并驾齐驱的第三大治疗学科。

血管性介入治疗在妇产科疾病中应用的发展史

妇产科介入治疗的发展是伴随着介入放射学的发展而发展，与介入放射学其他分支学科相比，妇产科介入治疗还是一个相当年轻而且是不成熟的学科。1952年，Cromer等首先将动脉化疗应用于宫颈癌的治疗。1953年Seldinger首先采用的经皮穿刺血管插管技术，1959年Odman发明X线下能显影的导管，并用该导管对肝癌、乳腺癌等多种恶性肿瘤进行动脉灌注化疗，使原来需经外科手术才能完成的介入治疗简化为经皮

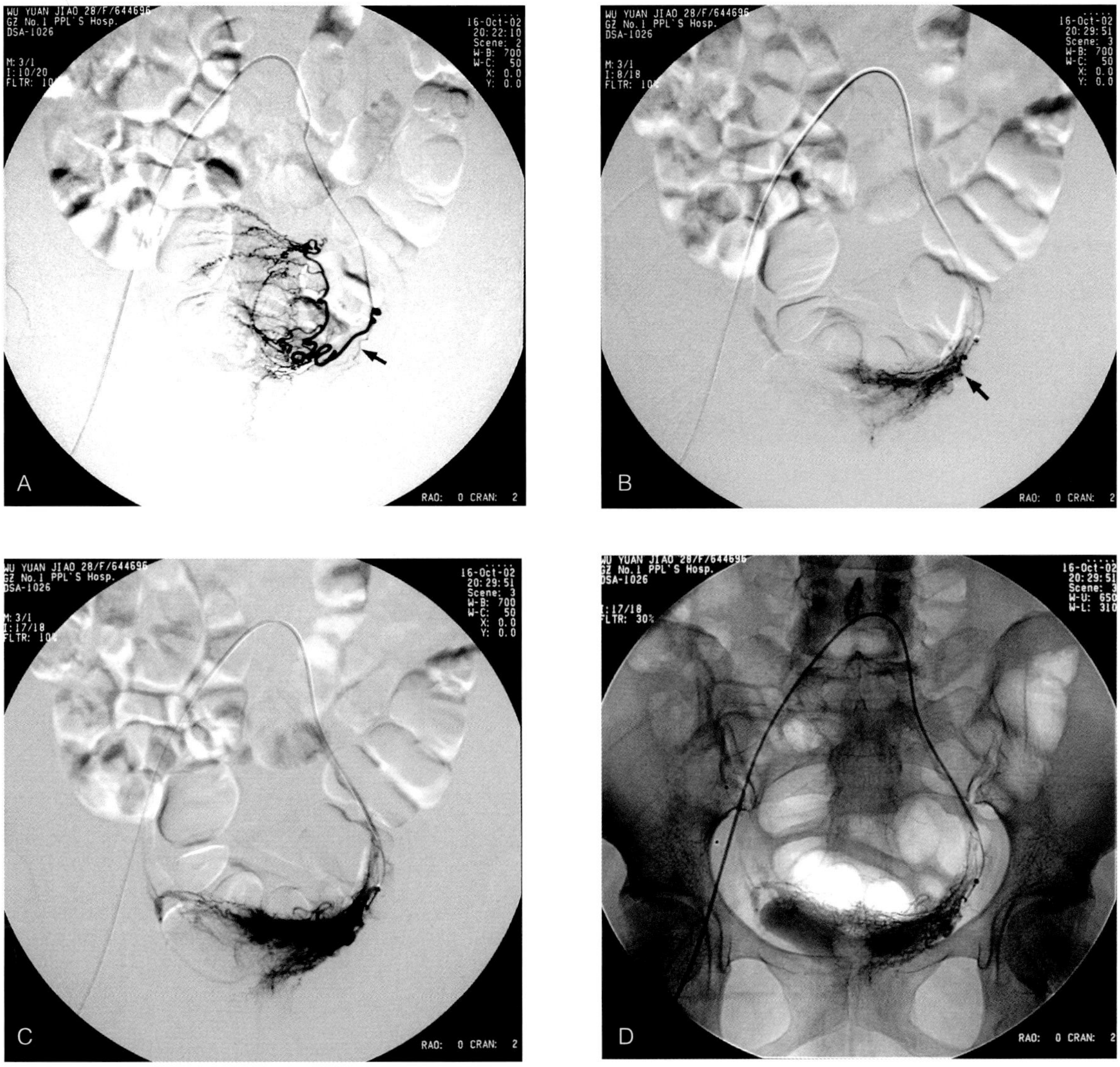

图18-78 子宫动脉的特殊分支

A.子宫动脉膀胱支；B.子宫动脉膀胱支DSA造影；C.子宫动脉膀胱支DSA造影；D.子宫动脉膀胱支造影（骨相）

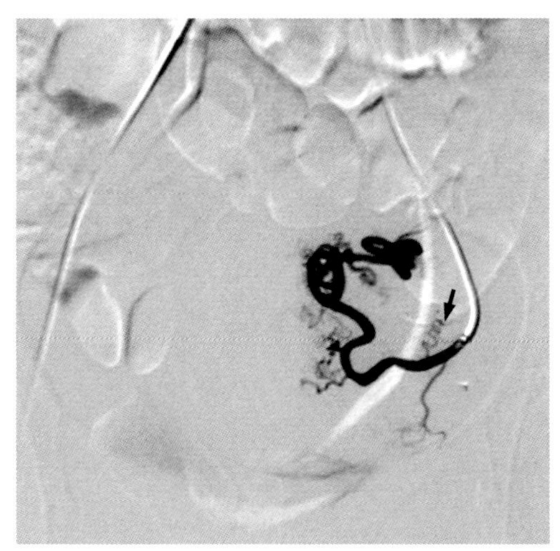

图18-79 子宫动脉输尿管支

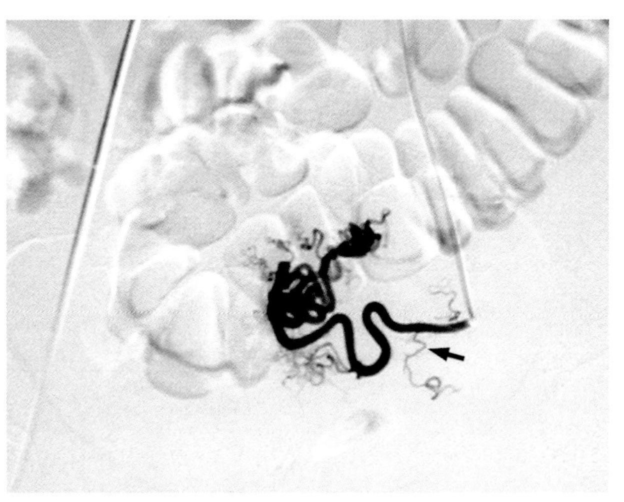

图18-80 子宫动脉无名分支

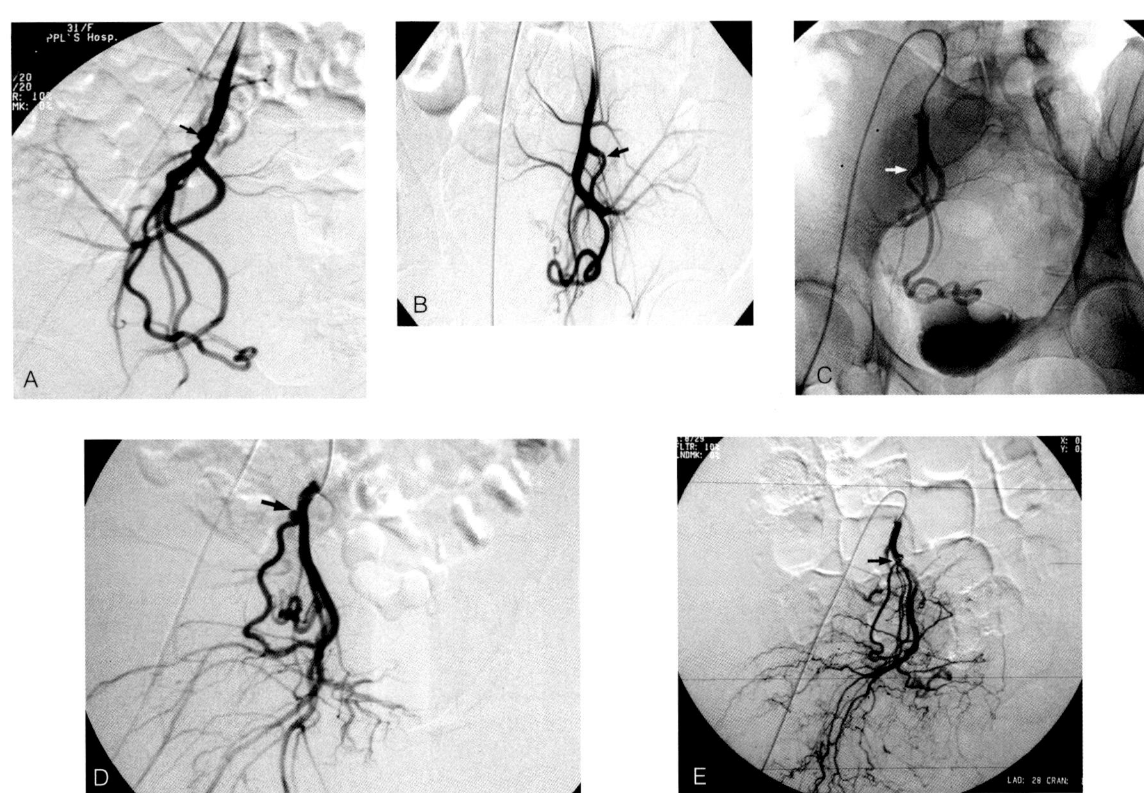

图18-81　子宫动脉起始部的变化

A.子宫动脉开口呈串珠状；B.子宫动脉开口呈直角；C.子宫动脉开口呈锐角发出后向内形成角度；D.子宫动脉开口呈螺旋状；E.子宫动脉开口呈旋转状

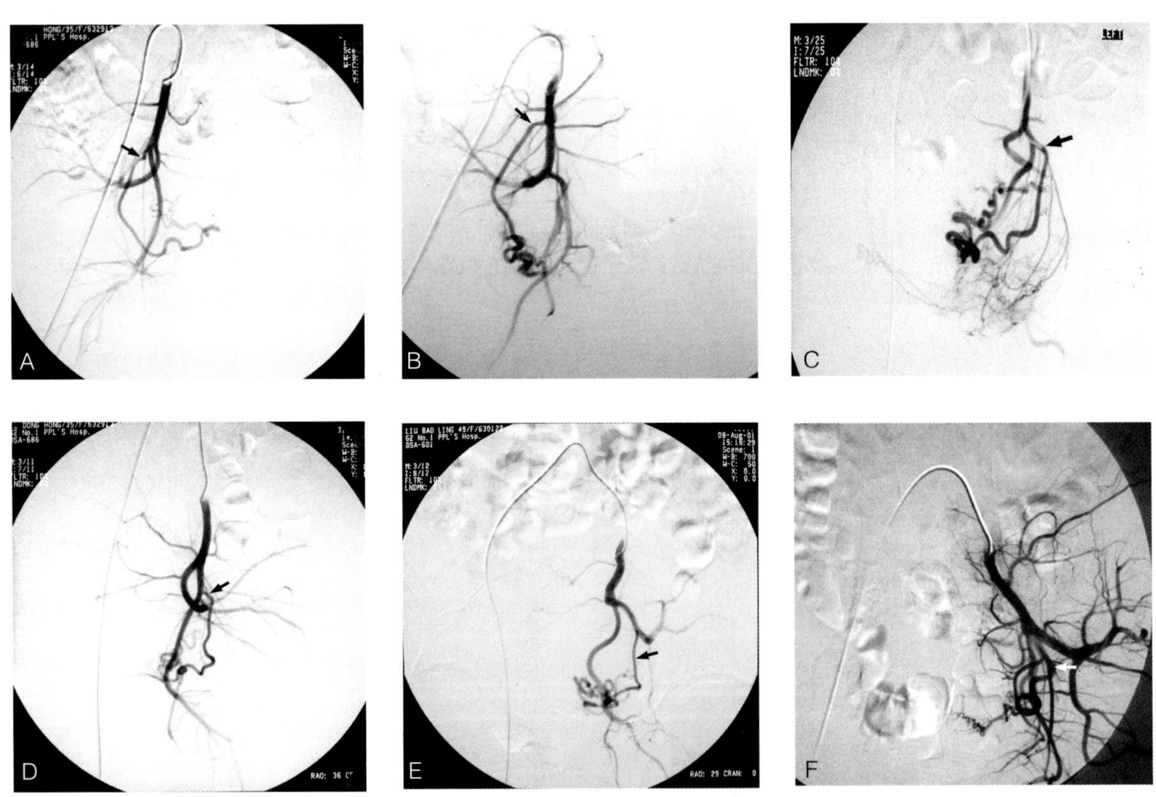

图18-82　子宫动脉起源变异

A.子宫动脉从脐动脉发出；B.子宫动脉发自髂内动脉主干；C.子宫动脉起源于阴部内动脉；D.子宫动脉从臀下阴部干发出；E.子宫动脉从臀上动脉发出；F.子宫动脉自髂内外动脉分叉处分出

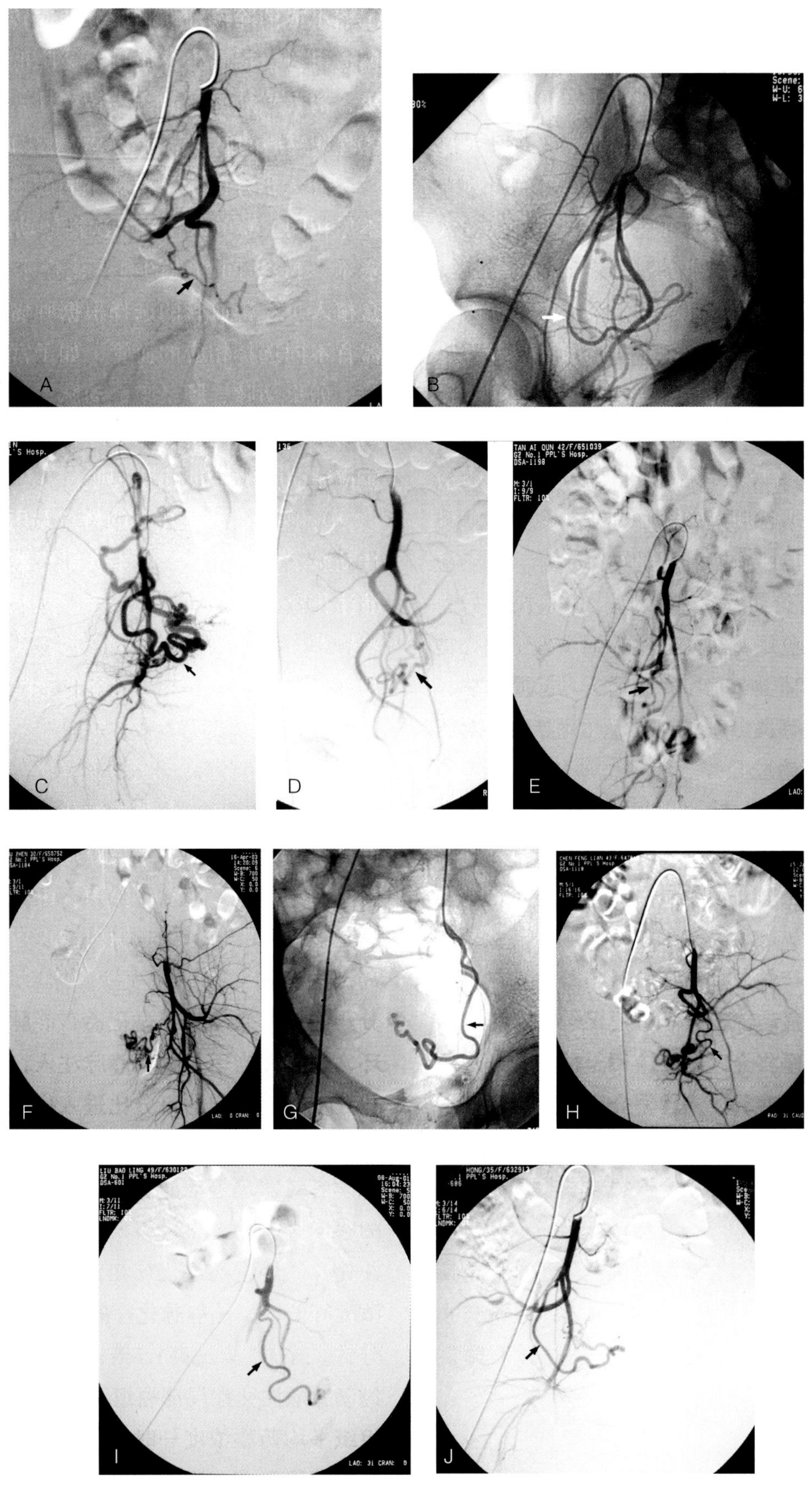

图18-83　子宫动脉的形态变化

穿刺即可完成，极大地促进了介入治疗技术的发展。1964年Fujwara等第一个系统地研究了妇科肿瘤的动脉灌注化疗，同年腾原幸郎等首先使用动脉灌注化疗泵进行持续动脉灌注化疗治疗子宫颈癌。1967年Margolis首先提出介入放射学（interventional radiology）的概念，这是现代介入放射学的标志。随着工业的进步、科技的发展，介入治疗所用器材也越来越先进，介入治疗的手段也越来越丰富，妇产科由单纯的灌注技术发展到栓塞技术，由一次性的灌注技术发展到间断/连续的灌注技术。

现代介入治疗技术应用于妇产科疾病的治疗最先从妇科恶性肿瘤的治疗开始，主要是妇科恶性肿瘤出血的止血、肿瘤的姑息治疗。日本应用该方法的研究虽然起步较晚，但很快在妇科肿瘤方面广泛应用，目前在世界上已处于领先地位。1988年三浦健等提出少量反复动脉灌注法，1990年北尾学等提出升压动脉灌注化疗法，对子宫内膜癌进行动脉化疗。而1979年Heaston等首次将放射介入治疗技术应用于产后出血的治疗获得成功，标志着介入治疗技术应用于妇产科良性疾病的开始，正是将该技术应用于妇科良性疾病的治疗极大地扩展了其在妇产科领域中的应用范围，赋予了妇产科介入治疗学新的概念。在1991年Ravina将子宫动脉栓塞术应用于子宫肌瘤的治疗。1997年笪坚将介入治疗应用于输卵管妊娠的治疗，1999年陈春林、刘萍将介入治疗应用于子宫腺肌病的治疗，扩大了介入治疗在妇产科中应用的内涵，使妇产科微创介入技术获得了一个新的发展。

在国内，妇产科介入治疗的发展还处于初期阶段。目前由妇产科医师掌握并开展该项技术的医院极少，大部分需依赖于放射科医师的协助。

在妇科恶性疾病诊断与治疗中的应用

将介入治疗应用于妇科恶性肿瘤的目的：①缩小或消除癌灶使临床分期逆转，为手术治疗创造机会，提高生存质量；②降低肿瘤细胞的分级，消灭癌灶周围的微小转移灶，提高生存率；③晚期癌瘤的姑息治疗；④癌灶出血的止血。

介入治疗的术式根据不同的目的采用的术式不尽相同，总的来说有一次性的动脉灌注化疗/栓塞术、持续/间断性的灌注化疗术（动脉导管药盒植入），靶血管的选择根据肿瘤的部位及侵犯器官不同选择相应的血管，如子宫动脉、髂内动脉、卵巢动脉、肠系膜下动脉、肝动脉等，化疗药物的选择不同于静脉化疗，其有自身的特点，应遵循动脉化疗的用药原则。

1. 血管性动脉化疗的特点及用药原则　血管性动脉治疗（介入）的本质是靶器官局部的动脉灌注化疗和（或）栓塞治疗。动脉栓塞治疗是在对靶器官进行动脉灌注化疗后，应用栓塞物质对靶血管进行栓塞，阻断血流使癌组织缺血缺氧，同时可将抗癌药物溶入栓塞剂中，达到延长高药物浓度时间的目的。就动脉化疗与静脉化疗相比较，动脉化疗是一个双重的化疗，即是动脉化疗也是全身化疗，换言之是以局部治疗为主，同时对全身亦有一定的治疗作用。由于治疗是将导管选择性插入靶器官的动脉内注入药物，因此到达局部的药物为100%，通过靶器官代谢消耗一部分药物，其余部分经过靶器官静脉回流进入体循环，这时相当于药物从静脉注入，药物遵循静脉化疗规律以一定的百分比进入病变器官。因此，动脉化疗的优势在于癌组织局部药物的高浓度，有学者对宫颈癌动静脉化疗后癌组织内抗癌药物的临床药代动力学进行研究发现：单纯的动脉灌注化疗与静脉灌注化疗相比，宫颈癌组织的药物浓度峰值较高是静脉化疗的2.8倍，但仅能持续30分钟，$AUC_{0\sim20\ min}$高1.7倍；而动脉栓塞化疗比单纯动脉灌注化疗局部癌组织$AUC_{0\sim4\ h}$高2.36倍，癌组织平均药物浓度—时间曲线下降速度明显慢于单纯灌注化疗，说明动脉栓塞化疗可使局部组织内保持较长时间的药物高浓度。它克服了单纯灌注化疗药物在肿瘤组织内保留时间短、清除快、药物与肿瘤细胞不能充分接触的缺点，提高了疗效。根据动脉化疗相关的临床药代动力学研究，动脉化疗的用药原则应遵循以下几点：①抗癌药物必须对该肿瘤具有确切的疗效；②该药物对癌细胞的杀伤是以原型起作用的；③该药物的抗癌效果是浓度依赖型；④抗癌作用快而强，能迅速杀死癌细胞。

2. 子宫颈癌　动脉化疗在应用上分为3个阶段。第1阶段主要应用于无法手术的中晚期病例或复发病例的姑息治疗，即姑息治疗阶段，始于1952年；第2阶段应用于中晚期子宫颈癌出血或放疗后出血的止血，即对症治疗阶段，始于1976年；第3阶段是应用介入技术对具有高危因素宫颈癌的术前新辅助介入化疗，属于术前治疗阶段，始于20世纪80年代末期。第3阶段的研究是当前的热点，尤其是关于介入治疗前后病理学方面的变化。

（1）临床疗效：子宫颈癌的介入治疗研究内容较为丰富，积累的病例较多。综合文献报道，应用介入治疗后CR+PR达71.4%~84%。对于60%~74%的Ⅲ期患者和45%的Ⅳ期患者介入后可手术，49%在介入后免除了放疗，Ⅰ、Ⅱ、Ⅲ期患者的5年生存率分别为100%、60.5%、63.5%。Ⅲb期在介入后加手术和（或）放疗的4年疾病缓解率为75.2%，明显高于单纯放疗组的42.7%。

（2）介入治疗前后的病理变化：介入治疗后的子宫颈癌灶标本组织学检查发现癌巢趋向消失，癌灶发生多孔性变化，癌细胞间隙增大，细胞变性、坏死；癌巢周围区域内有淋巴细胞浸润，间质纤维化和水肿；血管壁增厚，内皮细胞分离和小血栓形成。

1）大体标本上观：介入治疗后部分病例癌灶明显缩小，部分病例癌灶完全消失。以术后癌灶完全消失的病例为例：在术后第2 d，癌组织表面呈暗红色，肿瘤皱缩，触血阴性；术后第10 d，癌组织明显坏死、变小，呈灰白色；介入后第19 d，癌组织完全消失，宫颈恢复到正常大小（图18-84~87）。

2）显微镜下观：介入后治疗癌灶组织学检查发现，癌细胞全部消失或癌巢趋向消失，癌灶发生多孔性变化，癌细胞相互分开，细胞肿胀、萎缩、变性坏死；癌巢周围区域内有小圆细胞浸润，间质纤维化和水肿；血管壁增厚，内皮细胞分离和小血栓形成。组织学证明癌细胞肿胀、空泡形成、萎缩和坏死；间质出血、坏死和小圆细胞浸润；血管壁增厚，内皮细胞分离和小血栓形成。

3）动态观察：一例子宫颈低分化鳞癌的患者在介入治疗后16 d内连续观察癌细胞的显微镜下改变。在术前高低倍镜下见细胞分化程度差，

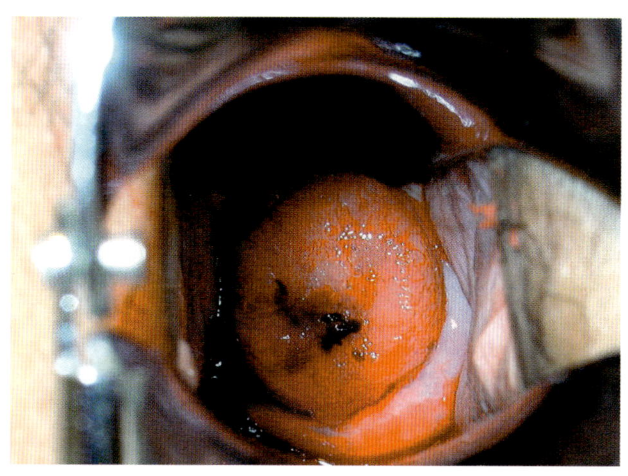

图18-84　子宫颈癌术前病灶

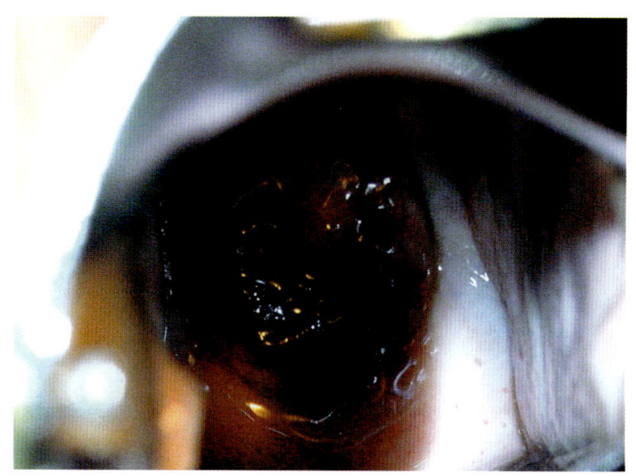

图18-85　子宫颈癌介入后2 d病灶

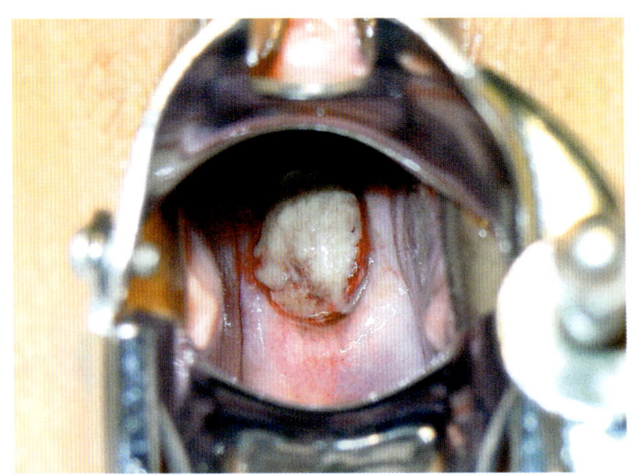

图18-86　子宫颈癌介入后10 d病灶

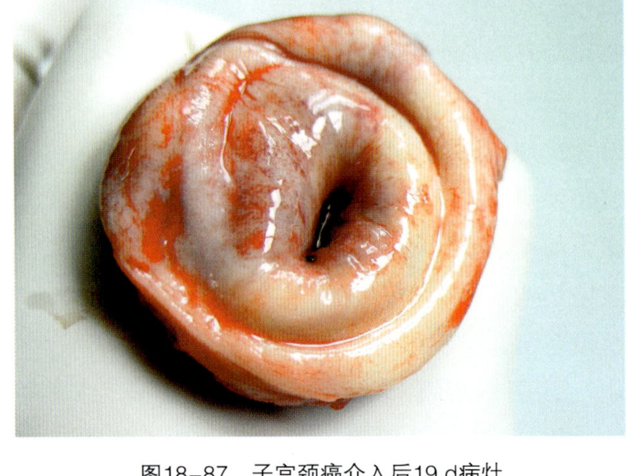

图18-87　子宫颈癌介入后19 d病灶

见明显的核分裂相（图18-88，89）。介入后：①9 h 部分癌细胞形态未见异常变化（图18-90，91）；部分癌细胞间出现结构松散、紧密结构消失（图18-92，93）；②24 h部分癌细胞出现坏死的早期表现——核固缩（图18-94，95）；③48 h癌细胞出现明显的坏死（图18-96，97）；④7 d癌细胞坏死吸收明显，同时可见纤维素渗出（图18-98，99）；⑤16 d坏死的癌细胞被吸收，大量炎性细胞浸润（图18-100，101）；残存的癌细胞被纤维结缔组织包裹（图18-102）；残存散在退变的癌细胞（图18-103）；大片纤维素渗出（图18-104）；⑥19 d癌灶内可见淋巴滤泡增生（图18-105）。

4）电镜下的变化：子宫颈癌介入治疗后1 h取癌灶标本，在电镜下观察细胞内部结构的超微变化。癌细胞在介入治疗后的早期变化主要表现为缺氧的变化，如线粒体水肿、嵴消失（图18-106）、内质网扩张及细胞核内染色体的边聚（图18-107）、细胞核仁的囊性变（图18-108）、脂质小体沉积（图18-109）、细胞核固缩（图18-110）等，随着时间的推移，细胞的变化在光学显微镜下可以观察到。

3.子宫内膜癌　由于认为子宫内膜癌对化疗尤其是全身化疗不敏感，从而忽视了对子宫内膜癌化疗的系统研究。但事实上，化学抗癌药物治疗子宫内膜癌已经取得了令人振奋的成绩，尤其在子宫内膜癌的动脉化疗方面成绩更令人鼓舞。早有专家认为子宫内膜癌是继绒癌之后，对有远处转移的病例仍能通过药物加以控制，甚至可以认为是获得根治的第二种恶性肿瘤。在介入治疗后的子宫内膜癌灶标本组织学检查发现癌巢消失，细胞呈变性、坏死样变化，残存的癌细胞分级降低，被增生的纤维组织包裹，并有淋巴细胞增生。化疗药物一般选择CBP、DDP、EPI、BLM等。

4. 滋养细胞肿瘤　滋养细胞肿瘤介入治疗主要应用于难治性病例和转移灶的处理及滋养细胞肿瘤所致获得性盆腔动静脉瘘的诊治。文献报道动脉灌注化疗对于初治者其治疗反应率近100%，而在既往有过盆腔放疗或接受过手术者中，其治疗反应率仅为55%，两组间统计学差异显著。

在妇产科良性疾病诊断与治疗中的应用

血管性介入治疗在妇产科良性疾病应用的范围较广，由于其具有微创、安全、并发症少的特点，深受患者的欢迎。目前已应用于子宫肌瘤、子宫腺肌病、异位妊娠、产后出血等疾病中，其术式主要为双侧子宫动脉栓塞术（uterine artery embolization，UAE）。

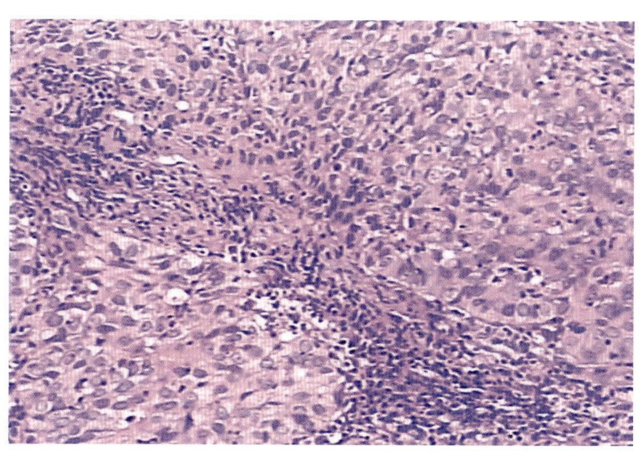
图18-88　子宫颈低分鳞癌（低倍镜）

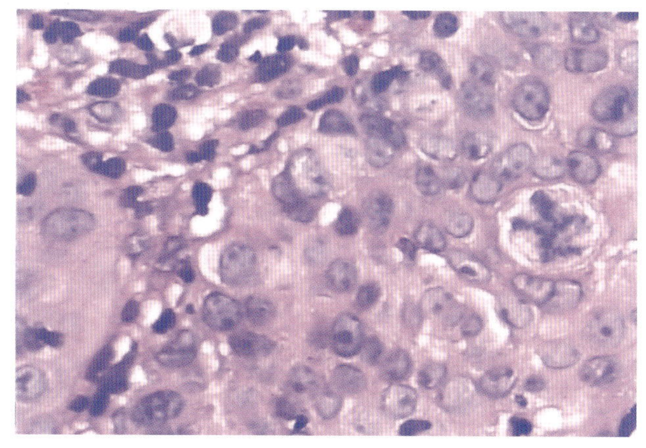
图18-89　子宫颈低分鳞癌（高倍镜）

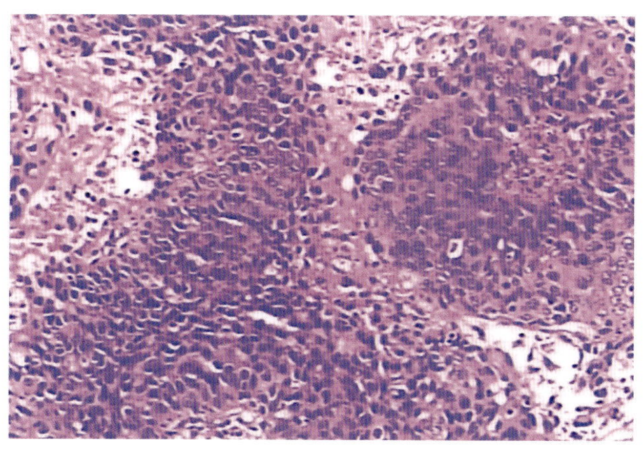
图18-90　子宫颈低分化鳞癌介入后9 h低倍镜下观：部分癌细胞形态未见异常

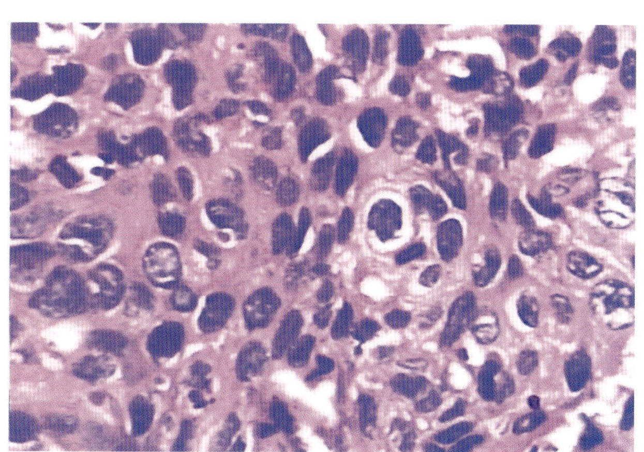
图18-91　子宫颈低分化鳞癌介入后9 h高倍镜下观：癌细胞未见异常

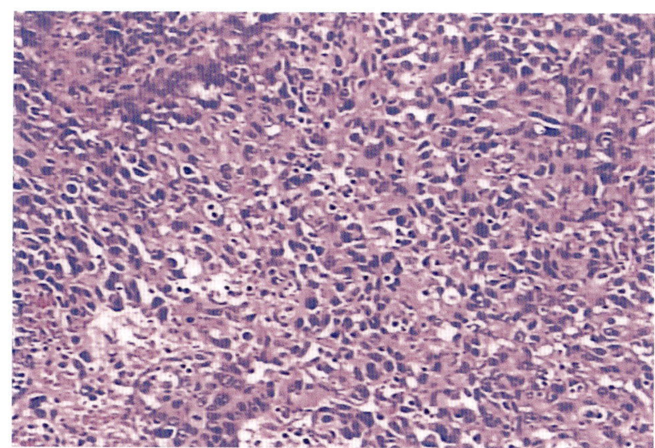
图18-92　子宫颈低分化鳞癌介入后9 h低倍镜下观：部分癌细胞出现结构松散、紧密结构消失

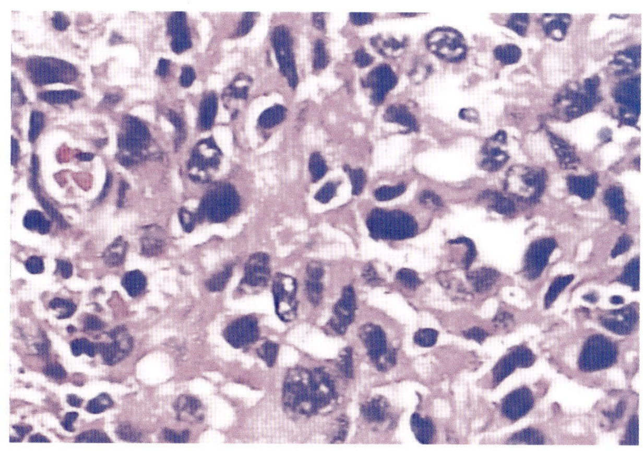
图18-93　子宫颈低分化鳞癌介入后9 h高倍镜下观：部分癌细胞出现结构松散

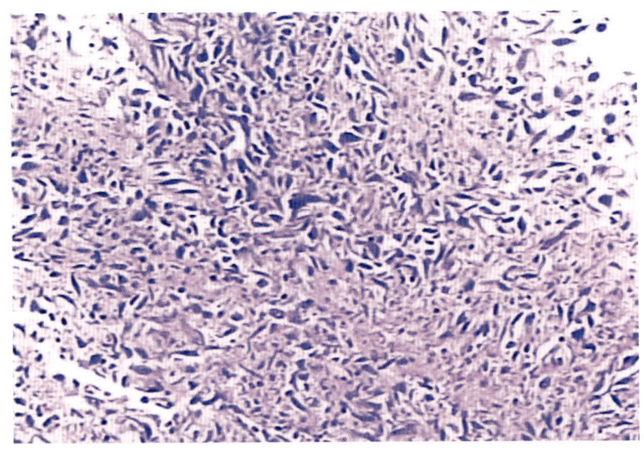

图18-94　子宫颈低分化鳞癌介入后24 h低倍镜见癌细胞间结构松散

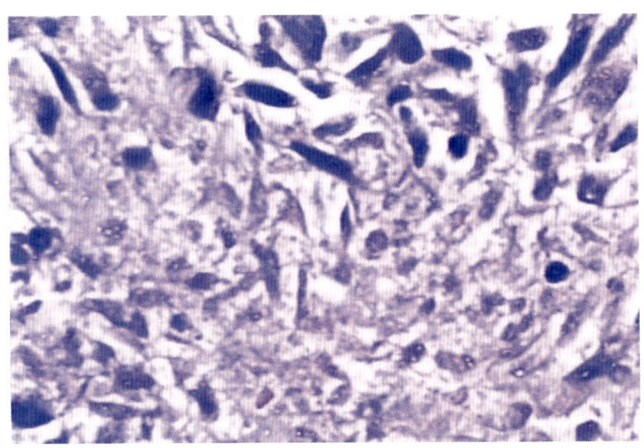

图18-95　子宫颈低分化鳞癌介入后24 h高倍镜见癌细胞出现核固缩、坏死

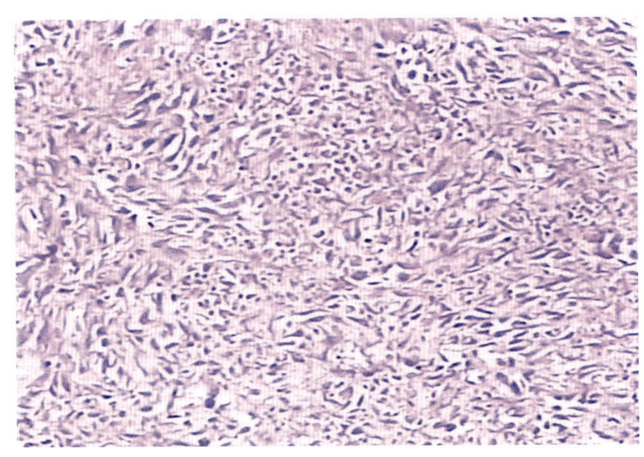

图18-96　子宫颈低分化鳞癌介入后48 h见癌细胞明显坏死（低倍镜）

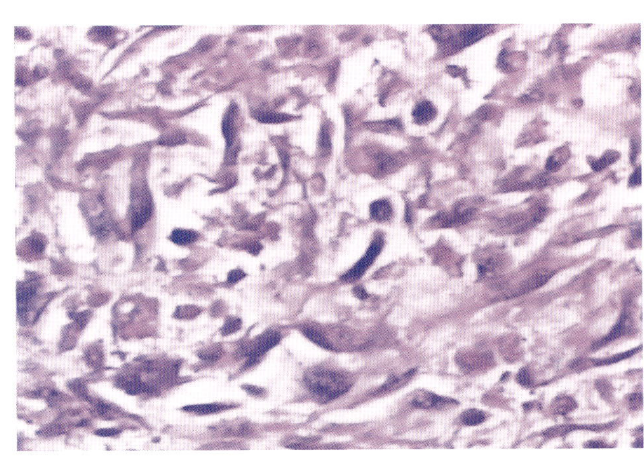

图18-97　子宫颈低分化鳞癌介入后48 h见癌细胞明显坏死（高倍镜）

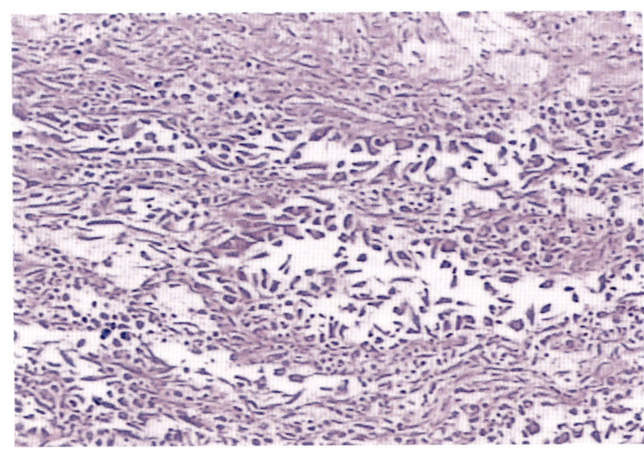

图18-98　子宫颈低分化鳞癌介入后7 d癌细胞大面积坏死（低倍镜）

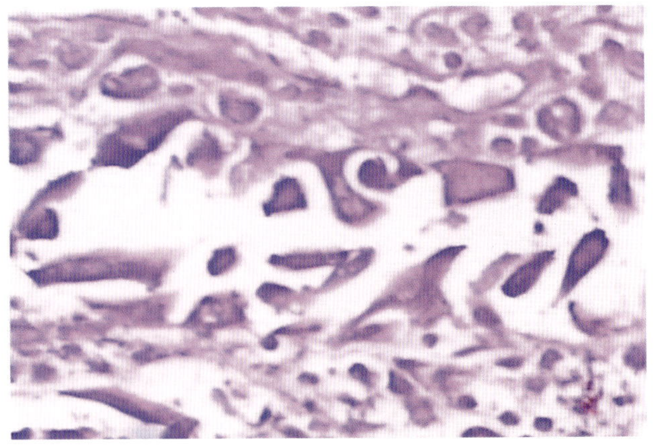

图18-99　子宫颈低分化鳞癌介入后7 d癌细胞大面积坏死（高倍镜）

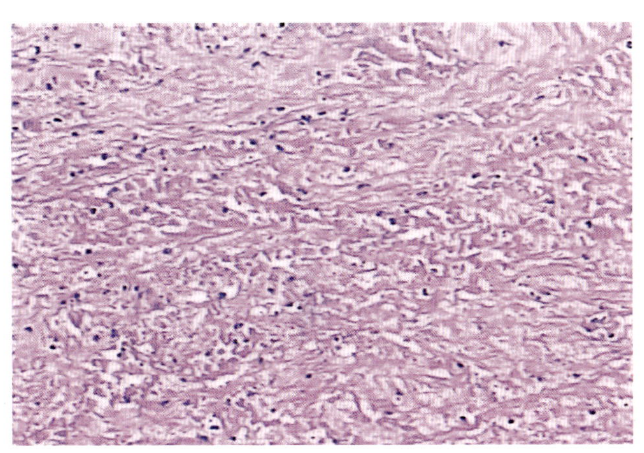

图18-100　介入后16 d，坏死的癌细胞（低倍镜）

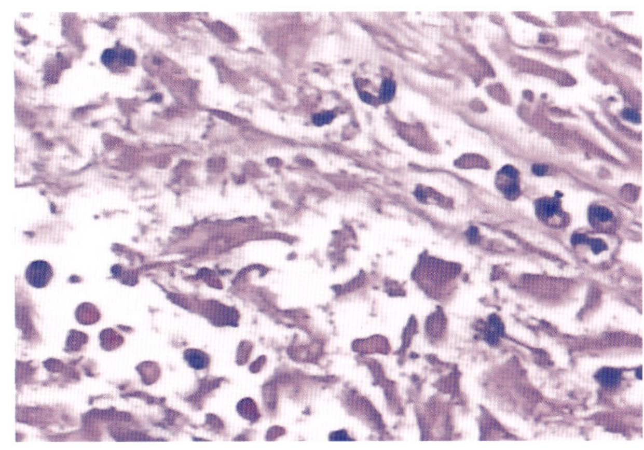

图18-101　介入后16 d，坏死的癌细胞内有淋巴细胞增生（高倍镜）

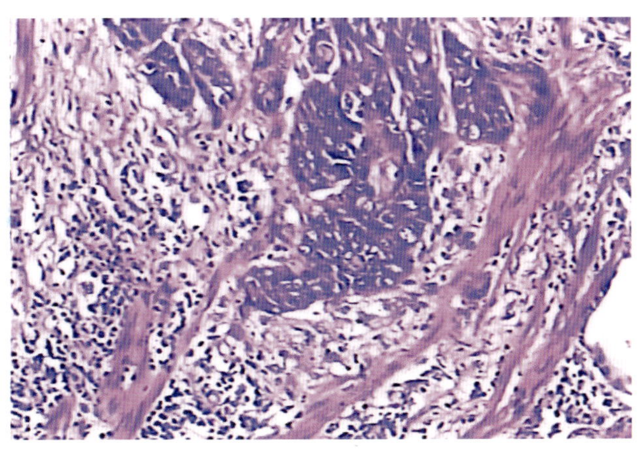

图18-102　介入后16 d，残存的癌细胞被纤维结缔组织包裹

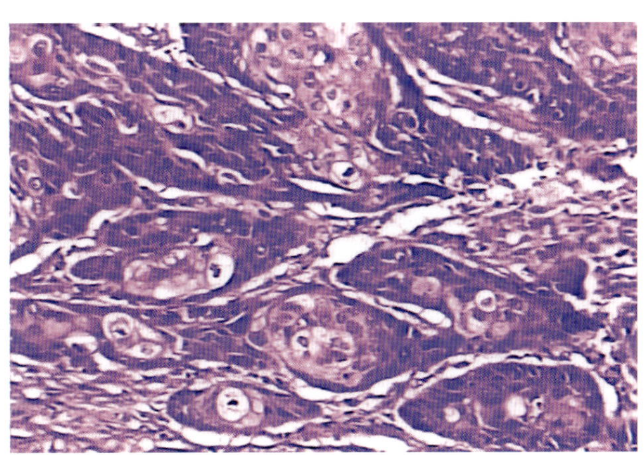

图18-103　介入后16 d，残存的癌细胞

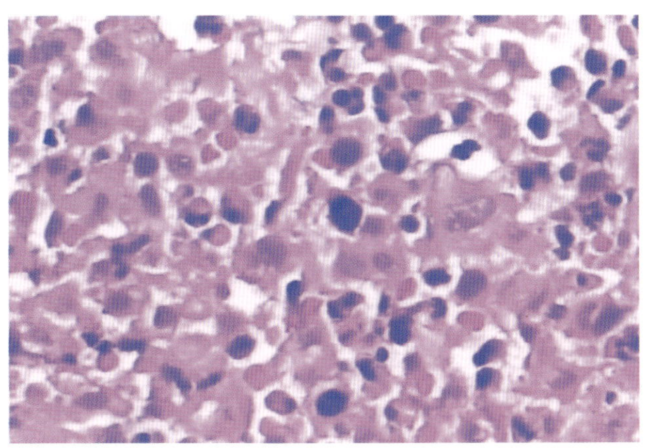

图18-104　介入后16 d，大量纤维素渗出，炎性细胞浸润

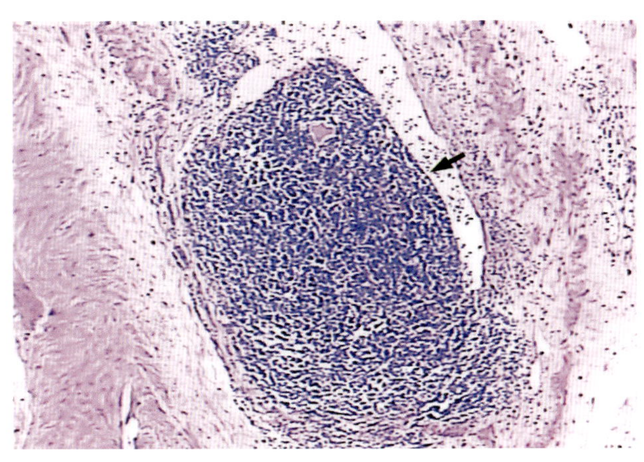

图18-105　介入后19 d，病灶内增生的淋巴滤泡

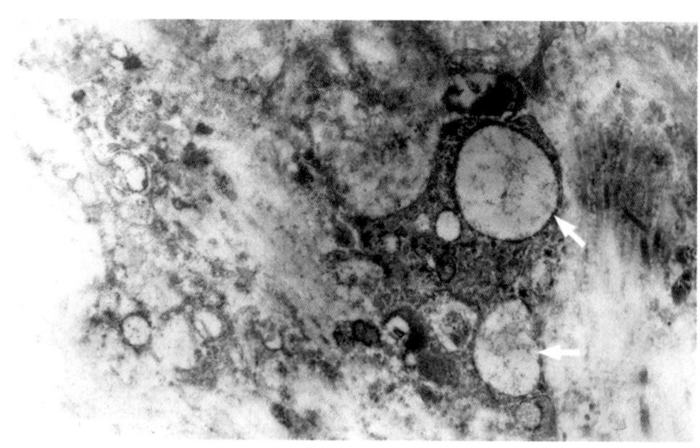

图18-106　子宫颈癌介入后1 h电镜表现：线粒体水肿扩张，嵴消失

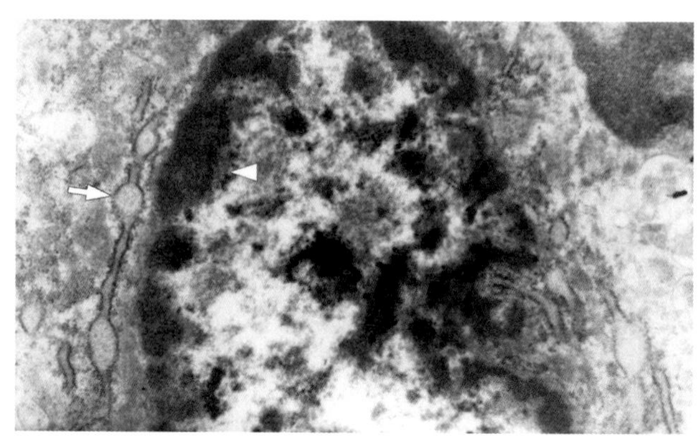

图18-107　子宫颈癌介入后1 h电镜表现：细胞核内染色体聚（三角），内质网扩张（箭头）

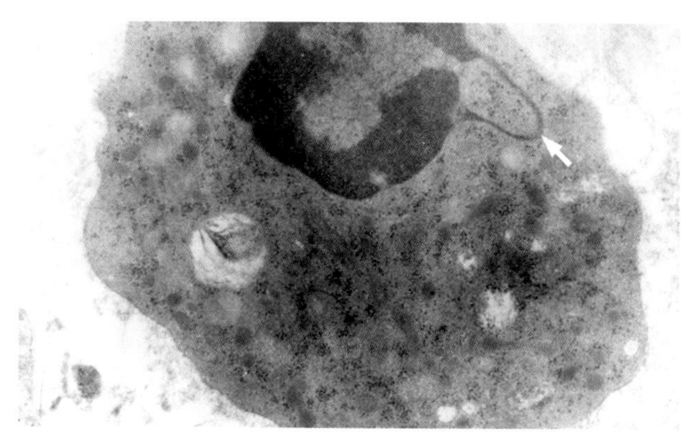

图18-108　子宫颈癌介入后1 h电镜表现：细胞核仁囊性变

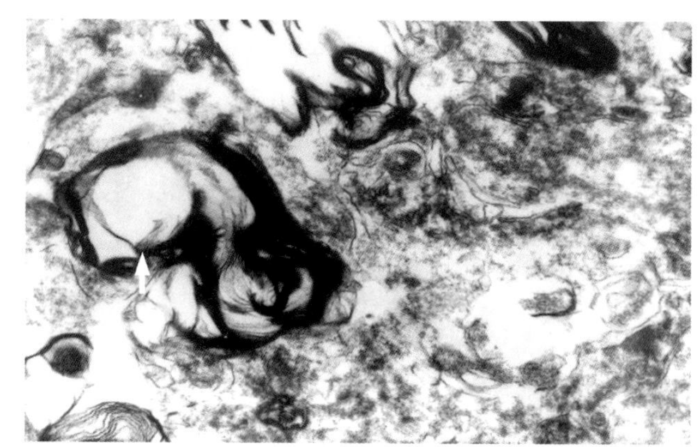

图18-109　子宫颈癌介入后1 h电镜表现：脂质小体沉积

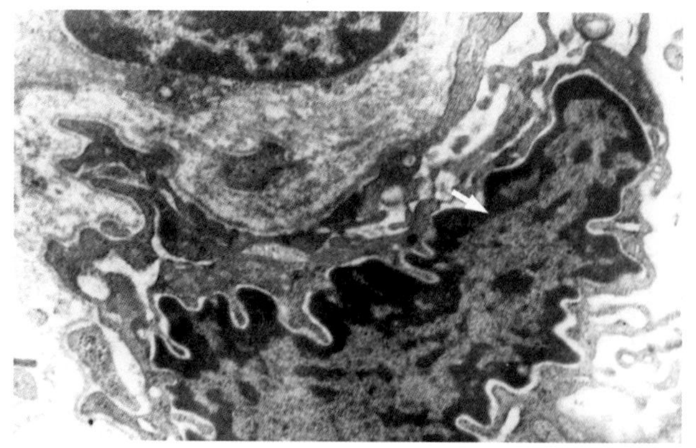

图18-110　子宫颈癌介入后1 h电镜表现：细胞核固缩

子宫肌瘤

最早将UAE应用于子宫肌瘤治疗是在1974年。Jean-Jacques Merland将该技术应用于一位38岁患有难治性子宫肌瘤所致出血的患者，在动脉栓塞治疗后彻底康复，并在随访期内未见症状复发。1989年，Merland与Ciraru-Vigneron合作，对这项治疗首次进行了评估，他们的研究成果为Jacques Ravina于1995年首次发表的关于子宫动脉

栓塞治疗子宫肌瘤的报道奠定了基础，首次提出子宫UAE术是治疗子宫肌瘤的新方法，这就是著名的Ravina报告。

1. 子宫肌瘤UAE治疗的临床研究

（1）子宫肌瘤UAE治疗的临床疗效：UAE治疗子宫肌瘤的临床疗效主要体现在两个方面：子宫肌瘤的缩小程度和临床症状（月经情况和压迫症状）的改善。但在所能检索到的文献中学者们报道更多的是肌瘤的缩小程度，实际上UAE对月经的影响也是有益的，例如96%月经量过多的患者术后月经量得到纠正。

1998年Worthington-Kirsch等做了有关“子宫肌瘤的UAE治疗：生命质量评估和临床应答”等方面的研究，认为子宫UAE治疗术是治疗症状性子宫肌瘤的有效方法，可以替代子宫肌瘤切除、子宫切除或其他外科治疗方法。2000年Ravina等对286例行子宫UAE治疗的子宫肌瘤患者进行观察，结果满意，他认为子宫肌瘤UAE治疗是一个新的微创治疗子宫肌瘤的方法，在年轻患者中可以替代子宫切除和肌瘤切除术。

在国内，陈春林、刘萍等历时8年完成的具有完整临床资料的580例子宫肌瘤UAE治疗病例，其中远期疗效是肯定的。

（2）子宫肌瘤UAE治疗后的转归方式：陈春林等观察近千例子宫肌瘤UAE治疗后的结果发现：肌瘤在UAE治疗后呈现完全性坏死、部分性坏死、水肿无坏死3种情况。坏死的转归表现呈多样性，有缩小、消失、不变3种。具体为排出和消失、吸收缩小、吸收包裹钙化、抑制状态、增大、复发。

2. 子宫肌瘤UAE治疗的基础研究　与其他传统的手术治疗子宫肌瘤的方法不同，UAE治疗子宫肌瘤的有其特殊性：临床疗效不是立即显效的，近期疗效需在3~6个月后方能看到，中期疗效需2年，而远期疗效及复发率也需长达 5 年的时间才能获得。因此子宫肌瘤UAE治疗的基础研究非常重要，从基础研究的成果中可以解释UAE治疗子宫肌瘤的一些问题，更重要的是可以通过基础研究避免一些诸如不良并发症的发生，获得对临床实践有指导意义的规律性东西。

UAE治疗子宫肌瘤的实质是应用栓塞剂栓塞子宫动脉—肌瘤的供血动脉，从而使肌瘤缺血、缺氧进而达到变性、坏死的目的。因此子宫肌瘤的血供、栓塞的程度（决定阻断肌瘤血供的程度）、UAE术后肌瘤坏死的程度是基础研究关注的重点。

（1）子宫肌瘤血供及血流量研究：子宫肌瘤的血供主要由双侧子宫动脉供血，不同位置的子宫肌瘤双侧子宫动脉对其供血的程度也不同，不同的子宫肌瘤其内部获得的血流量也不同。

1）子宫肌瘤的血供类型：子宫肌瘤的血供虽然来源于双侧子宫动脉，但双侧子宫动脉所承担血供的比例不尽相同。陈春林等根据在DSA影像上双侧子宫动脉向子宫肌瘤供血的程度，将子宫肌瘤的血供分为3种类型。

Ⅰ型（一侧子宫动脉供血为主型）：占53.2%，子宫肌瘤由双侧子宫动脉供血，但一侧子宫动脉的供血量超过子宫肌瘤瘤体的1/2，另一侧子宫动脉供血量少于1/2（图18-111）。

Ⅱ型（双子宫动脉供血为主型）：占34.6%，子宫肌瘤由双侧子宫动脉供血，而且双侧子宫动脉的供血量均超过子宫肌瘤瘤体的1/2（图18-112）。

Ⅲ型（单纯一侧子宫动脉供血型）：占12.2%，子宫肌瘤的血供全部源自一侧子宫动脉，另一侧子宫动脉不参与供血（图18-113）。

2）肌瘤内血流量的分型：子宫肌瘤的生长速度不同的根本原因是肌瘤内的血管是否丰富及肌瘤的血供类型。我们根据术中DSA造影情况将子宫肌瘤内的血流量分为4型。①极富血流型：肌瘤的外层血管网粗大呈网织状、内层血管网致密、肌瘤浓染，肌瘤染色明显强于正常肌层染色（占8.82%）（图18-114）。②富血流型：肌瘤的外层血管网较粗大、内层血管网致密、肌瘤染色

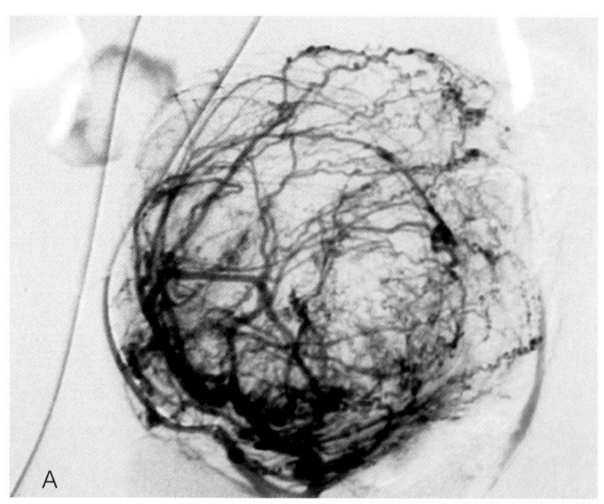

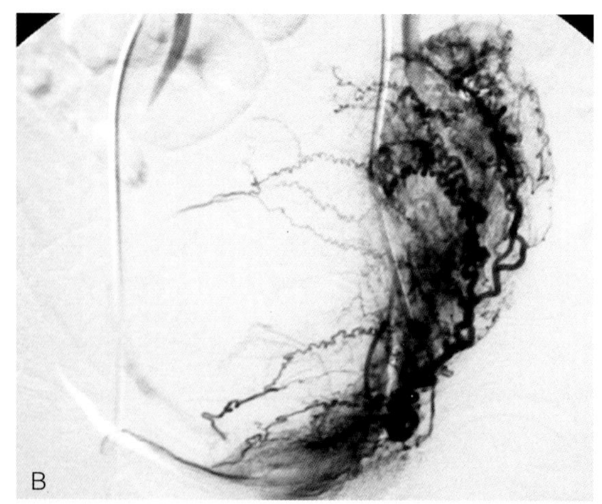

图18-111　子宫肌瘤的供血类型（1）：一侧子宫动脉供血为主型

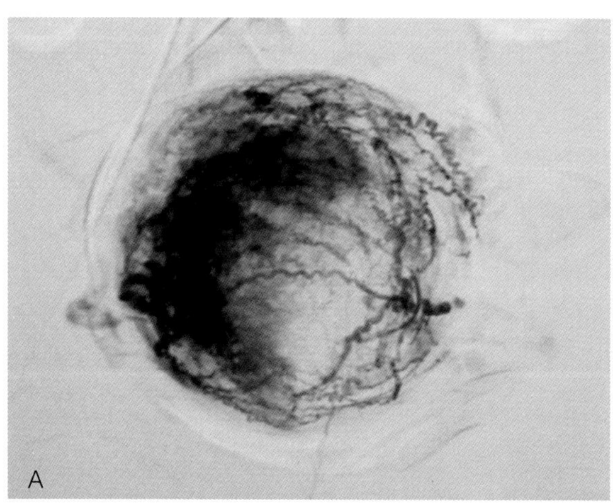

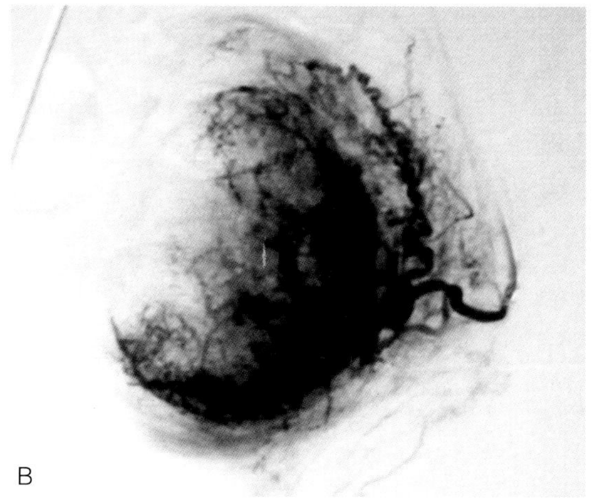

图18-112　子宫肌瘤的供血类型（2）：双侧子宫动脉供血为主型

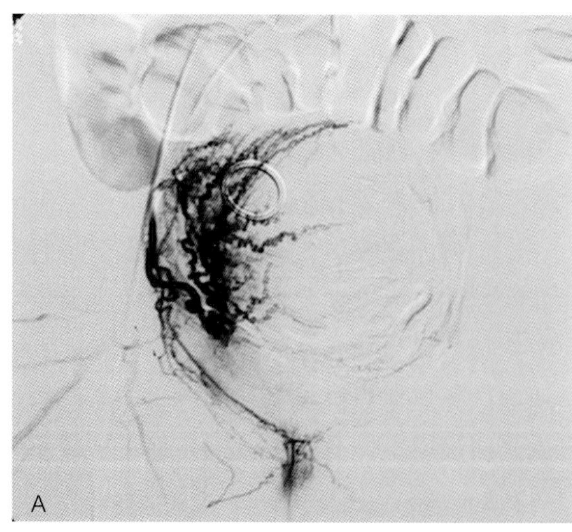

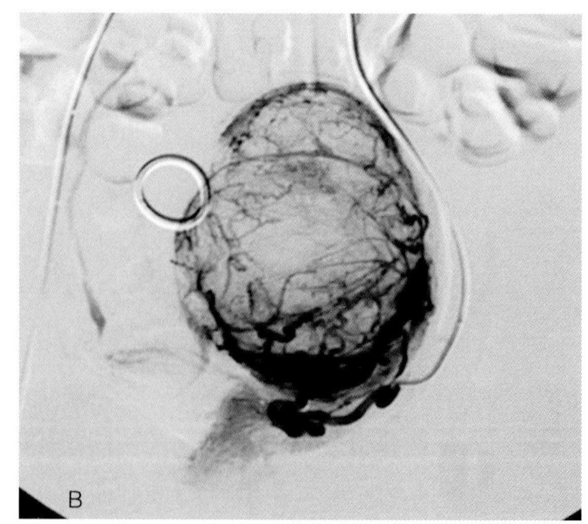

图18-113　子宫肌瘤的供血类型（3）：单纯一侧子宫动脉供血型

比正常肌层染色稍强或相近（占67.75%）（图18-115）。③一般血流型：肌瘤的外层血管网明显、内层血管网清楚，但肌瘤染色较正常肌层染色稍浅（占17.65%）（图18-116）。④非富血流型：肌瘤的外层血管网细小、内层血管网疏松、肌瘤染色明显较正常肌层染色浅（5.88%）（图18-117）。

极富血流型和富血流型子宫肌瘤在临床上表现为肌瘤生长较快，妇科检查时肌瘤质地偏软，彩超检查见肌瘤内的血流较为丰富，MRI检查在增强相中见肌瘤内丰富的血管网；非富血流型在临床上表现为肌瘤生长较慢，妇科检查时肌瘤的质地较硬，彩超检查见肌瘤内的血流较少，MRI检查在增强相中肌瘤内的血管网稀少；一般血流型介于两者之间。经临床观察极富血流型、富血流型、一般血流型子宫肌瘤对UAE治疗具有较好的疗效。

（2）子宫肌瘤UAE治疗后的病理学变化：观察子宫肌瘤UAE治疗后肌瘤病理变化方面的研究比较困难，主要原因是子宫肌瘤UAE治疗后患者的满意度较高，在UAE治疗后切除子宫的病例

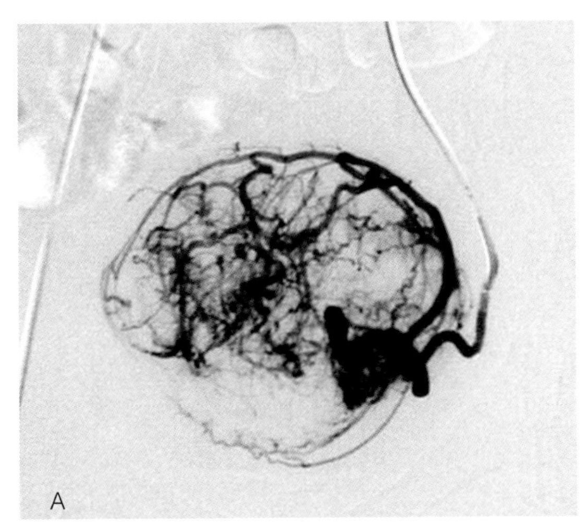

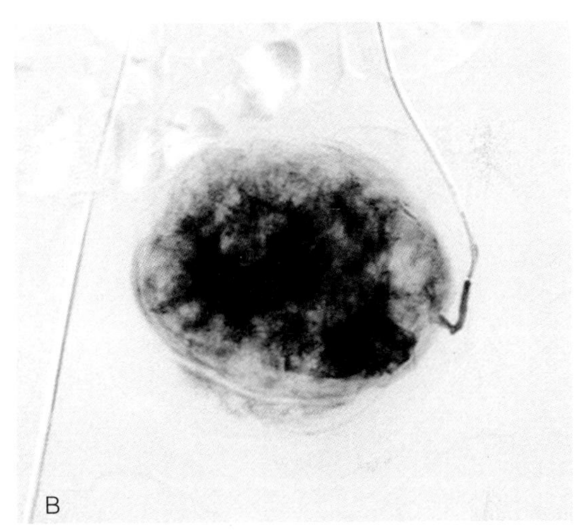

图18-114 子宫肌瘤内血流量分型（1）：极富血流型

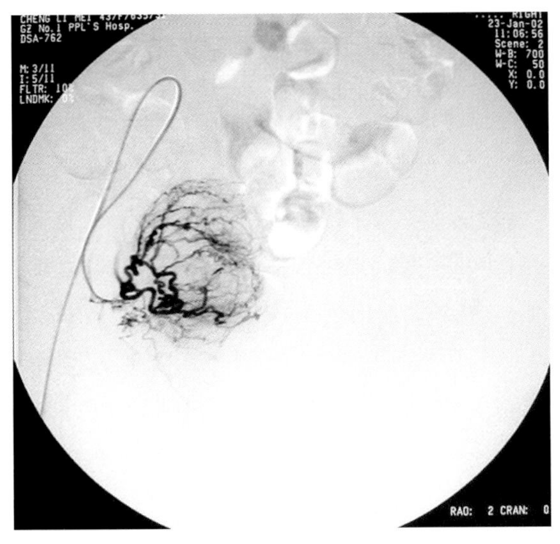

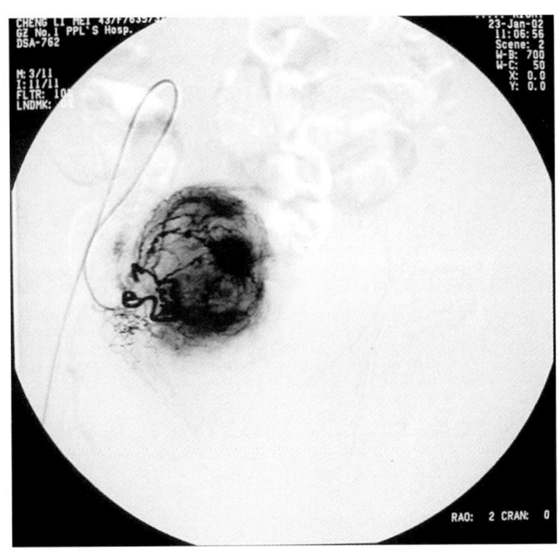

图18-115 子宫肌瘤内血流量（2）：富血流型

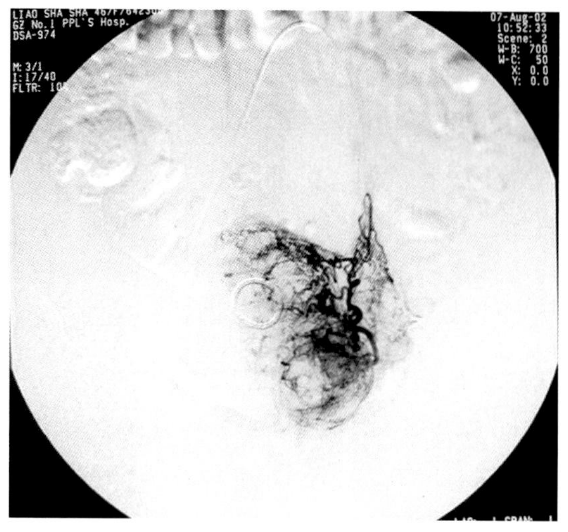
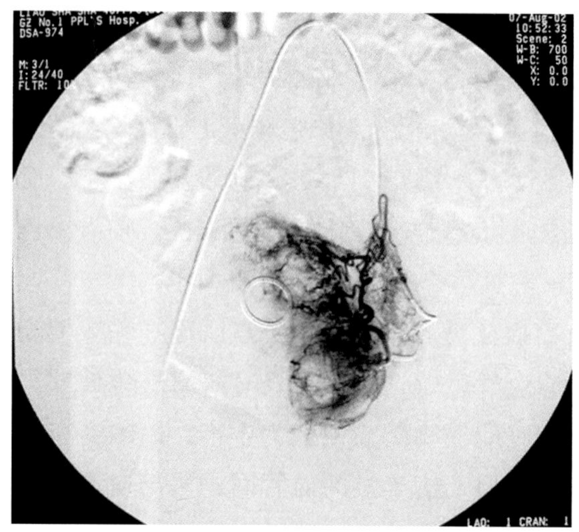

图18-116　子宫肌瘤内血流量分型（3）：一般血流型

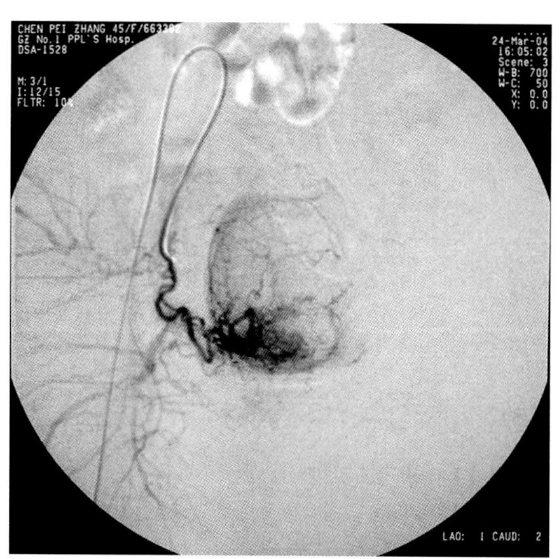
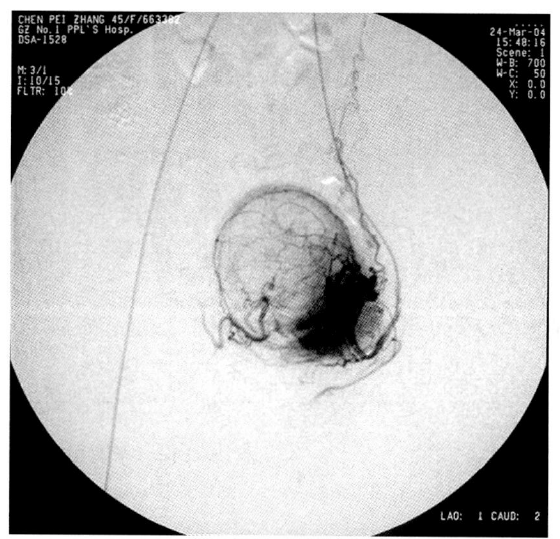

图18-117　子宫肌瘤内血流量分型（4）：非富血流型

较少，因此获得完整的病理学资料较为困难。在临床上一般通过3种方式获得病理学资料：①UAE治疗后因其他原因手术治疗的患者，如合并卵巢囊肿行手术治疗、妇科恶性肿瘤UAE治疗后发现合并肌瘤。②黏膜下子宫肌瘤UAE治疗后自宫腔排出者。③较大的子宫肌瘤按计划经腹或经阴穿刺活检者。陈春林等对不同大小的子宫肌瘤UAE治疗后肌瘤的病理学改变进行了系统的研究。UAE治疗后肌瘤出现变性坏死，不同直径的肌瘤变性坏死的时间不同。

1）子宫肌瘤动脉栓塞后的肉眼变化

早期动态变化：观察子宫肌瘤动脉栓塞后肉眼上的动态变化较为困难，一例4 cm嵌顿于宫颈外口的黏膜下子宫肌瘤因蒂粗深入宫腔而行动脉栓塞治疗，在术前及术后108 h内得以记录肌瘤动脉栓塞后的动态变化。在动脉栓塞前肌瘤肉眼观色泽红（图18-118），在动脉栓塞后即刻（动脉栓塞后0 h）观察到肌瘤色泽变暗，以半自动穿刺活检针穿刺瘤体针孔未见动脉血流出（图18-119）；动脉栓塞后6 h观察到肌瘤色泽继续变暗（图18-120）；第18 h可见肌瘤的色泽明显改变呈暗红色，活检穿刺点有静脉血流出（图18-121）；第24~96 h肌瘤色泽继续变暗、肌瘤变软（图18-122~124）；动脉栓塞后108 h肌瘤呈固缩状（图18-125），以大血管钳钳夹肌瘤蒂部后轻松取出，无出血；肌瘤取出后外观呈紫色、质地软、蒂宽2 cm（图18-126），其剖面呈均匀坏死、色泽暗紫色（图18-127）。

中期变化：子宫肌瘤动脉栓塞后6个月内，肌瘤组织变软，肌瘤的切面呈黄白色软糊状、螺旋状结构消失，常见于黏膜下子宫肌瘤的患者。

晚期变化：子宫肌瘤动脉栓塞后1~2年，肌瘤的剖面呈金黄色、质韧，包膜明显增厚呈灰白色（图18-128，129）。

2）子宫肌瘤动脉栓塞后的光镜下变化

动态变化：以中等大小的子宫肌瘤为例，观察子宫肌瘤细胞动脉栓塞后在显微镜下的动态变化。在动脉栓塞后8 h穿刺肌瘤细胞未见明显的改变（图18-130）；动脉栓塞后12 h细胞出现明显的坏死变化（图18-131）；动脉栓塞后18~24 h

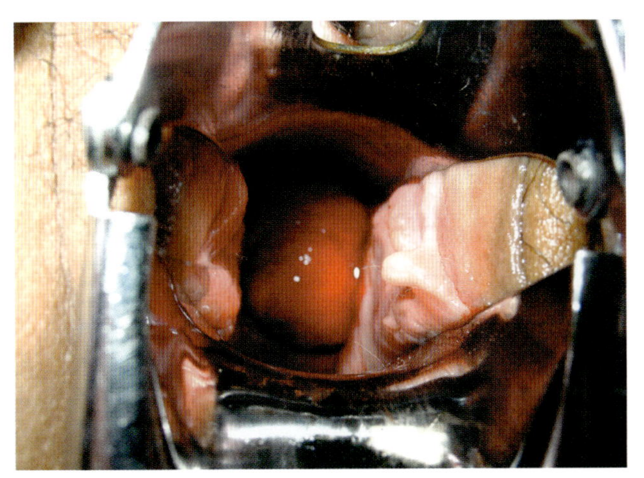

图18-118　黏膜下子宫肌瘤介入前

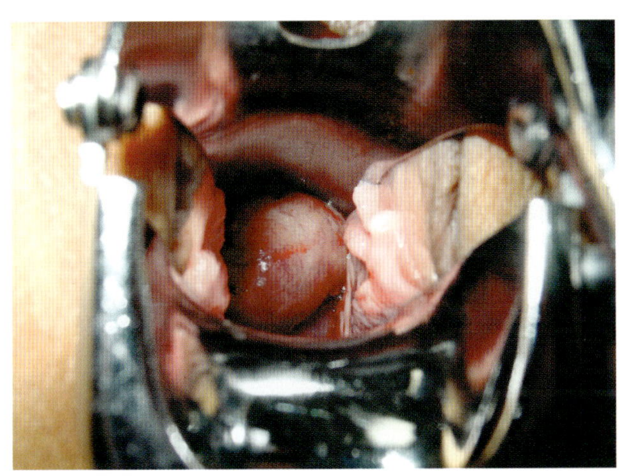

图18-119　黏膜下子宫肌瘤介入后0 h

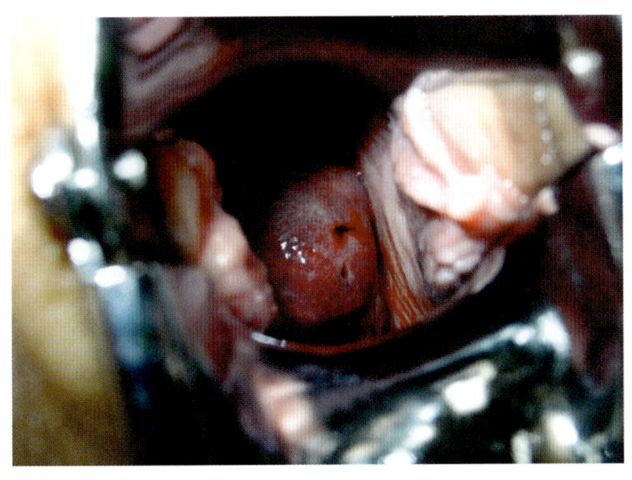

图18-120　黏膜下子宫肌瘤介入后6 h

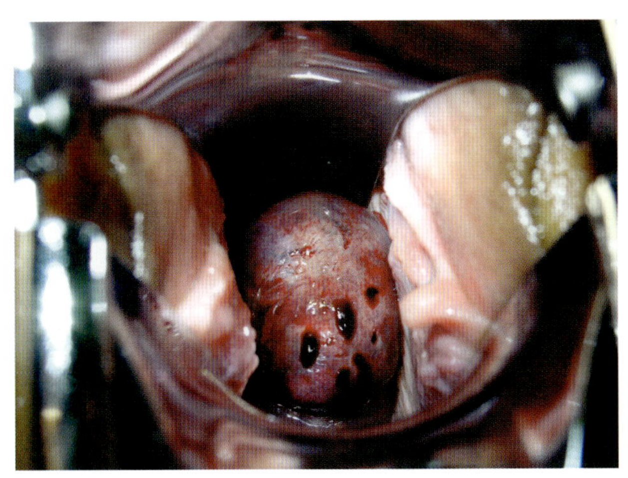

图18-121　黏膜下子宫肌瘤介入后18 h

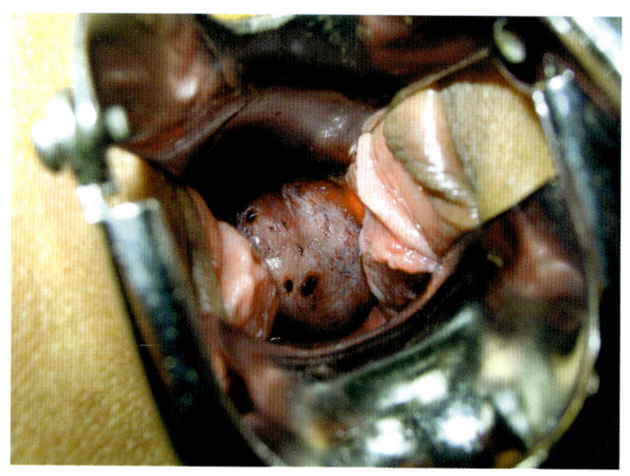

图18-122　黏膜下子宫肌瘤介入后24 h

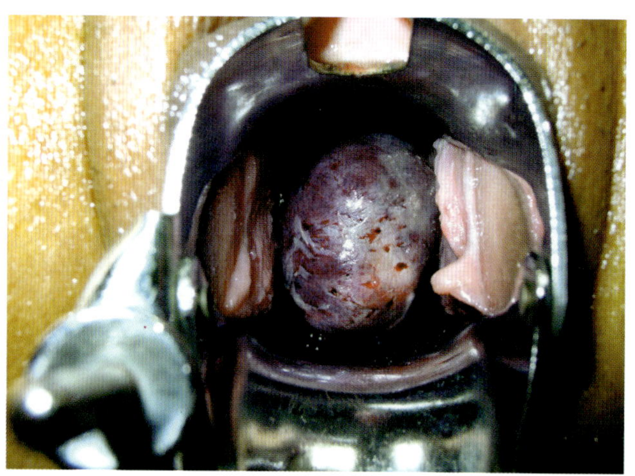

图18-123　黏膜下子宫肌瘤介入后36 h

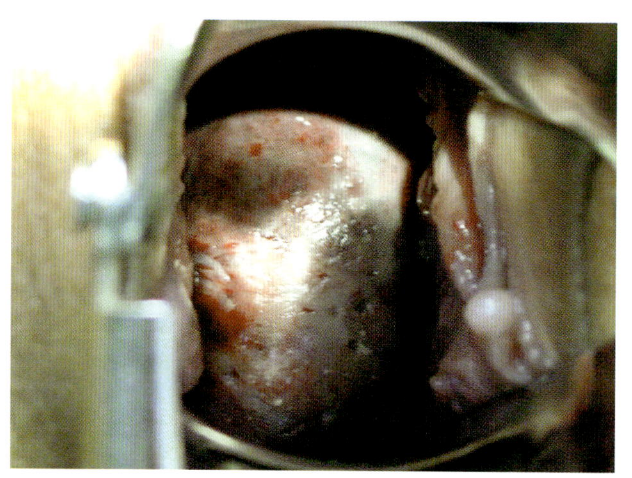

图18-124　黏膜下子宫肌瘤介入后96 h

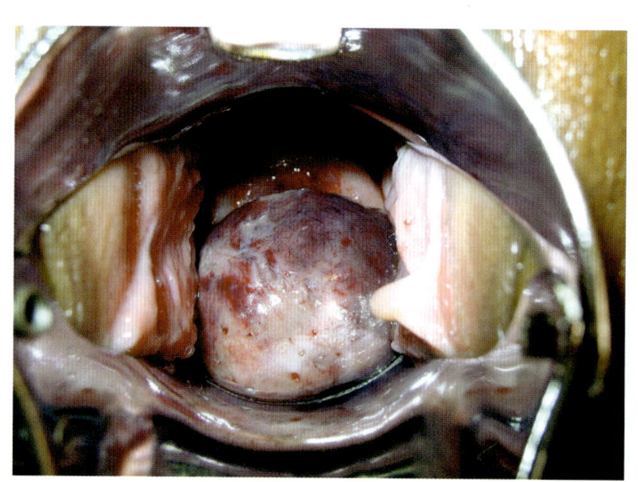

图18-125　黏膜下子宫肌瘤介入后108 h

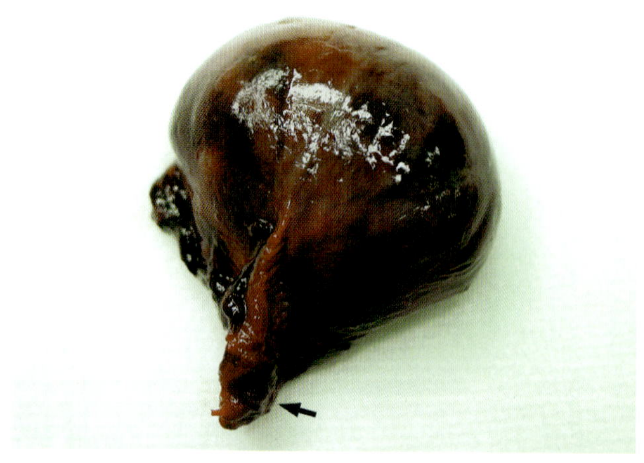

图18-126　摘除的黏膜下肌瘤，箭头所指为肌瘤蒂部

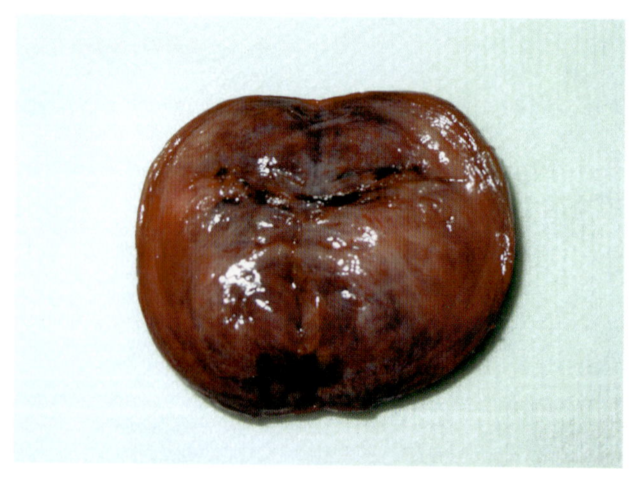

图18-127　摘除的黏膜下肌瘤剖视面

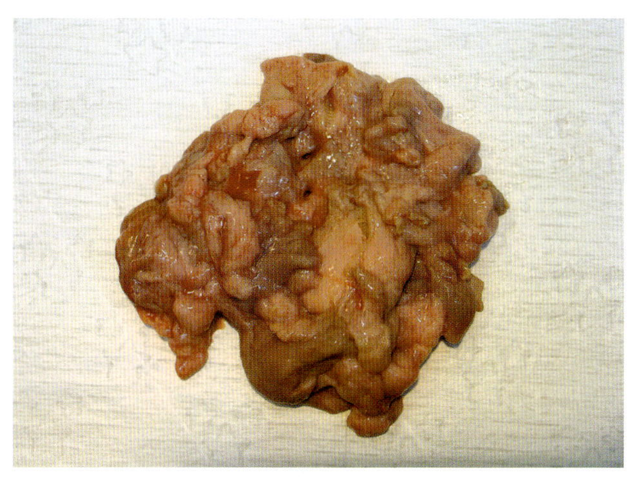
图18-128 坏死排出的肌瘤

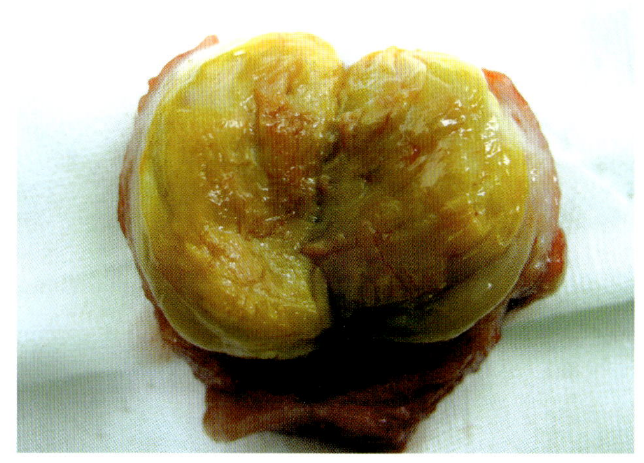
图18-129 介入后坏死的肌瘤剖面呈黄白色

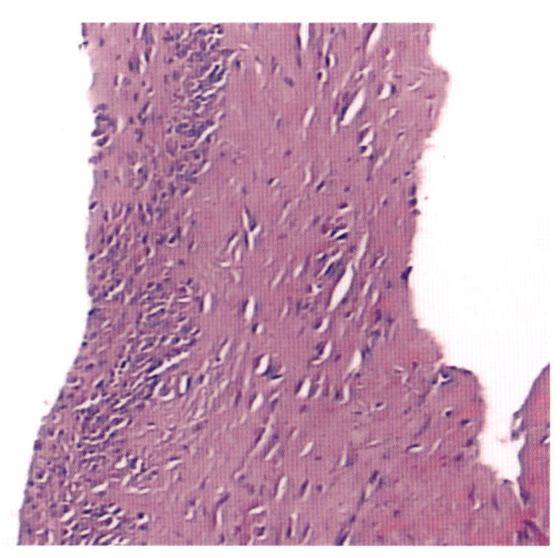
图18-130 子宫肌瘤介入后8 h低倍镜下观：未见变化

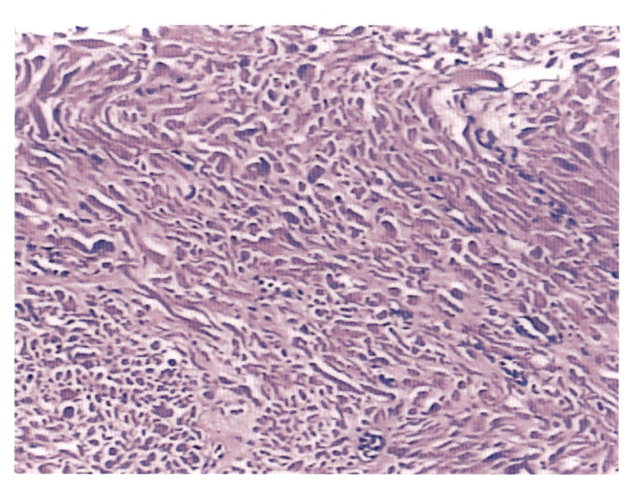
图18-131 子宫肌瘤介入后12 h低倍镜下观：肌瘤细胞变性坏死

坏死加重，平滑肌细胞呈凝固性坏死，细胞间界限消失，细胞质呈均匀的伊红氏染色，细胞核部分崩解、部分消失，正常平滑肌细胞散在其间（图18-132）；动脉栓塞后5 d高低倍镜下均见子宫肌瘤内的平滑肌细胞绝大部分呈凝固性坏死、无法分辨细胞的形态（图18-133）；在以后的时间内坏死组织经吸收后逐渐消失（图18-134）；部分患者动脉栓塞后一年肌瘤出现钙化（图18-135）。

不同大小的子宫肌瘤动脉栓塞后的坏死时间不同：一例巨大子宫肌瘤（直径16.4 cm）的患者，在动脉栓塞后5 h取活检发现肌瘤细胞已经出现明显的坏死（图18-136）。直径在4~9 cm的子宫肌瘤在动脉栓塞后8 h未见明显变化（图18-137）；12 h出现细胞间界限不清，细胞核淡染、核固缩（图18-138）；18 h可以见到明显的坏死。肌瘤直径在0.2~1.0 cm的子宫肌瘤在动脉栓塞后16 d，肌瘤出现明显的坏死征。而且在光镜下观察到肌瘤出现明显的坏死，肌瘤周围的正常子宫肌层未出现明显的坏死，在坏死的肌瘤组织和正常肌层组织之间有明显的分界线（图18-139），部分病例可见在坏死的肌瘤和正常肌层之

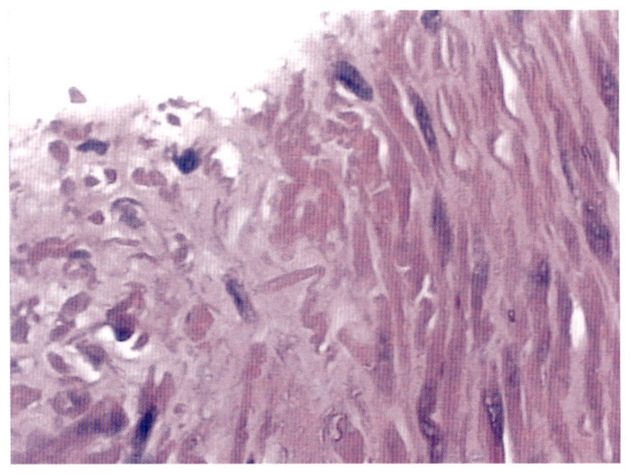

图18-132　子宫肌瘤介入后24 h高倍镜下观：肌瘤细胞变性坏死

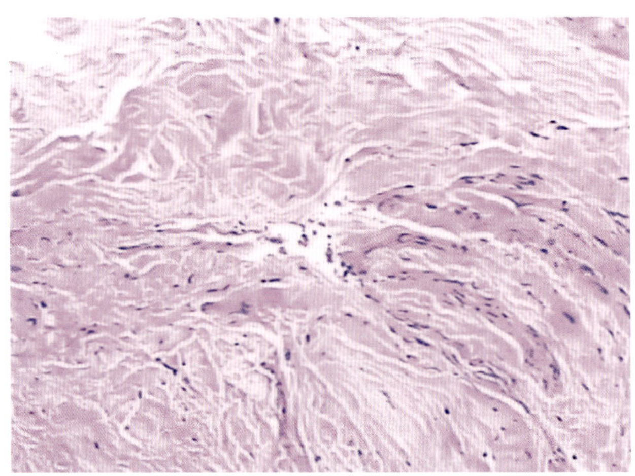

图18-133　子宫肌瘤介入治疗后5 d病理：肌瘤细胞全部坏死

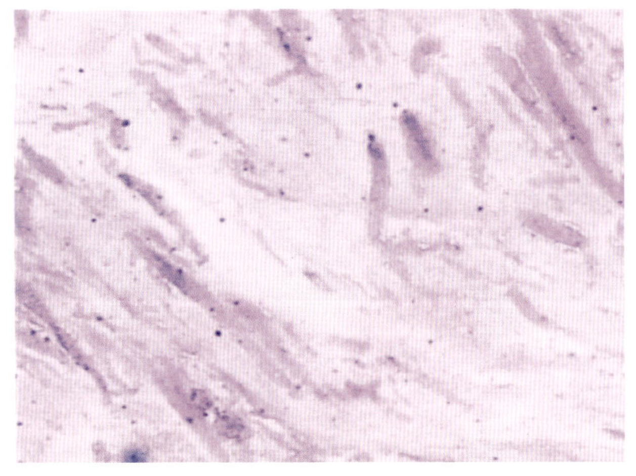

图18-134　子宫肌瘤介入后47 d病理：肌瘤细胞坏死后吸收

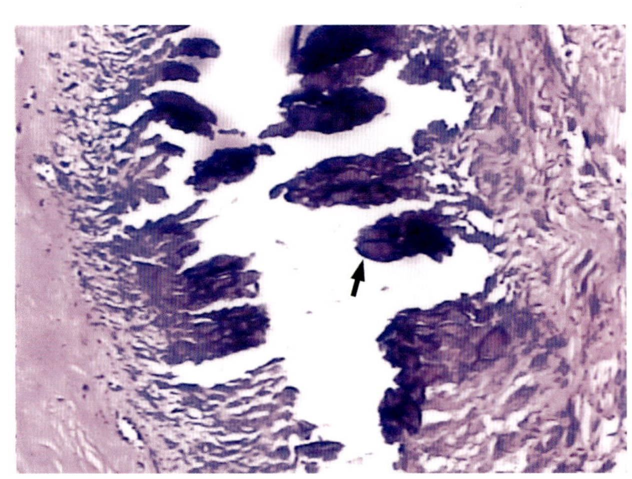

图18-135　子宫肌瘤介入后1年低倍镜下观：肌瘤坏死钙化

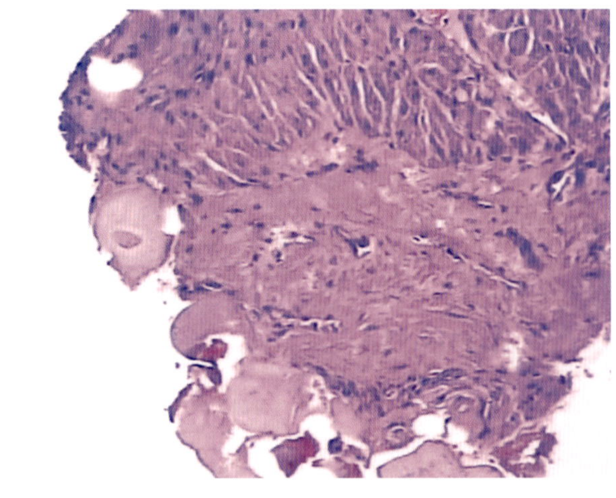

图18-136　直径16.4 cm的子宫肌瘤介入后5 h出现坏死

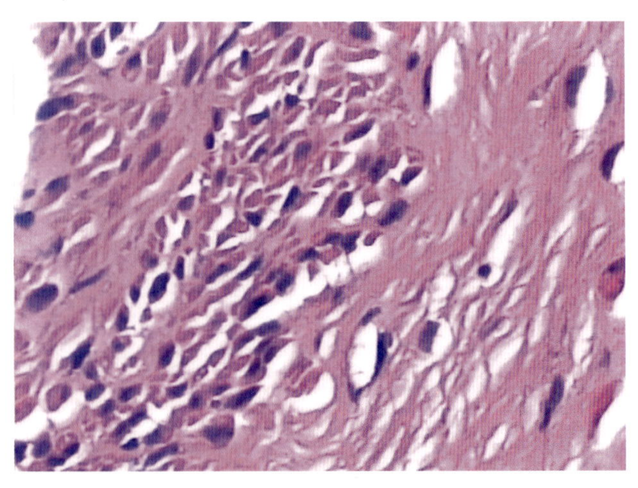

图18-137　子宫肌瘤介入后8 h高倍镜下观：未见变化

间有较宽的分离带（图18-140）。

3）动脉栓塞后子宫肌瘤各部分坏死的顺序：子宫肌瘤动脉栓塞后是从外层开始坏死，而后中层最后瘤体的中央部分坏死。也就是说，在动脉栓塞的早期，肌瘤外层是坏死最早、程度最强的部位（图18-141，142），肌瘤的蒂部也是坏死最早、程度最严重的部位（图18-143，144），并可见栓塞剂充塞血管内（图18-145，146）；中层次之（图18-147，148）；内层较轻（图18-149，150）。这符合肌瘤是由内向外呈膨胀性生长、外层细胞生长较为活跃的规律；而到了晚期整个肌瘤完全坏死已无明显的区别。

4）肌瘤的坏死程度：介入治疗后肌瘤的坏死形式有完全坏死和不完全坏死两种情况，极个别的患者肌瘤仅出现水肿而无坏死。一例子宫肌瘤介入治疗后10个月的患者因卵巢畸胎瘤而行手术治疗同时将残存的肌瘤切除，肌瘤剖面呈黄色坏死状，其假包膜明显增厚（图18-151）。将肌瘤以最大径线切开后按正常肌层、假包膜与肌瘤交界，肌瘤组织的顺序取材后镜下观：在低倍镜下见组织呈明显的分界，肌层细胞正常、假包膜坏死有含铁血黄素沉积、肌瘤全部呈凝固性坏死

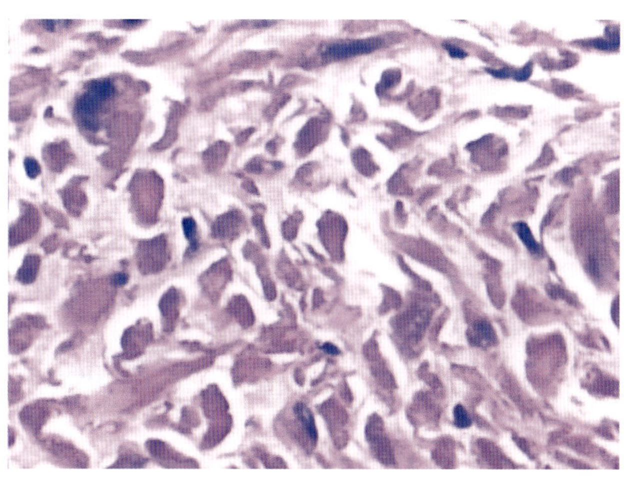
图18-138　子宫肌瘤介入后12 h高倍镜下观：肌瘤细胞变性坏死

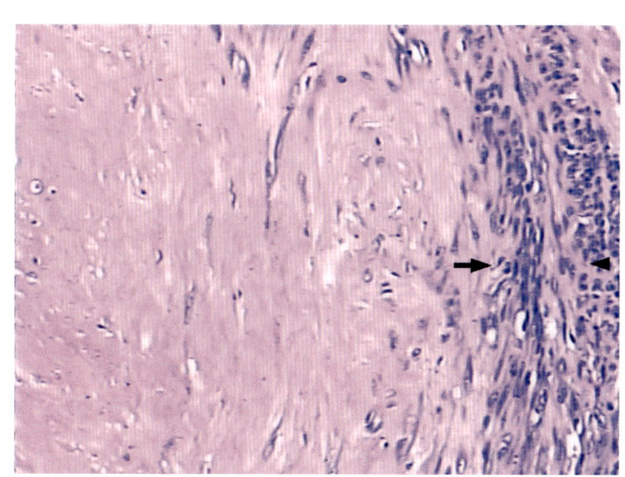
图18-139　直径0.3 cm的肌瘤介入后完全坏死而周边的正常肌层未见坏死

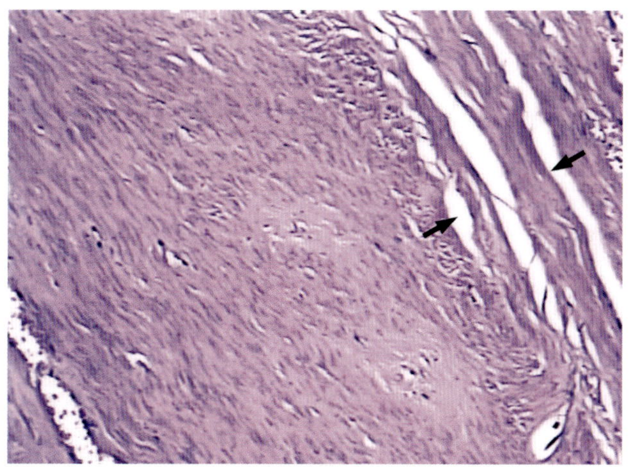
图18-140　0.5 cm的子宫肌瘤介入后肌瘤坏死，与正常的肌层之间出现明显的分离带

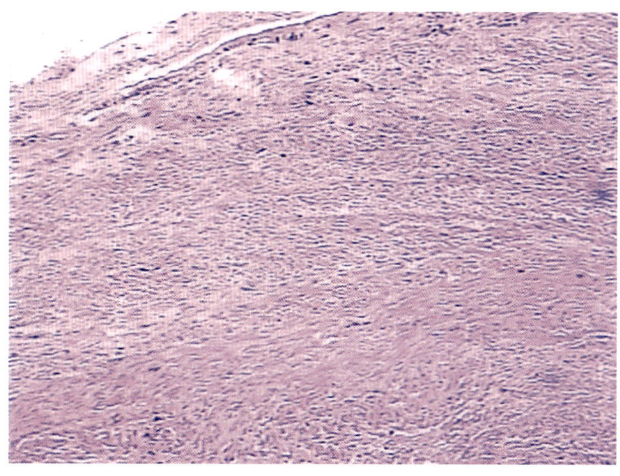
图18-141　黏膜下子宫肌瘤（4 cm）介入后108 h肌瘤外层：镜下肌瘤细胞坏死重（低倍镜）

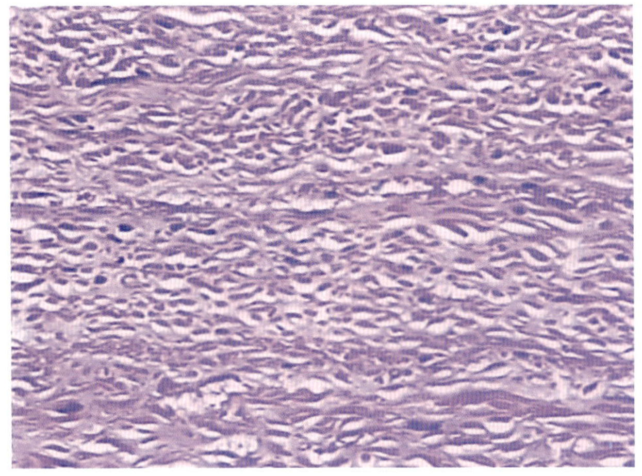

图18-142　黏膜下子宫肌瘤（4 cm）介入后108 h肌瘤外层：镜下见肌瘤细胞坏死重（高倍镜）

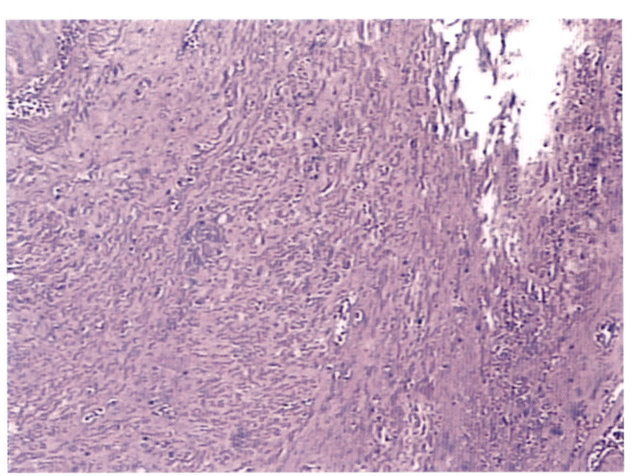

图18-143　黏膜下子宫肌瘤（4 cm）介入后108 h蒂部：镜下见肌瘤细胞坏死严重（低倍镜）

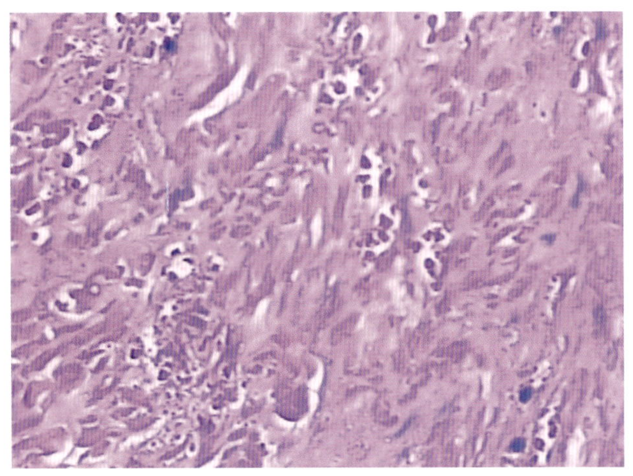

图18-144　黏膜下子宫肌瘤（4 cm）介入后108 h蒂部：镜下见肌瘤细胞坏死严重（高倍镜）

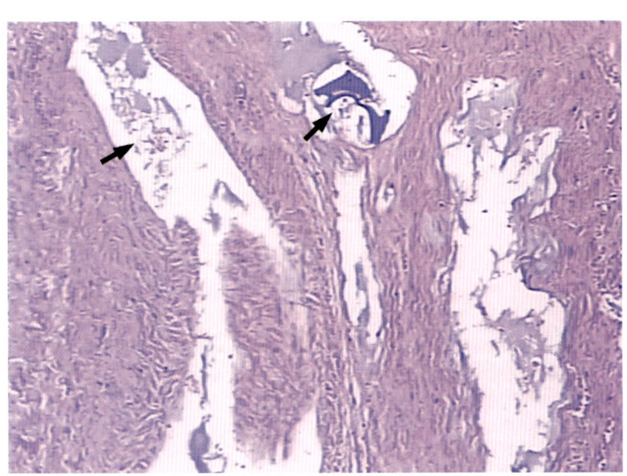

图18-145　黏膜下子宫肌瘤（4 cm）介入后108 h蒂部：镜下见血管内有栓塞剂（低倍镜）

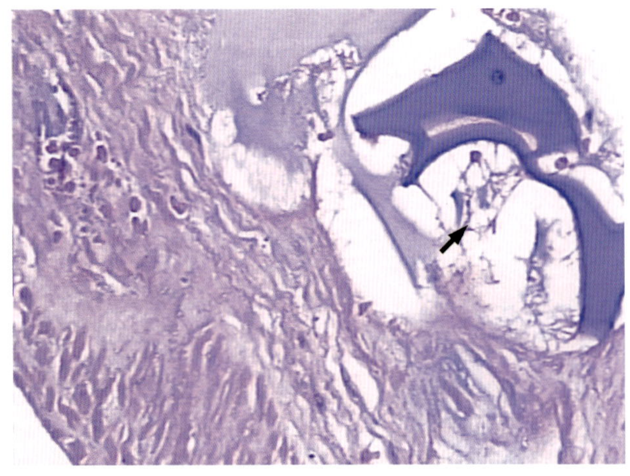

图18-146　黏膜下子宫肌瘤（4 cm）介入后108 h蒂部：镜下见血管内有栓塞剂（高倍镜）

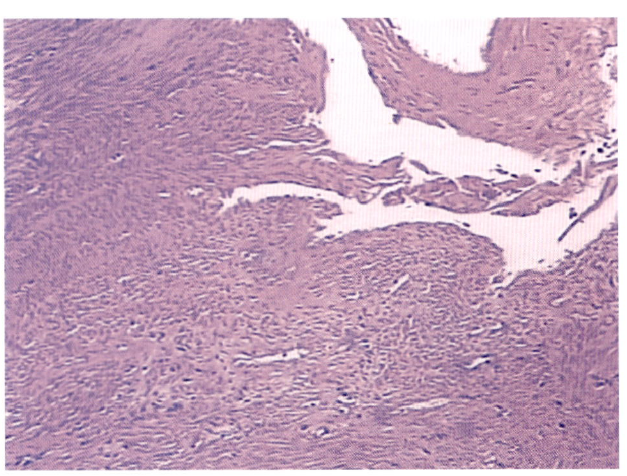

图18-147　黏膜下子宫肌瘤（4 cm）介入后108 h中层：镜下见肌瘤细胞全部坏死早期表现（低倍镜）

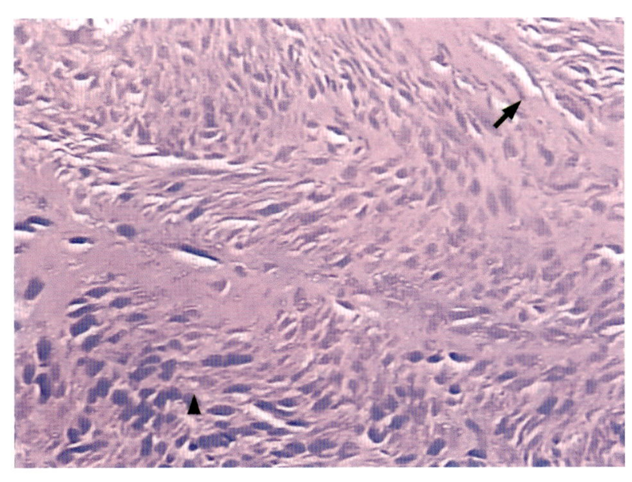

图18-148　黏膜下子宫肌瘤（4 cm）介入后108 h中层：镜下见肌瘤细胞全部坏死早期表现（高倍镜）

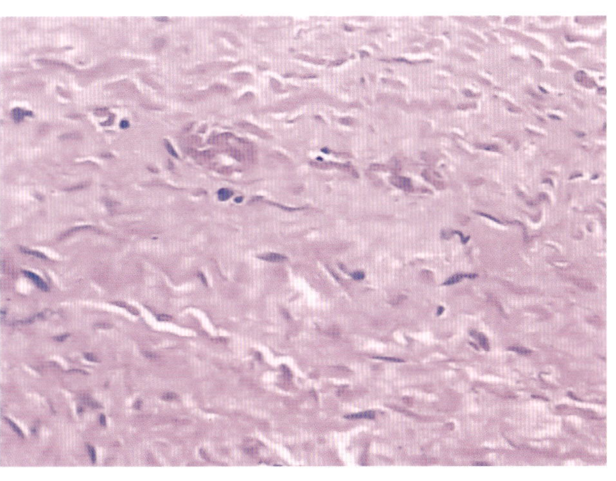

图18-149　黏膜下子宫肌瘤（4 cm）介入后108 h内层：镜下见肌瘤细胞全部坏死伴出血

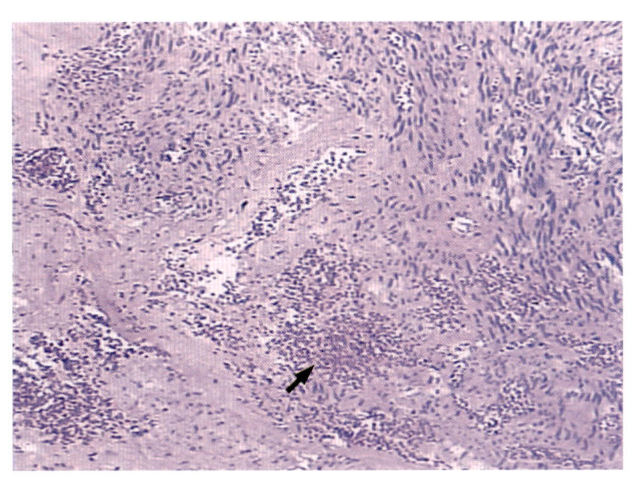

图18-150　黏膜下子宫肌瘤（4 cm）介入后108 h内层：镜下见肌瘤细胞部分坏死、部分核固缩伴出血

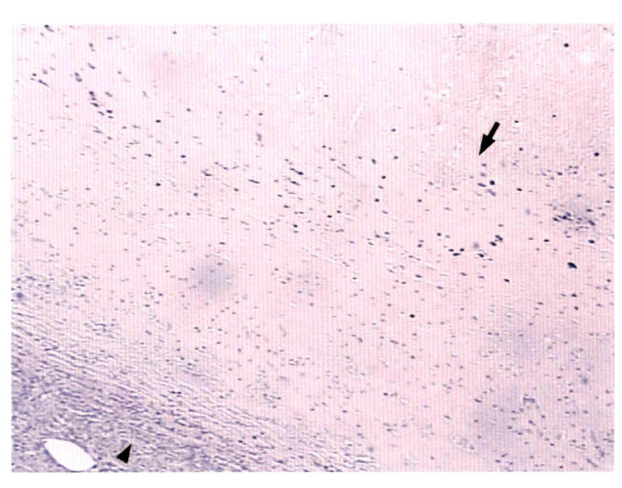

图18-151　坏死的肌瘤、假包膜及正常的肌层

无存活的肌瘤细胞（图18-152~155）。

5）栓塞剂对肌瘤细胞坏死程度的影响：不同的动脉栓塞剂导致子宫肌瘤坏死的程度和坏死出现的时间也是不同的。应用直径1~3 mm的新鲜吸收性明胶海绵颗粒导致子宫肌瘤坏死所需时间较长，坏死的程度也较轻，对于较大的子宫肌瘤具有一定的效果，但对于较小的子宫肌瘤效果欠佳（图18-156，157）。直径300~500 μm的PVA颗粒或500~700 μm KMG颗粒导致子宫肌瘤坏死所需时间较短，即使对较小的子宫肌瘤都有较好的效果（图18-158），因此适用于各种大小的肌瘤。需要特别指出的是，目前在国际学术界更倾向于使用球形栓塞剂，其栓塞效果更好、对周围正常组织的损伤更小。

在子宫肌瘤动脉栓塞治疗的早期研究阶段，有学者认为，动脉栓塞治疗只对单发的子宫肌壁间肌瘤有效，而且肌瘤的直径要较大，在4 cm以上，而多发性的子宫肌瘤效果不佳。但病理学的研究发现，在选择合适动脉栓塞剂的前提下，各种大小的子宫肌瘤均可通过动脉栓塞达到较好的

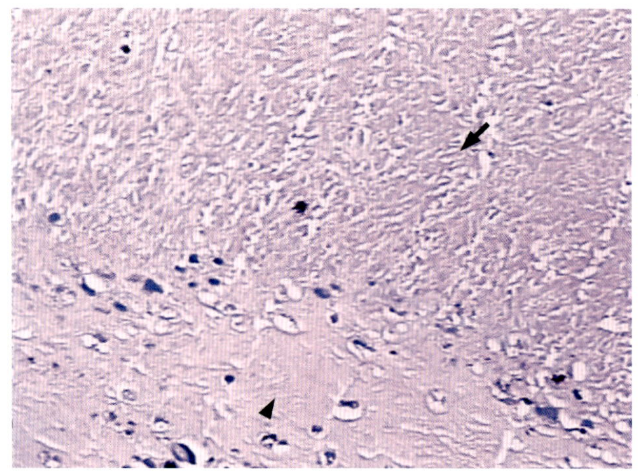

图18-152　坏死的肌瘤与假包膜交界，假包膜细胞稀少有含铁血黄素沉积

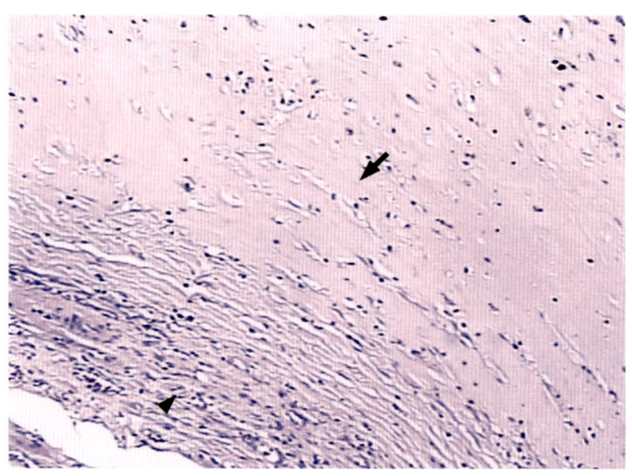

图18-153　正常的肌层与假包膜交界，假包膜细胞稀少有含铁血黄素沉积

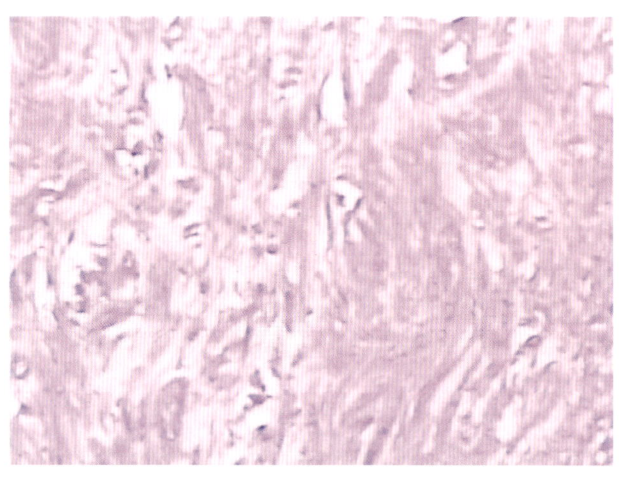

图18-154　坏死的肌瘤

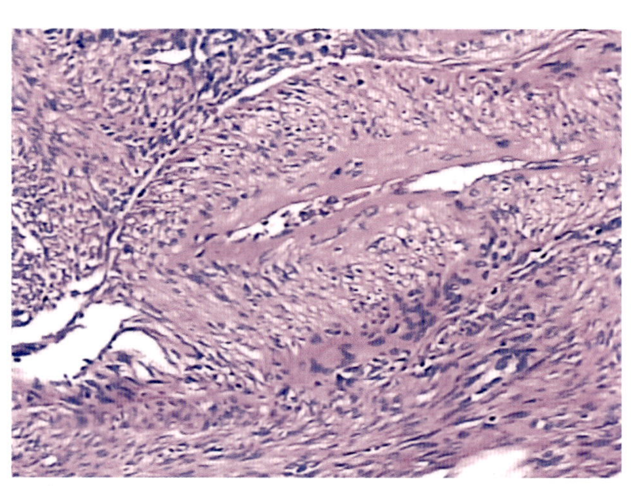

图18-155　正常的子宫肌瘤

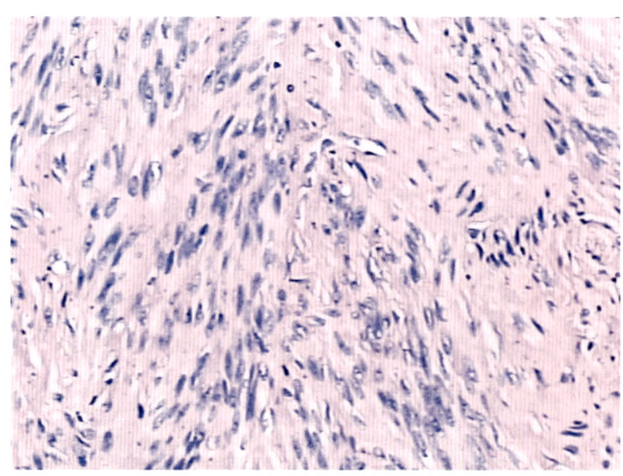

图18-156　吸收性明胶海绵颗粒栓塞24 h低倍镜下肌瘤组织细胞未见明显坏死

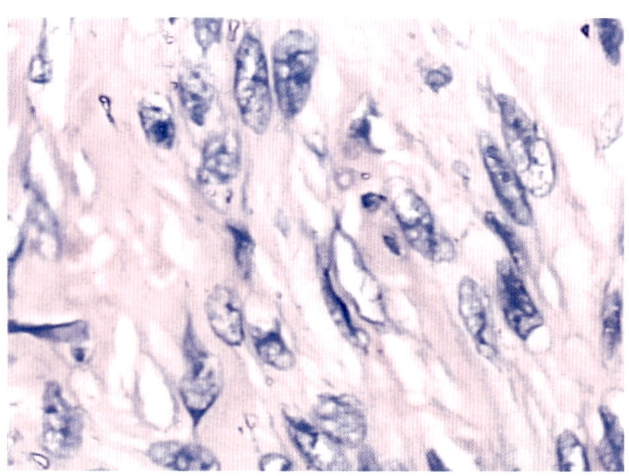

图18-157　吸收性明胶海绵颗粒栓塞24 h高倍镜下肌瘤组织细胞未见明显坏死

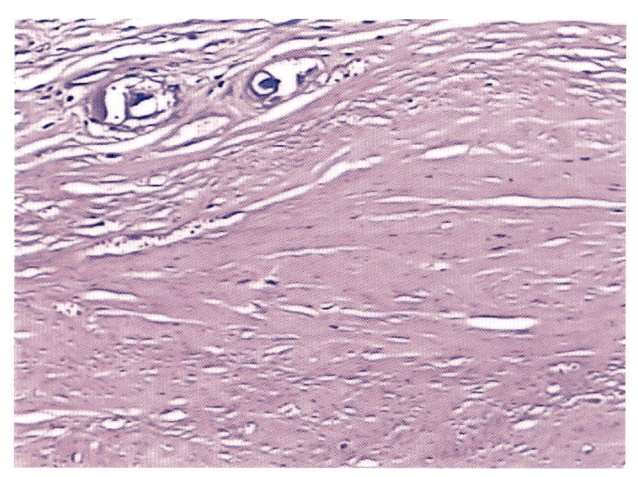

图18-158 应用KMG行UAE，直径0.1~0.2 cm的肌瘤坏死明显

效果，也就是说不论是单个的子宫肌瘤还是多发性子宫肌瘤均有效。

3. 子宫肌瘤UAE治疗的关键 取得良好疗效的关键在于：①术前掌握合适的适应证和禁忌证；②恰当的术中处理；③术后处理。

（1）掌握合适的适应证和禁忌证：子宫肌瘤UAE治疗的适应证和禁忌证到目前为止尚无一个明确统一的观点，不同的学者对子宫肌瘤UAE治疗的适应证理解不一，绝大部分是依从传统的子宫肌瘤分型而确定的。我们在子宫肌瘤UAE治疗的早期也是沿用传统的子宫肌瘤分类方法选择子宫肌瘤UAE治疗的患者，先期的标准是：①直径4 cm以上的肌壁间肌瘤；②直径5 cm以上的黏膜下肌瘤；③直径4 cm以上的Ⅱ型浆膜下肌瘤；④患者自愿选择UAE治疗。但在临床应用的过程中发现有以下问题：①相同类型、相同直径大小的肌瘤UAE治疗后肌瘤的坏死有较大差别；②相同类型、相同直径大小的肌瘤UAE治疗后肌瘤的吸收有较大差别。进一步的研究发现，此种现象与子宫肌瘤内的肌瘤细胞和结缔组织的比例有关，例如肌瘤细胞/CT的比例大表示肌瘤生长较为活跃，比例小表示肌瘤生长不活跃，但我们在术前无法直接了解该比例。经研究发现该比例与肌瘤内的血流量存在正相关关系，因此从术前肌瘤血流量的研究可以推测肌瘤的活跃程度。实际上子宫肌瘤与任何实体瘤一样，其生长的速度与肌瘤内部的血流量呈正比关系，因此我们从研究肌瘤内血流量的角度提出UAE治疗子宫肌瘤的适应证和禁忌证。适应证：①极富血流型的子宫肌瘤；②富血流型的子宫肌瘤；③一般血流型的子宫肌瘤；④自愿选择UAE治疗的患者；⑤无其他一般介入治疗禁忌证。禁忌证：①非富血管型的子宫肌瘤；②子宫肌瘤内出现较大范围的间变、钙化、坏死；③带蒂的浆膜下肌瘤、阔韧带肌瘤；④肌瘤恶性变或子宫肉瘤不能单独实施UAE治疗。

（2）恰当的术中处理：①插管到位。这里所谓的插管到位不是指将导管插到子宫动脉主干，而是应该根据子宫肌瘤的具体位置、血供情况实施个体化的插管。②选择合适的栓塞剂。在子宫肌瘤的UAE治疗中，栓塞是整个治疗中最重要的一环，甚至可以说是决定临床疗效的关键，而栓塞所用的栓塞剂是正确栓塞的第一步。UAE治疗中栓塞剂的选择至关重要，目前我们主要是根据子宫肌瘤术中DSA造影选择栓剂；根据子宫肌瘤的血供选择和分配栓塞剂；根据肌瘤内的血流量选择和分配栓塞剂、控制好栓塞程度。

（3）关注术后处理：在子宫肌瘤的UAE治疗中，与传统的子宫肌瘤手术治疗不同，实际上是包括了两个大的过程，即栓塞过程和吸收排出过程。为获得子宫肌瘤UAE治疗好的疗效，两个过程缺一不可。栓塞过程是导致肌瘤死亡的关键步骤，是肌瘤UAE治疗的基础，而随后的吸收过程是保证肌瘤缩小率的关键。对于绝大多数从事肌瘤UAE治疗的学者，更多的注意力集中在栓塞过程，而对随后的吸收过程很少关注或关注不够。实际上两者同等重要。在阻断子宫肌瘤的血供后，肌瘤出现即刻的坏死，而后随之而来的是吸收排出，坏死肌瘤的吸收排出是通过肌瘤周围的正常子宫肌层来完成的。

子宫腺肌病

1999年，陈春林、刘萍等首先开展了血管性介入治疗在子宫腺肌病中的系列研究，术式包括精细子宫动脉栓塞术、子宫动脉栓塞术和髂内动脉栓塞术，栓塞剂使用PVA、KMG、GF颗粒，部分患者加用博来霉素15 mg，术后均进行详细的观察，取得满意效果。在基础研究方面同样取得进展。

1.病理学变化　对病理变化的研究一般可通过诊刮、局部取活检和子宫切除标本这3方面获得，由于实施介入治疗的都是要求保留子宫的患者，手术前的诊刮和穿刺取活检较容易获得患者的配合。术后的重复检查主要是为了检验疗效和科研目的；而子宫标本的获得更不容易，即使治疗效果不好的患者最终选择切除子宫的也很少。

由于子宫腺肌病的病理特征要求病理诊断必须在肌层内见到呈岛状分布的子宫内膜腺体和间质（图18-159，160），所以所取的标本必须足够大才能符合病理诊断的要求。目前在不切除子宫的情况下获取病理标本方法是诊刮取子宫内膜，由于病灶在子宫肌层，诊刮往往不能反映出病情。腹腔镜下取子宫组织标本，由于患病子宫质地较硬和器械的局限，不易获得子宫深在的病灶组织标本。经腹部盲穿或在B超引导下活检针穿刺子宫肌层取活检是一个相对简单的方法，穿刺针直径越大，取得的组织越多，病理检查越有利，但对子宫的损伤大，危险性就越大；穿刺针直径越小，损伤越小，越安全，但取得的标本过小则病理检查很困难。目前我们一般使用18 G的一次性半自动穿刺针，取得的组织大小为0.1 cm×2 cm。在腹腔镜下使用该种半自动穿刺针穿刺子宫后壁，所获标本准确性较好，病理学上的阳性率较高，但该方法创伤性大、费用较高，临床应用有一定的难度，仅适合于合并盆腔子宫内膜异位症或卵巢囊肿介入术后行腹腔镜检查和治疗的患者。

在南方医院进行介入治疗的近140例子宫腺肌病患者中，术后能配合进行病理检查的仅有25例。在术后7天内经腹或经阴道在B超引导下穿刺取活检，标本镜下有异位内膜的仅1例，且没有坏死（图18-161），追踪该患者疗效满意；术后2~5天因合并卵巢肿物行腹腔镜手术者同时在术中用穿刺针穿刺子宫后壁取活检的9例，病理标本镜下找到异位内膜的有3例，其中不完全坏死的1例（图18-162）。在标本中，我们发现在同一部位和不同部位有陈旧坏死的异位内膜病灶（图18-163）及不完全坏死的异位内膜病灶（图18-164~167）。

2. 影像学变化

（1）子宫腺肌病DSA影像学特点：盆腔血管造影发现子宫动脉的开口、走向、形态与子宫肌瘤的无明显区别。影像学特点：①双侧子宫动脉扭曲增粗，一般来讲，病史越长病情越严重的患者，子宫动脉就越粗（图18-168）；②子宫体造影剂浓染，但染色不均，有散在分布的不明显的充盈缺损区或相对稍微浓染的区域，边界不清，与子宫腺肌病的两种分型相对应（图18-169，170）；局灶型的和合并子宫肌瘤的染色不均相对明显（图18-171）；③子宫体形态规则，均匀性增大，呈倒置的梨形（图18-172）；④整个子宫血供丰富，病灶的血管细小，缺少粗大的病灶血管。

（2）子宫腺肌病的血供特点：病灶血管网与子宫肌瘤有明显的不同，外层血管网较为细小，无粗大的血管网架（图18-173）；内层血管网致密（图18-174）。

（3）子宫腺肌病的血供分型：根据在DSA影像学上双侧子宫动脉向子宫腺肌病病灶供血的程度，我们将子宫腺肌病的血供分为3种类型。

Ⅰ型：双侧子宫动脉供血为主型。双侧子宫动脉的供血均超过子宫体的2/3，占40%（图18-175）。Ⅱ型：双侧子宫动脉供血均衡型。双侧子宫动脉供血达到或超过子宫体的1/2但未达2/3，占40%（图18-176）。Ⅲ型：一侧子宫动脉供血为主型。一侧子宫动脉供血达到或超过子宫体的1/2，另一侧未达1/2，占20%（图18-177）。可以

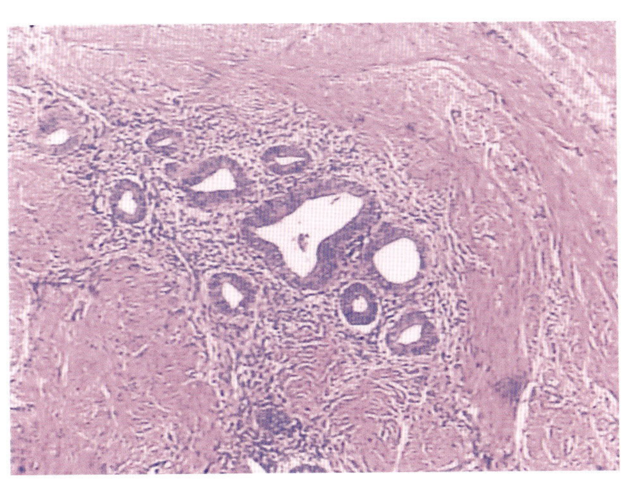

图18-159　子宫腺肌病低倍镜下观

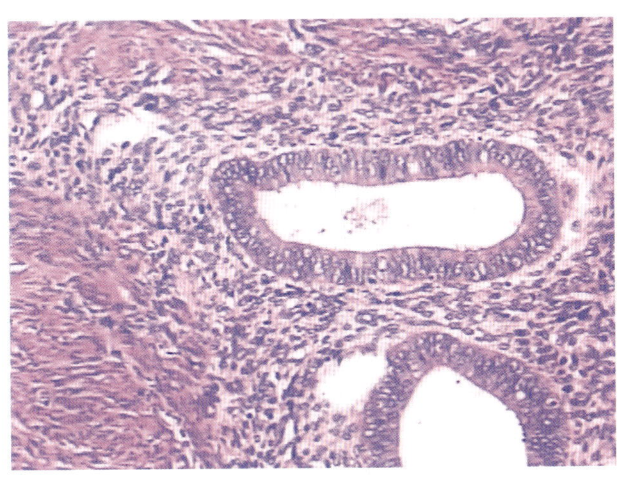

图18-160　子宫腺肌病高倍镜下观

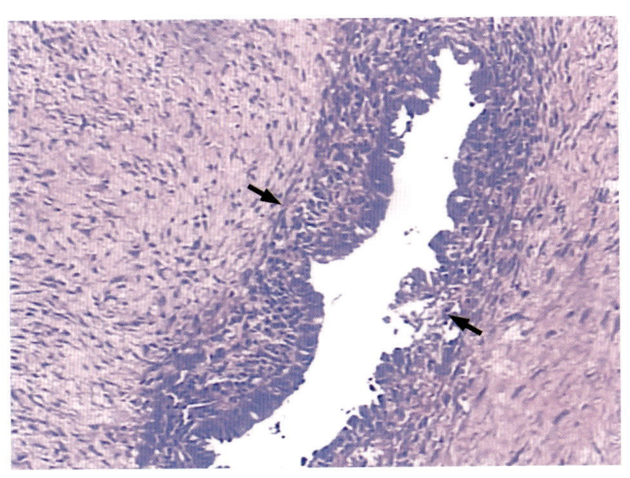

图18-161　子宫腺肌病介入诊疗后7 d异位内膜未见坏死

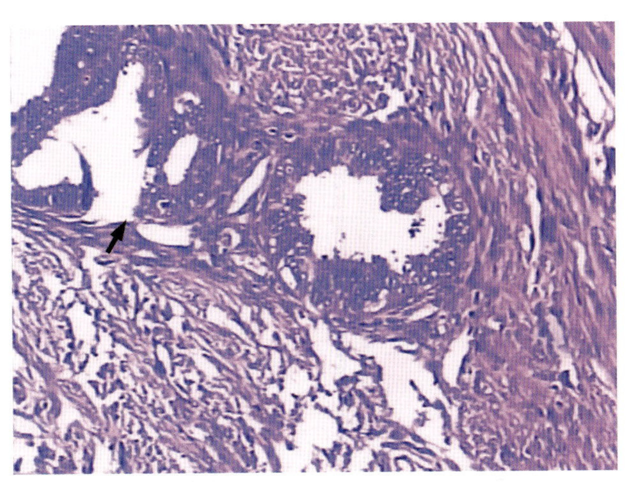

图18-162　子宫腺肌病介入诊疗后5 d，异位腺体部分坏死

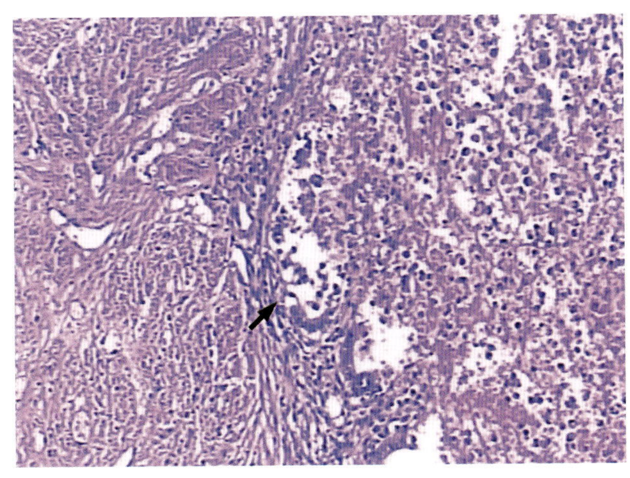

图18-163　子宫腺肌病介入诊疗后32个月，异位内膜全部坏死

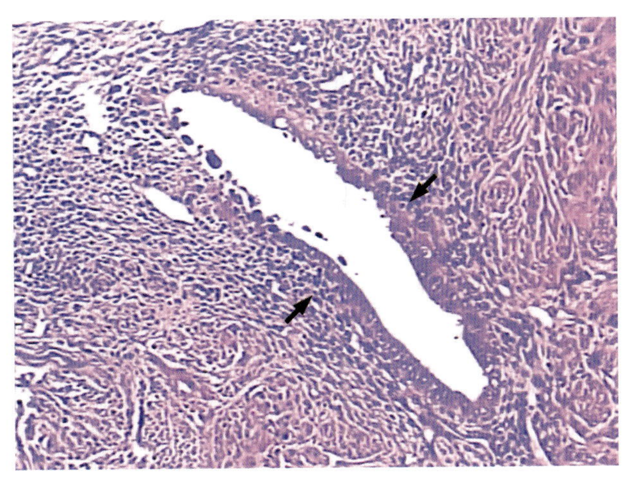

图18-164　子宫腺肌病介入诊疗后32个月，异位内膜部分坏死

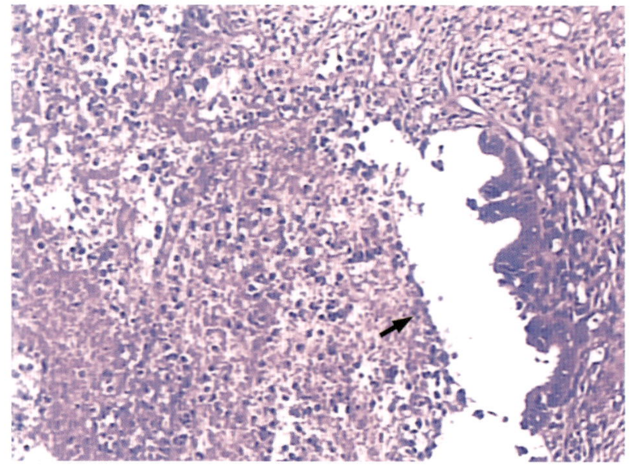

图18-165　子宫腺肌病介入诊疗后32个月，异位腺体部分坏死

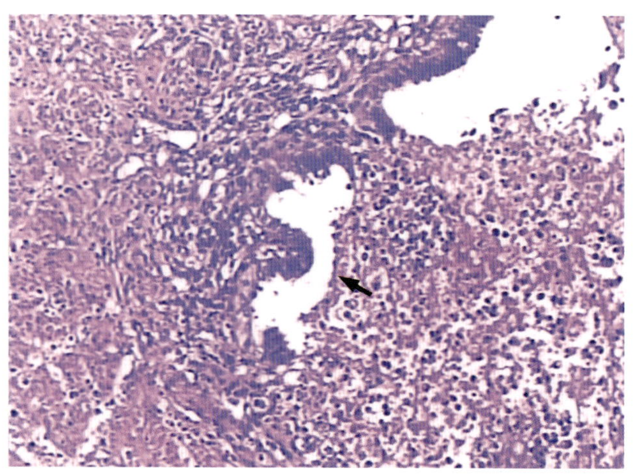

图18-166　子宫腺肌病介入诊疗后32个月，异位腺体部分坏死

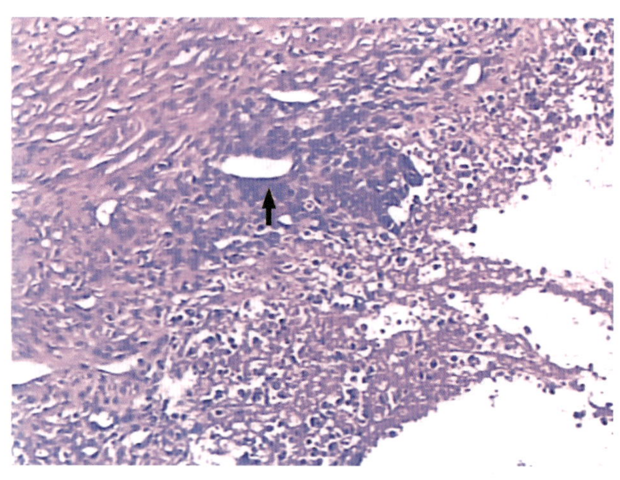

图18-167　子宫腺肌病介入诊疗后32个月，异位腺体部分坏死

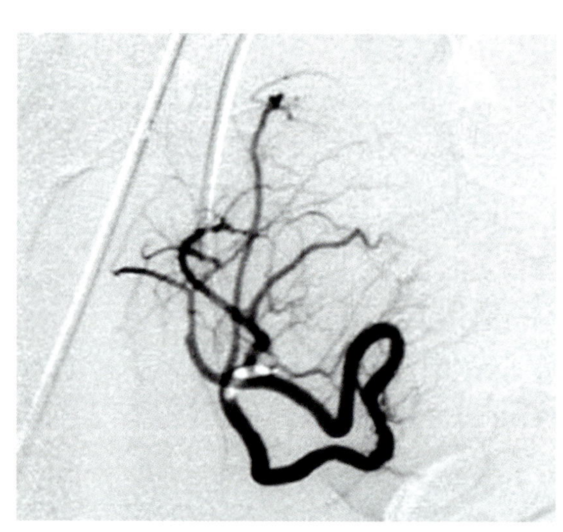

图18-168　子宫腺肌病子宫动脉DSA造影，子宫动脉明显增粗

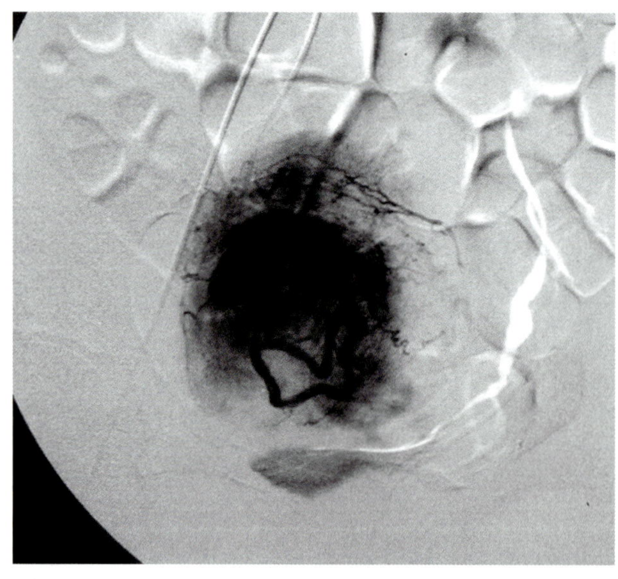

图18-169　子宫腺肌病（局限型）DSA影像

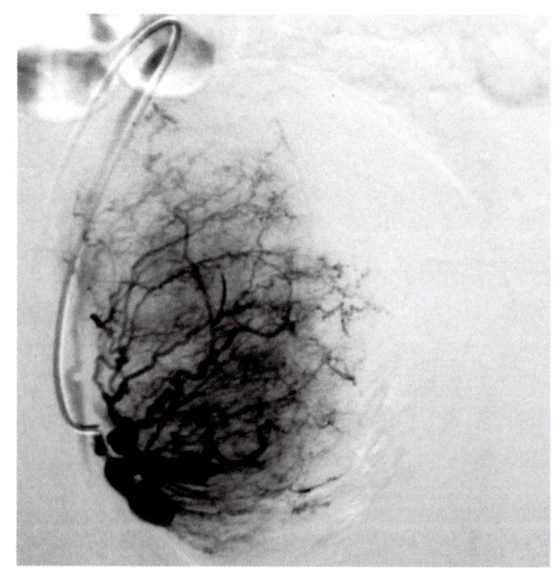

图18-170　子宫腺肌病（弥漫型）DSA影像

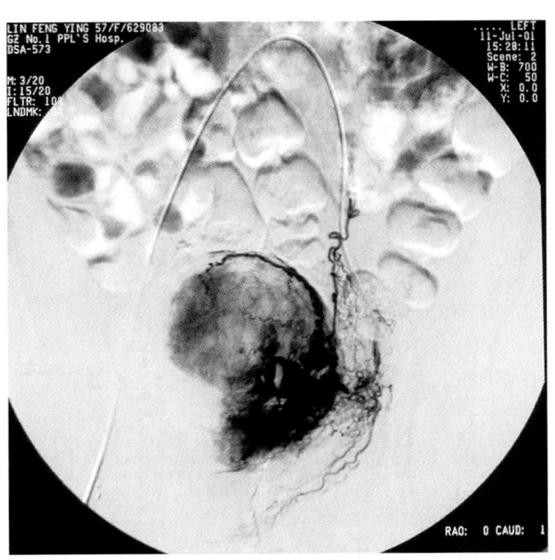

图18-171 子宫腺肌病合并子宫肌瘤DSA影像

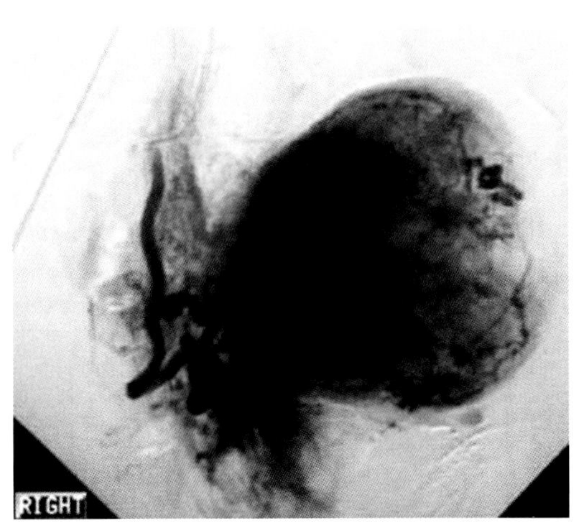

图18-172 子宫腺肌病DSA造影呈倒置的梨形

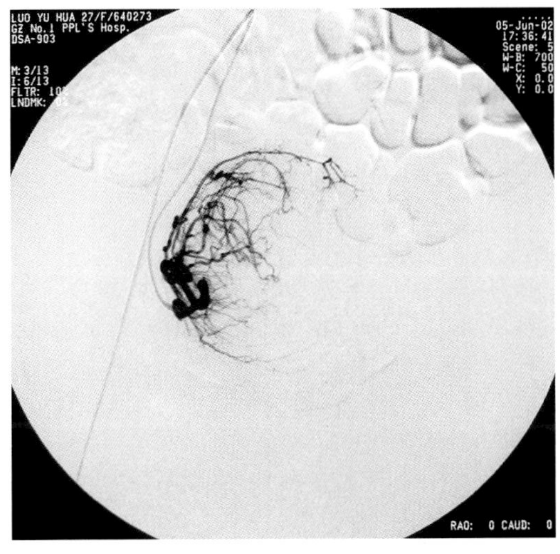

图18-173 子宫腺肌病外层血管网，血管较为细小

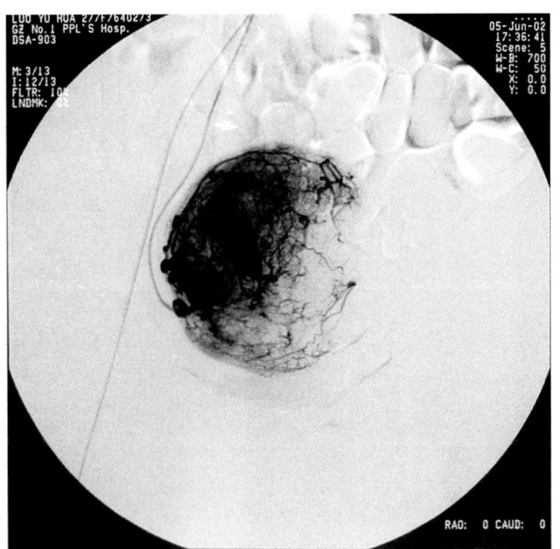

图18-174 子宫腺肌病内层血管网

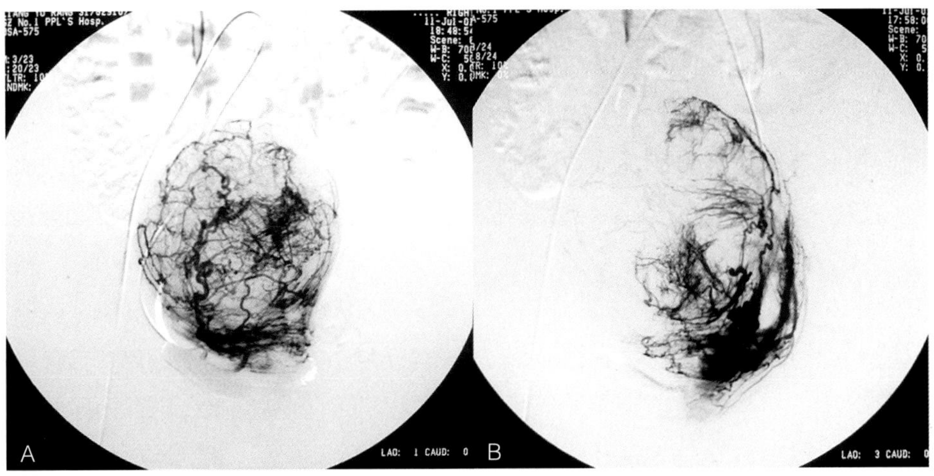

图18-175 双侧子宫动脉供血为主型

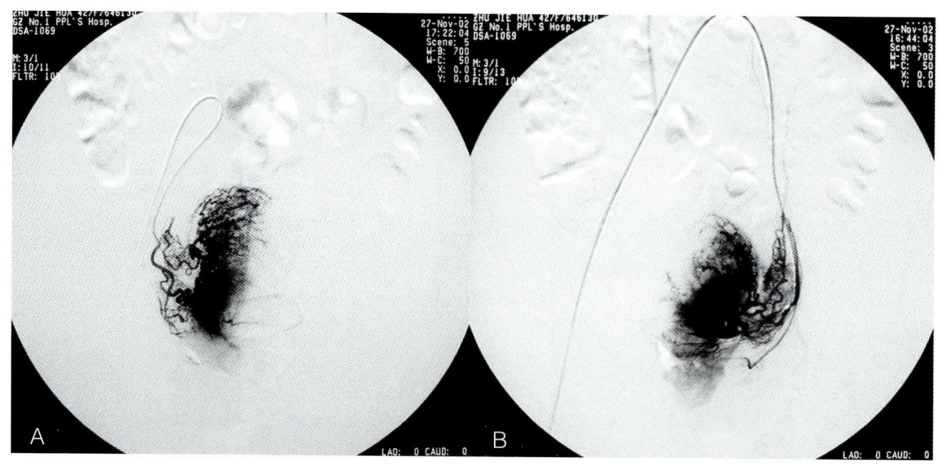

图18-176　双侧子宫动脉供血均衡型

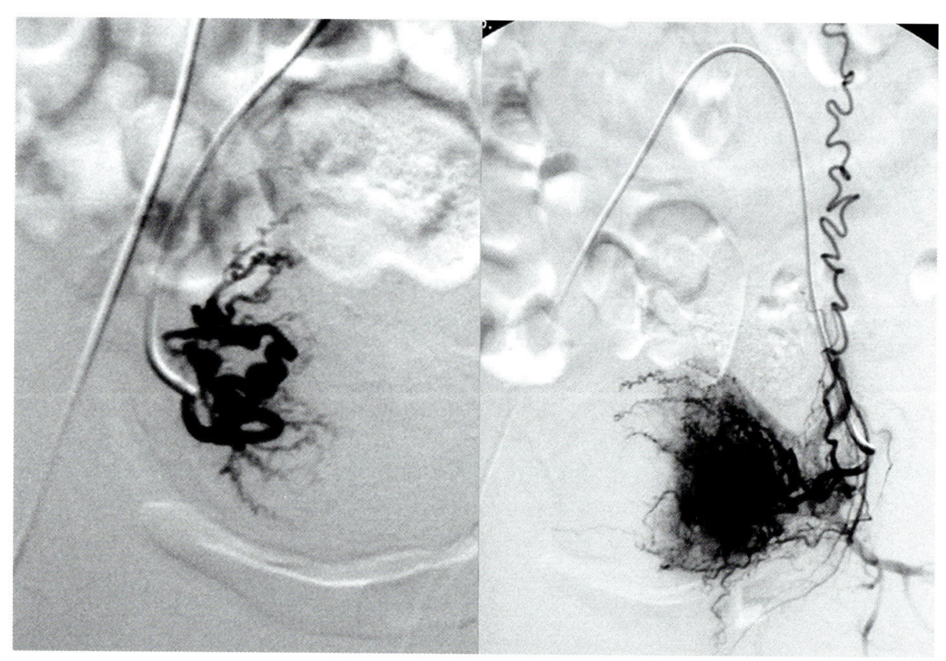

图18-177　一侧子宫动脉供血为主型

根据血供类型，正确选择栓塞剂的种类和剂量，合理分配栓塞剂的用量，使患者得到完全个体化的治疗。

输卵管妊娠

1997年，笪坚等首次将血管性介入技术运用于输卵管妊娠的治疗，目的是在药物杀胚胎的同时，能迅速阻止腹腔内出血或防止保守治疗过程中发生内出血，进一步提高了输卵管妊娠保守治疗的成功率，为其保守治疗又开辟了一条新途径。在基础研究领域取得新的进展。

1. 输卵管妊娠时的子宫动脉造影的X线表现

（1）正常子宫血管造影表现：正常情况下，子宫动脉造影显示，从髂内动脉脏支分出的子宫动脉在宫颈平面附近沿子宫侧壁曲折上行，顺子宫两侧缘分出多支平行的螺旋状、弓状动脉，供血子宫。在子宫体底部发出输卵管支供血输卵管，正常情况下子宫输卵管支一般不显影（图18−178）。

（2）输卵管妊娠DSA影像学表现：输卵管妊娠时，由于受精卵在输卵管管腔内着床，滋养层增生，绒毛内血管形成，建立了胎儿胎盘的血液循环。当进行子宫动脉造影时，可见绝大部分情况下子宫动脉的输卵管支是输卵管妊娠时的主供血管。造影剂通过子宫动脉输卵管支，进入绒毛血管，根据孕囊血供情况及绒毛内血管丰富程度的不同，出现不同形态的异常血管染色，从而显示出输卵管妊娠在动脉造影下特有的血管征象。DSA显示子宫动脉输卵管支明显增粗迂曲，动脉期可见不规则绒毛血管染色，血管丰富，呈网状，边缘不整齐，在实质期呈片状或类圆形异常绒毛血管染色征象（图18−179~182）。

（3）输卵管妊娠DSA影像学分型：根据DSA下不同形态的血管影像学表现，将其分为下列 2种类型。

Ⅰ型：子宫动脉输卵管支增粗迂曲，宫旁输卵管区域见小片状绒毛血管染色，形态不规则，边缘不整齐，染色大致均匀（图18−183~187）。

Ⅱ型：子宫动脉输卵管支明显增粗迂曲，可见由输卵管支发出的小动脉分支供血孕囊，输卵管区域可见明显呈类圆形异常绒毛血管染色，其间染色不均匀，典型病例在类圆形外周可见小血管包绕（图18−188~196）。约98%以上属于此型。

（4）输卵管妊娠内出血DSA表现：血管破裂，有活动性内出血的病例，子宫动脉造影时可见造影剂外溢（图18−197）。

2. 病理变化　介入治疗第16天，病灶组织的病理检查结果：出血坏死组织中，有大量梗死胎盘绒毛组织（图18−198，199）。

（1）术后输卵管通畅试验：术后月经恢复正常，干净第2~3天，行子宫输卵管碘油造影（HSG），可见双侧输卵管显影，24小时后见造影剂弥散盆腔，局部病灶的坏死组织吸收。

（2）血β−hCG 回归曲线：输卵管妊娠时，由于输卵管黏膜、肌层较薄，局部血供不足，绒毛发育不良，β−hCG合成减少，以致体内β−hCG水平较宫内妊娠较低，日增长速度也较慢，其倍增时间4~6天。由于输卵管管腔狭窄，管壁薄且缺乏黏膜下组织，妊娠时不能形成完好的蜕膜组织，故输卵管妊娠发展到一定时期将发生输卵管流产、输卵管破裂，胚胎多数死亡，滋养细胞活力消失，β−hCG水平下降。但也有部分绒毛仍附着于原位或排至腹腔后重新种植而获得营养，形成继发性腹腔妊娠。因此，输卵管妊娠患者入院时的血清β−hCG值高低不一，在100~3 000 IU/L波动。

宫颈妊娠

宫颈妊娠是指孕卵在子宫颈管内着床和发育，发病率为1∶2 400~18 000，占异位妊娠的0.15%。宫颈妊娠的形态学特征为滋养层浸润性、破坏性生长至宫颈壁内，形成胎盘植入。因宫颈壁仅含15%的肌肉组织，余为无收缩功能的纤维结缔组织，当宫颈妊娠发生自然性流产，或因误诊为宫内早孕而行人工流产时，因子宫颈收缩力甚弱，不能迅速排出妊娠产物，开放的血管不闭锁，故出现难以控制的大出血而无腹痛，若抢救不及时，可危及患者生命。宫颈妊娠的治疗以往绝大多数病例采取全子宫切除术，自1989年Palti等首次报道应用MTX成功治疗宫颈妊娠以来，对宫颈妊娠的治疗已由全子宫切除逐渐过渡到保守治疗，血管性介入治疗是近年来应用于宫颈妊娠的一种新的治疗方法。

1. DSA影像学表现　不同情况的宫颈妊娠其DSA影像学表现是不同的。

（1）未流产型宫颈妊娠的DSA表现：DSA造影检查时可见双侧子宫动脉明显增粗弯曲，在正常情况下显示不清或不明显的子宫动脉下行支可清楚地显示，而且明显地增粗；在毛细血管期可见妊娠囊（图18−200~202）。

（2）已流产或不全流产型宫颈妊娠的DSA

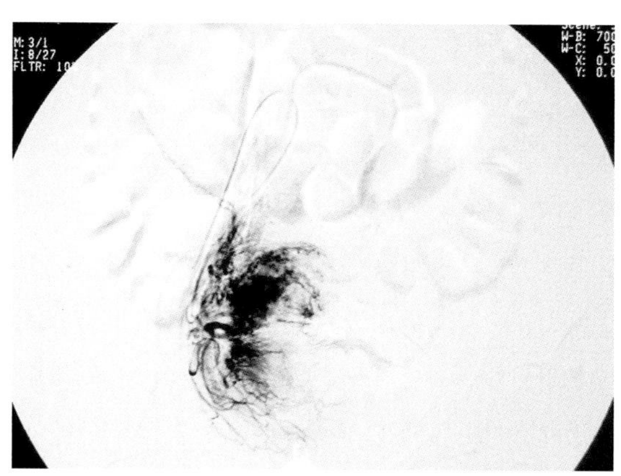

图18-178　正常子宫动脉DSA造影

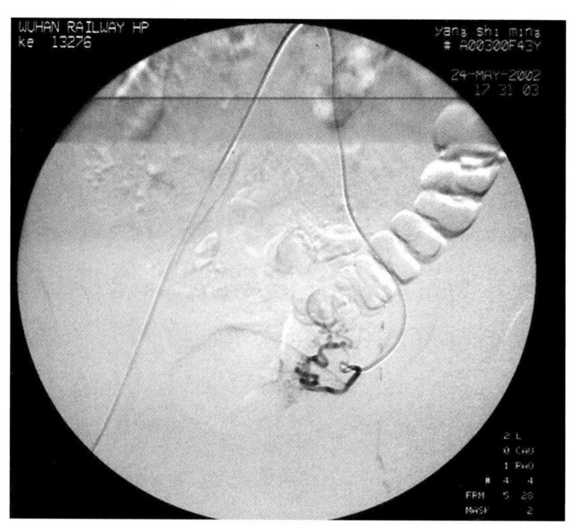

图18-179　左输卵管妊娠子宫动脉上行支显影

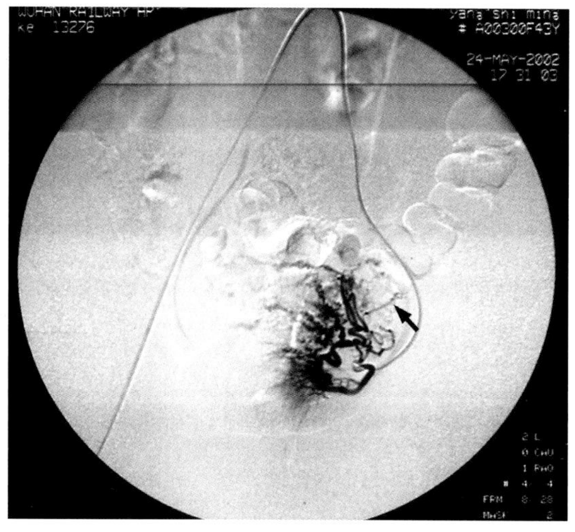

图18-180　左输卵管妊娠子宫动脉造影动脉输卵管支显影

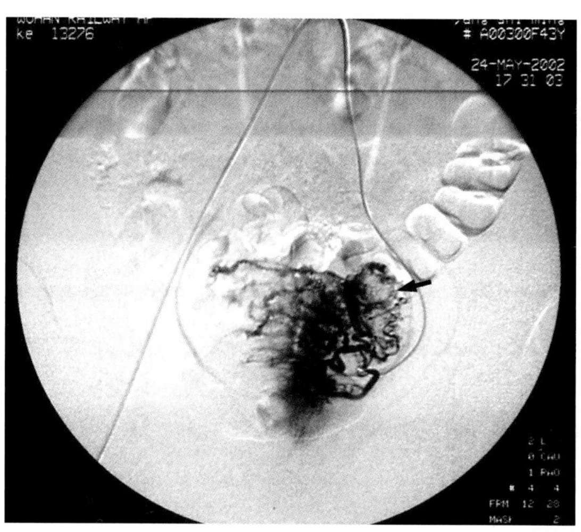

图18-181　左输卵管妊娠子宫动脉造影动脉末期，小血管环绕妊娠囊

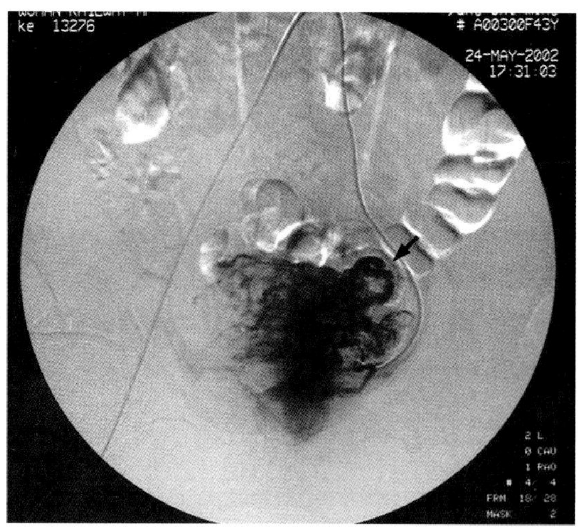

图18-182　左输卵管妊娠子宫动脉造影实质期，妊娠囊显影

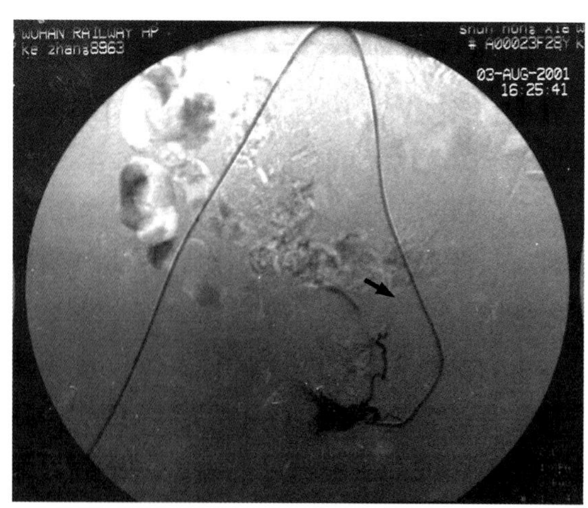

图18-183　子宫动脉输卵管支

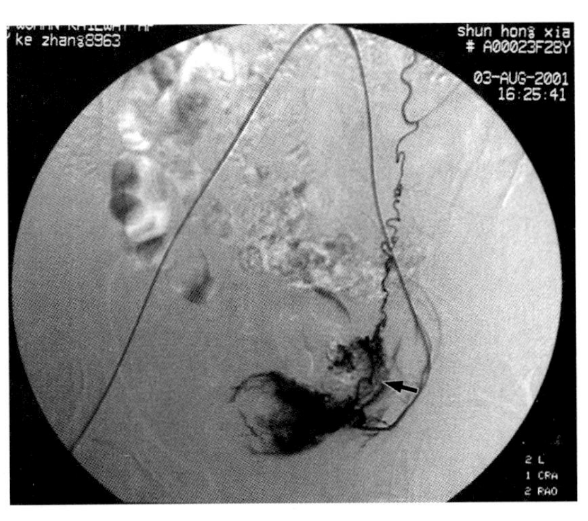

图18-184　子宫动脉输卵管支增粗迂曲、宫旁小片绒毛血管染色边缘不整齐

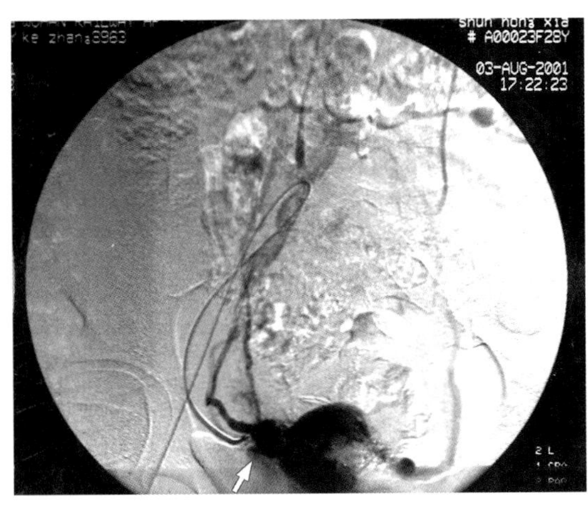

图18-185　对侧子宫动脉造影附件区未见异常

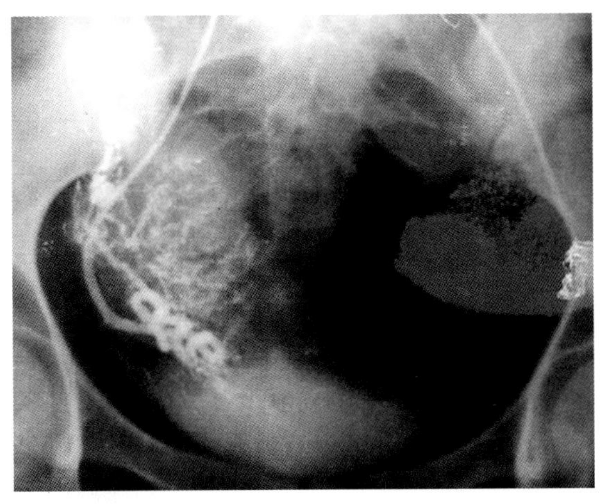

图18-186　输卵管妊娠Ⅰ期（动脉期）

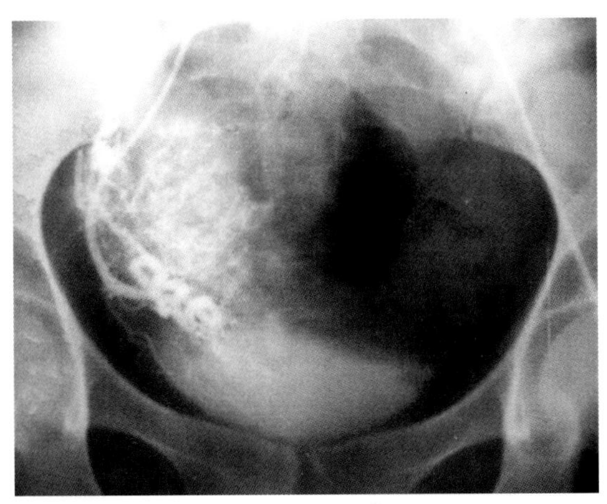

图18-187　输卵管妊娠Ⅰ期（实质期）

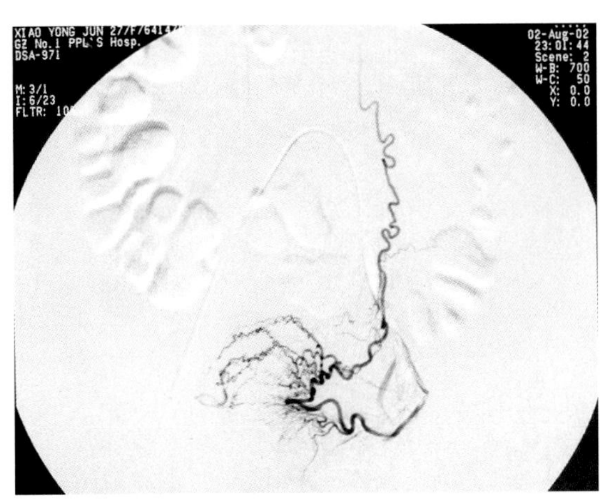

图18-188　左输卵管妊娠子宫动脉DSA造影

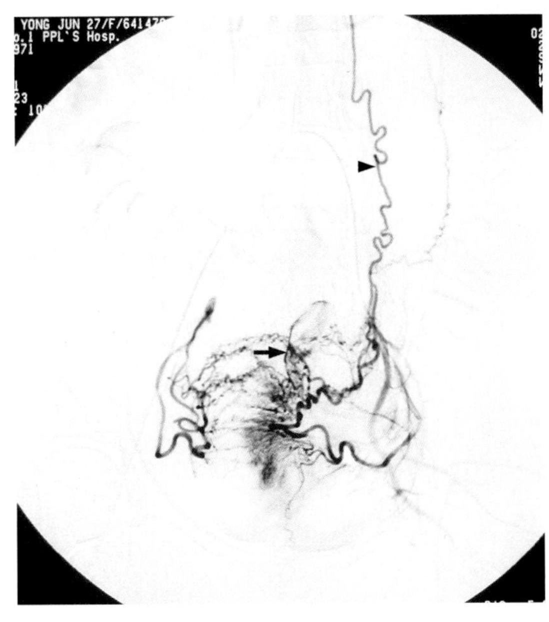

图18-189　左输卵管妊娠子宫动脉DSA造影：输卵管支及卵巢支（三角所示）显影

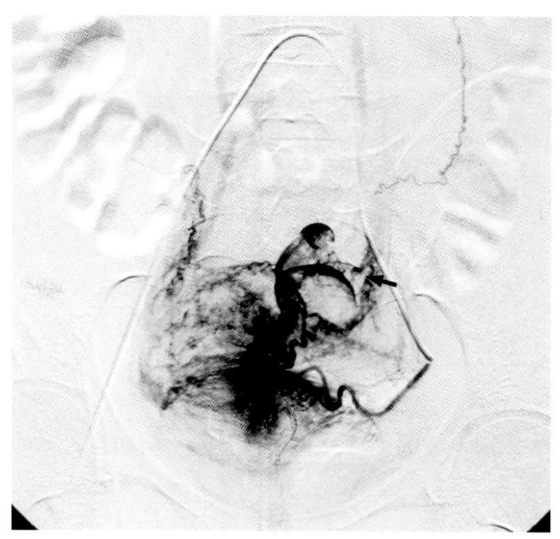

图18-190　左输卵管妊娠子宫动脉DSA造影：妊娠囊被血管环绕

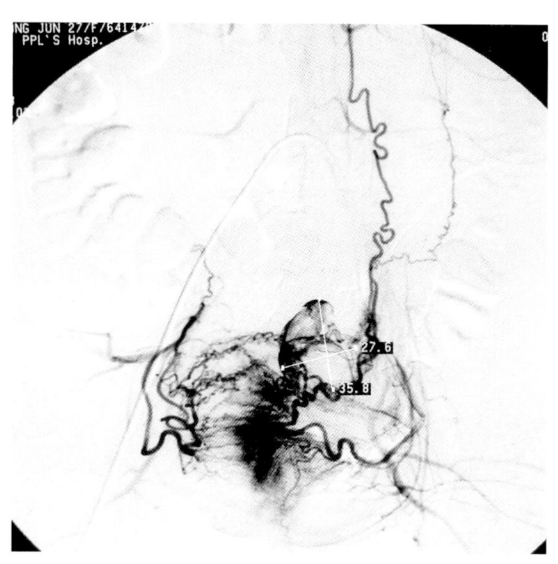

图18-191　左输卵管妊娠子宫动脉DSA造影：妊娠囊大小

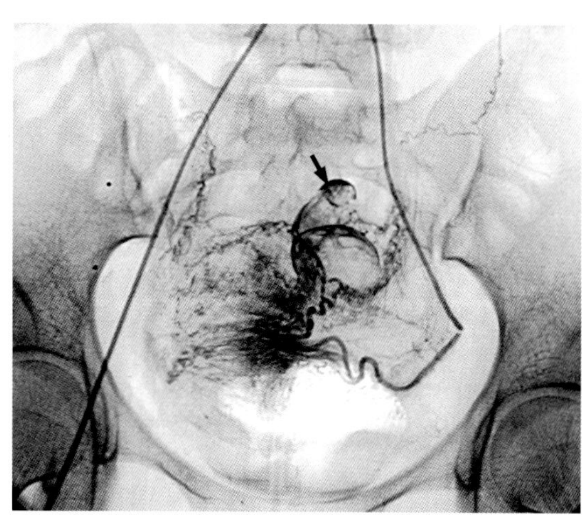

图18-192　左输卵管妊娠子宫动脉造影：骨相

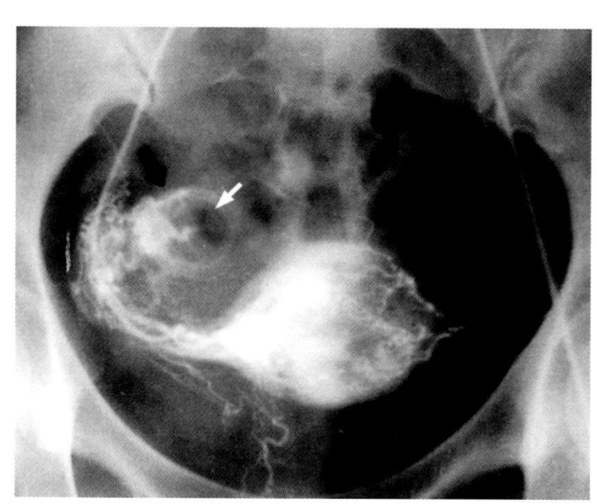

图18-193　输卵管妊娠Ⅱ型（动脉期）

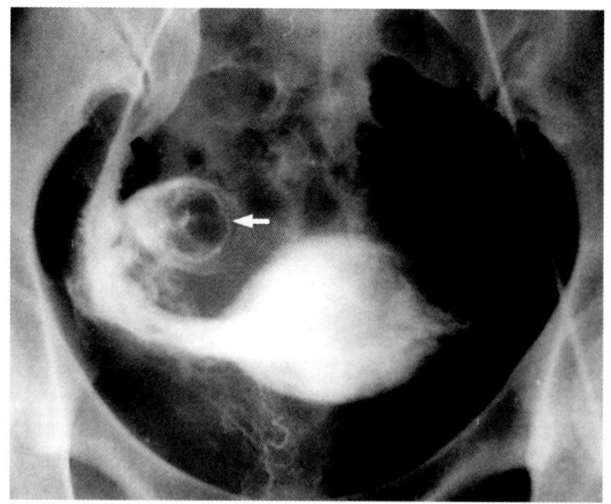

图18-194　输卵管妊娠Ⅱ型（实质期）

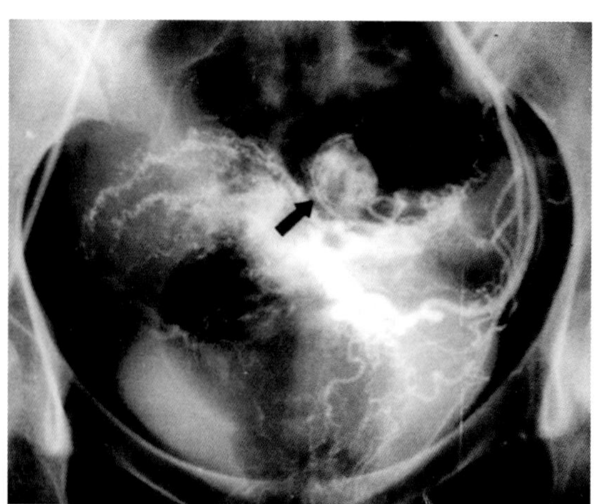

图18-195　输卵管妊娠Ⅱ型（动脉期）

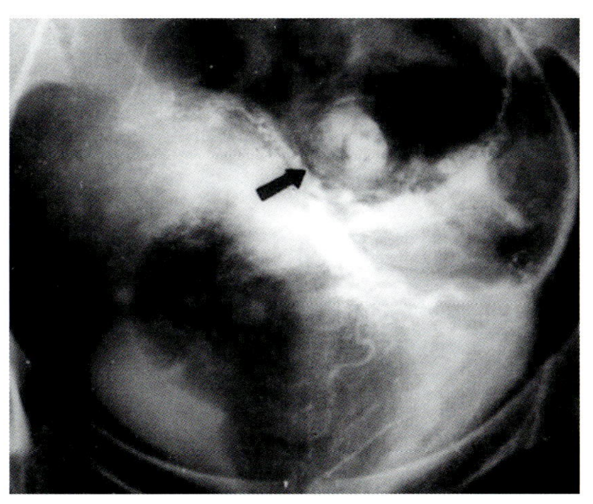
图18-196　输卵管妊娠Ⅱ型（实质期）

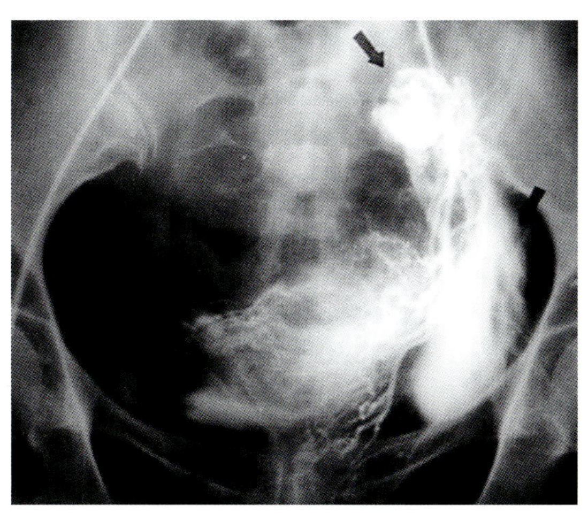
图18-197　左输卵管妊娠出血

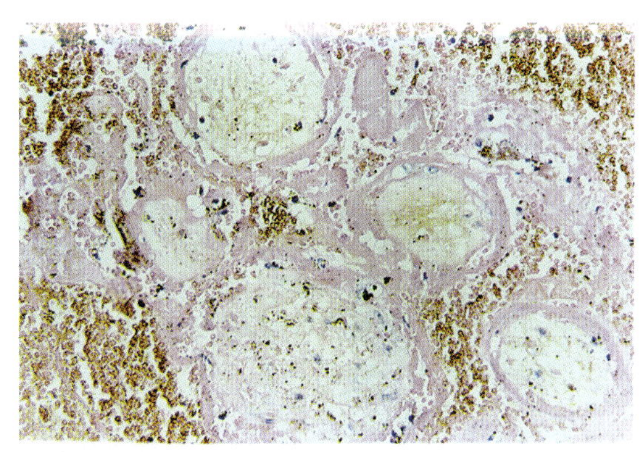
图18-198　输卵管妊娠介入后病理：绒毛坏死

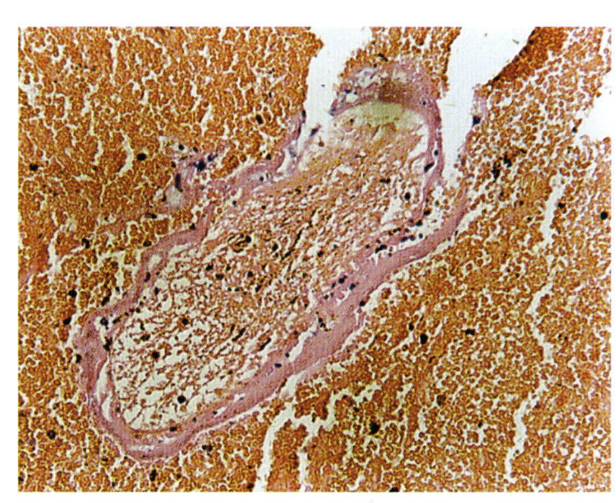
图18-199　输卵管妊娠介入后病理：绒毛坏死，周边大量出血灶

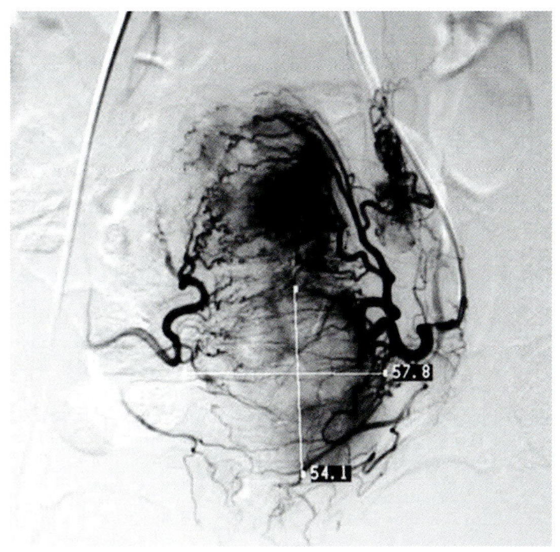

图18-200　子宫颈妊娠左子宫动脉DSA造影图像（宫颈）

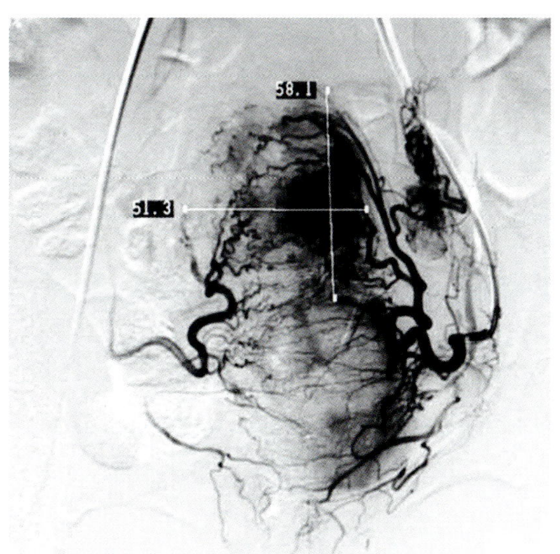

图18-201　子宫颈妊娠左子宫动脉DSA造影图像（宫体）

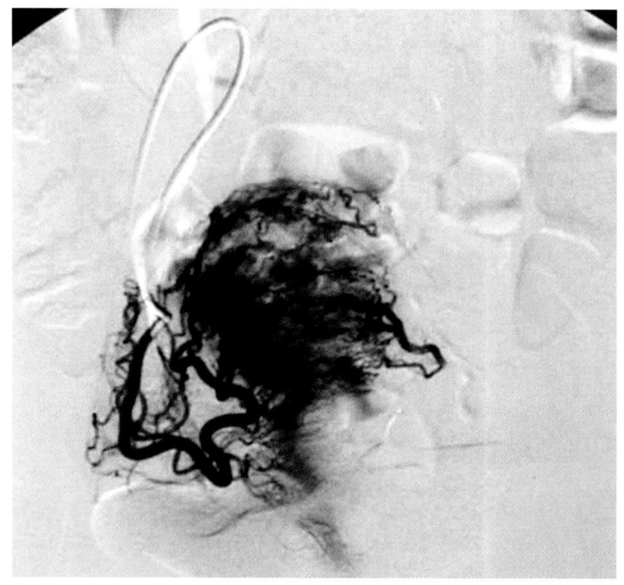

图18-202 子宫颈妊娠右子宫动脉DSA造影图像

表现：其表现与未流产型宫颈妊娠的DSA相似，主要区别在于阴道不等量的出血，因此在DSA影像学的表现为出血灶的存在（图18-203~207）。

2. 抗癌药物治疗后宫颈妊娠的DSA表现 在应用保守的药物治疗后，胚胎坏死，宫颈呈不同程度的缩小，血管封闭，血流减少。在个别的病例，坏死的胚胎组织血供仍然丰富，与未流产型宫颈妊娠的DSA的相似，但无妊娠囊存在（图18-208~211）。

产后出血

胎儿娩出后24小时内出血量超过500 mL者称为产后出血。产后出血是分娩期严重并发症，居我国目前孕产妇死亡的首位，其发生率占分娩总数的2%~3%。产后出血的预后随失血量、失血速度及产妇体质不同而异，若短时内大量出血可迅速发生失血性休克，严重者危及产妇生命。在妇产科，较早地将血管性介入技术应用于产后出血的治疗，并取得公认的效果，是难治性产后出血的首选方法。

不同类型的产后出血病例DSA影像不尽相同，但总的来讲表现为出血征象。

（1）宫缩乏力性产后出血：DSA造影可见宫腔内弥漫性或局灶性造影剂外溢，双侧子宫动脉上行支增粗、扭曲，未见明显血管破裂征（图18-212，213）。

（2）胎盘植入性产后出血：DSA影像表现为双侧子宫动脉明显增粗、外移，子宫内相当于胎盘植入处见局灶性造影剂浓染、外溢（图18-214，215）。

（3）剖宫产术后切口裂开引起的产后出血：多见于子宫下段横切口剖宫产，常为切口两侧血管损伤但当时未予处理所致。DSA造影表现为一侧子宫动脉上行支或下行支出血，在子宫下段切口处，可见明显的造影剂外溢，在静脉期仍有造影剂滞留（图18-216，217）。

（4）子宫颈血管损伤引起的产后出血：DSA造影表现为在宫颈部位的血管破裂——造影剂外溢（图18-218~220）。

（5）特殊类型：DSA造影未见明显的子宫动脉增粗，未见血管破裂征（图18-221，222），此种情况见于间断性出血的患者或出血血管由于某种原因暂时性封闭的病例。

总的来说，典型的出血在动脉期就可见造影剂的外溢和聚集，在连续造影时可见外溢更加明显。在造影末期，当血管内造影剂完全被血流冲走后，造影剂溢出更清晰。更为多见的出血是持续少量的血流外溢。造影剂外溢的X线征象取决于出血速度及渗出液在组织间隙的聚集情况。非常活跃的连续不断的出血，造影剂聚集的范围广而易见，少量造影剂外溢常表现为不规则的局灶性聚集，当出血速率达0.5 mL/h时即可见到造影剂溢出血管的征象。如果出血部位周围有凝块，那么随着继续出血可能在邻近的血凝块之间冲出一条管道。在产后出血的患者中，值得特别注意的是，由于妊娠子宫的增大，子宫动脉的走行也发生变化，由原来的自髂内动脉发出后先沿盆壁下行后向内行走，而改变为先沿盆壁下行后向外行走再转而向上，此点在产后出血的DSA造影图像中应特别注意（图18-223，224）。

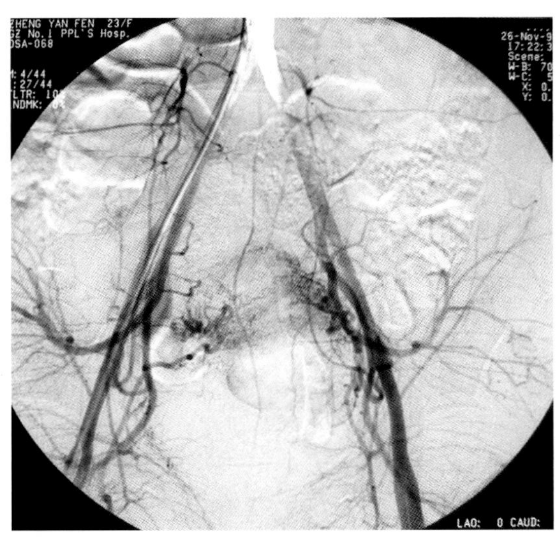

图18-203 宫颈妊娠腹主动脉DSA造影，在宫颈部位有出血灶

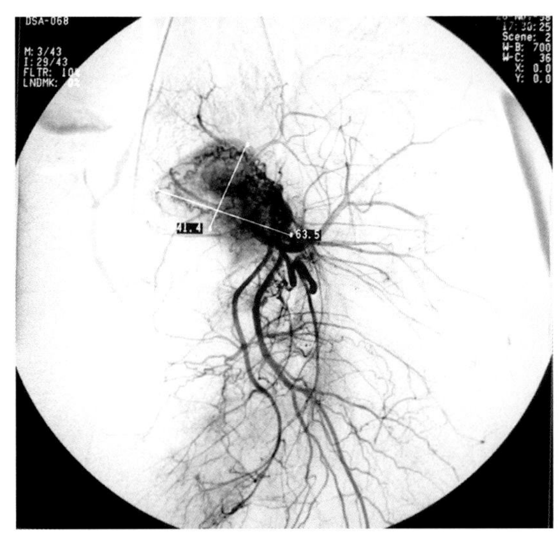

图18-204 左额内动脉造影，宫颈部位出血灶

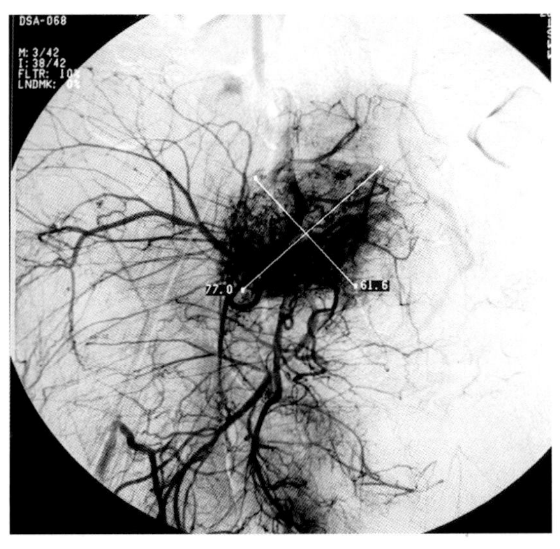

图18-205 右髂内动脉造影，子宫动脉增粗并见出血灶

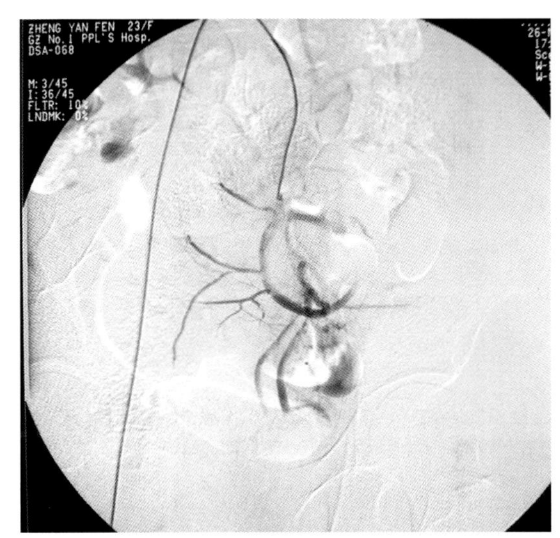

图18-206 左髂内动脉栓塞后DSA造影

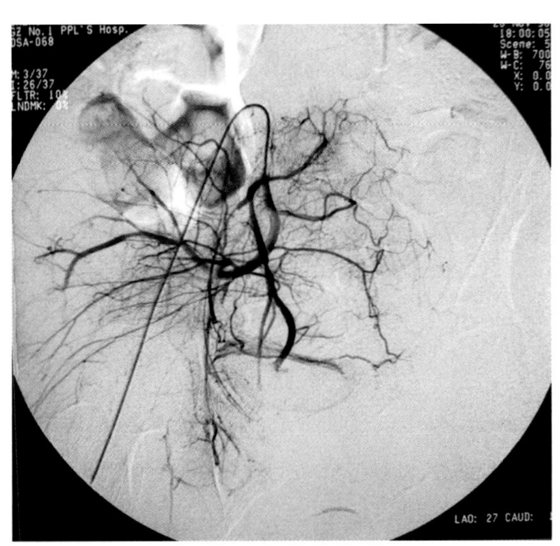

图18-207 左髂内动脉栓塞后DSA造影

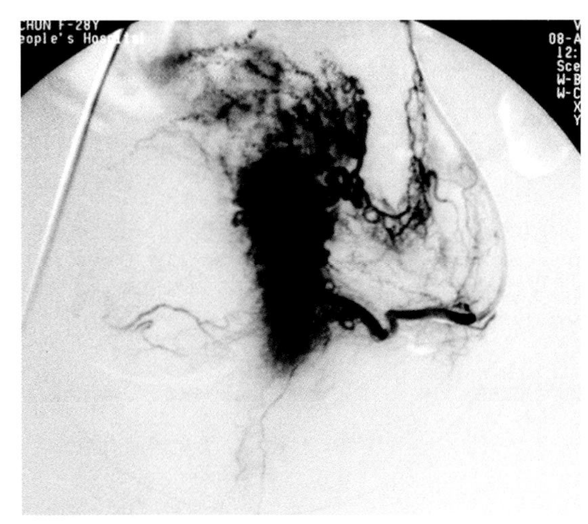

图18-208 左子宫动脉DSA造影，宫颈染色明显

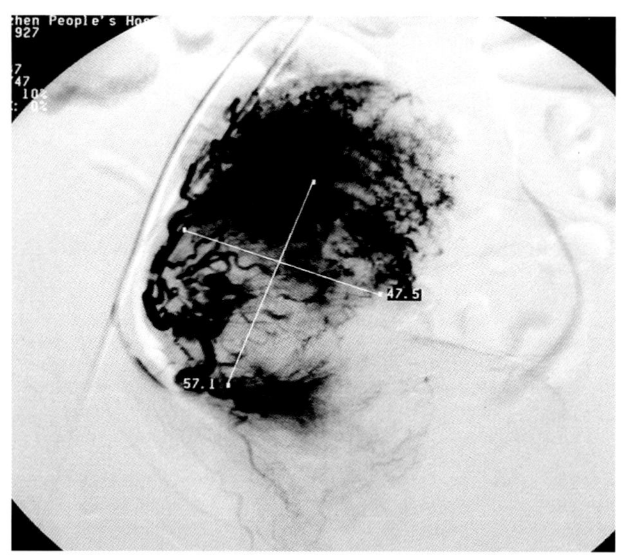

图18-209　右子宫动脉DSA造影，宫颈染色明显

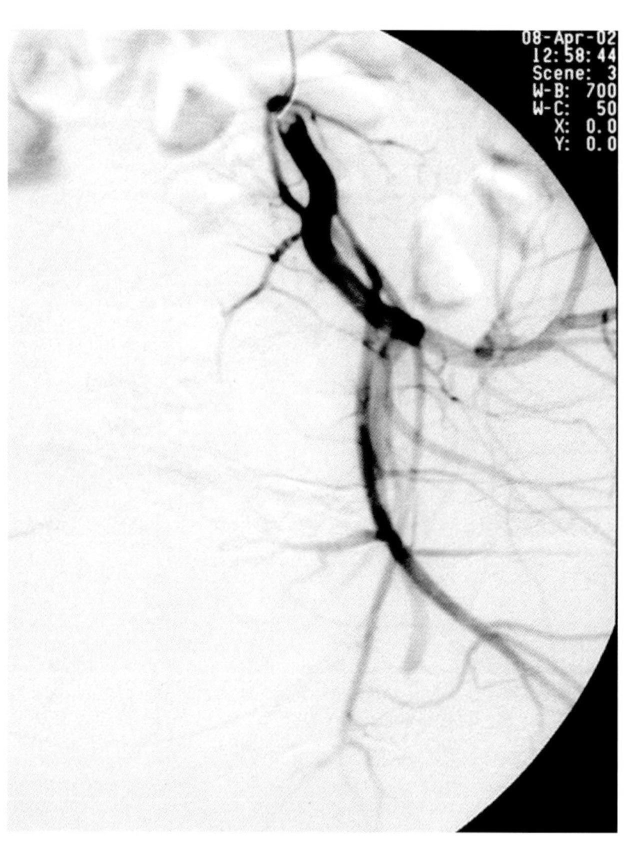

图18-210　左子宫动脉栓塞后，左髂内动脉造影

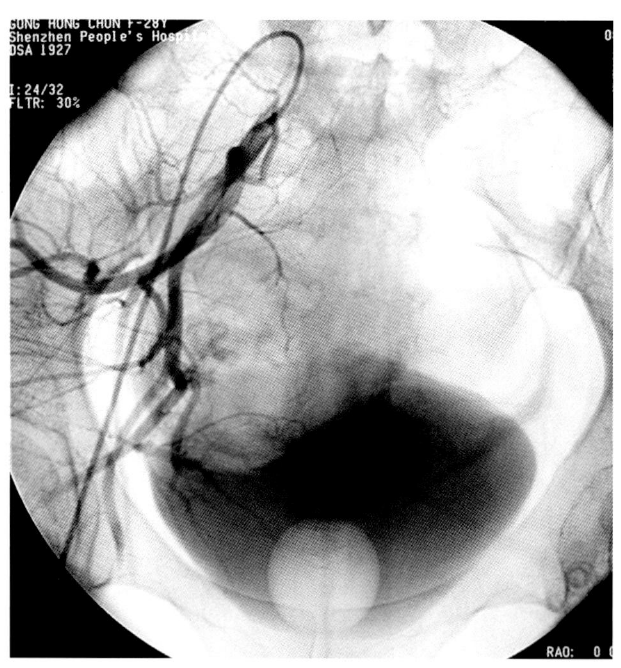

图18-211　右子宫动脉栓塞后，右髂内动脉造影

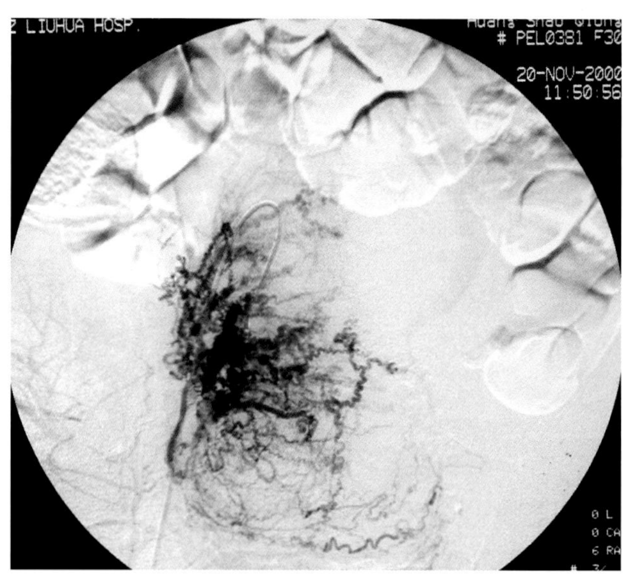

图18-212　宫缩乏力性产后出血，右子宫动脉造影

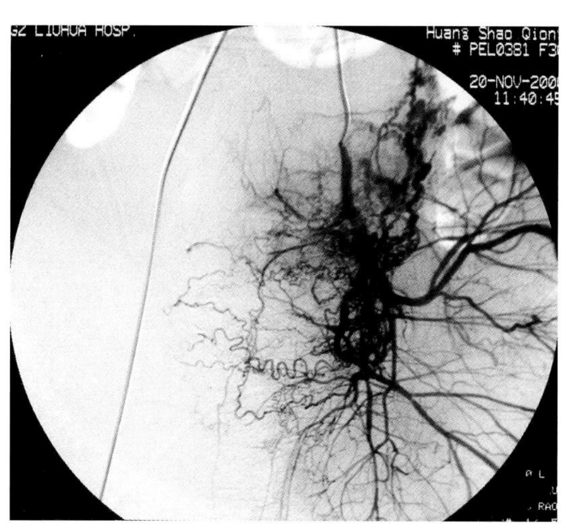

图18-213　宫缩乏力性产后出血，左子宫动脉造影

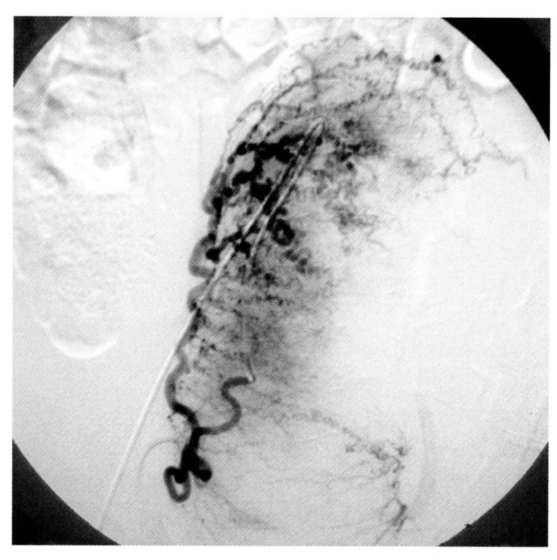

图18-214　右子宫动脉造影未见明显造影剂外溢

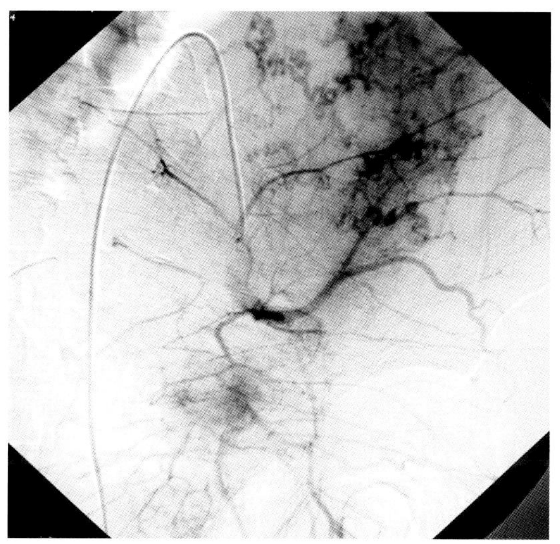

图18-215　左髂内动脉造影见子宫体的中部有明显的造影剂外溢

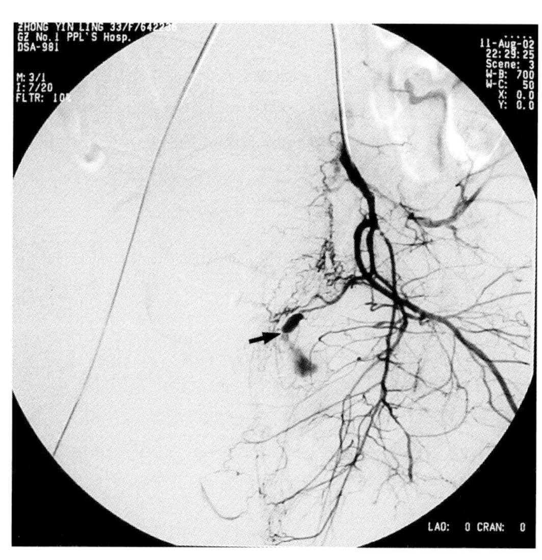

图18-216　子宫下段切口左侧血管破裂出血（动脉期）

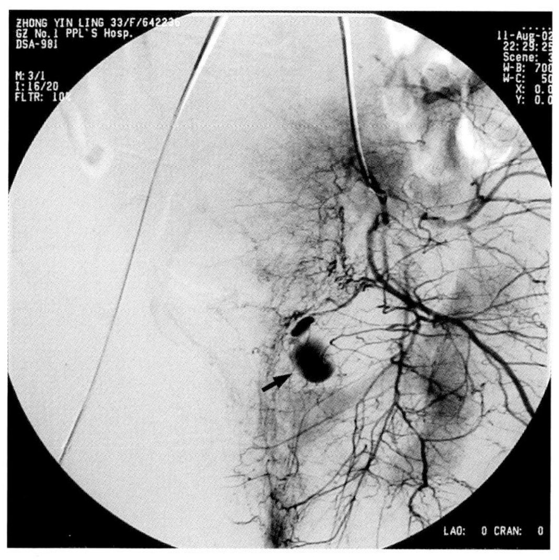

图18-217　子宫下段切口左侧血管破裂出血（静脉期）

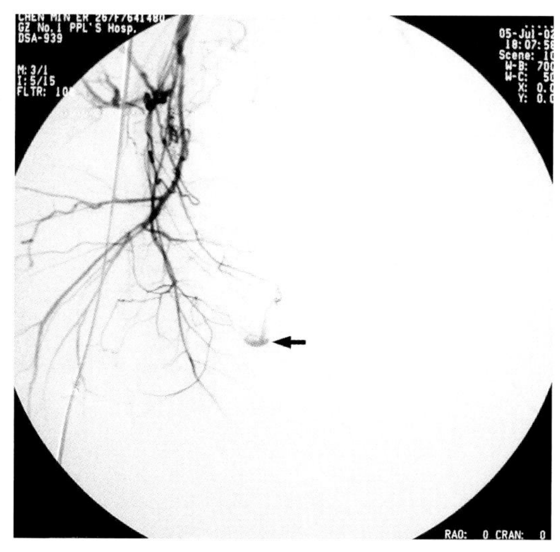

图18-218　子宫颈血管损伤引起的出血（动脉早期）

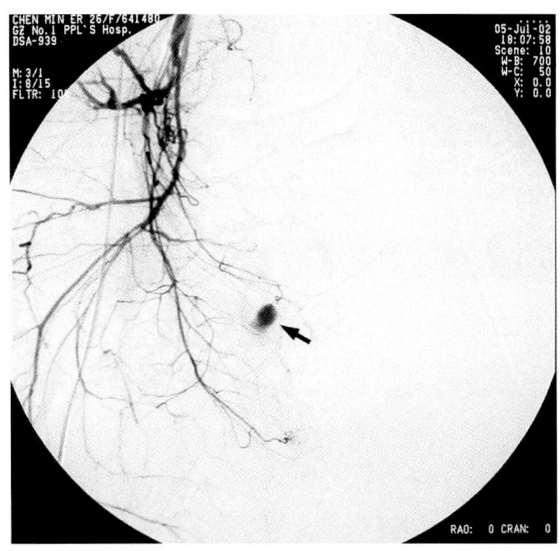

图18-219　子宫颈血管损伤引起的出血（动脉期）

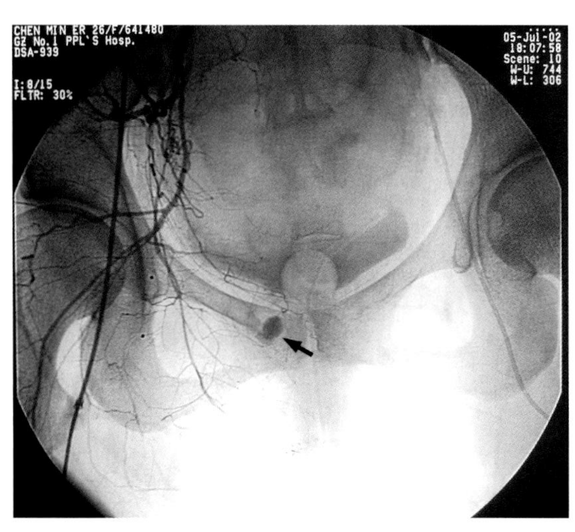

图18-220　子宫颈血管损伤引起的出血（动脉期骨相，箭头所示）

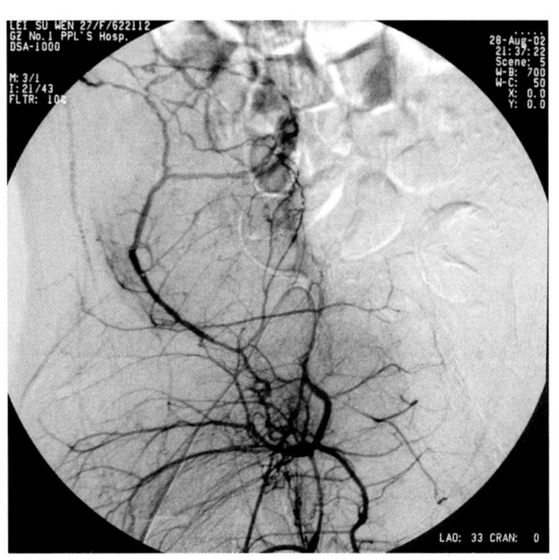

图18-221　右髂内动脉造影未见明显出血灶

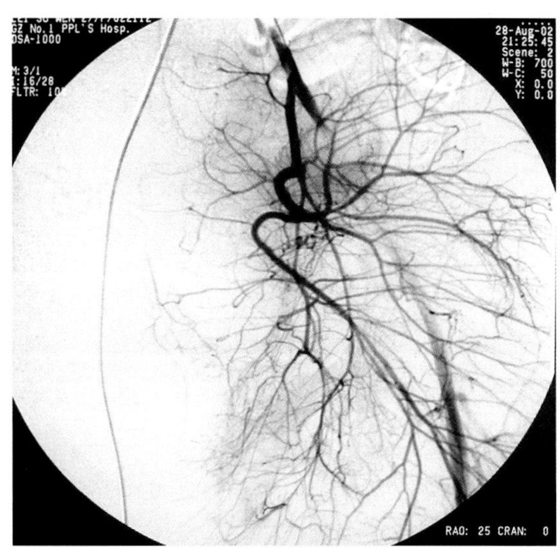

图18-222　左髂内动脉造影未见明显出血灶

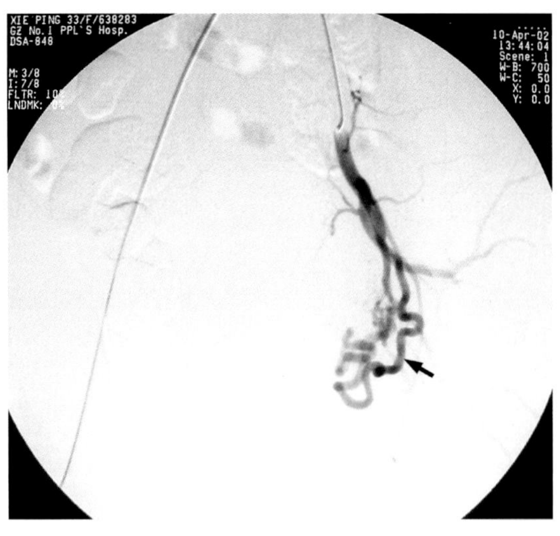

图18-223　正常子宫动脉的走行方向

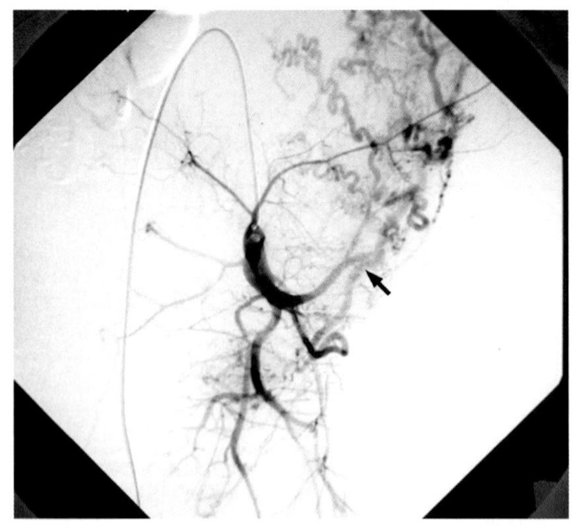

图18-224　产后的子宫动脉走行方向

血管性介入治疗在妇产科中应用存在的问题

1. 并发症和安全性研究　妇产科疾病介入治疗的并发症或危险性未获得充分的重视，文献中较多的是临床疗效的观察，而对并发症的观察尤其是严重并发症的观察更少。虽然妇产科介入治疗的并发症较为轻微，严重并发症的发生率不足2%，但在临床工作中已见严重并发症的发生，甚至死亡的病例出现。应对术中出血、误栓、感染等予以高度重视。

2. 对卵巢功能及生育的影响　对妇产科疾病实施介入治疗，尤其是对妇产科良性疾病实施介入治疗目前争议最大的问题是对卵巢功能及生育有无影响，以及影响的程度，是否会对后代产生不良的影响。这也直接关系到能否将血管性介入治疗应用于有生育要求妇女的妇产科良性疾病的治疗。部分学者认为子宫动脉栓塞会影响子宫动脉卵巢支对卵巢的血供，而子宫动脉卵巢支的血供占卵巢血供的50%~70%，栓塞子宫动脉会导致卵巢功能的影响；而部分学者认为由于有卵巢动脉的存在，而且UAE未破坏卵巢内正常的血管网，因此不影响卵巢的功能。因此，判断在行子宫动脉栓塞时是否会栓塞卵巢支甚至卵巢血管床，以及卵巢支和卵巢血管床被栓塞后是否导致卵巢坏死是问题的关键。

陈春林等将16例子宫颈癌动脉栓塞的患者随机分为两组：正常栓塞组，栓塞时注意避免子宫动脉卵巢支的栓塞；过度栓塞组，栓塞时有意栓塞子宫动脉卵巢支使卵巢染色。在栓塞后14~16 d行宫颈癌根治术获得卵巢标本做病理学检查发现：①在正常栓塞的情况下不会造成卵巢组织的坏死（图18-225，226），即使卵巢内有少量的小血管被栓塞也不一定意味着卵巢的坏死；②如果过度栓塞可以造成个别卵巢（1/16）组织的大部分坏死（图18-227，228）。

3. 内分泌学　从卵巢早衰的定义的角度出发，判断UAE能否引起卵巢早衰，在病例上应选择小于40岁的子宫肌瘤患者进行前瞻性的研究，通过详细观察栓塞前后卵巢内分泌功能、排卵及月经情况才能较好地说明问题。

4. 辐射学　卵巢在所受辐射量为200~300 cGY时可出现近期或远期损伤，辐射量大于400 cGY时可出现卵巢不可逆损伤。马奔等将测量计放置于阴道后穹隆接近卵巢的地方进行测量，测定卵巢辐射量为16.64 cGY，明显低于卵巢的损伤量。

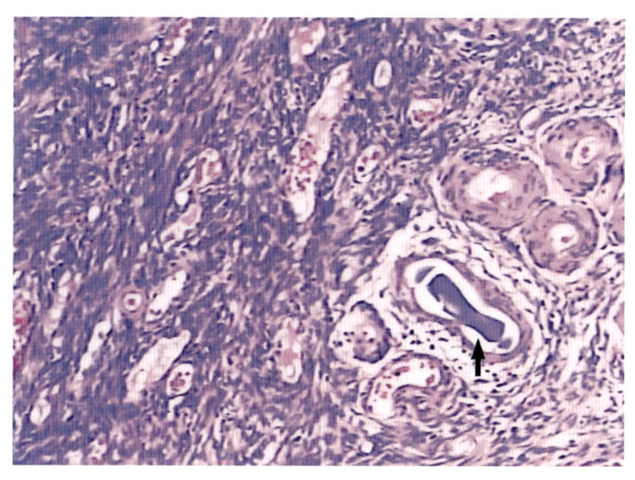

图18-225　卵巢小血管内见栓塞剂

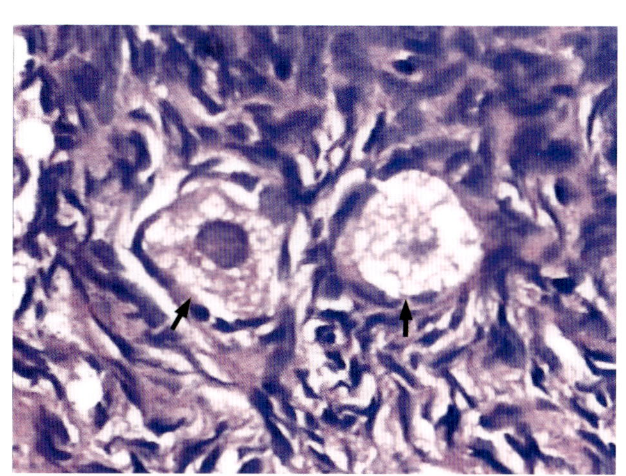

图18-226　介入后卵巢无坏死，见正常卵泡

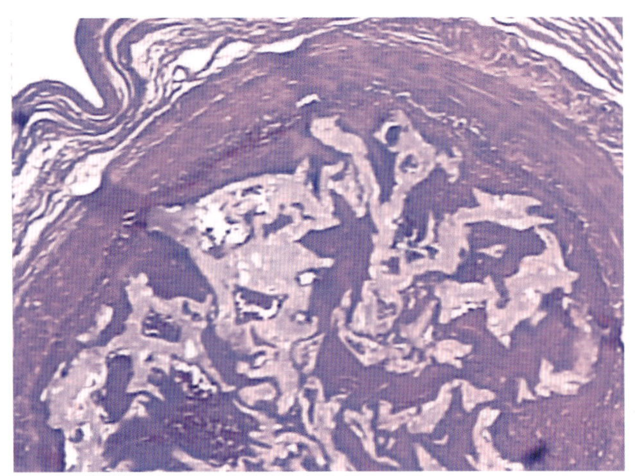

图18-227　子宫动脉卵巢支充满栓塞剂

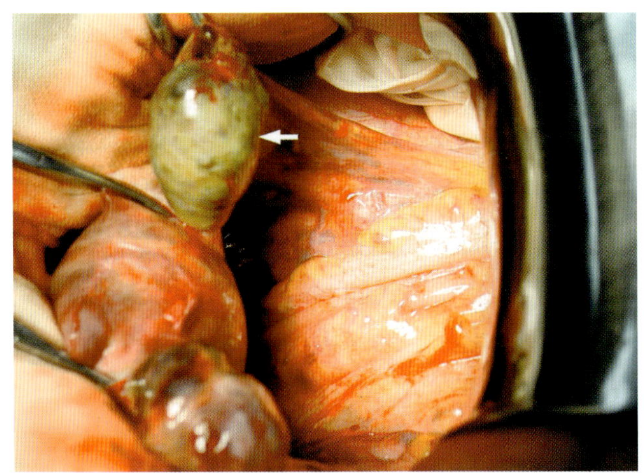

图18-228　UAE后右卵巢坏死（箭头示）

（陈春林）

参考文献

1. 单鸿, 姜在波, 马壮. 临床血管解剖学. 广东: 广东世界图书出版社, 2001, 266-296.
2. 苏应宽, 栾铭箴, 唐春生. 妇产科临床解剖学. 山东: 山东科学技术出版社, 2001, 675-679.
3. 韩永坚, 刘牧之. 临床解剖学丛书腹盆部分册. 北京: 人民卫生出版社, 1992, 469-480.
4. 陈春林, 刘萍. 血管性介入治疗在妇产科领域中的应用. 中华妇产科杂志, 2004, 39(2): 138-141
5. 陈春林. 血管性介入治疗在妇产科应用中应该关注的问题. 广东医学, 2005, 26(4): 429-431.
6. 陈春林, 刘佩鸣, 梁立治, 等. 不同途径盆腔动静脉关注化疗组织血浆中的研究. 中国实用妇科与产科杂志, 1998, 14: 357-359.
7. 陈春林, 梁立治, 刘佩鸣, 等. 介入治疗在中晚期妇科恶性肿瘤中应用的临床研究. 中国实用妇科与产科杂志, 2000, 16: 667-669.
8. 陈春林, 谭道彩, 梁立治. 动静脉灌注化疗宫颈癌组织药物浓度研究. 中华妇产科杂志, 1995, 30: 298.
9. 陈春林, 孙明晖, 谭道彩, 等. 比较卡铂盆腔动脉化疗栓塞与单纯动脉灌注化疗的动物实验. 癌症, 2004, 23(11):1 405-1 408.
10. 刘萍, 陈春林, 曾北蓝, 等. 宫颈癌术前动脉化疗的组织病理学动态变化及临床结局. 中国实用妇科与产科杂志, 2006, 22 (2):109-111.
11. 邱永秀, 陈春林, 刘萍, 等. 动脉灌注化疗栓塞对宫颈癌VEGF及MVD的影响. 实用肿瘤学杂志. 2006, 20(3):83-85.
12. 陈莉婷, 陈春林, 刘萍. 介入治疗前后宫颈癌组织局部Fas/FasL系统动态变化的研究. 实用妇产科杂志, 2006, 22(8):472-474.
13. 邱永秀, 陈春林, 刘萍, 等. 不同剂量卡铂动脉灌注化疗宫颈癌组织铂浓度的研究. 临床和实验医学杂志, 2006, 5(9)1324-1325.
14. Adachi S, Ogasawara T, Tsubamoto H , et al. Intravenous nedaplatin and intraarterial cisplatin with transcatheter arterial embolization for patients with locally advanced uterine cervical cancer. Int J Clin Pharmacol Res, 2001, 21:105-110.
15. Di Vagno G, Ettorre GC, Garribba P, et al. Phase I/II study of intravenous nedapiatin and intraarterial cisplatin with transcatheter arterial embolization for patients with locally advanced uterine cervical cancer. Cancer , 2001, 91:74-79.
16. Nagata Y , Onohara Y, Takahashi H , et al. Blood flow after intraarterial infusion chemotherapy in a patient with advanced uterine cervical cancer. J Vasc Interv Radiol , 2000, 11:313-319.
17. Onishi H. Effect of concurrent intra-arterial infushion of platinum drugs for patients with stage Ⅲ or Ⅳ uterine cervical cancer treated with radical radiation therapy. Cancer J Sci Am , 2000, 6:40-45.
18. 陈春林. 介入治疗在妇产科中的应用前景. 中国实用妇科与产科杂志, 2000, 16: 761-762.
19. 陈春林, 曾北蓝. 妇科恶性肿瘤的血管性介入治疗. 中国实用妇科与产科杂志, 2001, 17: 390-392.
20. 陈春林, 吕军, 刘萍, 等. 子宫动脉栓塞术治疗子宫肌瘤

42例临床观察. 中华妇产科杂志, 2002, 37: 8–11.
21. 刘萍, 陈春林, 刘丽芳, 等. 子宫动脉栓塞术治疗子宫肌瘤的早期血流动力学变化. 中国超声医学杂志, 2001, 17: 470–472.
22. 曾北蓝, 陈春林, 刘萍, 等. 子宫肌瘤动脉内数字减影血管造影影像学特点及临床意义. 中国实用妇科与产科杂志, 2002, 18: 294–296.
23. 余莉萍, 陈春林, 吕军, 等. 介入治疗在子宫肌瘤合并继发性贫血中的应用. 中国实用妇科与产科杂志, 2002, 18: 551–552.
24. 雷蔚华, 陈春林, 佘守章, 等. 病人硬膜外自控镇痛在子宫动脉栓塞术治疗子宫肌瘤围手术期的临床观察. 现代妇产科进展, 2001, 10: 102–104.
25. 刘萍, 陈春林, 等. 子宫动脉栓塞术治疗粘膜下子宫肌瘤62例临床分析. 实用妇产科杂志. 2005, 21(4):217–219.
26. 刘萍, 陈春林, 高绿芬, 等. 子宫肌瘤行子宫动脉栓塞治疗后妊娠及结局分析. 中国实用妇科与产科杂志. 2006, 22(6):446–449.
27. 陈桂瑜, 刘萍, 陈春林, 等. 子宫动脉栓塞治疗粘膜下子宫肌瘤的研究. 中国妇产科临床杂志. 2006, 7(6):440–448.
28. Goldberg J, Pereira L, Berhella V. Pregnancy after uterine artery embolization. Obstet Gynecol. 2002, 100: 869–872.
29. McLucas B, Sostrin S . Uterine necrosis after uterine artery embolization for leiomyoma. Obstet Gynecol, 2002, 100: 1 357–1 358.
30. Payne JF , Robboy SJ , Haney AF. Embolic Microspheres within ovarian aterial vasculature after uterine artery embolization. Obstet Gynecol, 2002, 100: 883–886.
31. 刘萍, 陈春林, 刘丽芳, 等. 子宫腺肌病子宫动脉栓塞术治疗前后血流动力学变化. 中国超声妇产科杂志, 2002, 37: 536–538.
32. 刘萍, 陈春林, 佘守章, 等. 硬膜外自控镇痛在子宫动脉栓塞术治疗腺肌病中的应用. 现代妇产科进展, 2002, 18: 675–676.
33. 陈春林, 刘萍, 吕军, 等. 子宫腺肌病介入治疗后痛经缓解程度的观察. 中国实用妇科与产科杂志, 2001, 17: 497–498.
34. 陈春林. 经皮双髂内动脉栓塞术治疗休克状态下的产后大出血7例观察. 中国实用妇科与产科杂志, 1999, 15: 485–487.
35. 刘萍, 陈春林, 高绿芬, 等. 子宫腺肌病UAE治疗后妊娠及分娩的研究. 实用妇产科杂志, 2006, 22(1): 22–25.
36. 陈春林, 刘萍, 曾北蓝, 等. 子宫动脉栓塞术治疗子宫腺肌病的中远期临床疗效观察. 中华妇产科杂志, 2006, 41(10):660–663.
37. 李小毛, 侯红瑛, 范建辉. 输卵管妊娠放射介入治疗的临床研究. 中国实用妇科与产科杂志, 2000, 16(12): 735–736.
38. 陈春林, 刘萍. 放射性介入治疗在异位妊娠中的应用. 实用妇产科杂志, 2006, 22(4):200–202.
39. 陈春林, 马奔, 刘萍, 等. 经皮双髂内动脉栓塞术在妇产科急症出血中的应用. 中华急诊医学杂志, 2001, 10: 46–47.
40. 陈春林, 刘萍, 马奔, 等. 对重度产后出血介入治疗安全性评估. 中华围产医学杂志, 2002, 5 186–5 189.
41. 陈春林. 经皮双髂内动脉栓塞术治疗休克状态下的产后大出血7例观察. 中国实用妇科与产科杂志, 1999, 15: 485–486.
42. 陈春林, 李小毛, 李国梁, 等. 介入治疗在重度产后出血中的应用. 中国实用妇科与产科杂志, 2001, 17: 84–86.
43. 陈春林. 介入治疗在产后出血中的应用. 中国实用妇科与产科杂志, 2001, 17: 78–80.
44. 王锦江, 陈春林, 刘萍, 等. 重度产后出血患者行血管性介入治疗后对其产后月经影响的研究. 中华妇产科杂志, 2004, 39(2):76–79.
45. 马奔, 陈春林, 刘萍, 等. 30例妇科良性疾病介入治疗的辐射剂量分析. 中国妇产科临床杂志. 2005, 21(10):614–616.
46. 马奔, 陈春林, 曾北蓝, 等. 介入治疗中患者辐射计量监测. 中华放射医学与防护杂志, 2002, 22: 215–216.
47. 刘萍, 陈春林, 马奔, 等. 血管性介入治疗妇科恶性肿瘤与泌尿系统损伤的研究. 中国实用妇科与产科杂志, 2005, 21(10):614–616.
48. 马奔, 陈春林, 刘萍, 等. 子宫良性疾病行子宫动脉栓塞术患者所受辐射剂量的研究. 广东医学, 2005, 26(4):440–442.
49. 陈向东, 林建, 陈春林. 子宫动脉栓塞治疗妇科良性疾病对卵巢功能的影响. 广东医学, 2005, 26(4):442–443.
50. 吕军, 陈春林, 余莉萍, 等. 子宫动脉栓塞治疗子宫肌瘤的疗效及术后卵巢功能变化. 广东医学, 2003, 24(9):937–939.
51. 刘萍, 陈春林, 曾北蓝, 等. 子宫动脉栓塞治疗妇产科良性疾病引起泌尿系统损伤的临床研究. 实用妇产科杂志, 2006, 41(1):25–29.
52. Badawy SZ, Etman A, Singh M, Murphy K, Mayelli T, Philadelphia M. Uterine artery embolization: the role in obstetrics and gynecology. Clin Imaging, 2001, 25: 288–295.
53. Myers MS, Goodwin S, Chen G, et al. Comparsion of

long-term outcomes of myomectomy and uterine artery embolization. Obstet Gynecol , 2002, 100: 864-868.

54. Vashisht A, Smith JR, Thorpe-Beeston G, et al. Pregnancy subsequent to uterine artery embolization. Fertil Steril, 2001, 75: 1 246-1 248.

55. Goldberg J, Pereira L, Berghella V . Pregnancy after uterine artery embolization. Obstet Gynecol , 2002 , 100: 869-872.

56. Callen PW. Ultrasonography in obstetrics and gynecology. 4rd edition, 2000. W. B. Saunders company.

57. Malinger G, Lev D, Kidron D, et al. Differential diagnosis in fetuses with absent septum pellucidum. Ultrasound Obstet Gynecol, 2005, 25(1):42-49.

58. Fong KW, Ghai S, Toi A, et al. Prenatal ultrasound findings of lissencephaly associated with Miller-Dieker syndrome and comparison with pre- and postnatal magnetic resonance imaging. Ultrasound Obstet Gynecol, 2004, 24(7):716-723.

59. Moinuddin A, McKinstry RC, Martin KA, et al. Intracranial hemorrhage progressing to porencephaly as a result of congenitally acquired cytomegalovirus infection-an illustrative report. Prenat Diagn, 2003, 23(10):797-800.

60. Gerards FA, Engels MA, Barkhof F, et al. Prenatal diagnosis of aneurysms of the vein of Galen (vena magna cerebri) with conventional sonography, three-dimensional sonography, and magnetic resonance imaging: report of 2 cases. J Ultrasound Med, 2003, 22(12):1 363-1 368.

61. Vettraino IM, Lee W, Bronsteen RA, et al. Clinical outcome of fetuses with sonographic diagnosis of isolated micrognathia. Obstet Gynecol, 2003, 102(4):801-805.

62. Davenport M, Hadzic N. Prenatal diagnosis of liver and biliary tract disease. Semin Neonatol, 2003, 8(5): 347-355.

63. Andre F, Lijoi, MD, Brady J. Vasa Previa Diagnosis and Management. J Am Board Fam Pract, 2003, 16:543-548.

64. Borrell A. The ductus venosus in early pregnancy and congenital anomalies. Prenat Diagn, 2004, 24(9):688-692.

65. Pennati G, Bellotti M, De Gasperi C, et al. Spatial velocity profile changes along the cord in normal human fetuses: can these affect Doppler measurements of venous umbilical blood flow? Ultrasound Obstet Gynecol, 2004, 23(2):131-137.

66. Zoppi MA, Ibba RM, Floris M, et al. Nuchal translucency measurement at different crown-rump lengths along the 10-to 14-week period for Down syndrome screening. Prenat Diagn, 2005, 25(5):411-416.

67. Huggon IC, DeFigueiredo DB, Allan LD. Tricuspid regurgitation in the diagnosis of chromosomal anomalies in the fetus at 11-14 weeks of gestation. Heart, 2003, 89:1 071-1 073.

68. Schluter PJ, Pritchard G. Mid trimester sonographic findings for the prediction of Down syndrome in a sonographically screened population. Am J Obstet Gynecol, 2005, 192(1):10-16.

69. Wapner R J. Invasive prenatal diagnostic techniques. Semin Perinatol, 2005, 29(6): 401-404.

70. Ahmed S. Transabdominal chorionic villus sampling for prenatal diagnosis of genetic disorders. J Coll Physicians Surg Pak, 2006, 16(3): 204-207.

71. 张晶, 王军燕, 汪龙霞, 等. 盆腔单纯囊性肿物超声定性诊断与穿刺治疗病例选择. 中国医学影像技术, 2004, 20(1): 88-90.

72. 刘吉斌, Anna S, Lev-Toaff. 现代介入性超声诊断与治疗. 北京:科学技术文献出版社, 2004. 49.

73. 杨敬英, 王建华, 王金锐. 超声引导穿刺酒精硬化治疗子宫内膜异位囊肿的疗效观察. 中国医学影像技术, 2003, 19(3): 283-284.

74. 汪龙霞, 王军燕, 陶玲, 等. 妇科手术后盆腔包裹性积液及卵巢冠囊肿的超声引导下介入性治疗. 中国医学影像技术, 2002, 10(2): 93-95.

75. Carlin AJ, Alfirevic Z. Techniques for chorinonic villus sampling and amniocentesis: a survey of practice in specialist UK centers. Prenat Diagn, 2008, 28(10): 914-919.

76. Philip J, Silver RK, Wilson RD, et al. Late first-trimester invasive prenatal diagnosis: results of an international randomized trial. Obstet Gynecol, 2004, 103(6): 1 164-1 173.

19 女性盆腹腔的磁共振影像学

磁共振成像简介

■ 磁共振成像的历史和特点

核磁共振成像术又叫磁共振成像术，简称核磁共振、磁共振或核磁，是20世纪80年代发展起来的一种全新的影像检查技术，其英文全称是Nuclear Magnetic Resonance Imaging。什么是磁共振成像技术呢？简单地说，就是利用磁共振成像技术进行医学诊断的一种新颖的医学影像技术。由于它本身不具备辐射伤害，为了避免人们对“核”的疑虑，现均称为磁共振成像（Magnetic Resonance Imaging，MRI）。

磁共振成像是继CT之后医学影像诊断技术的又一重大进展。它的基本原理来自1946年美国学者Bloch和Purcell的发现：在外磁场的作用下，某些绕主磁场（外磁场）进动的自旋的质子（包括人体中的氢质子）在短暂的射频电波作用下，进动角增大，当射频电波停止后，那些质子又会逐渐恢复到原来的状态，并同时释放与激励波频率相同的射频信号，这一物理现象被称为核磁共振。Bloch和Purcell因这一贡献而获得1952年的诺贝尔物理奖。1971年，美国人达曼迪恩才提出，将磁共振成像技术用于医学的诊断，当时未能被科学界所接受。1973年，美国科学家保罗・劳特布尔（Paul Lauterbur）发现，把物体放置在一个稳定的磁场中，然后再加上一个不均匀的磁场（即有梯度的磁场），再用适当的电磁波照射这一物体，这样根据物体释放出的电磁波就可以绘制出物体某个截面的内部图像。随后，英国科学家彼得・曼斯菲尔德（Peter Mansfield）又进一步验证和改进了这种方法，并发现不均匀磁场的快速变化可以使上述方法能更快地绘制成物体内部结构图像。此外，他还证明了可以用数学方法分析这种方法获得的数据，为利用计算机快速绘制图像奠定了基础。1978年5月28日，英国诺丁汉大学和阿伯丁大学的物理学家终于获得了第一幅人体头部的磁共振图像。第一台医用磁共振成像仪于20世纪80年代初问世。2003年诺贝尔生理学或医学奖授予美国科学家保罗・劳特布尔和英国科学家彼得·曼斯菲尔德，以表彰他们在磁共振成像技术领域的突破性成就。他们的成就是医学诊断和研究领域的重大成果。

随着计算机技术、电子技术和超导技术的飞速发展，MRI技术日臻成熟与完善，其应用范围也已从头部扩展到全身，从而使我们对许多疑难病变的诊断与鉴别成为可能。磁共振成像完全不同于传统的X线和CT，它是一种生物磁自旋成像技术，利用人体中的遍布全身的氢原子在外加的强磁场内受到射频脉冲的激发，产生磁共振现象，经过空间编码技术，用探测器检测并接受以电磁形式发出的磁共振信号，输入计算机，经过数据处理转换，最后将人体各组织的形态形成图像，以做诊断。

MR由于采用电磁波波长与CT扫描不同，MR没有CT和X线检查均存在的电离辐射对人体组织细胞的损害；同时现代MR扫描技术使我们不仅能任意选择平面和方向，而且可以通过选择不同的扫描序列和参数获得大量反映体内正常组织和各种病变的解剖甚至代谢信息，对病变可以准确定位并判断病变性质。MR不仅能分辨人体中脂肪、肌肉、肌腱、血管、神经及骨骼等组织，还能分辨脑脊髓的灰质和白质、肾皮质和肾髓质等。因此，MR的应用范围很广。目前，在临床上已用于脑、脊髓、心脏、肌肉、肺、肝、肾、胰、盆腔、骨、骨髓、血管和肿瘤等器官和组织病变的诊断，并已经取得了很好的效果。MR成像序列和参数多，包含信息量大，以应用最广泛的自旋回波（spin echo，SE）为例，此技术可获取三种性质不同的图像：T_1加权像、T_2加权像和质子密度加权像。目前，MR有超过百种的脉冲序列组合，加上许多特殊成像技术的应用，MR的成像潜力十分巨大，为临床应用提供了广阔的研究领域。

磁共振成像相对的弱点：设备和检查费较昂贵；扫描时间较长（十分钟至数十分钟）；一般MR机房内不能使用监护和抢救设备，加之MR对患者体动敏感，易产生伪影，不适于对急诊和危重患者进行检查；个别患者会产生幽闭恐惧；对病灶的钙化不敏感。

磁共振是一种动态、灵活的检查技术，可用于研究感兴趣区的解剖结构或疾病进程。磁共振成像主要依赖质子密度、纵向弛豫时间和横向弛豫时间等生物学上可变的参数，使用不同的脉冲序列和改变成像参数均可获得不同的影像对比。T_1、T_2和质子加权像的信号强度和特定组织的特征有关。流动敏感脉冲序列和MR血管成像不仅能够显示血管解剖结构，而且可以获取有关血流数据。最后，MR波谱在提供组织生化和代谢信息方面有巨大潜力。MR作为一种成像技术，在过去的10年中发展非常迅速，在今后的发展中会有新的技术不断涌现。

■ 磁共振成像的基本原理

MR系统硬件的组成包括：①磁体，产生磁场；②线圈，使磁场尽可能均匀；③射频线圈，向成像的部位发射射频脉冲；④接收线圈，接收射频信号；⑤梯度线圈，为信号提供空间定位；⑥微型计算机，把射频信号重建成最终的MR图像。

与运动的带电粒子相联系的方向性磁场或磁矩是MR成像的基础。包含奇数个质子或中子的原子核具有特征性的运动或称进动，像于原子核是带电粒子，进动会产生小的磁矩。

当人体被置于一个大磁场中的时候，大量自由的氢核沿主磁场方向排列，像陀螺一样沿主磁场进动，这种运动称为拉莫进动。

拉莫进动的频率与施加的主磁场强度成比例，定义为ω_0：$\omega_0=\gamma B_\theta$

γ是旋磁比，对于特定原子核，γ是常数，例如，氢核的旋磁比是42.6 MHz/T。B_θ是施加磁场的场强。

为了获得物体的MR图像，需将物体放在均匀的磁场中，B_θ介于0.5~3.0特斯拉。结果，物体内的氢核沿主磁场排列，并且产生一个净磁矩M，M平行于B_θ。图19-1说明了这个过程。

接下来，施加垂直于B_θ的射频脉冲$B_{\tau f}$，如图19-2A所示，这个脉冲的频率等于拉莫频率，引起M偏离B_θ。一旦去除射频脉冲，氢核又沿净磁场的方向重新排列，M再次平行B_θ，回到平衡的过程称为弛豫。如图19-2B所示，氢核在弛豫过程中，通过发射射频脉冲释放能量。

产生的信号称为自由感应衰减信号，可通过放在成像物体周围的传导线圈进行测量。处理或重建测量数据就可以得到MR灰度图像。为了产生

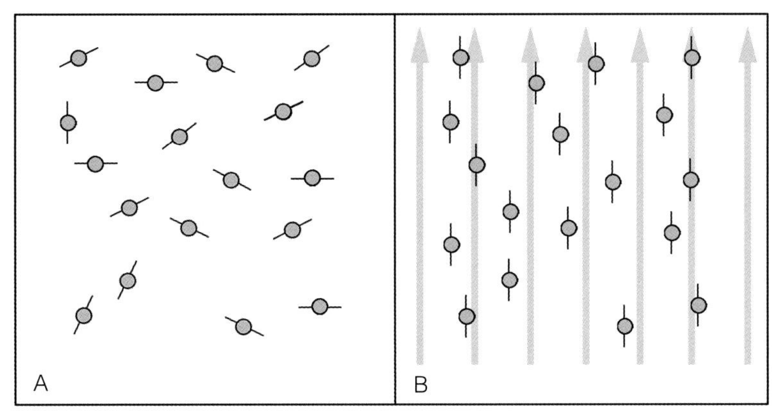

图19-1 物体内氢核的排列

A.没有强的外磁场时，氢核随机排列；B.当施加强的外磁场B_θ时，氢核沿B_θ的方向进动

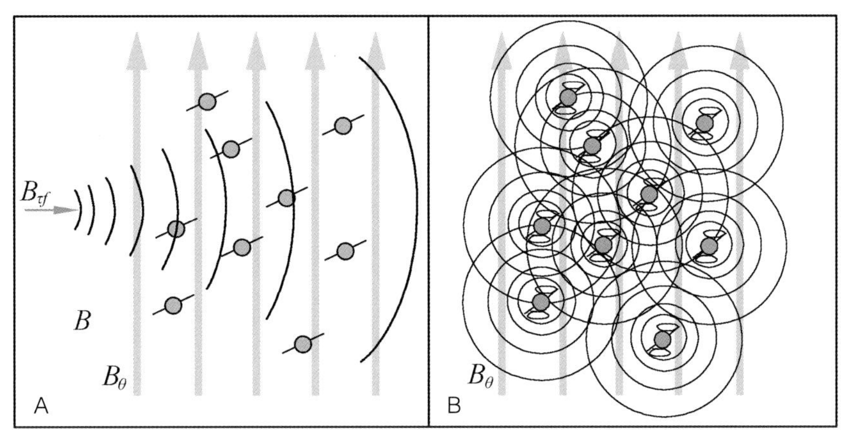

图19-2 射频脉冲对氢核的影响

A.射频脉冲B_{rf}导致核的净磁矩M偏离B_θ；B.当射频脉冲停止的时候，氢核回到平衡状态，M平行于B_θ。在重新排列的过程中，氢核失去能量，产生一个可测量的射频脉冲

MR图像，必须使用梯度磁场在X，Y，Z方向对信号进行编码。使用二维傅立叶变换将编码图像转换至空间域。

MR信号强度由4个参数决定：①质子密度；②T_1弛豫时间；③T_2弛豫时间；④流动。质子密度是组织中以水或大分子（蛋白质、脂肪等）形式存在的质子的浓度。T_1和T_2弛豫定义了施加射频脉冲后质子回到静息状态的方式。流动最常见的效应是动脉血因其快速流动致使信号丢失。

MR图像的对比可以通过改变脉冲序列参数来控制。一个脉冲序列设定特定的回波数、场强、射频脉冲和梯度脉冲时间。最重要的参数是重复时间（Repetition Time，TR）和回波时间（Echo Time，TE）。重复时间是连续的90度射频脉冲的间隔时间。回波时间是起初的90度射频脉冲和回波之间的时间。最常用的脉冲序列是自旋回波T_1和T_2加权序列。T_1权重序列使用短TR和短TE（TR < 1 000 ms，TE < 30 ms）。T_2权重序列使用长TR和长TE（TR > 1 500 ms，TE > 60 ms）。

当观察MR图像时，确定使用哪种脉冲序列的最简便方法是看水（尿液或脑脊液）。如果水是亮的（高信号），就是T_2权重图像。如果水是暗的，就是T_1权重图像。

有时，为了得到对比增强的MR图像需要静脉注入对比剂。静脉注射对比剂的目的主要是鉴别不同组织类型的病变和探测恶性病变的范围。临床MR检查最常用的对比剂是钆螯合物。顺磁性钆剂增加组织的弛豫率，缩短T_1弛豫时间。组织积聚钆剂后，T_1权重图像信号强度大大提高。钆螯合物是细胞外对比剂，它的药物动力学特征类似于CT检查中使用的碘对比剂。

女性盆腹腔的基本磁共振表现

磁共振在女性盆腔应用的优势

近年来磁共振成像在女性盆腔的应用日益广泛。由于盆腔受呼吸运动和心脏搏动的干扰不明显，器官周围有较多的脂肪衬托，能通过扫描序列和参数的改变获得理想的组织间对比和器官形态的显示。磁共振成像无放射性损伤，是安全的检查手段。与CT或超声检查相比，磁共振图像的突出优点是软组织分辨力高，对于盆腔病变定性定位诊断的准确性及显示盆腔正常结构与肿瘤侵犯范围、程度的判断方面有明显优势，增强压脂序列对腹腔转移病变的检测更为敏感，有利于肿瘤的分期；并且磁共振成像可做任意多方向的断面成像，包括横断面、矢状面、冠状面和斜面成像，便于病灶与相邻结构关系的确定，矢状面显示子宫病变尤为理想，而横断面和冠状面显示卵巢较清楚，图像直观，便于临床科室理解和参考。

女性盆腹腔的磁共振成像技术参数

一般准备：盆腔MRI检查要求膀胱充盈1/2以上，其目的是隔开子宫和腹壁肌肉、推开进入盆腔的小肠以减少蠕动伪影，并可优化图像对比。扫描前需去除身体的金属物品，包括宫内节育器。

脉冲序列和断面选择：女性生殖系统MRI检查一般都包括T_1加权像和T_2加权像，进行横断面、矢状面和冠状面成像。T_2加权像是显示女性生殖系统的主要扫描序列，再加上脂肪抑制技术，可以清楚显示子宫及双附件的形态及病变。矢状面显示子宫病变尤为理想，而横断面和冠状面显示卵巢较清楚。T_1加权像有助于协助显示病变成分，如出血、脂肪组织等，并且增强前后分别扫描的脂肪抑制T_1加权像，还可以提供诊断肿瘤性病变的重要信息。脂肪抑制是为了将盆腔内富含的脂肪组织亮信号抑制，这样可以突显被常规钆剂增强的组织、肿块或腹膜转移结节等。

需要说明的是，子宫及卵巢的走向、形态、位置变异较大，常需要平行或垂直子宫的长轴方向行斜矢状、斜冠状扫描；对于卵巢病变分期时，需观察腹腔积液、腹膜后淋巴结和远处脏器，扫描范围应较宽，获取T_1加权像和T_2加权像。

女性生殖系统基本解剖与基本磁共振表现

子宫解剖及磁共振表现

正常子宫位于真骨盆内，子宫呈倒置的梨形，底部较大，下端狭窄部分为宫颈，宫底与宫颈之间为宫体。正常子宫的大小依年龄不同其变化很大：性成熟期子宫体和子宫颈的长度几乎相等，经产妇子宫各径和内腔均增大，绝经期后子宫萎缩变小。成年子宫长径为7～8 cm，横径为4～5 cm，前后径为2～3 cm。子宫在卵巢生理变化的不同周期其形态及信号表现有所不同，子宫体走向变化较大，扫描断面常需要随之调整。子宫由浆膜层、肌层、内膜层组成：①子宫浆膜层主要为间皮细胞；②子宫肌层为平滑肌组织，其中包括外层的纵行平滑肌、中层的交叉形平滑肌和内层的环形平滑肌。厚度为1～3 cm，子宫肌层信号均匀，在月经周期的不同时期内，子宫肌层的信号强度有一定改变，在T_1加权像上子宫肌层呈均匀的偏低信号，近似或略高于横纹肌，在T_2加权像上高于横纹肌，分泌期子宫肌层的信号要比增殖期高；③子宫内膜层主要由柱状上皮细胞、淋巴细胞、腺体、纤维网架及营养血管构成。子宫内膜厚度一般为1～7 mm，随月经周期而变化，排卵前2～4 mm，黄体期可达4～7 mm，绝经后为3 mm。在T_1加权像上较少能够显示子宫内膜，表现为稍高信号，在T_2加权矢状位像上，表现为子宫中央的均匀长带状高信号结构。生育期女性子宫内膜信号强度最高；④结合带为子宫肌层与内膜之间的一条状结构，在T_2加权像上呈低信号，厚度为5～6 mm，月经期边界更清晰，对比度更好，一般认为结合带从峡部处开始，但也有15%的人宫颈即可看见结合带。峡部在T_1及T_2加权像序列上均为低信号，在T_2加权像上显示更清楚；⑤宫颈内含结缔组织和弹性纤维的量较高，T_1加权像为中等信号，T_2加权像呈低信号。宫颈内膜的信号由于宫颈黏液的存在，T_1加权像上呈中等稍高信号，T_2加权像上呈明显高信号。⑥子宫的峡部位于子宫体与宫颈交界处，仅在T_2加权像上能显示。

阴道解剖及磁共振表现

由黏膜、薄层肌肉和纤维层构成，前壁与膀胱和尿道邻接，后壁与直肠贴近。阴道上端比下端宽，后壁长10～12 cm，前壁长7～9 cm，上端与子宫颈相连接，连接处呈一环状沟，环绕子宫颈称为穹隆，分前后及两侧穹隆，以后穹隆较深。阴道下端通外阴前庭后部，正常阴道前后壁相贴。T_2加权矢状位像可显示阴道与周围结构的关系，阴道壁的信号在所有的序列上均较子宫肌稍低，与横纹肌类似，阴道内组织为上皮和黏液，在T_2加权像上为高信号。

卵巢解剖及磁共振表现

卵巢由纤维基质和卵泡构成，卵巢随月经周期而成熟增大。在T_1加权像上正常卵巢很难显示，卵巢基质呈均匀低信号，与子宫肌信号相近。在T_2加权像上，纤维基质呈偏低信号，卵泡呈高信号。卵泡初期的卵巢在T_2加权像上以低信号的纤维基质为主，而卵泡成熟期的卵巢在T_2加权像上可见1 cm左右的高信号卵泡。

女性盆腹腔断层磁共振影像解剖学

■ 横断面T_2加权像（脂肪抑制）

在脂肪抑制T_2加权横断面图像上，由于脂肪信号被压制，肌肉也是低信号，因此突出显示了子宫及双附件的形态（图19-3~13）。

■ 正中矢状面T_2加权像（脂肪抑制）

盆腔正中矢状面像尤其适合子宫形态及病变定位的观察（图19-14）。

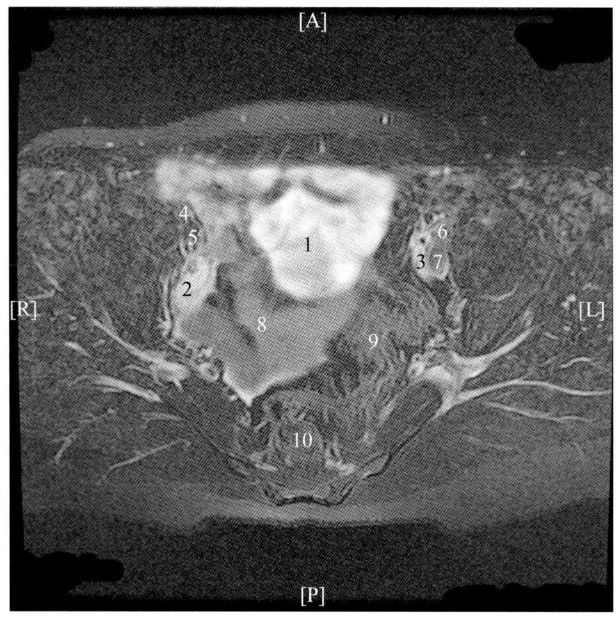

1.子宫底；2.右卵巢；3.左卵巢；4.右髂外动脉；5.右髂外静脉；6.左髂外动脉；7.左髂外静脉；8.小肠；9.乙状结肠；10.直肠。

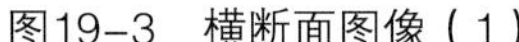

图19-3 横断面图像（1）

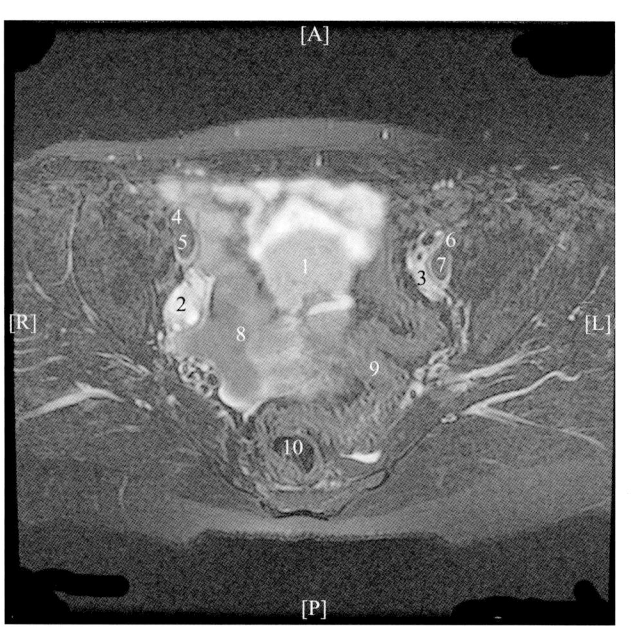

1.子宫底；2.右卵巢；3.左卵巢；4.右髂外动脉；5.右髂外静脉；6.左髂外动脉；7.左髂外静脉；8.小肠；9.乙状结肠；10.直肠。

图19-4 横断面图像（2）

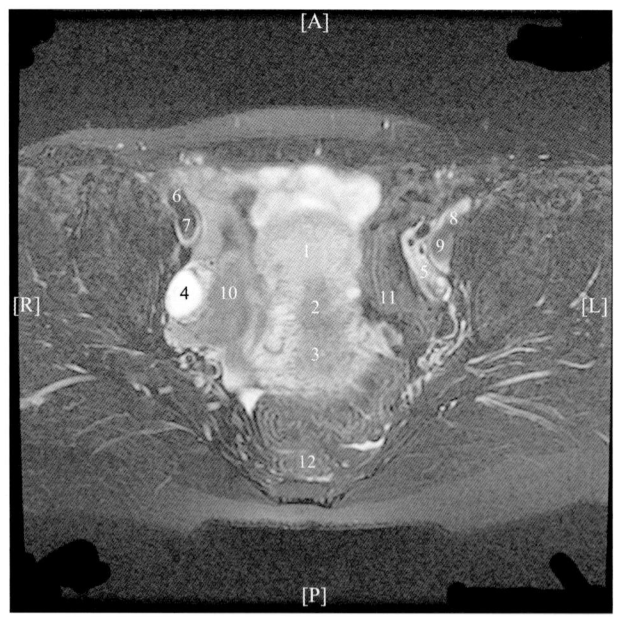

1.子宫底；2.结合带；3.子宫颈；4.卵泡；5.左卵巢；6.右髂外动脉；7.右髂外静脉；8.左髂外动脉；9.左髂外静脉；10.小肠；11.乙状结肠；12.直肠。

图19-5 横断面图像（3）

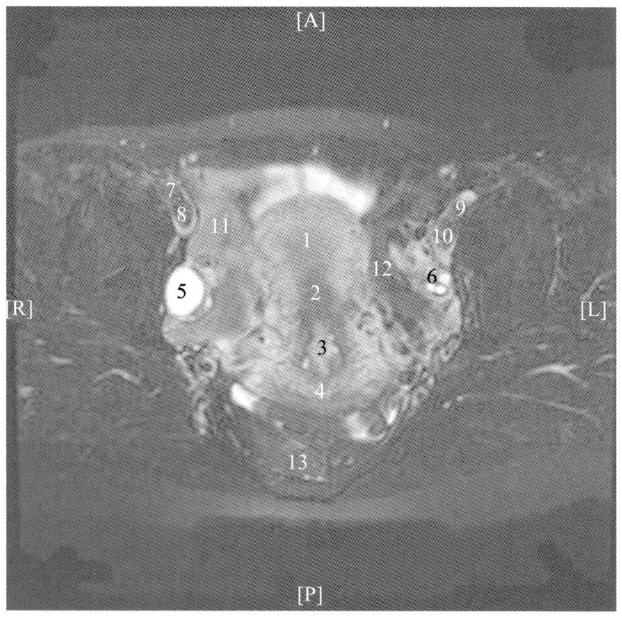

1.子宫底；2.结合带；3.子宫颈管；4.子宫颈；5.卵泡；6.左卵巢；7.右髂外动脉；8.右髂外静脉；9.左髂外动脉；10.左髂外静脉；11.小肠；12.乙状结肠；13.直肠。

图19-6 横断面图像（4）

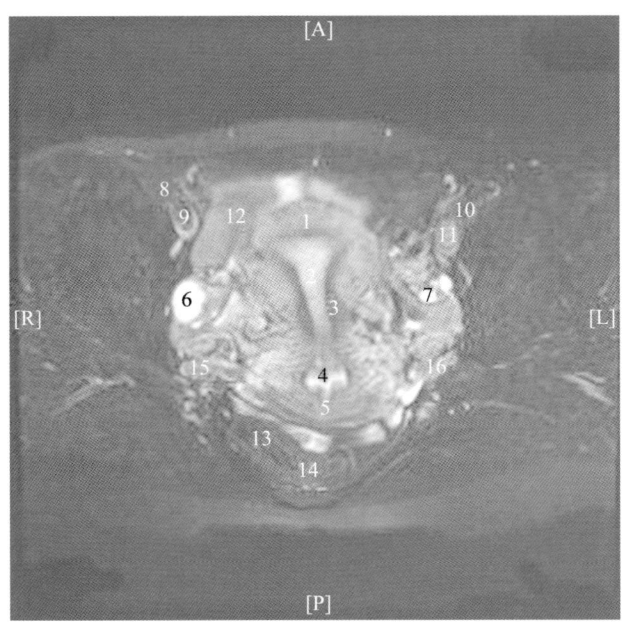

1.子宫底；2.子宫腔；3.结合带；4.子宫颈管；5.子宫颈；6.卵泡；7.左卵巢；8.右髂外动脉；9.右髂外静脉；10.左髂外动脉；11.左髂外静脉；12.小肠；13.乙状结肠；14.直肠；15.右子宫静脉丛；16.左子宫静脉丛。

图19-7 横断面图像（5）

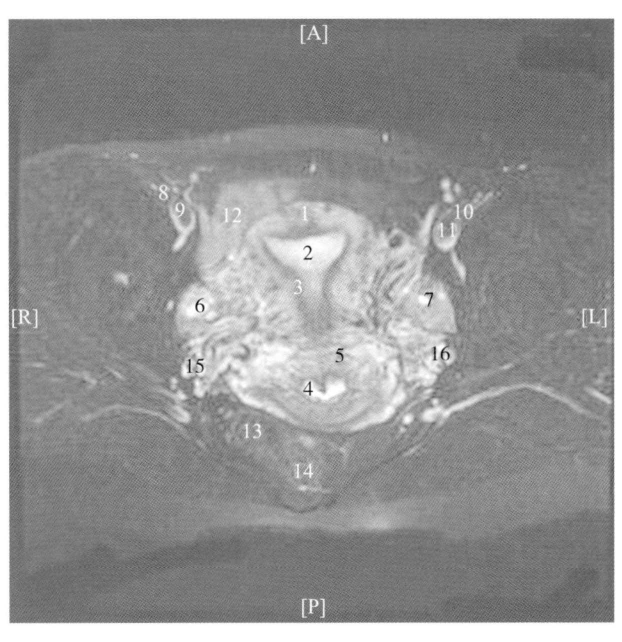

1.子宫体；2.子宫腔；3.结合带；4.子宫颈管；5.子宫颈；6.右卵巢；7.左卵巢；8.右髂外动脉；9.右髂外静脉；10.左髂外动脉；11.左髂外静脉；12.小肠；13.乙状结肠；14.直肠；15.右子宫静脉丛；16.左子宫静脉丛。

图19-8 横断面图像（6）

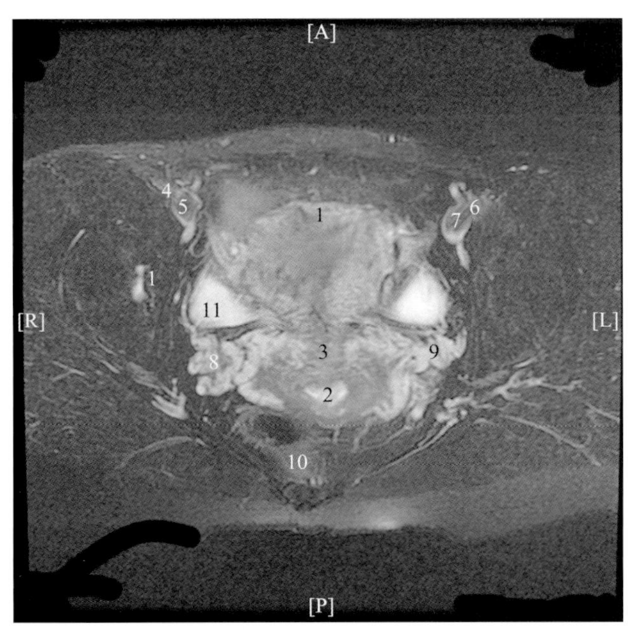

1.子宫体；2.子宫颈管；3.子宫颈；4.右髂外动脉；5.右髂外静脉；6.左髂外动脉；7.左髂外静脉8.右子宫静脉丛；9.左子宫静脉丛；10.直肠；11.膀胱。

图19-9 横断面图像（7）

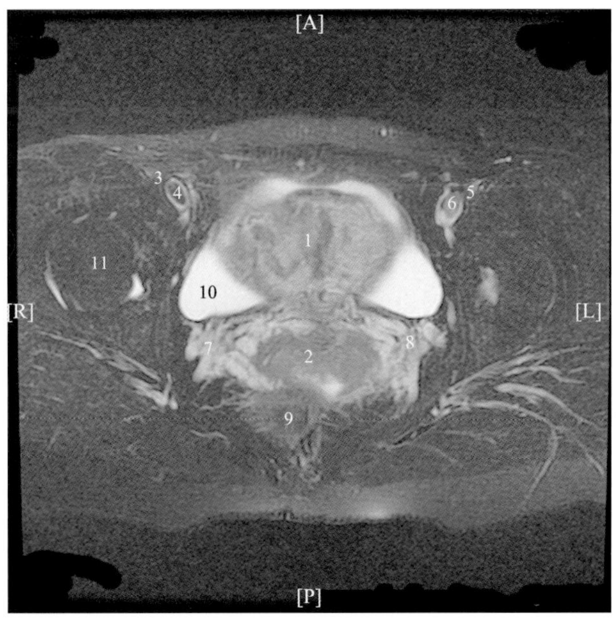

1.子宫体；2.阴道；3.右髂外动脉；4.右髂外静脉；5.左髂外动脉；6.左髂外静脉；7.右子宫阴道静脉丛；8.左子宫阴道静脉丛；9.直肠；10.膀胱；11.右股骨头。

图19-10 横断面图像（8）

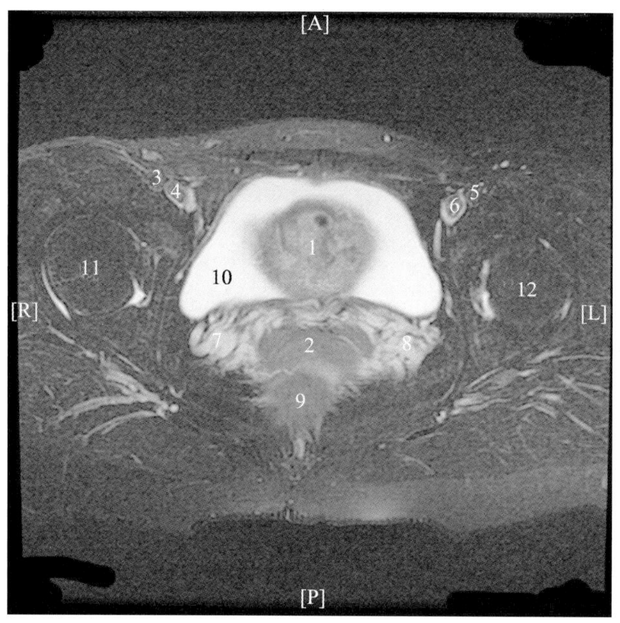

1.子宫体；2.阴道；3.右髂外动脉；4.右髂外静脉；5.左髂外动脉；6.左髂外静脉；7.右子宫阴道静脉丛；8.左子宫阴道静脉丛；9.直肠；10.膀胱；11.右股骨头；12.左股骨头。

图19-11　横断面图像（9）

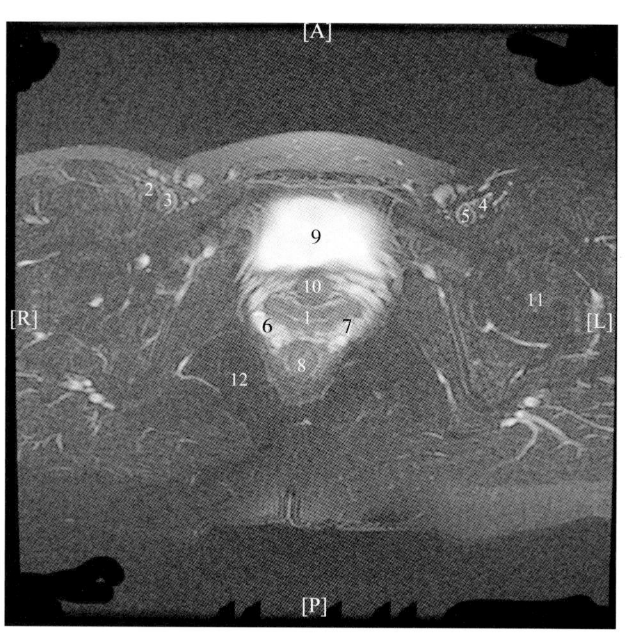

1.阴道；2.右股动脉；3.右股静脉；4.左股动脉；5.左股静脉；6.右阴道静脉丛；7.左阴道静脉丛；8.直肠；9.膀胱；10.尿道；11.左股骨颈；12.坐骨直肠窝。

图19-12　横断面图像（10）

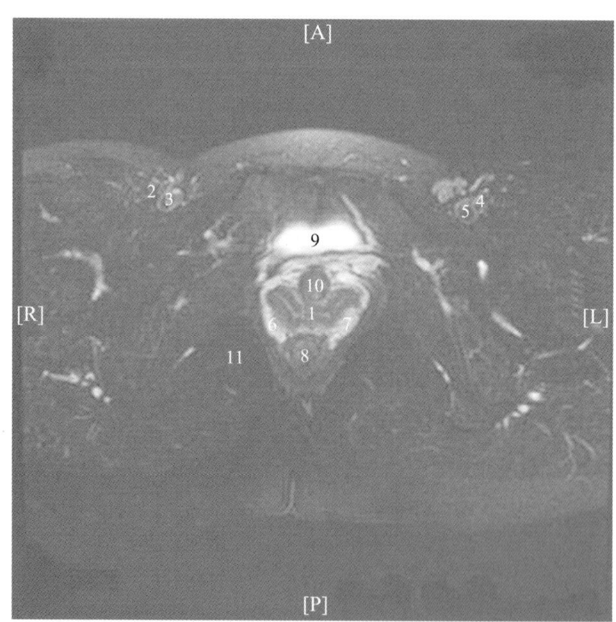

1.阴道；2.右股动脉；3.右股静脉；4.左股动脉；5.左股静脉；6.右阴道静脉丛；7.左阴道静脉丛；8.直肠；9.膀胱；10.尿道；11.坐骨直肠窝。

图19-13　横断面图像（11）

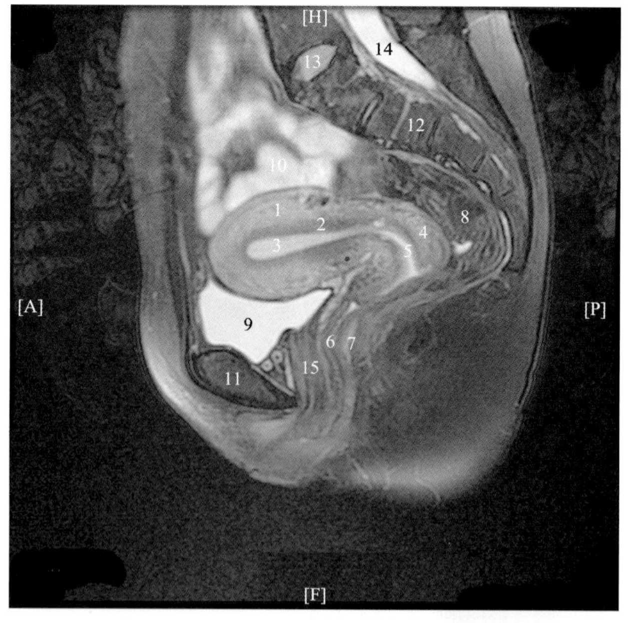

1.子宫肌层；2.结合带；3.子宫腔；4.子宫颈；5.子宫颈管；6.阴道；7.直肠；8.乙状结肠；9.膀胱；10.小肠；11.耻骨；12.骶椎；13.椎间盘；14.硬膜囊；15.尿道。

图19-14　盆腔正中矢状面像

■ 冠状面T_2加权像（脂肪抑制）

盆腔冠状面T_2加权像较适合双侧卵巢的观察（图19-15）。

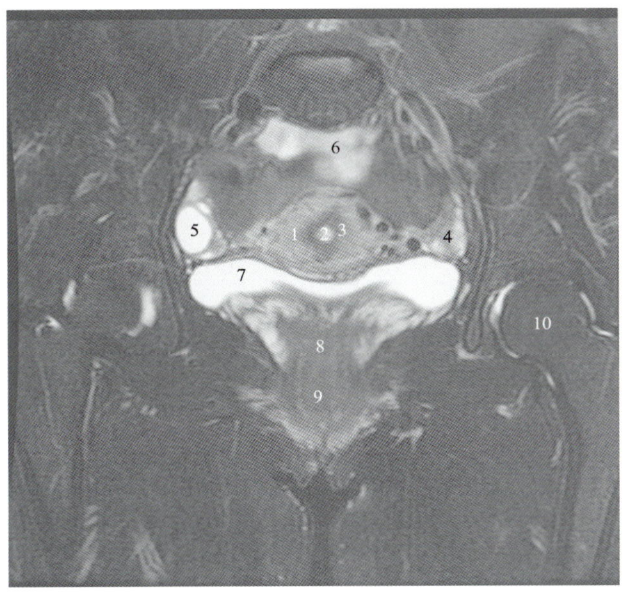

1.子宫体肌层；2.子宫腔；3.结合带；4.左侧卵巢；5.右侧卵巢（可见成熟卵泡）；6.小肠；7.膀胱；8.子宫颈；9.后穹隆；10.股骨头。

图19-15　盆腔冠状面T_2加权像

■ 横断面T_1加权像

可显示周围肠管、肌肉等与子宫双附件的关系（图19-16～21）。

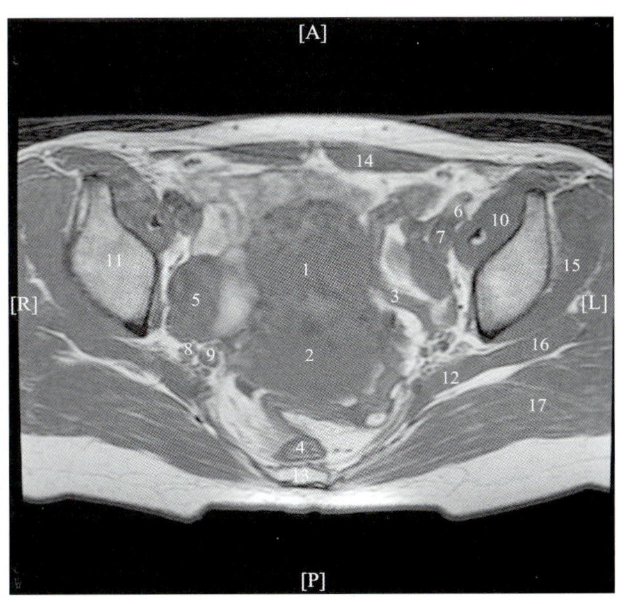

1.子宫体；2.子宫颈；3.乙状结肠；4.直肠；5.卵巢；6.髂外动脉；7.髂外静脉；8.髂内动脉；9.髂内静脉；10.髂腰肌；11.髂骨；12.梨状肌；13.骶骨；14.腹直肌；15.臀小肌；16.臀中肌；17.臀大肌。

图19-16　横断面（1）

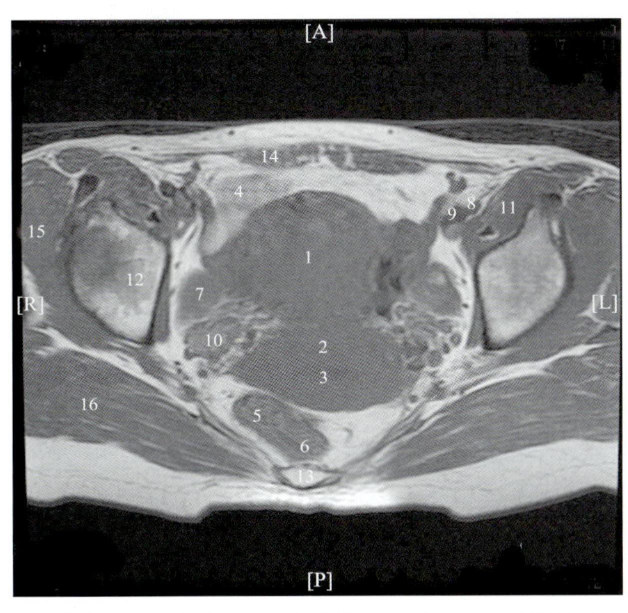

1.子宫体；2.子宫颈；3.子宫颈管；4.小肠；5.乙状结肠；6.直肠；7.卵巢；8.髂外动脉；9.髂外静脉；10.子宫静脉丛；11.髂腰肌；12.髋臼；13.骶骨；14.腹直肌；15.臀小肌；16.臀大肌。

图19-17　横断面（2）

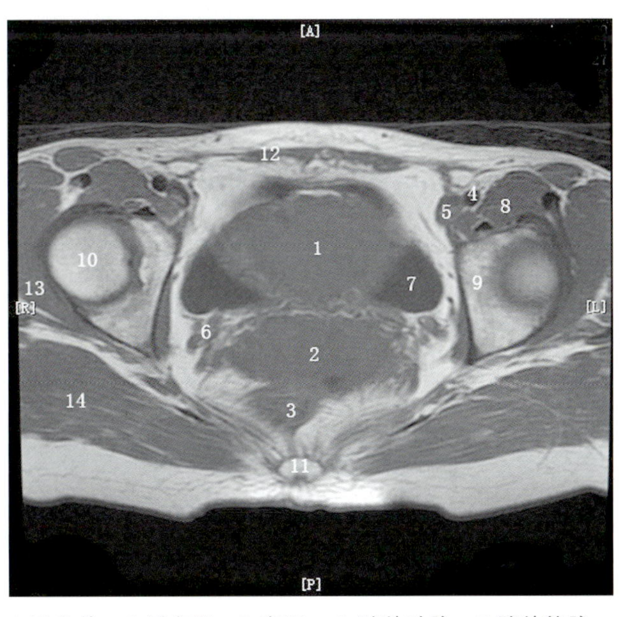

1.子宫体；2.子宫颈；3.直肠；4.髂外动脉；5.髂外静脉；6.子宫静脉丛；7.膀胱；8.髂腰肌；9.髋臼；10.股骨头；11.骶骨；12.腹直肌；13.臀小肌；14.臀大肌。

图19-18　横断面（3）

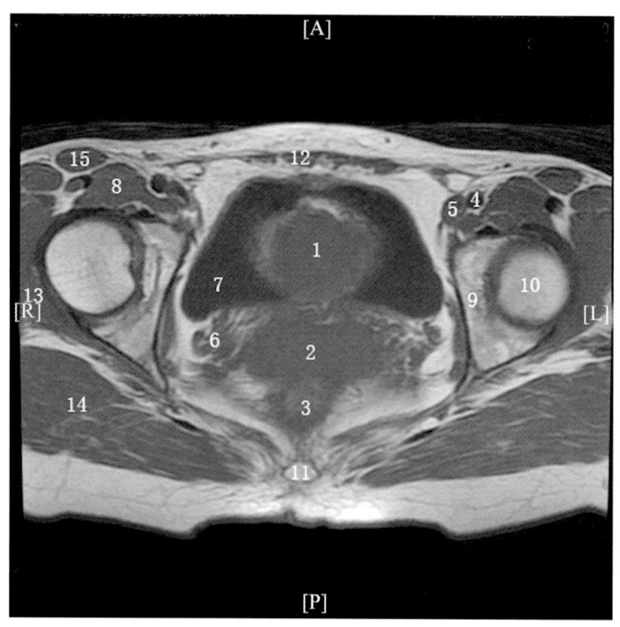

1.子宫体；2.子宫颈；3.直肠；4.髂外动脉；5.髂外静脉；6.子宫静脉丛；7.膀胱；8.髂腰肌；9.髋臼；10.股骨头；11.骶骨；12.腹直肌；13.臀小肌；14.臀大肌；15.缝匠肌。

图19-19　横断面（4）

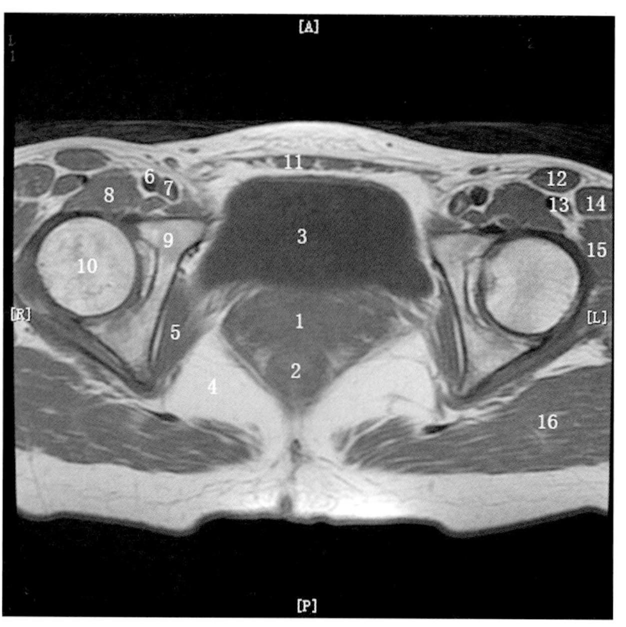

1.子宫颈；2.直肠；3.膀胱；4.坐骨直肠窝；5.闭孔内肌；6.髂外动脉；7.髂外静脉；8.髂腰肌；9.髋臼；10.股骨头；11.腹直肌；12.缝匠肌；13.股直肌；14.阔筋膜张肌；15.臀小肌；16.臀大肌。

图19-20　横断面（5）

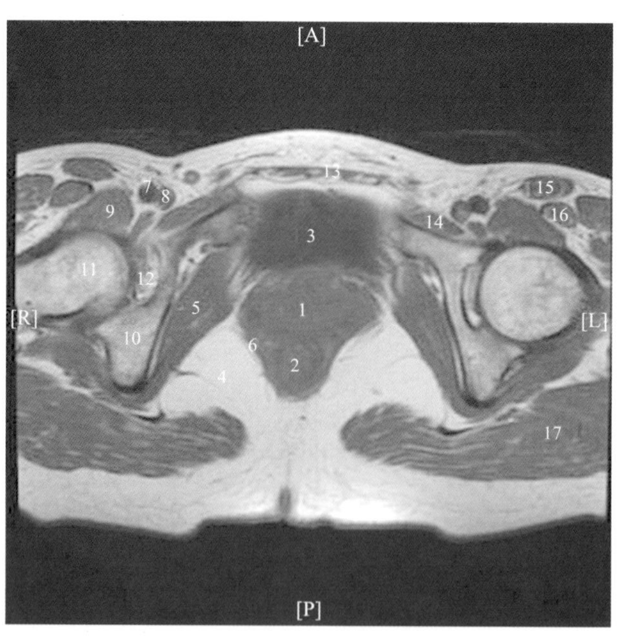

1.阴道穹隆；2.直肠；3.膀胱；4.坐骨直肠窝；5.闭孔内肌；6.肛提肌；7.股动脉；8.股静脉；9.髂腰肌；10.髋臼；11.股骨头；12.股骨头韧带；13.腹直肌；14.耻骨肌；15.缝匠肌；16.股直肌；17.臀大肌。

图19-21　横断面（6）

女性生殖系统常见疾病的磁共振表现

发育异常

女性生殖系统起源于双侧副中肾管（mullerian duct，苗勒管），双侧苗勒管发育、于中线处融合、中隔吸收后形成子宫、宫颈、输卵管及中上2/3阴道，下1/3阴道起源于尿生殖嵴。女性生殖道畸形有许多分类，但目前最广为接受的是美国生育协会（American Fertility and Sterility Society）1988年制定的生殖道畸形分类系统，该分类根据苗勒管发育异常的发生阶段将子宫发育异常分成7种不同的类型。Ⅰ：不同程度的子宫发育不全或缺失（双侧苗勒管完全未发育及不同程度发育不全）；Ⅱ：单角子宫（一侧苗勒管发育良好，对侧苗勒管未发育或发育不全）；Ⅲ：双子宫（双侧苗勒管完全未融合、各自发育）；Ⅳ：双角子宫（双侧苗勒管中上段融合、下段未融合）；Ⅴ：纵隔子宫（双侧苗勒管融合后纵隔未吸收或吸收不全）；Ⅵ：弓形子宫（最接近正常发育的子宫，双侧苗勒管融合后，中隔近乎完全吸收）；Ⅶ：DES（diethystilbestrol，己烯雌酚）相关子宫畸形，（胎儿在母体内时暴露于己烯雌酚引起的子宫发育异常，宫腔呈T形改变）。

Ⅰ.子宫缺失或发育不全（agenesis or hypoplasia） ①子宫完全缺失：双侧苗勒管完全未发育（图19-22）；②子宫发育不全：始基子宫，双侧苗勒管发育不良，不具有明确的子宫底、体、宫颈分界，宫颈多缺失，局部可见内膜发育，可表现为单侧始基子宫（图19-23）或双侧始基子宫（图19-24）。

双侧苗勒管完全未发育或不同程度发育不全合并中上2/3阴道缺失，则称为Mayer-Rokitansky-Küster-Hauser综合征。

Ⅱ.单角子宫（unicornuate uterus）：一侧苗勒管发育良好，另一侧完全未发育或发育不良，根据对侧宫角发育情况分为：对侧宫角未发育（图19-25），与对侧宫角不相通（图19-26），与对侧宫角相通。

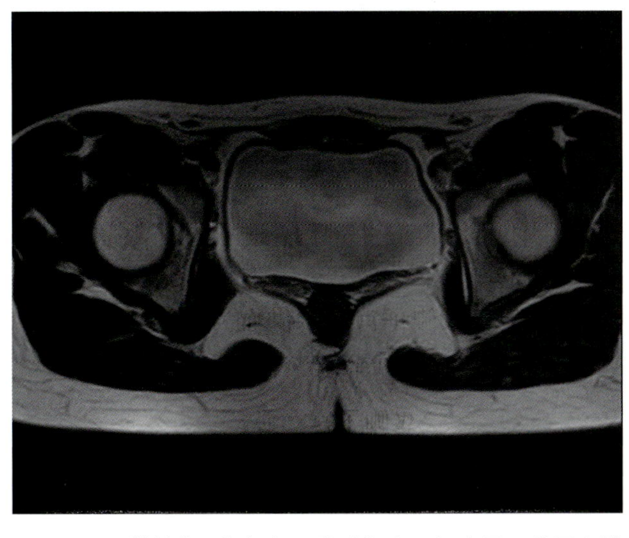

图19-22　横轴位T_2加权相，膀胱与直肠间未见正常子宫结构显示

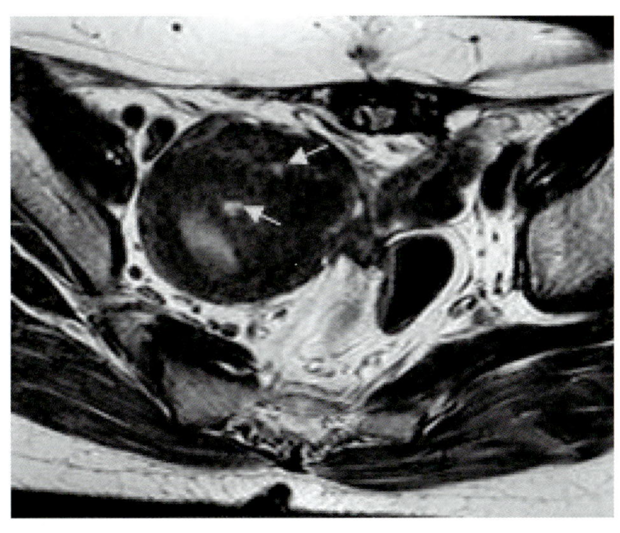

图19-23　横轴位T_2加权相示右侧单侧始基子宫合并腺肌症，结合带不均匀增厚，伴多发高信号内膜岛（白箭）

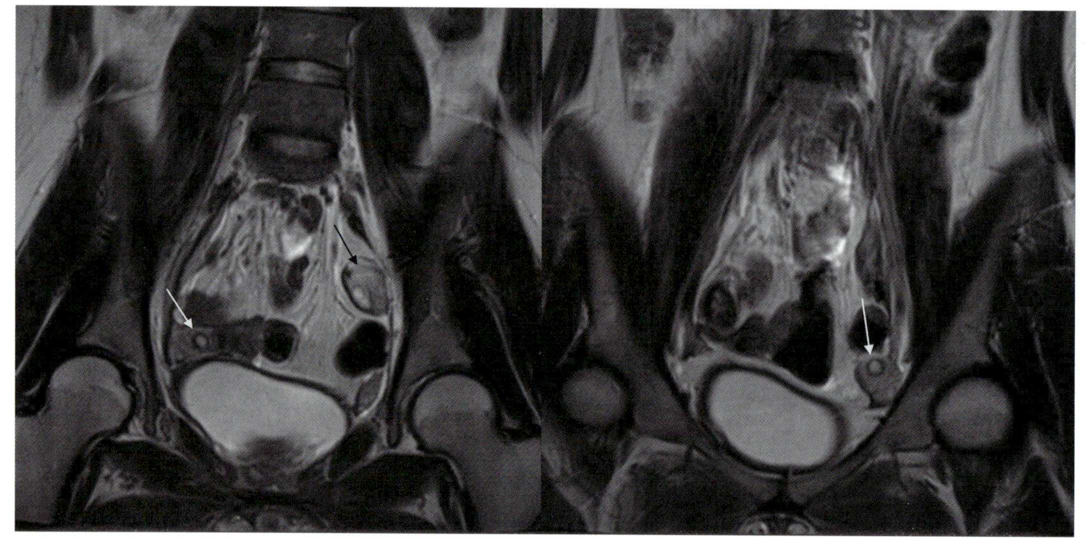

图19-24　冠状位T_2加权相示双侧始基子宫（白箭），形态较小，但均可见内膜高信号

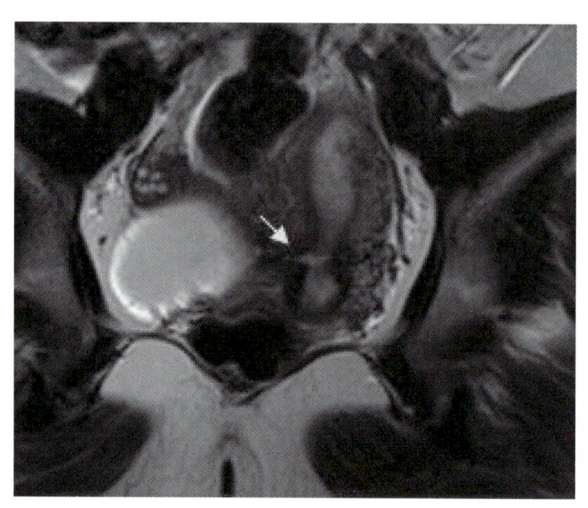

图19-25　单角子宫，呈“树叶形”对侧宫颈未发育，下壁局部变薄，剖宫产术后改变（白箭）

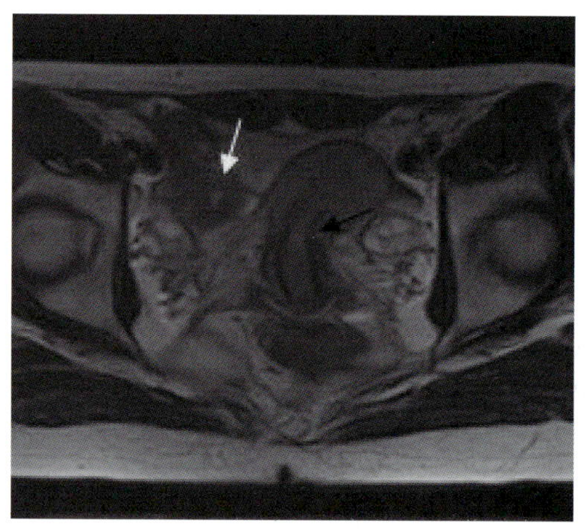

图19-26　单角子宫，与右侧残角子宫（白箭）不相通，右侧残角子宫可见长T_2内膜信号

Ⅲ.双子宫（uteri didelphys）：双侧苗勒管发育良好，完全未融合，双侧宫颈管发育良好，（图19-27）。阴道纵隔可见于75%的双子宫。

斜隔综合征：①双子宫、双宫颈；②一侧阴道斜隔；③斜隔侧肾阙如；④同时具有以上3个特征，多伴有斜隔侧宫腔积血（图19-28）。

Ⅳ.双角子宫（bicornuate uterus）：子宫底部外轮廓凹陷>1 cm，上段宫角完全不融合，双侧中下段宫角、宫颈及中上段阴道融合。25%的双角子宫伴有阴道纵隔。如果宫颈部中隔吸收不全，则为双角子宫双宫颈（bicornuate bicollis）；中隔完全吸收则为双角子宫（bicornuate uterus）（图19-29）。

Ⅴ.纵隔子宫（septate uterus）：子宫底部外轮廓略凸起、平坦或凹陷＜1 cm，肌层向宫腔内突入＞1 cm。如果纵隔未达宫颈内口，则为不全纵隔子宫（图19-30）；纵隔达宫颈外口则为完全纵隔子宫（图19-31）。

Ⅵ.弓形子宫（arcuate uterus）：又称鞍状子宫，子宫底部外轮廓正常或少凹陷，宫底肌层或纤维结构向宫腔内突入＜1 cm（图19-32）。

Ⅶ.己烯雌酚相关子宫畸形（DES-related anomaly）："T"形宫腔、一个宫颈，宫腔狭窄、欠规则，宫腔粘连（图19-33）。

子宫病变

1. 子宫肌瘤（leiomyoma of uterus） 子宫平滑肌瘤是女性生殖系统最常见的良性肿瘤。常发生于育龄女性，以35～45岁发病率最高。子宫肌瘤大部分位于子宫体部，少数可生长在子宫颈，根据肌瘤所在子宫肌壁的位置分为肌壁间型、浆膜下型和黏膜下型。其中肌壁间型最常见，占60%~70%。可单发或多发，体积大小差异大，从米粒大小至足月妊娠，60%为中等大小。平滑肌瘤可恶变为子宫平滑肌肉瘤。

磁共振多方位成像能清晰显示肌瘤的大小、数目、部位及与周围结构的关系。据报道，磁共振对肌瘤的检出率高于超声检查，尤其是对于直径小于2 cm的小肌瘤敏感性较高。子宫肌瘤在MRI上常表现为子宫轮廓不规则，表面凹凸不平，当肌瘤向宫腔内生长时，结合带及宫腔受压变形，但结合带的连续性仍完整无破坏。普通型平滑肌瘤在病理上由漩涡状、栅栏状排列的平滑

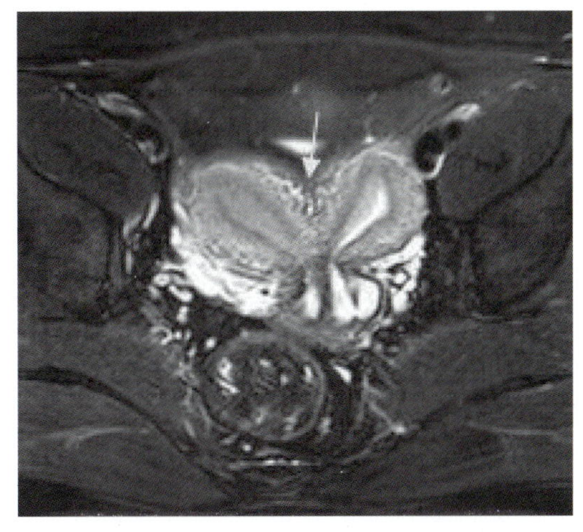

图19-27 双子宫，双侧苗勒管完全未融合，呈双子宫、双宫颈，宫底外轮廓凹陷（白箭）大于1 cm

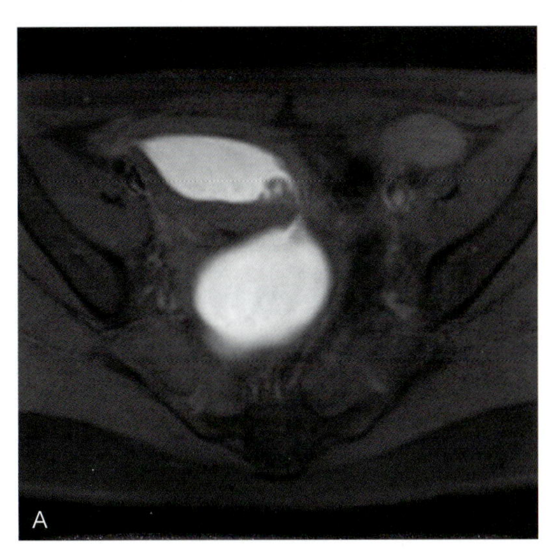

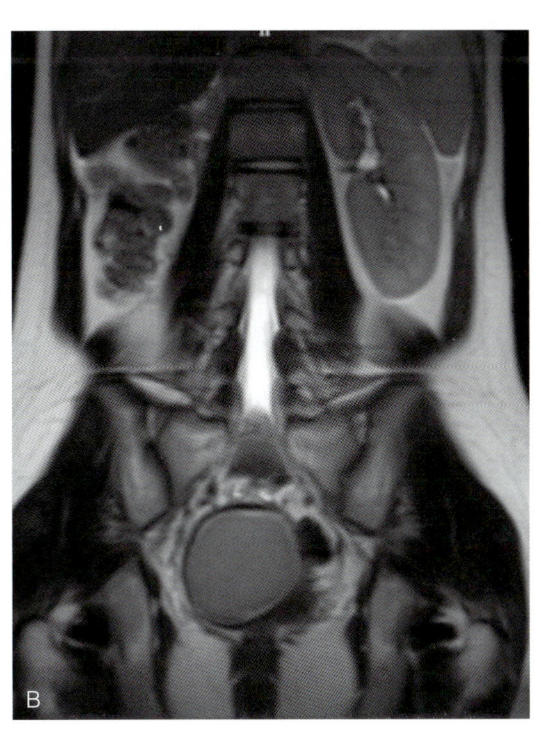

图19-28 斜隔综合征

A.T_1WI加权相示右侧（斜隔侧）子宫、阴道积血；B.T_2WI冠状位，右肾缺失

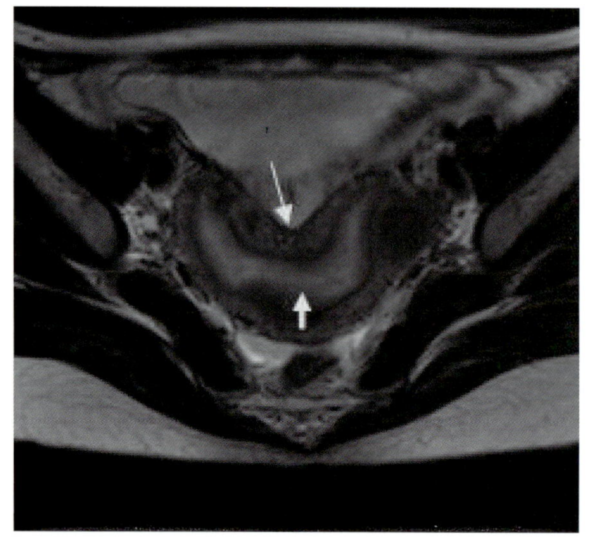

图19-29　T_2WI冠状位示双角子宫，双侧宫角上段未融合，宫底凹陷（细箭）大于1 cm，中下段融合（粗箭）

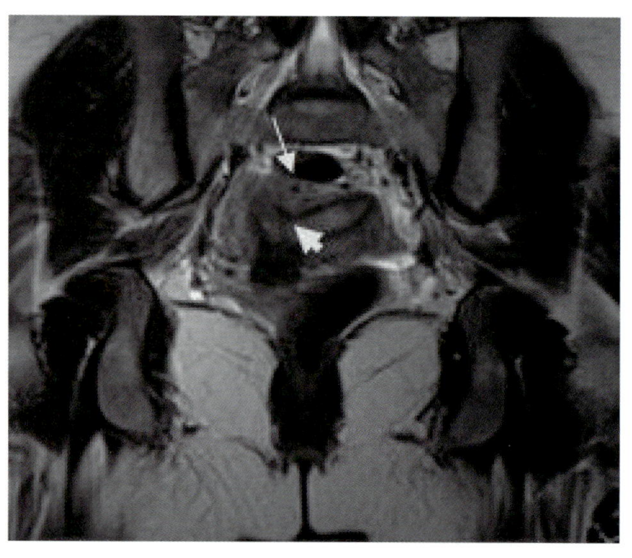

图19-30　T_2WI冠状位示不完全型纵隔子宫，宫底外轮廓平坦、未见凹陷（细箭），宫腔内可见纵隔，纵隔下端（粗箭）未达宫颈内口

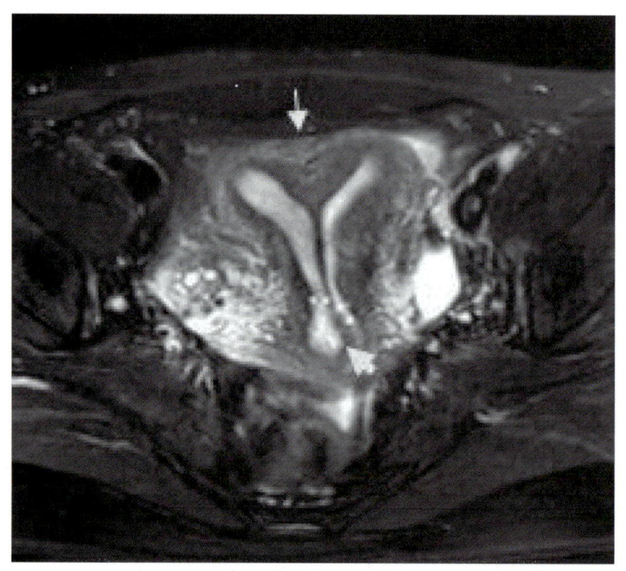

图19-31　T_2WI横轴位示完全纵隔子宫，子宫底部外轮廓（细箭）未见异常，宫底增宽，宫腔内可见纵行中隔，纵隔下端（粗箭）延伸至宫颈外口

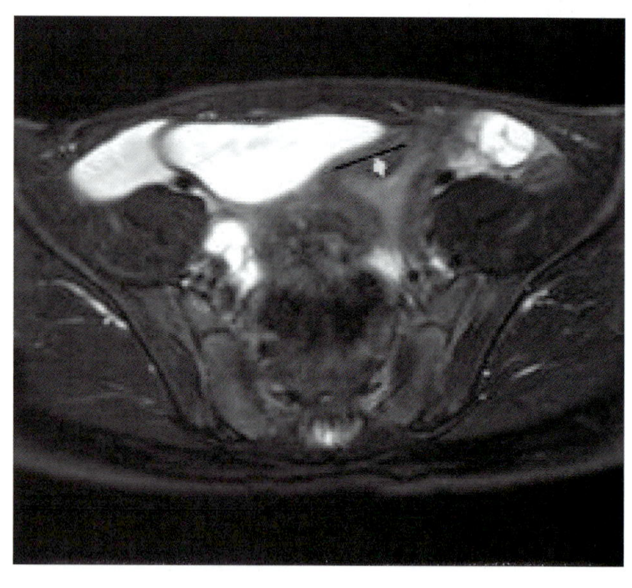

图19-32　T_2WI示鞍状子宫，子宫底部外轮廓正常，宫底向宫腔内凸入（双向白箭）小于1 cm

肌细胞及胶原纤维组成，在T_1加权像和T_2加权像上均表现为均匀的低信号，增强扫描呈均匀的强化或无强化，并由此可预测子宫动脉栓塞治疗子宫肌瘤的效果（图19-34）。部分肌瘤由于体积大、血供不足，可出现玻璃样、黏液样变性或坏死，肌瘤内自由水含量增高在T_2加权像上出现高低信号混杂区，增强扫描呈不均匀强化。大约有19%的肌瘤瘤体内细胞含量丰富，细胞核大胞浆

少，生长活跃，在病理上称为细胞型平滑肌瘤。此型肌瘤T_2加权像上呈均匀高信号，增强扫描强化均匀。若肌瘤合并有红色变性即肌瘤内出血，由于血红蛋白的短T_1效应，使肌瘤在T_1加权像上信号增高，由于肌瘤膨胀性生长压迫周边正常肌层，使小静脉及淋巴管水肿扩张，T_2加权像上肌瘤旁可见高信号环包绕，部分瘤体边缘可见扩张的供血血管端面呈小圆形或线形的“流空信号”。

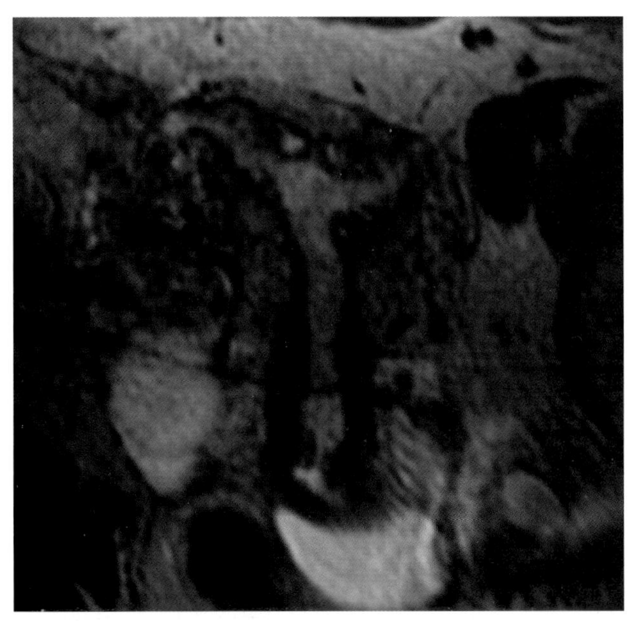

图19-33　T_2WI冠状位，宫腔明显呈“T”形，宫腔狭窄

在子宫侧壁生长的肌瘤可伸向同侧阔韧带前后叶之间，称为阔韧带肌瘤。但还有一种阔韧带肌瘤系由阔韧带中子宫旁平滑肌纤维生长而成，在阔韧带中生长，与子宫壁完全无关。这种肿瘤位于盆腔内子宫的外面，须注意与附件及子宫韧带的其他良恶性肿瘤鉴别。其在T_1加权像和T_2加权像上均呈等或低信号，一般信号较均匀，借此可与卵巢其他良恶性肿瘤相鉴别。

弥漫性子宫肌瘤病（diffuse leiomyomatosis）定义为子宫无数小肌瘤代替大部分实质组织，导致子宫体积均匀增大。磁共振成像可见无数交替存在的结节，部分甚至完全取代子宫实质组织（图19-35）。结节在T_2加权像上为低至中等信号。治疗上激素治疗无效，一般需要子宫切除。子宫动脉栓塞可能是替代的方法，尤其对育龄女性意义重大。磁共振成像可以协助治疗方案确定和术前评价。

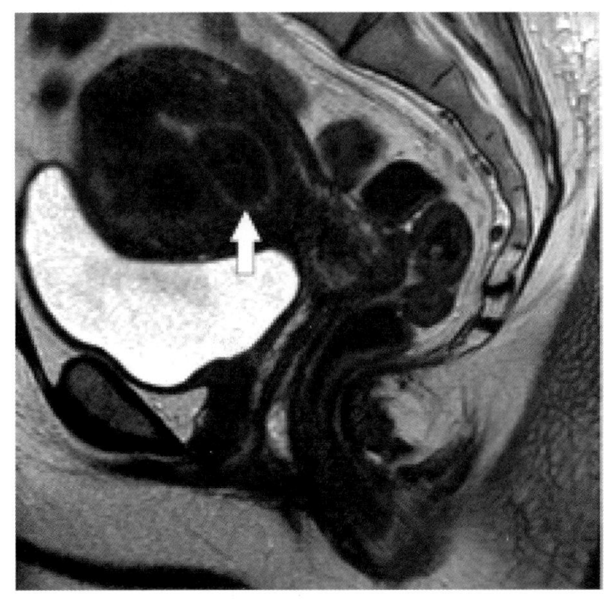

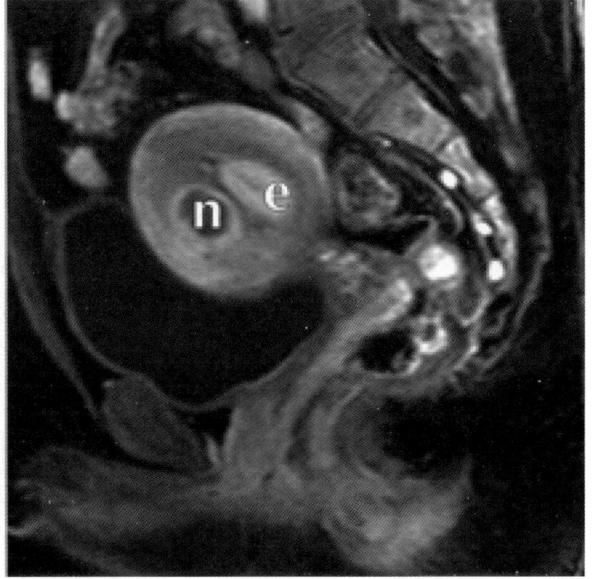

图19-34　左图为子宫的矢状面T_2加权像

可见低信号的黏膜下平滑肌瘤（白箭所示）突入高信号的子宫腔内，并可见另有一较小的壁内平滑肌瘤。右图为同矢状层面的脂肪抑制增强T_1加权像，可见黏膜下肌瘤的显著增强（e），其前下方的壁内肌瘤则完全无增强（n），意味子宫动脉栓塞对之疗效可能不好

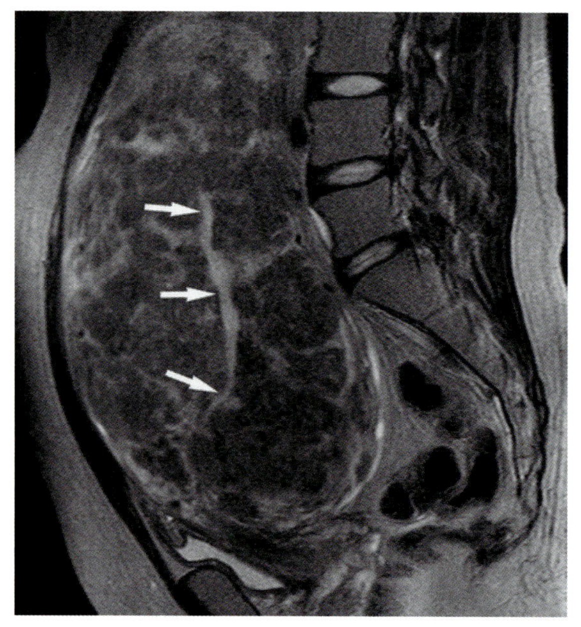

图19-35 31岁女性子宫的T_2加权矢状面像
子宫显著增大，肌层内可见无数相互混杂的平滑肌瘤。白箭所示的子宫内膜条状高信号线明显延长，并被多发黏膜下结节扭曲

2. 子宫腺肌病（uterine adenomyosis） 子宫腺肌病的MRI的经典表现为子宫弥漫增大，轮廓光滑，在T_2加权像上病灶显示较清晰，为边界欠清的低信号病灶，与子宫内膜毗邻，与结合带分界不清，有时候表现为结合带的增粗（正常不超过6 mm）或扭曲；病灶内常可见多发点状高信号，这些点状高信号在组织病理学上对应于异位灶的子宫内膜组织增生，伴或不伴出血的改变，而周围的低信号区域对应于子宫肌层的平滑肌增生。T_1加权像对病灶显示稍差，但有出血的灶性组织可表现为高信号（图19-36，37）。

腺肌病由于累及部位和病理组织学基础的不同而又表现多种多样，因此学者们将腺肌病的磁共振表现也进行了分型的尝试，以利于系统阐述和交流。Kishi等人在2012年提出将腺肌病根据MRI表现分为4个亚型：亚型Ⅰ是腺肌病仅发生在子宫内层，表现为与增粗的结合带相连接的病灶，不累及外层结构，称为内部型腺肌病；亚型Ⅱ是腺肌病仅发生在子宫外部，不累及结合带及肌层，称为外部型腺肌病；亚型Ⅲ是腺肌病在肌层内孤立存在，不累及其他结构，称为（壁内）腺肌瘤；亚型Ⅳ则包括不能确定属于上述三种情况的混合表现的腺肌病。其意义在于提示腺肌病的不同发病机制，亚型Ⅰ代表内膜的直接侵犯，亚型Ⅱ代表异位内膜从外部的侵犯，亚型Ⅲ代表在位的重新化生内膜，亚型Ⅳ则是一组更进展的疾病形态的总和。

3. 子宫颈癌（cervical carcinoma） 子宫颈癌是妇科最常见的恶性肿瘤，也是导致妇女死亡的主要病因之一。宫颈癌的预后主要是取决于原发肿瘤的大小和所处的阶段。国际妇产科协会制定的宫颈癌临床分期标准是临床选择治疗方法的基础。

正常的宫颈在T_2加权像上中央为高信号，为宫颈内膜和黏液。周围环形的宫颈基质为低信号。宫颈和宫体之间是峡部。峡部周围有很多重要的韧带，包括两侧的主韧带、前面的膀胱子宫韧带和后面的子宫骶韧带。宫旁的血管丛很丰富，在T_2加权像上呈匐行的高信号。因此，它们把宫颈衬托得更加清楚，有助于判断肿瘤是否侵犯到宫颈外。宫颈的方向虽可有较大的变化，但绝大多数情况下居盆腔正中。所以，矢状面和横断面的T_2加权序列是诊断宫颈癌的基础层面和序列。

早于Ⅰa期的宫颈癌在MRI无阳性发现。只有当肿瘤发展到Ⅰb期以后，MRI才可望显示。Ⅰb期宫颈癌的主要表现为T_2加权像上异常信号肿物将宫颈管扩大或破坏了低信号的宫颈基质。如果异常信号肿物周围有一圈完整的宫颈基质，可以肯定肿瘤位于Ⅰb期（图19-38）。有时虽然肿瘤周围的宫颈基质不完整，但肿物外缘光滑锐利，也有可能仍处于Ⅰb期。

观察肿瘤是否侵犯阴道应采用矢状位或冠状位的连续无间隔T_2加权序列。正常阴道的上皮为高信号，阴道壁为低信号。如果肿瘤侵犯阴道的上2/3以内即是Ⅱa期，MRI表现为正常高信号的阴道

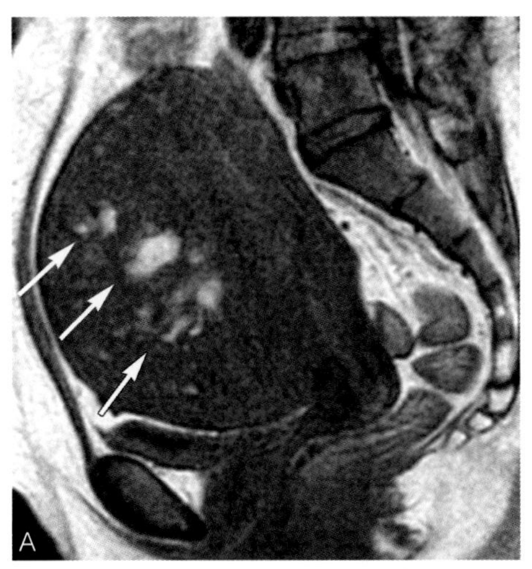

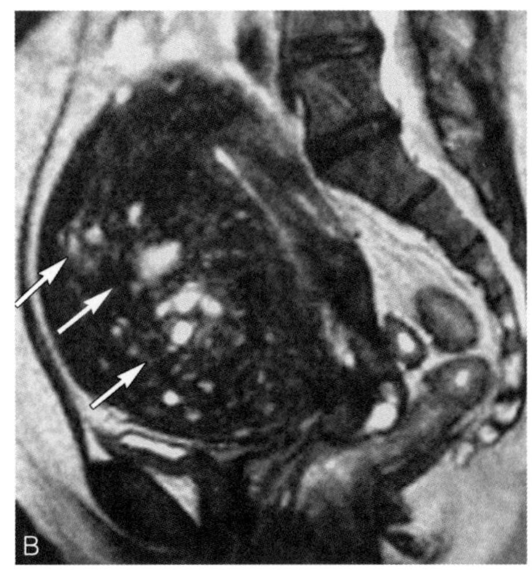

图19-36　52岁女性，腺肌症，内有出血灶

A.矢状面T_1加权像，可见子宫增大，子宫前壁肌层内可见多发高信号病灶（箭所示），代表出血；B.矢状面T_2加权像，可见子宫前壁肌层内低信号区，界限不清。高信号病灶（箭所示）被包埋在其中

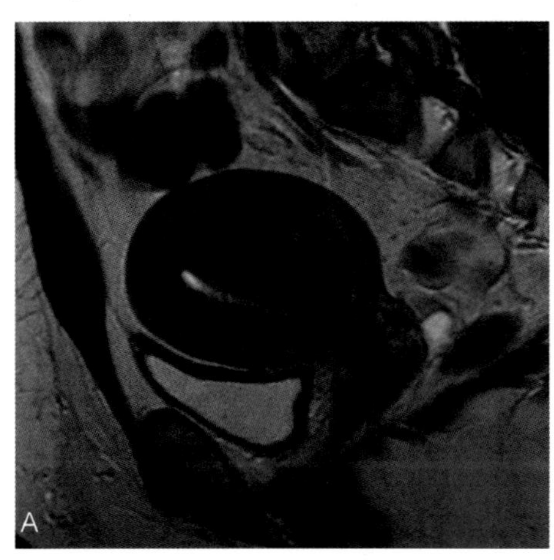

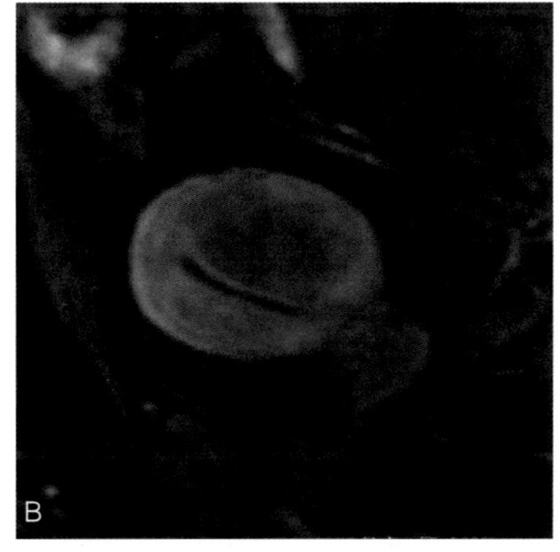

图19-37　48岁女性，不对称、弥漫的子宫腺肌症

A.矢状面T_2加权像，可见结合带弥漫显著增厚，在子宫后壁肌层为著，局部可见高信号区“亮点”，符合子宫腺肌症表现；B.同一患者增强后的矢状面T_1加权像，可见腺肌症病灶的增强较均匀，但与子宫肌层相比延迟

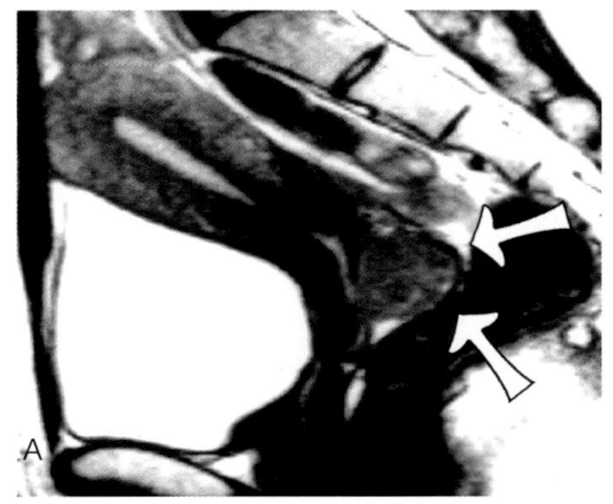

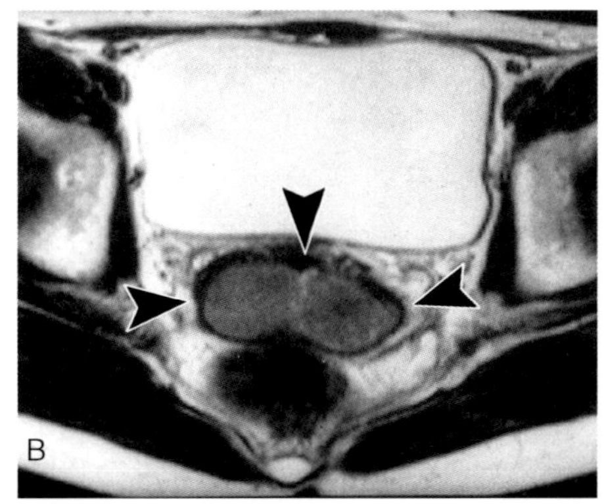

图19-38　Ⅰb期宫颈癌

A.矢状面T_2加权像，可见宫颈稍高信号肿块，突入阴道后穹隆，局部阴道黏膜仍完整（白箭示）；B.横断面T_2加权像，可见该肿物由低信号的宫颈基质（黑箭头示）完全包绕

壁为异常高信号所占据，形态异常。有时肿瘤完全局限在阴道穹隆内，阴道壁仍可表现正常。

宫旁浸润（Ⅱb期）表现为除宫颈的正常低信号消失，在宫旁区内见到弥漫或局灶的异常信号。MRI能够显示病变是通过破坏的宫颈基质呈三角形突到宫颈外（图19-39）。

当阴道下1/3的正常低信号阴道壁被高信号肿物侵犯时即可诊断为Ⅲa期。

如果肿瘤再向外侵犯，盆壁结构如肛提肌、梨状肌及闭孔内肌等受累或导致泌尿系梗阻、肾盂积水时，Ⅲb期诊断可以成立（图19-40）。上述盆壁肌肉在T_2加权像上均为低信号，肿瘤浸润使其信号增高、形态异常。

Ⅵa期系指膀胱、直肠受侵。这些器官的壁正常情况下均为短T_2信号。肿瘤浸润使其低信号壁断续、不完整，有时肿瘤可突入到膀胱或直肠内。

4. 子宫内膜癌（endometrial carcinoma） 子宫内膜癌又称子宫体癌，3/4发生在绝经后老年妇女，1/4发生在育龄妇女。此为发生在子宫内膜上皮的恶性肿瘤，由苗勒管上皮化生而来。肿瘤组织多数形成子宫内膜上皮的腺癌结构，亦可形成苗勒管上皮分化的其他组织类型的结构，各型的大体病理表现无区别。

子宫内膜癌好发于子宫底及后壁，少数可在前壁、侧壁及子宫角。肿瘤生长多数呈局限生长，病理形态上宫腔局部内膜表面粗糙或呈菜花状、息肉状及半球形突起；少数弥漫性生长，呈多灶性或累及子宫内膜的大部或全部，少数可为颗粒状，表面可以发生溃疡、坏死。晚期侵入肌层、浆膜层或波及子宫颈管，致宫腔积血，子宫体积增大。多数肿瘤生长缓慢。淋巴转移为主要转移途径。晚期可血行转移。

子宫内膜癌一般根据临床、体征、细胞学检查能准确诊断，影像学检查主要了解肿瘤的部位、侵犯的范围和深度。由于CT无法区分子宫的各层结构，对肿瘤侵犯的深度敏感性不高，在鉴别有无阴道和宫旁组织的侵犯方面均明显不如MRI。MRI软组织分辨率高，能准确判断子宫各层组织结构及肿瘤部位和肿瘤侵犯的范围和深度。常规MRI很难区分子宫内膜和宫腔液体，增强后宫腔黏膜明显强化，显示清晰。

早期子宫内膜癌组织局限在内膜，T_1加权像表现为稍低于内膜或与肌层信号一致呈等信号，肿瘤破坏黏膜表现为局部黏膜连续性中断，增强扫描病变不强化或轻度强化，信号低于肌层，与明显强化的黏膜形成良好对比。子宫形态、大小均正常，结合带完整。T_2加权像仅表现内膜局灶性或弥漫性增厚大于0.3 ~ 1 mm。肿瘤呈菜花状、息肉状向腔内突出，侵入肌层，T_2加权像显示低信号结合带出现高信号，增强T_1加权抑脂像显示肌层病灶与内膜病灶均为低信号，强化的结合带不完整、中断。深肌层受侵时，子宫各层结构消失，局部肌层出现不规则的低信号病灶，肌层变薄，子宫增大（图19-41）；盆腔内组织器官广泛受侵，增强可示双侧髂内动脉及分支明显扩张增多，为窃血改变。

当子宫侵入宫颈管深层，MRI显示子宫颈增大，T_1加权像呈等或低信号，T_2加权像显示高信号肿瘤组织侵入宫颈管或宫颈基质，显示宫颈内带增宽，信号不均和低信号的基质不完整，或基质无信号带完全性中断，外缘呈局灶性不规则（图19-42），增强后肿瘤明显强化。膀胱直肠受侵时，在T_2加权像中表现为低信号的膀胱壁和直肠壁不规则中断，被高信号的肿瘤所取代。附件和卵巢的转移表现与原发肿瘤相似。

■ 卵巢及附件病变

MR成像不仅能区分卵巢的肿瘤性病变与非肿瘤性病变，还能为区分卵巢肿块的良恶性提供丰富信息。MR诊断卵巢肿块主要根据形态特征和其信号特点。首先，从形态学上判定囊性、囊实性和实性占主要成分，能提供重要的诊断信息。一般而言，囊性肿块多为良性，囊实性肿块则偏

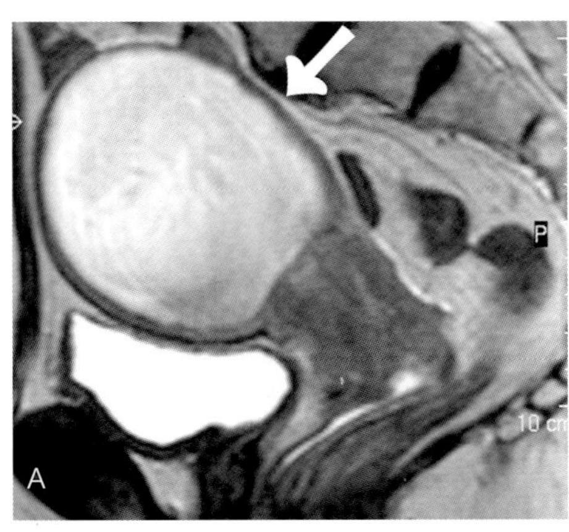

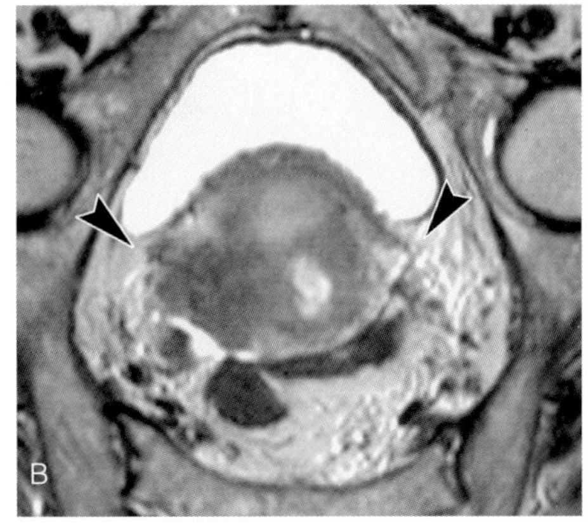

图19-39　Ⅱb期子宫颈癌

A.矢状面T_2加权像；B.横断面T_2加权像。由两图可见宫颈基本完全被略高信号肿块占据。肿块侵入两侧的宫旁组织（右图黑箭示），但未及盆壁。宫颈内口堵塞导致宫腔积水（左图白箭示）

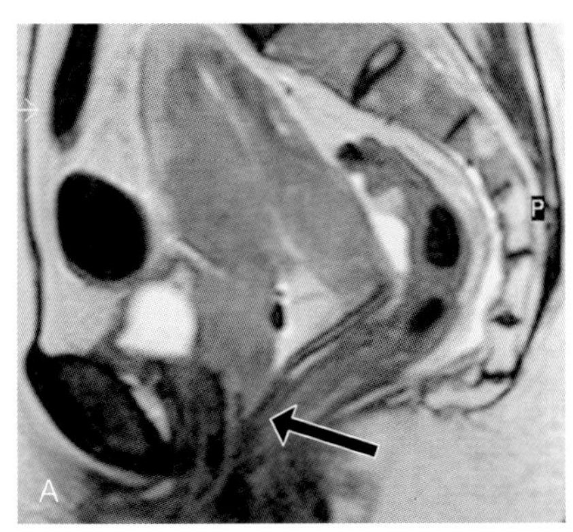

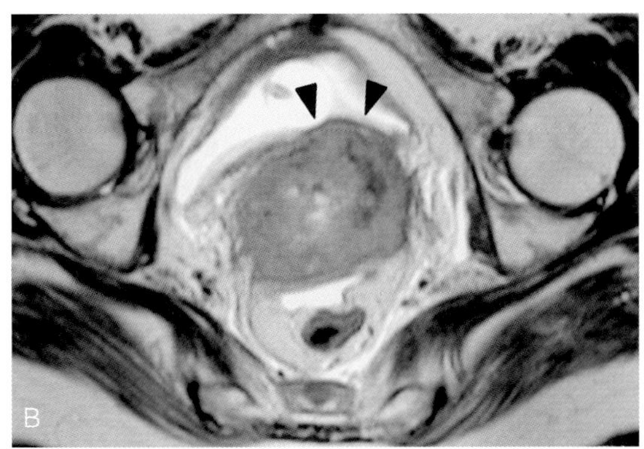

图19-40　Ⅲb期宫颈癌

A.矢状面T_2加权像，可见一较大实性肿物，略高信号，从宫颈延伸至子宫体下1/3部分，并且向下延伸到阴道下1/3的前壁（黑箭示）；B.横断面T_2加权像，显示该肿物累及膀胱后壁左部分，变薄的膀胱肌层仍可见（黑箭示）

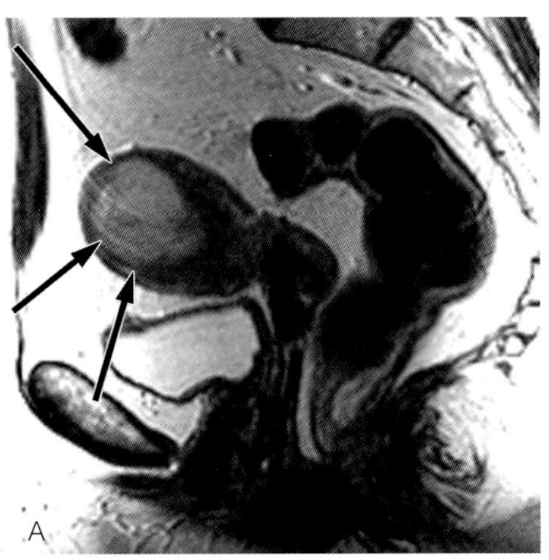

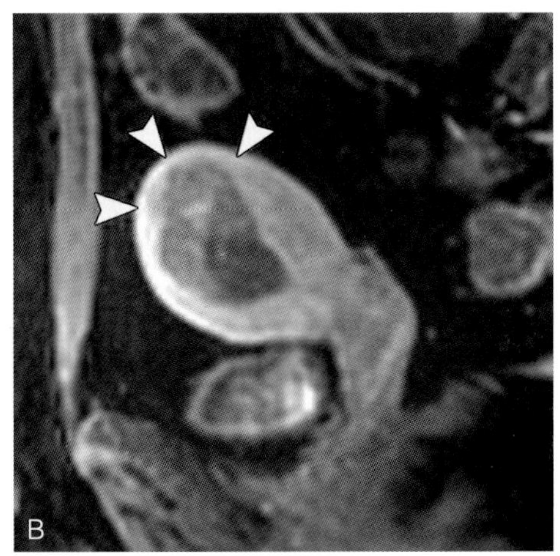

图19-41　侵犯子宫肌层全层的子宫内膜癌（Ic期）

A.矢状面T_2加权像，可见高信号的内膜肿瘤（黑箭示）侵入相邻的肌层，侵犯深度超过全层厚度的50%；B.增强后的矢状面T_1加权像（平衡期），可见增强相对弱的低信号肿瘤侵入相邻肌层全层（白箭示）

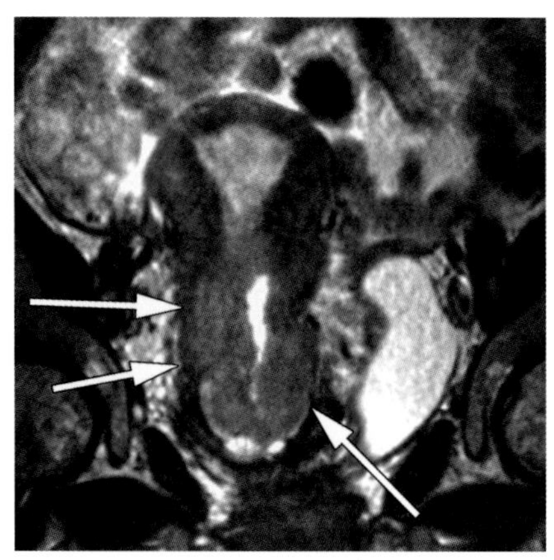

图19-42　子宫内膜癌IIb期。为斜冠状面T_2加权像，可见高信号的肿瘤（白箭示）向下延伸到宫颈，并侵犯了低信号的宫颈基质

恶性，实性肿块则良性、恶性或交界性肿瘤都有可能。其次，在信号特点上，T_1WI可以提供肿块的组织学特征信息，比如出血的附件肿块（如子宫内膜异位囊肿）与囊性畸胎瘤，因为在T_1WI中表现为高信号而能正确诊断。在T_2WI中肿块中的低信号可以是纤维泡膜细胞瘤和卵巢纤维上皮瘤（Brenner tumor），因为增生的纤维组织在T_2WI中表现为特征性的低信号。MR诊断卵巢肿块必须结合信号强度与形态学特征。

目前评价卵巢肿瘤常用的影像学手段是经阴道超声和CT扫描。经阴道超声常是检出和评价卵巢肿瘤最先选择的手段。CT常用于怀疑卵巢恶性肿瘤的术前评价。MRI对于卵巢肿瘤良恶性的鉴别能提供许多信息，而且对一些特定肿瘤能进行病理学诊断。例如，MRI能很好显示出血、脂肪和胶原蛋白。

1. 卵巢瘤样病变（tumor-like lesion of the ovary）　卵巢瘤样病变，包括卵泡膜囊肿、黄体囊肿和卵泡膜黄素化囊肿（黄素囊肿），是一类良性潴留性囊肿，又称功能性囊肿，与月经周期关系密切，由于卵巢内液体潴留，囊腔渐大，囊腔壁细胞萎缩，直径一般在5 cm左右，可以是单侧，也可以是双侧（黄素囊肿常为双侧，直径可达10～25 cm），易误诊为真性肿瘤，但多数在2个月内自行吸收。有时囊肿破裂出现并发症，导致腹痛和血性腹水。

在没有复合病变时，这种囊肿MRI表现为卵巢区肿物，圆形或椭圆形，边界完整，在T_1加权像上为低信号、在T_2加权像上为高信号。囊壁薄而均匀。黄体囊肿常出血，MRI信号多变（图19-43）。新鲜出血在T_1加权像上呈中等信号、在T_2加权像上呈偏高信号。陈旧性出血在T_1加权像和T_2加权像均呈高信号，其壁由于黄体细胞富于血管，其壁强化明显。

2.卵巢子宫内膜异位囊肿（endometriotic cysts of the ovary）子宫内膜异位症的特点是在子宫外出现类似子宫内膜的组织。卵巢是最常受累的部位。异位内膜囊肿常有厚的纤维壁和巧克力色的出血物质（巧克力囊肿）。

卵巢异位内膜囊肿的磁共振影像表现：①在T_1和T_2加权像上都是高信号的附件囊肿；②在T_1像上高信号，但在T_2像上是低信号（阴影现象）。正铁血红蛋白导致T_1弛豫时间缩短，故T_1加权像上信号增高。异位内膜囊肿的慢性周期性出血和高黏性使T_2弛豫时间缩短，导致“阴影”现象（图19-44）。异位内膜囊肿倾向于多中心生长，并常导致纤维粘连。当这些征象存在时，诊断异位内膜囊肿的敏感度可达82%～90%，特异度可达91%～98%。脂肪抑制的T_1加权像可以提高异位内膜囊肿的诊断正确率，在临床怀疑子宫内膜异位症的患者应加扫该序列。

出血性附件囊肿除了异位内膜囊肿外，还包括功能性囊肿、脓肿、输卵管积血及卵巢肿瘤。磁共振图像应该紧密结合临床资料来做诊断。出血性功能性囊肿较特异，单发并且在2个月内退化。它们含有的血红蛋白浓度较低，故T_2像上阴影现象不常见。并且急性血肿（去氧血红蛋白）到了亚急性期，从周边开始氧化成正铁血红蛋白，形成在T_1加权像上的边缘高信号环。

常与子宫内膜异位症相关的肿瘤有内膜样肿瘤和透明细胞肿瘤。出血性囊肿多房、附壁点状结构或结节是恶性病变相关的征象，应进行增强扫描。当囊肿在T_1和T_2加权像上都是高信号，并且壁结节有增强时，这常提示是子宫内膜异位症合并卵巢癌（图19-45）。

3. 卵巢良性肿瘤

（1）卵巢成熟畸胎瘤（mature teratoma of the ovary）：成熟囊性畸胎瘤是最常见的卵巢肿瘤，占所有卵巢肿瘤的20%。肿瘤内含内、中、外胚层组织。主要是外胚层组织。囊壁内层是角质化鳞状上皮和皮肤附属结构。因此，成熟囊性畸胎瘤内常见有皮脂组织。

MRI在T_1和T_2加权像上均可见脂肪信号，与皮下脂肪信号相同。在62%~87%的病例可见化学位移伪影。施加化学选择性脂肪抑制技术可以将囊性畸胎瘤和出血性附件囊肿区分开来。囊性畸胎瘤其他的MRI表现包括囊内容物分层、漂浮碎片、软组织突起（皮样栓）和低信号的牙齿等（图19-46）。

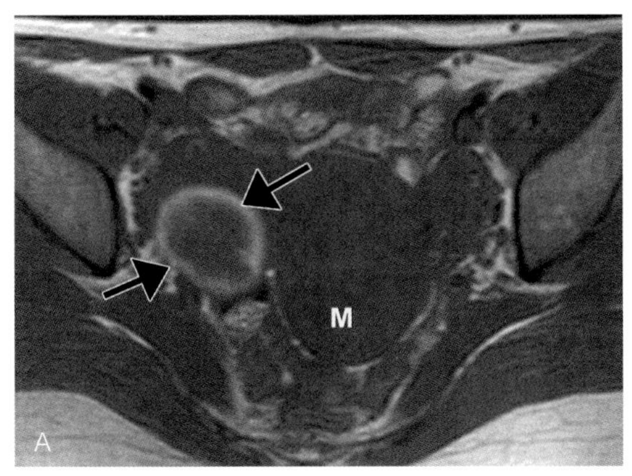

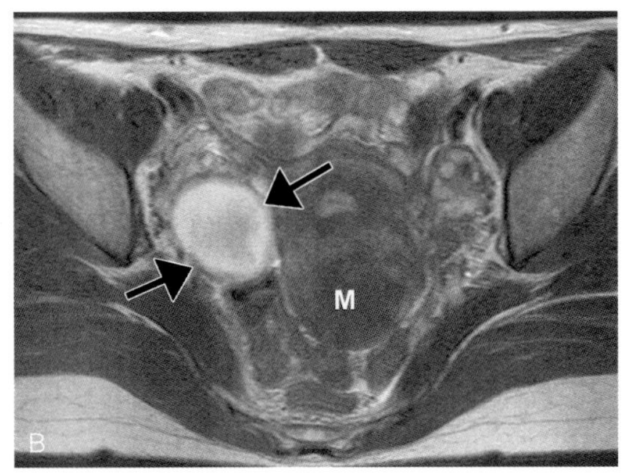

M：子宫平滑肌瘤。

图19-43　33岁女性，出血性功能性囊肿

A.T_1加权图像；B.T_2加权像。两图可见右侧卵巢孤立结节（箭所示）。该囊肿在两幅图像上均有一圈高信号边，提示亚急性血肿

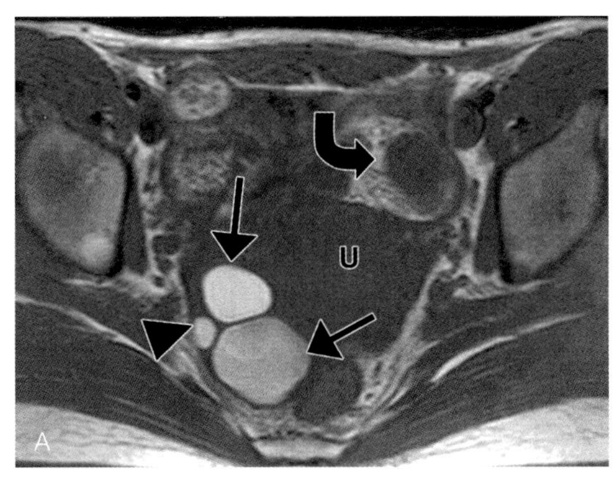

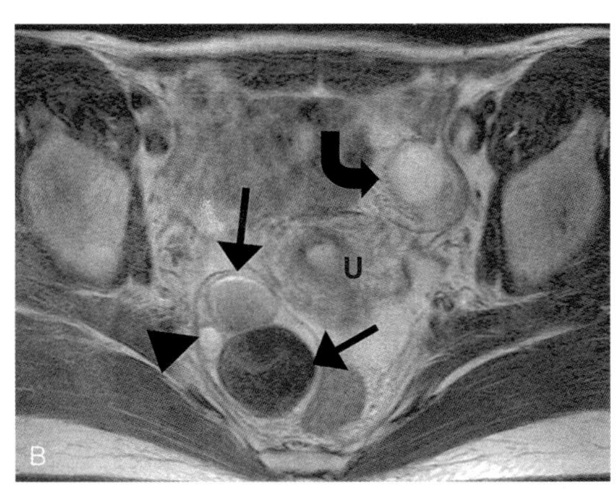

U：子宫，弯箭所指是左侧卵巢。

图19-44　30岁女性，异位内膜囊肿（巧克力囊肿）

A.T_1加权像，可见右侧卵巢多发巧克力囊肿，所有这3个囊肿都是高信号（直箭和箭所示）；B.T_2加权像，箭头所指的囊肿为高信号，而另外2个是低信号（有阴影现象，直箭所示），最大的巧克力囊肿阴影表现最显著

成熟畸胎瘤恶变罕见，发生仅为2%。最常见是恶变为侵袭性鳞癌。绝经期后多见，表现为含脂肪的肿瘤出现实性成分并跨壁侵犯相邻的盆腔器官。增强扫描有帮助。

（2）卵巢良性上皮性肿瘤（benign epithelial tumors of the ovary）：卵巢良性上皮性肿瘤是最常见的卵巢肿瘤，占卵巢良性肿瘤的50%，临床常见的肿瘤类型为浆液性肿瘤、黏液性肿瘤和子宫内膜样肿瘤。卵巢上皮性肿瘤又称卵巢表面上皮间质肿瘤，卵巢表面上皮来自体腔上皮，在胚胎时间参与苗勒管的形成，由苗勒管进一步分化为输卵管、宫内膜、宫颈管、宫颈阴道部，以及阴道上段各种不同类型的上皮，由此起源的各种类型的上皮性肿瘤不同程度地反映了这些分化特点。浆液性囊腺瘤细胞分化反映输卵管、子宫内膜样上皮和子宫内膜上皮的形态结构特点；黏液性囊腺瘤，细胞模拟宫颈黏膜上皮或肠上皮的分化形成囊腔和少量乳头的囊性肿瘤，变成囊肿。

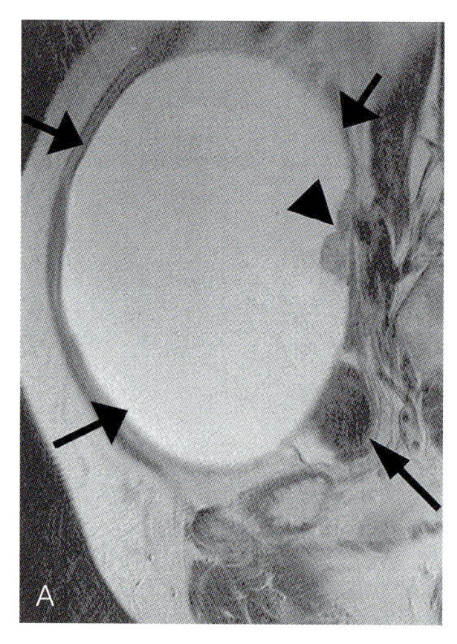

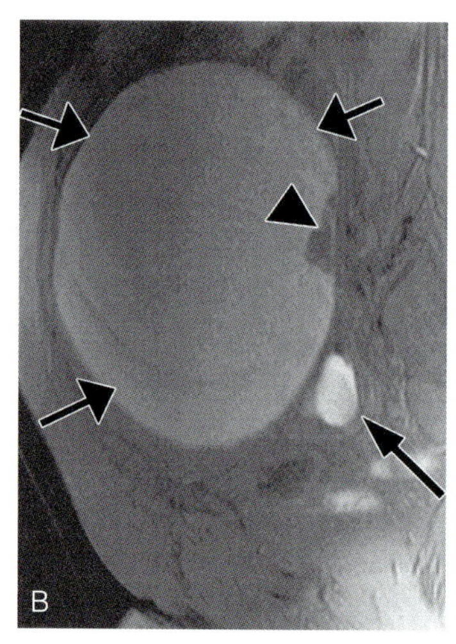

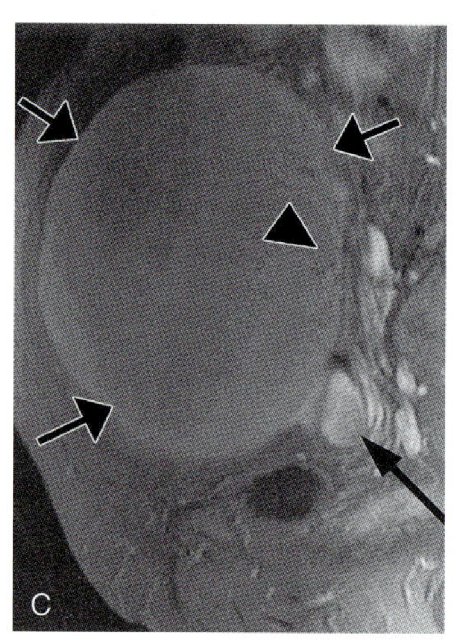

图19-45　59岁女性透明细胞癌

A、B.矢状面T_2加权和脂肪抑制T_1加权像，可见大的高信号囊性肿物（箭所示），内可见结节状实性成分（箭头所示），注意肿瘤旁的异位内膜囊肿（长箭所示），尽管患者已到绝经期；C.矢状面脂肪抑制T_1加权像可见附壁结节显著增强（箭头所示），手术发现左侧卵巢透明细胞癌和右侧卵巢异位内膜囊肿（内含巧克力样血性液体）

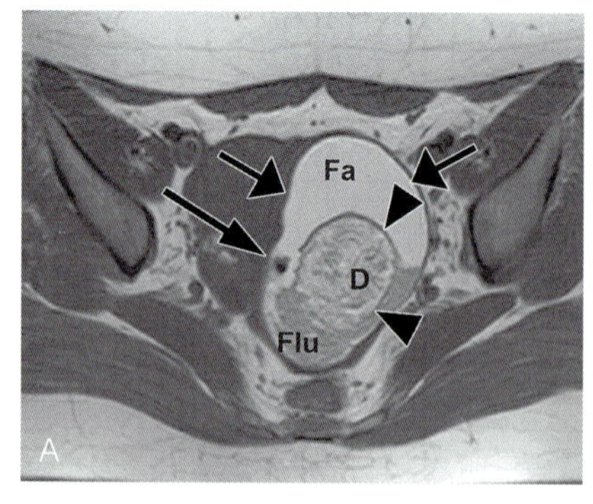

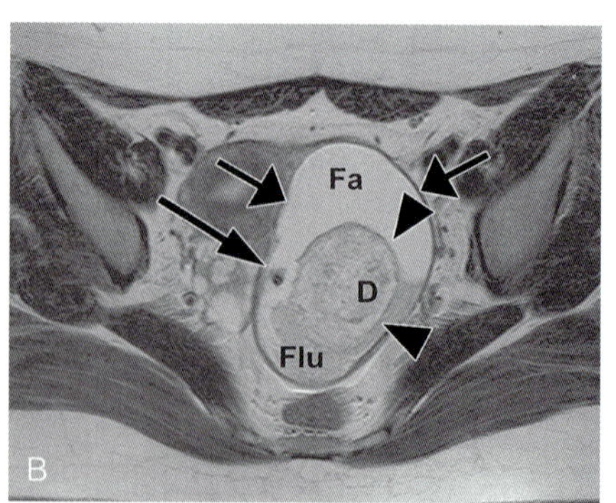

图19-46　23岁女性，成熟囊性畸胎瘤

A.横断面T_1加权像；B.横断面T_2加权像。两图可见边界清晰的高信号肿物（短箭所示），可见典型的脂（Fa）-水（Flu）平面，有漂浮碎片（D），在漂浮碎片和脂肪成分之间界面可见化学位移伪影（箭所示），长箭所指的低信号结节代表肿物内的牙齿

子宫内膜样肿瘤具有子宫内膜的组织学特点，可来自异位的子宫内膜和卵巢表面上皮。

卵巢浆液性囊腺瘤（serous cystadenoma of the ovary）：浆液性肿瘤较常见，占卵巢良性肿瘤的25%。有12%～23%病例发生在双侧。浆液性囊腺瘤由充满清澈水样液体的单房或多房囊肿组成。囊壁平滑或有小的乳头状突起。浆液性囊腺瘤的典型磁共振表现是薄壁单房囊肿样病变（图19-47）。

卵巢黏液性囊腺瘤（mucinous cystadenoma of the ovary）：黏液性肿瘤常见，约占良性卵巢肿瘤40%。与浆液性肿瘤相比，仅2%～5%是双侧发生。黏液性囊腺瘤是大的多房性囊肿，内含胶冻状物质或不同黏性的液体（图19-48）。因此，

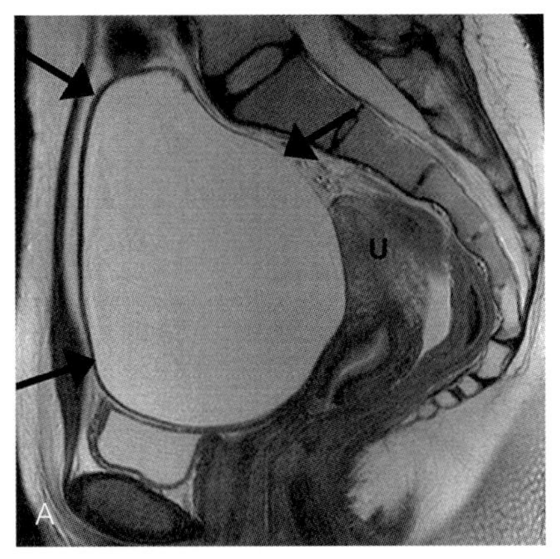

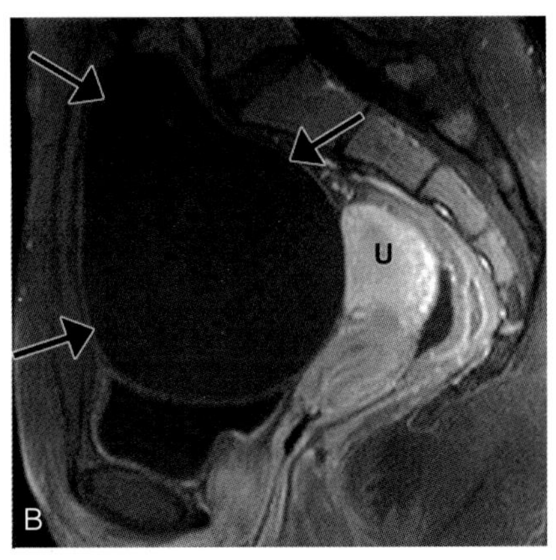

U：子宫。

图19-47　27岁女性浆液囊腺瘤

A.矢状面T_2加权像，可见一高信号囊性单房肿物（箭所示）；B.增强后的脂肪抑制矢状面T_1加权像，该囊肿壁平滑，无赘生物、附壁结节或实性成分

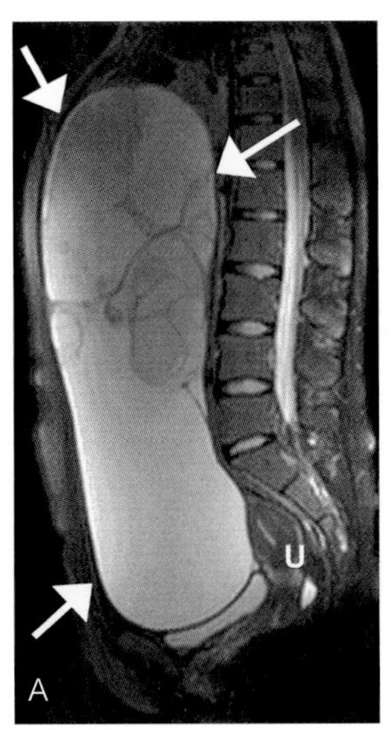

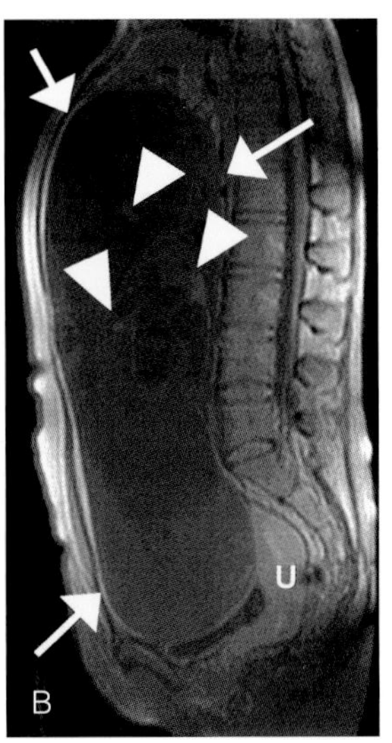

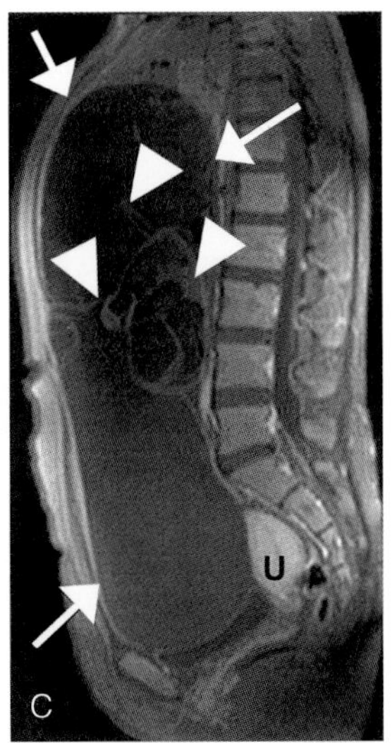

U：子宫。

图19-48　18岁女性，黏液性囊腺瘤

A、B.矢状面T_2加权像和脂肪抑制T_1加权像，可见大的多房囊性肿物（箭所示），各小房表现为不同的信号强度（彩色玻璃征）；C.增强扫描的脂肪抑制T_1加权像，肿物内没有实性成分，注意部分小房在增强前后都是高信号（箭所示），易被误解成增强的实性成分

肿瘤的各个小房在T_1和T_2加权像上信号多样，称“彩色玻璃征”。黏液性囊腺瘤很少是单房的。

（3）卵巢良性性索-基质肿瘤（benign sex cord-stromal tumors of the ovary）：尽管磁共振图像上出现“实性结节或实性成分”被认为是恶性卵巢肿瘤的征象，纤维瘤和泡膜细胞瘤则是例外。当这两者在组织学上重叠时，则使用纤维泡膜细胞瘤指代。它们是最常见的卵巢良性实性肿瘤。纤维泡膜细胞瘤归类为性索－基质肿瘤，极少为恶性。组成上由产生不同数量胶质的梭形、卵圆形或圆形细胞组成。由于成束的梭状细胞、胶质和透明化组织交错存在，纤维瘤在T_2加权像上表现以低信号为主，在T_1加权像上表现为中等信号（图19-49）。在另一方面，该肿瘤中也常见水肿和囊性变。因此，纤维泡膜细胞瘤在T_2加权像上可表现为混合的低至高信号。纤维泡膜细胞瘤有时产生雌激素，子宫有增大改变（图19-50）。

鉴别诊断上包括未退变的浆膜下子宫肌瘤。子宫肌瘤应可看见子宫肌层在肿瘤周边的展开，并可见子宫和肌瘤之间的血管信号流空。当子宫平滑肌瘤直径大于7 cm时，有85%可见这种流空征象。

4.卵巢交界性肿瘤（borderline tumors of the ovary）交界恶性的黏液性囊性肿瘤是无侵袭的肿瘤，患者生存率达到98%～99%。这些肿瘤在显微镜下的特征是不典型细胞和上皮分层，没有基质的侵犯。大体表现与黏液性囊腺瘤相同。因此，交界恶性肿瘤和黏液性囊腺瘤都表现为多房囊性病变，在磁共振图像上无法区分。

5.卵巢恶性肿瘤　磁共振成像最重要的作用之一是鉴别肿块的良恶性。卵巢恶性肿瘤的磁共振诊断策略已经建立。增强扫描是必须的，能提高卵巢恶性肿瘤的诊断正确率。卵巢恶性肿瘤主要诊断策略包括：①实性肿块，或肿块实性成分占大部分；②壁厚超过3 mm；③分隔厚度超过3 mm和（或）赘生物或存在壁结节；④坏死。辅助诊断策略包括：①盆腔器官或盆壁受累；②腹膜、肠系膜或大网膜病变；③腹水；④淋巴结肿大。遵循上述标准进行诊断，诊断恶性肿瘤的敏感度达到91%~100%、特异度达到91%~92%。

（1）卵巢上皮性癌（epithelial carcinoma of the ovary）：卵巢上皮性癌是最常见的卵巢恶性肿瘤，是来自卵巢表面上皮及间质的恶性肿瘤，占原发性卵巢恶性肿瘤的85%～90%。其中浆液性癌占40%~60%，黏液性癌占15%，子宫内膜样

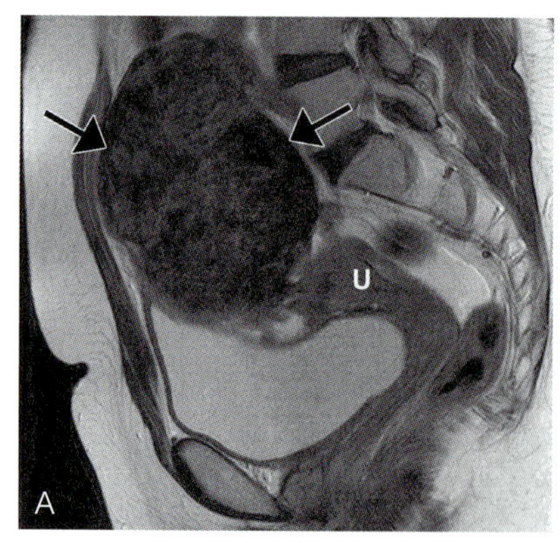

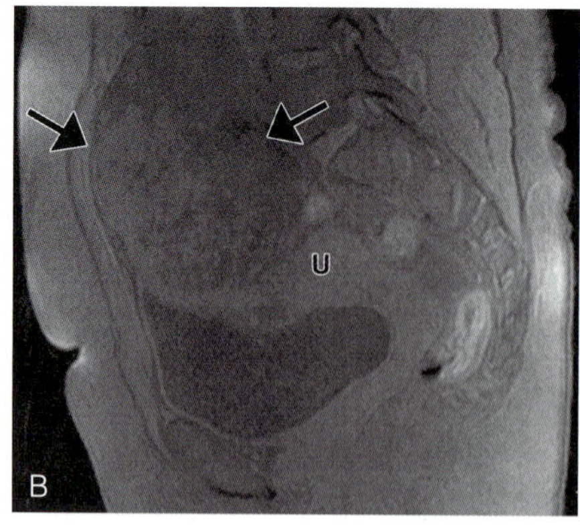

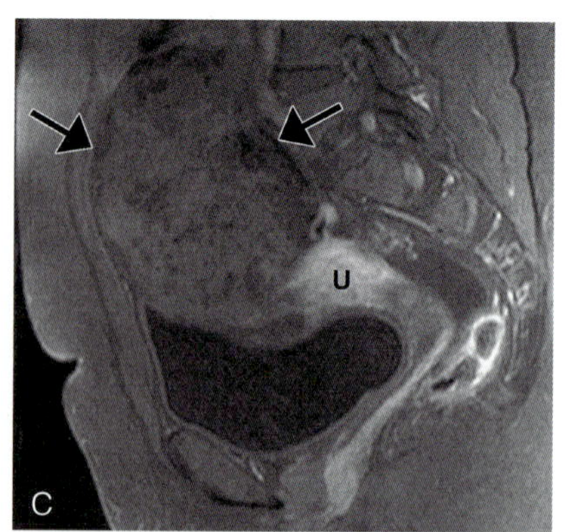

U：子宫。

图19-49　52岁女性，卵巢纤维瘤

A.矢状面T_2加权像，可见低信号实性肿物（箭所指）；B、C.分别是矢状面脂肪抑制增强前和增强后的T_1加权像，可见肿物轻度不均匀增强（箭所示）。子宫和该肿物之间未见血管所致信号流空

癌约占10%。

浆液癌是卵巢恶性肿瘤中最常见的，约占50%。血清CA-125在90%的患者中会有升高。但患者就诊时大多已属进展期，有腹腔和盆腔播散转移。浆液乳头状癌有时在磁共振图像上可见囊内或外生的乳头状改变（图19-51）。

黏液癌较少见，占卵巢癌的11%左右。多数黏液癌患者为Ⅰ期，常与结肠或阑尾转移到卵巢的病变很相似（图19-52）。

卵巢上皮癌表现大多是实性的。比较特异的是，浆液性癌有时为实性，但黏液性癌极少是实性。因为这些肿瘤在T_2像上都表现为中等至高信号，所以影像上很难特异诊断。另外，盆腔器官受累、播散结节和淋巴结肿大是辅助诊断卵巢恶

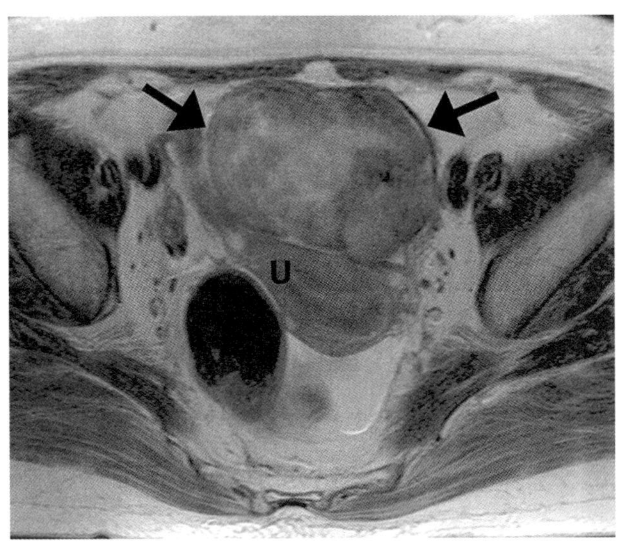

图19-50　72岁女性，卵巢纤维泡膜细胞瘤

横断面T_2加权像可见中至高信号混杂的实性肿物（箭所示）。直肠子宫陷凹可见积液。子宫异常增大，与患者绝经后状态不符

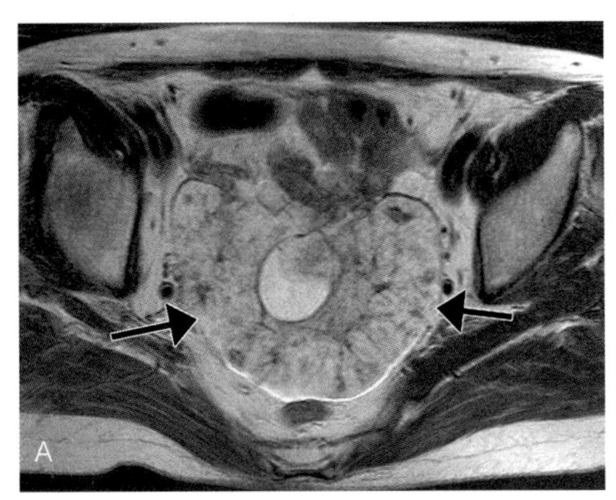

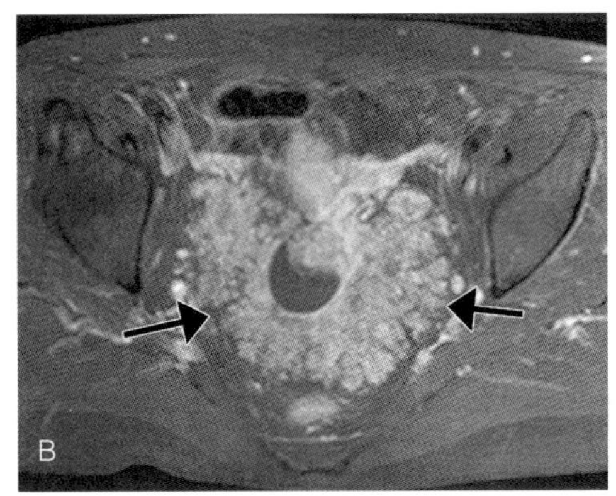

图19-51　56岁女性，浆液性乳头状癌

A.横断面T_2加权像，可见一巨大囊实性肿物（箭所示）；B.增强后的脂肪抑制T_1加权像，可见肿物外生乳头状突起（箭所示）。这是浆液性乳头状腺癌的典型表现

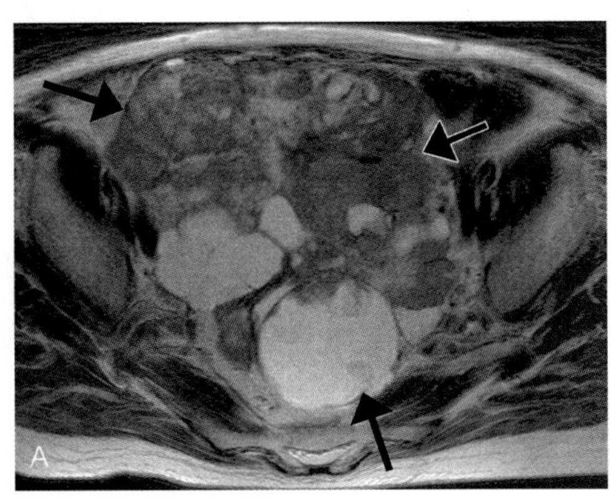

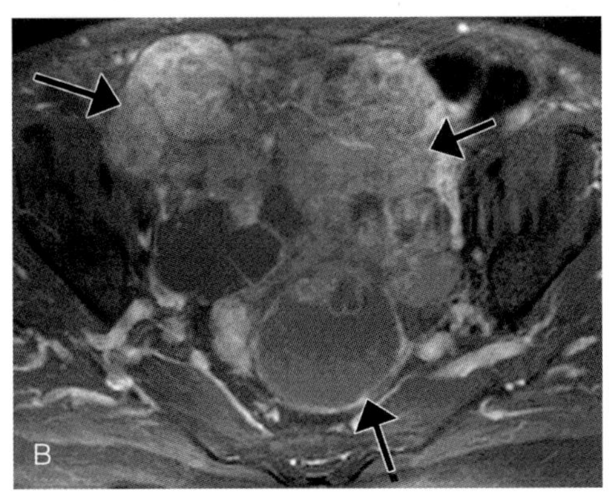

图19-52　72岁女性，黏液性囊腺癌

A.T_2加权像；B.增强后的脂肪抑制T_1加权像。两图可见实性成分居多的囊实性肿块（箭所示）。手术证实是左侧卵巢的IC期黏液囊腺癌

性肿瘤的征象。

内膜样癌占卵巢癌的17.5%，超过半数患者就诊时是Ⅰ期或Ⅱ期。透明细胞癌占卵巢癌的7.4%，超过半数患者就诊时为Ⅰ期。内膜样癌和透明细胞癌都是常见的与子宫内膜异位症并发的肿瘤。 据报道，23.1% 的内膜样癌和40.6%的透明细胞癌并发子宫内膜异位症。而4.1%~17.1%的内膜异位症患者并发卵巢上皮癌。因此，多房的巧克力囊肿、附壁病灶或结节应该被认为是提示肿瘤的征象。比较特异的是，在T_1和T_2加权像上都是高信号的囊性病变，如有增强的附壁结节，这是卵巢癌合并子宫内膜异位症的典型表现。

（2）卵巢恶性生殖细胞肿瘤（malignant germ cell tumors of the ovary）：卵巢生殖细胞肿瘤是一组来源于胚胎期性腺的原始生殖细胞的肿瘤，好发于年轻人，年龄越轻，诊断恶性生殖细胞肿瘤的可能性越大。年龄小于10岁的患者的生殖细胞肿瘤84%是恶性；成年人95%的生殖细胞肿瘤为良性畸胎瘤。恶性生殖细胞肿瘤是卵巢原发恶性肿瘤中恶性程度最高的肿瘤，临床较常见的有无性细胞瘤、内胚窦瘤和未成熟畸胎瘤。

无性细胞瘤（dysgerminoma）占卵巢恶性肿瘤的3%~5%，是儿童、青少年、年轻成人最常见的卵巢恶性肿瘤，80%患者年龄小于30岁。单纯无性细胞瘤是圆形、卵圆形或分叶状实性肿物，有纤维包膜。磁共振图像上表现为在T_1像上与肌肉信号相似，在T_2像上分叶状混杂高信号肿物，内有低信号分隔。分隔强化明显，因其内有血管结构和结缔组织（图19-53）。

卵巢内胚窦瘤（endodermal sinus tumor）是一种由胚外结构卵黄囊发生的高度恶性的生殖细胞肿瘤，大体上内胚窦瘤多数为单侧性，肿瘤体积较大，直径10~40 cm，可充满腹腔。

卵巢未成熟畸胎瘤（immature teratoma of the ovary）发病率位于恶性生殖肿瘤的第3位，绝大多数肿瘤为单侧，肿瘤体积大，实性为主，大多数肿瘤内有骨、软骨组织，皮肤附属结构少见。

（3）卵巢颗粒细胞肿瘤（granulosma cell tumor of the ovary）：颗粒细胞瘤归类为性索-间质肿瘤。99%的颗粒细胞肿瘤是Ⅰ期肿瘤，具

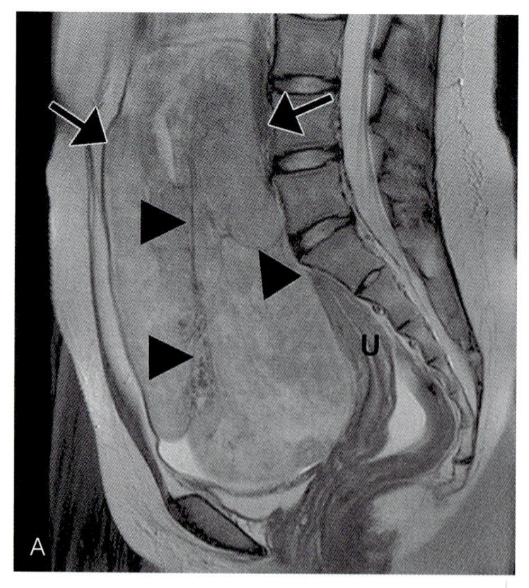

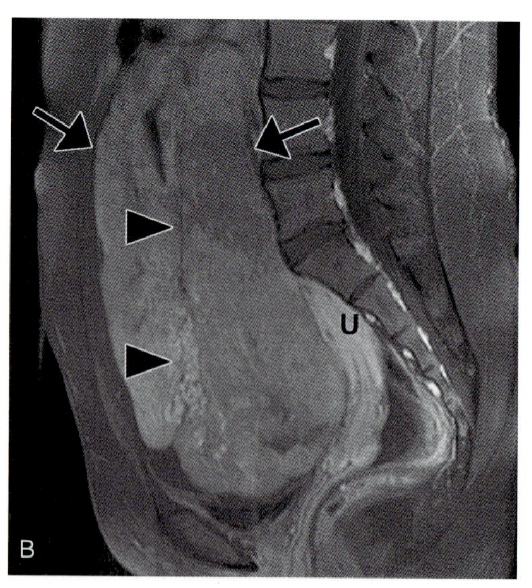

U：子宫。

图19-53　16岁女孩，无性细胞瘤

A.矢状位T_2加权像，可见巨大实性肿瘤（箭所示），瘤内可见低信号的分隔及血管流空信号（箭所示）；B.增强后的脂肪抑制T_1加权像，可见肿瘤和分隔的显著增强

恶性倾向，范围可超越卵巢。颗粒细胞瘤可分为两个亚型：成人型和青少年型。成人型占95%，多发生在绝经后女性。颗粒细胞瘤在大体和影像上表现多样，可以表现为多房囊性或囊实性（图19-54）。有时可见肿瘤内出血。并且颗粒细胞瘤是最常见的产生雌激素的肿瘤，因此在T_2加权像上经常可发现子宫增大、内膜增生。

（4）卵巢转移性肿瘤（metastatic ovarian tumor）：卵巢转移癌是卵巢癌的重要一组。小肠、胃和乳腺的恶性病变常通过血行或淋巴道向卵巢转移。转移性肿瘤的大体和影像学表现是囊实性肿块（图19-55）。但也偶尔有大的薄壁囊性改变。卵巢原发黏液癌表现与来自肠管的卵巢转移性肿瘤近似，但后者发病率比前者要高得多。转移癌经常双侧出现，而原发黏液癌一般是单侧。但卵巢原发肿瘤和继发肿瘤经常难以区分。

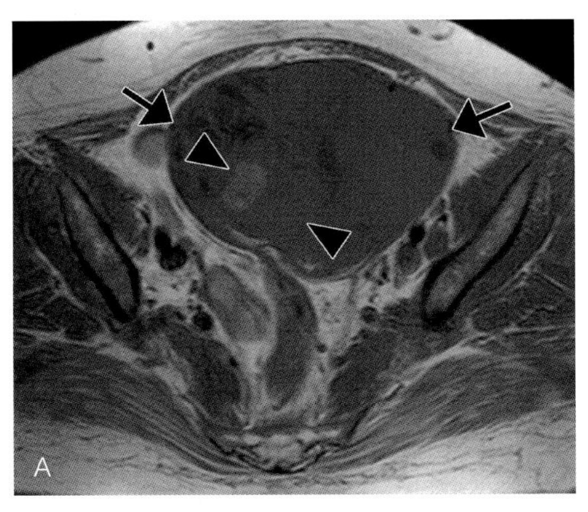

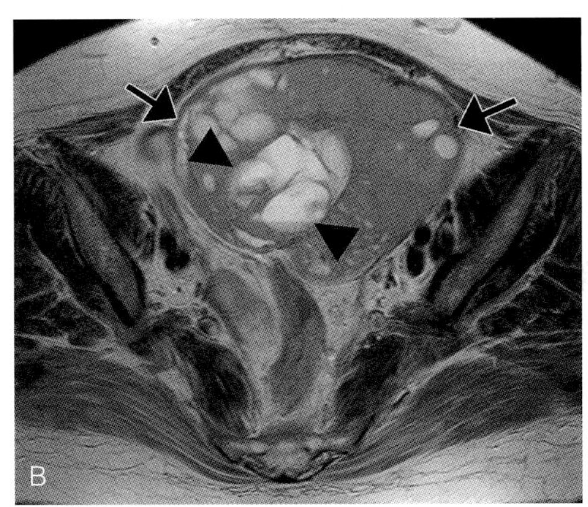

图19-54　55岁女性，卵巢颗粒细胞瘤

A.T_1加权像；B.T_2加权像。两图可见实性成分为主的肿物（箭所示），肿物内亦可见囊性成分，部分为出血性。两图都表现为高信号（箭所示）

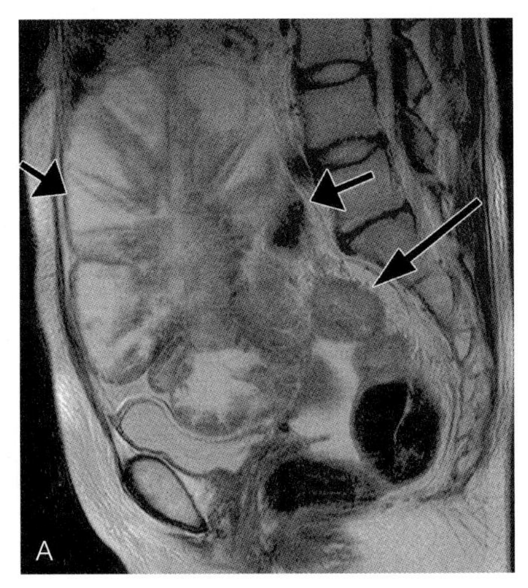

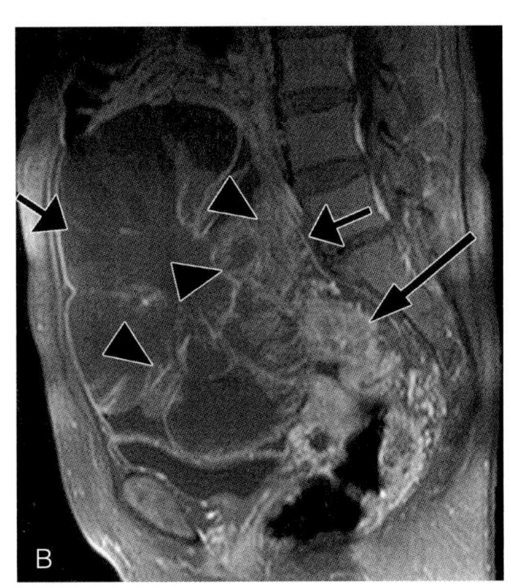

图19-55　46岁女性，卵巢转移癌

A.矢状面T_2加权像；B.增强后的脂肪抑制T_1加权像，可见具实性成分的多囊病变（短箭示），厚的不规则分隔和实性成分显著增强（箭头所示）。直肠可见肿物（长箭所示）。手术证实直肠癌，右侧卵巢转移

卵巢转移性肿瘤，尤其是Krukenberg瘤，可主要表现为实性。Krukenberg瘤大部分都是来源于胃的印戒细胞癌。印戒细胞癌散在分布于卵巢间质，产生丰富的胶原或造成显著水肿。因此，Krukenberg瘤在T_2加权像上有时表现为低或高信号。实性成分或瘤内囊肿的壁可有显著强化。

■ 深部浸润型子宫内膜异位症

深部浸润型子宫内膜异位症（deep infiltrating endometriosis，DIE） 深部浸润型子宫内膜异位症是子宫内膜异位症的一种特殊类型，是指子宫内膜异位病灶在腹膜下浸润深度超过5 mm，大多数分布于盆腔后部，如子宫骶韧带、直肠子宫陷凹、直肠阴道隔、结直肠壁等，其他部位如膀胱、输尿管少见。

深部浸润型子宫内膜异位症磁共振影像表现：根据病变部位和MRI特点可以把DIE分成3种类型。①实性深部浸润病灶，主要位于直肠阴道隔；②子宫骶韧带和子宫旁病灶；③内脏器官病灶，主要包括膀胱和直肠壁。

实性深部浸润病灶在T_1加权像上表现为低-中等信号伴斑点状高信号，斑点状高信号代表被实性纤维组织包绕的出血性病灶，T_2加权像上则表现为均一的低信号。这些实性的DIE病灶需要与腹膜内恶性肿瘤的转移灶如卵巢癌转移相鉴别，DIE病灶在T_2上为低信号，且常合并子宫内膜异位囊肿（图19-56，57）。

子宫骶韧带、阴道后穹隆和Douglas腔的DIE病灶多由大量的腺体伴有少量纤维化成分组成，因此T_2加权像上可表现为高信号，增强扫描实性腺体成分可见强化，可与坏死和肿瘤内出血相鉴别。然而信号的高低并不足以从影像上诊断子宫骶韧带DIE病灶，尤其是在缺乏斑点状出血灶时，当出现子宫骶韧带增厚（>9 mm），双侧或非对称受累，韧带内结节，这些征象更有助于DIE的诊断（图19-58）。此外，斜轴位的薄层T_2像可更好地显示位于USL的病灶，有助于病变的评估。

膀胱DIE病灶在MRI上表现为膀胱壁的局灶性或弥漫性增厚，绝大多数患者可看到异常增厚的膀胱壁内出现点状高信号（图19-59）。MRI较难发现直肠DIE病灶，直肠壁增厚伴有T_2上低信号和有时出现的斑点状高信号出血灶可有助于诊断。

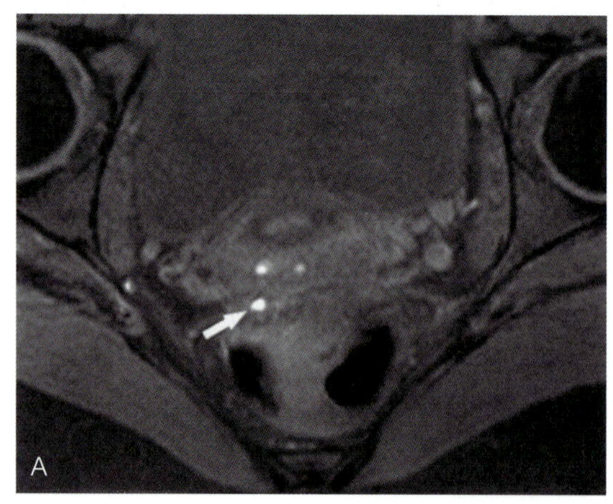

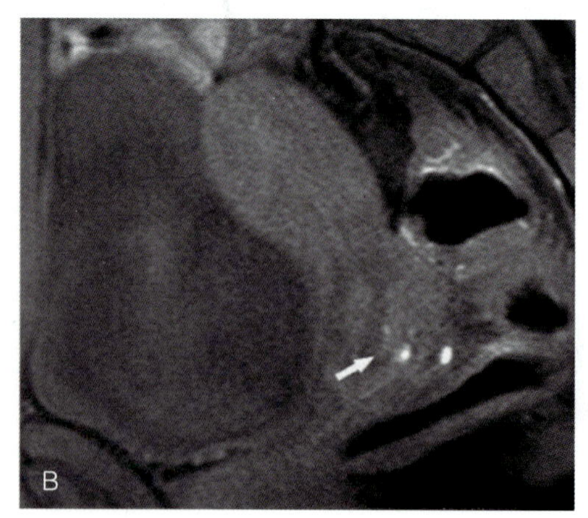

图19-56　26岁女性，直肠阴道隔DIE

A.轴位脂肪抑制T_1加权像，直肠和宫颈间隙、直肠子宫陷凹可见多发点状高信号出血性病灶（箭所示）；B.矢状位脂肪抑制T_1加权像，阴道后穹隆可见明显结节（箭所示）

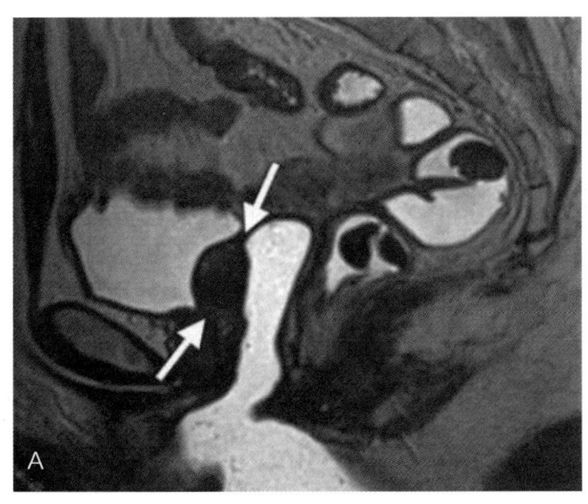
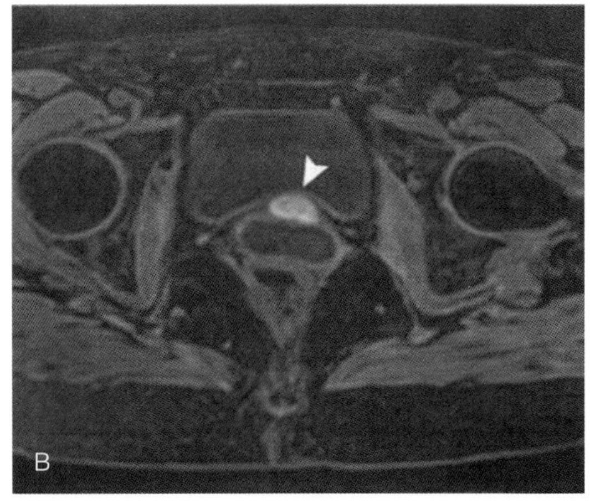

图19-57　37岁女性，膀胱阴道隔DIE

A.矢状位T_2加权像，直肠阴道隔可见低信号结节（箭所示）；B.轴位脂肪抑制T_1加权像，显示病灶为高信号（箭头所示），表明其内含有蛋白质或血性成分

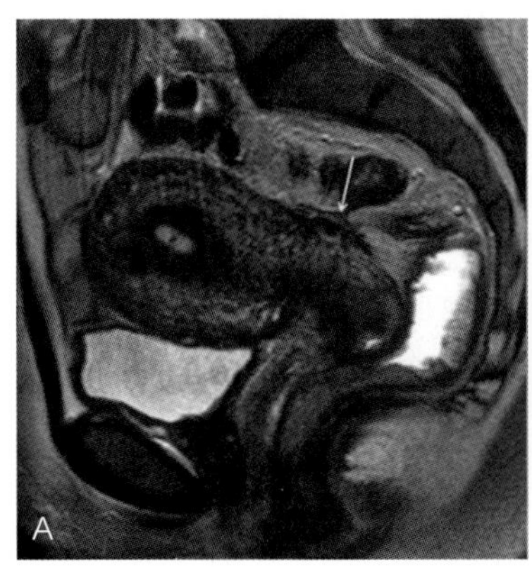
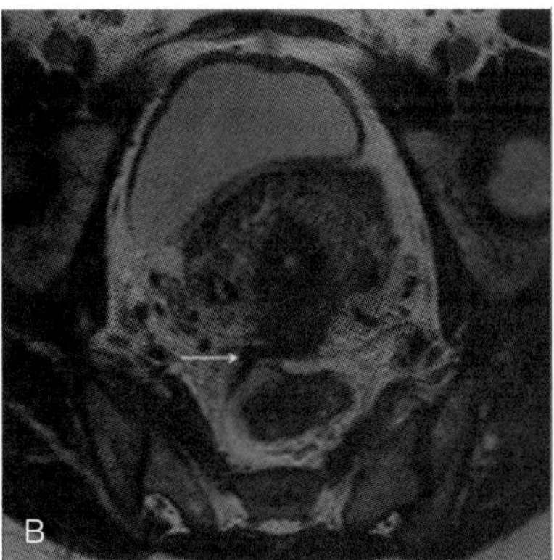
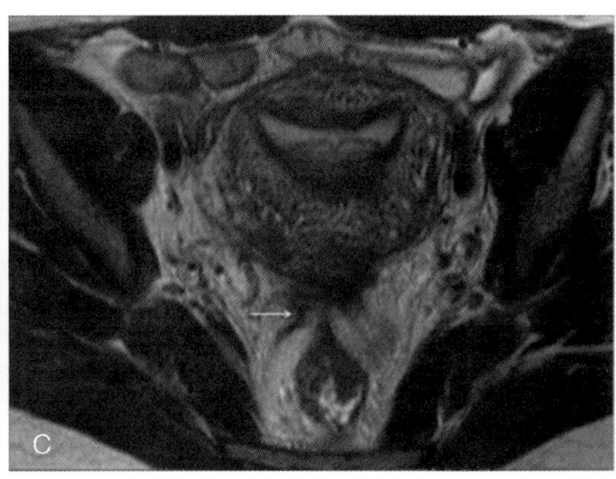

图19-58　子宫骶韧带DIE

A.旁矢状位T_2加权像，子宫颈后方可见一小低信号区（箭所示）；B.轴位T_2加权像，右侧子宫骶韧带可见低信号（箭所示）；C.斜轴位T_2加权像，可见右侧子宫骶韧带不规则增厚，为DIE的典型表现（箭所示）

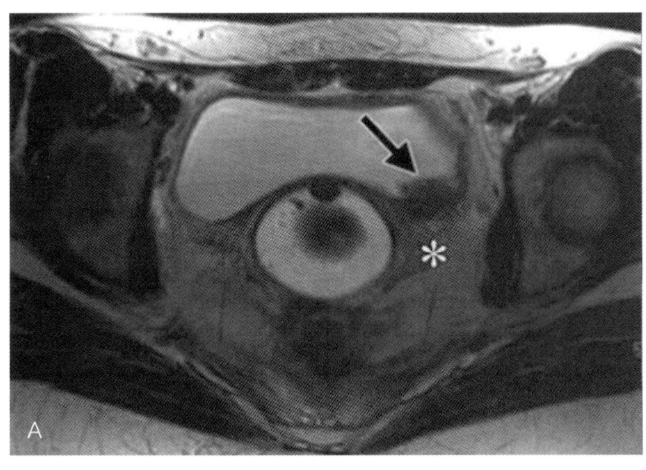
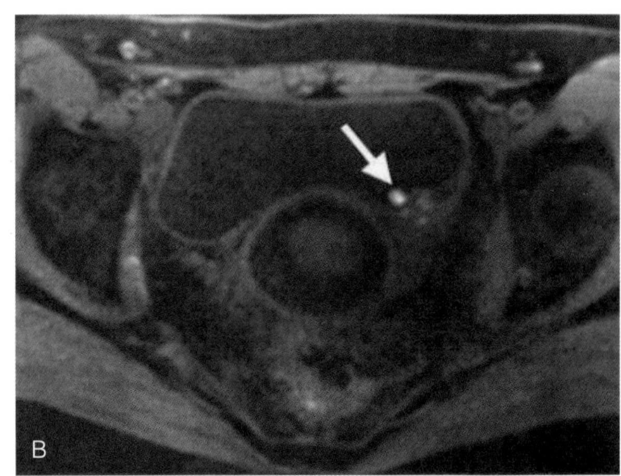

图19-59　22岁女性，膀胱DIE

A.T_2加权像，膀胱左后壁局灶性增厚，表现为低信号（箭所示），可见膀胱周围脂肪（*），且未见增大淋巴结；B.脂肪抑制T_1加权像，增厚的膀胱壁内见混杂信号及点状高信号（箭所示），表明含有血性内容物，这是与膀胱癌鉴别的关键

（陆菁菁　金征宇）

参考文献

1. 金征宇. 医学影像学. 北京: 人民卫生出版社, 2005.
2. 高元桂, 蔡幼铨, 蔡祖龙. 磁共振成像诊断学. 北京: 人民军医出版社, 1993.
3. 郭启勇. 实用放射学. 3版. 北京: 人民卫生出版社, 2007.
4. Manfredi R, Mirk P, Maresca G, et al. Local−regional staging of endometrial carcinoma: role of MR imaging in surgical planning. Radiology, 2004, 231(2): 372−378.
5. J Vasc Interv Radiol. Incidence of nonviable leiomyomas on contrast material−enhanced pelvic MR imaging in patients referred for uterine artery embolization. 2005, 16(11): 1 465−1 471.
6. Kido A, Togashi K, Koyama T, et al. Diffusely enlarged uterus: evaluation with MR imaging. Radiographics, 2003, 23(6): 1 423−1 439.
7. Tamai K, Togashi K, Ito T, et al. MR imaging findings of adenomyosis: correlation with histopathologic features and diagnostic pitfalls. Radiographics, 2005, 25(1): 21−40
8. Kitamura Y, Allison SJ, Jha RC, et al. MRI of adenomyosis: changes with uterine artery embolization. AJR Am J Roentgenol, 2006, 186(3): 855−864.
9. Okamoto Y, Tanaka YO, Nishida M, et al. MR imaging of the uterine cervix: imaging−pathologic correlation. Radiographics, 2003, 23(2): 425−445.
10. Del Frate C, Girometti R, Pittino M, et al. Deep retroperitoneal pelvic endometriosis: MR imaging appearance with laparoscopic correlation. Radiographics, 2006, 26(6): 1 711−1 715.
11. Coutinho AJ, Bittencourt LK, Pires CE, et al. MR imaging in deep pelvic endometriosis: a pictorial essay. Radiographics, 2011, 31(2): 549−567.
12. Bazot M, Gasner A, Ballester M, et al. Value of thin−section oblique axial T2−weighted magnetic resonance images to assess uterosacral ligament endometriosis. Hum Reprod, 2011, 26: 346−353.
13. Kishi, Y., et al., Four subtypes of adenomyosis assessed by magnetic resonance imaging and their specification. Am J Obstet Gynecol, 2012. 207(2): p. 114.e1−7.
14. 陆菁菁, 孙孟言. 磁共振成像在子宫腺肌病诊断中的应用及研究进展. 中国实用妇科与产科杂志, 2019, 35(5): 505−509.